国家卫生和计划生育委员会"十三五"规划教材

全国高等中医药院校研究生教材

供中医药、中西医结合等专业用

中医儿科学临床研究

第2版

主 编 马 融

副主编 熊 磊 姜之炎 王俊宏 赵 霞

编 委（以姓氏笔画为序）

丁 樱（河南中医药大学） 张喜莲（天津中医药大学）

马 融（天津中医药大学） 陈 华（浙江中医药大学）

王力宁（广西中医药大学） 尚莉丽（安徽中医药大学）

王孟清（湖南中医药大学） 郑 军（首都医科大学）

王俊宏（北京中医药大学） 郑 健（福建中医药大学）

王素梅（北京中医药大学） 赵 霞（南京中医药大学）

王雪峰（辽宁中医药大学） 侯树平（黑龙江中医药大学）

许 华（广州中医药大学） 俞 建（复旦大学）

孙丽平（长春中医药大学） 姜之炎（上海中医药大学）

李燕宁（山东中医药大学） 翟文生（河南中医药大学）

杨 燕（首都医科大学） 熊 磊（云南中医学院）

吴振起（辽宁中医药大学） 薛 征（上海中医药大学）

人民卫生出版社

图书在版编目（CIP）数据

中医儿科学临床研究 / 马融主编. —2 版. —北京：人民
卫生出版社，2018

ISBN 978-7-117-26159-3

Ⅰ.①中… Ⅱ.①马… Ⅲ.①中医儿科学 - 研究生 -
教材 Ⅳ.①R272

中国版本图书馆 CIP 数据核字（2018）第 040605 号

| 人卫智网 | www.ipmph.com | 医学教育、学术、考试、健康，购书智慧智能综合服务平台 |
| 人卫官网 | www.pmph.com | 人卫官方资讯发布平台 |

中医儿科学临床研究
第 2 版

主　　编：马　融
出版发行：人民卫生出版社（中继线 010-59780011）
地　　址：北京市朝阳区潘家园南里 19 号
邮　　编：100021
E - mail：pmph @ pmph.com
购书热线：010-59787592　010-59787584　010-65264830
印　　刷：北京人卫印刷厂
经　　销：新华书店
开　　本：787×1092　1/16　印张：36
字　　数：876千字
版　　次：2009 年 4 月第 1 版　　2018 年 3 月第 2 版
　　　　　2018 年 3 月第 2 版第 1 次印刷（总第 3 次印刷）
标准书号：ISBN 978-7-117-26159-3/R·26160
定　　价：80.00 元

打击盗版举报电话： 010-59787491　**E-mail：WQ @ pmph.com**
（凡属印装质量问题请与本社市场营销中心联系退换）

出版说明

为了更好地贯彻落实《国家中长期教育改革和发展规划纲要（2010—2020年）》和《医药卫生中长期人才发展规划（2011—2020年）》，进一步适应新时期中医药研究生教育和教学的需要，推动中医药研究生教育事业的发展，经人民卫生出版社研究决定，在总结汲取首版教材成功经验的基础上，开展全国高等中医药院校研究生教材（第二轮）的编写工作。

全套教材围绕教育部的培养目标，国家卫生和计划生育委员会、国家中医药管理局的行业要求与用人需求，整体设计，科学规划，合理优化构建教材编写体系，加快教材内容改革，注重各学科之间的衔接，形成科学的教材课程体系。本套教材将以加强中医药类研究生临床能力（临床思维、临床技能）和科研能力（科研思维、科研方法）的培养、突出传承，坚持创新，着眼学生进一步获取知识、挖掘知识、提出问题、分析问题、解决问题能力的培养，正确引导研究生形成严谨的科研思维方式和严肃认真的求学态度为宗旨，同时强调实用性（临床实践、临床科研中用得上）和思想性（启发学生批判性思维、创新性思维），从内容、结构、形式等各个环节精益求精，力求使整套教材成为中医药研究生教育的精品教材。

本轮教材共规划、确定了基础、经典、临床、中药学、中西医结合5大系列55种。教材主编、副主编和编委的遴选按照公开、公平、公正的原则，在全国40余所高等院校1200余位专家和学者申报的基础上，1000余位申报者经全国高等中医药院校研究生教育国家卫生和计划生育委员会"十三五"规划教材建设指导委员会批准，聘任为主编、主审、副主编和编委。

本套教材主要特色是：

1. 坚持创新，彰显特色　教材编写思路、框架设计、内容取舍等与本科教材有明显区别，具有前瞻性、启发性。强调知识的交叉性与综合性，教材框架设计注意引进创新的理念和教改成果，彰显特色，提高研究生学习的主动性。

2. 重难热疑，四点突出　教材编写紧跟时代发展，反映最新学术、临床进展，围绕本学科的重点、难点、热点、疑点，构建教材核心内容，引导研究生深入开展关于"四点"的理论探讨和实践研究。

3. 培养能力，授人以渔　研究生的培养要体现思维方式的训练，教材编写力求有利于培养研究生获取新知识的能力、分析问题和解决问题的能力，更注重培养研究生的思维方法。注重理论联系实际，加强案例分析、现代研究进展，使研究生学以致用。

4. 注重传承，不离根本　本套研究生教材是培养中医药类研究生的重要工具，使浸含在中医中的传统文化得到大力弘扬，在讲述现代医学知识的同时，中医的辨证论治特色也在教材中得以充分反映。学生通过本套教材的学习，将进一步坚定信念，成为我国伟大的中医药事业的接班人。

5. 认真规划,详略得当　编写团队在开展工作之前,进行了认真的顶层设计,确定教材编写内容,严格界定本科与研究生的知识差异,教材编写既不沿袭本科教材的框架,也不是本科教材内容的扩充。编写团队认真总结、详细讨论了现阶段研究生必备的学科知识,并使其在教材中得以凸显。

6. 纸质数字,相得益彰　本轮教材的编写同时鼓励各学科配备相应的数字教材,此为中医出版界引领风气之先的重要举措,图文并茂、人机互动,提高研究生学以致用的效率和学习的积极性。利用网络等开放课程及时补充或更新知识,保持研究生教材内容的先进性、弥补教材易滞后的局限性。

7. 面向实际,拓宽效用　本套教材在编写过程中应充分考虑硕士层次知识结构及实际需要,并适当兼顾初级博士层次研究生教学需要,在学术过渡、引导等方面予以考量。本套教材还与住院医师规范化培训要求相对接,在规培教学方面起到实际的引领作用。同时,本套教材亦可作为专科医生、在职医疗人员重要的参考用书,促进其学术精进。

本轮教材的修订编写,教育部、国家卫生和计划生育委员会、国家中医药管理局有关领导和相关专家给予了大力支持和指导,得到了全国40余所院校和医院、科研机构领导、专家和教师的积极支持和参与,在此,对有关单位和个人致以衷心的感谢!希望各院校在教学使用中以及在探索课程体系、课程标准和教材建设与改革的进程中,及时提出宝贵意见或建议,以便不断修订和完善,为下一轮教材修订工作奠定坚实的基础。

人民卫生出版社有限公司

2016 年 6 月

全国高等中医药院校研究生教育
国家卫生和计划生育委员会
"十三五"规划教材建设指导委员会名单

主任委员

张伯礼

副主任委员（以姓氏笔画为序）

王永炎　王省良　匡海学　胡　刚　徐安龙
徐建光　曹洪欣　梁繁荣

委员（以姓氏笔画为序）

王　华　王　晖　王　键　王　滨　孔祥骊
石　岩　吕治平　乔延江　刘宏岩　刘振民
安冬青　李永民　李玛琳　李灿东　李金田
李德新　杨　柱　杨关林　余曙光　谷晓红
宋柏林　张俊龙　陈立典　陈明人　范永昇
周永学　周桂桐　郑玉玲　胡鸿毅　高树中
唐　农　曹文富　彭　成　廖端芳

秘书

李　丽　周桂桐（兼）

国家卫生和计划生育委员会"十三五"规划教材
全国高等中医药院校研究生教材目录

一、基础系列

二、经典系列

三、临床系列

24	中医优势治疗技术学	主编	张俊龙	
25	中医脑病学临床研究	主编	高　颖	
26	中医风湿病学临床研究	主编	刘　维	
27	中医肺病学临床研究	主编	吕晓东	
28	中医急诊学临床研究(第2版)	主编	刘清泉	
29	针灸学临床研究(第2版)	主编	梁繁荣	许能贵
30	推拿学临床研究	主编	王之虹	
31	针灸医学导论	主编	徐　斌	王富春
32	经络诊断理论与实践	主编	余曙光	陈跃来
33	针灸医案学	主编	李　瑞	
34	中国推拿流派概论	主编	房　敏	
35	针灸流派概论(第2版)	主编	高希言	
36	中医养生保健研究(第2版)	主编	蒋力生	马烈光

四、中药学系列

37	中药化学专论(第2版)	主编	匡海学	
38	中药药理学专论(第2版)	主编	孙建宁	彭　成
39	中药鉴定学专论(第2版)	主编	康廷国	王峥涛
40	中药药剂学专论(第2版)	主编	杨　明	傅超美
41	中药炮制学专论(第2版)	主编	蔡宝昌	龚千锋
42	中药分析学专论	主编	乔延江	张　彤
43	中药药房管理与药学服务	主编	杜守颖	谢　明
44	制药工程学专论	主编	王　沛	
45	分子生药学专论	主编	贾景明	刘春生

五、中西医结合系列

46	中西医结合内科学临床研究	主编	杨关林	冼绍祥
47	中西医结合外科学临床研究	主编	何清湖	刘　胜
48	中西医结合妇产科学临床研究	主编	连　方	谈　勇
49	中西医结合儿科学临床研究	主编	虞坚尔	常　克
50	中西医结合急救医学临床研究	主编	方邦江	张晓云
51	中西医结合临床研究方法学	主编	刘　萍	谢雁鸣
52	中西医结合神经病学临床研究	主编	杨文明	
53	中西医结合骨伤科学临床研究	主编	徐　林	刘献祥
54	中西医结合肿瘤临床研究	主编	许　玲	徐　巍
55	中西医结合重症医学临床研究	主编	张敏州	

前　言

中医儿科学研究生教材是培养中医儿科专业研究生的重要工具。本书注重研究生中医临证思辨能力、科研创新能力及自主学习能力的培养，正确引导学生自主获取知识、发现问题、提出问题，并通过科学先进的方法与手段，提高学生分析问题、解决问题的能力，以培养中医儿科学创新型、研究型人才。

为了进一步适应新时期中医药研究生教育和教学的需要，推动中医药研究生教育事业的发展，更好地贯彻落实《国家中长期教育改革和发展规划纲要》和《医药卫生中长期人才发展规划（2011—2020年）》，2014年9月，全国高等医药教材建设研究会和人民卫生出版社组织了来自全国20所中医药院校的24位具有丰富研究生带教经验的专家，启动了国家卫生和计划生育委员会"十三五"规划教材、全国高等中医药院校研究生第二轮规划教材《中医儿科学临床研究》的编写工作，教材供全国高等中医药院校中医药、中西医结合等专业研究生使用。

本教材在原版教材的基础上，突出以下特色：①注重古代文献研究脉络，对稚阴稚阳、纯阳学说、变蒸学说等儿科重要理论及学术思想的发展研究进行论述。②反映最新学术动态与前沿，包括热点问题研究、疾病最新的诊断标准、诊疗手段与方法的更新等，体现科学性与先进性。③引进最新学术发展成果，如反复呼吸道感染从实热论治、肺炎喘嗽湿热闭肺证研究、四时辨体捏脊特色技术等内容，激发学生创新思维。④注重学术思想传承与发展，如关于脾胃学说，从宋代钱乙"脾主困"学术观点，至元代朱丹溪"脾常不足"学说，明代万全"三有余四不足"学说，现代医家江育仁重视"运脾"，李少川倡导"肾病治脾""健脾顺气治癫痫""调理脾胃治易感"等观点，使重视脾胃的学术思想在儿科得到了充分传承与发展。⑤根据时代及学科发展适当增减病种。如增加了过敏性咳嗽、新生儿肺炎、百日咳、传染性单核细胞增多症、荨麻疹、湿疹等病种，删除了口疮、胃脘痛。

本教材的编写分工如下：王俊宏编写中医儿科学发展现状与展望；尚莉丽编写中医儿科学术体系的形成、中医儿科各家主要著作评述；王孟清编写儿科基本理论的重要学说研究、钱乙学说对中医学理论体系的影响；赵霞编写小儿体质特点及现代研究；熊磊编写儿童保健学研究；翟文生编写儿科诊法及现代研究、儿科辨证方法及现代研究；侯树平编写儿科治法及现代研究；姜之炎编写感冒、哮喘；郑军编写肺炎喘嗽、尿频；张喜莲编写反复呼吸道感染、过敏性咳嗽；陈华编写厌食、遗尿；许华编写积滞、泄泻、疳证；王雪峰编写病毒性心肌炎、脑性瘫痪；王素梅编写抽动障碍、注意力缺陷多动障碍；马融编写惊风、癫痫；郑健编写肾病综合征、特发性血小板减少性紫癜；丁樱编写尿血、过敏性紫癜；俞建编写性早熟、维生素D缺乏性佝偻病；薛征编写胎怯、新生儿肺炎；杨燕编写胎黄、新生儿硬肿症；李燕宁编写麻疹、水痘、手足口病；王力宁编写流行性腮腺炎、流行性乙型脑炎、皮肤黏膜淋巴结综合征；孙丽平编写百日咳、传染性单核细胞增多症；吴振起编写荨麻疹、湿疹。

衷心感谢各位编委在繁重工作之余，克服种种困难，认真负责、一丝不苟地投入教材编写工作！同时，衷心感谢编委所在院校的大力支持，及历版《中医儿科学》研究生教材主编和编委所奠定的良好基础，期盼各位读者在使用过程中对本教材不足之处提出批评、指正，以便今后不断完善，更好地为儿科研究生教学服务。

马 融

2017年10月

目　　录

第一章 中医儿科学发展现状与展望

第一节 中医儿科学发展现状

中医儿科学是以中医学理论体系为指导，以中医治疗方法为手段，研究从胎儿至青少年这一时期的生长发育、生理病理、喂养保健，以及各类疾病诊断、预防、治疗的一门临床医学学科。

中医儿科学的学术内涵，是指本学科所要研究和解决的问题，可以概括为中医儿科学基础和中医儿科学临床两个方面。中医儿科学的外延，可扩充至所有与中医儿科学这一基本概念相关的学术内容，包括学术发展、学科交叉所形成的新兴学科及其研究内容，如中医儿科文献学、中医儿科信息学、中医儿科科研方法学、中医儿科系统工程学、中医儿科教育学、中医儿科保健学等。

中医儿科学的学科特征：一是其中医学特征，即它是在中医学理论实践体系的基础上发展起来的一门中医学分支学科；二是其儿科学特征，以儿童为研究对象，是一门临床学科。

中医儿科学是中医临床学科的一个重要组成部分，整体观念、阴阳学说、形神合一、天人相应、脏腑经络、四诊八纲、辨证论治、理法方药、多种疗法、护理康复、未病先防等融会在本学科的各个部分，有效地指导着临床实践。特别是整体观念和辨证论治，是中医儿科临证医学的核心和精华。

自中华民族产生于华夏大地起，就已经有了原始的儿科医学萌芽。数千年来，伴随着中医学的发展，从《黄帝内经》奠立的中医理论基础、《伤寒杂病论》建立的中医学临床辨证论治纲领，到钱乙确立的中医儿科学五脏辨证理论和实践体系及后续儿科医家的不断发展完善，中医儿科学为中华民族的繁衍昌盛和人类文明做出了历史性的贡献。

19世纪下半叶以来，特别是新中国成立以来，中医儿科学科在新中国的历史条件下，在继承、创新的思想指导下，汲取现代相关学科的学术成果和研究方法，使本学科在各个方面都得到了前所未有的发展。

一、理论探讨

在中医儿科基础理论研究方面，学术争鸣活跃，也逐步深入。例如，关于"纯阳""稚阴稚阳""变蒸"、五脏"不足""有余""少阳学说"等小儿生长发育、生理病理方面的若干理论问题的学术研讨，已经促进了认识和趋同。以"变蒸"学说为例，自西晋王叔和《脉经》，至《诸病源候论》《备急千金要方》《小儿药证直诀》《幼幼新书》等许多古籍中都有阐述。但是，该学说历来有争议，如《景岳全书·小儿则》《幼幼集成》便否定此说。现代经过对传统记载的发掘和中西医学比较研究，明确了变蒸学说是一种客观地总结了婴幼儿生长发育规律的学说，虽然在一些古籍中伴随变蒸有发热等症状的不实记述，但其揭示的基本规律是符合实际的，不仅留下了我国古代儿童生长发育规律的客观资料，其研究方法对于当今建立符合中国儿童特点的生长发育评估方法亦具有指导意义。

近几十年来，专家学者点校、译注，整理出版了大批古代儿科学术名著，如《颅囟经》《小儿药证直诀》《小儿病源方论》《活幼心书》《保婴撮要》《幼科发挥》《幼科折衷》《幼科铁镜》《幼幼集成》等，使古代医家的学术成就能以其原貌得到传承推广。20世纪80年代末，由张奇文教授主持，组织数十位儿科专家，对历代医籍中的儿科论述进行了全面的梳理筛选，采撷精华，重新编次，注释提要，编成《儿科医籍辑要丛书》一套六册出版。

中医学术发展迫切需要理论创新。近几十年来，现代中医儿科专家尝试在继承传统理论的基础上，面向现代中医儿科临床，通过科学研究验证，提出有创新意义的学术观点。江育仁教授提出了"脾健不在补贵在运"的观点，认为现代小儿脾胃病以脾运失健者居多，应以运脾法为主进行治疗；他还提出了"流行性乙型脑炎从热、痰、风论治"，"疳证从疳气、疳积、干疳论治"等新观点，具有重要的临床指导意义。王烈教授提出哮喘分发作期、缓解期、稳定期三期论治，根、苗之治并重。刘弼臣教授提出了多发性抽动症、病毒性心肌炎等疾病"从肺论治"的学术观点，尊崇钱乙"五脏证治"，突出从肺论治。张奇文教授提出"肺胃肠相关论"，"宣肺勿忘解表、清肺勿忘清肠、止咳勿忘化痰、化痰勿忘运脾、润肺勿忘养胃、标去勿忘培本"的治则。汪受传教授提出"小儿病毒性肺炎以热、郁、痰、瘀为病机关键，清热、解郁、涤痰、化瘀为主要治法"，"胎怯从补肾健脾论治"的观点。时毓民教授提出"性早熟从滋阴降火论治"。俞景茂教授提出小儿反复呼吸道感染应分感染期、迁延期、恢复期三期辨证论治和防治该病的基本方法。马融教授提出癫痫的病因病机概括为"风、痰、惊、瘀、虚"，治疗遵循"豁痰息风以抗痫，益肾填精以增智，健脾顺气调体质，病证结合治童痫"的癫痫治则。丁樱教授提出过敏性紫癜病因病机为热、瘀、虚，治疗采用清热凉血活血止血、养阴清热活血化瘀、益气养阴摄血止血三步疗法。韩新民教授提出"哮喘治当活血通腑"。这些学术观点的提出及其相应的研究成果，充实了中医儿科的学术内容，体现了中医儿科学理论的发展与创新。

二、应用基础研究

在中医儿科基础医学范畴，现代有着多方面的系统研究。现代中医儿科学教材和学术著作都对中医儿科发展的历史作了总结和归纳。中医儿科学发展的历史分期，自新世纪全国高等中医药院校教材《中医儿科学》起，已经明确划分为四个主要阶段：①中医儿科学的萌芽期（远古至南北朝）；②中医儿科学的形成期（隋朝至宋朝）；③中医儿科学的发展期（元朝至中华人民共和国成立前）；④中医儿科学的新时期（中华人民共和国成立以来）。近年来的发展史阐述，更注重对于中医儿科学发展做出突出贡献的医家、医著学术思想的挖掘及其对现代儿科临床指导意义和应用价值的探讨。从编年史向学术发展史研究思路的转变，体现了中医儿科发展史研究的改革，将有利于本学科的历史发展，推进学术的继承与创新。

关于小儿年龄分期,除了进一步强调自古以来将胎儿期作为儿童年龄分期第一阶段的观点以外,结合《灵枢·卫气失常》"十八已上为少,六岁已上为小"的论述和现代认识,与国际接轨,明确了将18岁作为儿童阶段的年龄上限。

在小儿生理病理特点的研究方面,系统总结前人的相关论述,从1995年出版的《中医儿科学》第2版教材起,将其归纳为生理特点"脏腑娇嫩,形气未充;生机蓬勃,发育迅速",病理特点"发病容易,传变迅速;脏气清灵,易趋康复",已经成为现代小儿生理病理特点的纲领。胎养胎教学说的研究方面,近年来国内外学者应用现代生物学、组织胚胎学、心理学、生物化学等方法,对中医学中的胎养胎教学说进行了更深层次的研究和探讨,如孕妇外感特别是特殊病毒感染对胚胎的危害、多种妊娠禁忌药的生殖毒性作用等学说的科学内涵得到证实,关于胎儿应答亦得出肯定结论等。不仅如此,中医传统的胎养胎教学说在临床亦得到了更为广泛的推广应用,如有医家运用益气养血补肾等中医疗法养胎保胎,取得了一定的疗效,有助于降低围产期胎儿死亡率,提高儿童体格、智力水平,增强人口素质。

现代关于小儿体质特点的研究活跃,多从中医传统理论出发,参照成人九种体质结合小儿的特点,从气血、脏腑、阴阳的正常或有余、不足出发,对儿童进行体质分类,并用于指导临床,调其偏颇,使之从"亚健康"向"健康"转化。

儿科诊法、辨证的现代研究较多,望诊是研究的重点内容。基于观察分析的临床研究,在山根诊、肛门诊、舌诊、指纹诊等方面均有报道,积累了可贵的资料。在四诊客观化方面,如应用色度仪对色诊定量分析,应用显微镜技术的舌诊微观化观察、应用声波分析技术的闻诊声音分析、应用血液流变学原理的指纹诊研究等,使中医学四诊方法从定性向定量方向发展。同时,尝试扩大传统的四诊手段,利用血液生化检测、分子生物学实验、超声影像技术等,搜集儿童体内疾病变化信息,使中医儿科诊断学的认识层次得到深化,并试图将其纳入中医儿科学辨证体系,即宏观辨证与微观辨证相结合,使儿科诊断辨证从司外揣内向内外合参发展。

儿科治则治法的现代研究活跃。在《中医儿科学》教科书上,提出了不同年龄阶段儿童汤剂方的用药参考量。儿科常用的各种给药方法作用机制有不少研究,药代动力学研究也已经起步,这就为口服(汤剂、煮散剂、配方颗粒剂、中成药)、直肠给药、静脉或肌内注射、鼻饲、蒸气及气雾吸入、多种药物外治法等不同给药方法的选择提供了指导,尤其对药物外治法,如熏洗法、涂敷法、罨包法、热熨法、敷贴法、擦拭法、药袋法等给药方法,及如何促进透皮吸收等都有许多研究。作为无损伤、无痛苦、无感染的治疗方法,药物外治法受到家长的普遍欢迎,如哮喘、反复呼吸道感染的冬病夏治敷贴疗法在全国许多医院应用。同时,药物的量效关系研究、儿科中成药新药及传统中成药上市后临床再评价研究,药物不良反应研究,及有毒药物如何应用的相关研究都在不断地推进。小儿推拿疗法在反复呼吸道感染、哮喘、泄泻、厌食、疳证、积滞、肌性斜颈、遗尿、佝偻病等许多疾病广泛应用,不少医院开设了小儿推拿专科或专台,其临床和实验研究成果也大批涌现。小儿针灸疗法在小儿周围性面瘫、遗尿、痿证、脑性瘫痪等病证的治疗,特别是脑性瘫痪、病毒性脑炎后遗症等疾病的治疗中发挥了作用,提高了疗效。现代更推广了腕踝针、耳针、头针、激光穴位照射等在儿科的应用,方便了小儿的临床治疗。

在中医儿科学预防医学方面,以中医"治未病"思想为指导,积极探索应用中医儿科学防治方法增强儿童体质、降低发病率的有效措施,开展了多方面工作。

胎养胎教学说起源于汉代《列女传》《史记》，介绍了"文王胎教"的宝贵经验。《素问·奇病论》则提出若孕妇不注意精神调摄，"有所大惊"，则可使小儿生而病"癫疾"。历代医家对于胎儿期护养，提出了饮食调养、寒温调摄、防感外邪、避免外伤、劳逸结合、调节情志、谨慎用药等系列要求。中医学胎养胎教学说中的许多重要内容，例如孕妇外感特别是病毒感染对胚胎的危害、多种妊娠禁忌药的生殖毒性作用等，其科学内涵目前被逐一证实。我国传统的养胎护胎经验仍在不断推广，对预防先天性疾病、促进优生发挥了积极作用。中国的人痘接种法从1687年起向国外传播，对于国际抗御天花的危害、免疫学的发展做出了历史性贡献。

在小儿喂养保健方面，我国许多传统的儿童保健方法在过去几十年中曾经因为西医学的传播和应用而被忽视。近年来，西医学的发展证明了中国传统的保育方法是有其科学依据的，因而被广泛地恢复和推广应用。例如：所谓"母婴同室"，即新生儿出生后便与母亲在一起，是我国千万年来的传统做法。可是，过去几十年中，医院的产科病房却普遍采用"母婴隔离"法，即产妇娩出胎儿后便回到产科病房，而将新生儿放于婴儿室。直到近年来WHO提倡"母婴同室"，才使这一做法得到纠正。又如，婴儿喂养，我国历来采用《备急千金要方·少小婴孺方上·初生出腹第二》所说："凡乳母乳儿……如是十返五返，视儿饥饱节度，知一日中几乳而足，以为常"的按个体需要确定喂哺常规的方法。后来，在许多教材中却只介绍西医学定时定量的喂养方法，直到WHO提倡"按需喂给"，才使之得到纠正。由此可见，中医学的许多传统儿童保健方法，诸如"早期开乳""母乳喂养""时见风日""乳贵有时""食贵有节""偏食致病""不可暖衣"等与现代科学儿童养育观高度契合。

对于体质孱弱的"亚健康"小儿，辨"质"给药，增强体质，降低发病率，已越来越引起广泛关注。对于反复呼吸道感染儿童，调补肺脾肾，增强体质，提高免疫力，显著减少了呼吸道感染的发病率；对于反复发生脾胃病的儿童，强调脾为后天之本、气血生化之源，平时健运脾胃，恢复脾胃功能，显著减少了脾胃病的发病率。支气管哮喘、肾病综合征等疾病的缓解期，通过调整脏腑气血阴阳的失调，扶助正气，延长了缓解期，减少、减轻了发作。此外，应用中医药补益气血、健脾保肝等治法，预防、减轻白血病、肾病综合征等疾病使用西药免疫抑制剂时的毒副作用，具有明显的效果。在流行性感冒、病毒性肝炎等传染病流行时，用中药内服、药液喷喉等方法，保护易感儿，预防发病，取得良好效果。中药保健药品、保健食品、保健用品的开发，更加拓宽了中医儿科预防医学的应用领域。

中医学"上工治未病"的观点在现代越来越受到重视，无病防病、有病防变的中医预防医学思想在儿科的应用越来越广泛。

三、临床研究

在中医儿科学临证医学方面，借助现代临床诊断技术的进步和中医儿科临床研究方法的规范，科研成果大量产生。将传统的临床经验用现代科学方法加以总结验证、比较甄别、继承创新，使临床诊疗水平大为提高。中医药治疗小儿流行性感冒、肺炎、病毒性肝炎、传染性单核细胞增多症、病毒性脑炎、流行性出血热等感染性疾病，取得了良好的临床疗效。临床药理学研究表明，不少中药不仅具有抗菌、抗病毒作用，还能调节机体免疫、改善器官功能及组织代谢、减轻病理反应等，说明中医治法的特色在于辨证方药的多靶点效应。对矿物元素及维生素等营养物质缺乏所致疾病，如厌食症、缺铁性贫血、佝偻病、疳证等，中医药治疗显示了独特的优势,即:不仅不少中药中含有一定量的矿物元素和维生素等营养成分,增加了摄入量,更重要的是中药的调脾助运等作用,促进了机体对各种营养物质的吸收和利用。许多中药新药的发明和剂型改革,如清开灵注射液用于感染性疾病,青蒿素治疗疟疾,雷公藤、昆明山海棠治疗肾病综合征,三尖杉酯碱、靛玉红、砷剂用于白血病等,都提高了疗效,方便了用药。随着现代临床诊断技术的发展,近年来采用循证医学、流行病学等研究方法,对于许多疾病进行多中心、大样本、随机、盲法、对照的中医药临床研究,取得了显著成绩,也使中医临床诊疗水平大为提高。例如:①病毒性肺炎,西医学尚缺乏较好的治疗方法,中医药治疗该病积累了丰富的经验,主要采用清热宣肺,化痰止咳等治法。随着对本病病因病机的深入研究,应用开肺解毒、化痰活血等治法,采用不同途径(静脉滴注、口服、雾化吸入、外治等)的给药方式,提高了本病的临床疗效。②肾病综合征,在辨证的基础上结合肾脏组织病理、免疫学、血液流变学、血液生化等现代检测手段,辨证与辨病相结合的思路与方法正在形成。从对古今之成方、验方、单方的研究,发展至有效成分的提取;从单纯中药治疗发展为与激素、免疫抑制剂等优化组合的中西医结合治疗方案,显著提高了临床疗效。③癫痫,现代研究已从传统的单方单药治疗发展为中药(汤剂、成药)、针灸等综合疗法,从成方研究发展为重要有效成分的提取,以及在辨证的基础上结合西医学发作分类、数字视频脑电图等现代检测手段,辨证与辨病相结合,提出了新的辨证辨病分类治疗方案,显著提高了临床疗效。

随着时代的发展,儿科疾病谱也在不断变化。感染性疾病的发病率逐渐下降,免疫类疾病、儿童神经精神疾病逐渐被人们认识。对于古代没有明确记载的许多疾病,如厌食、反复呼吸道感染、多发性抽动症、注意力缺陷多动障碍、孤独谱系障碍、性早熟、手足口病、皮肤黏膜淋巴结综合征、艾滋病等,中医儿科工作者从其临床表现特点出发,用中医学理论分析其病因病机,提出辨证论治方法,形成了具有中医药特点的系统论述,取得了良好的临床疗效。尤其对于多发性抽动症、注意力缺陷多动障碍、孤独谱系障碍等儿童神经精神类疾病,中医药也发挥了很重要的作用,并配合耳穴、行为疗法、心理疗法,其综合疗效也逐步得到西医同行的认可。

发扬中医特色与优势,产生了一批行之有效的诊疗操作技术:推拿治疗婴幼儿便秘,董氏指压手法治疗婴儿吐乳症,推拿按揉法治疗变应性鼻炎,啄法治疗慢性扁桃体炎,益气通督手法治疗小儿脾虚泻,引导手法治疗青少年特发性脊柱侧凸症,俞合配穴针推法治疗小儿痉挛性脑瘫(肝强脾弱证),头手足脊针推四联疗法、脊背六法、中药熏洗配合治疗小儿脑瘫等。这些简便有效中医适宜诊疗技术的总结,扩大了中医特色疗法在基层的推广应用。

近年来,临床研究越来越规范,辽宁中医药大学第一附属医院是首批国家中医药管理局中医儿科临床研究基地,王雪峰教授领军开展儿童肺炎的防 治—调研究;河南中医药大学第一附属医院儿科成立河南省中西医结合儿童医院,丁樱教授率领儿科团队承担"十一五""十二五"国家重大科技专项,开展儿童紫癜肾炎的中医示范研究;马融教授率领天津中医药大学第一附属医院儿科及临床药物试验机构开展"儿童中药新药临床评价研究技术平台"建设研究。国家中医药管理局中医儿科重点专科、中医儿科诊疗中心成立,中医儿科在中医急症、新生儿、血液疾病、神经精神疾病等新的领域不断切入并取得较好疗效,得到西医同行的认可。

四、科研方法与教学研究

实验研究方法是现代科研中的重要方法之一。在中医儿科科研中,最常进行的实验是建立符合中医病证特点的动物模型与中药的药理、毒理实验。

用实验动物建立病、证的病理模型,既可提供该病证的病理生理研究对象,又有助于筛选和研究有效方药。迄今为止,已经建立了一批中医病证的病理模型和儿科病证专用模型,为研究证的本质、研制儿科新药创造了条件。如应用多种肾病动物模型进行研究,阐明了中药治疗肾病综合征的疗效机制,为提高疗效、筛选有效药物、进行剂型改革奠定了基础。脾虚证模型研制较早,已建立大黄型脾虚造型法、利血平型脾虚造型法、饮食失节型脾虚造型法等不同类型的动物模型。发热病理模型,有给动物注射不同致热源,如细菌毒素、过期菌苗液、酵母悬液和牛奶等的不同制作方法。哮喘动物模型的造模因子,有组胺、卵蛋白和呼吸道合胞病毒等。中医儿科专用模型,则有采用病因模拟造模法的"饮食失节"制作小儿厌食、积滞、疳证模型,"禀赋未充"制作胎怯模型等病证结合的动物病理模型。

中药药理实验是以中医基本理论为指导,用现代科学方法,研究中药对患者机体的作用和机制,以阐明其防治疾病原理的实验。一些儿科常见病、证已经建立了比较规范的主要药效学研究方法。例如:脾虚证的主要药效学研究,可以在建立小鼠脾虚模型后,做健脾益气(应激能力实验、免疫功能测定)、运化水谷(胃功能实验、肠功能实验)等方面的实验。小儿外感发热的主要药效学研究,可以做药物对发热动物模型的祛邪作用(抗病毒作用、抗细菌作用)、解热作用、发汗作用、抗炎作用等实验。中药毒理学研究,依据给药时间长短和观察目的的不同,分为急性毒性实验、长期毒性实验和特殊毒性实验3种,有些重要制剂尚需进行安全限度实验等,都已开展了大量工作。中药药理实验研究发展飞快,应用微生物学、免疫学、内分泌学、生物化学、分子生物学、超微结构、核技术、电子计算机等方法,使中药药效学研究不断深入。儿科中药复方的血清药理学、复方药物动力学研究也已经起步。

近十年来,越来越多的中医儿科同道重视科学研究,在临床研究中发现问题,找出研究热点,申报以国家自然科学基金为代表的科研基金。近年来每年中医儿科都有十余项国家自然科学基金中标,研究领域涉及肺炎、腹泻病、支原体肺炎、哮喘、肾病、紫癜肾炎、多发性抽动症、儿童注意力缺陷多动症、癫痫、性早熟等儿科各系统疾病,大家从临床中找到中医药的切入点并进行深入机制探讨。其他基金如国家重大新药创制、国家"十一五""十二五"科技创新重大专项、省部级各项基金都有中医儿科学者的参与,学术研究成果不断呈现。

中医儿科工作者积极参与社会公益事业及公共卫生服务,参与卫计委H1N1中医儿科防治方案、中医药防治手足口病临床技术指南及2012年国家发布《0-36个月儿童中医药健康管理服务技术规范》的制定工作,参与儿童基本药物目录及儿童中成药用药指南的编写。国家卫生和计划生育委员会儿童用药专家委员会中药组由马融教授担任副主任委员,带领中医儿科专家参与儿童安全用药的政策建议、临床安全用药再评价课题研究和中成药用药指南的编写。

中医儿科工作者,也注意将中医儿科的最新研究成果反映到教材研究上。20世纪80年代,由王伯岳、汪育仁主编,人民卫生出版社出版的《中医儿科学》,精选了古代儿科学术精华、梳理现代儿科临床经验,是现代首部大型中医儿科学术著作。随后,由江育仁、张奇文主编，上海科学技术出版社出版的《实用中医儿科学》，分基础篇、临床篇、治法篇，紧密结合临床、总结名家经验，是一部实用价值较高的学术著作。汪受传主编，人民卫生出版社出版的《中医药学高级丛书·中医儿科学》，系统总结了中医儿科学基础理论研究的成果，全面反映了现代中医儿科临床和科研发展，提供了中医儿科学科研思路与方法，是集20世纪中医儿科学术发展成果的著作。全国高等中医药院校教材《中医儿科学》《中西医结合儿科》，比较系统、完整地反映了中医儿科学、中西医结合儿科学的进展，体现了中医学传承与创新及中西医互相学习补充，共同发展。

随着现代传媒快速发展、互联网的应用，信息传播速度不断加快，每年有数以千计的中医儿科学术论文在各种学术杂志上发表。2002年《中医儿科杂志》发行，2005年8月《中医儿科杂志》公开出版，2009年2月《中国中西医结合儿科学》杂志出版发行，这些专业性学术期刊及时反映了中医儿科研究成果和学科发展动态。中华中医药学会儿科分会自1983年成立起，每年召开一次全国中医儿科学术研讨会，为全国中医儿科提供了学术交流与合作的平台。世界中医药联合会儿科专业委员会2009年在天津召开首届成立大会，每年召开学术交流，将中医药传播到多个国家。2015年中国民族医药学会儿科专业委员会、中国中医药研究促进会综合儿科分会成立，都开展了丰富的学术交流。《中医儿科学》《中西医结合儿科学》都有相应的数字化教材上线，利用互联网的优势补充纸质教材的不足，使儿科的教学更加生动直观。几十年来，中医儿科学术交流阵地不断扩大，学术活动频繁，推动了中医儿科学术水平的提高。

五、人才培养

中医儿科多层次、多形式人才培养的格局已经形成。20世纪50年代初，在国家发展中医事业的政策支持下，一些省市建立了中医进修学校，招收青年中医师脱产学习，培养了一批中医儿科骨干人才。随后又建立中医学院，采用现代高等教育模式培养中医，逐步建立完善了中医学，包括中医儿科学的课程设置、教学大纲、教材、教学参考资料、临床见习实习、考核考试等教学体制。1978年中国中医研究院（现为中国中医科学院）等单位率先招收了中医儿科学硕士研究生，王伯岳研究员等成为首批中医儿科学硕士生导师。1986年南京中医学院（现为南京中医药大学）成为我国第一个中医儿科学博士学位点，江育仁教授成为第一位中医儿科学博士生导师，马融教授成为第一名中医儿科博士。中医儿科学研究生教育从无到有，不断发展。如今，南京中医药大学、天津中医药大学、北京中医药大学、上海中医药大学、广州中医药大学、成都中医药大学等多家院校都招收中医儿科学博士，建立、健全了具有本学科特色的研究生培养方法，培养出了一大批中医儿科学人才，不少人已经成为目前中医儿科的学科带头人和学术骨干，成为推动学科学术发展的中坚力量。

同时，中医传统的师承教育及学术流派的传承研究也在新时期继续发挥其独特作用。国家中医药管理局先后确立了六批全国名老中医药专家学术经验继承工作指导老师及学术继承人，各省市和中医医疗单位也组织了一批又一批名老中医学术继承工作。学术继承人通过学习经典、跟师临床，学到了导师鲜活的临床经验，领会了中医学辨证论治的临证真谛，培养出了一批中医基础理论扎实、临床处理能力强的中医事业接班人。此外，近60年来开展的"西医学习中医""非医攻博"教学活动，为吸收多学科人才，研究和发展中医药创造了有利条件。由政府主导的全国优秀中医临床人才研修项目、继续教育项目等，也都有中医儿科的立项和实施,各省市通过开展不同层次的名老中医传承项目和优秀临床人才项目,培养了大批中医儿科专业人才。住院医师规范化培训及专科医师培训也逐步推广和展开,马融教授、许华教授主编的《中医儿科学》规范化培训教材也已经出版并使用。

立体化的人才培养体系,培养了大批中医儿科、中西医儿科专门人才,不仅为广大儿童提供了临床医疗服务,而且造就了一批知识和能力结构更为合理、科研能力强的新型人才,创造出了不少高水平的科研成果,促进了中医儿科学科的发展。

中医儿科学教育事业的蓬勃发展,人才队伍的日益强大,使中医儿科整体实力不断提高。在此基础上,产生了一批中医儿科教学、临床、科研的国家基地,为学科队伍建设与人才培养及中医儿科学的可持续发展建立了坚实的基础。

六、学科建设

中医儿科的学科建设也随着中医儿科的发展不断完善,目前拥有教育部、国家中医药管理局重点学科多个,分布全国各地,以南京中医药大学附属江苏省中医院儿科、天津中医药大学第一附属医院儿科、河南中医药大学附属儿科医院为首的国家级学术团队,拥有国家级精品课程、国家级教学名师,引领中医儿科行业的科研教学临床。

中医儿科学的标准化工作也逐步开展并完善。20世纪80年代,中华中医药学会组织了《中医病证诊断疗效标准》的编写工作,后经国家中医药管理局多次组织专家修改、论证,于1994年6月28日发布,作为《中华人民共和国中医药行业标准》于1995年起实施。《中医病证诊断疗效标准》中包括了《中医儿科病证诊断疗效标准》,主要起草人江育仁、孙浩、林钦廉、俞景茂、朱大年。标准中提出了感冒、咳嗽、哮喘、肺炎喘嗽等33种儿科常见病的诊断依据、证候分类、疗效评定,首次规范了这些疾病的中医诊断、辨证和疗效评价,在儿科临床、科研、教学工作中发挥了积极作用。

在国家中医药管理局重点学科建设项目中,南京中医药大学编制了《中医儿科学古代文献资料数据库》,收录了历代中医儿科文献资料400多万字,编辑条文5000余条,资料来源于中医古代医籍400余部,以条文检索形式显示古典医著的原文,使查阅者可以通过光盘快捷地查找出所需的文献资料。儿科古代文献的整理出版,对于继承我国传统的儿童保健经验、弘扬古代儿科名家的学术成就发挥了积极作用。在中医儿科学名词术语规范化研究方面,又编写了22万字的《中医儿科学名词术语》。该书的编写,遵循中医基本理论,突出中医特色,结合中医儿科学特点,将中医儿科学名词术语分为疾病、证候、治则治法三部分,共56类,收录了1882个词条。每一部分均对规范的范围、方法作了简要说明。每个词条均作了较明确的阐释。为中医儿科学术语的规范化作了重要的基础性工作。

近年来,受国家中医药管理局和中华中医药学会的委托,中华中医药学会儿科分会又组织专家,开展了《中医儿科诊疗指南》的研究工作。在文献研究和专家问卷调查的基础上,集成专家意见,已经完成了《小儿肺炎喘嗽中医诊疗指南》《小儿支气管炎中医诊疗指南》《小儿感冒中医诊疗指南》《小儿反复呼吸道感染中医诊疗指南》《小儿哮喘中医诊疗指南》《小儿泄泻中医诊疗指南》《流行性腮腺炎中医诊疗指南》等。对儿科常见病的范围、术语和定义、诊断、辨证、治疗等提出了指导性方案,以指导临床诊疗实践,促进儿科的医疗行为规范及行业发展。2014年马融教授主编了《中医临床诊疗指南释义》儿科分册,对小儿感冒、小儿乳蛾、小儿支气管炎、肺炎喘嗽、小儿哮喘、反复呼吸道感染、小儿泄泻、厌食、积滞、肾病综合征、脑性瘫痪、过敏性紫癜、注意力缺陷多动障碍、多发性抽动症、癫痫、遗尿症共22个常见病种的诊疗内容进行了释义，为指南的进一步修订奠定了基础。2015年又开始《中医儿科诊疗指南》的修订和增补病种工作及治未病标准制修订工作。为规范临床试验设计与评价，马融教授和胡思源教授领衔全国的专家编写了《儿科常见疾病中药新药临床试验设计与评价技术指南》，首次将儿科常见疾病中药新药临床设计与评价规范化。全国中医儿科有GCP临床研究基地19家，担负着中医儿科中药新药的临床研究和上市后再评价的临床研究工作。

（王俊宏）

第二节　中医儿科学发展展望

一、中医儿科学术发展的战略目标是现代化

在中医儿科学形成和发展的历史上，曾经创造了多项世界领先的纪录。如前所述，现代中医儿科学在理论、基础、临床、科教、人才培养研究各方面取得了显著的成绩。中医儿科学发展至今天，已经为今后的更大发展奠立了坚实的基础，开创了全新的局面。

中医儿科学是传统中医学的一个重要组成部分，中国古代哲学思想是中医学的理论渊源，中华民族的传统医疗保健经验，构成了中医学的丰富实践内容。中医儿科学就是在中医学理论指导下对中国传统儿童保健经验的总结。在世界传统医学逐渐凋亡的现代社会，中医学一枝独秀，并不断发展，继续在中国甚至海外许多国家和地区为人民健康事业服务，证明了中医学包括中医儿科学的强大生命力。但是，由于中医学理论与实践自成体系，因此也影响了其对现代科学技术发展成果的共享和利用，这是在科技发展日新月异的今天，其发展速度受到制约的主要原因。

中医学自身的学科特点决定了在今后相当长的时期内，学术继承和发扬是学科建设的主要任务。包括中医儿科学的大量学术积累，是我们的祖先千万年来以人为对象进行医学研究所取得的成果，"神农尝百草，一日而遇七十毒"是这种鲜血生命代价的写照。历代中医文献是中医学术的载体，其中蕴藏着大量的真知灼见，从传统经验中发掘出的重大成果屡见不鲜；一代名老中医有着深厚的国学根基，丰富的中医临床经验，更是中医传统学术的代表人物。任何学科的发展离不开对已有学术成果的传承。因此，我们要发展中医儿科学，首先必须熟读中医经典著作，做好名老中医学术继承工作，特别是在具备扎实的中医理论根底和广博的临床知识与技能的基础上，掌握中医儿科学思维方法，才能最大限度地弘扬中医儿科学术精华，做好中医儿科临床、科研、教学各项工作。

另一方面，任何一门学科都需要与时俱进，才能获得可持续发展。现代科学技术成果的大量涌现，为中医儿科学的发展提供了十分有利的外部环境。中医学各学科、西医学各学科，数学、物理学、化学、生物学，以及科研方法学、数理统计学、文献学、信息学、系统工程学和电子计算机技术等，都为中医儿科学的学术发展拓宽了思路与方法。中医儿科学术发展呼唤创新，我们必须清醒地认识到自身的优势与不足，主动变革思想，建立新的思维方式，充分利用现代科学技术，在"继承不泥古，发扬不离宗"的原则下，使中医儿科学在深

厚传统积淀的基础上,迈上创新、提高、发展之路。同时我们也要明确,现代化不是西医化,而是指与西医同步发展,直接引进最新科技成果来充实和提高自己。因此,我们面临的主要问题是,如何在继承传统医学遗产的基础上,努力寻求其与现代科学技术的结合点,直接应用现代科学技术成果,进行中医学创新性研究,这是中医儿科学加快发展速度的正确选择。

中医儿科学术发展的战略目标是与时俱进。中医儿科学的发展必须是对现有水平的超越,产生在传统中医儿科学术基础上的质的飞跃,形成与现代自然科学、社会科学融会贯通、同步协调发展的新格局。中医儿科学与时俱进的实现绝不可能是一蹴而就的,需要通过各个领域、各种方法大量的研究积累,多少代人的长期努力,才能逐步达到。实现这一战略目标,必须以人才培养为基础,科学研究为动力,继承传统为先导,思维创新为途径,加速引进和应用现代科学技术,加快学科学术进步的步伐。可以相信,经过持之以恒的长期努力,中医儿科学的与时俱进,将会随着整个中医学的发展而逐步实现。

二、发挥学科特色优势是近阶段的主要任务

发展中医儿科应当遵循中医药发展规律,坚持传承与创新相结合,突出中医儿科学特色并与现代科学和现代医学互相补充、有机结合是中医儿科学发展的战略目标,需要我们的长期努力才能逐步实现。在近阶段,为了弘扬中医儿科学术,发挥本学科的特色和优势,扩大其在儿科领域的应用是非常迫切的任务。

在目前中医、中西医结合、西医儿科并存的格局下,医疗市场有着优胜劣汰的行业竞争。全国中医儿科的临床工作发展很不平衡,一些单位的中医儿科迅速发展,也有一些单位的工作在后退。凡是工作开展好的单位,共同的经验都是发挥了中医药的特色和优势。因此,能否发挥好中医儿科的学科特色和优势,就成了事业成败的关键。

关于中医儿科的特色优势病种,中华中医药学会儿科分会2007年曾组织了城乡不同地区、不同等级医院、不同职称级别、中医中西医不同专业儿科工作者的抽样问卷调查。调查总结显示,与西医相比,大多认为中医儿科(某些情况下的中西医结合)在下列病种(证)或某个阶段具有治疗优势。新生儿疾病:早产儿和足月小样儿,新生儿黄疸,新生儿硬肿症,新生儿呕吐,新生儿腹泻,新生儿脐部疾患等。呼吸系统疾病:急性上呼吸道感染,急性支气管炎,毛细支气管炎,病毒性肺炎与其他类型肺炎,反复呼吸道感染等。营养性疾病:消化不良,营养障碍,营养性贫血等。循环系统疾病:病毒性心肌炎等。泌尿系统疾病:急性肾小球肾炎,肾病综合征,血尿,泌尿道感染,遗尿症等。神经肌肉系统疾病:小儿癫痫,脑性瘫痪,惊厥等。内分泌疾病:性早熟。心理行为障碍性疾病:多发性抽动症,注意力缺陷多动障碍等。免疫、变态反应、结缔组织病:支气管哮喘,过敏性鼻炎,过敏性紫癜,湿疹,皮肤黏膜淋巴结综合征,幼年类风湿病等。感染性疾病:麻疹,风疹,幼儿急疹,水痘,手足口病,流行性腮腺炎,流行性感冒,传染性单核细胞增多症,流行性乙型脑炎,病毒性脑炎,百日咳,急性感染性多神经根炎等。同时,中医特色疗法,如推拿疗法、针灸疗法、中药外治疗法等在儿科疾病治疗中有着广泛的应用和良好的效果。

以上中医儿科特色优势病种涵盖了儿科临床常见的多数疾病。中医儿科不仅在许多儿科慢性病中具有整体调整、扶正祛邪的特色,而且在急性疾病,特别是感染性疾病治疗中有很大优势。据世界各国的统计资料,在儿科急性感染性疾病中,近年来,细菌感染性疾病呈

下降趋势,病毒性感染性疾病呈上升趋势。已经有许多的临床研究资料证实,中医药治疗多种病毒感染性疾病比西药治疗更加有效、安全。因此,发扬中医药在这些疾病治疗中的优势,避免抗生素、激素等药物的滥用,是我们中医儿科工作者责无旁贷的任务。

当然,即使是中医药治疗具有特色、优势的病种,我们也还应当不断深入研究,以提高临床疗效作为研究、发展的中心任务。不断总结特色疗法,研究优化治疗方案,特别是适宜在城市社区和农村基层推广应用的有效、安全、经济的治疗方法,与国家中医药服务体系建设相结合,才会使中医儿科疗法能够在更广泛的领域为广大儿童服务。

三、科学研究是学科发展的动力

任何一门学科的学术发展都依靠科学研究,中医儿科学的未来发展依靠本学科科学研究的开展。中医儿科学科研领域需要不断扩大,研究水平需要不断提高,才能推动学科快速发展。

建立规范是学科学术发展的基础。所谓规范,库恩《科学革命结构》说:"她包括了一门学科的研究方法,总体框架,以及最基本的概念、理论和定律。"由于历史的原因,中医儿科学在规范化、标准化方面所做的工作还很不够,缺乏公认的疾病诊断、证候诊断和疗效评价标准,中医治疗规范,名词术语标准,更缺乏疾病的临床研究规范和标准操作规程等。规范化工作的滞后,影响了中医儿科临床水平的提高和科研成果的评价,影响了中医儿科学术成果的推广应用,成为制约中医儿科学发展的瓶颈。今后一段时期,加速中医儿科学规范化工作的进程,是学科发展的迫切需要。中医儿科学科需要建立的规范,必须是能符合本学科学术特点和规范化要求的各种规范,例如:切合中医药学本义的中医儿科学名词术语规范,有中医药特色的诊断辨证标准,能反映中医药优势又能得到学术界公认的疗效评价标准,符合循证医学原则的临床研究规范,利于中成药开发又符合新药研究原则的制剂质量标准等。这些规范的产生,要通过科学研究来实现。在临床研究和数理统计分析基础上形成规范,是最佳的研究方法。但是,临床研究成本较高、耗时费力。近年来,在儿科规范化工作中已普遍采用了文献研究、专家问卷调查等研究方法,特别是基于德尔菲法的专家问卷调查统计分析的方法,能集中本学科权威专家的意见,是一种在国际上被广泛采用的研究方法,在《中医儿科诊疗指南》的研究中已经取得良好的效果,今后将会在中医儿科学规范化、标准化工作中有越来越广泛的应用。

中医儿科学基础研究范围广泛。整体观念是中医学优势之一,要将儿童的孕育成长、保健预防、病因病机等,放到天时、地理、环境的大自然整体和脏腑经络、气血津液的内环境整体中加以认识。对中医儿科基本理论中的若干问题不要再过多地进行理论论争,要重视通过科研来认识其科学内涵,辨析正误,吸收其合理的部分用于指导临床。辨证学研究的重点是辨证客观化,即如何将通过现代检测方法获得的疾病微观信息纳入中医儿科学辨证体系,以及如何将各种诊察方法所采集到的"证象"定性定量,从而形成客观的证候诊断标准。治疗学研究的重点,一是儿科常用治法的疗效机制研究,二是儿科药物剂型改革及多种疗法研究,三是有毒中药的毒理及减毒方法研究,四是各种治法的优化组合及其适应病证研究,要研究出更多疗效可靠、应用方便,适应当今和未来社会需要的儿科疗法和药剂。

临床研究的范围在相当时期内仍将侧重在那些中医药有优势、儿科临床常见的病种,同时，在有条件的单位，要开展中医药治疗儿科疑难病的研究，争取在其中一些疾病取得突破。临床研究的重点在提高中医药临床疗效。要遵循现代流行病学、循证医学和临床科研方法，进行多临床研究中心协作攻关，力争探索出新的证治规律，研制出一批疗效更好、副作用小而且使用更为方便快捷的新药，研究出中医药治疗有效、安全、经济的优化治疗方案并加以推广。临床研究的内容将深化，如从笼统地一方治一病发展为辨证立方、异病同治；对难治性疾病或其中某一种证型、某一严重合并症等研制有针对性的方药；研究有效方药的剂型改革；研究有效方药的主要有效成分并进一步生产出一批有效单体、创新中药等。

实验研究将会更多地直接引入现代科学技术方法，装备先进的仪器设备，逐步研制出儿科常见病的病证结合动物模型，应用各种先进的研究方法，尤其是细胞、分子、基因、蛋白组学、代谢组学的研究方法，从宏观到微观的各个层次，揭示儿科有效中药及其他疗法的作用机制。

总之，中医儿科学研究的重点在临床及临床应用基础，目的是围绕临床疗效的提高，目标是学科创新性理论的产生，为中医儿科学与时俱进积累条件。

四、人才培养是学科发展的关键

科教以人为本，中医儿科学术发展的关键在于人才。20世纪下半叶，中医儿科从博士、硕士到学士，从普通高校、中专到成人教育、继续教育、师承教育、住院医师规范化培训、专科医师培训，多层次、多形式的人才培养格局已经形成。今后，要根据科学发展需要，改进教学方法，更新教学内容，改善知识结构，提高动手能力，培养更多的中医儿科专业人才。

首先是服务于基层的优质临床人才。作为一门临床学科，其绝大多数专业人员的首要任务是医疗服务，要有大批中医根基扎实，临床处理能力强，能用中医中药为广大儿童提供高质量服务的儿科中医师。值得注意的是，在中青年中医儿科医师中，要强调"读经典，做临床"的学习方法，要通过学校教育、师承教育、自学提高以及中医临床研修、继续教育、学术交流等多种形式，不断提高中医儿科医师的中医理论基础和实践能力，这样，才能不断扩大中医儿科医师队伍，拓展中医儿科服务范围，促进中医儿科事业发展。

同时，必须通过研究生教育和继续教育，造就一批具有宽广深厚的中医理论基础、掌握相关现代科学知识和前沿技术、科研能力强的智能结构型人才，通过他们的创造性思维和捕捉学科学术发展热点问题的能力，经过规范、先进、严谨的科学研究，包括理论研究、临床研究、实验研究等，创造出高水平的科研成果，承担起推进中医儿科学科发展的重任。

在学科人才比较集中的单位和地区，要组织起一批实力强大的研究团队，团结合作，才能发挥集体的智慧和力量，在不同的研究领域取得突破。研究方向的确定，应以儿科临床常见、中医药有优势、学科基础较好为原则，逐渐形成在中医儿科二级学科专业划分基础上的三级学科划分，如肺系疾病研究、脾系疾病研究、心肝疾病研究、肾系疾病研究、传染病研究、新生儿疾病研究等研究团队，产生一批领军的重点学科、重点专科、重点研究室、重点实验室等，不断提高研究水平，产生有创新意义的研究成果。

中医儿科学发展至今，成绩斐然；中医儿科学发展前景，远大光明。我们这一代中医儿科人，承前启后，肩负着历史的责任，任重道远。相信经过我们的不懈追求，中医儿科事业一定会以更快的速度向前发展。

参 考 文 献

[1] 汪受传. 中医儿科学发展现状与趋势. 南京中医药大学学报(社会科学版),2007,8(1):7-10.

[2] 匡萃璋. 现代科技知识背景下的中医学. 中国医药学报,1995,10(5):4-7.

[3] 中华中医药学会儿科分会. 儿科常见疾病中药新药临床试验设计与评价技术指南. 2015.

（王俊宏）

第二章 中医儿科各家学说研究

第一节 中医儿科学术体系的形成

中医儿科学是中医学的重要组成部分，其学术体系是在中医学术发展中产生的，并成为中医学术体系的分支，又对中医学术体系进行补充和完善。中医儿科学术体系萌芽于远古至南北朝，形成于隋朝至宋朝，发展于元朝至中华人民共和国成立前，成熟于中华人民共和国成立之后。

一、中医儿科学术体系的萌芽

早在远古至南北朝期间就已有小儿医、婴儿病和婴儿方书。如《史记·扁鹊仓公列传》记载了春秋战国时期已有"小儿医"："扁鹊……入咸阳，闻秦人爱小儿，即为小儿医"。《五十二病方》这部现存最早的医学专著里，有"婴儿病痫""婴儿瘛"的记述。《黄帝内经》建立的中医学体系不仅有效地指导了中医儿科，而且书中有不少关于小儿生理和儿科疾病的病因、病理、诊法、预后和针刺疗法等论述。《汉书·艺文志》载有妇人婴儿方19卷。张仲景著《伤寒杂病论》，以六经辨证治疗外感病，以脏腑辨证论治杂病，对后世儿科学辨证论治体系的形成产生了重要的影响。这些有关儿科学术思想的记载虽然十分简略，却孕育着中医儿科学术体系的萌芽。

二、中医儿科学术体系的形成

隋唐时期，儿科专科教育开始形成。朝廷设立"太医署"，由"医博士"教授医学，其中专设少小科，学制5年，培养儿科专科医生。儿科专业人才的培养，促进了儿科事业的发展。此期出现了我国最早儿科专著《颅囟经》，现存版本是从明代《永乐大典》中辑出。书中提出三岁以下小儿体属"纯阳"的观点，首论脉候之法小儿与成人不同，对小儿惊痫癫、疳痢、火丹证治等均有简明扼要的论述。北宋时期，诞生了中医儿科学术发展史上有杰出贡献的医家钱乙，字仲阳。他的弟子阎季忠整理其理论和实践经验，于1119年编成《小儿药证直诀》，比西方最早的儿科著作要早350年。该书概括小儿生理特点为"脏腑柔弱""成而未全……全而未壮"，病理特点为"易虚易实、易寒易热"。在儿科四诊中尤重望诊，特别是"面上证""目内证"。对痘疹、水痘、麻疹等发疹性传染病，惊风、痫证加以鉴别，阐明了急、慢惊风为阴阳异证，认为急惊属阳、热、实，治宜凉泻；慢惊属阴、寒、虚，治宜温补，成为后世治疗惊风的准则。特别值得一提的是,钱乙首创了儿科五脏辨证体系,提出"心主惊""肝主风""脾主困""肺主喘""肾主虚"的辨证纲领,各脏证有虚、实、寒、热之分,方有温、清、补、泻之别。论治法从五脏补虚泻实出发,又注意柔润清养,运补兼施。他善于化裁古方(如六味地黄丸)、研制新方(如异功散、泻白散、导赤散、七味白术散等),创134首方,其中成药占绝大多数,许多方剂至今在临床各科广泛应用。正如《四库全书·目录提要》说:"小儿经方,千古罕见,自乙始别为专门,而其书亦为幼科之鼻祖……"故钱乙被后世誉为"儿科之圣"。另外,北宋时期,天花、麻疹等传染病流行,山东名医董汲擅用寒凉法治疗,撰写了《小儿斑疹备急方论》,记录了用白虎汤及青黛、大黄等药物的治疗经验,是为天花、麻疹类专著之始。南宋陈文中于1241年著《小儿痘疹方论》,1254年又著《小儿病源方论》,他注重固护小儿元阳,以擅用温补扶正见长。他对于痘疹病源、治法均有阐述,尤其是温补法在痘疹中的运用独树一帜。陈文中主温补与钱乙、董汲主寒凉两种学术思想的争鸣,为儿科疾病辨证论治提供了全面的理论依据和丰富的治疗方法。

此时期的著作中还记载了关于儿童预防保健、变蒸、辨形、论证、方药等内容。如隋代巢元方主持编撰的《诸病源候论》论小儿杂病诸候6卷255候。巢氏将小儿外感病分为伤寒、时气两大类,内伤病以脏腑辨证为主。该书倡导的"小儿……不可暖衣……宜时见风日……常当节适乳哺"等正确的小儿养育观,对于儿童保健有重要指导意义。唐代孙思邈所著《备急千金要方》首列妇人、少小婴孺方,将小儿病证分为九门,列方325首,《千金翼方》又载方75首,共380首。该书总结了唐代以前的儿科诊疗经验,为儿科疾病治疗提供了大量有效方药。南宋刘昉等编著《幼幼新书》40卷,627门,许多散失的宋以前儿科著作被收录其中而得以流传,是当时世界上最完备的儿科学专著。同时期还有《小儿卫生总微论方》问世,从初生到年长儿童,各类疾病广泛收录论述,如认为脐风的病因是断脐不慎所致,和成人破伤风为同一病源,提出了烧灼法断脐的预防方法。

隋唐至宋期间,不仅有儿科专科医生和专著,而且出现了学术争鸣,促进了中医儿科理论体系和疾病辨证论治体系的完善,形成了中医儿科学系统、完整的学术体系。

三、中医儿科学术体系的发展

金元时期,学术争鸣更加激烈,儿科医家辈出,著作丰富,新理论、新方法不断涌现。在学术争鸣上,金元四大家对儿科各有所长,其中刘完素采用辛苦寒凉治疗小儿热性病,张从正治热性病善用攻下,李杲重视调理脾胃,朱丹溪倡导小儿"阳常有余,阴常不足"注重养阴。在理论方面,元代名医曾世荣编著《活幼心书》《活幼口议》,详论初生诸疾,是中医新生儿学较早的集中论述。曾氏以调元散、补肾地黄丸治疗胎怯;归纳急惊风为"四证八候",提出镇惊、截风、退热、化痰治法,创立了琥珀抱龙丸、镇惊丸等疗惊方;提出了"惊风三发便成痫""瘀血成痫"等创见,都很有学术价值。

明代儿科医家鲁伯嗣著《婴童百问》,将儿科病证设为百问,每问一证,究其受病之源,详其治疗之法。薛铠、薛己父子著《保婴撮要》,论儿科病证221种,列医案1540则。其中论及小儿外、皮肤、骨伤、眼、耳鼻咽喉、口齿、肛肠科病证70多种,脏腑、经络辨证用药,内治、外治、手术兼备,对中医小儿外科学的形成做出了重大贡献。

明代儿科世医万全著作有《育婴家秘》《幼科发挥》《痘疹心法》《片玉心书》等。他倡导"育婴四法",即"预养以培其元,胎养以保其真,蓐养以防其变,鞠养以慎其疾",形成了中医儿童保健学的系统观点。他在朱丹溪学术思想基础上，系统提出了阳常有余，阴常不足，肝常有余，脾常不足，心常有余，肺常不足，肾常不足，即"三有余，四不足"的小儿生理病理学说。治疗方面提出"首重保护胃气"，处方用药精练而切合病情，并将推拿疗法用于儿科。这些学术观点和临床经验，丰富了中医儿科学的学术内容。

王肯堂《证治准绳·幼科》综述诸家论说，结合阐明己见，内容广博，是明代集幼科大成的学术著作。张介宾《景岳全书·小儿则》重视母乳与婴儿之间的关系，"大抵保婴之法……既病则审治婴儿，亦必兼治其母为善"；辨证重在表里寒热虚实；倡导小儿"阳非有余"，"阴常不足"；治疗上认为"脏气清灵，随拨随应"。著名药物学家李时珍所著《本草纲目》中，搜集了防治儿科411种病证的方药，具有临床实用价值。

清代儿科医家夏禹铸著《幼科铁镜》，认为"小儿病于内，必形于外，外者内之著也"，首重望诊，主张望形色，审苗窍，从外知内，辨别脏腑的寒热虚实。《医宗金鉴·幼科心法要诀》立论精当，条理分明，既适用于临床，又适用于教学。谢玉琼《麻科活人全书》是一部麻疹专著，详细阐述了麻疹各期及合并症的辨证和治疗。王清任《医林改错》记载了小儿尸体解剖学资料，提出"灵机记性不在心在脑"的观点，阐发了活血化瘀法在儿科紫癜风、疳证、小儿痞块等病证中的应用。

陈复正，字飞霞，于1750年著《幼幼集成》。他对于儿科诊法及内治诸法叙述皆详，搜集了不少单方验方和外治法。将指纹辨证方法概括为"浮沉分表里、红紫辨寒热、淡滞定虚实"，"风轻、气重、命危"，至今为临床所采用。吴瑭撰《温病条辨·解儿难》，提出了"小儿稚阳未充，稚阴未长者也"的生理特点；易于感触，易于传变的病理特点；稍呆则滞，稍重则伤的用药特点；六气为病、三焦分证、治病求本等观点。论述精当，方药切用，对儿科外感、内伤疾病辨证论治具有指导意义。

明清时期，我国应用人痘接种预防天花已广泛传播。《博集稀痘方论》（1577年）载有稀痘方，《三冈识略》（1653年）载有痘衣法。《痘疹金镜赋集解》（1727年）记载，明隆庆年间（1567—1572年），宁国府太平县的人痘接种法已盛行各地。后来，我国的人痘接种法流传到俄罗斯、朝鲜、日本、土耳其及欧非各国，较英国琴纳氏发明牛痘接种（1796年）早200多年，是世界免疫学发展的先驱。

清朝后期，随着西医学传入我国，儿科界也开始有人提出宜中西医合参。何炳元《新纂儿科诊断学》中除传统中医内容外，引入检诊一项，用于检查口腔、温度、阴器等的变化。

民国时期儿科疾病流行，许多医家勤求古训，融会新知，如徐小圃擅用温阳药回阳救逆，奚泳裳善取寒凉药清解热毒，均救治了许多时行病危重病症患儿，至今被广泛学习应用。

四、中医儿科学术体系的成熟期

1949年中华人民共和国成立后，政府十分重视儿童健康，在发展我国传统医学的政策支持下，在现代科学技术日新月异的学术氛围中，中医儿科学也进入了快速发展的新时期，中医儿科学术体系日渐成熟。

中医儿科学各层次教育体系成熟。20世纪50年代开始了现代中医中等及高等教育，70年代开始中医儿科学硕士生教育，80年代开始中医儿科学博士生教育，21世纪初有了中医儿科学博士后。大批高级人才的培养，使中医儿科队伍素质不断提高，成为学科发展的有力保证。

中医儿科学不同层次的教材完善。整理出版了历代儿科名著,挖掘了一大批对临床具有理论指导和实践应用价值的可贵资料,出版了大批中医儿科学术著作。张奇文主编的《儿科医籍辑要丛书》1套6册,全面整理了历代中医著作,选辑其中对现代儿科临床有指导意义的内容作了归类点注。江育仁、张奇文主编的《实用中医儿科学》,是一部紧密结合临床、具有实用价值的学术著作。汪受传主编的《中医药学高级丛书·中医儿科学》,全面反映了现代中医儿科临床进展,介绍了中医儿科学科研方法,适用于中医儿科学临床和科研,以及研究生教学和继续教育。这些现代中医儿科学术著作,不仅比较系统、完整地反映了中医儿科学的进展,而且适合现代医疗、科研、教学的实际需要,推动了学科学术进步。

中医儿科临床诊疗规范形成。国家中医药管理局颁布实施统一中医儿科学病名、证候分类、诊断疗效标准、临床治疗指南、制剂质量标准等。印发了中医儿科学临床诊疗指南,临床诊疗路径。开展了传染病、重大疾病临床证治规律的研究,儿科医生掌握了常见病、多发病、传染病的诊治规律。如20世纪50年代,以中医学"小儿暑温"理论指导流行性乙型脑炎辨证论治取得成功。中医药治疗小儿手足口病、流行性感冒、肺炎、百日咳、细菌性痢疾、病毒性肝炎、传染性单核细胞增多症、流行性出血热等感染性疾病,取得良好的临床疗效。在因矿物元素、维生素等营养物质缺乏所致疾病,如厌食症、缺铁性贫血、佝偻病、疳证等疾病的治疗中,中医药显示了自己独特的优势。还有许多中药新药的发明和剂型改革,如清开灵注射液、鱼腥草注射液用于感染性疾病,青蒿素治疗疟疾,雷公藤、昆明山海棠治疗肾病综合征,三尖杉酯碱、靛玉红、砷制剂用于白血病等,都提高了疗效,方便了用药,显示了中医儿科临床诊治水平的明显提高。

中医儿科科研工作深入。现代中医儿科学术发展是通过中医儿科学基础研究、临床研究、实验研究,推动中医儿科学术的快速发展。在中医儿科学基础研究方面就小儿生长发育、生理病理等方面若干理论问题,如"纯阳"、"稚阴稚阳"、"变蒸"、五脏"不足""有余"等进行学术探讨,促进了认识的趋同。一批现代中医儿科专家尝试在继承传统理论的基础上,面向现代中医儿科临床,提出有创新意义的学术思想。江育仁教授提出"脾健不在补贵在运"的观点,认为现代小儿脾胃病以脾运失健者居多,应以运脾法为主治疗。王烈教授提出哮喘分发作期、缓解期、稳定期三期证治,根、苗之治并重。张奇文教授提出"肺胃肠相关论","宣肺勿忘解表、清肺勿忘清肠、止咳勿忘化痰、化痰勿忘运脾、润肺勿忘养胃、标去勿忘培本"的治则。汪受传教授提出了"胎怯从补肾健脾证治",并对其进行了系统的临床和实验研究。在中医儿科学临床研究方面,开展了儿科预防医学、疾病证治规律的研究,如在小儿外感高热、急惊风等急症,哮喘、肺痫等肺系疾病,泄泻、肥胖症等脾系疾病,病毒性心肌炎、儿童多动综合征等心系疾病,癫痫、肝痫等肝系疾病,肾病综合征、五迟五软等肾系疾病,新生儿黄疸、新生儿硬肿症等新生儿疾病中,中医药临床治疗研究都取得了丰硕的成果。在中医儿科实验研究中,最常进行的动物实验是建立符合中医病证特点的动物模型与中药的药理、毒理实验。用实验动物建立病、证的病理模型,既可提供作为该病证的病理生理研究对象,又有助于筛选和研究有效方药。迄今为止,已经研究建立了一批中医病证的病理模型和儿科病证的专用模型,为研究证的本质、研制儿科新药创造了条件。

（尚莉丽）

第二节　中医儿科各家主要著作评述

中医药作为中华民族的智慧结晶,历代著述甚丰。2007年上海辞书出版社出版的《中国中医古籍目录》,收录了全国150个图书馆(博物馆)馆藏的1949年以前出版的中国图书13455种,儿科著作包含在内。儿科医家的学术思想,主要反映于各自的著作中。在这些浩瀚的著作中,有些自成一家之说,有些则总结某一时期的儿科成就,兼附己见。现选择其中经典的、具有代表性的著作(包括其他著作中的儿科部分)及医家作重点介绍。

朝代	主要作者	儿科著作选要	类别	主要学术成就	学术源流
隋	巢元方	《诸病源候论·小儿杂病诸候》(6卷)(610年)	类书中的儿科部分	将儿科分门别类列为255候,对小儿保育方法、病源、证候均有论述,是当时记述儿科保育及疾病病因证候最详尽的篇卷	总结隋以前的医学成就
唐	孙思邈	《备急千金要方·少小婴孺方》(1卷)(652年)	类书中的儿科部分	呼吁医界重视儿科,宣传无小不成大;记述胎儿、婴幼儿的生长发育过程;重视婴幼儿的护理、保健;善用大黄治新生儿实热病;形成了儿科的雏形	总结唐以前的医学成就
	王焘	《外台秘要·小儿诸疾》(2卷)(752年)	类书中的儿科部分	汇集唐代及唐以前的数十种医学著作,分类选编而成。先论后方,内容广博丰富。除了使用价值以外,尚有保存失传古医书的历史意义,有较高的参考价值	
	佚名	《颅囟经》(2卷)(四库全书本)(唐末宋初)	儿科专著	提出小儿"纯阳"之说,论述小儿脉法及痫、癫、惊、疳、痢的证治,对火丹论述尤详,多单验方,内服方多采用丸散,内容简朴但残缺不全。是我国现存最早儿科专著	
北宋	钱乙	《小儿药证直诀》(3卷)(阎季忠编集)(1119年)	儿科专著	阐明了小儿的生理病理特点为脏腑柔弱、易虚易实、易寒易热;首创五脏辨证体系;对发疹性疾病,主张辛凉宣透、清利解毒;对急慢性惊风提出了不同的治则;重视调护小儿脾胃;化裁、创制系列儿科方剂,为中医儿科学体系的形成奠定基础	《黄帝内经》伤寒论《颅囟经》

朝代	主要作者	儿科著作选要	类别	主要学术成就	学术源流
	董汲	《小儿斑疹备急要论》（1卷）（约1092年）	痘疹专著	对于斑疹的治疗善于应用寒凉，反对滥用温热，是一部较早的痘疹专著	受钱乙影响
	阎季忠	《阎氏小儿方论》（1卷）（1117年）	儿科专著	创紫雪、至宝丹作为救治儿科热病神昏痉厥的方药	源于钱乙
南宋	刘昉	《幼幼新书》（40卷）（1130年）	儿科专著	汇集宋以前各种有关儿科学术成就，内容详尽，取材广博，因而保存了大量现已亡佚医术的内容。较早记述指纹望诊，记载了婴儿的保育法，详细列出新生儿疾病；详细论述肠胃消化疾病；鉴别了惊风和痫证，对惊风症开始试用有效的镇静药"睡红散"；收集了民间医生的验方；是世界上最早且完备的儿科专著	继承了南宋前儿科学术成就
	佚名	《小儿卫生总微论方》（20卷）（1156年）	儿科专著	自婴儿初生至成童，内外五官诸证无不悉备，其中记载了多种先天性畸形疾患，如骈指、缺唇、侏儒、肢废等，并明确指出新生儿脐风撮口是由于断脐带不慎所致，与成人破伤风病因相同，切戒用冷刀断脐，主张用烙脐饼按脐上，烧灸脐带，并用封脐散敷裹，有消毒作用	钱乙等
	陈文中	《小儿痘疹方论》（1卷）（约1241年）《小儿病源方论》（4卷）（1254年）	儿科专著	首创用附、桂、丁香等燥热温补之剂治疗因阴盛阳虚而出迟或倒塌的痘疹者；对小儿杂病的病源证候也有阐述	《太平惠民和剂局方》
	杨士瀛	《仁斋小儿方论》（1260年）	儿科专著	集儿科临证经验之大成，如治痘疹倡温热而忌泻下；治惊风先予镇惊、豁痰、解热等；重视脾胃和小儿护理；首创气为血之帅之论	陈文忠
元	曾世荣	《活幼心书》（3卷）《活幼口议》（20卷）（1294年）	儿科专著	《活幼心书》颇多临床经验，对惊风抽搐一症，详究辨证，治疗有独特精确之处。《活幼口议》对儿科理论中小儿生理病理特点、指纹及面部望诊特点、新生儿疾病等陈述了作者的见解	师承刘直甫，得其五世祖先刘茂先儿科祖传经验

续表

朝代	主要作者	儿科著作选要	类别	主要学术成就	学术源流
明	寇平	《全幼心鉴》(4卷)(1506年)	儿科专著	对儿科医生的守则、服药、小儿生理、血气、禀赋、保育、调理以及面部及虎口三关指纹望诊作较详细的论述	总结前人、兼附己意
	鲁伯嗣	《婴童百问》(10卷)(1506年)	儿科专著	将儿科各证设为提问,详究病源与证治,收集宏博,出方886首	融汇众说,自成一家
	薛铠薛己	《保婴撮要》(20卷)(1555年)	丛书《薛氏医案》中的儿科部分	不仅介绍了较丰富的治疗方法,而且收载了大量儿科医案,具有临床参考价值,首创烧灼法断脐以预防新生儿破伤风。其论乳下婴儿有疾必调其母,母病子病,母安子安,提倡"药从乳传,其效自捷"之说	钱乙、陈文中等
	万全	《育婴家秘》《幼科发挥》《片玉心书》等(共11卷)(1579年)	丛书《万密斋医学全书》中的儿科部分	对小儿生理病理特点及钱乙五脏辨证阐发较详,对儿科病的见解有不少内容来自祖传和个人经验,理法方药极为突出。如对急惊风的发病原因论述更为周详,指出急惊风可留下某些后遗症,其中万氏牛黄清心丸,不仅是当时治疗小儿惊风的良方,至今仍广为采用	钱乙等
	王肯堂	《证治准绳·幼科》(9卷)(1602年)	丛书《证治准绳》中的儿科部分	综括整理明代以前有关儿科文献之长,参以己意,使审证施治不偏不倚,有所遵循,所引各书,均标明出处。由于引证广博,其中还保存了一些古代已佚的儿科学资料,有较高的参考价值	
	王大纶	《婴童类萃》(3卷)(1622年)	儿科专著	论述小儿年龄分期与各期的生理、病理变化,重视颅囟诊法,继承钱乙五脏辨证,重视脾胃,用药偏于寒凉,重视灸法和外治法	钱乙
	张介宾	《景岳全书·小儿则》(2卷)(1624年)	类书《景岳全书》中的儿科部分	对儿科杂病的证治及方剂论述较详,并对小儿生理病理特点提出个人独特见解	
清	秦昌遇	《幼科折衷》(2卷)(约1641年)	儿科专著	鉴于幼科诸书中论治,或偏寒或偏热,或善补或善泻,遂取各家之长,以"折衷"为书名	兼并收蓄

朝代	主要作者	儿科著作选要	类别	主要学术成就	学术源流
	程云鹏	《慈幼筏》(12卷)(1644年)	儿科专著	论述胎产、痘疹、惊痫、吐泻、发热及耳目齿喉、疱疥癣等病候治法外;内附医案,颇多实际体会	
	谈金章	《诚书》(16卷)(1661年)	儿科专著	论运气与小儿的关系,认为小儿去先天未运,历后天未深,不受情志之忧,发病多与外感有关	
	熊应雄	《小儿推拿广意》(1676年)	小儿推拿专著	是一部较完备的小儿推拿专著。从疾病的诊断、手法、操作、治疗、方药等方面阐述推拿在儿科临床中的应用;对一些难以操作的复合手法均绘图画形	
	夏鼎	《幼科铁镜》(6卷)(1695年)	儿科专著	重视望面色、审苗窍以辨脏腑寒热虚实;重视推拿疗法在儿科运用;运用灯火燋法以治脐风、惊风等症;对于指纹望诊提出了不同的看法,确有独特的经验	采撷诸说,自成一家
	冯兆张	《冯氏锦囊秘录》全科著作(50卷)(1702年)	全科著作	博采众长,各科兼通。主张临证应大小合参,重视人体阳气,扶正祛邪,治病求本。其论幼科多偏先天,其论内科偏后天,虽各自成科,但应互通	薛己、赵献可等
	陈梦雷	《医部全录·儿科》(100卷)(1726年)	综合性医学类书中的儿科部分	为我国历代以来最大的一部医学类书,对小儿疾病分为25门,包括胎养、初生养护、诊断以及各种疾病的治疗。在治法上除一般方药外,还有针灸、单方、医案等。所收医学文献,自《黄帝内经》至清初为止,共有120余种,且都表明出处,便于对原书的查考。在编排上,列有关该病的历代医学文献,先为医论,后为方药,眉目清楚,便于阅读。所以对于研究儿科某一种疾病,更为便利,可以省却为收集某些有关资料而翻阅多种医书。尤因本书选列的文献资料,有一部分是现已少见的古代儿科名著,因此,此书对学习和研究中医儿科学均有参考价值	

朝代	主要作者	儿科著作选要	类别	主要学术成就	学术源流
	吴谦等	《医宗金鉴·幼科杂病心法要诀》（6卷）（1742年）	丛书《医宗金鉴》中的儿科部分	整理和总结清初以前的儿科学术。内容全面、丰富，其中也有一些独特的见解	
	谢玉琼	《麻科活人全书》（4卷）（1748年）	麻疹专著	综合各家治麻的心得，结合自己的丰富临床经验，对于麻疹的辨证论治方法，应用药物的性能及禁忌，麻疹每个阶段辨证论治处方均作了详细的介绍，是一部较有影响的麻疹专书	集各家论说，参静远主人之《麻疹辨证》及《麻疹秘本》等
	陈复正	《幼幼集成》（6卷）（1750年）	儿科专著	条分缕析，义理明确，论治存精去浮，选取切实有效之方，故多临证实践心得，并对指纹的临床意义，惊风、伤寒、痉病、杂病诸搐等证治的区别，儿科专用药特别是寒凉药的应用等理论问题，提出了自己独特的分析与见解，比较切于实用	钱乙、程玉鹏、夏鼎、万全等
	叶桂	《幼科要略》（2卷）（1764年）	儿科专著	对小儿一些杂病，如伏气、风温、夏热、厥逆、疳、胀、痧、疹、惊等的辨证和方药，均作了简要的叙述	
	魏之琇	《续名医类案·儿科》（5卷）（1770年）	类书中的儿科部分	所辑大多为清初以前历代儿科名医验案，分类清楚，一病数案，十分翔实，所附按语亦多阐发，使读者能明了各病的辨证，知道相应的治疗方法，反映了儿科各家流派学术经验	
	沈金鳌	《幼科释谜》（6卷）（1773年）	丛书《沈氏尊生书》中的儿科部分	对于儿科诊断大法及儿科24门证候（无痘科）深源析流，阐明义理选择精当，简括扼要，又便于记诵	采撷诸家，兼收并蓄
	庄一夔	《福幼编》、《广生编》（各1卷）（1777年）	儿科专著	《福幼编》专论慢惊风以温补为主，反对寒凉攻伐；《广生编》专论脐风用灯火燋法。是儿科病治则中擅长温补学派的代表医家之一	陈文中、夏鼎等

续表

朝代	主要作者	儿科著作选要	类别	主要学术成就	学术源流
	吴瑭	《温病条辨·解儿难》(1卷)(1798年)	《温病条辨》中的儿科篇卷	提出小儿稚阴稚阳之说及儿科用药不宜苦寒之戒,并对儿科四大证提出自己的学术见解,特别是对于"暑痉"的证治论述为病毒性脑炎、细菌性脑膜炎的辨证论治提供了指导	叶桂
	石寿堂	《医原·儿科论》(1篇)(1861年)	医论著作中的儿科篇卷	从小儿生理特点出发,对小儿疾病的病机诊察、议治等,从燥湿二气、伤阴轻重立论,提出了独特的见解	叶桂、吴瑭等
中华民国	恽树珏	《保赤新书》(8卷)(1936年)	《药盦医学丛书》中的儿科内容	对痧疹、惊风论述透彻,颇多切身体会,是19世纪末在我国出现的中西汇通派的代表医家之一	学术多宗钱乙

（尚莉丽）

第三节　儿科基本理论的重要学说研究

一、小儿稚阴稚阳学说研究

"稚阴稚阳"一词首见于清代吴鞠通的《温病条辨·解儿难》,书中指出:"古称小儿纯阳,此丹灶家言,谓其未曾破身耳,非盛阳之谓。小儿稚阳未充,稚阴未长也。"这里的"阴",是指体内的精、血、津液物质及筋、肉、骨骼、五脏六腑、四肢百骸;"阳"是指人体的各种生理功能活动。吴鞠通曰:"男子生于七,成于八。故八月生乳牙,少有知识;八岁换食牙,渐开智慧;十六而精通,可以有子;三八二十四岁真牙生而精足,筋骨坚强,可以任事,盖阴长而阳亦充矣。女子生于八,成于七。故七月生乳牙,知提携;七岁换食牙,知识开,不令与男子同席;二七十四而天癸至;三七二十一岁而真牙生,阴始足,阴足而阳充也,命之嫁。小儿岂盛阳者哉?"明确指出小儿出生阴阳已备,但这种"阴""阳"均较幼稚、不成熟,处在不断完善阶段。

稚阴稚阳是吴鞠通对历代儿科医家论述的高度概括和进一步完善,稚阴稚阳学说在理论上是"纯阳"学说的发展,其源于《黄帝内经》。《灵枢·逆顺肥瘦》云:"婴儿者,其肉脆、血少、气弱。"钱乙《小儿药证直诀·变蒸》也说:"五脏六腑成而未全……全而未壮。"张景岳《景岳全书·小儿则》认为"小儿元气未充""小儿之真阴未足";《小儿病源方论·养子十法》说:"小儿一周之内,皮毛、肌肉、筋骨、脑髓、五脏六腑、营卫气血皆未坚固。"《育婴家秘》说:"小儿气血未充,肠胃脆弱……神气怯弱。"以上论述,反映了不同年代对小儿时期无论脏腑气血、筋脉骨肉均处于幼小的状态,成而未全、全而未壮生理特点的认识。

稚阴稚阳的提出,与长期以来对"纯阳"不同认识进行争鸣有关。清代冯楚瞻《冯氏锦囊秘录》根据小儿肾气未充、天癸未至的生理特点指出:"天癸者,阴气也,阴气未至,故曰纯阳,原非谓阳气有余之论。"清代余梦塘《保赤存真》云:"真阴有虚,真阳岂有无虚……此又不可徒执纯阳之论也。"并曰:"阴之滋生,赖阳之濡化也……阳可统阴,阴不能统阳。"民国时期《鰕溪医论选》指出:"小儿年幼,阴气未充,故曰纯阳,原非阳气之有余也,特稚阳耳。稚阳之阳,其阳几何?"均说明稚阴稚阳源于纯阳之争,其学说的确立,使中医学从功能和物质的角度对小儿这一生理特点的认识更加全面。

稚阴稚阳虽主要指的是小儿脏腑娇嫩的生理特点,但也指小儿易于发病的体质特点。陈修园《医学三字经》认为小儿"稚阳体,邪易干。"清代石寿棠《医原·儿科论》对稚阴稚阳做了较全面的分析,提出:"小儿春令也,木德也,花之苞,果之萼,稚阳未充,稚阴未长也。稚阳未充,则肌肤疏薄,易于感触;稚阴未长,则脏腑柔嫩,易于传变,易于伤阴。仲阳允为小儿之司命者哉!乃世俗推六气致病之理,未推六气最易化燥之理,并未推小儿稚阳未充,稚阴未长,尤易化燥之理。"稚阳稚阴易于化燥的学术思想是对小儿这一体质特点的进一步完善。

现代对稚阴稚阳学说的认识已趋于统一。一方面,稚阴稚阳反映了小儿脏腑娇嫩、形气未充的生理特点,小儿"肺常不足""脾常不足""肾常虚""心常有余""肝常有余"等常用来概括小儿的五脏生理特点,即"五脏有余不足论",从根本而言,是对小儿稚阴稚阳之体的进一步印证和阐释。另一方面,稚阴稚阳是小儿病理变化的基础,小儿稚阴稚阳之体,表现在病理变化上是易感的、复杂的和瞬息万变的,其主要特点表现为发病容易,传变迅速;易虚易实,易寒易热。此外,稚阴稚阳学说也反映了小儿临床辨证施治的基本原则和用药法度,由于小儿乃稚阴稚阳之体,机体柔弱,如草木之方萌,脏气清灵,随拨随应,临证施治时必须辨证准确,施治迅速,用药精当,剂量适宜,否则可影响疾病的发展、变化和转归。因此"稚阴稚阳"既是小儿的生理特点,又是其病理基础,也是小儿基础体质的反映,在指导临床辨证施治用药方面颇有理论意义和运用价值。

二、小儿纯阳学说研究

"纯阳"一词源自《颅囟经》。《颅囟经·脉法》云:"凡孩子三岁以下呼为纯阳,元气未散。"这里的纯阳是指小儿三岁以下,禀受父母先天之气,真元未耗而言。后世医家在长期的临床实践及观察后,对小儿生理体质、病理、护养及治疗上进行了多方面的探讨及发展,形成了中医儿科学内涵丰富的纯阳学说。

对纯阳学说内涵的阐释,后世医家由于出发点不同,论述也不尽一致,主要有以下几种观点。

纯阳为阳气盛。宋代钱乙把小儿看成了盛阳之体,指出:"小儿纯阳,无烦益火。"这里"烦"作"须"解,小儿生长发育旺盛,其阳气充盛,生机蓬勃,与体内属阴的物质相比,处于相对优势,在发病过程中,易患热病,阴津易伤,在治疗上不宜使用温阳药物。宋代《圣济总录·小儿风热》:"小儿体性纯阳,热气自盛,或因触犯风邪,与热气相搏,外客皮毛,内壅心肺。其状恶风壮热,胸膈烦闷,目涩烦渴是也。"小儿为盛阳之体,阳盛则热,若复感外邪,则以外感热病为多。金代刘完素《河间六书·小儿论》云:"大概小儿病在纯阳,热多冷少也。"由于小儿阳气偏盛,一旦患病,易于从阳化热,故临床上以热病居多。清代叶天士《临证指南医案·幼科要略》云："小儿热病最多者，以其体质属阳，六气着人，气血皆化为热。"亦将"纯阳"当盛阳或阳盛解。以上医家从小儿病理角度对"纯阳"进行了阐述，解释了小儿易患热病和患病后易从热化的原因。受此思想的影响，清热之法和清热之药，在儿科临床的使用率也相应较高，清代徐灵胎《医学源流论·治法》："小儿纯阳之体，最宜清凉"也正是此意。由于阳气盛不能完全解释小儿体属纯阳的特点，且临床上小儿患病后也有易于寒化的一面，清代吴鞠通《温病条辨·解儿难》云："古称小儿纯阳，此丹灶家言，谓其未曾破身耳，非盛阳之谓。"明确指出"纯阳"并不等于"盛阳"。

纯阳为阴气不足。明代虞抟《医学正传·小儿科》曰："夫小儿八岁以前纯阳，盖其真水未旺，心火已炎。"指出了小儿八岁前体属纯阳，因肾中真阴不足、真水未充，不能上济心阴，则心阴不足，心火易炎。明代万全《育婴秘诀·鞠养以慎其疾》曰："小儿纯阳之气，嫌于无阴，故下体要露，使近地气，以养其阴也。"这种"独阳无阴"显然是违背了阴阳学说"阴生于阳，阳生于阴，阴阳互根，互相依存"的观点。清代冯兆张《冯氏锦囊秘录》云："天癸者，阴气也，阴气未至，故曰纯阳，原非谓阳气有余之论。"反对阳气有余的说法，认为小儿纯阳之说是阴气未足的缘故。

纯阳为稚阳。明代方贤《奇效良方·小儿门》曰："小儿虽受阴阳二气成其形，气尚未周，何言有脉？……男子七岁曰髫，生其原阳之气，女子八岁曰龀，其阴阳方成，故未满髫龀之年呼为纯阳。"意指小儿变蒸之数未足，阴阳之气未充，故以纯阳为稚阳。陈修园《医学三字经》中也认为，小儿"稚阳体，邪易干"。清代罗整齐《鲆溪医论选》曰："小儿年幼，卫气未充，故曰纯阳，原非阳之有余也，特稚阳耳。稚阳之阳，其阳几何？"认为小儿纯阳是卫气未充的缘故，其阳气不是充盛，而是稚阳，即少阳。吴鞠通《温病条辨·解儿难》云："古称小儿纯阳……非盛阳之谓。小儿稚阳未充，稚阴未长者也。"明确指出"纯阳"并不等于"盛阳"或有阳无阴。

现代医家对"纯阳"较为一致地解释为小儿生机旺盛，发育迅速的生理特点。有人认为纯阳之体理论，是对小儿生理现象中生机蓬勃、发育迅速及体质特点中稚阴稚阳相对不足，且以稚阳为主导趋势的"不均衡质"的高度概括。也有人认为"纯阳"二字揭示了在阴平阳秘前提下阳气偏盛的生理状态，同时蕴含着"稚阴稚阳"的学术思想。还有人用阴阳量化理论探讨其概念，认为纯阳之体描述了小儿阴阳的相对量，稚阴稚阳则描述了小儿阴阳的绝对量。

纯阳学说争鸣中的互相矛盾、互相冲突、互相补充，推动了中医儿科学术的发展，对儿科临床具有一定的指导意义。一方面，小儿时期能适应生理上的不断地向完善和成熟阶段发展，就是有赖于阳气的生发作用，而小儿脏腑娇嫩、形气未充、易受邪袭，若病中阳气受损，正不胜邪，则邪势嚣张，易传易变，这是导致疾病向重危方面转化的内在因素，临床上应处处以维护阳气为要务。另一方面，小儿生机蓬勃、发育迅速以及脏腑娇嫩、形气未充的生理特点，决定了其发病容易出现阳、热、实证，故治疗多应选用清凉之剂，对苦寒攻伐之品应慎用。最后，小儿为"纯阳之体"，生机蓬勃，活力充沛，患病后又有易于康复的一面。明代张景岳《景岳全书·小儿则》指出，小儿"脏气清灵，随拨随应。但能确得其本而撮取之，则一药可愈。非若男妇损伤、积痼痴顽者之比。"充分体现了纯阳学说对儿科疾病的预后亦有重要的指导作用。

三、少阳学说研究

少阳学说来源于《黄帝内经》的"阴阳学说"。《素问·阴阳离和论》云:"厥阴之表曰少阳,少阳起于窍阴,名曰阴中之少阳。是故三阳之离和也,太阳为开,阳明为合,少阳为枢。"《素问·阴阳类论》云:"一阳也,少阳也。"王冰明确地注曰:"阳气未大,故曰少阳。"至明代,出现小儿体禀少阳之说。明代万全《育婴秘诀·五脏证治总论》云:"春乃少阳之气,万物之所以发生者也。小儿初生曰芽儿者,谓如草木之芽,受气初生,其气方盛,亦少阳之气方长未已"。后世医家对少阳学说内涵的阐释,主要包含以下内容。

少阳主小儿的生长发育。《灵枢·本输》说:"少阳属肾。"肾者真阴真阳之所宅,主骨生髓,故小儿的生长根本在于肾。《素问·上古天真论》说:"女子七岁肾气盛,齿更发长。二七而天癸至,任脉通,太冲脉盛,月事以时下,故有子。三七肾气平均,故真牙生而长极。……丈夫八岁肾气实,发长齿更。二八肾气盛,天癸至,精气溢泻,阴阳和,故能有子。三八肾气平均,筋骨劲强,故真牙生而长极。"因此说,少阳主小儿的生长发育。小儿在生长发育过程中,无论在机体的形态结构方面,还是各种生理功能活动方面,都在迅速地、不断地向着成熟方面发展。

强调了小儿阳气偏旺的特点。张锡纯在《医学衷中参西录·小儿痉病治法》中云:"小儿为少阳之体。"小儿自初离母体,就开始了自身阴阳平衡的生长发育过程。在这个过程中,阳气始终占主导地位,阳气不断生发,阴液随之不断滋生,处于"阳生阴长"的不断变化中。年龄越小,生长发育越快,因此,阳气占主导地位的阴阳动态平衡,是小儿生长发育的原动力。少阳在脏,象征肝,在腑象征胆,在人体象征少火,是人体生生不息的生命之源。此即《素问·阴阳应象大论》所云:"少火生气"之意。少火实乃少阳。小儿体禀少阳,阳气偏旺,有利于由不完善到完善,由不成熟到成熟的成长过程,少阳学说所强调的小儿阳气偏旺的特点,表现在"阳常有余""肝常有余""心常有余"诸方面。《幼科发挥·五腑虚实补泻之法》曰:"肝常有余……盖肝乃少阳之气,儿之初生,如木方萌,乃少阳生长气,以渐而壮,故有余也。"小儿由于体禀"少阳",故患病后以热证为多,易动肝风而现抽搐,易扰心神而怯弱,易耗津液而伤阴,易寒易热、易虚易实,易现寒热虚实夹杂的状态。

少阳主枢。"少阳为枢"源于《素问·阴阳离合论》:"厥阴之表,名曰少阳,少阳根起于窍阴,名曰阴中之少阳……是故三阳之离合也,太阳为开,阳明为阖,少阳为枢。"少阳主枢有两层含义,一指少阳是人体物质及气机升降的通路,二指少阳是人体物质及气机升降出入的动力,其为表里出入、阴阳虚实、上下升降之枢。少阳主枢机,是气机的调节枢纽器,是一种螺旋式上升、不断生长变化的过程,不是简单意义上的气机平衡。"少阳为枢"体现了小儿"阴阳平衡"呈动态性变化,形体与智慧的发育集中表现在"变"的生理特点,也体现了小儿易发病、易于发热、患病后"传变迅速"、易趋康复的病理特点。因此"少阳为枢"是"少阳学说"的理论核心。

总之,少阳学说既弥补了"纯阳学说"对小儿阴阳二气稚嫩不足的阐述,又避免了"稚阴稚阳"学说对小儿生机蓬勃、发育迅速、生机活力充沛的生理特点以及发病容易、传变迅速的病理特点的忽略。因此可以说少阳学说是纯阳学说和稚阴稚阳学说的概括与补充,有其合理的内涵。

四、变蒸学说研究

小儿变蒸之说，始于西晋王叔和《脉经》，至隋代巢元方《诸病源候论》一书列变蒸专候予以详细讨论，变蒸学说遂初步形成。此后，经历代医家的探索和实践，变蒸学说不断丰富，明清时期已成为中医儿科基础理论的重要组成部分。所谓"变蒸"：变者，变其情智，发其聪明；蒸者，蒸其血脉，长其百骸，属于生理现象。变蒸的日数，一般认为是由出生之日算起，32日为一变，64日再变，变且蒸。即两变一蒸，合320日为十变五小蒸。小蒸之后，又64日一大蒸，大蒸后，又64日复大蒸，复大蒸后，又128日再复大蒸，计256日三大蒸。至此，小蒸320日，大蒸256日，共计576日，约一岁零七个月左右，变蒸完毕。小儿在变蒸过程中，不仅形体不断地成长，脏腑功能也不断地成熟完善，因而形成了小儿形与神之间的协调发展。

历代医家对变蒸的论述较多，争议也很大。巢元方《诸病源候论·小儿杂病诸候·变蒸候》说："小儿变蒸者，以长血气也。变者上气，蒸者体热。变蒸有轻重，其轻者，体热而微惊，耳冷髋亦冷，上唇头白泡起，如死鱼目珠子，微汗出，而近者五日而歇，远者八、九日乃歇。其重者体壮热而脉乱，或汗或不汗，不欲食，食辄吐睍，无所苦也。变蒸之时，目白睛微赤，黑睛微白，亦无所苦，蒸毕自明了矣。"孙思邈《备急千金要方·少小婴孺方》进一步肯定此说。可见以上诸家均认为变蒸是小儿生长过程中的一种生理现象，有一定的时间与周期性，若不兼夹外感食积等病，可不必治疗，均能自解。变蒸之后，小儿脏腑、情志较前又成长了一步。钱乙、薛己、万全、李梴也都宗此说。

有些医家虽认为小儿确有"变蒸"，但不能拘泥于计日而算，按五行顺蒸变，如张山雷在《小儿药证直诀笺正·变蒸》中说："古人计日而算，太觉呆板，万不可泥。"主张以体质强弱来分析判断变蒸的轻重。叶天士在《临证指南·幼科要略》中说："小儿发热，最多变蒸之热，头绪烦，不能载，详于巢氏病源，然春温夏热秋凉冬寒四季中伤为病，当按时论治。"主张从辨证中予以鉴别。

也有些医家对变蒸持否定态度。如明代张景岳在《景岳全书·小儿则·变蒸》中说："凡属违和，则不因外感必以内伤；初未闻有无因而病者，岂真变蒸之谓耶。又见保护得宜，而自生至长，毫无疾痛者不少，抑又何也？"清代陈复正也支持这一见解，他在《幼幼集成·变蒸辨》中说："余临证四十余载，从未见一儿依期作热而变者，有自生至长，未尝一热者，有生下十朝半月而常多作热者，岂变蒸之谓呼？凡小儿作热，总无一定，不必拘泥，后贤毋执以为实，而以正病作变蒸，迁延时日，误事不少，但依证治疗，自可告全。"他们均从临床未见依期发热，否定变蒸学说，虽然有一定道理，但有以偏概全之不足。

近年来研究认为，变蒸学说的合理内核是：总结出了婴幼儿生长发育是一个连续不断的变化过程，且有一定的周期性显著变化的特点。在生长发育过程中，形与神是相应发育、同步发展的；变蒸周期是逐步延长的，年龄越小，变化越快，随着年龄增长而逐步减缓。一定年龄即576日后小儿生长发育趋于平稳，变蒸也随之消失。变蒸学说揭示的婴幼儿生长发育规律是符合实际的，对于我们认识小儿生长发育特点、研究儿童生长发育规律有重要的借鉴价值。

美国儿科专家盖泽尔Gesell通过对大样本小儿活动的连续摄像观察分析，提出了盖泽尔发育进程表(Gesell developmental chedules)，认为每4周为一个阶段，不同周龄阶段小儿的运动、适应、语言、个人-社会四个方面显示出飞跃发展，由此提出了"枢纽龄(key age)"的概念。

"变蒸"与"枢纽龄"学说的内容相似,只是由于两者的研究观察对象不同,"变蒸"观察的是中国古代儿童,"枢纽龄"观察的是美国现代儿童,因而所观察到的显著性变化基本周期略有差别,但两者所阐述的小儿生长发育呈阶段性显著变化的规律是基本一致的。

总之,变蒸学说是古代医家在长期观察和临床实践的基础上,总结出的小儿生长发育过程的一般规律。但限于历史条件和认识水平,变蒸之说,有可能包括了部分临床症状轻微、预后良好的儿科疾病在内(如功能性低热、低热综合征、新生儿脱水热、暑热症等),同时,也不可避免地夹杂有某些形而上学的成分,应注意辨别。

五、三有余四不足学说研究

明代儿科医家万全,在总结前人经验和长期临床实践的基础上,进一步完善了小儿的生理与病理理论,提出了"三有余、四不足"学说。其根据钱乙的五脏虚实证治,提出小儿"肝常有余,脾常不足;肾常虚;心常有余,肺常不足。"又在朱丹溪理论的影响下,提出"阳常有余,阴常不足"的观点。

万全"五脏有余不足论"的观点是对钱乙提出的小儿"五脏六腑,成而未全,全而未壮"理论的进一步发展。"肝属木,旺于春,春乃少阳之气,万物之所资以发生者也。儿之初生曰芽儿者,谓如木之芽,受气初生,其气方盛,亦少阳之气,方长而未已,故曰肝有余。乃阳自然有余也",故肝常有余。"脾司土气,儿之初生,所饮食者乳耳。水谷未入,脾未用事,其气尚弱,故不足。不足者,乃谷气之自然不足也",故脾常不足。心常有余是因"心属火,旺于夏,谓壮火之气也"。肺常不足乃缘"肺为娇脏,难调而易伤也"。肾常不足是由于"肾主虚者,此父母有生之后,禀气不足之谓也"。此所谓"有余""不足"者,非经云虚实之谓,而是指小儿的"本脏之气"。万全指出,"水为阴,火为阳,一水不胜二火,此阳常有余,阴常不足,肾之本虚也"。万全"不足有余"论说明小儿既有生机蓬勃、发育迅速的一面,又有脏腑娇嫩、形气未充的一面,同时也进一步充实了小儿"易虚易实,易寒易热"的病理特征,为指导儿科临床治疗,提供了系统的理论依据。

后世医家对"三有余四不足"学说虽有不少争议,但大多还是认同的。如,明代虞抟《医学正传·小儿科》提出:"夫小儿八岁以前曰纯阳,盖其真水未旺,心火已炎。故肺经受制而无以平木,故肝常有余,而脾土常不足也。"清代喻嘉言《寓意草·辨袁仲卿小男死证再生奇验并详诲门人》云:"盖小儿初生,以及童幼,肌肉、筋骨、脏腑、血脉俱未充长,阳则有余,阴则不足。"叶天士在《临证指南·幼科要略》中也说:"再论幼稚,阳气有余,阴未充长。"也有医家对此持不同观点,如张景岳指出:"丹溪但知精血皆属阴,故曰阴常不足,而不知所以生精血者,先由此阳气,倘精血之不足,安能阳气之有余……"。

"三有余,四不足"学说虽主要是对小儿生理特点的论述,但也进一步说明了小儿的病理特征,对小儿的护理和疾病防治具有指导意义。如心、肝有余,小儿感邪后易从热化,同时神气怯弱,邪易内陷心包,导致心火上炎,肝风心火交相煽动,耗伤真阴,使筋脉失养而动风。万全说:"肝主风,小儿病则有热,热则生风。"意即风证多由火热所致。临证多见壮热、惊悸、抽搐、昏迷,甚至角弓反张等"有余"之症。同时肝病每能影响其他脏腑,发生乘土、刑金、冲心、耗肾之病变,出现吐泻、夜啼等病证。由此可见"心常有余""肝常有余"是儿科疾病向"易实"衍化的病理基础之一。小儿脾常不足,易被饥饱寒热所伤,万全云:"饱则伤胃,饥则伤脾,热则伤胃,寒则伤脾。"同时"幼儿无知,口腹是贪,父母娇爱,纵其所欲,是以脾胃之病视大人犹多也"。小儿肺常不足,全而未壮,易为邪气痰浊和异物所伤。肌肤娇嫩,藩篱疏薄,则邪气易从肌表而入,使娇脏受伤。小儿脾常不足,痰湿内生亦可伤肺。故万全云:"天地之寒热伤人也,感则肺先受之。"肾之精气是人体生命活动的根基,小儿处于生长发育的时期,肾之精气相对不足,发生病变也多以禀赋不足之病为特征。故万全曰:"肾主虚无实""肾者,元气之主"。肾虚则为禀赋不足之病。鉴于此,万全告诫医生:"小儿脾常不足,肝常有余,肾主虚,亦不足也。故小儿之病,惊风属肝,疳痨属脾,胎气不足属肾。上医治病,必先所属而预防之。故曰:'不治已病治未病'。"此外,小儿生长发育旺盛,生机蓬勃,每时每刻处于不断向上变化之中,需要不断补充水谷精微,阴常感不足,但小儿阳气旺盛,虽易患病,亦易康复。

现代医家根据小儿三有余四不足的特点提出了一些疾病的防治理论,如王烈教授根据小儿肺脾肾常不足的特点提出的哮喘"苗期"理论,对临床具有较大的指导意义。

总之,"三有余,四不足学说"对儿科临床具有较大的指导意义,深刻认识小儿这些生理病理特点,有利于我们更好地做好小儿预防保健及疾病防治工作。

六、五脏辨证学说研究

五脏辨证学说是钱乙在《黄帝内经》《难经》《金匮要略》《中藏经》《千金方》等脏腑分证的基础上,提出的儿科辨证纲领。主要是以五脏为基础,以证候为依据,以虚实寒热为论治准则,并将"风、惊、困、喘、虚"归纳于肝、心、脾、肺、肾五脏的主要证候特点。用虚实寒热来判断脏腑的病理变化,用五行来阐述五脏之间以及五脏与气候时令之间的相互关系,判断其预后,制定五脏补泻治疗法则,指导临床遣方用药。如心热用导赤散,肝热用泻青丸,脾热用泻黄散,肾虚用六味地黄丸,脾虚用益黄散等。这种辨证方法以五脏辨证作为第一层次辨证,然后以虚实辨证作为第二层次辨证,兼证辨证作为第三层次辨证,使五脏辨证方法系统而完整,同时执简驭繁,提纲挈领,提高了儿科辨证论治水平和临床疗效,成为中医儿科学辨证学中最为重要的内容。

钱乙五脏辨证学说,对后世的影响极其深远。南宋以降,几乎所有的儿科著作以及某些综合医书和药物学著作中,都有介绍该学术思想的内容,张元素创立脏腑辨证学说也受其影响。明代医家鲁伯嗣在其所著《婴童百问》中"五脏病证第七问""五脏所主第六问",设问直接引用钱乙《小儿药证直诀》有关内容,并进一步完善钱乙五脏辨证思想。万全则在所著《育婴家秘》中对五脏辨证作了进一步阐述,其书"卷一"之中,以五脏分类,从各脏生理病理特点出发,开宗明义,示人以规矩。如:"五脏平和,则病不生。或寒暑之违和,或饮食之失节,则风伤肝,暑伤心,寒伤肺,湿伤肾,饮食伤脾,而病生矣。语其色,则肝青,心赤,脾黄,肺白,肾黑也。语其脉,则肝弦,心洪,脾缓,肺毛,肾沉也。语其证,则肝主风,心主惊,脾主困,肺主喘,肾主虚也。语其治,则心、肺、脾三脏有补有泻,肝则有泻无补,肾则有补无泻也。"其所著《幼科发挥》更是以钱乙"小儿五脏主病"理论为基础,以五脏为纲,病证为目,用五脏各自主病、兼证、所生病分别统领具体病证。这种五脏分证方法,提纲挈领,条目清晰,适合于临床运用,便于后人学习掌握。

钱乙的小儿五脏辨证学说已成为中医儿科的重要辨证论治内容,临床运用该学说治疗小儿疾病时有报道,现行高校教材《中医儿科学》的多种版本中均可见到与之相关的内容。《中医诊断学》中云:"脏腑辨证……是临床各科特别是内伤病的诊断基础,是辨证体系中的重要组成部分"。《中医各家学说》则说:"易水学派的开山祖张元素……形成了以脏腑议病说为中心而较为完整的学术理论体系,五脏辨证学说追溯其学术渊源,乃是远绍《灵枢》《金匮要略》和《中藏经》之旨,近承钱乙《小儿药证直诀》中'五脏辨证'之义"。由此可见,钱乙五脏辨证学说对后世之深远影响和重要学术价值。

七、脾胃学说研究

(一)脾胃学说的理论渊源

小儿脾胃学说理论渊源最早可上溯《黄帝内经》,其在不同的篇目中,分别论述了脾胃的基本生理,脾胃与五脏、肢体的关系,脾胃病的致病因素,脾胃的病理和脾胃病的治则治法。张仲景在临床上发展了《黄帝内经》的脾胃学说,将《黄帝内经》的脾胃理论运用于临床,从六经角度归纳了各种脾胃病证的临床证候,从舌候、脉候等表现阐明脾胃的病因病理,制定了脾胃病的治则治法,创制了许多著名的脾胃病方剂。至隋唐,小儿脾胃学说逐步发展,渐具雏形。《颅囟经》对小儿疳痢证的病因、症状、诊断、治法、方药,甚至服药方法都有较详细的论述。隋代巢元方著《诸病源候论》详论儿科255候,指出了小儿脾胃生理病理特点,对大量的小儿脾胃病进行了证候病因病机论述。宋代钱乙对小儿脾胃与发病、脾胃的病理、脾胃的病证及治疗方药作了详细系统的总结,在脾胃学术思想方面独具卓识,对后世脾胃学说的形成产生了巨大影响。元代李东垣进一步阐明了脾胃的生理功能,揭示了脾胃与五脏的病理关系,提出了内伤脾胃,百病由生的论点,创制了多首著名方剂。明代万全对小儿脾胃生理病理有重大发现,认为小儿脾常不足,尤当调理。对于小儿脾胃的生理病理、脾胃疾病的调治以及保健等方面颇有创见。明代李中梓在《医宗必读》中阐述了"脾为后天之本"的著名论点,主张治后天之本宜分饮食劳倦,治后天饮食伤者,用枳术丸消而补之;劳倦伤者,用补中益气汤升而补之。清代温病学家叶桂一方面继承了李东垣补脾升阳之说,另一方面又创立胃阴辨治之说,倡导甘润养胃之法,补充和发展了李东垣脾胃学说。现代医家王伯岳,认为治脾胃不可壅补,应以调理为主。江育仁倡导重视运脾,提出欲使脾健,则不在补而贵在运的学术思想。李少川临床治疗小儿疾病重视脾胃,提出"疏解清化、调理脾胃治易感""健脾祛湿治肾病""健脾豁痰治童痫"等重要学术观点。

(二)主要医家的学术思想

1. 钱乙"脾主困"理论　宋·钱乙云:"脾主困,实则困睡、身热饮水,虚则吐泻生风"。脾主困的学术思想是基于《素问·脏气法时论》中"脾病者,身重、善饥、肉痿、足不收、行善瘛、脚下痛,虚则腹满、肠鸣、飧泄、食不化"的论述提出的。"脾主困"作为病理特点,与"脾主运化"的生理特点是对应的。在临床上,脾胃失健有虚实两个方面,实证包括食滞内阻、脾为湿困、升降失常等;虚证包括脾胃虚弱、运化失司。故治脾尤其是补脾强调助运,强调气机的升运。钱乙"脾主困"的学术思想对脾胃学说的形成影响很大。后世李东垣论脾胃,重视脾胃的升降、脾胃的阳气;叶天士主张"脾宜升则健、胃宜降则和",也是从调整气机的角度来健运脾胃,解除脾困。基于脾主困,钱乙确立了许多脾胃治法,在治疗脾胃时特别强调助其运化,即使脾胃虚弱者,也是注重运脾。钱乙创制的补脾方剂有一共同的立意,即重视运脾,不一味壅补。如益黄散,又名补脾散,虽曰"补脾",但方中陈皮、丁香、诃子、青皮、甘草无一味补脾之品;白术散是钱乙用之甚广的补脾方剂,方中以四君补脾,葛根、藿香、木香行气助运,而葛根、藿香之用,更增一层深意,脾的运化,重在脾阳的升运,葛、藿有鼓舞升阳之功,所以能治疗"脾胃久虚"吐泻、烦渴发热等病证。温阳升运以补脾益气的治疗法则，在脾胃学说中占有突出的地位，对后世影响很大。李东垣善用升阳散火之法，也是受钱乙的"风药散郁火"的影响。《小儿药证直诀》中用甘寒之法治疗脾胃阴虚有热，其藿香散含麦冬、半夏曲、甘草、藿香，一云有石膏，是在仲景麦门冬汤的基础上化裁的，谓甘寒养阴。甘温平生津以滋养脾胃之阴，是钱乙在脾胃治法上的另一个贡献。他提出用白术散"生胃中津液"。还提出，"渴甚倍用葛根""热甚发渴去木香"，进一步说明脾胃阴液受伤较甚时，要注意避免辛燥伤津。钱乙调治脾胃宜乎中和，适乎寒温，告诫"脾虚不受寒温，服寒则生冷，服温则生热，当识此勿误"。

2. 李东垣脾胃内伤学说　李东垣提出"内伤脾胃，百病由生"，该论点是从元气与胃气的关系中推论出的。他认为胃气是元气之本，元气是健康之本，脾胃伤则元气衰，元气衰则百病由生。这也是其脾胃学说的基本观点。《脾胃论·脾胃虚则九窍不通论》中指出："真气又名元气，乃先身生之精气也，非胃气不能滋之"。李东垣还大量引用《黄帝内经》的有关原文反复阐述脾胃对元气的重要作用，特别强调胃气的作用，甚至认为胃气即元气。李东垣十分重视阴阳升降的理论，并将之应用于临床，认为人体的生命活动从根本上讲是元气的升降出入运动，脾胃居中州，是精气升降运动的枢纽。强调升阳，认为脾气升发处主导地位，居主要矛盾。只有脾气升发，水谷之气才能上行，阴火才不致上乘，元气才会充沛，人体才能健康无病。他在治疗上更侧重于升的一面，如补中益气汤、升阳益胃汤、黄芪人参汤、调中益气汤、补脾胃泻阴火升阳汤、消暑益气汤等均以补脾升阳为主。李东垣根据《素问·至真要大论》"损者益之，劳者温之""热因热用"之旨，结合自己的医疗实践和经验，认为治疗内伤虚热证当以"辛甘温之剂，补其中而升其阳，甘寒以泻其火则愈"。此即后世所说的"甘温除热法"，补中益气汤为代表方剂。

3. 万全小儿脾常不足论　明代万全对小儿脾胃生理病理有重大发现，将朱丹溪的"肝常有余、脾常不足"说应用于小儿，并作为小儿脏腑特点加以阐发。万氏认为小儿脾常不足，乃其"本脏之气"。小儿处于生长发育阶段，对水谷精微的需要迫切，但是小儿脏腑娇嫩，脾胃亦尚未健全，小儿"脾常不足"即是指脾胃的这种生理状态，这种状态又是造成脾胃失调、产生疾病的内在因素。万氏在《育婴家秘》中指出："儿之初生，脾薄而弱，乳食易伤，故曰脾常不足也。"这是小儿脾常不足所包含的另一层意义。万氏不仅继承了钱乙"脾主困"理论，而且有所发挥。《育婴家秘》说："脾属土，其体静，故脾病喜困。"《幼科发挥》说："钱氏曰：脾主困，谓疲惫也。吐泻久则生风，饮食伤则成疳，易至疲惫也。此与肾主虚同。"从这两段文字可以看出，前者从脾的属性来说明脾多困病包含病证上的困顿和病机上的脾困不运；后者则明确指出脾困有实证，又有虚证，而最终都表现脾困的病理现象。万密斋从虚实两方面阐发"脾主困"的含义，是有价值的。对于小儿来说，由于脾常不足的特点，一旦因邪实或正虚影响脾胃生生之气，则出现脾困不运的病理变化，是符合临床实际的。

4. 李中梓"脾为后天之本"学术观点　明代李中梓在《医宗必读》中阐述了"脾为后天之本"的著名论点，他说："脾何以为后天之本？盖婴儿既生，一日不食则饥，七日不食则胃肠涸绝而死。经云：'安谷者昌，绝谷者亡'，胃气一绝，百药难施。一有此身，必资谷气，谷气入于胃，洒陈于六腑而气至，和调于五脏而血生，而人资之以为生者也，故曰：后天之本在脾。"李氏主张，治后天之本宜分饮食劳倦。治后天饮食伤者，用枳术丸消而补之；劳倦伤者，用补中益气汤升而补之。李氏学古而不泥于古，师众而各取所长，宗张元素、李东垣重视后天，但治脾不胶于升柴。李氏对前人之经验,既能兼收并蓄,又能扬长避短,可谓学贯众家之长,所以李中梓的学术思想能在我国医学发展史上占有重要地位。

5. 江育仁倡导重视运脾　当代医家江育仁提出运脾法治疗儿科疾病,这里的"运",有转、旋、动之义。"欲健脾者,旨在运;欲使脾健,则不在补而贵在运也。"这是运脾法的基本含义。运脾的作用在于解除脾困,舒展脾气,恢复脾运,达到脾升胃降,脾健胃纳,生化正常之目的。运脾法与补脾法是两种性质不同的概念。补脾不当,反为药误,而小儿脾常不足之体,更易受害。"脾健不在补贵在运"的用意在于调治脾胃时着重维护脾气。江氏在运脾药的应用中,首推苍术,苍术味微苦,芳香悦胃,功能醒脾助运、开郁宽中、疏化水湿,正合脾之习性。江氏以苍术为运脾主药,与其他药物配伍,组成多种方剂,用于多种小儿脾胃疾病,取得了较为满意的疗效。

6. 李少川重视脾胃学术思想　李少川教授擅长治疗儿科疾病,其学术思想主要源自钱乙、李杲,并受汪逢春先生影响,治疗小儿疾病时刻注重顾护脾胃,并注意升降枢机,强调疏解清化。如李老认为,"脾虚痰伏、痰气上逆"为小儿癫痫主要病机,提出"扶正祛痰治童痫"的学术思想,采用"扶正健脾、顺气豁痰"法治疗小儿癫痫,研制了"小儿抗痫胶囊"。"脾虚湿困"是小儿肾病的主要病变基础,水湿、湿热、热毒、瘀血为该病的主要病理因素,少阳枢机不利影响全身气化及水液代谢功能,因此提出"疏解清化、健脾利湿"的治疗法则,研制出"小儿肾病合剂"。反复呼吸道感染患儿多因喂养不当,恣食肥甘生冷损伤脾胃引起,病机关键在于肺脾气虚,升降枢机不利,三焦气化不畅,提出"脾虚宜健不宜补,肺虚宜疏不宜固",倡导治疗本病以"疏解清化、调理脾胃"法为主,宗《幼科铁镜》天保采薇汤化裁,研制了"抗感至宝口服液"。李少川教授将重视脾胃的思想运用于小儿哮喘、小儿泄泻等多种疾病中,取得了满意效果。

(三)脾胃学说的临床应用

近年来,探讨历代著名医家脾胃学说的论文时有发表,将脾胃学说应用于儿科临床的报道几乎涉及肺系、脾胃系、肾系、心肝系等各系统疾病。

1. 脾胃学说与肺系疾病　肺系疾病常有咳嗽、咳痰、气喘等症状,这些症状的产生与脾胃关系密切。中医认为五行之中,脾为肺母。生理上,"脾气散精,上归于肺"(《素问·经脉别论》)。病理上,"脾胃虚,则肺最受病"(《脾胃论》)。且有"脾为生痰之源,肺为贮痰之器"之说。哮喘是小儿肺系常见疾病,常反复发作,病情顽固。哮喘患儿常有脾胃功能失调,对小儿哮喘应特别注意调理脾胃。根据"喘气之证,多因脾肺气虚,腠理不密,外邪所乘,真气虚而邪气实者多"的理论,哮喘缓解期的治疗,多投以人参五味子汤或六君子汤等补气健脾以治本,肺脾两旺,则内无痰饮留伏,外无诱因干扰,可达到哮喘的根治。此外,肺系疾病中慢性咳嗽、反复呼吸道感染、鼻衄等也多从调理脾胃入手治疗。临床报道中,用健脾行气、利湿化痰法,常选用六君子汤、二陈汤、苓桂术甘汤,健脾益气常用玉屏风散、人参五味子汤等。

2. 脾胃学说与脾胃系疾病　在脾胃系疾病中,最常见有积滞、腹痛、腹泻、呕吐等症状,这些症状的发生与脾胃关系最为密切。因为脾胃同主水谷,为"仓廪"之官,主受纳和运化水谷。脾主运化,胃主受纳,共同完成饮食的消化、吸收,以及水谷精气的输布,从而滋养全身,故称脾胃为"后天之本"。当脾失健运时则出现积滞、厌食、腹泻等病证,胃失和降则出现胃痛、呕吐、呃逆等病证。脾胃病日久,影响生长发育则为疳积。疳证颇似西医学的营养不良,多因小儿脾胃虚损,运化失宜,水谷精微长期吸收障碍所致。《小儿药证直诀·诸疳》说"诸疳皆脾胃病"。《小儿卫生总微论方·五疳》说"小儿疳者,因脾脏虚损,津液消亡。"说明疳积与脾虚的关系甚为密切。疳证初起,以积滞伤脾为主,因脾胃损伤,纳运失常,清气不升,浊气不降,则纳差,腹胀;病久则脾虚气弱,生化乏源,气血两亏而致面黄肌瘦。临床对于疳证的治疗方法虽多,但总以健脾为主,药用鸡内金、白术、山药、陈皮等,使脾胃功能恢复正常。临床报道中,脾胃系疾病如泄泻、厌食、积滞等疾病,也多从调理脾胃治疗。常见方剂如七味白术散、参苓白术散、香砂六君子汤、异功散等。营养性贫血是小儿时期常见病,古人说"脾为气血生化之源",临床试验亦证明,健脾药如人参能使贫血患者的红细胞、血小板、血红蛋白增加,有治疗再生障碍性贫血和粒细胞减少症的效果。

3.脾胃学说与肾系疾病　肾系的某些疾病可引起水肿,中医学认为水肿形成与肺、脾、肾三脏有关。就脾而言,脾能运化水谷,能制水。脾阳不足则气不化水,水失所养则溢入肌肤而成水肿,故有"诸湿肿满,皆属于脾"之说,因而对急性肾小球肾炎、肾病综合征等病有从脾胃治疗,更有脾肾同治者,常有实脾饮、五苓散、苓桂术甘汤、补中益气汤等运用于小儿肾系疾病的报道。

4.脾胃学说与心肝系疾病　脾胃与心肝系疾病的关系也比较密切。《灵枢·决气》说:"中焦受气取汁,变化而赤,是谓血。"人体气血主要来源于摄入的食物,通过脾胃消化吸收,充实到气血之中。心主血脉,心与脾为母子关系,若脾胃气血生化乏源,子病及母可致心血不充,心神失养,引起心悸、胸闷、憋气、乏力及注意力不集中、烦躁多动等症,因此临床中病毒性心肌炎及多动症患儿可从心脾论治。小儿"肝常有余、脾常不足",从肝与脾的关系来看,肝属木,主疏泄;脾属土,主运化。这种生理上的特殊性决定了肝木与脾土之间联系紧密。从临床实践来看,小儿心肝系病证受情志影响相对明显,"肝常有余"是影响某些疾病发生、发展及治疗转归的重要因素,如抽动障碍、注意缺陷多动障碍等。故临证报道中,多以扶土作为主要治法,治疗诸如慢脾风、夜啼、癫痫、抽动症等疾病。

脾胃学说是脏腑学说的重要组成部分。中医学认为脾胃居中焦,上连心、肺,下及肝、肾,是五脏气机升降的枢纽,为五脏治疗提供能源,脾胃健旺则生化有源,五脏安和,百病不生,脾胃失和,则气血不足,脏腑不安。此即李东垣所说:"内伤脾胃,百病由生。"中医"脾胃"具有多功能,它反映着一定组织、器官或系统的生理功能和病理变化,以及一定病理过程。现代医学研究表明,通过培补脾胃为主治疗后整个机体的状况都得到改善,抗病能力增强,提高了人体免疫功能。"脾胃"理论已逐渐为现代医家所接受,成为独特的体系应用于临床实践,其作用还待今后进一步探讨和研究。

5.脾胃学说与其他病证　脾具有统摄血液的作用,对诸多具有出血症状的血液病,必须加强脾脏的统血功能。健脾药如人参有收缩毛细血管作用,可治疗血小板减少性紫癜。健脾益气药黄芪对治疗缺铁性贫血、再生障碍性贫血、血小板减少性紫癜也有很好的效果,常常与人参配伍使用。

八、温阳学说研究

(一)温阳学说的理论渊源

《素问·生气通天论》云:"阳气者,若天与日,失其所则折寿而不彰。"指出了阳气在人体的重要地位。儿科温阳学说起源于南宋陈文中,其主张固养小儿元阳,并擅用温补扶正治疗小儿疾病。清代陈复正云："喜行温补者,动称乎文中。"《幼幼集成》陈氏元阳不足论奠立了儿科温补学派的理论基础,后世医家在此基础上传承,温阳学说不断充实、发展。明代薛铠、薛己治脾病偏于温补,与陈文中温补学说一脉相承。如《保婴撮要·脾脏》为脾病立方,寒水侮土用益黄散,脾土虚寒用干姜理中汤,脾土虚弱用人参理中汤,脾肺气虚用五味异功散加防风、升麻等。万全认为小儿阴阳皆未充盛,均需慎防耗伤。其在《片玉心书·小儿治法》中指出:"小儿纯阳之体,阴阳不可偏伤。"张景岳强调小儿元气无多,应防损伤,其在《类经图翼·大宝论》说:"天之大宝,只此一丸红日;人之大宝,只此一息真阳。孰谓阳常有余,而欲以苦寒之物伐此阳气,欲保生者,可如是乎!"清代吴瑭在《温病条辨·解儿难·俗传儿科为纯阳辨》中鲜明地提出:"古称小儿纯阳,此丹灶家言,谓其未曾破身耳,非盛阳之谓。小儿稚阳未充、稚阴未长者也。"认为男子16~24岁、女子14~21岁,才能"阴气长而阳亦充",在此之前,阴阳都处于稚嫩不足状态。吴瑭的这一观点已经成为儿科学术界的共识。清代陈复正认为:"夫人有生,惟此一气,易亏难复,何可轻耗!""斯能补救当代赤子元气于后天,便亦培植后代赤子元气于先天,而寿世于无疆矣"(《幼幼集成·初生护持》)。余梦塘"真阴有虚,真阳岂有无虚"的观点(《古今图书集成·医部全录·儿科上》),都是对陈氏学术思想的继承和发展。近现代儿科名医徐小圃、江育仁等,发展了温阳学说,采用温阳法治疗多种儿科疾病,取得了显著疗效。

(二)陈文中立论元阳为本,创温阳学说

小儿处于生长发育时期,赖阳气之温煦。陈文中提出:"盖真气者,元阳也。""无病者在乎摄养如法,调护正气。"有病时更应重视"温养正气""固养元阳"。陈氏注重五脏之气,对脾肾阳气尤加固护。陈文中分析小儿阳气之不足有先、后天的各种原因。元阳受于先天,禀赋命门火衰,自然脏腑虚寒。胎禀不足,责之孕妇饮食不调,取冷过度,不劳力,不活动,致儿如"阴地中草木,少有坚实者"(《小儿病源方论·养子真诀》)。出生之后,先天肾气又赖后天脾土生化而不断补充。乳母应注意自身调摄,勿以冷气伤及小儿。小儿饮食"吃热、吃软、吃少则不病,吃冷、吃硬、吃多则生病";养子有十法,其中包括"要背暖""要肚暖""要足暖""脾胃要温"等(《小儿病源方论·养子真诀》),这些都是固护脾肾、防止阳气受戕的具体措施。陈文中极力反对对小儿妄施牛黄、轻粉、朱砂、黄连等寒凉伤阳损气之品,认为"冷则败伤真气"(《小儿病源方论·惊风门》)。新生婴儿下胎毒勿服轻粉、朱砂,"只宜用淡豆豉煎浓汁,与儿饮三五口,其毒自下,又能助养脾元,消化乳食"(《小儿病源方论·养子真诀》)。陈文中注重小儿生理上阳气不足和病理上易虚易寒的特点,在小儿时病和杂病的治疗中时时顾护阳气,认为"药性既温则固养元阳"(《小儿病源方论·养子真诀》),以擅用温补扶正见长。他将温补法广泛用于多种病证及疾病的不同阶段,只要有阳气不足见证,辄即取之,形成了鲜明的学术特色。陈文中以八味地黄丸主治禀赋命门火衰、病久元气耗损诸证。此方本出仲景,钱乙用治肾虚去附桂而为地黄丸,陈氏复其原貌以温元阳,一减一增,两家观点泾渭分明,即便对于"禀赋肾阴不足,或吐泻久病津液亏损"者,陈氏亦宗"无阳则阴无以生"之意,应用加减八味丸,于滋阴补肾之品中伍肉桂一味,以鼓舞阳气。在治法上除八味地黄丸温壮元阳之外,又有多种变法,如脾肾阳衰、腹胀足冷之二圣丸,阳气不温、肠滑泄泻之肉豆蔻丸,下元虚冷、风痰气逆之油珠膏,肾元不足、寒痰壅塞之芎蝎散等。他特别强调先后天之间的相互依存关系,重视脾肾并治,立补脾益真汤,融温阳、益气、助运、涤痰、祛风于一体,又按不同见症随证加减,广泛用于多种虚寒证候的治疗。陈文中倡小儿太阴不足之说,根据脾的生理特性和临床证候特点,提出了"脾土宜温,不可不知也"(《小儿病源方论·养子真诀》)的治疗原则,用四君子汤、五味异功散、六君子汤、补中益气汤等温脾益气健运之方治疗不思乳食、饮食停滞、泄泻、呕吐等脾胃虚弱证候。对久病脾虚及肾患儿,更于补脾之外助以温肾,如十一、十二味异功散,均取肉桂、诃子、肉豆蔻、附子之类。扬州安通判子一案,为头温足冷、腹中气响、涎潮、搐搦之慢惊风证,陈氏欲与油珠膏,府判曰:"小儿纯阳,热即生风,何敢服附子、硫黄!"文中曰:"若与朱砂、脑、麝等凉剂,断然不救……当温养正气,气盛则寒痰消,腹中不响,其搐自止。"用油珠膏八服,后以补脾益真汤而愈(《小儿病源方论·惊风引证》)。陈氏辨证功力于此可见。陈文中治疗小儿痘疹等时行热病,亦以擅用温补救急见长。他所用温补者,俱属邪盛正衰,病毒内陷之证,此时若不予温托培元、扶持正气,则无力祛邪托毒外泄。他列举痘疮应用温托的指征为:不光泽,不红活,不起发,不充满,不结靥,不成痂,而痒塌烦躁喘渴及宣解太过,误食生冷,中寒泄泻,倦怠少食,足指逆冷等症者。他喻道:"大抵遇春而生发,至夏而长成,乃阳气熏蒸,故得生成者也。"故"表里俱实者,其疮易出易靥,表里俱虚者反是"(《小儿痘疹方论》)。他常用参芪内托散、木香散、异功散等方扶正托毒,书中并列举了他以温补托毒治愈痘疮逆证的多宗验案。陈文中创立儿科温补学说,与凉泻学说相得益彰,使中医儿科学成为一门系统的、完善的临床学科,对于儿科理论和实践体系的确立起了积极的作用。明代刘凤在《幼幼新书·序》中说:"宋以来吴之专家者,曰陈曰钱二氏,陈以热,钱以凉,故有火与水喻者。"可见儿科温、凉两大学派始于宋,陈文中与钱乙齐名,他们的学术观点对儿科学的形成和发展有着深刻的影响。

(三)温阳学说的临床应用

儿科温阳学说源远流长,代有发挥。当代对温阳学说进行深入研究并取得卓越成绩者当推海派儿科代表人物徐小圃及著名医家江育仁、汪受传教授等。

1. 徐小圃学宗"稚阳稚阴",主张温阳立法　徐小圃在继承《伤寒论》的理论体系和治疗法则的基础上,熟谙北宋以来儿科学家钱乙、陈文中、陈复正、夏禹铸、吴鞠通等典籍,尤对吴鞠通小儿"稚阳未充稚阴未长"的论述更为重视,他还虚心吸收近代各家之长,如祝味菊先生擅长用温阳药的经验,然后形成了自己的一套治疗方法,并有鲜明的独创性。

(1)解表擅用辛温:大凡风寒郁于肌表,痰湿内阻肺络,出现身虽壮热,但无汗泄,鼻翼煽动,咳不畅利,苔白脉紧而浮者,病在初起,正气尚盛,多用麻黄、桂枝以开肺气,使邪从外撤,祛其邪实,亦即保其正气。

(2)透疹亦注意温阳:麻疹初透、透而即隐、壮热有汗、咳嗽不畅、涕泪俱无、面呈青灰、精神萎靡、泛恶作呕、肢凉不温、小便不黄、苔白不黄、脉数而濡,这是正气不支、邪陷肺闭之象,与毒热内陷者显属不同,常以温阳扶正与宣透并用,也常在透疹剂中加用附子以温阳,发中有补,确能达到扶正祛邪的目的。

(3)久泻温补脾肾:久泻婴儿,屡经治疗仍泄泻不止,粪色淡黄、夹有黏液乳瓣、小便清长、吮乳作恶、神情疲软、目凹眶陷、面色萎黄、四肢欠温、睡则露睛、舌净少苔、脉濡细、呼吸浅促,此为久泻伤脾,脾伤及肾,气阳不足之征毕露,当温培脾肾、助火生土,否则,必将导致土败木乘、虚风暗动、危及生命。

(4)潜阳兼顾育阴:温病后期,气阴两虚坏证,多以扶正益气,佐以潜阳育阴治之。附子与龙骨、牡蛎、磁石同伍。阴和阳虽为两个不同属性,但互有联系,互为制约,阴平则阳秘,偏胜则病,所谓"亢则害,承乃制,制则生化""君火之下,阴精承之"。徐小圃遵景岳"有形之火不可纵,无形之火不可残"之旨,选用附子遏制浮阳,龙骨、牡蛎、磁石潜镇。化裁出入,泻其有余,补其不足,随机应变,深得要旨。

2. 江育仁危症重回阳　江育仁教授认为,小儿处于生长发育旺盛时期,其物质基础是阴、阳、气、血。生者赖阳以生,长者依阴而长,阴阳两者相辅相成。小儿患病后往往出现"易寒易热,易虚易实"的病理变化,特别是某些重症病例,如急惊风、暑温等,在出现高热、抽搐等风火相煽实热闭证同时,可因正不敌邪而突然出现面色㿠白、肢厥汗冷等阳气外脱之虚脱证。江老为了探讨小儿疾病过程中出现阳气暴脱之规律,曾对300例住院病历作了回顾分析,其中实施抢救的61例危重病儿,在治疗上运用参附为主回阳救逆的36例,用生脉散加附子、龙骨、牡蛎气阴并治的12例,单纯用清热养阴、苦寒解毒的13例。说明温阳法的临床运用并不少见,尤其肺炎、肠炎、菌痢等,发病初期均属热证,在病程中并发心力衰竭、循环衰竭、休克先兆,可突然出现面色灰滞或苍白,神情淡漠,肢端不温,脉息细数无力等阳气不足证,属于温病中的坏证和变证,如果拘泥于温病不能使用温药戒律,则必坐视其虚脱待毙。

3. 汪受传温阳法经验

(1)温振心阳:汪教授推崇吴鞠通之说:"伤寒一书,始终以救阳气为主。"认为在儿科外感疾病中要慎防阳气虚衰。尤其肺炎喘嗽易出现心阳虚衰变证,决不可待阳气虚衰之证毕现方才抢救,又不可无视正邪关系,拘于热病惟用寒药,以防寒凉伤阳。此时唯有早施温里回阳,方可挽回生机,然后徐图祛邪。其中标本缓急,不可不察。温振心阳,汪受传常用白通汤加味。

(2)温运脾阳:脾阳即中阳。小儿后天以脾胃为本,饮食入胃,游溢精气,上输于脾,脾气散精,上归于肺,这就是脾主运化的生理功能。而脾运功能的正常,则依赖于脾阳的温煦和推动。若脾阳不振,则运化无力;若脾阳虚衰,则后天失主。针对当今小儿,嗜食寒凉生冷食物者多,滥用中西苦寒药物者众,每每克伐脾阳,使脾升胃降功能失职,酿生诸疾。汪受传提出用温运脾阳法治疗脾阳不振证,其证候为:面色萎黄无华、脘腹疼痛、喜热喜按、食欲不振、倦怠无力、手足不温、大便稀溏、舌淡、苔薄白、脉沉细或细弱等。如,泄泻迁延者,均有不同程度脾阳受损的表现,采用温脾燥湿较单纯健脾益气取效迅捷。常用药如炮姜、肉豆蔻、砂仁、煨益智仁、太子参、煨诃子、附片等。针对小儿Hp相关性胃炎脾胃虚寒证,症见胃痛隐隐、喜温喜按、空腹痛重、得食则减、时呕清水、纳少神疲、四肢欠温、大便溏薄、舌质淡、苔薄白、脉沉缓者,注重温脾建中,理气止痛,常予黄芪建中汤加减:黄芪、桂枝、白芍、炙甘草、制香附、吴茱萸、郁金、丁香、焦山楂、焦神曲等。脾胃虚寒较甚加高良姜、益智仁、砂仁等温脾和胃。针对小儿癫痫,认为痰痫证与脾虚湿浊不化、热病灼津炼液等因素致痰浊内蕴密切相关,临床治疗小儿腹型癫痫,多在平肝解痉之后取温脾化痰法,用黄芪建中汤、二陈汤加减治疗,取得效验。

(3)温壮肾阳:肾阳即元阳,受之于先天,充盛于后天,为一身之基,小儿生长发育之本。肾阳虚证或因于先天禀赋阳气虚弱,或由于后天疾病药物损伤阳气,造成肾阳所主所司功能失常。其证候表现:生长发育落后,形寒肢冷,面色㿠白,久泻或五更泄泻,或面浮肢肿,小便不利,甚则水臌胀满,或尿频、遗尿,舌淡胖嫩,苔白滑,脉沉迟、无力等。温壮肾阳常用方有金匮肾气丸、右归丸、保元汤、缩泉丸、五子衍宗丸等。

（4）温暖卫阳：汪教授对反复呼吸道感染患儿主张用温卫和营法治疗，认为汗为阴津，营阴内守，以养百骸。必须充其卫气、温其卫阳、敛其营阴，使之卫护其外，营阴内守，营卫调和才能使患儿御邪能力增强，预防和减少发病。常用黄芪桂枝五物汤获显著效验。长期发热患儿中，不少虽然发热不退，但精神尚可，汗出不温，热势不减，符合卫阳不足、营阴外泄病机，可用黄芪桂枝五物汤加减温阳化湿治疗。

自陈文中提出温阳学术思想后，温阳学说代有发展，有力地推动了儿科学术的发展。大医徐小圃、江育仁、汪受传等弘扬温阳学派之精髓，继往开来，拓展了其应用领域，获得令人瞩目的成就，其学术思想值得深入研究。

参 考 文 献

[1] 高雅，田丽，郑春燕，等. 论小儿稚阴稚阳之体. 中医儿科杂志，2013，9（6）：12-15.

[2] 陈鲁，樊蔚. 试述"纯阳"和"稚阴稚阳"学说对儿科临床的指导意义. 辽宁中医药大学学报，2008，10（10）：19-20.

[3] 杨江霞，韩新民. 纯阳学说以及对儿科临床的指导意义. 中医杂志，2009，50（5）：473-474.

[4] 方传明，李怡. 探源《颅囟经》"纯阳"之本义. 北京中医药，2013，32（9）：681-683.

[5] 吴群励，郑健. 小儿"纯阳之体"之我见. 天津中医学院学报，2003，22（2）：54-55.

[6] 黄岩杰，赵喜新. 从量化阴阳的角度认识纯阳之体和稚阴稚阳. 中国中医基础医学杂志，2001，7（10）：1-2.

[7] 徐荣谦，王洪玲，张虹，等. "少阳为枢"是"少阳学说"理论的核心. 中华中医药杂志，2008，23（5）：373-375.

[8] 南彦武，韩斐. "小儿体禀少阳"之临床探究. 吉林中医药，2014，34（6）：548-550.

[9] 朱锦善. 小儿变蒸学说的源流与学术争鸣. 中国中医药现代远程教育，2004，2（11）：3-6.

[10] 万全. 万氏秘传片玉心书. 武汉：湖北人民出版社，1981：32.

[11] 董德蓉. "变蒸"新说. 成都中医药大学学报，1995，18（4）：8-11.

[12] 王伏峰. 试论小儿变蒸学说. 中医文献杂志，1999，（4）：20-21.

[13] 娄冉，张瑞峰，黄克勤. 小儿"变蒸"辨误及其临床意义. 上海中医药大学学报，2013，27（2）：26-27.

[14] 潘利忠，张振尊，孙淑华. 万全的学术思想对现代中医儿科学的指导意义. 中华中医药学刊，2009，27（1）：184-187.

[15] 张振尊，张士卿. 万全其人及对儿科学的贡献. 中医儿科杂志，2006，2（4）：53-57.

[16] 孙丽平，丁利忠，王延博. 王烈教授"哮喘苗期"理论初探. 中国中西医结合儿科学，2010，2（2）：98-99.

[17] 鲁明源.《小儿药证直诀》学术思想要旨. 山东中医药大学学报，2009，33（4）：325-326.

[18] 林平. 钱乙"五脏辨证"学说之浅析. 光明中医，2006，21（10）：7-8.

[19] 罗光亮，彭玲玲. 小儿脾胃学说的发展源流. 中国中西医结合儿科学，2009，1（5）：463-466.

[20] 朱亨炯，叶锦舫. 脾胃学说临床研究进展. 河北中医，2004，26（10）：799-800.

[21] 陈春菊. 小儿脾胃学说的理论探讨. 中医儿科杂志，2006，2（5）：11-13.

[22] 汪受传. 儿科温阳学派的起源与现代应用. 中医儿科杂志，2008，4（2）：10-16.

[23] 刘昌明，刘昌艺，刘弼臣. 近百年来中医儿科四大学派的形成和发展. 中医儿科杂志，2006，2（6）：7-11.

[24] 陈梅. 汪受传教授儿科温阳治法临床经验. 南京中医药大学学报，2008，24（2）：137-139.

（王孟清）

第四节　钱乙学说对中医学理论体系的影响

钱乙,字仲阳,宋东平郡(今山东郓城东平)人,约生于景祐二年(1035年),卒于政和七年(1117年),终年82岁。幼时丧母,父又隐匿姓名东游海上而不返,姑母哀其孤而收养为子,于是少年随姑父吕氏学针灸,20多岁开始行医,专以儿科为业,40岁左右已是山东著名的儿科医师。50来岁时(元丰中),因治愈神宗的子女有功而为翰林医官,继则提升为太医丞。在皇家征用期间,曾借病辞聘归里,后又返聘,卒于故居。著有《伤寒论指微》《婴孺论》等书,惜已亡佚。因此,《小儿药证直诀》一书便成为钱氏现存唯一的传世著作,其学术思想皆源于此。钱氏对小儿生理病理特点的见解,以及儿科的五脏辨证纲领,注重小儿脾胃,化裁和自拟众多儿科方剂,奠定了中医儿科学的学术框架。钱乙学术思想对儿科以及整个中医理论都产生了深远的影响,宋以后医家受钱乙启发,在儿科诊治、脾胃学说、脏腑辨证理论、方剂学等方面都有深入发展。

一、确定了小儿生理病理特点

小儿不是成人的简单缩影,有其自身的特殊性。小儿时期,在生长发育过程中,无论生理病理,其阴阳的对立统一、消长转化,都与成人有所不同,而且年龄越小差别越大。认识和掌握这些特点,是儿科能够发展成为一门独立学科的先决条件。钱氏在《灵枢·逆顺肥瘦》篇"婴儿者,其肉脆、血少、气弱"以及《诸病源候论·小儿杂病诸候·养小儿候》"小儿脏腑之气软弱,易虚易实"等理论的启发下,通过临诊实践将小儿的生理特点概括为"五脏六腑,成而未全,全而未壮""长脏腑生智意""长骨髓添精神"。在小儿病理上,提出小儿"脏腑柔弱,易虚易实,易寒易热"。因此,治疗时不可大下妄下,以免耗损津液,也不可滥用大寒大温,防止生冷生热之变。钱乙对小儿的生理病理特点的认识,奠定了儿科学的基础,对小儿预防保健和疾病防治具有重要意义。受钱乙的影响,后世儿科医家注重小儿生理病理特点,并进行了新的阐发,极大地丰富和发展了儿科学。明代医家万全在继承钱乙思想的基础上提出了小儿"五脏之中肝常有余,脾常不足,肾常虚""心常有余而肺常不足"的观点,是对小儿生理病理特点的高度概括,把儿科理论进一步推向了成熟。

二、发展了儿科望诊理论

在小儿疾病诊断上,钱乙大大促进了儿科望诊理论的发展。小儿少为情志所扰,其神色、形态、目色、面色都是其自然流露之态。他根据小儿这个特殊群体,在四诊合参的基础上,注重望诊,摸索出了一套系统的儿科诊治方法。通过望小儿口、眼、鼻、舌、唇、二便、体态等表现出的颜色、形态变化以及啼哭声、怪叫声等最直接、最真实的外露信息,结合问诊、脉诊等信息对小儿疾病性质、病情发展、预后等进行综合判断,形成了较系统、较完整的儿科疾病诊断方法体系,为后世儿科学的发展作出了杰出贡献。钱乙望诊,尤其是望目、望面等面部望诊仍为现今儿科临床诊断的重要方法。

三、创立了儿科五脏辨证纲领

钱乙在继承前人脏腑辨证思想的基础上,创造性地提出了心主惊、肝主风、脾主困、肺主喘、肾主虚的五脏辨证大纲和"心主惊,实则叫哭,发热,饮水而摇;虚则卧而悸动不安。肝主风,实则目直,大叫,呵欠,项急,顿闷;虚则咬牙,多欠气……脾主困,实则困睡,身热,饮水;虚则吐泻,生风。肺主喘,实则闷乱喘促,有饮水者,有不饮水者;虚则哽气,长出气。肾主虚,无实也。惟疮疹,肾实则变黑陷。"这些对五脏虚实病证主要证候特点的归纳,不仅是五脏病机的高度概括,也是五脏病证的分类纲领。这个辨证纲领,是以五脏为基础,以证候为依据,辨别其虚实寒热以作为论治的准则。其中用风、惊、困、喘、虚,来归纳肝、心、脾、肺、肾五脏的主要证候特点,用虚实寒热来判断脏腑的病理变化,用五行来阐述五脏之间以及五脏与气候时令之间的相互关系,立五脏补泻诸方作为治疗的基本方剂。可谓执简驭繁,提纲挈领,是切合实际的辨证方法,为其他辨证方法的基础。

《小儿药证直诀》既以五脏为辨证论治的纲领,因而论病也就着眼于此。例如咳嗽一证,认为多属肺经病证,或肺感寒邪,或肺经有热;新病多实,久病多虚;寒者可温散,宜麻黄汤、百部丸;热者可清,宜甘桔汤;实者可泻,宜泻白散泻肺热,葶苈丸下肺气,百祥丸下热毒,白饼子、褊银丸下痰涎乳食;虚者可补,宜阿胶散滋阴宁肺。又如"诸疳",虽明言由亡津液脾虚所致,但又根据各个不同的形证分成心、肝、脾、肺、肾、筋、骨等七种类型辨证论治。其他如"疮疹""五痫"等亦同。

《小儿药证直诀》虽然强调了五脏分证,但又极为重视五脏之间的相互影响以及四季气候对脏腑的影响。例如对抽搐一证,若"目连劄不搐,得心热则搐;治肝泻青丸、治心导赤散主之"(《小儿药证直诀·肝有风》)。说明抽搐若单由肝风尚不致为搐,得心热后,热盛而发搐,因此治疗也应清泻心肝之热。又如"假令肺虚而痰实,此可下,先当益脾后方泻肺"(《小儿药证直诀·杂病证》)。可见在治疗虚中夹实之证时,可先补其中气,后泻其痰实,从而达到邪去而正不伤,正强而邪能去的目的。又如对吐泻一证,注意到季节时令对小儿脏腑的影响,而施治也有所不同等。这些都说明了钱氏强调五脏之间、五脏与自然之间是一个统一的整体。

四、治疗小儿病善用清凉,注重脾胃

由于小儿疾病外多因感受疫疠之邪,内常以饮食所伤及先天禀赋不足所致,患病之后易现热化之证,故在治疗方面,对小儿热性病注重清凉解毒、芳香开窍;对小儿内伤病注重调理脾肾。这些学术观点,也都是难能可贵的。

例如,对于疮疹的治疗,钱氏认为"疮疹属阳,出则为顺",故初起不宜妄下妄攻。若热旺毒盛之时,则宜白祥丸解毒,生犀磨汁凉血,抱龙丸清凉开窍。又如急惊一证,主张用凉泻之法,每用泻心汤、导赤散泻心火,泻青丸泻肝热,大黄丸下里热,利惊丸下痰热,抱龙丸开窍醒神。说明钱氏当时对于小儿热病惊厥神昏证候已有较多的救治方法,这为清代温病学说的温热之邪陷入心包营分而采用芳香开窍一法开创了先河。

小儿内伤尤以脾胃失调具有突出的临床意义。"脾胃虚衰,四肢不举,诸邪遂生。"所以钱氏十分注意调治小儿脾胃,不但虚羸、积、疳、伤食、吐泻、腹胀、慢惊、虫症等病从脾胃论治,而且认为疮疹、咳嗽、黄疸、肿病、夜啼等也与脾胃相关,亦从脾胃论治。例如:虚羸是"脾

胃不和,不能食乳致肌瘦,亦因大病或吐泻后脾胃尚弱,不能传化谷气"所致;积(腹中有癖)是"由乳食不消,伏在腹中""脾胃不能传化水谷"所致;诸疳"皆脾胃病,亡津液之所作也";腹胀由"脾胃虚,气攻作也";夜啼是"脾脏冷而痛";伤风兼手足冷、自利、腹胀是因"脾胃虚怯"所致;咳嗽若"痰盛者,先实脾";黄疸是"胃热""胃怯";肿病是"脾胃虚而不能制肾"等。可见钱乙认为脾胃失调是导致多种疾病的重要因素,调治脾胃尤是许多儿科疾病的治疗关键。因而钱氏往往采用先调治其脾胃,使中气恢复后再治其本病;或先攻下后再补脾;或补脾以益肺制肾等。如"小儿虚不能食,当补脾,候饮食如故,即泻肺经,病必愈"(《小儿药证直诀·东都张氏孙九岁案》);又如"实食在内,乃可下之,毕,补脾必愈"(《小儿药证直诀·冯承务子五岁案》)等,均反映了钱氏注重调治小儿脾胃的学术思想。

五、促进了儿科治疗学发展

钱氏平生刻意方药,其制方遣药的特点是处处注意五脏的虚实寒热,在祛邪务尽的原则下,处方力求攻不伤正,补不滞邪,或消补兼施,或寒热并投,并从柔润方面下很大工夫,以扭转当时医家滥用香燥药物之偏。

钱氏善于化裁古方为儿科所用。同时注意小儿生理病理特点。例如:异功散系《太平惠民和剂局方》四君子汤加陈皮而成,有补而不滞、温而不燥之功。由于小儿脾常不足,运化力弱,易为虚实,津液易伤,补而易滞,本方补运兼施,故尤宜于儿科。又如从《金匮要略》肾气丸中去桂附而为地黄丸,成为壮水之主、以制阳光之剂,适合小儿阴常不足、无烦益火的特点。

灵活变通是钱氏化裁古方的又一特色。如古制香连丸用黄连苦降以清热,木香芳烈以行滞,本是治热痢之方,钱氏在此方中加豆蔻温涩止泻,名豆蔻香连丸;加诃子肉苦温涩肠,名小香连丸;加白附子祛寒,名白附子香连丸;加豆蔻仁、诃子肉、没石子名没石子丸。上述五方虽同治小儿腹痛泻痢诸证,但寒热通涩之性已有变化。此外,钱氏还将香连丸中去木香,加陈橘皮,名橘连丸(另加麝香并入猪胆中煮熟而成),以治小儿疳瘦,变清热理气之方为消食和气、清火治疳之剂。可见其斟酌通变、动契精微之概。

钱氏不但善于化裁古方,而且善于创制新方。在创立新方时,能注意到脏腑功能的恢复及相互之间的整体关系。如泻白散除用桑白皮泻肺化痰、降逆平喘之外,又用地骨皮滋阴退热,甘草、粳米益胃和中。此方泻实顾虚,泻肺顾脾,故李时珍称为"泻肺诸方之准绳"(《本草纲目·木部·桑白皮》)。又如益黄散用青皮、陈皮、丁香理气燥湿、芳香化浊,另有诃子涩肠,甘草守中,虽不用一味正补之药,而方名却曰补脾散,可见立方之奥。

钱氏本着《素问·标本病传论》"谨察间甚,以意调之,间者并行,甚者独行"的原则,对于那些病势紧急、邪实热盛之证更立精专之剂。如泻心汤用一味黄连苦寒直折心火;大黄丸用大黄、黄芩清泄中焦邪热;玉露散用寒水石、石膏、甘草清泻胃火;白饼子用滑石、轻粉、半夏、南星、巴豆攻下食积痰湿;抱龙丸用天竺黄、胆南星清热化痰,雄黄祛痰解毒,麝香、辰砂芳香开窍而安心神,以治小儿痰热内壅而致急惊实证等。这些方剂又都具有力专功宏的特点。

六、对易水学派产生了影响

钱氏五脏虚实证治,对张元素的脏腑病机辨证影响甚大。《医学启源·主治心法》几乎照本全录《小儿药证直诀》小儿五脏辨证的理论。元素一向以"不用古方,自为家法"自诩,但对钱氏的临证治法取用独多,竟把地黄丸、泻青丸、安神丸、泻心汤、导赤散、益黄散、泻黄散、泻白散、阿胶散列为五脏补泻的标准方剂,其重视调治小儿脾胃的学术观点,经张元素而影响于李东垣。钱氏有"脾胃虚衰,四肢不举,诸邪遂生"(《小儿药证直诀·腹中有癖》)之论;李氏有"脾胃虚衰,百病由生"之说,如出一辙。钱氏认为小儿食积发热的病机是"脾胃虚而发热",所拟白术散,实为儿科中补气升提、甘温除热之剂;而李氏《脾胃论·肠澼下血论》中说:"胃虚不能食,易大渴不止者,不可用淡渗之药,与白术散补之。"治疗腹痛,中气虚弱者,主张用仲景小建中汤加黄芪,或异功散加芍药。治疗渴泻伤津,也以白术散倍葛根。治小儿、男、妇三焦积热、目赤肿痛、口舌生疮、烦躁便秘,以及五脏俱热之痈、疖、疮痍、痔疾、肛裂诸病,主张用《小儿药证直诀》三黄丸。李东垣善用升阳散火之法,在组方中常用升麻、柴胡、羌活、葛根等药,如升阳散火汤、补中益气汤、升阳除湿汤,以及清胃散等,都可谓仿效泻黄散、泻青丸、败毒散、白术散方中"风药散郁火"而创制的。因此,李东垣脾胃学说可以说是在钱氏的影响下才充实完善的。虽然钱氏从小儿的病因特点出发,提出注重调益脾胃,而李东垣从成年人劳倦饥饱着眼,善于生发脾胃之气,两家虽各有所据,但也不难看出其中的源流。

七、对养阴学派产生了影响

钱氏立地黄丸,注重补益小儿肾阴,以致成为"壮水之主,以制阳光"之专剂。此方刘完素用以治疗痨热骨蒸等阴虚证;李东垣在此方基础上所拟益阴肾气丸(泽泻、茯苓、生地黄、牡丹皮、山茱萸、当归梢、五味子、干山药、柴胡、熟地黄,见《兰室秘藏·眼耳鼻门》);朱震亨取其意,创大补阴丸(黄柏、知母、熟地黄、龟板、猪脊髓,见《丹溪心法·补损》);明代薛己承用其方,遂为直补真阴之圣药;清代赵养葵赞此方为"水泛为痰之圣药,血虚发热之神剂"(《医贯·六味地黄丸说》)。不少至今常用的方剂,如《医宗己任编》将本方加五味子,名都气丸,以治阴虚气喘;《医级》将本方加枸杞子、菊花名杞菊地黄丸,治阴虚眼花歧视,加麦冬、五味子,名八仙长寿丸,主治阴虚喘咳带血;《医宗金鉴》将此方加知母、黄柏,名知柏地黄丸,以治阴虚火旺,骨蒸潮热;《景岳全书》将本方减牡丹皮、茯苓、泽泻,加枸杞子、牛膝、菟丝子、龟板胶、鹿角胶,名左归丸,以治肾水不足,不能滋养荣卫,渐至衰弱。从而开创了后世补肾之一大法门,成为滋阴学派的先声。

八、对温病学派产生了影响

惊风发搐是儿科常见证候,由于小儿气血未实,神气未充,肝常有余,真阴不足,柔不济刚,外因火热惊恐,内因痰食积滞,易致肝风内动。心火上炎,风热相搏,每易神昏发搐。小儿外感热病、痘麻脐风,疳瘦痰食,惊怵癫痫等,均可出现惊风抽搐。钱氏除应用攻下阳明腑实法以泄热开窍外,还别树清热平肝、芳化凉开之法,所拟凉惊丸、抱龙丸,对儿科热病惊搐神昏的治疗提供了有效方剂。《明医杂著》牛黄抱龙丸(即本方加牛黄);《活幼心书》琥珀抱龙丸(即本方加琥珀、人参、甘草、枳壳、枳实、茯苓、山药、金箔、檀香,去麝香)均从此方加减组成。收集在《小儿药证直诀》附篇《阎氏小儿方论》中的至宝丹、紫雪丹,为明清时期温病学派所采纳,成为芳香开窍,解毒醒神,清热凉血法的有效方剂。

此外,《小儿药证直诀·杂病证》提出的"热证疏利或解化后,无虚证,勿温补,热必随生"

等观点,对后来温病学说也很有启发。叶桂"清凉到十分之六七,往往热减身寒者,不可就云虚寒而投补剂,恐炉烟虽息,灰中有火也"(《温热经纬·叶香岩外感温热篇》),与钱氏所论相同。

九、对方剂学产生了影响

如前所述,钱氏之方由于理法严谨,配伍精当,除张、李二氏相继引用外,其他如刘完素《宣明论方》、陈无择《三因极一病证方论》、严用和《济生方》、陈自明《妇人大全良方》等著名方书均受其影响,开创了方剂史上由博返约的新局面。张元素虽以"不用古方,自为家法"自许,但在遣药制方、药物的补泻作用方面,也效法钱乙。结合脏腑的喜恶、病变的性质、药物的气味,而立《脏腑标本寒热虚实用药式》,并将钱乙的五脏补泻诸方,列为五脏补泻的标准方剂。及今而言,几乎所有流行方剂专书,都有钱氏之方,且为临床医生所习用,诚如薛己所说:"钱乙之法可以日用,钱氏之方可以时省。"(《校注钱氏小儿直诀·自序》)。可见,钱氏学术思想对后世的影响,实超出了儿科学的范围。

总之,钱氏是中医学史上一位杰出的儿科学家,由于他"为方博达,不名一师"(见刘跂《钱仲阳传》),深通古法而又不泥守古法,重视掌握理论与方剂的配伍应用,因而所著《小儿药证直诀》"治小儿赅括古今,又多自得"(见《阎季忠序》)。他不仅指出了小儿的生理病理特点,确立了五脏辨证纲领,而且还化裁或自拟了众多儿科方剂,奠定了中医儿科学的理论和实践体系,成为中医儿科的宗师。

参 考 文 献

[1] 俞景茂. 钱乙学术源流论. 中医杂志,1988,29(3):19-21.

[2] 俞景茂. 儿科宗师钱仲阳. 北京:中国科学技术出版社,1989:7.

[3] 卢红蓉,于志静. 钱乙学术思想及对后世的影响. 中国中医基础医学杂志,2014,20(7):880-881,933.

(王孟清)

第三章　小儿体质特点及现代研究

第一节　小儿的体质与特点

在小儿群体中,同一年龄的孩子不仅高矮、胖瘦形态各异,喜热怕冷或喜冷怕热及饮食偏好、性格等方面有差异,而且在同样的致病条件下,会有有病与无病、病热病寒、预后或好或差,对同一药物反应不同等区别。这些现象与多种因素有关,中医学认为其中一个很重要的因素是由小儿的体质特点即个体体质的差异所决定的。

中医学的体质理论是中医学最具特色的理论之一。中医体质学说是以中医理论为主导,研究人类各种体质与体质类型的生理病理特点,并以此分析疾病的不同状况、病变性质及发展趋向,从而指导疾病的预防。体质理论针对不同的个体,因人制宜、以人为本防病治病,体现了中医"治未病"的思想。中医儿科学的体质理论是中医体质学说的重要组成部分,与小儿的发病学、治疗学、预防学等密切关联。

一、体质的概念

体质是人类在先天禀赋(包括遗传)和后天获得的基础上,在其生、长、壮、老的过程中形成的形体结构、脏腑功能及心理因素等综合的相对稳定的特征。这种特征往往决定着机体对某种致病因子的易感性、所发生疾病的倾向性、对治疗的敏感性及疾病的预后转归等。在人生的不同阶段,包括胎儿、婴幼儿、学龄前儿童、学龄儿童、青少年、成人、中老年等,体质是相对稳定的;在某种条件下,它具有可变性。稳定是相对的,可变是绝对的。体质现象是人类生命现象的一种重要表现形式。

追溯小儿体质学说形成的源流,首见于《灵枢·逆顺肥瘦》,有"婴儿者,其肉脆、血少、气弱"之说。而后隋代巢元方的《诸病源候论》中提出小儿有"血气未定""脾胃嫩弱""真气不足"的特点,并详细阐述了其与小儿诸病间的关系,为小儿体质学说的形成奠定了基础。北宋钱乙《小儿药证直诀》指出小儿"五脏成而未全,全而未壮","脏腑柔弱,易虚易实,易寒易热","骨气未成,形声未正,悲啼喜笑,变态不常"等体质特征。明代万全提出"小儿肝常有余,心常有余,脾常不足,肺常不足,肾常虚",从内容上丰富并完善了钱乙有关小儿体质特点的认识。吴瑭在《温病条辨·解儿难》中提出小儿乃"稚阴稚阳"之体,对"纯阳"学说作了补充,并强调小儿疾病的治疗应在护阴的同时注重顾阳。

二、小儿体质形成的相关因素

（一）先天遗传因素

父母的生殖之精相合，形成胚胎，并在母体内经过气血的滋养而不断发育，从而形成个体。俗话说，种瓜得瓜，种豆得豆。因此，先天禀赋是决定与影响体质形成和发展的内在依据，父母的体质特征往往对后代产生重要影响。特别是初生儿的体质是由先天因素决定的，父母的体质对其影响很大。《格致余论·慈幼论》云："儿之在胎，与母同体，得热则俱热，得寒则俱寒，病则俱病，安则俱安。"《景岳全书·小儿则·小儿诊治大法》则言："母多火者，子必有火病；母多寒者，子必有寒病；母之脾肾不足者，子亦如之。"对不同体质之孕妇，宜以饮食寒温之不同属性以纠其偏。例如：素体阴虚火旺者，饮食宜于清淡；阳虚气弱者，饮食宜于温补。孕期禁忌过食大寒、大热、甘肥黏腻、辛辣炙煿等食物，以免酿生胎寒、胎热、胎肥等病证，引起生后小儿体质的偏颇。所以，胎儿的强弱，禀受于父母，孕母的体质、精神、营养、起居、疾病、用药、环境等因素，均会影响胎儿的生长发育。

（二）后天因素

影响小儿体质的后天因素包括生活环境、日常调护因素、疾病因素及医药因素等。

1. 生活环境因素　不同地域的人，由于受水土质量、地理气候人文等因素长期影响，形成不同的体质类型，也造成小儿体质特点各异。《素问·异法方宜论》关于环境因素对体质的影响有这样的论述："其民陵居而多风，水土刚强……故邪不能伤其形体"等。《吕氏春秋·尽数》则云："轻水所多秃与瘿人……甘水所多好与美人，辛水所多疽与痤人。"《医学源流论·五方异治论》亦有类似的论述："人禀天地之气以生，故其气随地而不同……西北之人气深而厚……东南之人气浮而薄。"除了地理环境不同造成小儿体质特点各异外，社会环境对体质的影响也很大。如在和睦温馨家庭成长的小儿与在缺乏关爱，或单亲家庭，或长期受人歧视、被打骂等恶劣环境长大的小儿体质，特别是心理素质有较大的差异。

2. 日常调护因素　小儿体禀纯阳，阴阳二气均较稚弱，生长发育迅速，脏腑形态功能均未发育成熟。调护失宜在小儿体质特点的形成中有着重要影响。如厚衣重帽，将养过温，少见风日，加之小儿动多静少，易致汗出过多，耗气伤阴，肺卫不固，腠理疏薄，易于感触外邪，化火生热。这种体质的小儿病时易发热、便秘、咳嗽，甚至易发惊风。《诸病源候论·小儿杂病诸候·养小儿候》云："宜时见风日，若都不见风日，则令肌肤脆软，便易损伤……天和暖无风之时，令母将抱日中嬉戏，数见风日，则血凝气刚，肌肉硬密，堪耐风寒，不致疾病。若常藏在帏帐之内，重衣温暖，譬如阴地之草木，不见风日，软脆不任风寒。"所谓"时见风日"，就是指小儿必须经常到户外活动，接受大自然的阳光和空气，才能增强体质，逐渐适应环境、气候变化，增加抗病能力。婴儿如此，幼儿亦然。

小儿为纯阳之体，不可暖衣，衣着过暖，易生内热，会使小儿筋骨软弱，对气候变化的适应能力下降，尤其是对寒冷的耐受能力降低，因而发病增多。衣着要适宜，避免过多，且要适合气候变化，经常少穿一些对小儿是一种锻炼，应当从小养成习惯，使其肌肤能更好地适应外界气温的变化。《诸病源候论·小儿杂病诸候·养小儿候》说："小儿始生，肌肤未成，不可暖衣，暖衣则令筋骨缓弱。"《备急千金要方·少小婴孺方·初生出腹》说："不可令衣厚，令儿伤皮肤，害血脉，发杂疮而黄。儿衣绵帛，特忌厚热，慎之慎之。"明代医家万全曾说："育婴家秘无多术，要受三分饥与寒。"《小儿卫生总微论方·慎护论》说："凡儿常令薄衣。……薄衣之法,当从秋习之;若至来春稍暖,须渐减其衣,不可便行卒减,恐令儿伤中风寒。"这就是所谓"秋冻春捂"的小儿养生法。这些都是我国古代总结出的有效育儿经验,这种小儿衣着不宜过暖的积极养生观,受到历代医家的重视与提倡,实践证明,是一种增强小儿体质的有效办法。

小儿脾常不足,饮食不知自节,《素问·痹论》云:"饮食自倍,肠胃乃伤。"《活幼口议·议食忌》说:"人之所生,随土地之所宜,饮食亦随其所有。"说明地域不同,体质有别的小儿有不同的饮食宜忌。书中又说:"凡小儿心之有病,不可食咸卤;肺之有病,不宜食焦苦;肝之有病,不宜食辛辣;脾之有病,不宜食酸馊;肾之有病,不宜食甘甜,盖由助其他气而害于我也。"是从五行学说出发,论五脏病饮食宜忌。《小儿病源方论·养子调摄》说:"养子若要无病,在乎摄养调和。吃热、吃软、吃少,则不病;吃冷、吃硬、吃多,则生病。"要培养小儿形成良好的饮食习惯,进餐按时,相对定量,不多吃零食,不挑食,不偏食。

3. 疾病因素　许多疾病日久可以改变人的体质。小儿常见病如厌食、反复呼吸道感染、泄泻等多种疾病,如治疗不当或治不及时,经常可见小儿体质越来越差,形成恶性循环,更易患上述疾病。邪气侵入人体之后,可随人体之阴阳、寒热、虚实、燥湿的不同体质,发生不同的转化,由于疾病的原因,又导致了小儿脾肾虚弱、气血生化不足、营养障碍、发育迟缓、体弱多病。同一邪气致病,在不同的人身上可以表现出不同症状,甚至是相反的症状,即"邪从人化"。体质不仅与疾病的发生有密切关系,而且对疾病的传变和转归也起决定性的作用,不同的体质对疾病有不同的反应。

4. 医药因素　清代·陈复正《幼幼集成·药饵之误》中有云:"小儿气血未充,一生盛衰之基,全在幼时,此饮食之宜调,而药饵尤当慎也"。小儿脏腑娇嫩、易虚易实,在疾病过程中由于诊疗不当,不分寒热,妄投攻下或温腻补益药品会对患儿体质造成影响。过于温燥易伤稚阴,过于苦寒,易伤稚阳,故而形成小儿阴虚内热体质及阳虚内寒体质。现代临床一些化学药物的应用对小儿体质的影响也较大:如肾病患儿长期用糖皮质激素,不仅使小儿体形有所改变,同时也使小儿卫外不固、易感外邪或疾病证型发生改变,由脾肾阳虚演变为肝肾阴虚。白血病患儿化疗,造成免疫功能低下等。抗生素的不正规使用,亦是导致小儿体内菌群失调,抵抗力降低的重要因素。

三、中医学对小儿体质类型研究的相关学说

中医体质分型最早见于秦汉时期《黄帝内经》,《灵枢·阴阳二十五人》就对体质类型进行观察,总结并对其作出分类,是世界上最早的体质分类的重要文献,其中阴阳分法和五行分法最为突出。而到近年才形成较为丰富的分型方法,具有代表性的有王氏9分法、匡氏6分法及苏氏分法等。经查阅相关文献,按分型标准出现的时间顺序综合分析,主要有以下几种:

(一)小儿体质的阴阳学说

在儿科体质理论中,有小儿为"纯阳"与"稚阴稚阳"之说。古代医家借用《易经》中"纯阳"一词来表述小儿时期的体质特点,以说明小儿时期机体的阴阳是以阳生为主导趋势。我国现存最早的儿科专著《颅囟经·脉法》中说:"凡孩子3岁以下,呼为纯阳,元气未散。"将小儿这种蓬勃生机、迅速发育的生理特点概括为"纯阳"。单纯用纯阳学说来说明小儿体质特点有其局限性。温病学家吴鞠通在《温病条辨·解儿难》中指出:"古称小儿纯阳,

此丹灶家言,谓其未曾破身耳。非盛阳之谓,小儿稚阳未充,稚阴未长者也。"从理论上否定了"纯阳之体"之说,创立了小儿为"稚阴稚阳"之体的新说。"稚阴稚阳"说的确立,使中医学从功能和物质的角度对小儿体质的认识趋向全面。稚阴稚阳包括了机体柔嫩、气血未盛、脾胃薄弱、肾气未充、腠理疏松、神气怯弱、筋骨未坚等特点。吴鞠通的稚阴稚阳理论,从阴阳学说方面进一步阐明了小儿时期的机体,无论在形体结构方面还是生理功能方面,都处于相对不足的状态,都需要随着年龄的不断增长而不断生长发育,才能逐步趋向完善和成熟。

(二)小儿体质的五脏学说

明代著名儿科医家万全提出小儿五脏特点是肺脾肾不足、心肝有余。小儿脏腑娇嫩,虽是指小儿五脏六腑的形与气皆属不足,但其中又以肺、脾、肾三脏不足更为突出。这一方面是由于小儿出生后肺脏、脾脏、肾脏皆成而未全、全而未壮,更是因为小儿不仅与成人一样,需要维持正常的生理活动,而且处于生长旺盛、发育迅速的阶段,对水谷精气的需求,较成人相对迫切,必须满足这一特殊的需求。所以,小儿对肾气生发、脾气运化、肺气宣发功能的要求更高。因此,相对于小儿的生长发育需求,经常会出现肾、脾、肺气之不足,表现出肺脏娇嫩、脾常不足、肾常虚的体质特点。

四、小儿体质分型的争议

体质分型是体质学说临床运用中的重要问题,现代中医对体质的分型研究,主要是从临床角度根据个体体质变化、表象特点及与疾病的联系等方面对体质作出分类。具有代表性的如王琦从中医体质表现出发,分9型:平和质、气虚质、阳虚质、阴虚质、痰湿质、湿热质、瘀血质、气郁质和特禀质,但其分型不是针对小儿制订的。有人认为体质有生理体质(健康体质)、病理体质之分。匡调元认为体质是机体在生理状态下的不同表象,而不是病理表现,故其对体质的分型术语描述均采用与传统不同的6分法:正常质、晦涩质、腻滞质、燥热质、迟冷质、倦㿠质。

关于小儿体质类型的划分,各家不一。郑启仲以阴阳气血脏腑辨证为纲,结合小儿"脾常不足"的生理特点,将小儿分为阴阳气血平衡和谐型(平和型)、滞热型、脾胃气虚型(气虚型)、脾胃阴虚型(阴虚型),并对2030例儿童体质类型进行了问卷调查,从特定角度分析了小儿体质特点。朱锦善结合临床划分出正常质、痰湿质、气虚质、内热质、气阴两虚质。温振英等将小儿体质分为阴阳平和型、滞热型、脾胃气虚型、脾胃阴虚型、脾胃气阴两虚型。殷瑛等针对0~3岁婴幼儿,提出了"两体论",即儿童体质总体可分为平和体质和偏颇体质两大类,其偏颇体质又可分为心肝有余(热体)和肺脾不足(寒体)两类。刘卓勤等针对岭南地区炎热潮湿的气候,将岭南地区儿童中医体质分为平和质、气虚质、阳虚质、阴虚质、湿热质、痰湿质及气郁质7种。陈立翠将儿童体质分为正常质、阴虚燥红质、阳虚迟冷质、痰湿腻滞质、气血两虚倦怠质、阳虚质等6种类型。倪红梅等利用基因芯片技术筛选、分析青少年肾阳虚体质者外周血白细胞的差异表达基因,从基因水平初步探究青少年肾阳虚体质的机制。

现代中医儿科对于小儿体质分型的研究很多。苏树蓉的体质分型法将小儿脏腑特点与阴阳学说结合起来,既符合小儿的生理病理特点,又简单易掌握。在苏氏体质分型的基础上结合各家对小儿体质分型以及中医学对小儿体质特点的认识,从阴阳消长的个体差异,结合肺脾肾的个体特征对小儿体质进行分型。首先将小儿体质分为阴阳均衡质和不均衡质两大类。一是阴阳均衡质，指平素健康，不易生病，无明显阴阳偏颇。二是阴阳不均衡质，又分为：肺脾质Ⅰ型（阳多阴少型）、肺脾质Ⅱ型（阴多阳少型）；脾肾质Ⅰ型（阳多阴少型）、脾肾质Ⅱ型（阴多阳少型）。肺脾质：①出生体重大于3kg。②生产史及家族史无特殊。③现在身高、体重达标。④汗多、大便或溏或秘，易感冒等其中一项者。肺脾质Ⅰ型在上述四项基础上加舌质红，少苔或无苔或苔花剥或舌面乏津之中一项者；肺脾质Ⅱ型则在肺脾质四项条件基础上加舌质淡，苔白或白腻或厚腻之中一项者。脾肾质：①出生体重小于3kg。②生产史或家族史有特殊。③现在身高、体重不达标。④易病。脾肾质Ⅰ型：在上述四项的基础上加舌质红，少苔或无苔或花剥苔或舌面乏津中之一项者；脾肾质Ⅱ型：在脾肾质四项条件的基础上加舌质淡，苔白或白腻或厚腻中一项者。特禀质：有先天畸形或生理缺陷，或患有遗传性疾病者。其中过敏体质者易发生药物、食物过敏，易患哮喘、过敏性鼻炎、过敏性紫癜等宿疾。患儿有家族遗传病史，婴儿期有湿疹史等。

小儿体质分型研究是体质学研究的一项重要内容，今后可开展大规模、广范围、不同年龄阶段的体质调研。在进行体质调研前，应通过中医儿科学家、体质学家、流行病学家的论证协调，建立可行的体质分型标准。在调研时，应运用多学科交叉的科学方法，如流行病学、免疫学、分子生物学、遗传学、Delphi法、数理统计学等的综合应用。除了根据小儿体质表型进行分型研究，还要运用现代科学技术方法，为体质分类提供客观依据。中医体质学说的现代研究，尤其是利用基因技术进行探究，从微观世界探求不同体质类型产生的内在基础，并对其机制进行科学阐释，具有重要的现实意义。

（赵　霞）

第二节　小儿体质与亚健康

随着社会的进步，医学模式的改变，人体生命过程中的特殊规律以及个体差异性受到越来越多的关注。在此背景下，一种介于健康与疾病之间的状态—亚健康状态引起了人们的关注。

一、亚健康的概念

"亚健康"一词的首次出现是在20世纪80年代中期，由苏联学者N·布赫曼提出：人体除了健康状态和疾病状态之外，还存在着一种健康和疾病之间的中间状态（又称灰色状态）。

世界卫生组织指出亚健康是一组临床症状，特征是体虚困乏、易感疲劳、失眠、休息质量不高、注意力不集中，甚至不能正常生活和工作、情绪不稳定、抵抗力差等，但在医院进行全面系统检查时往往找不到确定的病因所在。所以，亚健康是指人的身心处于疾病和健康之间的一种健康低质状态，也有人称之为"第三状态""中间状态"。"阴平阳秘，精神乃治"是中医理想的健康状态。中医理论认为正常机体在一定限度内通过自我调节，维持人体阴阳气血、升降出入的相对平衡，虽出现偏失，但未形成显著的疾病状态，即为亚健康。

中医学的健康观念是"天人相应"和"阴平阳秘，精神乃治"，即注重人与自然环境及外界社会之间及其体内阴阳和谐的动态平衡。中医学古代医籍中虽无亚健康一词,但《黄帝内经》中就明确提出了"未病"的概念和"治未病"的观念,如《素问·四气调神大论》中提出了"圣人不治已病治未病,不治已乱治未乱……病已成而后药之,乱已成而后治之,譬犹渴而穿井,斗而铸锥,不亦晚乎!"所谓"未病""未乱"就是产生疾病前之状态或征兆,是质变成为疾病的量变过程,也就是西医学所说的亚健康状态。

二、亚健康与体质

"亚健康"状态是机体的阴阳气血偏离平衡,而偏离的性质和程度又与个人的体质类型密切相关。因此,在受到某种致病因素的刺激后,是否形成亚健康状态,形成后能否发病,或能否自行向愈,很大程度上取决于体质类型。病理性体质是亚健康状态的物质基础,反映了亚健康形成的内在机制;亚健康状态则是病理体质的表现特征和外显形式。

体质因素是亚健康发生的内因,《灵枢·百病始生》曰:"风雨寒热不得虚,邪不能独伤人,此必因虚邪之风,与其身形,两虚相得,乃客其形。"风雨寒热、喜怒忧思、饮食劳倦等都是常见的内外致病因素,当这些致病因素作用于机体而超出了机体体质状态所能承受的强度,就使体内的阴阳失于平衡。此种失衡虽未达到疾病的程度,但对机体已造成伤害,这种情况就是亚健康状态。

体质因素是亚健康形成的内在依据,体质差异不仅是疾病易感性的物质基础,也对亚健康的表现形式起着主导作用。《医宗金鉴·伤寒心法要诀·伤寒传经从阳化热从阴化寒原委》载:"人感受气虽一,因其形脏不同,或从寒化,或从热化,或从虚化,或从实化,故多端不齐也。"邪气因体质不同而从化不一,是由于体质的差异导致病证的多变。如病因相同而体质不同,证亦不同。

三、因质制宜与治未病

《难经·七十七难》说:"所谓治未病者,见肝之病,则知肝当传之与脾,故先实其脾气,无令得受肝之邪,故曰治未病焉。"从已病防变角度解释"治未病"理论。叶天士在《温热论》中提出"先安未受邪之地。"均是治未病和已病防变思想的体现。

辨质论治是调理亚健康的有效手段。脏腑气血阴阳失调,是亚健康状态的基本病机特点。病理体质是中医论治亚健康的依据,从整体的平衡观出发,辨质论治恢复"阴平阳秘"的状态,是调理亚健康的基本原则。

目前,对亚健康的研究主要针对成人,小儿亚健康状态也是一个值得研究的课题,今后可从小儿亚健康的表现,与体质的关系及干预措施等方面进行研究。

(赵　霞)

第三节　小儿体质与疾病

体质是在先后天因素作用下形成的一种阴阳消长的特殊性,这种特殊性决定了机体对不同致病因子的易感性和发生疾病的倾向性,以及对药物的敏感性和疾病的预后。不同体质的儿童有不同的发病特点。体质因素在疾病发展演变、疾病性质和转归中起着重要的作用。

一、体质与发病

致病因素作用于人体,发生疾病与否,取决于正邪双方的力量对比,主要与正气盛衰密切相关。《素问·刺法论》云:"正气存内,邪不可干。"《素问·评热病论》云:"邪之所凑,其气必虚。"强调正气在疾病发生中的重要性,而体质从一定程度上反映了正气的盛衰情况,说明病邪侵袭时,机体发病与否,不仅与邪气的性质、轻重有关,更重要的是与机体的体质强弱相关。体质的差异就决定了不同的机体对某些致病因子的易感性,以及感邪后发病与否及疾病治疗的预后。《灵枢·逆顺肥瘦》云:"婴儿者,其肉脆、血少、气弱。"小儿的体质特点则决定了小儿时期比成人容易发病。

小儿脏腑娇嫩,形气未充,为"稚阴稚阳"之体,年龄越小,脏腑娇嫩的表现就越突出。正是由于小儿机体的这种不够成熟、不够完善的体质特点,形成了小儿的御邪能力较弱,抗病能力不强,加之小儿寒暖不知自调、乳食不知自节,若家长护理喂养失宜,则外易感六淫,内易伤饮食,以及胎产禀赋等因素,所以,小儿易于感触,容易发病,年龄越小,发病率越高,且有迅速传变的特点。

小儿发病容易的体质特点,突出表现在肺、脾、肾系疾病及传染病方面。

肺为娇脏,外合皮毛,小儿肺常不足,藩篱不固,故易感受外邪。肺主宣发,主一身之表,小儿之肺气宣发功能尚不健全,腠理开阖、固表抗邪的功能较弱;肺主呼吸,主一身之气,小儿之肺气宣肃功能尚不完善,治节一身之气的功能未健。因此,六淫之邪,不论是从口鼻而入,还是从皮毛而受,均先犯肺,故有"形寒饮冷则伤肺""温邪上受,首先犯肺"之说。小儿时期肺常不足的体质特点决定了小儿时期容易患感冒、咳嗽、肺炎喘嗽、哮喘等肺系病证,使肺系疾病成为儿科发病率最高的一类疾病。

小儿"脾常不足",其脾胃之体成而未全、脾胃之气全而未壮,因而容易因家长喂养不当、小儿饮食失节,出现受纳、腐熟、精微化生转输等方面的异常。小儿处于快速的生长发育阶段,脾为后天之本,气血生化之源,需为其迅速生长提供营养物质。小儿脾胃的功能状态与小儿快速生长发育的需求常常不相适应,故而由于乳食失节、食物不洁、脾运失健等因素导致的呕吐、泄泻、腹痛、积滞、厌食等脾系病证较为常见,其发病率在儿科仅次于肺系病证而居第二位。

小儿"肾常虚",是针对小儿"气血未充,肾气未固"而言。肾藏精,主骨,为先天之本。肾的这种功能对身形尚未长大、多种生理功能尚未成熟的小儿更为重要,它直接关系到小儿骨、脑、发、耳、齿的功能及形态,关系到生长发育和性功能成熟。因而临床多能见到肾精失充、骨骼改变的肾系疾病,如五迟、五软、解颅、遗尿、水肿等。

小儿形气未充,抗御外邪的能力较弱,易于感受各种时邪疫毒。邪从鼻入,肺卫受袭,形成麻疹、风疹、水痘等传染病;邪从口入,脾胃受邪,导致痢疾、霍乱、肝炎等传染病。传染病一旦发生,又易于在儿童中相互染易,造成流行。

小儿生理上心神怯弱、心肝相对有余的体质特点,还决定了其在病理上感邪之后易从火化,易见火热伤心生惊、伤肝动风的病证。

二、体质与疾病证候表现及传变

同一种疾病具有不同的证候表现,不同的人患同一种病,其证型也不同,其原因主要与患病者的体质状态密切相关。体质不仅与疾病的发生与否相关,也决定着患病后的性质。《灵枢·五变》云:"一时遇风,同时得病,其病各异。"指出了不同的体质与证候演化之间的密切关系。《灵枢·论痛》又云:"同时而伤,其身多热者易已,多寒者难已。"认为体质有阴阳虚实之分,即偏阳者易发为热证、实证;偏阴者易发为寒证、虚证。小儿的体质特点同样也决定了其患病后疾病传变迅速的病理特点,主要表现在寒热虚实的迅速转化方面较成人尤为突出,也即易寒易热、易虚易实。

寒热是指疾病病理表现两种不同性质的证候属性。从体质学来看,不同的病因作用于相同类型的体质,可以出现相同的证型。"易寒易热"是指在疾病的过程中,由于小儿"稚阴未长",故易见阴伤阳亢,表现为热证;又由于小儿"稚阳未充",故易见阳气虚衰,表现为寒证。小儿的易寒易热常常与易实易虚交错出现,在病机转化上,形成寒证、热证迅速转化或夹虚或夹实。如小儿风寒外束的(表)寒实证,易转化为外寒里热,甚至邪热入里的实热证,失治或误治也易转变成阳气虚衰的虚寒证,或阴伤内热的虚热证等。

虚实是指小儿机体正气的强弱与导致疾病的邪气盛衰状况而言。诚如《素问·通评虚实论》所说:"邪气盛则实,精气夺则虚。"易实易虚即是指小儿一旦患病,则邪气易实,正气易虚,实证可迅速转化为虚证,虚证也可转化为实证,或虚实并见之证。如小儿肺炎喘嗽,初起因肺气闭塞,可见发热、咳嗽、痰壅、气急、鼻煽之实证,若失治误治,则可迅速出现面白唇紫、肢冷色青、大汗淋漓、心悸等正虚邪陷,心阳虚衰之虚证。又如小儿泄泻,病起多因内伤乳食,或感受湿热之邪,可见脘腹胀满、泻下酸腐、小便短少、舌红苔腻、脉滑有力之实证,若失治误治,泄泻不止,则可迅速出现气阴两伤或阴竭阳脱之变证。此等病情虚实变化之迅速,实为小儿所特有。

三、体质与疾病预后

《灵枢·寿夭刚柔》曰:"必明乎此,立形定气,而后以临病人,决死生。"与成人相比,小儿体禀纯阳,生机蓬勃,脏气清灵,活力充沛,对各种治疗反应灵敏;小儿宿疾较少,病因相对单纯,疾病过程中情志因素的干扰和影响相对较少。因此,小儿虽有发病容易、传变迅速不利的一面,但一般说来,只要诊断无误,辨证准确,治疗及时,处理得当,用药合理,护理适宜,病情好转的速度较成人为快,疾病治愈的可能也较成人为大。例如:小儿感冒、咳嗽、泄泻等病证多数发病快,好转也快,小儿哮喘、癫痫、阴水等病证虽病情缠绵,但其预后较成人相对为好。正如《景岳全书·小儿则·总论》中所说:"小儿之病……其脏气清灵,随拨随应,但能确得其本而撮取之,则一药可愈,非若男妇损伤、积痼痴顽者之比。"对于儿科的一般常见病证,固然要有信心,即使是重病顽证、危急病症也应有信心,要充分发挥中医辨证论治和必要时中西医结合综合治疗之优势,积极应用各种治疗手段,调动小儿机体自身的抗病康复功能,去争取最佳的治疗效果。

四、小儿体质与肺脾系疾病

（一）小儿体质特点与肺系疾病

五脏之中，小儿肺脏尤娇，小儿体质的"纯阳""稚阴稚阳"与肺系疾病病机演变的多热性、易变性、泛传性、易闭性、易衰性等一般规律的关系甚为密切。小儿肺系疾病的发病率最高，其发展演变有一定的规律性，这是由小儿体质特点不同于成人的特殊性决定的。

《宣明方论·小儿门》说："大概小儿病者纯阳，热多冷少也。"叶天士《幼科要略·总论》指出："褓褓小儿，体属纯阳，所患热病最多。"《冯氏锦囊秘录·杂症大小合参·幼科发热论证》亦谓："小儿气禀纯阳，血气壅实，故脏腑稍乖，阴阳气变，即壅盛于内，熏蒸于外，乃发热矣。盖阴不能以配阳，血不能以配气，故凡疾作，属火俱多。"上述诸家之所以都强调了小儿热性疾病最为多见，乃因小儿"体属纯阳""阴不能以配阳"，体内阳气偏旺，阴嫌不足，心肝火热偏盛，从而决定了小儿肺系外感疾病最易感于风热、温热之邪，入秋常感于燥热之邪。小儿阳热体质的特性更决定着病邪侵入人体后根据体质情况而产生的"从化"现象，如小儿感受风、寒、湿等其他病邪，即使有相应邪气的表现，也为时短暂，多趋向从热而化。所以小儿肺系疾病热证最多，典型的风寒、寒湿等证则较为少见。

1. **体质与哮喘** 中医学认为，哮喘发生的主要原因是体内有伏痰，而伏痰产生的主要原因是素体肺脾肾功能不足，即先天决定的肺脾肾功能不足的这种体质状态是哮喘发生的主要基础。在临床中观察到的大多数哮喘患儿有特异性疾病史和家族史，即提示患儿的体质状态影响着哮喘的发生和发展。哮喘发作的病理是痰气交阻，难于根治的病理有伏痰难去、外邪难防、过敏因素难明等多方面因素，而这些因素又与素体肺脾肾不足的体质状态密切相关。哮喘反复发作难于根治的原因正是先天的这种体质状态（即素体）难于调理。故认识哮喘患儿的这种体质状态，从而加以调治，就成为防治小儿哮喘中十分关键的环节。

中医强调哮喘的治疗不仅要在发作期涤痰降气，控制症状，更要在未发之时，即缓解期通过纠正素体不足之肺脾肾，消除体内伏痰，达到根治哮喘的目的，这与西医学认为哮喘缓解期仍存在气道的慢性炎症、强调缓解期长期吸入激素抗炎的认识一致。赵霞等通过对120例哮喘缓解期患儿体质特征进行临床调查，从形体特征、日常表现、易感情况等方面进行体质分型。结果显示哮喘患儿体质类型以肺禀不足偏气虚质，肺禀不足偏阴虚质、脾禀不足偏气虚质及肺脾不足偏气虚质为多。因此，改善肺脾肾不足的体质状态对防治哮喘至关重要。

2. **体质与"复感儿"** 在个体的发病过程中，体质的不同影响着证的类型。复感儿的体质对发病证型的形成有趋向性，复感儿发病时的证型可作为复感儿体质的分型依据。江育仁提出复感儿的病机为"不在邪多，而在正虚"，正气的强弱和肺脾肾三脏密切相关。

娇肺遭伤不易愈，肺为娇脏，难调而易伤，小儿肺气虚是复感发生的必要条件。肺卫症状虽多出现于急性期，但反复起病又致卫气不能外固、营阴不能内守，使肺气更虚。复感儿不论是否"肺禀不足"，反复呼吸道感染后都会出现"娇肺遭伤不易愈"。肺卫气虚质：主要表现为咳嗽无力，日久不愈，痰白质稀，时流清涕，畏风畏寒，气短懒言，自汗动则尤甚，语声低微，面色无华或苍白，舌淡苔白，脉弱无力。

脾常不足,肺金受邪,由脾胃虚弱不能生肺,乃所生受病也,小儿脾常不足是复感发生的内在因素。脾失健运,化源不足,水谷精微不能上输于肺,土不生金,肺气虚弱。汪受传辨复感多属营卫不和与肺脾气虚相兼为病。①营卫不调质:江育仁"不在邪多,而在正虚"学术观点提出营虚卫弱、营卫失和是复感儿主要病机。营卫不调质复感儿临床表现为反复外感,病程迁延,鼻塞流涕,发热恶风,自汗盗汗,严重者常汗湿衣衫而不温,纳呆食少,体倦乏力,舌淡红,苔白,脉细弱。②肺脾两虚质:复感儿素体虚弱以肺脾气虚为主,肺虚脾弱是发病之根本。肺脾两虚质复感儿临床表现为咳嗽乏力,喉中痰鸣,日久不消,面黄少华,脘腹胀满,纳呆厌食,肌肉松软,动则有汗,便溏,或见睡时露睛,蜷缩而卧。

肾常虚:肾为先天之本,禀受于父母,藏精而主生长发育。小儿"气血未充,肾气未固",金水相生,若先天禀赋不足,肾虚而肺脾失养,肺卫虚弱,肌腠不固,脾虚运化失司,则会出现反复感冒,迁延不愈,生长发育迟缓。①肾阳虚质:相当部分复感儿有肾阳虚表现。肾阳虚质患儿表现为气短懒言,神倦乏力,面色苍白,发质干枯,形寒肢冷,遇寒频发,或有全身浮肿,小便清长或尿少、尿频,久泻便稀,舌质淡胖或有齿痕,苔薄白,脉细弱。②肾阴虚质:久病及肾,复感日久致肾阴不足。肾阴虚质复感儿主要表现为面色无华,形体消瘦,神倦乏力,呛咳痰黏,口渴欲饮,头晕目眩,面颊潮红,潮热盗汗,五心烦热,夜卧不安,便干溲黄,舌红苔少或地图舌,脉细数。

(二)小儿体质特点与脾系疾病

中医学认为脾为后天之本,脾胃为气血生化之源。人体有元气、宗气、营气、卫气等,其生化与脾胃有密切关系。元气是人体生命活动的原动力,由先天之精化生,后天则赖水谷精微不断充养。宗气积于胸中,由肺所吸入清气与脾胃所化水谷精微之气结合而成。营气和调五脏,洒陈六腑,运行脉中,由水谷精气化生。卫气温分肉、充皮肤、肥腠理而司开阖,化生于水谷之悍气。足见气的生成,与胃纳、脾运功能密切相关。明代著名医家张景岳认为,脾胃之气对人体作用极为广泛,其盛衰直接关系到疾病的轻重、转归与预后的吉凶。《景岳全书·脾胃·论脾胃》说:"凡胃气之关于人者无所不至,即脏腑、声、色、脉候、形体,无不皆有胃气。胃气若失,便是凶候。"脾为后天之本,后天是元气之本,元气是健康之本。元气充沛,才能生机盎然。脾胃功能的强弱决定了元气的盛衰、生机的活跃、体质的强弱;元气的盛衰不但决定了人的生命质量,而且决定了人之寿夭。内在元气是人体健康最重要的因素,只有脾胃之气健旺,元气才能充沛,生机才能旺盛,人亦少见气虚体质。若脾胃伤则元气衰,元气衰则诸病生,人亦多见气虚体质。

体质虽是相对稳定的个体特性,但并非是一成不变的。临床发现,很多慢性疑难病证辨证论治疗效不佳或疗效不持久的,只要从调补后天入手,改善其虚损体质,大多能收到满意疗效。中医学重视体质,主要体现在临床辨证过程中。因体质不同,虽同一病因,而病变各异,病证悬殊,立法施治亦大不相同。"劳者温之,损者益之"为气虚体质的治疗确立了总的原则,之后,医学大家李东垣创立甘温除大热之法及补中益气之方,亦是对气虚体质治疗学的发展。王琦提出气虚体质的用药宜忌:宜补气健脾,忌苦寒克伐。匡调元教授提出倦质(气血两虚质)的调治法则:益气生血健质法,并且给出了饮食宜忌:宜肉类,尤其羊肉、五香粉、生姜、大枣、赤小豆、龙眼、蜂乳;忌凉菜、冰激凌等冷饮。

脾为后天之本,气血生化之源。调理脾胃在改善体质中的作用非常重要。一方面,脾胃运化水谷精微所产生的后天之精可充养先天之精,另一方面,滋养阴精之品多较滋腻,只有脾胃健运,才能充分吸收而发挥其药效。脾胃健运,气血充足,抗病力强盛,虚损体质就不容易再受外邪戕伐。

五、体质与治疗

(一)体质的可调性

禀受父母之精所形成的体质只是人一生中的基础,并非一成不变,其在后天的各种因素如饮食劳逸、精神情志、地理环境、性别年龄、疾病用药等的综合作用下逐步发展变化。在不同的生理状态下,体质可呈现不同的特征。个体的体质与生长发育同步。小儿的"纯阳"及"稚阴稚阳"之体,由小儿至青少年,体质由弱变强,体质禀于先天,定型于后天。体质的形成是先后天因素长期共同作用的结果。体质既相对稳定,又动态可变,先天禀赋决定了体质的相对稳定性和多样性,后天因素又决定了体质具有可变性,这使体质具有可调性。体质因素往往决定着所发生病变的证型的倾向性以及个体对治疗反应的差异性,因此,关注患者的体质就成了论治的一个重要部分,它直接影响治疗的效果。辨证论治,治病求本,实质上包括在体质上的求本。在生理状况下,针对各种不同的体质采取相应的措施,纠正和改善体质的不均衡性,以减少对疾病的易感性,可以预防或延缓发病。

(二)因质制宜

由于小儿生理病理上具有脏腑娇嫩、形气未充、发病容易、变化迅速的特点,因此要掌握有利时机,及时采取有效措施,争取主动,力求及时控制病情的发展变化。小儿脏气清灵,随拨随应,因此,在治疗时处方用药应力求精炼。要根据病儿的年龄大小、体质强弱、病情轻重和服药难易等情况灵活掌握,以"药味少、剂量轻、疗效高"为儿科处方原则。无论正治或反治,或寒或热,或寒温并用,或补或泻,或补泻兼施,总宜轻巧活泼,不可重浊呆滞,寒不伤阳,热不伤阴,补不碍邪,泻不伤正。尤应注意不得妄用攻伐,对于大苦、大寒、大辛、大热、峻下、毒烈之品,均当慎用,即便有是证而用是药,也应中病即止,或衰其大半而止,不可过剂,以免耗伤小儿正气。脾胃为后天之本,小儿的生长发育,全靠脾胃化生精微之气以充养;疾病的恢复赖脾胃健运生化;先天不足的小儿也要靠后天来调补。儿科医师应十分重视小儿脾胃的特点,处处顾及脾胃之气,切勿使之损伤。由于小儿发病容易,传变迅速,虚实寒热的变化较成人为快,故应见微知著,先证而治,挫病势于萌芽之时,挽病机于欲成未成之际。"虚则补之",补益之剂对体质虚弱的小儿有增强机体功能、助长生长发育的作用。但是,由于药物每多偏性,有偏性即有偏胜,故虽补剂也不可乱用。正如朱丹溪所说:"虽参芪之辈,为性亦偏。"小儿生机蓬勃,只要哺乳得当,护养适宜,自能正常生长发育。健康小儿不必服用补益药,长期补益可能导致体质有偏。如长期温补可造成阴虚体质,甚至口疮、性早熟等疾病;长期凉补可造成阳虚体质,甚至脾寒腹痛、泄泻等疾病。或者小儿偶受外邪,或痰湿食滞,未能觉察,若继续服用补益之剂,则是闭门留寇,邪着不去,为害不浅。故补益之剂切不可滥用。

六、体质调理

(一)按质调治

1. 均衡质调体原则　注意日常调护,饮食均衡,活动适度。调体方药:均衡质无明显气血阴阳不均衡,平素无需服用调理药方,也不要盲目进补,少用药物为宜。患病之时,辨证论治,中病即止。

2. 肺脾质调体原则　固表运脾。调体方药:异功散、玉屏风散等。常用药物:黄芪、党参、白术、苍术、陈皮、茯苓等。偏阳多阴少者,常加用沙参、麦冬、玉竹、石斛等。偏阴多阳少者,常加用益智仁、干姜、砂仁等。

3. 脾肾质调体原则　温运脾肾。调体方药:金匮肾气丸、附子理中丸等。常用药:熟地黄、山药、山茱萸、枸杞子、菟丝子、杜仲、附子、肉桂。偏阳多阴少者,用六味地黄丸。常用药:熟地黄、山药、山茱萸、枸杞子、菟丝子、杜仲。偏阴多阳少者,用金匮肾气丸、附子理中丸等。常用药:熟地黄、山药、山茱萸、枸杞子、菟丝子、杜仲、附子、肉桂。

4. 特禀质调体原则　益气固表,凉血消风。调体方药:玉屏风散、消风散、过敏煎等。常用药物:黄芪、白术、防风、乌梅、蝉蜕等。

（二）日常调护

1. 阳多阴少型

褴褓衣着:偏凉(以一般活动背部无汗为度),尤以头凉为要,忌重衣、厚帽。

生活起居:保证充足睡眠,保证每天户外活动,保持大便通畅,每日应排便,忌滥用保健药物。

饮食要点:在保证牛奶、鸡蛋(每日一只)的前提下,注意定时正餐及合理搭配,每天可保证一个苹果,慎或忌辛辣、香燥之品,忌边吃饭边喝水。

情志培养:克服任性、急躁,培养大度、合群、讲理。

2. 阴多阳少型

褴褓衣着:注意衣着的增减,尤其注意足腹部的保暖。

生活起居:保证充足睡眠,鼓励增加户外活动,活动量以不大汗淋漓为度,慎用苦寒攻伐之品。

饮食要点:加强营养,注意饮食调护,少食或忌食生冷寒凉之品,可服用一些具有健脾益气作用的食物。

情志培养:培养热情活泼的个性。

关于体质与疾病,今后研究的重点应将体质理论与具体疾病相结合,将体质对好发疾病发病、证候变化、治疗及预后等多方面的影响进行系列研究。结合现代科学技术方法,阐明不同体质的微观特征,好发疾病的产生机制,从而形成规范的小儿体质划分方法及判断标准,对儿科调体方药进行多中心、大样本、随机、盲法的规范临床研究,促进中医儿科体质学说的充实发展。

参 考 文 献

[1] 王琦. 中医体质学. 北京:中国医药科技出版社,1995:95.

[2] 匡调元. 中医病理研究. 上海:上海科学技术出版社,1980:66.

[3] 郑启仲. 略论小儿体质"三说". 河南中医,1997,17(1):3-4.

[4] 朱锦善. 小儿体质学说的学术争鸣. 中国中医基础医学杂志,2003,9(11):14-16.

[5] 温振英,郑军. 小儿体质类型与辨证论治. 中医杂志,1998,39(6):362-363.

[6] 殷瑛,王晓鸣. 浅议辨体养子——具有中医特色的儿童保健系统管理. 中医药学报,2008,36(2):32-34.

[7] 刘卓勋,杨京华,黄振祺. 岭南地区小儿体质辨证分型初探. 新中医,2014,46(5):236-238.

[8] 陈立翠. 试论小儿体质与饮食调养. 四川中医, 1998, 16(7): 9-10.

[9] 倪红梅, 吴艳萍, 何裕民. 用基因芯片技术研究青少年肾阳虚体质差异表达基因. 上海中医药杂志, 2004, 38(6): 3-5.

[10] 苏树蓉. 小儿体质理论与儿童保育. 中国中医基础医学杂志, 2002, 8(2): 74-75.

[11] 王琦. 中医体质学. 北京: 人民卫生出版社, 2005.

[12] 王钦鹏. 中医药调治亚健康状态研究进展. 赤峰学院学报(自然科学版), 2007, 23(4): 67-69.

[13] 赵霞, 卢海燕, 孙轶秋. 120例哮喘患儿中医体质分型研究. 南京中医药大学学报, 2014, 30(1): 27-29.

（赵　霞）

第四章　儿童保健学研究

儿童保健学主要研究小儿时期生长发育规律及影响因素,通过对儿童群体和个体采取有效的干预,以达到保护和促进儿童身心健康、提高社会适应能力、保障儿童权利的目标。中医儿童保健学在中国已有数千年的历史,其丰富的育儿经验不仅记载于历代医籍,还广泛流传于民间。如"烧烙断脐"预防脐风,人痘接种预防天花等为我国首创,还有养胎、护胎、胎教、初生养护、饮食哺乳、精神教育及体格锻炼等,这些宝贵的经验,贯穿着《素问·四气调神大论》中提出的"圣人不治已病治未病,不治已乱治未乱"的"治未病"预防医学思想。

儿童是人类的未来,是社会可持续发展的重要资源。儿童发展是国家经济社会发展与文明进步的重要组成部分,促进儿童发展,对于全面提高中华民族素质,建设人力资源强国具有重要战略意义。儿童时期是人生发展的关键时期,为儿童提供必要的生存、发展、受保护和参与的机会和条件,最大限度地满足儿童的发展需要,开发、发挥儿童潜能,将为儿童一生的发展奠定重要基础。《中国儿童发展纲要(2011—2020年)》从儿童与健康、儿童与教育、儿童与福利、儿童与社会环境、儿童与法律保护5个领域,提出了2011—2020年的发展领域、主要目标和策略措施。总目标是:"完善覆盖城乡儿童的基本医疗卫生制度,提高儿童身心健康水平……"随着国家二孩政策全面放开,优生优育及让孩子不生病、少生病、生小病的儿童保健学越来越受到重视和关注。

第一节　胎养与胎教

《周易·系辞》说:"天地氤氲,万物化醇,男女媾精,万物化生。"生命的起源在于精,男女媾精,阴阳相合,受精怀孕,就产生了新的生命。胎儿的强弱,禀受于父母,特别是胎儿在母腹中,与孕母同呼吸、共安危,孕母的体质、营养、疾病、用药、起居、环境、情绪等因素,均会影响胎儿的生长发育。正如《格致余论·慈幼论》说:"儿之在胎,与母同体,得热则俱热,得寒则俱寒,病则俱病,安则俱安。母之饮食起居,尤当慎密。"因此,历代医家都非常重视胎儿期的保健,如《素问·奇病论》对"胎病"的记载;隋代巢元方《诸病源候论·妇人妊娠病诸候·妊娠候》中有关于妊娠十月按期养胎宜忌的论述;《奇效良方·小儿初生总说》指出了养胎护胎的重要性:"小儿所禀形质寿命长短者,全在乎精血,二者和而有孕,在母之胎中十月而生。大抵寿夭穷通,聪明愚痴,皆以预定,岂在逃乎?"由此可见,胎儿期保健,应从受孕、养胎、胎教三个方面入手,古代称为"养胎护胎""胎养胎教",其主要内容如下:

一、婚配受孕

（一）适时婚育

男女双方应在适当的年龄结婚生育，过早、过晚均会给父母及胎儿带来诸多不利影响。《素问·上古天真论》指出：男子"二八肾气盛，天癸至，精气溢泻，阴阳和，故能有子。三八肾气平均，筋骨劲强，故真牙生而长极"，女子"二七而天癸至，任脉通，太冲脉盛，月事以时下，故有子。三七肾气平均，故真牙生而长极"。虽然男子二八、女子二七已具备生育能力，而男子三八、女子三七时"肾气平均"，阴阳之气充盛，心智成熟，此时婚育最为适合。

《素问·上古天真论》云："人年老而无子者，材力尽耶？将天数然也。"男子"五八，肾气衰，发堕齿槁"。女子"五七，阳明脉衰，面始焦，发始堕"。故婚育时间也不宜过晚，女子35岁、男子40岁以后，身体功能逐渐衰退，小儿先天性疾病发生率和婴儿死亡率均会增高。因此，最佳婚育年龄为女子23~28岁，男子25~30岁。这个时期肾气充盛、阴阳和谐，身体健壮，精力旺盛，对胚胎的形成和胎儿的生长发育最为有利。这与现代提出的优生优育的年龄段是基本一致的。

（二）近亲不可通婚

近亲通婚，血缘相近，若有某种缺陷，会使后代患遗传性疾病的机会大大增加。早在春秋战国时代的《左传·僖公二十三年》就指出："男女同姓，其生不蕃"，是指血缘关系相近的同姓男女不可通婚。我国《婚姻法》明文规定："直系血亲和三代以内旁系血亲之间禁止结婚。"

（三）婚前孕前检查

《妇人大全良方·求嗣门》指出："凡欲求子，当先察夫妇有无劳伤、痼害之属，依方调治，使内外和平，则妇人乐有子矣。"因此，应注重婚前孕前检查，查明有无影响生育及子女健康的疾病，这是优生的重要前提。

（四）交合择时宜忌

交合要有节制，交合时要情绪安定。《景岳全书·妇人规·子嗣类》说："惟天日晴朗，光风霁月，时和气爽，及情思安宁，精神闲裕之况……于斯得子，非惟少疾，而必且聪慧贤明。"反之，如果男女在患病或大病初愈之时，或在精神紧张、恐惧、心情烦闷、悲伤、愤怒之时，或饮酒过度，或身体疲劳之时均不应交合。现代研究已证实，酒精对精子、卵子均有损害，酒后受孕会造成胎儿宫内发育迟缓、畸形、死亡，或导致智能低下，甚至痴呆。

二、养胎

养胎是孕妇为使胎儿获得良好的先天素质而采取的一系列养育措施。"养胎"一词首见于汉代张仲景《金匮要略·妇人妊娠病脉证治》"妊娠养胎，白术散主之。"中医养胎的内容如《万氏妇人科·胎前》所云："妇人受胎之后，所当戒者，曰房事，曰饮食，曰七情，曰起居，曰禁忌，曰医药，须预先调养……"分述如下：

（一）饮食调养

胎儿的生长发育，全赖母体的气血濡养，孕妇的气血盈亏，又直接与饮食营养及脾胃功能有关，故整个孕期都应重视饮食调养，对于胎儿正常生长发育所必需的各种营养素如蛋白质、矿物质（铁、锌、钙等）和维生素（维生素D等）、叶酸等必须保证供给。根据胎儿生长发育的需要,在孕期不同阶段的饮食安排也有差异。妊娠早期(12周以内)营养要全面,按孕妇的口味喜好调配饮食,不吃或少吃可能加重妊娠反应的刺激性食品;妊娠中期(13~27周)胎儿迅速增长,必须进食富含各种营养成分的丰富食品;妊娠后期(28周以后)是胎儿生长的高峰期、大脑发育的关键期,更需丰富营养,但也应防止营养摄入过多而导致胎肥,影响分娩或增加儿童肥胖的发生率。

饮食调养也要讲究辨证施食,不同体质的孕妇,宜以不同属性的饮食来纠正其偏。素体阴虚火旺者,饮食宜于清淡;阳虚气弱者,饮食宜于温补;脾胃虚弱者,宜于调理脾胃,以助生化之源。

饮食调养还包括嗜好有节。孕妇应禁食或慎食以下食物:

酒类:《备急千金要方·妇人方上·养胎第三》说:"妊娠食雀肉、饮酒,令子心淫情乱,不畏羞耻。"已明确指出妊娠饮酒可造成小儿痴呆。现代研究表明:酒精能对胎儿肝脏、大脑、心脏等产生影响,轻则发育不良、神经发育障碍、致畸致残,重则流产、甚至胎死腹中。

饮料:可乐型饮料中含有咖啡因、可乐宁等生物碱。孕妇长期嗜饮此类饮料,其中的咖啡因可通过胎盘屏障,影响胎儿大脑的正常发育,发生先天性智力低下之类的疾病。

浓茶:茶叶中含有咖啡因,且有兴奋神经系统的作用,饮用过多,常常刺激胎儿,致胎动不安。临床资料显示,大量饮茶的孕妇,引起贫血的可能性比不饮茶的孕妇大,这种影响还会殃及胎儿,使其发生先天性缺铁性贫血。

调味品:一些调料如肉桂、胡椒、花椒、大小茴香、肉豆蔻等性热之品,对孕妇具有耗伤阴分、生热动火、损伤胎儿等副作用。过多食用,消耗体内水分,致使胃肠道腺体分泌减少,产生口干、舌燥、便秘等症状,不利于母体健康和胎儿发育。

酸性饮食:许多孕妇喜食酸味,但过多食用酸味食物,孕妇不仅感到疲乏无力,还有可能因体内的酸碱失调引发一些疾病,影响胎儿的正常发育。故应避免食用如山楂这样味酸而且具有活血行气散瘀作用的食品。药理研究证明,山楂有扩张血管、兴奋子宫平滑肌的作用,可诱发子宫收缩,引起流产或早产,尤其是有流产或早产史的孕妇,更不宜食用。

咸味食品:孕妇不宜过多摄取盐分,以预防妊娠中毒症的发生。特别是有心脏病、肾脏病等合并症的孕妇,更应严格限制咸味食品的摄入。孕妇还不宜吃咸鱼,因为咸鱼体内含有大量二甲基亚硝酸盐,进入人体经代谢可转化成致癌性很强的二甲基硝胺。实验证明,二甲基硝胺不仅有特定的亲和性,而且还可以通过胎盘进入胎儿体内,损害胎儿健康。

油炸食品:油炸食品大多用高温油加工制成,不仅维生素及其他营养成分被破坏,营养价值大大降低,而且食用油在高温时可产生苯并芘类有毒物质,如果孕妇经常食用,会对母体及胎儿产生有害影响,可致胎儿畸形。如油条中的明矾含有金属铝,铝可通过胎盘屏障侵入胎儿大脑,造成大脑发育障碍,严重者则易造成痴呆。

(二)精神调摄

妇人怀孕,母子同体,气血相通,情志不可过极,否则气血逆乱,伤己及儿。如《素问·奇病论》指出:"人生而有病颠疾者……病名为胎病。此得之在母腹中时,其母有所大惊,气上而不下,精气并居,故令子发为颠疾也。"故孕妇当精神内守,喜怒哀乐适可而止,避免强烈的精神刺激,怡养性情,陶冶情操,方能安养胎儿。

美国生物学家乌·凯伦发现,恐惧和不安会使血液中产生一种名"卡泰霍洛明"的化合物,如果孕妇血液中出现这种化合物,会使胎儿不安,影响其生长发育。英国心理学家通过大量的调查发现,妇女在孕期若有严重的紧张、焦虑,孩子成长后情绪常不稳定,易激惹。还发现,多动症的小儿,与其母在孕期情绪波动和心理困扰密切相关。一般来说,孕母的不良情绪,在整个孕期均会产生不良影响。如妊娠早期是胎儿的敏感期,易引起腭裂和唇裂等;妊娠中期可导致流产;妊娠晚期会导致早产或难产。

奥地利医生对孕妇不同情绪对胎儿的影响做过调查分析,他们将孕妇分成四类:①理想的母亲:孕期情绪安稳,分娩顺利,婴儿健壮。②灾难的母亲:对生育持消极态度,早产率高,婴儿体重轻,心理上不安定。③矛盾的母亲:既爱孩子又不想要孩子,所生孩子大多在行为和胃肠方面有毛病。④冷酷的母亲:因各种原因不愿有孩子,其子大多反应冷淡、精神不振。因此,孕妇必须注意精神调摄,保持心情舒畅,情绪稳定,避免过度的精神刺激,使气血调和,对孩子的正常发育将产生深远的影响。

(三)衣着居处

孕妇的衣着除顺应气候变化外,还要适应妊娠的特殊要求。面料选择柔软、透气、吸潮、保暖的棉织品为好;衣服大小要随着体形的变化而变化,以宽松舒适为宜。妊娠后期裤腰、鞋、袜紧束会加重下肢水肿,产生下肢静脉曲张和痔疮;紧束胸部,可能限制乳房增长,影响产后乳汁分泌,故切不可紧衣束身,妨碍气血流通。另外,不要穿着坡跟硬塑料拖鞋在湿的水泥地上走路,不穿容易滑倒的高跟鞋,不穿不合脚的拖鞋上下楼梯。

妇女怀孕之后,气血聚于冲任以养胎,气血不足,卫外不固,易被虚邪贼风所侵,引起各种时令疾病。怀胎十月,要经历不同的季节,故孕母更需调摄寒温,顺应天时,减少气候骤变对人体的伤害。同时,要为孕妇创造良好的生活环境,注意居室内空气流通,保持空气新鲜,避免去空气污浊、环境肮脏的场所。

(四)防感外邪

怀孕后,血聚以养胎,较易感受外邪,引起各种疾病,因此要在调摄寒温的同时,注意防感外邪。隋代《诸病源候论·妇人妊娠病诸候》中列举妊娠杂病14种,其中外感疾病就占一半,有妊娠时气"重者伤胎也",妊娠温病"热搏于胎,皆损胎也",妊娠热病"多致堕胎也"等记载,明确指出妊娠期间感受外邪会损伤胎儿,或造成流产、早产等。

现代研究表明,各种感染性疾病,尤其是病毒感染,包括风疹病毒、流感病毒、巨细胞病毒、水痘-带状疱疹病毒、单纯疱疹病毒、肝炎病毒等,都可能导致先天性畸形、流产或早产,对胎儿的发育极为不利。其机制一是感染会引起胎盘炎,从而影响母体与胎儿之间的物质交换,干扰了胎儿的生长发育;二是病毒通过胎盘使胎儿受到感染,严重者使胎盘和胎儿产生广泛性血管炎,引起循环障碍、供氧不足,使组织细胞坏死、染色体变异,从而直接损害胎儿,导致畸形和流产。如孕妇感染风疹病毒会导致小儿先天性心脏缺损、失明、耳聋、小头畸形及智力发育障碍等。尤其妊娠早期,是胚胎形成、器官分化的阶段,最易受到损害,故更要注意保护孕妇,避免各种感染。

此外孕妇应该远离宠物。如猫是一种弓形虫的原生动物的终宿主,这种寄生虫可通过胎盘侵染胎儿,胎儿受弓形虫的先天感染,可导致流产、死产、婴儿弓形虫病。

(五)避免外伤

妊娠期间,孕妇要防止各种有形和无形的外伤,以保护自己和胎儿。古代《产孕集·孕忌第四》曾对孕妇提出"十二毋戒示",包括毋登高、毋作力、毋疾行、毋侧坐、毋曲腰、毋跛倚、毋高处取物、毋久立、毋久坐、毋久卧、毋犯寒热等。

进入现代社会,无形损伤的机会日益增多。噪声会损害胎儿的听觉;放射线能诱发基因突变,造成染色体异常;各种环境污染,如大气中的臭氧、一氧化碳、粉尘,水源里的汞、铅、镉,以及有机磷农药污染等,都可以通过孕妇的呼吸道、消化道或皮肤等途径进入体内,经血液运行到胎盘,使胎儿的组织器官和神经系统等遭受损害,导致流产或胎儿发育畸形。因此,怀孕期间,要尽量避免无形损伤。同时要注意保护腹部,避免受到挤压和冲撞。

(六)劳逸结合

妊娠期间,孕妇应动静相随,劳逸结合。适当的运动可以增加血液循环,促进新陈代谢和食欲,使肢体舒展,气血流畅,有助于胎儿正常发育以及顺利分娩。古代医家早就告诫过逸对于母子的危害,《万氏妇人科·胎前》说:"妇人受胎之后,常宜行动往来,使血气通流,百脉和畅,自无难产。若好逸恶劳,好静恶动,贪卧养娇,则气停血滞,临产多难。"但是,孕妇也不可过劳,不能从事繁重的体力劳动和剧烈的体育运动,以免损伤胎元,引起流产或早产。《产孕集·孕忌第四》说:"凡妊娠,起居饮食,惟以和平为上,不可太逸,逸则气滞;不可太劳,劳则气衰。"一般说来,妊娠1~3个月应适当静养,谨防劳伤,以稳固其胎;4~7个月可增加一些活动量,以促进气血运行,适应胎儿迅速生长的需要;妊娠后期只能做轻微的劳作;足月之后,又转入以静为主,安待分娩,每天只安排一定时间的散步;分娩前两周应停止工作。

日本东北大学木村修一教授,为研究妊娠母体对婴幼儿体力与健康的影响,观察了100例好活动和不好活动的母鼠及其所生的幼鼠。结果发现,好活动的母鼠乳腺发育良好,所生幼鼠全部存活;几乎不活动的母鼠乳腺发育不良,所生幼鼠存活率仅50%~60%,其体重也比"活动组"少10%~15%。说明妊娠时适当运动,对胎儿是有益的。

(七)谨慎用药

孕妇无病不可乱用药,有病应及早治疗。关于孕妇的用药原则,《素问·六元正纪大论》说:"黄帝问曰:妇人重身,毒之何如?岐伯曰:有故无殒,亦无殒也。帝曰:愿闻其故何谓也?岐伯曰:大积大聚,其可犯也,衰其大半而止,过者死。"主张对孕妇用药应当十分审慎,有病固然当用药物治疗,但要谨慎用药,中病即止,无病则不可妄投药物。妊娠禁忌中药主要分为以下3类:毒性药类,如乌头、附子、南星、野葛、水银、轻粉、铅粉、砒石、硫黄、雄黄、斑蝥、蜈蚣等;破血药类,如水蛭、虻虫、干漆、麝香、瞿麦等;攻逐药类,如巴豆、牵牛子、大戟、芫花、皂荚、藜芦、冬葵子等。这些药物对胎儿的影响主要是损胎和堕胎两方面,包括致畸和促进宫缩等效应,已为现代临床和药理实验所证实。如牵牛子能使肠蠕动增强,反射性地引起子宫收缩而致流产;孕妇若水银、铅中毒,会使胎儿神经系统受损,娩出后可出现惊厥、失眠等。

现代各种化学合成药物在临床应用广泛。研究表明,很多药物能通过胎盘进入胎儿血液循环,胎儿肝脏酶的活性低,解毒功能不全,所以药物在胎儿体内的浓度明显高于母体,且易经血液进入脑组织,造成胚胎早期死亡或致残、致畸等严重后果;或某些药物可通过改变母体的生理状态,影响子宫环境,造成胎儿生长发育障碍,导致胎儿畸形,或者引起流产和早产,故孕妇忌用。诸如抗菌药物链霉素、卡那霉素、四环素类,激素类如黄体酮、甲基睾丸素、己烯雌酚、可的松,激素拮抗剂如丙基硫氧嘧啶、他巴唑,以及抗肿瘤药物如甲氨蝶呤、环磷酰胺、苯丁酸氮芥,抗惊厥药如盐酸氯丙嗪、苯妥英钠、丙咪嗪等。患有心肾疾病、糖尿病、甲状腺功能亢进、结核病等慢性疾病的孕妇应在医生指导下进行治疗,高危产妇应定期产前检查,必要时终止妊娠。

此外,孕妇应不用或少用化妆品,很多化妆品所含成分不明,激素和铅是一些化妆品的常见添加剂,可通过皮肤吸收入血,对胎儿有害。因此,化妆品以不用为上策,保护皮肤可用甘油稀释品。

三、胎教

胎教是指利用外界环境直接或间接影响胎儿的生长发育,达到有益胎儿发育的目的。关于"胎教"的记载,最早见于夏商周时代。《列女传·母仪传》说:"太妊者……及其有娠,目不视恶色,耳不听淫声,口不出敖言。"《产科心法·孕妇忌食》说:"总之孕妇宜清静,宜小劳,宜买物放生。不宜看戏,勿观异物,勿致动怒,勿戏谑,勿妄想。……知字者常观经书,则生子自然聪明清秀而多寿。"《诸病源候论·妇人妊娠病诸候·妊娠候》说:"妊娠三月名始胎,当此之时,血不流行,形象始化,未有定仪,因感而变。欲子端正庄严,常口谈正言,身行正事……欲子美好,宜佩白玉,欲子贤能,宜看诗书,是谓外象而内感者也。"凡此种种,不一而述。

这些认识,虽然有其局限性,但至今天看来,仍有一定的科学道理及现实指导意义,与现代倡导的儿童早期教育应从胎儿期开始的认识是一致的。研究证实,胎儿在母腹中,对内、外环境的变化和刺激极为敏感。胎儿听觉发育较早,一些成人听不到的极低或极高频率的声音,胎儿却能察觉,并能作出相应反应。低频能抑制胎动,高频及外界噪声可促进胎动增加,听柔和悦耳的声音,胎儿心率就平稳。说明胎教学说有其生理学基础。

美国从事胎教的范德·卡尔医生发现,接受胎教的儿童其未来语言和行为能力明显优于未接受者。著名生物学家巴甫洛夫说过:"婴儿出生三天后再进行教育,就已经迟了三天",这是对胎教学说的充分肯定。目前,胎教的独特作用已逐渐为人们重视,常用的胎教方法很多,如语言胎教、阅读胎教、音乐胎教、抚摸胎教等,胎教成为一个既古老又新兴的研究领域,胎教作为人之初的超早教育,越来越受到人们的重视。应用现代生物学、组织胚胎学、心理学、生物化学等方法,对中医学中的养胎、胎教学说进行系统深入的研究,不仅可以揭示其科学内涵,而且将会使这一传统的胎儿保健学说在现在及将来得到更广泛的推广应用,有助于降低围产期胎儿死亡率,提高儿童体格、智力水平,提高人口素质。

(熊　磊)

第二节　喂养与保健

一、营养基础

《素问·脏气法时论》说:"五谷为养,五果为助,五畜为益,五菜为充,气味合而服之,以补精益气。"中医学要求谷、果、畜、菜并进,也就是"广食"而不应"偏食"的观点,是儿童营养学最重要的基本观点,对当今临床具有重要的指导意义。

营养是满足儿童正常生长发育的重要物质条件,也是儿童期乃至成人期健康的基础。小儿生机蓬勃,生长发育迅速,对营养的需求相对成人要求更高,若供给不足或不当,极易影响生长发育。

营养素分为七大类，即蛋白质、脂肪、碳水化合物、矿物质、维生素、水和纤维素。任何一种营养素过多或不足均可引起营养过剩或营养不良。由于蛋白质、脂肪和碳水化合物、纤维素和水摄入量较大（含量＞总体重的0.01%），故又称为宏量营养素；维生素和矿物质需要量相对较小（含量＜总体重的0.01%），又称为微量营养素。食物中碳水化合物、脂类和蛋白质经过氧化分解释放出一定的能量，供给人体需要，故称三大生能营养素。

（一）能量

是生命中一切生化过程和生理功能的基础，由蛋白质、碳水化合物、脂类三大生能营养素供给。小儿对能量的需要包括5个方面：

1. 基础代谢率　由于婴幼儿体表面积相对较大，代谢组织所占比例大，故基础代谢率较成年人高。婴儿基础代谢率的能量需要约占总能量的60%，每日平均约需55kcal（230kJ）/kg，以后随年龄增长、体表面积增加而逐渐减少，7岁时每日约需44kcal（184kJ）/kg；12岁时每日约需30kcal（126kJ）/kg，与成人相仿。

2. 食物的特殊动力作用　人体摄取食物而引起的机体能量代谢的额外增多，称食物的特殊动力作用。三大生热营养素中以蛋白质的特殊动力作用最大，可使代谢增加30%，而脂肪和碳水化合物有"节能"作用，分别增加代谢4%和6%。婴儿时期食物中蛋白质含量较高，此项能量约占总能量的7%~8%，采用混合膳食的年长儿则约占5%。

3. 活动所需　用于肌肉活动所需的能量相差极大。不同年龄组的小儿、同一年龄组中不同的个体、同一个体在不同的时间内所消耗的能量均差异很大。好哭多动的婴幼儿比同年龄的安静孩子所需能量可高3~4倍。婴儿约需15~20kcal（63~84kJ）/kg，到12~13岁时约需30kcal（126kJ）/kg。

4. 生长所需　这部分能量为小儿所特需，其需要量与小儿的生长速度成正比。1岁以内的婴儿生长最快，此项占总能量的25%~30%。1岁后约占总能量的15%~16%，至青春期又增高。

5. 排泄的消耗　不能完全消化吸收的产能营养素及其代谢产物排泄至体外所损失的能量通常占总能量的10%以内，当腹泻或消化功能紊乱时可成倍增加。

（二）蛋白质

是构成人体细胞和组织的基本成分，也是维持人体一切生理功能的物质基础。小儿处于生长发育阶段，对蛋白质的质和量需要相对更高。婴幼儿必须摄入含蛋白质丰富的膳食，才能促进其生长发育，尤其是脑细胞的发育。蛋白质的主要功能不是供给能量，每日由蛋白质供给的能量为4kcal（16.8kJ）/g，仅占总能的8%~15%。

（三）碳水化合物

碳水化合物是机体的主要供能营养素，在体内的实际产能量为4kcal（16.8kJ）/g，还可与脂肪酸或蛋白质结合成糖脂、糖蛋白和蛋白多糖，参与细胞的多种生理活动，是构成机体重要物质的组成成分。当碳水化合物供给不足时，可引起低血糖，并且机体将分解脂肪或蛋白质以满足能量需要，以致酮体产生过量而致酮中毒。

碳水化合物主要来源是食物中的谷类和豆类，马铃薯、白薯、芋头等食物中含碳水化合物也较多。2岁以上儿童膳食中，碳水化合物提供的能量应占总能量的50%~60%。

（四）脂类

是脂肪和类脂的总称,后者包括磷脂、鞘脂类和类固醇,是机体能量的重要来源和主要储存形式。膳食中脂肪缺乏时,会使儿童体重下降,皮肤干燥,并导致维生素A和维生素D缺乏症。脂肪是机体所需热能的重要来源,每日由脂肪供给的能量为9kcal(37.8kJ)/g,占总能量的35%~45%。动物性脂肪来自肥肉、骨髓、乳类和蛋黄,其中乳类和蛋黄的脂肪容易消化吸收,而且富含维生素A和维生素D。植物性脂肪来源有花生、芝麻、核桃、瓜子、豆类等,较动物性脂肪易消化,且富含必需氨基酸。

（五）维生素

是维持机体正常代谢不可缺少的有机化合物,不提供能量,但体内不能合成或合成量不足,故必须从食物中摄取。机体对维生素的需要量很少,但摄入不足会导致代谢障碍和维生素缺乏症,过量摄入又会出现中毒症状。

维生素种类很多,根据其溶解性可分为脂溶性和水溶性两大类,脂溶性维生素有维生素A、维生素D、维生素E、维生素K,水溶性维生素有维生素C、维生素B1和维生素B2等。

（六）矿物质

人体中含有许多种不同的矿物质,其中有21种已被证明为人类生命所必需,如宏量元素钙、磷、钠、钾、氯、镁与硫等,其中钙、磷、镁含量占人体宏量元素总量的98%;已确认为人体所必需的微量元素共有14种,即铁、铜、锌、碘、锰、钴、铬、钼、镍、硅、锡、钒、氟和硒。矿物质共同特点为:①不能在体内生成,必须由外界环境供给。②体内新陈代谢过程中不会消失,必须通过各种途径(如皮肤、黏膜、粪、尿等)排出体外。③不提供能量,但为构成机体组织及维持人体内环境以及一切正常生理功能所必需,如钙、磷、镁是骨骼和牙齿的重要组成成分;钾、钠、氯、钙为维持机体的酸碱平衡、渗透压及神经、肌肉的兴奋性所必需;铁、碘、锌、硒等参与机体的某些特殊生理功能,是许多酶的组成成分或活化剂等。④某些微量元素在体内生理剂量与中毒剂量极其接近,应予以注意。

（七）水

水是一种宏量营养素,没有任何一种营养素比水在维持生命方面更重要。水参与机体的一切代谢和生理功能,对于维持人体内环境稳定起着关键作用。正常人从饮水和食物中获得水。每日水的需要量与年龄、能量消耗、食物中蛋白质和矿物质浓度、不显性失水、肾浓缩功能等因素有关,婴儿为150ml/kg,以后每3岁减去25ml/kg,9岁时为75ml/kg,成人为50ml/kg,约有一半的水需要通过直接饮水来满足。

（八）膳食纤维

主要是来自植物细胞壁的非淀粉多糖类,不被人类肠道消化酶水解,故常以原形排出。膳食纤维虽然不能被人体吸收,但对机体有重要的生理功能:①促进肠蠕动,预防便秘;②平衡肠道菌群,促使有益菌增殖,抑制腐败菌的增殖;③调节血糖、血脂,尤其是可溶性纤维;④预防心脑血管疾病、糖尿病、直肠癌症。儿童、青少年膳食纤维的适宜摄入量为20~35g,过多摄入会影响矿物质的吸收利用。

二、婴儿喂养与保健

婴儿期是儿童生长发育最快速的时期。《小儿药证直诀·变蒸》说:"小儿在母腹中,乃生骨气,五脏六腑,成而未全。……计三百二十日生骨气,乃全而未壮也。"婴儿时期脏腑形气均未充实,而此期婴儿所处内外环境发生了根本性的变化,其适应能力和调节能力均较差,抵抗力弱,若稍有不慎,极易患病,故做好喂养保健工作至关重要。

(一)喂养方法

1. 母乳喂养 母乳喂养是最理想的喂养方式。《幼科发挥·调理脾胃》说:"盖乳者,血所化也,血者,水谷之精气所生也。"母乳是婴儿最好的天然食物,母乳喂养对母婴健康均有益处,因此应大力提倡。

(1)母乳喂养的优点

1)人乳是婴儿最理想的食物和饮料,能满足婴儿生后头4~6个月生长所需要。有最适合婴儿生长发育的各种营养素,其质和量会随着婴儿的生长发育不断变化以适应婴儿需要,最适合婴儿胃肠功能的消化和吸收,具有最高的生物利用率。

2)母乳中含有丰富多肽类活性物质及激素类营养成分,是代乳品中所没有的。而且与生长发育相关的锌和牛磺酸的含量也较高。其中上皮生长因子(EGF)、类胰岛素一号增长因子(IGF-1)、神经生长因子(NGF)等对促进婴儿的体格、智力发育都是非常重要和不可缺少的,也是任何其他营养素所不能替代的。母乳中还含有多种免疫活性物质,具有增进婴儿免疫力、减少疾病的作用;母乳喂养的婴儿1岁以内呼吸道、消化道及全身感染发病率远远低于人工喂养儿。母乳中含有多种激素如生长激素释放激素、促性腺激素释放激素、前列腺素等也对婴儿早期快速生长起关键性作用。母乳喂养不会引起过敏。

3)喂哺简便。人乳温度及泌乳速度适宜,新鲜、无细菌污染,省时、方便、经济,对于无现代化家用设备、无消毒水源的家庭和地区尤为重要。

4)增进母子的情感交流,有利于母亲和婴儿建立良好的亲子关系,这对婴儿早期智力开发和今后身心健康发展有重要意义。母亲哺乳时还可密切观察婴儿变化,及早发现某些疾病。

5)母亲产后哺乳可通过婴儿吸吮乳头刺激母体内分泌,产生泌乳素和催产素,促进母乳分泌和生殖系统的复原,减少产后失血;可抑制排卵,有利于计划生育;还可降低乳腺癌、卵巢癌的发生率。

(2)哺乳方法:母婴同室、按需喂哺,是我国历史上一贯采用的初生护养基本方法,即出生后随即将新生儿置于母亲身边,正常分娩、母婴健康情况良好时,生后1小时内即可哺乳。产后2~3天乳汁分泌虽然不多,但可满足婴儿的需要。尽早开乳可以减轻婴儿生理性黄疸,还可减少生理性体重下降及低血糖的发生,促进乳汁分泌。

婴儿喂哺应当以适应不同个体的实际需要为准则,而不应严格规定授乳次数和间隔时间,以婴儿吃饱为度。正如《备急千金要方·少小婴孺方·初生出腹第二》所说:"凡乳母乳儿……如是十返五返,视儿饥饱节度,知一日中几乳而足,以为常。"90%以上健康婴儿生后1个月即可建立自己的进食规律,一般开始时1~2小时哺乳1次,以后2~3小时喂1次,逐渐延长到3~4小时1次。夜间逐渐停喂1次,以帮助养成婴儿良好的作息习惯,4个月后可停止夜间哺乳。每次哺乳时间约15~20分钟。根据婴儿脾胃功能及生长速度的个体差异,可以适当延长或缩短每次哺乳时间、增减哺乳数量。

(3)注意事项:每次哺乳前,应做好清洁准备,湿热敷乳腺和乳头3~5分钟,同时按摩乳房以刺激射乳反射。喂哺姿势宜取坐位,身体放松,怀抱婴儿,将其头、肩部枕于母亲哺乳侧肘弯部、侧身稍向上,尽量让婴儿吸空一侧乳房后再吸另一侧哺乳。哺乳完毕后用食指轻压婴儿下颌,将乳头轻轻拔出,然后将婴儿竖直、头靠母肩,轻拍其背,以帮助其胃内空气排出,可减少溢乳。哺乳后一般应将婴儿保持于右侧卧位,以利胃排空,防止反流或吸入造成窒息。哺乳期间,母亲应注意营养摄入,睡眠充足,心情愉快,生活有规律,不随便服药。

(4)促进母乳喂养的措施:影响坚持母乳喂养原因中乳腺和人为因素占绝大部分,此外,由于各种乳制品、优质代乳品不断增多,以及母亲对母乳喂养的重要意义认识不足,导致母乳喂养率显著下降。鉴此,须从以下几方面入手以促进母乳喂养率的提高:

1)通过孕前检查做好对准母亲疾病、乳腺的预检和医学处理;通过培训孕妇进行母乳喂养的干预;通过产后查房、产后门诊就有关母乳喂养好处和知识进行宣教和指导。

2)教会产妇正确的喂养方法,助其早开奶、婴儿早吸吮,鼓励按需哺乳;加强对剖宫产术后母乳喂养的指导。剖宫产产妇由于手术创伤,术后1~3天乳汁分泌少,在分娩最初几天应坚持早吸吮、勤吸吮,促进乳汁分泌,在此基础上适当补授牛乳,同时应加强护理,观察婴儿吸吮及母亲泌乳情况。

3)对于母乳不足者,必要时可配合食疗和药物治疗。食物如猪蹄花生汤、鲫鱼豆腐汤、牛奶、豆浆等,还可选用黄芪、党参、茯苓、当归、川芎、瓜蒌、漏芦、路路通、王不留行、山甲片、通草等益气养血通乳中药。同时要注意忌服回乳物品,如麦芽等。

4)降低剖宫产率是提高母乳喂养率的有效措施。由于剖宫产母亲要等麻醉药效消失后意识恢复方能哺乳,此外,手术伤口疼痛引起的行动不便及术前、术后排气前禁食等,都影响到产妇的精力恢复,使接触、吸吮的时间推迟。因此,如非必须,不应选择剖宫产。

5)家庭和社会的氛围:婴儿家庭应要尊重和支持母亲,解决母亲喂养婴儿时所遇到的问题,给予产妇更多的爱心、耐心以保证乳母有充足的营养,良好的心情,鼓励产妇树立信心,愉快地承担起喂养的责任和义务。社会应通过媒体、公众场合宣传母乳喂养知识。产妇单位要保证产假,提供必要的哺乳条件以促进母乳喂养。

(5)不宜哺乳的乳母:我国古代早就提出了对于哺乳母亲的健康要求,如《备急千金要方·少小婴孺方上·序例第一》说:"凡乳母者,其血气为乳汁也。……但取不狐臭、瘿瘘、气嗽、癌疥、癫癎、白秃、疬疡、沈唇、耳聋、齆鼻、癫痫,无此等疾者,便可饮儿也。"若乳母患传染病、精神病等各种可能影响婴儿健康的疾病,则不宜哺乳。

1)乳母患慢性疾病,如活动性肺结核、严重心脏病、糖尿病、癌症、严重精神病等;需长期应用抗癌药、抗癫痫药、抗精神病药、类固醇、磺胺类及抗生素等药物时均应考虑断乳。

2)乳母患乙肝或系乙肝病毒(HBV)携带者,由于母婴传播主要是通过胎盘或分娩时血液传播,因此HBV母亲并非哺乳的绝对禁忌证。但这类婴儿应在出生后24小时内给予特异性高效乙肝免疫球蛋白,继之接受乙肝基因疫苗免疫。

3)巨细胞病毒(CMV)感染母亲母乳排毒率约为13%~27%,且排毒时间较长,因此接受含有CMV的乳汁婴儿感染率较高,尤其对早产婴危害性更大。最好停止母乳喂养。

4)人类免疫缺陷病毒(HIV)感染的母亲,其乳汁中含有HIV前病毒和游离病毒,母乳喂养可导致婴儿生后感染。不宜母乳喂养。

5)新生儿患有某些疾病,如半乳糖血症等遗传代谢病,是母乳喂养的禁忌证。

(6)断乳时间:随着婴儿逐渐长大,母乳已不能完全满足其生长发育的需要,同时婴儿的消化功能也逐渐完善,乳牙开始萌出,咀嚼功能加强,可逐步适应非流质饮食。断奶时间视母婴情况而定,但一般主张8~12个月断奶为宜。断奶前必须逐渐减少哺乳次数,逐渐增加辅食,不可骤断。若婴儿患病或酷暑、严冬,应适当推迟断奶。

2. 混合喂养 因母乳不足或其他原因需添加牛、羊乳或其他代乳品时,称为混合喂养,亦称部分母乳喂养。混合喂养的方法有两种,如母乳哺喂时间不变,每次先哺母乳,将乳房吸空,然后再补充其他乳品,此为补授法;如每日用其他乳品代替1至数次母乳喂养,称为代授法。部分母乳喂养时最好采用补授法,可使婴儿多得母乳,且刺激乳腺,促进乳汁分泌,防止母乳进一步减少。不得已采用代授法时,每日母乳次数最好不少于3次,否则泌乳量会进一步减少,以至最后只能完全改用人工喂养。

3. 人工喂养 由于各种原因母亲不能喂哺婴儿时,可选用牛、羊乳及乳制品等,或其他代乳品喂养婴儿,称为人工喂养。人工喂养不如母乳,但如能选用优质乳品或代乳品,调配恰当,供量充足,注意消毒,也能满足小儿营养和生长发育需要。

(1)牛乳:是最常用的代乳品,牛奶所含营养成分与人奶有差别。

1)所含蛋白质较人乳为高,但以酪蛋白为主,在胃内形成凝块较大,且所含胱氨酸很少;牛乳的脂肪滴大,缺乏脂肪酶,故较难消化。牛奶需加热煮沸,一可灭菌,二可使蛋白质变性,容易消化。

2)乳糖含量低(约为40g/L),且以甲型乳糖为主,可促进大肠杆菌的生长,故每100ml牛奶中可加蔗糖5~8g。

3)牛奶所含矿物质比人乳多3~3.5倍,易使胃酸下降、不利于消化,并可增加婴儿肾脏的溶质负荷,尤其是含磷特别多,磷易与酪蛋白结合而影响钙的吸收。需适当加水以降低牛奶矿物质、蛋白质浓度,减轻婴儿消化道、肾负荷。稀释奶仅用于新生儿,生后不满2周者可用2:1奶(即2份牛奶加1份水);以后逐渐过渡到3:1奶或4:1奶;满月后即可用全奶。

4)含有β乳白蛋白和牛血清白蛋白,可致某些婴儿过敏、腹泻,消化道出血或隐性出血。

5)缺乏免疫因子,故牛乳喂养的婴儿患感染性疾病的机会增加。

(2)鲜羊乳:羊奶也是婴儿良好的食品,其组成与牛奶相似,其中蛋白质为3.8%,乳清蛋白含量较牛乳高,脂肪为4.1%,含亚油酸和花生四烯酸较多,脂肪颗粒较小,因此更易消化。羊奶含钠少,钾、氯较多,维生素D、铁、叶酸和维生素B_{12}含量均较牛奶低,因此,长期饮用羊奶而未补充合理辅食者,易患巨幼细胞性贫血。羊乳的喂哺方法可参照牛奶。

(3)牛乳制品

1)配方奶粉:婴儿配方奶粉是参照母乳组成成分和模式,在营养组成上对牛乳的组成加以调整和改进,配制成适合婴儿生长发育所需的制品。营养成分主要变化是:降低蛋白质含量在(1.2~1.8)g/L,去除牛乳中部分酪蛋白,用脱盐乳清蛋白进行补充,使两者比例接近母乳,强化适当的必需氨基酸,如牛磺酸及胱氨酸;去除牛乳中部分饱和脂肪酸,加入与母乳同型的活性顺式亚油酸及亚麻酸,提高必需脂肪酸含量;α乳糖与β乳糖按4:6的比例添加,并使其平衡,同时加入可溶性多糖,提高牛乳的乳糖含量;脱去一部分牛乳中含量较高的钙、磷和钠盐,使钾/钠和钙/磷比例恰当;另外,配方奶粉中还强化了维生素A、维生素D、维生素B_1、维生素B_2和维生素C及微量元素铁、铜、锌和锰。这种奶粉营养成分接近母乳,但尚不具备母乳的其他许多优点,尤其是缺乏母乳中包含的激素、活细胞、活性酶、免疫球蛋白等,故仍不能代替母乳,但较鲜乳或全脂奶粉更易消化吸收,营养更平衡、全面,并且可直接加水(水温40~45℃)调剂喂哺婴儿,不需煮沸和加糖,应用方便。因此,在不能进行母乳喂养时,配方乳可作为优先选择的乳类来源。

2)全脂奶粉:用鲜牛奶经高温灭菌、真空浓缩、喷雾干燥等一系列工艺加工而成,其中的蛋白质和脂肪各占25%~28%。加热可使蛋白质变性而易于消化,也可减少致敏可能,且干粉便于运输、贮存,虽然挥发性脂肪、维生素略有损失,但奶粉仍具有较大优点。配制时按重量计算1份奶粉加7份水,以容积计算1容积的奶粉加4容积的水即还原为原鲜乳。

(4)摄入量估计(6个月以内)

1)配方奶粉摄入量估计:一般市售配方奶粉100g供能约500kcal(2029kJ),婴儿能量需要量约为100kcal/(kg·d)[418.4kJ/(kg·d)],故需婴儿配方奶粉20g/(kg·d)可满足需要。

2)全牛奶摄入量估计:每100ml牛奶的能量为65kcal(272kJ),加入8g糖后的能量约为100kcal(418kJ),如按每日所需能量110kcal(460kJ)/kg计算,故每日哺给含8%糖的牛奶110ml/kg即可满足能量需要;每日总液量为150ml/kg,减去牛乳总量即为需另外补充的水分,可适当分次喂给。

(5)喂哺方法:同母乳喂养一样,人工喂养亦需要正确的喂哺技巧。特别要注意选用合适的奶嘴和奶瓶、奶液的温度、喂哺时奶瓶的位置。

4. 维生素的补充 ①维生素D:母乳中维生素D含量较低,家长应尽早抱婴儿到户外活动,适宜的阳光会促进皮肤维生素D的合成;也可适当补充富含维生素D的制剂,尤其在寒冷的北方冬春季和南方的梅雨季节。正常母乳喂养婴儿每日口服维生素D400~800IU,早产儿每日600~800IU,配方奶粉中每100g含维生素D200~400IU;②维生素K:补充维生素K是预防新生儿和1~6月龄的婴儿维生素K缺乏症相关的出血性疾病的关键。母乳喂养儿,从出生到3月龄,可每日口服25μg,也可在出生后口服维生素$K_1$2mg,然后到1周和1月时再分别口服5mg,共3次。也可肌内注射1~5mg连续3天。对于混合喂养和人工喂养的婴儿,每百克配方奶粉中应含维生素$K_1 \geq 22μg$,一般不需额外补充。

5. 添加辅食 无论母乳喂养、人工喂养或混合喂养的婴儿,都应在6个月后按时添加辅食。6个月后仅靠乳类食品难以满足婴儿生长发育和营养的需要,并且随着乳牙萌出,婴儿的消化、吸收及代谢功能也日趋完善,需要添加辅食,为断奶做准备。不同的喂养方式添加辅食的内容略有不同。母乳喂养儿是逐渐添加配方奶或牛奶以完全替代母乳,同时引入其他食物;混合喂养或人工喂养儿是减少奶制品的摄入,逐渐引入其他食物,最终使婴儿从单纯乳类饮食过渡到半固体和固体食物,完成到成人膳食的重大转变。在此过渡阶段和适应过程中,应逐步培养婴儿对各类食物的喜爱和自己进食能力以及良好的饮食习惯,避免挑食和偏食。

(1)添加辅食的原则:①从少到多;②由稀到稠:即从流质开始到半流质到固体;③由细到粗:如从菜汁到菜泥,乳牙萌出后可试食碎菜;④由一种到多种:适应一种食物后再加另一种,不能同时添加几种;⑤婴儿患病和天气炎热时,应暂缓添加新品种。

(2)添加辅食的顺序为:首先添加谷类食物(如米粉、米糊、稀粥),其次添加蔬菜汁(泥)或水果汁(泥)、动物性食物,建议顺序为:蛋黄泥、鱼泥(剔净骨和刺)、全蛋、肉末。具体步骤和方法可参照下表(表4-1)。

表4-1　添加辅食的步骤和方法

月龄	食物性状	添加的辅食	餐数		进食技能
			主餐	辅餐	
4~6月	泥状食物	米糊、稀粥、蛋黄、豆腐、动物血、鱼泥、菜泥、水果泥	6次奶（断夜间奶）	逐渐加至1~2次	用勺喂
7~9月	末状食物	粥、烂面、烤馒头片、饼干、鱼、全蛋、肝泥、肉末	4次奶	1餐饭 1次水果	学用杯
10~12月	碎食物	厚粥、软饭、面条、馒头、碎菜、碎肉、豆制品、带馅食品等	3餐饭	2~3次奶 1次水果	抓食 断奶瓶 自用勺

（二）保健方法

1. 新生儿保健　从出生至生后28天内，称为新生儿期。这一时期小儿脱离母体开始独立生活，内外环境发生巨大变化，但生理调节和适应能力不够成熟，易发生体温不升、体重下降，各种疾病如窒息、产伤、溶血等，发病率高，死亡率也高，尤其是第1周，因此又称围生期。

（1）拭口洁眼：新生儿娩出后迅速清理口腔内黏液。保证呼吸道通畅，以免啼哭时呛入气道。同时，要拭去眼睛、耳朵中的污物。新生儿皮肤表面附有一层厚薄不均的胎脂，对皮肤有一定的保护作用，不要马上拭去。但皮肤皱褶处及二阴前后应当用纱布蘸消毒植物油轻轻擦拭，去除多余的污垢。

（2）断脐护脐：脐带是母体与胎儿气血经络相通的纽带、孕母供给胎儿营养并进行物质交换的主要通道。婴儿出生后即需结扎脐带，脐带切断后，小儿开始独立生存，因而将断脐作为先天与后天的分界线。断脐必须严格消毒，无菌操作，脐带残端要用干法无菌处理，然后用无菌敷料覆盖。若在特殊情况下未能保证无菌处理，则应在24小时内重新消毒、处理脐带残端，以防止感染。断脐后还需护脐。保持脐带残端的清洁和干燥，注意保暖以防风冷外袭。脐带残端经4~10天后自然脱落，在此期间，注意勿让脐部被尿液、污水及其他脏物所侵，洗澡时勿浸湿脐部，避免脐部感染，预防脐风、脐湿、脐疮等脐部疾病的发生。

（3）洗浴衣着：新生儿出生后，用消毒纱布将体表污物、血渍揩拭干净，次日即可洗澡。洗澡水要用温开水，水温以36~37℃为宜。洗浴时将小儿托于左手前臂，右手持纱布，蘸水后轻轻擦拭小儿体表皮肤。不要将小儿没入水中，以免浸湿脐部。洗后可在体表涂以少量润肤油或鱼肝油。皮肤皱褶潮湿处扑以松花粉或滑石粉。洗浴时注意动作轻柔，避免受凉。臀部、会阴部及肛门周围宜经常清洗，保持皮肤清洁干燥，防红臀。

新生儿体温调节功能不全，容易散热，常出现体温下降，故必须特别注意保暖。寒冷季节更需做好保暖，可采用暖气、暖箱等保暖方法。夏季则要防暑降温，环境温度不能过高，婴儿衣被不能过厚或包裹过严，以免引起中暑。室内温度保持在22~24℃，湿度55%~65%对新生儿最为适宜。

新生儿的衣着应选择柔软、吸水性强的纯棉织物。衣服式样宜简单，容易穿脱，宽松而少接缝，不用纽扣、松紧带，以免损伤娇嫩的皮肤。临产前应将给婴儿准备的衣服取出吹晒，存放衣服的衣柜不要放置樟脑丸，以免引发新生儿溶血。天冷时将婴儿包入襁褓，包扎松紧要适宜,要让婴儿活动自如、保持双下肢屈曲姿势,以利于髋关节发育。夏季可给新生儿围一只布肚兜,既凉爽又护腹。婴儿最好穿连衣裤或背带裤,以利于胸廓发育。尿布、尿不湿也要柔软而且吸水性强,外面不可加用塑料或橡皮包裹,勤换勤洗,保持会阴部干燥清洁。

（4）祛除胎毒：胎毒为胎中禀受之毒,主要指热毒。胎毒重者,初生时多有面红目赤眵多、烦躁多啼、大便秘结等表现,易发生丹毒、痈疖、湿疹、胎黄、胎热、口疮等病证。如《幼科发挥·心所生病》说："小儿诸疮,皆胎毒也。"

我国自古有给初生儿祛除胎毒的传统方法,即给初生儿服用少量具有清热解毒作用的中药,以清除胎毒,减少遗患。实践证明,祛胎毒法对于改善小儿体质、减少某些疾病发生有积极作用。可选择以下方法：

1）豆豉法：淡豆豉10g。浓煎取汁。频频饮服。适用于胎弱之初生儿。

2）黄连法：黄连2g。用水浸泡令汁出。取汁滴入小儿口中。黄连性寒,适用于热毒重者,胎禀气弱者勿用。

3）大黄法：生大黄3g。沸水适量浸泡或略煮。取汁滴入小儿口中。胎粪通下后停服。脾虚气弱者勿用。

4）生姜法：生姜如小枣大一块,取其汁,加温开水冲成淡姜汤,用此药液拭口。适用于母气素寒,小儿面唇色淡者。既能去寒,又可免去吐泻之患。

2. 婴儿保健　出生后1~12个月为婴儿期。婴儿期间脏腑气血未充,生长发育迅速,除合理喂养之外,必须根据这一时期儿童的生理特点安排起居作息。《万氏家藏育婴秘诀·鞠养以慎其疾四》说："无风频见日,寒暑顺天时。"

（1）定期健康检查：是按一定间隔时间对儿童进行的生长发育检查。通过检查使医生和父母系统地观察儿童的生长发育和营养状况,了解在护理和喂养中存在的问题,尽早发现异常,采取相应措施进行预防和治疗。检查次数为第一年每3个月检查一次（即生后3、6、9、12个月）,第二、三年每6个月检查一次（即生后18、24、30、36个月）,3岁以上儿童每年检查一次。检查内容包括：①体格测量,测量身高和体重,2岁以内儿童还可增加头围和胸围的测量,并对其体格生长情况进行评价；②全身系统检查：检查儿童心、肺、肝、脾、四肢、皮肤以及五官等发育是否正常,是否存在精神发育迟滞或语言障碍等问题,婴幼儿还需检查前囟闭合和乳牙萌出的时间,观察有无佝偻病体征,4岁以上儿童加视力检查；③实验室检查：6~9个月的婴儿应检查一次血红蛋白,必要时可检查便常规、尿常规、肝功能、血钙、磷、碱性磷酸酶、锌、铅等微量元素；④心理检查：帮助家长了解儿童的心理发育特征,早期发现发育问题,以便早期干预。

（2）培养的良好生活习惯：要坚持带孩子到户外活动,享受阳光和新鲜空气,增强小儿体质。保证足够的睡眠,同时要掌握婴儿睡眠时间逐渐缩短的生理特点,在哺乳、戏耍等的安排上,注意有利于使之逐步形成夜间以睡眠为主、白天以活动为主的良好作息习惯。要做好婴儿的清洁卫生,勤换衣裤,早晚洗脸、洗脚和清洁臀部,有条件者每天洗浴。衣着要宽松,不可紧束或过暖而妨碍气血流通,影响骨骼发育。宋代陈文中《小儿病源方论·养子十法》中提出"养子十法",如头宜凉,背腹、足膝要暖等。

（3）早期教育：婴儿期是感知觉发育的重要时期,视觉、听觉及其分辨能力迅速提高,要结合生活实践,教育、训练他们由近及远认识生活环境,促进感知觉发展,培养他们的观察力。家长应为婴儿提供运动的空间和机会,促进其动作的发育。要对婴儿逐步进行定时大小便训练。语言的发展是一个连续而有序的过程,婴儿要先练习发音,继而感受语言和理解语言,最后才是用语言表达,即说话,家长要利用一切机会培养婴儿理解语言的能力。

（4）注意精神调摄,避免暴受惊恐而扰乱心气。《小儿病源方论·养子十法》说:"勿令忽见非常之物。小儿忽见非常之物,或见未识之人,或鸡鸣犬吠,或见牛马等兽,或嬉戏惊触,或闻大声,因而作搐者,缘心气乘虚而精神中散故也。"

（5）无病者不必服药,尤其是不要乱服补药,以免被药毒所伤,或产生耐药性。如《活幼口议·总论》所说:"婴儿平常无病,不必服药饵,恐遇疾不即为效。"

（三）预防接种

婴儿时期脏腑娇嫩,卫外不固,从母体获得的免疫力在6个月以后就逐渐消失,而自身后天的免疫力尚未建立,故此期易发生脾胃疾病、肺系疾病和传染病。要定期进行体格检查,进行生长发育监测,以便早期发现缺铁性贫血、维生素D缺乏性佝偻病、营养不良、肥胖症、发育异常等疾病,并给予及时干预和治疗。要合理膳食,注意饮食卫生,降低脾胃病的发病率。要防止意外,如异物吸入、窒息、中毒、跌伤等。尤其重要的是,由于婴儿时期对各种传染病都有较高的易感性,须按照我国卫生部2008年2月公布的《扩大国家免疫规划实施方案》的疫苗免疫程序,为1岁以内的婴儿完成预防接种的基础免疫(表4-2,表4-3)。

表4-2 《扩大国家免疫规划实施方案》疫苗免疫程序

接种疫苗	接种时间及次数
乙肝疫苗	出生时、1月龄、6月龄各接种1剂次,第1剂在出生后24小时内尽早接种,接种3剂次
卡介苗	出生时接种,接种1剂次
脊灰疫苗	2月龄、3月龄、4月龄和4周岁各接种1剂次,接种4剂次
百白破疫苗	3月龄、4月龄、5月龄和18—24月龄各接种1剂次,接种4剂次。无细胞百白破疫苗免疫程序与百白破疫苗程序相同。无细胞百白破疫苗供应不足阶段,按照第4剂次至第1剂次的顺序,用无细胞百白破疫苗替代百白破疫苗;不足部分继续使用百白破疫苗
白破疫苗	6周岁时接种,接种1剂次
麻疹疫苗	儿童满8月龄进行麻疹疫苗的基础免疫,1岁半~2岁复种1次
麻腮风疫苗 （麻风、麻腮、麻疹疫苗）	8月龄接种1剂次麻风疫苗,麻风疫苗不足部分继续使用麻疹疫苗。18~24月龄接种1剂次麻腮风疫苗,麻腮风疫苗不足部分使用麻腮疫苗替代,麻腮疫苗不足部分继续使用麻疹疫苗
流脑疫苗	6~18月龄接种2剂次A群流脑疫苗,3周岁、6周岁各接种1剂次A+C群流脑疫苗,接种4剂次
乙脑疫苗	8月龄和2周岁各接种1剂次,乙脑减毒活疫苗接种2剂次。儿童8月龄接种2剂次,2周岁和6周岁各接种1剂次,乙脑灭活疫苗接种4剂次
甲肝疫苗	18月龄接种甲肝减毒活疫苗接种1剂次。18月龄和24~30月龄各接种1剂次,甲肝灭活疫苗接种2剂次

表4-3　扩大国家免疫规划疫苗与预防疾病对应表

疫苗种类	预防传染病种类	备注
乙肝疫苗	乙型病毒性肝炎	原免疫规划疫苗
卡介苗	结核病	原免疫规划疫苗
脊灰减毒活疫苗	脊髓灰质炎	原免疫规划疫苗
百白破疫苗（基础）	百日咳、白喉、新生儿破伤风	新疫苗替换
白破疫苗（加强）	百日咳、白喉、新生儿破伤风	原免疫规划疫苗
麻疹疫苗	麻疹	原免疫规划疫苗
麻腮风联合疫苗（麻风、麻腮联合疫苗）	风疹、流行性腮腺炎	新加入疫苗
乙脑减毒活疫苗	流行性乙型脑炎	新加入疫苗，原有16个省纳入免疫规划，现扩大至全国范围
A群流脑疫苗（基础）	流行性脑脊髓膜炎	新加入疫苗，原有14个省纳入免疫规划，现扩大至全国范围
A+C群流脑疫苗（加强）	流行性脑脊髓膜炎	新加入疫苗
甲肝减毒活疫苗	甲型肝炎	新加入疫苗
出血热双价纯化疫苗	出血热	新加入疫苗（重点人群接种）
炭疽减毒活疫苗	炭疽	新加入疫苗（疫情控制储备疫苗）（重点人群接种）
钩体灭活疫苗	钩端螺旋体病	新加入疫苗（疫情控制储备疫苗）（重点人群接种）

三、幼儿喂养与保健

（一）喂养

1~3岁称为幼儿期，此时饮食的内容和形式均发生了很大变化，但其咀嚼和胃肠消化能力尚未健全，喂养不当容易发生消化紊乱。食贵有节，是断乳后幼儿饮食保健的基本原则。正如《万氏家藏育婴秘诀·鞠养以慎其疾四》谓："小儿宜吃七分饱，谓之节也。"所谓有节，首先是指数量上的节制，不可过饥或过饱。《素问·痹论》早就指出："饮食自倍，肠胃乃伤。"再者是指饮食质量上的调配，要求荤素搭配，既富营养，又易消化。在喂养过程中应注意以下问题。

1. 合理膳食

（1）膳食安排应满足小儿每日所需的热能及各种营养素。蛋白质、脂肪、碳水化合物的重量比值接近1∶1.2∶4，能量分配以总的供热中蛋白质占10%~15%，脂肪占25%~30%，碳水化合物占50%~60%，优质蛋白（动物蛋白质和豆类蛋白质）应占蛋白质总量的1/3~1/2为宜。

（2）继续给予乳制品，并逐步过渡到食物多样化。根据市场供应和季节变换菜谱，选择营养丰富,易消化的食物。每日食谱中应包括谷类、乳类、肉、禽、鱼、蛋类,尤其是蔬菜及水果,其中乳类每日应在300~500ml。尽量吃新鲜的食物,少选腌腊食物。硬果类食物如花生、瓜子、炒黄豆、核桃等因不易咬碎嚼烂且易呛入气管引起窒息,不适合幼儿食用。

2. 合理烹调　食品应适合小儿消化功能,宜细、软、碎、烂,避免刺激性和过于油腻的食品。保证食物新鲜无污染,注意色香味形,以吸引幼儿兴趣,增进食欲。尽量少给半成品熟食(香肠、火腿、红肠等),也不宜吃油炸食物,一般清蒸最好,保持原汁原味,红烧、煲炖也可,口味以清淡为宜。此时期大部分小儿已逐渐过渡到一日三餐,但两餐之间可加辅餐,如水果、牛乳或豆浆等。

3. 讲究饮食卫生　幼儿尽量少食生冷食物,不食隔夜饭菜和不清洁的食物。所有餐具均应保持清洁无污染,幼儿及喂食者食前便后要洗手,同时注意口腔卫生。

4. 培养良好的进食习惯

(1)定时定量,少吃零食: 按照我国的传统习惯,早、中、晚三餐为正餐。吃好正餐,是每个家长必须正视的问题。只有将正餐调配合理,做到多样化,才能使小儿得到全面的营养。一日三餐的营养分配,要求做到早餐吃好、中餐吃饱、晚餐吃少。含蛋白质和脂肪的食物,安排在早餐和中餐,晚餐以蔬菜和五谷为主的饭菜即可。少吃零食。零食所含营养成分不全,不能满足小儿生长发育之全面需要。多吃零食会影响正餐,损伤脾胃,导致营养失衡。

小儿可根据年龄的大小,适当增加进餐的次数。一般1~2岁小儿每日可进餐5次,即除正餐外,在上午、下午或睡前1小时加餐一次。3~5岁每日进餐4次为宜,一般在下午加餐1次。6岁以后可按3餐进食,但小学阶段,课间可加食点心1次。

(2)避免偏食,纠正厌食: 偏食是指小儿嗜食某类食品,而拒绝食其他食品。偏食最易导致小儿营养失衡,不是太过就是不及。《景岳全书·小儿则·护养法》指出:"小儿饮食有任意偏好者,无不致病。"偏食多由不良的饮食习惯引起,纠正偏食需要父母长期耐心诱导,同时合理调配饮食。小儿模仿力很强,饮食行为受父母饮食习惯影响极大,因此家长首先应言教身教,不偏食、不挑食。

若喂养不当、气候过热、活动过度、情绪因素、维生素A中毒,或服用对肠胃有刺激的化学药品(如红霉素、磺胺类药、甲硝唑),或是维生素B族和微量元素锌缺乏等,可能引起小儿厌食,须对因治疗。

(3)食宜专心,进食宜乐:《论语·乡党》曰:"食不语,寝不言。"要专心进食,细嚼慢咽。要营造宽松、愉快的进食环境,切忌在进餐前后训斥小儿,不要强迫进食,鼓励、引导和教育儿童使用餐具和独立进餐的技能。

(二)保健

1. 起居活动　鼓励幼儿多做户外游戏与活动。结合幼儿的年龄和其相应的生理特点,要培养幼儿独立生活的能力,安排规律生活,促使其养成良好的生活习惯。睡眠时间可从14小时逐渐减至12小时,以夜间睡觉为主,日间午休1.5~2.5小时。1岁后训练孩子坐盆排尿,夜间按时唤醒小儿小便,使其产生条件反射,早日能够自行控制排便。2岁开始培养其睡前及晨起漱口刷牙,以保护牙齿,预防龋齿。逐步教会孩子自己洗脸洗脚、穿脱衣服等。《活幼口议·小儿常安》说:"四时欲得小儿安,常要一分饥与寒。"这些都是古代总结至今仍在广为运用的行之有效的育儿经验。

幼儿1~1.5岁能独立行走、活动,2岁以后能够跑、跳、爬高。与此同时,手的精细动作也逐渐发展,逐步学会玩玩具、做游戏。此时要注意在其蹒跚学步时由成人牵扶,防止跌跤,又要给幼儿保留一定的自主活动空间,引导其动作发育。要重视与幼儿的语言交流,通过对话、游戏、讲故事、唱歌等促进幼儿语言发育与运动能力的发展。幼儿有强烈的好奇心、求知欲和表现欲,喜欢提问、翻看漫画、观看动画片等,家长应给予满足,并借以进行启蒙教育。

2. 疾病预防　由于幼儿户外活动增加和活动能力提高,患感染性疾病及传染性疾病的机会也相应增多。而且断乳后食物种类明显转换,脾胃功能薄弱,易致吐泻、疳积等证,故要防外感、慎起居、调饮食、讲卫生,才能减少发病。还要继续按计划免疫程序及时进行预防接种或复种,以预防传染病。幼儿好奇好动,但识别危险的能力差,应防止异物吸入、烧烫伤、触电、外伤、中毒、溺水等意外事故的发生。每隔3~6月应进行一次体格检查,预防龋齿。父母多关心儿童,多与儿童交流,正确引导情绪的疏泄,避免发生儿童情绪障碍的问题。儿童情绪障碍可能影响到他们的日常生活、学习和交往,临床上常见的儿童情绪问题表现有焦虑、抑郁、恐惧、适应障碍、强迫症、臆想等。

四、学龄前期保健

自3周岁至入小学前(6~7岁)为学龄前期。此期小儿体格发育稳步增长,大脑皮质功能迅速发育,智能发育趋于完善。心理变化较为突出,理解能力逐渐增强,并具有不少抽象概念,如数字、时间等,能用较复杂的语言表达自己的思维和感情,表现出强烈的好奇心和求知欲,可塑性强,是性格形成的关键时期。

此期保健多在幼儿园中进行,其指导思想应是"以保为基础,保教结合",要按照教育部的幼儿教育纲要进行有计划的教育工作。家长和教师应重视潜在智能的开发,适时地进行学前教育,使之增长见识,培养学习习惯和优良的道德品质,为接受学校教育打下基础。由于学龄前期小儿独立活动范围扩大,又缺乏生活经验和自我控制能力,容易发生意外事故,因此要加强安全教育。

(一)体格锻炼

加强体格锻炼,增强小儿体质。保证每天有一定时间的户外活动,接受日光照射,呼吸新鲜空气。要充分利用室内外活动场所和各种活动设备,安排适合该年龄阶段特点的锻炼项目,如跳绳、跳舞、踢毽子、保健操,以及小型竞赛项目等,各种活动和锻炼方法轮换安排。并在游戏和锻炼中学习遵守规则和与人交往,培养集体主义和荣誉感。

(二)学前教育

孔子曾说过:"少成若天性,习惯如自然。"注重周围环境对于儿童的影响,指出这种"无言之教"能使小儿"潜移默化,自然似之。"学龄前期儿童好学好问好模仿,家长与保育人员应因势利导,循循善诱,借以开发其潜能。要根据该年龄阶段儿童的智能发育特点,安排适宜的教育方法与内容,幼儿园里开展唱歌、绘画、剪贴、搭积木、做模型、做游戏等活动;家庭中也可通过讲故事、收听收看学前广播电视节目、接触周围的人和物、参观游览等多种多样的形式使孩子增长知识。培养其独立生活能力、辨别是非能力及良好的学习习惯等,使之具有良好的心理素质。明代医家万全曾提出了"遇物则教之"的学习方法,《育婴家秘·鞠养以慎其疾四》说:"小儿能言,必教之以正言,如鄙俚之言勿语也;能食,则教以恭敬,如亵慢之习勿作也……言语问答,教以诚实,勿使欺妄也;宾客,教以拜揖迎送,勿使退避也;衣服、器用、五谷、六畜之类,遇物则教之,使其知之也;或教以数目,或教以方隅,或教以岁月时日之类。如此,则不但无疾,而知识亦早矣。"值得注意的是,早期教育应循序渐进,适合该年龄段儿童的智能发育特点,切忌强求灌输,规定学习知识的任务,拔苗助长,结果往往适得其反。

(三)预防疾病

学龄前期小儿体质增强,发病率下降,但淋巴系统发育很快,青春期前达到高峰,可能出现与免疫有关的疾病如肾炎、风湿病、过敏性紫癜等。这一时期仍然要调节饮食,保证充足营养;避免溺水、外伤、误服药物及食物中毒等意外发生;尽可能根治某些疾病。每年要进行1~2次健康检查和体格测量,继续监测生长发育,筛查与矫治近视、龋齿、缺铁性贫血、寄生虫等常见疾病。

五、学龄期保健

学龄期相当于小学学习期。此期小儿的体格仍在稳步增长,乳牙依次更换为恒牙,除生殖系统外,其他器官的发育到本期末已接近成人水平,智能发育更为成熟,控制、理解、分析、综合等能力增强,是获取知识的重要时期。此期的主要任务是:保障身心健康,促进儿童的全面发展。力求达到"一切功能活动处于最满意状态"的目标。

(一)全面发展

学龄期儿童处于发育成长的重要阶段,学校和家庭的共同教育是使孩子健康成长的必要条件。家长和教师要言传身教,为人师表,引导孩子做好人做好事。既不能娇生惯养姑息放纵,也不能操之过急打骂逼迫。《女学篇·襁褓教育》提出:"为师者,须不恶而严,循循善诱。"要提供适宜条件,培养良好的学习习惯,加强素质教育,铸造优良品质。

要坚持进行户外活动和体格锻炼;平衡膳食,加强营养,补充早点(课间餐);保证充足的睡眠时间,以满足儿童体格生长、心理和智力发育、紧张学习和运动等需求。注意减轻过重的学习负担,让孩子生动、活泼、主动地学习,促进其创造性思维的发展。同时对其进行法制教育,建立起履行义务和完成任务的责任感。

(二)预防疾病

学龄期儿童发病率进一步降低,但须注意防治此期的好发疾病,如哮喘、风湿热、过敏性紫癜、肾病综合征等,防止和矫治中小学生"六病"(龋齿、近视、沙眼、寄生虫、贫血、营养不良)。观察儿童情绪和行为的变化,减少精神行为障碍性疾病如注意力缺陷多动障碍、多发性抽动等的发生。注意检查脊柱,端正坐、立、行姿势。养成餐后漱口、早晚刷牙、睡前不进食的习惯。预防和及时治疗各种感染、避开污染环境、避免过敏源,减少发病。学习交通规则和事故防范知识,减少伤残的发生。

(熊　磊)

第三节　青春期儿童保健

青春期是儿童到成人的过渡阶段,也是儿童发育过程的特殊时期。《素问·上古天真论》指出:男子"二八肾气盛,天癸至,精气溢泻,阴阳和,故能有子。三八肾气平均,筋骨劲强,故真牙生而长极。"女子"二七而天癸至,任脉通,太冲脉盛,月事以时下,故有子。三七肾气平均,故真牙生而长极。"明确提出男子16岁左右,女子14岁左右进入青春期。随着社会的发展,第二次世界大战以来,世界各国儿童青春期来临的时间显示逐步提前的趋势。目前我国女童青春期一般为11~12岁开始到17~18岁、男童为13~14岁开始到18~20岁。在此年龄阶段所发生的一系列形态、生理、生化以及心理和行为的改变程度,对每一个个体来说,都是一生中其他年龄阶段所不能比拟的。由于生理上的成熟与心理和社会适应能力发展相对滞后的不同步,形成青春期复杂的心理卫生问题。做好青春期生理和心理卫生保健,对于顺利完成从儿童向成人的过渡,使之身心健康地走向社会、适应环境具有十分重要的意义。

一、青春期的主要生理变化

(一)第二性征出现

青春期前,儿童的性器官处于幼稚状态。进入青春期后,在激素的作用下,内外性器官迅速发育。乳房的发育通常作为女性进入青春期的标志,但发育年龄及时间有很大的个体差异,大约在8~13岁左右开始,表现为乳房逐渐隆起,有时轻度发胀,乳头突出。乳房发育后6个月至1年间出现稀少而柔软的阴毛,并逐渐增多变黑。阴毛出现6个月至1年后,腋毛也开始出现。青春期男性受雄激素的影响,除了同样长出阴毛、腋毛外,还开始长胡须,12岁出现喉结,13岁声音变粗。至18岁时喉结、变声基本发育完成,生殖器官也逐渐发育成熟。

(二)身高突增

这是青春期到来的重要标志。身高突增起止的早晚、突增幅度和侧重部位等都有明显的性别差异。男孩身高突增幅度每年可增长7~9cm,最多可达10~12cm,整个青春期平均约增长28cm;女孩每年可增长5~7cm,最多可达9~10cm,整个青春期平均约增长25cm。由于男孩身高突增开始较女孩晚两年,故使其身高加速的起点较女孩高,加之突增幅度较女孩大,因此最终男性比女性高10cm左右。此外,体重和胸围也都明显增加。

(三)月经初潮和遗精

月经初潮是女性青春期发育的重要标志。中国女性平均初潮年龄约在13~14岁,范围波动在10~16岁之间。由于初潮时卵巢功能尚未成熟,初潮一年内可排卵者只是少数,1~3年内无排卵者属于正常。因此初潮后月经周期常不规律,约2年后才能形成规律性月经。初潮年龄与遗传、营养状况、经济水平有关。男性到了青春发育期,睾丸不断分泌大量的雄激素,同时产生大量精子,精子与精浆共同组成精液。精液不断产生并不断积聚在输精管内,当达到一定饱和状态时,便会通过遗精的方式排出体外。首次遗精年龄平均为14~16岁,比女性月经初潮平均年龄约晚2年。初期的精液里可能没有成熟的精子。首次遗精发生后体格发育渐趋缓慢,18岁左右,睾丸、附睾进一步发育成熟,精液成分也接近成人。

二、青春期的营养

青春期是人生生长的第二个高峰,脑力劳动和体力运动消耗大,必须保证各种营养素的摄入,才能满足生长发育的需求。三餐定时定量,保证吃好早餐,避免盲目节食,吃富含铁和维生素的食物。

(一)青春期对营养的特殊要求

1. 足够的热量　青春期的热量需求较成人高25%~30%。男孩、女孩的热量供给量应分别为每日约10.87MJ(2600kcal)和10.46MJ(2500kcal),热量的主要来源是主食中的谷类食物。摄入热量不足,可使基础代谢率降低,身体活动减少,体重下降。

2. 充足的优质蛋白质 青春期儿童正处在迅速发育时期,对蛋白质的需求高,蛋白质所提供的热量应占总供给热量的12%~15%。鸡蛋、牛奶、瘦肉、大豆制品等优质蛋白中所含的必需氨基酸量较高,比值更接近人体,能较好地被吸收、利用。因此,每日所供给的蛋白质中,此类蛋白应占1/3~1/2。

如果蛋白质量供给不足或品质不佳,可导致消瘦、贫血、水肿、各种生理功能低下、性发育落后和免疫力下降,甚至影响智力发育。

3. 足够的维生素、宏量元素和微量元素 青春期由于能量代谢大增,对各种维生素的需要量也相应增多,尤其是B族维生素。

由于骨骼发育迅速,对钙、磷等组成骨骼的矿物质需求也显著增加。青春期儿童每日应摄入一定量的奶类和大豆类食品,以补充钙的不足。

由于体内血容量的不断增加,机体对食物中铁的需求量也日益增加。女孩因月经失血,更需要增加铁的摄入量。故青春期儿童应多吃含铁丰富的动物类食品,如瘦肉、鱼、动物血和动物肝等。若同时摄入充足的维生素C,则更有利于铁的吸收。锌是很多金属酶的组成成分和酶的激活剂,参与RNA和DNA的转录以及蛋白质的合成过程。锌与性腺发育、运动功能也有密切关系。缺锌可致身体发育停滞,性发育迟缓,性腺功能低下和贫血。含锌丰富的食品有贝壳类海产品、红色肉类和动物内脏。碘是甲状腺素的重要成分,为青春期旺盛的新陈代谢所必需,对生长发育有较大影响。应多吃含碘丰富的食品,如海带、紫菜、海鱼等,但要防止过多,以免引起甲状腺功能亢进。

(二)青春期的饮食卫生

青春期除需要供给充足的营养素外,还需注意养成良好的饮食习惯。

1. 按需进食,切忌暴饮暴食、盲目节食 应多吃蔬菜少吃盐,少吃动物脂肪和糖类食品。长期过量饮食,加之活动量少,可致脂肪在体内贮存,促使肥胖的发生。相反,如片面追求苗条体型,节食不当或过分减食,则对生长发育和身体健康有害。

2. 合理营养,均衡饮食 任何食物都不可能包含人体所需的所有营养素。因此,应合理安排膳食,切忌挑食,以保证各种营养素的供给。青春期膳食中蛋白质、脂肪、碳水化合物比值以1.1∶1.5∶5为宜,主食选择谷类时,宜将各种粮食掺和使用,如在大米、小麦中加入少量玉米、豆类、薯类等,以提高蛋白质的营养价值。

(三)青春期常见的营养问题

1. 营养性缺铁性贫血 本病是青春期常见的营养问题,女孩发病率远高于男孩。主要由于青春期的生长加速,血容量突增和女孩的月经失血,增加了对铁的需求量,加之摄入食物中铁含量不足,使铁的供给量不足所致。

据中国营养学会2000年建议,青春期儿童铁的需要量为男孩:11岁,1.1~1.3mg/d;14岁,1.6mg/d;18岁,1.2mg/d。女孩:11岁,1.4~1.5mg/d;14岁,2.0mg/d;18岁,1.69mg/d。

2. 肥胖 青春期肥胖中的80%是由于膳食量超过机体的需要,日常运动量过少所致。其原因还有遗传、内分泌失调等。肥胖使青少年体重增加,心脏负担加重,呼吸功能下降,活动减少,并可伴有心理障碍。肥胖对造血营养素需要量相对增加,故易发生铁、叶酸、维生素B12等缺乏和营养性贫血。青春期肥胖可使成人心血管疾病的发病时间提早和糖尿病发病率增高。对于青春期肥胖的防治,应从培养良好的饮食和生活习惯,适当控制和减少饮食中脂肪和糖类摄入量,每天进行充足的户外运动。

三、青春期常见生理卫生问题及保健

(一)青春期甲状腺肿大

甲状腺的发育在青春期达一生之高峰。甲状腺分泌甲状腺素,有兴奋神经、调节新陈代谢、促进生长发育的功能。青春期间,为了满足生长发育的需要,机体需要摄入充足的碘来合成甲状腺素,对碘的需要量剧增,若摄取不足,可发生甲状腺代偿性肥大。以女孩多见,表现为两侧甲状腺腺体弥漫性肿大,质地柔软,一般摸不到结节。青春期后甲状腺肿大可自行消退。食用碘盐,多吃含碘丰富的食物,如海带、海蜇皮、紫菜及各种海鱼等,可有效防治青春期甲状腺肿大。

(二)痤疮

是青春期常见的毛囊皮脂腺的慢性炎症性皮肤病。一般认为,内分泌因素、皮脂的作用、毛囊内微生物是痤疮发病的主要因素。此外,可能还与免疫和遗传有关。过食动物脂肪及糖类食物,消化不良或便秘,锌缺乏,精神紧张,湿热气候,接触矿物油或内服碘化物、溴化物等可加剧痤疮。痤疮的皮损主要发生于面部,也可发生在胸背上部及肩部,偶尔发生于其他部位。开始时多有黑头粉刺及油性皮脂溢出,还常有丘疹、结节、脓疱、脓肿、窦道或瘢痕,多无自觉症状,炎症明显时,则可引起疼痛和触痛。青春期后大多数病人均能自然痊愈或症状减轻。多吃富含纤维和维生素的食物,少吃动物性脂肪、甜食和刺激性食物,经常保持皮肤清洁是防治痤疮的有效措施。要常用温水或其他去脂消炎的香皂洗涤患处,不要用手抠或挤压,不要使用油脂类化妆品,以免阻塞毛囊口和皮脂腺开口,加重症状。以感染为主的痤疮可选用清热解毒的中药内服或外用,也可选用复合维生素B、维生素A、锌制剂等。

(三)月经不调和经前期综合征

月经不调是青春期女性的一种常见疾病,表现为月经周期紊乱,经期延长或缩短,出血量增多或减少,甚至月经闭止。月经失调主要是心理原因造成的,如果精神压力过重,引起情绪上的忧思焦虑,严重的甚至闭经。在经前期,约有1/3的女性会出现经前期综合征,其主要表现是头痛、眩晕、恶心、呕吐、心悸或乳房胀痛、失眠、记忆力减退、注意力涣散等。这些症状也会引起心理的变化,如烦躁易怒、坐卧不安、孤僻、多愁善感、多疑猜忌等。一般经期过后,这些症状即减弱或消失。经前期综合征是由于神经—内分泌功能失调造成的,心理因素在发病中占有重要地位。注意经期卫生,保持精神愉快和情绪乐观,避免重体力劳动和剧烈运动;少吃刺激性食物,多饮水,多吃蔬菜、水果,保持大便通畅,将有助于减少月经不调和消除经前期综合征。

(四)乳房发育问题

女性到达青春期的第一个表现就是乳房发育。乳房中的乳腺由乳腺管、乳腺泡和脂肪组成。乳房内肌纤维量少,自身支持能力较差,故应注意乳房的保护,如保持正确的身体姿势,及时佩戴适合的胸罩等。

绝大多数女孩,发育成熟的乳房左右两侧基本对称。部分女孩也有可能出现乳房过小或过大,双侧乳房发育不对称,乳房不发育,乳房畸形以及乳房包块等现象。若发现这些情况,一是可通过健美运动促进胸肌发达,使乳房显得丰满;二是在医生指导下进行适当治疗。

提倡每月乳房自检1次,在月经期后进行,目的在于及早发现乳房包块。检查包括观察和触摸两部分,触摸时要注意乳房、胸壁和腋窝部有无肿块或增厚。如观察和触摸发现有乳房外形变化,乳头突然内陷或突起,或触及包块,应及早就诊。青春期女性的乳房肿块,多数为良性囊肿或纤维瘤,但应谨慎排除恶性肿瘤的可能。

(五)包皮过长和包茎

包皮过长和包茎在青春期男孩中是较常见的现象。男性阴茎的皮肤很薄,在阴茎头处呈双层称为包皮。儿童期包皮能完全包住阴茎头及尿道外口,青春期时随阴茎增大包皮向后退缩,使阴茎头膨出,部分人到青春期后包皮仍未能完全退缩,但上翻时仍能露出尿道口和阴茎头,称为包皮过长。当包皮口过紧不能上翻时称为包茎。包皮过长或包茎时,包皮皮脂腺的分泌物会积存成为包皮垢,若不及时将包皮上翻清洗干净,会使包皮和阴茎头发炎,出现局部红肿、刺痒或疼痛等,故包皮过长的男孩应注意每日睡前清洗阴茎,最好应用流水及单独使用盆、巾,清洗时注意应将包皮翻转清除包皮垢后用干净的毛巾擦干后复位。包茎易致感染,长久可致癌,应尽早手术,可采用包皮环切手术。手术对性功能和将来的性生活不会有任何影响,还能促进阴茎的发育。

(六)遗精

遗精是男性青春期发育后的正常现象,通常在晚上睡眠时发生。发生的间隔时间个体差异很大,一般为每月1~2次,偶尔每周1~2次,只要不过于频繁,并且对身体和精神没有明显的不良影响,则都属于正常现象。但若过于频繁,2~3天1次,一夜数次,甚至白天清醒时也发生遗精,从而影响生活和学习,则应引起重视并查找原因,给予指导或治疗。

(七)手淫

指用手或其他器具摩擦自己的性器官,以获取性快感的性行为。手淫是一种自慰行为,是青少年最初的性体验。手淫属个人隐私,并不对其他人和社会构成威胁,也不应被视为"不道德"或罪恶、耻辱行为,从而避免使青少年陷入不安与恐惧之中。应正确引导和教育,使他(她)们懂得,手淫并非必须,更不应无度。过度手淫可致精神疲惫、注意力不集中、失眠等不良后果。

四、青春期常见心理卫生问题及保健（详见第四节）

由于青春期身体处于加速发育阶段,尤其是生殖系统在此期迅速发育而达到性成熟,而心理和社会适应能力发展的相对推迟,容易在心理上引起波动,形成了复杂的青春期心理卫生问题。必须加强教育与引导,正确对待青春期的生理和心理变化,使其增强识别能力,抵御不良风气的侵蚀,处理好人际关系,培养其适应社会的能力。

（熊　磊）

第四节　儿童心理学研究

儿童心理学是研究从出生至18岁儿童心理发展一般规律及年龄特征的学科。儿童心理的发展既有连续性,又有阶段性。儿童的生理成长是心理发展的前提;儿童自觉将社会和教育的需求转化为自身需求则是儿童心理发展的决定因素。

西方文献中,儿童心理学与"儿童发展"在意义和范围上基本相同。对其研究可以追溯到文艺复兴以后的一些人文主义教育家,如夸美纽斯提出教育必须贯彻"适应自然"的原则、洛克提出"白板说"、卢梭再次提出并强调教育的自然适应性原则。他们提出了尊重儿童、了解儿童的新教育思想,为儿童心理学的产生奠定了最初的思想基础。达尔文的进化论直接推动了儿童发展的研究。他的《一个婴儿的传略》是儿童心理学早期专题研究成果之一,对于推动儿童心理的传记法(或日记法)研究有重要影响。儿童心理学体系建立是以德国生理学家和实验心理学家普莱尔1982年编写的《儿童心理》为标志,被公认为第一部科学系统的儿童心理学著作。

中国古代教育家在教育理论和实践上虽也涉及很多儿童心理方面的研究,但儿童心理学作为一门独立学科在中国出现较晚。最早开创儿童心理学研究的是陈鹤琴,其编写的《儿童心理之研究》是中国第一部儿童心理学教科书。

一、儿童心理发展理论

我国儿童心理学界认为,遗传为儿童心理发展提供了必要条件,奠定了物质基础;环境在儿童心理发展上起决定作用,其中教育起主导作用。这一观点是在早期苏联理论基础上形成的。随着研究的深入,我国儿童心理学界有了新的认识,认为遗传和环境是相互影响、相互制约的,它们共同对儿童的心理发展发生作用。

二、儿童心理学的基本研究内容

人的心理可以分为心理过程和心理状态两个方面。心理过程是指心理的动态表现,即知、情、意等,心理状态是指心理的静态或较稳定的状态,主要指个性。

1. 生理和动作的发展　儿童生理发展是指其大脑和身体在形态、结构及功能上的生长发育过程。大脑、神经系统和感官的活动是心理活动的基础,儿童的生理发展直接影响并制约着儿童心理活动的发展。另外,儿童各种动作、运动的发展是其活动发展的直接前提,也是儿童心理发展的外在表现。因此,儿童生理和动作的发展一直是儿童发展心理学的重要研究课题。

2. 认知的发展　认知是指人对客观世界的认识活动,包括感觉、知觉、注意、想象、记忆、言语、思维等认识活动的发展。根据认知的对象或研究领域的不同,儿童认知发展分为两个方面:一是对自然现象的认知发展,如对数、空间、时间、类别等概念的认知,通过这些认知活动儿童获得各种数理逻辑经验;二是对社会的认知发展,即对人和人类事物的知觉、思维和推理,主要包括如下内容:一是关于人的概念,如认识自己、他人的心理过程和个性特点等;二是获得符合社会常规或人们期望的行为模式的社会知识的发展,提高对社会生活的适应能力;三是对各种社会人际关系的概念以及制约这些关系的社会习俗、道德准则的认知发展。

3. 情绪的发展　情绪是指伴随着认知和意识过程产生的对外界事物的态度,是个体对客观事物和主体需求之间关系的反映,是心理活动的一个重要方面。包括情绪体验、情绪行为、情绪唤醒等复杂的心理活动。

4. 意志的发展　意志是人的思维过程见之于行动的心理过程,即人自觉地确定目的并支配行动,克服困难实现目的的心理过程。它是人区别于动物的自觉能动性的体现。但意志活动不是儿童生来就有的,而是随着儿童随意运动和言语的掌握形成的。因此,意志的发生与发展,独立、自制等意志品质的形成等都是儿童发展心理学研究的重要内容。

5. 个性的发展 个性是指一个人的精神面貌,即具有一定倾向性的心理特征的总和。个性结构是多层次的、由复杂的心理特征构成的独特整体,包括能力、气质、性格、动机、信念等。儿童的个性是一个逐步形成和发展的过程。新生儿的行为表现由于先天基础的差异就有所区别,之后在不同环境的影响下,儿童的心理活动越来越带有个人的特点,从而形成彼此不同的个性,同时也影响着他们对客观现实的认识。因此,研究儿童个性的形成和发展过程以及它对心理活动的制约作用是儿童心理学的主要研究内容。

三、儿童时期心身发展特征

(一)新生儿期

从出生到生后第28天。是胎儿离开母体开始独立生活并适应外界环境的重要阶段。此时,新生儿要通过自身的吮吸动作来获得生存给养,具备了视、听、嗅、味、触及本体感觉等心理功能。

(二)婴儿期

生后28天~1周岁。是儿童身心发育最快的时期之一。神经系统的发育迅速,运动能力已提高到可以受意识控制的水平,较新生儿期前进了一大步,学会了翻身、坐起、爬行、站立、行走、会双手及手眼协调玩玩具,会简单表达需要和情感。

(三)幼儿期

1~3周岁。此期的脑重已增至1000g左右,相当于成年人(平均脑重1400g)的2/3。此期不仅是语言发展的关键期,也是运动功能进一步发展的时期。记忆以无意识记、机械识记、形象记忆占优势。两岁左右有20多种复杂的情绪,三岁左右可以表现出一定的个性特征。

(四)学龄前期

3~7周岁。脑重已接近1300g。词汇量大大增加,表现出简单的逻辑思维以及判断推理的能力,模仿力极强,有独立的愿望,开始自行其是,称为"第一反抗期"。

(五)学龄期

7~12周岁。此期神经系统的成熟度已达97%,而生殖系统的成熟度只有15%,其余如循环、消化、运动系统的成熟度达60%,在行为中变化最大的是以游戏为主的自由生活过渡到以学习为主的校园生活。有极强的求知欲和想象力,但破坏力也很强。

四、儿童期心理发展中的常见问题及保健

(一)婴儿期——缺乏母爱

婴儿最初的微笑是身体处于舒适状态的生理反应和表情。大约2个月左右,微笑就具有社会性,成为影响成人的信息,可以吸引母亲更乐于接近他(她)。母亲应在婴儿期给予足够的爱抚,在做得比较好的时候要及时给予鼓励。母乳喂养不仅供给营养,而且供给了感情温暖。母亲的爱抚、微笑、愉悦的语言可以唤起婴儿积极的反应,母爱与婴儿的身心发育直接相关。

(二)婴幼儿及儿童前期——"感觉统合失调"

儿童感觉统合失调是指儿童期表现出来的胆小、害羞、平衡能力差、动作不协调、反应

迟钝或过于敏感、注意力不集中、学习效果差、躁动不安等一系列症状。该失调是造成儿童学习困难以及交往困难的基本原因。专家认为感觉统合失调是由于大脑对信息进行有效应用和组织的失败造成的，与现代都市化和小家庭限制了孩子与自然接触、与人交往的机会，从小在电视、电脑陪伴下长大缺乏身体多种感官和信息的输入有关。目前，中国儿童中约有1/3的孩子有不同程度的感统失调，需通过一系列游戏式的训练（感觉统合训练）进行纠正。

婴幼儿阶段是人一生认识功能发展，特别是感知、语言等智力因素发展最关键的时期，适时地给予孩子发展所需的不同颜色、形象、声音及触动觉、温度觉的相应刺激，也就为儿童一生认知功能的发展奠定了较好的基础。

（三）模仿能力强——好榜样的力量

1. 幼儿期——父母言传身教 父母是孩子的第一任老师，一定要言传身教，言行一致，否则会令孩子无所适从而感到焦虑、困惑。只有创造一个民主和谐的家庭氛围，才能使孩子无忧无虑地生活、发展才智、形成良好个性。

2. 学龄前期及学龄期——教师形象的维护 进入幼儿园和小学以后，教师在幼儿心中是至高无上的，逐渐取代父母的地位。因此教师的言行对孩子的影响十分重要。每位老师都应该懂得儿童心理，保护孩子的自信心和自尊心，自觉地维护"教师"在孩子心目中神圣、高尚的形象。

心理学有个著名的"皮格马利翁效应"（Pygmalion effect），据此，心理学家罗森塔尔（R Rosonthal）曾对小学儿童做过"预测未来发展的测验"，发现教师的期望行为发展了这部分孩子智力，于是称这种现象为皮格马利翁效应。这对教师应该是一种启示。

（四）关于寄养问题

寄养是我国特有的养育方式。南京陶国泰教授曾指出：寄养问题是造成儿童心理缺陷或精神疾病的原因之一。他建议：父母在完成基本的系统学习之后再怀孕生养。如果要寄养，母亲至少要亲自带3个月至半年，若是异地要经常去看望，接回父母身边有一个过渡，不良习惯要慢慢纠正，不可急于否定。

（五）学习问题

小学生心理问题的发生率在13%左右，主要是学习问题、品行问题、教育问题。中学生的心理问题发生率在20%左右，主要是学习问题、人际关系问题、恋爱问题、教育问题等。学习问题是家长关注的焦点问题之一。孩子成绩不理想，家长往往不惜时间和金钱，到处求助求教。成绩不理想的原因很多，主要涉及智力因素、学习兴趣、注意稳定性以及是否存在考试焦虑等。学业负担过重常给孩子带来沉重的心理压力，甚至产生厌学情绪，学习问题或造成亲子关系紧张。有的家长"望子成龙"心切，对学习成绩差的子女要求过严，有的则对子女失去信心，放任不管，使其产生焦虑、紧张、厌学、逃学和离家出走等心理卫生问题，有的表现出异乎寻常的反抗情绪，有的形成家庭暴力，必须引起家庭、学校和社会的高度重视。

1. 创造良好的家庭气氛 父母对孩子心理特点的形成是很重要的，孩子相当多的问题往往都是父母的问题所引起，父母对孩子心理的形成有着不可推卸的责任。父母对孩子个性形成的影响，除了遗传外，还表现在父母的个性和父母对孩子的态度上。家庭是孩子最初的生活环境，是孩子社会化过程的开端。若家庭气氛不健康，则社会化过程一开始就偏离了健康的轨道。社会化过程的偏离是造成孩子社会适应不良的根源。

2. 提供良好的环境   家庭是青少年成长的小环境,学校和社会就是青少年成长的大环境,大环境的好坏直接关乎青少年的健康成长。因此,营造良好的校风、学风,净化社会风气很有必要。

五、青春期心身发展中的常见问题及保健

青春期心理问题的发生率在16%左右,由于身体处于快速发育阶段,生殖系统在此期迅速发育达到性成熟,而心理和社会适应能力发展相对滞后,容易在心理上引起困扰和波动,主要问题有学习问题、人际关系问题、恋爱与性问题等。

(一)学习问题

学习不仅是指学习科学文化知识,也是指从自己和别人的成功和失败中学习直接和间接经验的能力,当遇到学习困难问题,个人或他人无法解决时,通过心理咨询可以帮助解决,以达到心理保健的目的。

(二)情绪情感问题

青春期情绪情感有了较快的发展。伴随着大量的内心新体验,孩子自我意识逐步加强,富有激情和热情,情绪脆弱不稳定,爱憎分明,易发脾气易冲动,不善于处理感情和理智之间的关系。情绪问题成为青少年心理卫生的一个重要问题。正性情绪可促进身心健康;负性情绪出现频繁或持续时间过长,则易导致心理和生理的疾病或者造成严重后果,如自暴自弃、离家出走、甚至自虐轻生等,对此要引起足够重视。家长和老师要了解青少年心理发育的特点,尊重他们的独立性和自尊心,不能过激过火,不宜过多干涉。帮助他们学会调控自己的情绪,尊重别人,与别人沟通和交流,引导和教育青少年正确评价自我,用理智战胜感情,克服不良情绪,健康平稳地度过青春期。

(三)恋爱与性的问题

性是个体发展到一定程度后必然产生的心理生理现象。进入青春期后,就有了恋爱和性的问题。

此期人体生殖系统的器官和功能开始迅速发育,性困惑也随之而来。有的对自身性发育及性成熟的生理变化感到神秘不解,从而形成紧张的心理压力。有的则由于对性发育好奇而致情绪不稳,极少数由于缺乏正确引导,心中疑惑得不到答案,又难于启齿询问,往往从不正当途径去探求两性知识而走入歧途。还有的由于手淫常产生追悔、自责的情绪,影响正常的学习。因此,应及时进行性生理、性心理、性卫生知识和性伦理道德乃至性法制方面的教育,消除青少年对性器官及第二性征的神秘、好奇、不安、恐惧,纠正有关性的认识和行为上的偏差,建立健康的性意识,确立正确的性爱观。因此,青春期的性教育不仅是性知识的教育,更是人格教育、道德教育和有关身心健康的教育。

(四)人际关系问题

身体的迅速成长和性成熟带来的变化,使青春期少年开始产生"成人感"。这种"成人感"是青少年身心发展过程中的一个必然经历,青少年开始自动摆脱童年期的依赖而要求加入成人的世界,他们渴望独立的愿望日益强烈。在青春期早期与同性同伴的关系更为密切,在同龄人中,他们感到更安全,可以互相信任,倾吐内心的秘密和苦恼,也经常得到理解和同情。个性发展特点使他们与家庭的关系逐渐疏远,不再事事听从父母的指挥,对父母的

教导产生疑虑,产生心理代沟,这一方面意味着自我意识的发展,具有积极的社会化倾向;另一方面使家庭关系紧张,应该通过心理咨询、心理指导等方式促进双方及早进行心理调适,加强亲子关系。青春期的少男少女处于性发育阶段,对异性有了朦胧的爱恋之情,有时会因友谊和爱情而陷入烦恼中。家长和教师应给他们更多的理解,耐心地倾听他们的意见,教给一些解决问题的基本技能,给予正确的帮助和引导,培训他们的社会交往技能,提高青少年的同伴关系,克服青少年在交往中的害羞心理、自卑心理和嫉妒心理,鼓励健康的同伴行为。

(五)不良习惯和嗜好

青少年好奇心及模仿性强,这种心理状态使他们很容易受他人影响,现代社会复杂性增加,使得一些青少年滥用与医疗目的无关且具有依赖性的一类有害物质,包括烟、酒、镇静药、镇痛药、鸦片类、大麻、可卡因、幻觉剂、有同化作用的激素类药物等。除吸烟外,还有酗酒、吸毒、赌博等违法犯罪行为也是重要的心理卫生问题。

近年来,青少年网络成瘾问题日益受到重视。网络成瘾是指在无成瘾物质作用下的上网行为冲动失控,表现为过度使用互联网而导致个体明显的社会、心理功能损害。其判断的基本标准主要包括四个方面:①行为和心理上的依赖感;②行为的自我约束和自我控制能力基本丧失;③工作和生活的正常秩序被打乱;④身心健康受到较严重的损害。其危害主要表现在青少年身体、心理发育以及社会安定团结等方面。与正常上网者相比,网络成瘾者更易抑郁、焦虑,时常倍感孤独。由于长时间和电脑在一起,与人沟通相处的能力受到抑制和削弱,对现实生活的反应能力和应对能力也会受到抑制和削弱。另外,网络游戏良莠不齐,暴力和色情游戏充斥着网络,对青少年世界观、道德观的形成造成极其不良的影响。

互联网的飞速发展正迅速地改变着人们的生产和生活方式,学习网络、掌握网络、使用网络是进入信息时代的必由之路。对青少年上网不能一味封堵禁止,教师和家长的配合是戒掉网瘾不可或缺的一环。要多与他们交流沟通,正确地引导他们上网,使其能真正利用网上的丰富资源促进自身发展。

青春期少年可塑性很大,必须加强教育与引导,普及青春期保健知识,正确对待青春期的生理和心理变化,增强识别能力,抵御社会不良风气的侵蚀,正确处理好人际关系,使之认识社会、适应社会、融入社会,成为健康乐观、积极向上的有用人才。

参 考 文 献

[1] 汪受传,俞景茂. 中医儿科临床研究. 北京: 人民卫生出版社,2009: 113-131.

[2] 江育仁,朱锦善. 现代中医儿科学. 上海: 上海中医药大学出版社,2005: 46.

[3] 汪受传,丁樱,王素梅. 中医儿科学. 上海: 上海科学技术出版社,2006: 35.

[4] 石淑华,黎海芪,潘建平. 儿童保健学. 北京: 人民卫生出版社,2006: 54.

[5] 叶广俊,渠川琰,戴耀华. 儿童少年卫生与妇幼保健学. 北京: 化学工业出版社,2004: 37.

[6] 胡亚美,江载芳. 褚福棠. 实用儿科学. 北京: 人民卫生出版社,2005: 67.

[7] 薛辛东,杜立中. 儿科学. 北京: 人民卫生出版社,2008: 52.

[8] 戴光霞,张丽,王兴伟. 现代儿童保健学. 上海: 第二军医大学出版社,2007: 366.

[9] 杨春,林琳. 儿童发展心理学. 长春: 吉林大学出版社,2011: 4-31.

[10] 陈友庆. 儿童心理理论. 合肥: 安徽人民出版社,2008: 1-6.

[11] 洪炜. 医学心理学. 北京: 北京大学医学出版社,2009: 1-53.

[12] 张孝娟. 中医临床心理学. 北京: 中国医药科技出版社,2006: 402-412.

[13] 申昆玲. 儿科学(全国高等医学院校教材). 第2版. 北京: 北京大学医学出版社,2009.

[14] 中国营养学会. 中国居民膳食指南2016. 北京: 人民卫生出版社,2016: 201-202.

（熊　磊）

第五章　儿科诊法及现代研究

第一节　儿科四诊的基本内容

小儿疾病的诊断方法，与临床其他各科一样，均运用望、闻、问、切四种诊法进行诊断和辨证。《素问·阴阳应象大论》说："善诊者，察色按脉，先别阴阳；审清浊，而知部分；视喘息，听音声，而知所苦；观权衡规矩，而知病所主；按尺寸，观浮沉滑涩，而知病所生。"小儿有其独特的生理、病理特点，生长发育、病情反应均不同于成人，四诊也有其特点。我国历代对儿科四诊，积累了丰富的经验。近代以来，应用物理学、化学、数学、工程技术等学科原理，研制了多种诊断仪器设备，不断扩大了诊察范围，搜集到的疾病信息资料更为丰富，为疾病诊断提供了更可靠的基础。

一、望诊

望诊，是医者用视觉观察患儿的神、色、形、态、舌象、分泌物及排泄物等异常变化，以了解病情的一种方法。古称儿科为"哑科"，诊断困难，钱乙认为小儿"脉难以消息求，证不可言语取"。《幼科铁镜·望形色审苗窍从外知内》说："望、闻、问、切，固医家之不可少一者也，在大方脉则然，而小儿科，则惟以望为主，问继之，闻则次。"因此历代儿科医家都把望诊列为四诊之首。

（一）望神色
神是指小儿的精神状态，色是指面部气色。

1. 望神　望神就是通过对小儿目光、神态、表情、反应等方面的综合观察，了解五脏精气盛衰和病情轻重及预后。望神在诊断疾病、判断预后中具有重要作用及意义，《素问·玉机真脏论》谓："五色脉变，揆度奇恒，道在于一。神转不回，回则不转，乃失其机。"神是病情轻重的综合反应，似无形而有形，需在长期临床实践中注意总结，比较揣摩，积累经验，才能望而知之，心中有数。

2. 望色　面部望诊是小儿望神色中的重要组成部分。《灵枢·邪气脏腑病形》说："十二经脉，三百六十五络，其血气皆上于面而走空窍。"《灵枢·师传》也说："五脏之气阅于面。"说明面部色泽是人身气血的反映，望面色可以了解脏腑气血的盛衰，以及邪气之所在。观察面部气色的好坏，主要在有神无神。所以喻嘉言《医门法律·望色论》说："察色之妙，全在察神。"《素问·五脏生成》谓："生于心，如以明润光泽，内含隐隐而不外露为有神，枯槁、晦黯、暴露者则为失神。"常用的面部望诊方法有五色主病和五部配五脏,其中五色主病是望神察色诊病的主要方法。

（1）五色主病:又称五色诊,即按面色红、青、黄、白、黑五种不同颜色的偏向表现来诊察疾病。五脏六腑之生理病理均在机体呈现特定的颜色,如《素问·举痛论》谓:"五脏六腑,固尽有部,视其五色,黄赤为热,白为寒,青黑为痛,此所谓视而可见者也。"《片玉心书·观形察色总论》中说:"凡看小儿疾病,先观形色,而切脉次之。""而五位青色者惊积不散,欲发风候。五位红色者,痰积壅盛,惊悸不宁。五位黄色者,食积敛伤,疳候痞癖。五位白色者,肺气不实,滑泄吐痢。五位黑色者,脏腑欲绝,为疾危恶。"《育婴家秘·幼科发微赋》更概括为:"青惊赤热,黄积白疳,如煤之黑兮必中乎恶毒,似赭之赤兮斯感乎风寒。"古代儿科医家对于五色主病,一方面出自五行理论,另一方面也是临床观察、经验积累的结果。

五色主病的主要内容有:面呈白色,多为虚证、寒证;面色赤红,多为热证,又有实、虚之分;面色黄而非常色者,多为虚证或湿证;面色青,多为寒证、痛证、惊痫、瘀证;面色黑,多为寒证、痛证、瘀证、水饮证。

（2）五部配五脏:是根据面部不同部位出现各种色泽变化来推断脏腑病变的面部望诊方法。五部就是指左腮、右腮、额上、鼻部、颏部。《素问·刺热》首先提出按五脏气机上下升降机制划分面部部位:"肝热病者,左颊先赤;心热病者,颜先赤;脾热病者,鼻先赤;肺热病者,右颊先赤;肾热病者,颐先赤。"《小儿药证直诀·面上证》则明确提出:"左腮为肝,右腮为肺,额上为心,鼻为脾,颏为肾。"

总之,不论五色主病,或五部配五脏的面部望诊方法,它和四诊其他方法一样;都不能单独用来作为诊断小儿疾病的依据。五色主病和五部配五脏相较,又以五色主病更有价值。

（二）望形态

形指形体,态指动态。望形态就是观察病儿形体的强弱胖瘦和动静姿态。在观察形体动态中,也要着重了解机体神的盛衰,《素问·脉要精微论》说:"头者精明之府,头倾视深,精神将夺矣。背者胸中之府,背曲肩随,府将坏矣。腰者肾之府,转摇不能,肾将惫矣。膝者筋之府,屈伸不能,行则偻附,筋将惫矣。骨者髓之府,不能久立,行则振掉,骨将惫矣。得强则生,失强则死。"

小儿形体,现代除由医生望诊得出印象之外,还可对若干指标进行测试,如测定身长、体重、皮下脂肪厚度、毛发直径、颜色等,使望形诊断逐渐增加了量化指标。各年龄组小儿具有不同的生理动态能力,如竖颈、爬行、站立、行走、爬梯等动作能力均需到相应月龄才能具备。因此,不少动作的正常与否还需与年龄结合起来分析。

（三）审苗窍

苗窍是指口、舌、目、鼻、耳及前后二阴。苗窍与脏腑关系密切。脏腑有病,能在苗窍上有所反映,诚如夏禹铸《幼科铁镜·望形色审苗窍从外知内》所说:"五脏不可望,惟望苗与窍,小儿病于内,必形于外,外者内之著也,望形审窍,自知其病。"因此,审察苗窍可以测知脏腑病情。

1. 察舌　舌为心之苗,心开窍于舌。《灵枢·脉度》说:"心气通于舌,心和则舌能知五味矣。"心主血,所以察舌可以了解营卫气血和脾胃消化功能的病变,同时可以了解病之表里、寒热、虚实。《幼幼集成·舌病证治》中云:"舌为心之苗,胃之根,小儿多生舌病,以心脾之积热也,故有重舌、木舌、弄舌、舌苔等证,宜辨其虚实而治之。"

临床上望舌，要注意观察舌体、舌质、舌苔三方面的变化。这三个方面既要分看，又要合看，并且结合其他诊法，才能做出正确的判断。小儿舌质较成人红嫩。新生儿舌红无苔和哺乳婴儿的乳白苔，均属正常舌象。食后或服药后对舌苔有一定影响，应予注意。儿科除内科舌诊内容外，还要注意一些特殊舌象，如木舌、重舌、舔舌、连舌、吐舌、弄舌、霉酱苔、花剥苔、染苔等。

观察舌象还应注意其动态变化。舌质淡红转红转绛，是热证由浅入深，舌苔由白转黄转灰，是热证由轻转重；舌苔由无到有，说明胃气逐渐来复；舌苔由薄转厚，说明食积湿滞加重；舌苔由厚转薄，说明食积湿滞渐化。

2.察目　目为肝之窍，五脏之精华皆上注于目。察目包括眼睑、眼珠及瞳仁黑睛等在内。《灵枢·脉度》说："肝气通于目，肝和则目能辨五色矣"。《灵枢·大惑论》又说："五脏六腑之精气皆上注于目"，"肝开窍于目"，"肝受血而能视"。眼的各部分分属各脏腑，眼睑属脾、二眼眦属心、白睛属肺、黑睛属肝、瞳神属肾。故察目之各部，可知各脏腑病变。《灵枢·论疾诊尺》说："目赤色者病在心，白在肺，青在肝，黄在脾，黑在肾。黄色不可名者，病在胸。"

3.察鼻　鼻为肺窍，是呼吸的孔道，肺开窍于鼻而司呼吸。《灵枢·脉度》说："肺气通于鼻，肺和则鼻能知香臭矣。"察鼻主要观察鼻内分泌物和鼻形的变化。

鼻根二目之间，名曰山根，常有青筋隐现。山根脉纹形色对疾病诊断有一定参考价值。一般认为：色青多见于惊风、腹痛、癫痫等属肝病的证候；色红多见于感冒、肺炎、哮喘等属肺病的证候；色黄多见于积滞、呕吐、疳证等属脾胃病的证候。另从形态看，认为横形多见于脾胃病证、竖形多见于肺系病证、斜形无临床意义。其实用价值及判断标准尚待研究。

4.察口　脾开窍于口，除舌体外，还须观察口唇、齿、龈、咽喉、腮、腭等部，这些部位与肺、肾、胃也相关。《灵枢·脉度》说："脾气通于口，脾和则口能知五味矣。"口为脾之窍，所以察口与口味，可了解脾胃等脏腑病变。察口主要观察口唇、口腔、齿龈，咽喉的颜色、润燥及外形变化。

5.察耳　《灵枢·脉度》说："肾气通于耳，肾和则耳能闻五音矣。"耳为肾窍，上通于脑，部位属少阳，为宗脉之所聚。前人将耳的各部分属五脏，即耳尖属心，耳垂属肾，耳轮属脾，耳外属肝，耳内属肺。小儿耳壳丰厚，颜色红润，是先天肾气充沛的表现；耳壳薄软，耳舟不清，是先天肾气未充的表现；耳内疼痛流脓，为肝胆火盛之证。

6.察二阴　二阴属肾，为肾之窍。肾开窍于二阴，前阴为清窍，后阴为浊窍，察二阴可知病情之寒热虚实。男孩阴囊紧缩，颜色沉着，是先天肾气充足的表现；若阴囊松弛，颜色淡白，则是先天肾气不足之征象。在患病过程中，阴囊紧缩者多寒；弛纵不收者多热；阴囊肿大透亮，状如水晶，为水疝；阴囊中有物下坠，时大时小，上下可移，为小肠下坠之狐疝；腹痛啼哭而将睾丸收引入腹者，俗称"走肾"，多为厥阴受寒；阴囊、阴茎均现水肿，常见于阳虚阴水；女孩前阴部潮红灼热瘙痒，常见于湿热下注，亦须注意是否有蛲虫病。

（四）辨斑疹

前人认为斑为阳明热毒，疹为太阴风热。斑疹在儿科多见于外感时行疾病，如麻疹、幼儿急疹、风疹、猩红热、水痘等，也见于杂病，如紫癜等。斑有阳斑、阴斑之分。阳斑为温热毒邪发斑，多见于温病热入营血，其斑大小不一，色泽鲜红或紫红，常伴发热等症；阴斑多内伤或者伴有外感而发，色淡红者多为气不摄血，色淡紫者多系阴虚内热，色紫红者多属血热夹瘀，色青紫者多是瘀血停滞。疹有丘疹、疱疹之别，以疹内是否有液体而区分。

（五）辨涎痰吐物

1. **辨涎液**　涎液是口腔内的分泌物,除婴儿外一般不会自动从口角流出。涎为脾之液。常有涎液流出,渍于颏下,称为滞颐,多因心脾积热和脾胃虚寒,涎液黏稠色淡黄者为实为热,清稀色淡者为虚为寒。

2. **辨痰液**　痰分有形和无形,无形之痰只见痰证,不见痰形,如痰蒙清窍,可见神昏、谵语、嗜睡之痰证;有形之痰需咯吐方出,来自气道与肺。痰液变化与肺脾二脏关系最为密切,所谓"脾为生痰之源,肺为贮痰之器"。痰液清稀属寒,清稀夹泡沫是风寒;清稀易咯吐是风寒;痰多色白黏稠是湿痰;质稀久不止是脾虚。痰液色黄属热,痰液由白转黄是寒从热化;痰液黄稠是肺热灼津炼液;痰黄量少难咯是肺热伤阴。痰中带血是热伤肺络,痰液黄稠带血丝,频咳胸胁作痛,为肝火灼肺;痰液黄红相兼,量少难咯,为燥火伤肺;痰液脓浊带血,气味腥臭,为肺热肉腐之肺痈;久咳痰中带血,须防阴伤肺热之肺痨。

3. **辨呕吐物**　吐物臭秽浊腐为胃热;吐物清稀无臭为胃寒;吐物腐臭多宿食停滞。呕吐黄绿苦水为胆热犯胃;呕吐黯红血水为胃络损伤。呕吐吐出蛔虫,是虫踞肠腑或蛔厥虫瘕的可靠依据。呕吐频频不止,伴腹痛便闭,要防肠腑滞塞不通之肠结(肠梗阻),新生儿患者需考虑先天性消化道畸形。

（六）察二便

察大便可测知脾胃病证,察小便可测知肾系病证。一般而言,除新生儿及较小乳儿大便可呈糊状,1日3次左右。正常小儿的大便应该色黄而干湿适中,日行1~2次。大便燥结,为内有实热或阴虚内热;大便稀薄,夹有白色凝块,为内伤乳食;大便稀薄,色黄秽臭,为肠腑湿热;下利清谷,洞泄不止,为脾肾阳虚;大便赤白黏冻,为湿热积滞,常见于痢疾;婴幼儿大便呈果酱色,伴阵发性哭闹,腹部有包块,常为肠套叠;大便色泽灰白不黄,多系胆道阻塞。

正常小儿的小便为淡黄色。若小便黄赤短少,或有刺痛,多为湿热下注之热淋;若小便黄褐如浓茶,伴身黄、目黄,多为湿热发疸;若小便色红如洗肉水或镜检红细胞增多者为尿血,鲜红色为血热妄行,淡红色为气不摄血,红褐色为瘀热内结,黯红色为阴虚内热;若小便浑浊如米泔水,为脾胃虚弱,饮食不调所致,常见于积滞与疳证。

（七）察指纹

指纹是作为三岁以内小儿代替脉象的一种辅助诊断方法。正如《幼幼集成·指纹晰义》所言"三岁以内小儿看指纹。"孙思邈《备急千金要方·少小婴孺方》有"鱼际脉赤者热,脉青大者寒,脉青细者为平也。""脉在掌中尚可疗,若至指则病增也。"的记载,首先将《黄帝内经》中的诊络脉法应用于诊察小儿手掌、鱼际乃至指端的络脉。指纹诊法起于唐代王超《仙人水镜图诀》,历代儿科医著对其有着丰富的记载。《医宗金鉴·幼科杂病心法要诀·四诊总括》说:"初生小儿诊虎口……紫属内热红伤寒,黄主脾病黑中恶,青主惊风白是疳。"指纹的辨证纲要,可以归纳为"浮沉分表里,红紫辨寒热,淡滞定虚实,三关测轻重。"影响指纹表现的因素很多,有先天性的血管分布、走向差异,也与年龄、体型、皮下脂肪、皮肤颜色、外界温度等因素有关。所以,指纹诊应当结合患儿无病时的指纹状况,以及患病后的各种临床表现,全面加以分析辨证。

二、闻诊

闻诊是医者用听觉和嗅觉来辅助诊查疾病的方法。儿科听声音主要包括小儿的啼哭、呼吸、咳嗽、语言等声音的高亢低微；嗅气味包括小儿口中之气味及大小便、痰液、汗液、呕吐物等的气味。

（一）听声音

《素问·六节藏象论》认为音声是脏腑精气的外在表现，谓："五气入鼻，藏于心肺，上使五色修明，音声能彰。"五脏功能衰败，精气神不能内守，亦可从音声上反映出来，《素问·脉要精微论》说："中盛脏满，气胜伤恐者，声如从室中言，是中气之湿也。言而微，终日乃复言者，是夺气也。衣被不敛，言语善恶，不避亲疏者，是神明之乱也。"此外，从音声的高低强弱及其变化情况，可察知脏腑之虚实、寒热。语声低微细弱，懒言，声音断续，或前重后轻，多属阴证、虚证、寒证，多为禀赋不足，气血虚损所致。

（二）嗅气味

嗅气味包括病儿口中之气味及大小便、呕吐物等的气味。注意排除因食某些食物后引起的特殊气味。

口味是指口中有异常的味觉或气味。由于脾开窍于口，其他脏腑之气亦可循经脉上至口，因此，口味常是脾胃功能失常或其他脏腑病变的反映，既可反映急性病，又可反映周身脏腑各种慢性病变，属中医四诊范畴的问诊及闻诊部分。

三、问诊

问诊是医者通过口问，了解病情的一个重要方法。《素问·征四失论》强调："诊病不问其始，忧患饮食之失节，起居之过度，或伤于毒，不先言此，卒持寸口，何病能中！"指出问诊的重要意义。

问诊的内容，喻嘉言《医门法律》中提出的"十问"也基本适用儿科。小儿问诊的内容除与成人相同者外，要注意问年龄、个人史（包括胎产史、喂养史、生长发育史、预防接种史等），还要结合儿科病的发展特点询问。

（一）问年龄

询问年龄对诊断疾病具有重要意义，儿科某些疾病与年龄有密切关系，儿童用药的剂量也与年龄的大小有关。

1周内新生儿易患脐风、胎黄、脐湿、脐疮等，新生儿和乳婴儿易患鹅口疮、脐突、夜啼，婴幼儿易患泄泻，6个月以后的小儿易患麻疹，1岁左右的婴幼儿易患幼儿急疹等传染病，学龄前小儿易患水痘、百日咳等传染病，12岁以后疾病谱已基本上接近成人。

问年龄要询问实足年龄，新生儿应问明出生天数，婴幼儿应问明实足月龄。

（二）问病情

包括询问疾病的症状及持续时间，病程中的病情变化和发病的原因等。着重询问以下内容：

1. 问寒热 主要问寒热的微甚进退，起始时间与持续时间、温度高低规律（最好用体温计测量并记录），用药反应。为了辨别寒热性质，也需结合观察、触摸、询问等，如通过患儿头额、胸腹、四肢、手足心等部位的触摸，或哺乳时的感觉，呼吸时鼻气温度来测知小儿是否发热；通过观察其姿态，如依偎母怀、蜷缩而卧、喜暖避冷，测知有无畏寒存在。

2. 问出汗 主要询问汗出的多少、部位、时间等。小儿肌肤嫩薄，腠理疏松，较之成人易于出汗。常见入睡之时，头额汗出，若汗出不多，又无它症者，不属病态。白天不活动或稍动即汗出,为自汗,是气虚所致;入睡后汗出,醒后汗止为盗汗,是阴虚或气阴两虚。热病中汗出热不解者,为表邪入里;若口渴、烦躁、脉大、大汗者,为里热实证;若大汗淋漓,伴呼吸喘促,肢冷脉伏者,为阳气将绝、元气欲脱之危象。

3.问头身　婴幼儿头疼常表现为反常哭闹,以手击头或摇头,较大儿童能诉说头痛、头晕及身体其他部位的疼痛和不适。以手击头或摇头或抓耳而无其他所苦者,多与缺钙有关。头痛而兼发热恶寒为外感风寒;头痛呕吐,高热抽搐,为邪热入营,属急惊风;头晕而兼发热多因外感;头晕而兼面白乏力,多为气血不足;头痛如刺,痛有定处,多为瘀阻脑络。

关节疼痛,屈伸不利,常见于痹证。肿痛而热者,多为热痹;肿痛不热者,多为寒痹;肢体瘫痪不用,强直屈伸不利为硬瘫,多为风痰入络,血瘀气滞;痿软屈伸不能为软瘫,多因肝肾亏虚,筋骨失养。小儿有下肢关节疼痛阵作,发作为时短暂,关节肌肉无变化,亦无其他症状者,可能为生长阶段出现的暂时性络脉不和,俗称"生长痛",不必认作病态。

4.问胸腹　胸部不适,主要靠年长儿自诉。婴幼儿难以确认。胸部窒闷,喘鸣肩息,多为痰阻气道,肺失宣肃;胸闷胸痛,气短喘促,多为胸阳不振,痰阻气逆;胸闷心悸,面青气短,多为心阳虚衰,血脉瘀滞;胸痛咳嗽,咯吐脓血,多为肺热壅盛,腐肉伤络。

婴儿腹痛,临床常表现为阵发性反常哭闹,曲腰啼叫,或双手捧腹,辗转不安。较大儿童主诉的腹痛,要通过腹部按诊并结合其他症状以确定部位、性质。若痛在脐周,发作短暂,别无它症,按诊亦无显著改变,反复发作而症状相似,能自行缓解,多为脾阳不足,中焦气滞。脘腹胀痛,嗳气酸馊,为伤食积滞;两胁胀痛,呕恶发热,为热结少阳;右上腹痛,剧如钻顶,时急时缓,呕恶吐蛔,为蛔扰入膈;脘痛隐隐,绵绵发作,嗳气吐酸,食欲不振,为中虚气滞;大腹疼痛,痛则欲便,里急后重,便下脓血,为湿热下痢;右下腹痛,肢屈不伸,按之痛甚,呕吐发热,为肠痈瘀热;腹痛如绞,位在两侧,按之无块,小溲出血,为石淋发作;急起腹痛,面白肢凉,喜暖喜按,小溲清长,为寒伤中阳;痛有定处,反复发作,按及包块,推之不移,为气滞血瘀。

5.问二便　患儿大小便的数量、性状、颜色、气味及排便时的感觉等情况,通常是通过问诊了解。大便秘结干燥或下痢脓血,泄泻稀薄,小便黄赤或清长或浑浊,多离不开寒、热、虚、实以及湿滞和饮食失调。

小便的多少与饮水多少、出汗多少、大便情况等因素有关。一般而言,小便频数而短赤者,多是下焦湿热,或心热移于小肠;小便清长量多,甚或遗尿者,多是肾气不足,下元虚冷;小便淋沥,伴尿急尿痛,多为湿热下注膀胱之热淋;排尿不畅或突然中断,或见尿血鲜红,或排出砂石者,为湿热煎熬之石淋;小便过多,兼多饮多食者,是消渴;小便特少,兼一身浮肿者,是水肿。

6.问饮食　食伤在儿科病因学中具有重要意义。向家长询问小儿的饮食情况,是儿科问诊不可缺少的内容。

饮食包括纳食和饮水两方面。小儿能按时饮食,食量正常,不吐不泻者,为脾胃功能良好的表现。若不思饮食,或所食不多,兼见面白神疲,为脾胃虚弱;不思饮食,脘腹胀满,或兼吐泻者,为乳食积滞;能食而不充形骸,嗜食异物,多为疳证、虫证。新生儿哺乳后乳汁从口角溢出称为"溢乳"。渴喜冷饮,多为热证;渴喜热饮,或口不渴,多为寒证;渴欲饮水,口舌干燥为胃热津伤;渴不欲饮,或饮亦不多,多为湿热内蕴。多饮多食,形瘦尿多,为阴虚燥热之消渴;多饮少食,舌干便秘,为胃阴不足之厌食。

7. 问睡眠 正常小儿睡眠总以安静为佳。年龄越小,睡眠时间越长。小儿睡眠情况,要询问每日睡眠时间,睡中是否安宁,有无惊惕、惊叫、啼哭等。小儿白天如常,夜不能寐,啼哭不休,或定时啼哭者,为夜啼;睡卧不安,烦躁不宁,多属邪热内蕴,心经郁热;寐不安宁,多汗惊惕,常见于佝偻病脾虚肝旺证;睡中龂齿,或是虫积,或是胃热、肝火;寐而不宁,肛门瘙痒,多为蛲虫;睡中露睛,多为久病脾虚;入夜心怀恐惧而难寐,多为心神失养或惊恐伤神;出现昏睡或嗜睡,在热病中多为邪入心包,或痰蒙清窍所致。

（三）问个人史

包括胎产史、喂养史、生长发育史、预防接种史等。

1. 胎产史 与新生儿、婴幼儿的疾病诊断关系密切。要问清胎次、产次,是否足月,顺产或难产,有否流产以及接生方式、出生地点、出生情况、孕期母亲的营养和健康情况等。如五迟、五软有的与初生不啼(新生儿窒息)有关,脐风因断脐不洁产生,双胎、多胎易见胎怯。

2. 喂养史 对小儿,特别是婴幼儿的生长发育与发病有密切关系,对脾胃病患儿尤当重视。包括喂养方式和辅助食品添加情况,是否已经断奶和断奶后的情况。对年长儿还应询问饮食习惯,现在的食物种类和食欲等。

3. 生长发育史 包括体格生长和智能发育,如坐、立、行、语、齿等出现的时间,囟门闭合的时间,体重、身长增长情况。对已入学小儿还应了解学习成绩,推测智力情况。

4. 预防接种史 询问何时接种何种疫苗,接种次数,接种效果。包括卡介苗、麻疹减毒活疫苗、脊髓灰质炎减毒活疫苗、白喉类毒素、百日咳菌苗、破伤风类毒素混合制剂、乙型脑炎疫苗、流行性脑脊髓膜炎菌苗,以及甲型肝炎减毒活疫苗、乙型肝炎疫苗、伤寒副伤寒甲乙三联死菌苗等疫苗的预防接种情况。记录接种年龄和反应等。

（四）其他方面

问诊中尚须注意问清以往曾患何种疾病、治疗效果,即既往史;家庭人员健康状况,即家族史等。

既往史指过去病史,特别是对与现病有关的既往疾病需详细询问。注意过去有无与现病相同或类似的疾病,如高热抽风者须问过去有无类似病史,过敏性疾病应问过去是否有类似发作史,脓血便患儿应询问有无痢疾未彻底治疗史等。

询问与本次疾病有关的同一系统疾病,如肺系疾病患儿是否有反复呼吸道感染等,脾系疾病患儿是否有慢性或反复发生脾胃病史,心阳虚衰、血脉瘀阻患儿有无先天性心脏病或其他器质性心脏病病史等。

考虑本次疾病可能为传染病时,要特别注意询问过去患过何种传染病,如患过麻疹、水痘、流行性腮腺炎者一般不会再次发病。若考虑目前症状可能为某些传染病(如流行性乙型脑炎、脊髓灰质炎等)的后遗症时,更要问清起病时的情况。

每个患儿都要询问药物过敏史并在病历上用红笔标出,以免误用。

另外,还需询问父母年龄及健康状况,如已死亡,应记录死亡年龄及原因。询问父母是否近亲结婚,母亲孕产史,直系亲属中有无家族性或遗传性疾病。

四、切诊

切诊是医者运用手指切按患者体表以诊察疾病的方法。切诊包括脉诊和按诊两个方面,是诊断儿科疾病的重要手段。《灵枢·邪气脏腑病形》说:"按其脉,知其病,命曰神。"诊脉部位多为寸口诊脉,早在《黄帝内经》中已对寸口脉给予了高度重视,"人迎寸口诊法"、"尺寸诊法"均和寸口相关联。《素问·经脉别论》说:"脉气流经,经气归于肺,肺朝百脉。"《素问·五脏别论》说:"五脏六腑之气味,皆出于胃,变见于气口。"这些观点,为脉诊独取寸口提供了理论基础。

按诊的部位要全面,包括头囟、颈腋、胸腹、四肢与皮肤,一般按自上而下的顺序进行,也可参照西医学中的体格检查要求操作。

（翟文生）

第二节　儿科诊法的现代研究

一、望诊的现代研究

（一）红外热象仪的应用研究

20世纪80年代以来,随着颜色光学理论的发展和测色仪器的更新,国内外已能用精密仪器测定物体颜色,为中医望诊学走向现代化提供了可能。近20多年来,国内中医工作者应用色度学研究方法在色诊客观化方面做了许多工作,取得了一定成果,丰富了中医面部色诊的内容。色度学研究方法主要采用光电血流图仪测定局部血流容积或采用红外热象仪测定局部温度等方法探讨与中医色诊的关系。人体是一个天然的生物红外辐射源,它不断地向周围空间辐射红外线。无论什么样的肤色,其辐射率都接近于1。人体皮肤的红外辐射波长范围是3~50μm,其中8~14μm的波长占人体全部辐射能量的46%,峰值波长为9.5μm。当人体出现病变或某些生理状态发生变化时,全身或局部的热平衡就会受到破坏。因此,精确测定人体的温度变化,就可了解人体的情况。李洪娟通过对316例健康体检人群面部红外热图目、鼻、唇、额、颊、颏等区域的热值数据分析,探求平和体质人群面部红外特征及不同面部区域寒热偏离与脏腑疾病的关联关系,提出面部红外检测技术的研究方法和临床价值。它可作为辨证的一项指标,亦可作为判断疗效的指标。

（二）光电血流容积面诊仪的应用研究

通过应用GD-3型光电血流容积面诊仪与Pclab生物功能系统匹配,观察额部、左颊、右颊、鼻头、下颏的血流容积指标及三类偏色的血流容积指标情况,以观察健康人面部常色光电血流容积指标的正常参考值及三类偏色光电血流容积比值指标的情况。结果显示,光电血流容积指标能反映心血管的功能和血液的状态,面部血流容积变化从不同角度反映了面色—血流容积变化的机制,是面部常色形成的生理基础。光电血流容积仪为望色提供了一个现代化的技术平台。

（三）计算机图像处理系统的应用研究

应用中医面诊数字化检测仪采集并分析冠心病、慢性肾衰竭、慢性乙肝患者面色特征信息。结果发现,不同脏腑疾病面色及其参数的变化有一定规律,中医面诊数字化检测仪辅助中医临床诊断是可行的,为慢性肾衰竭、冠心病、慢性乙肝的中医辨证诊断提供了客观依据。

（四）舌诊的现代研究

主要就健康儿童与患病儿童进行比较，总结不同病证的舌象规律以及舌象形成的机制。

1. 微量元素分析 研究表明，微量元素锌、铜、铁含量的减低与舌苔关系极大。简慧贤等观察193例缺锌儿童舌苔改变，发现大多数表现为地图舌，用锌制剂治疗后，地图舌很快消失或改善，认为人体内微量元素锌与舌苔之间存在着有机联系。

2. 舌苔与免疫状态 舌苔与免疫状态有一定关系，溶菌酶、分泌型免疫球蛋白A（SIgA）等免疫物质的含量与舌苔有关，有研究显示正常舌苔组溶菌酶含量显著高于异常舌苔组，舌苔异常各组SIgA、IgG含量明显高于正常舌苔组，认为舌苔的形成实际是机体病理生理变化在舌体的表现形式。有人观察六种舌苔患者红细胞免疫功能及淋巴细胞ANAE（L-ANAE）活性，结果显示红细胞C3b受体花环率（RCR）除黄苔组外均显著低于正常对照组，虚寒薄白苔组免疫复合物花环率（RICR）显著低于正常组，各组L-ANAE显著低于正常组，表明RCR、RICR、L-ANAE可作为察苔（尤其是虚寒薄白苔）辨证的客观指标之一。

3. 舌苔蛋白质组学研究 近年来从舌苔蛋白质组学探讨舌苔原理及其微观规律，建立并优化了蛋白质组学分析中的双向电泳技术，建立了蛋白质组研究中的图像分析体系，获得了分辨率和重复性均较好的双向电泳银染图谱。其研究方法主要包括测定唾液分泌量、口腔pH、唾液淀粉酶功能以及血浆蛋白、血浆比重、蛋白电泳、血清电解质、红细胞计数、血液流变学、蛋白质组学分析等。结果显示，这些指标对于协助诊断某些疾病，了解机体状态及指导临床治疗均有一定的意义。舌苔蛋白质组学研究可以为中医临床辨证、中医疗效评价、中药药效学研究及中药新药筛选研究提供具有中医特色的微观指标和科学依据。

4. 舌象与胃镜下不同黏膜象的关系 通过对胃镜下不同黏膜象患者的舌诊及辨证分型的观察研究发现，功能性消化不良舌质主要是淡红舌，薄白苔为主；浅表性胃炎以淡红舌，薄白及白腻苔为主；萎缩性胃炎以红、黯红舌、花剥苔为主；反流性胃炎以黯红及青紫舌，白腻与黄腻苔为主；胃十二指肠溃疡以红舌及淡红舌、薄黄苔及黄腻苔为主；十二指肠炎以淡红舌及红舌，薄黄及黄腻苔为主。

（五）指纹的现代研究

现代对指纹诊的研究，主要集中在正常与异常的辨别、病理性指纹的形成机制等方面。

有人对3岁以下的838名病儿和166名健康儿童的指纹进行了调查研究，发现绝大多数小儿指纹左右对称，男女没有差别。指纹形状与先天性的个体差异有肯定关系，与疾病关系不明显，故辨证意义不大。健康小儿中有很少数指纹达命关的，营养发育较差和病情严重的小儿达命关的比例较高。不论病儿还是健康小儿，其纹色均以紫色为多，其次为青色。浮沉相比，以浮者多见。指纹滞是指纹复盈时间长，正常指纹静脉流速约为每0.5秒2厘米，若指纹复盈速度超过每0.2秒2厘米为速，少于每秒2厘米为迟。指纹滞主实，常见于痰湿、食滞、邪热、气滞血瘀等，发生机制在于血液循环障碍，静脉回流受阻，血流减慢，甚至有瘀血。

小儿指纹充盈度的变化与静脉压、微循环、毛细血管有关。心脏的射血功能、末梢血管舒缩状态、血容量的增减、血液浓度、血氧及二氧化碳分压、肺气体交换与组织气体交换功能、自主神经系统和某些内分泌系统的调节功能、血管活性物质的影响、血液动力学的改变、毒性物质及代谢产物等都会对微循环、毛细血管产生影响，因此，机体各系统的内在变化完全能在指纹上表现出来。如：心力衰竭、肺炎等危重病儿，大多数可见指纹向命关伸延。同时指纹的色泽在一定程度上可反映体内缺氧的程度，当体内缺氧口唇发绀时，指纹也呈青紫色,其青紫的程度似与口唇发绀的程度相平行。指纹青紫与发绀产生的机制是相同的,即血液中的还原性血红蛋白超过5g/L以上,或变性血红蛋白超过2.5g/L以上时,指纹即可出现青紫。血液中的还原血红蛋白或变性血红蛋白浓度愈高,指纹的青紫色也就愈明显。不同的疾病又可引起相应的色变,如:肺炎、心力衰竭、惊厥、缺氧等,指纹多青紫;当小儿患有贫血时,由于红细胞及血红蛋白减少,因此指纹呈现淡红颜色;当机体严重脱水时,血液浓缩,血流速度缓慢,此时指纹亦可发生青紫。

(六)影像学的应用研究

影像学方法应用放射学、超声显像学、同位素核医学、计算机断层扫描(CT)、磁共振(MRI)、内镜等手段,观察体内的各种病理变化。影像学方法是中医学望诊的延伸,扩大了视野,使传统的"司外揣内"向着内外合参发展,不仅丰富了望诊的内容,而且对诊断、辨证具有定位、定性、定量价值,也为疗效评定增加了客观指标。在呼吸系统疾病方面,江苏省大叶性肺炎协作组对315例大叶性肺炎的对照观察结果,认为中医分卫、气、营、余邪未尽4个临床证型,其X线表现:卫分阶段相当于发病的初期,肺部出现范围小、密度较淡之炎性渗出性病灶;进入气分阶段即相当于中期,肺部出现大叶性或支段性炎性实变征象;营分阶段相当于危重期,肺部改变同前,但有危重的临床症状,至余邪未尽阶段相当于恢复期,肺部病灶呈吸收好转征象。二者的符合率可达90%。

北京儿童医院研究分析小儿胃镜检查与胃病临床辨证的关系,用小儿纤维胃镜检查了200例患儿。胃镜下胃黏膜按充血、色泽、水肿、糜烂结节、溃疡、胆汁反流等情况辨证分为4型:胃肠虚寒型(70例)、胃肠滞热型(75例)、胃络阴伤型(22例)、胃肠瘀滞型(33例)。分析胃黏膜微观辨证与西医临床诊断的关系:胃肠虚寒型半数以上为浅表性胃炎;胃络阴伤型多见于病史较长的浅表性胃炎;十二指肠球部溃疡病儿胃黏膜微观辨证多为胃肠瘀热型;过敏性紫癜病儿多为胃肠瘀滞型,部分伴有不同程度的胃肠滞热或胃络阴伤表现。胃黏膜辨证与临床宏观辨证有符合者,亦有不符合者。

二、闻诊的现代研究

(一)声音分析的应用研究

应用计算机声音识别系统,可以对各种声音作数据化处理,这种声音识别技术将能对各种病理性声音进行分析,帮助诊断和辨证。日本森田等提出:音是物理性的,包括周波数(调子高低)、音压(响度、大小)、波形;声是心理性的,如调子高低、频率、大小等。可以就声音的构形进行分析。作者调查了婴儿356种痛苦哭泣声,指出声音高低与临床诊断有很高的相关性,并应用声波摄谱(声纹图),分析了心、肝、脾、肺、肾五声。用电磁示波器将声波的成分通过1/3音组周波分析器,把声调子作音调计数,继而把声纹作声波摄谱、把声的周波特性及成分用音谱分析器及资料相关计进行分析,将所得结果进行个体差异分类,用电子计算机记忆,通过图像解析系统处理、综合。有人采用频谱分析方法对喉癌、喉返神经麻痹、声带息肉和小结、沟状声带等四种疾病患者声音及正常人的声音进行了统计分析,结果表明正常人与以上四种疾病病态嗓音间声音频谱分析诊断辨别率为85%,喉癌与其他三种疾病间诊断辨别率为85%,其他三种疾病间诊断辨别率为70%。像这样用机械认识声音的心理属性作定量分析,可以搜集大量资料,构成评价指标,进行多元回归分析。这类研究的成果,将为闻诊听声诊断的客观化提供可靠的方法。

（二）声图仪的应用研究

能把声诊的内容（各种病理性声音）变换成声图，使听起来像流水一般的声音变为静止的、可见的图像固定下来。这样在识别时，不仅能用耳朵听，还能用眼睛看，使每个病人声音的谱图以及发音的各种个性特征都能分辨出来。因而弥补了传统诊法的听觉差异，避免了由于人的听觉误差而造成临床上的漏诊或误诊。应用声图仪对实证咳嗽、肺虚咳嗽及正常对照组120例的5个母音（e.i.a.u.o）及咳嗽声的声频图进行客观检测研究，提出"谐波、顶频、振幅、共振峰、杂音、基频、顶频持续时间"七项指标能够作为声诊有关内容诊断的客观指标，不仅为声音生理、病理研究提供了客观依据，而且对临床、科研及教学均具有实用价值。日本竹边博敏等用呼吸音示波曲线描记法观察分析了50例小儿支气管哮喘患者的针灸治疗效果，根据记录的波形判断针灸疗效。结果显示，记录到的波形曲线能很好地再现支气管哮喘患者所特有的呼气性呼吸困难的呼吸音及杂音。

以往的研究说明用有关仪器对声音进行客观定量描记观察，了解病理声音的变化，不但可以使中医四诊客观化，同时可提高诊断效率，早期发现疾病，早期治疗，对某些病可起到早防早治作用。

（三）嗅气味的现代研究

西医学对口腔气味的研究，正常口腔气味有200多种，大致分为五大类：脂类化合物、芳香族化合物、氨基酸代谢产物、含硫化合物和齿化物。而正常人呼出气体中化学成分的主要来源可分三类：一是人体内代谢产物，二是空气中存在的混合物，三是原因不明的成分。通过研究口腔气味变化可以对糖尿病、肥胖、肾病、肝病、循环系统疾病和其他各种疾病的诊断有帮助。如：气味中挥发性脂肪酸与黄疸程度无关，却和血清中转氨酶有相关性；肺癌病人呼出气体中有挥发性有机成分，而正常人却没有；胰岛素不足导致糖尿病患者气味中丙酮浓度在早晨最高。在闻气味方面，近年来虽有不少学者提出借助化学方法，首先找出口气、汗气、鼻臭、身臭及病室气味的各种物质源，再寻找这些化学物质各自的特异性颜色，用颜色光谱、pH试纸等分析方法，将其分辨或是用特制的能辨别某种气味的电子鼻来分辨气味。有人还设想把胃组织活检，然后加热使之焦化，生成气体，通过绘制气相色谱曲线鉴别气味，但这些都仅仅是设想，目前为止未见到闻气味方面的实验研究报道。总之，探究口味变化和客观指标对临床诊断和治疗均有非常重要的作用。

如同听诊可应用物理学中的声学方法及计算机技术进行声音分析一样，嗅诊同样应当可以应用化学方法及计算机技术进行气味分析。但目前这方面的研究尚未起步，有待今后开展。

三、脉诊的现代研究

脉诊研究主要集中在脉象的客观化方面，近些年来研制出了多种性能各异的脉象仪。现代脉象仪的总体构成包括脉象信号检测、信号预处理和信号分析3个环节，其中最关键和差异较大的部分就是脉象传感器的研制，其测量原理分成了机械式、压电式、光电容积式等多种，以压电式较为成熟和实用。对于脉象信号检测以后的分析处理，则建立了时域分析法、多因素识图法、频域分析法、数学模型法等方法，并在向着利用计算机技术的智能化处理方向发展。脉象仪的研究是脉诊客观化的重要一环。随着科学技术的发展，研究脉诊客观化的手段亦随之提高完善，并有国外研究人员参入此研制行列，逐渐从电波图阶段进入声像图阶段,并建立计算机联机脉图处理系统,更精确地反映脉象的各种变化,许多科研人员已利用各种仪器做了大量脉诊客观化研究工作。

1. 脉搏描记和分析 1953年朱颜首先将杠杆式脉搏描记引用到中医脉诊的研究中来。20世纪70年代以后研究人员研制出了多种利用换能传感器模拟中医切脉并自动记录的装置。

2. 压力脉图检测法 压力传感器又可分为固体传导、气压传导和液压传导,换能器输出的电信号经滤波、放大后即可直接描记和显示,即为压力脉图。

3. 超声脉图检测法 除了压力脉图外,人们还从多种途径探索脉诊数字化的方法,其中超声检测和超声显像是应用较多和较有前途的一种方法。有人曾用T-1型方向超声多普勒血流检测仪测试出弦脉、滑脉、平脉者的典型血流图。

4. 计算机的应用及其他检测方法 由于脉搏信号的复杂性和所得数据的多样性,用电子计算机自动诊脉是与脉诊数字化密切关联的一个重要环节。有人专门研讨了脉搏波特征点的自动识别技术,根据脉搏波的特点提出一种脉搏搏动的周期和特征点的自动识别方法。

5. 脉象信号识别、分析处理方法的研究与应用 多年来人们渴望着对中医的脉象能有一个客观的分辨识别标准,以便揭开脉诊现代科学本质。因此脉搏波信号的处理方法成为技术核心和关键,脉搏信号的客观化、定量化、规范化问题一直是众多学科的研究热点。目前,国内外研究者提出了各种不同的脉搏信号分析方法,主要有以下四种: 模型法、时域法、频域法、系统辨识与参数估计等。脉象信号的模式识别也有人工识别、模糊属性识别、计算机自动识别、人工神经网络(ANN)识别等方法。

四、结语与展望

智能中医诊断信息处理技术作为中医现代化的重要内容,越来越引起科技界的高度重视。中医诊断智能信息处理研究,除了智能中医诊断专家系统外,还广泛开展了有关四诊客观化方面的研究,实际上主要是关于望诊和切诊方面的信息获取与处理研究,并已经应用于中医临床实践中。

在望诊方面,主要是有关舌象信息获取方面的研究,并在最近10年得到极大的发展,已经开始了临床应用。迄今为止,所有这些相关的研究工作已经涉及舌体与舌苔的颜色、形质、动态、歪斜、纹理(裂痕、点刺)、厚薄、胖瘦、润燥等所有方面。可以说,有关舌象信息获取与处理的研究工作已经相当深入和成熟。但仍存在很多问题: ①望诊正常生理指标尚未客观化; ②现在所使用的色诊仪器所测数据并不能反映中医色诊的全部信息,中医色诊仍需要研制高性能的仿真仪器; ③由于面部色泽复杂多变,临床还需结合其他诊法综合判断; ④目前望诊研究使用仪器存在检测指标不统一,信息收集不全,样本数小,系统重复实验少,客观描绘不够确切,实验指标诊断的特异性、敏感性方面不够成熟。总之,加强中医的规范化研究,是望诊客观化研究的基础;力保数据真实、指标全面,是望诊客观化研究取得成果的保障;探讨指标间的关联性,重视望诊的动态研究,调整思路,在继承中有新的发展,加强各科研单位之间的协作,将各边缘学科更好地结合起来,是望诊客观化研究取得突破的关键。

在切诊方面,主要是有关脉象信息获取与处理方面的研究。研究人员运用现代测试技术和方法,研制出了多种形式的脉象检测、记录仪器。这些研究主要是运用现代检测技术、方法和手段,将脉象的物理特征描绘、记录下来,对所得到的脉图进行定性和定量相结合的识别和分析。脉象的检测方法、检测技术研究开展得相当活跃,并正朝着多方法、多学科协同的研究方向深化。但从现状来看仍有许多不足:①在提取特征参数的时候所用的方法不能够全面反映脉象的全部特征;②分析脉象往往停留在应用单一信号处理方法所提取的参数,而且脉象对于分析方法的敏感性研究较少;③脉搏信号处理算法多样,但各方法都有其实用范围,通用算法较少;④未能深入研究脉象特征参数与中医脉诊本质之间的关系;⑤脉象特征提取与识别方法不统一,难以临床推广;⑥与临床结合不紧密,仅限于小样本的研究,难以提供临床诊疗有价值的参考依据。脉诊数字化是涉及中医学、西医学、物理学、生物学、计算机学、工程学等多门学科的系统工程。数字化研究的目的在于使脉诊逐步走向定量化、标准化,并用以指导临床工作。在现阶段,检测方法尚处于百家争鸣的状态,还没有形成规范化、标准化的脉象语言。如何把传统中医理论和现代科学理论结合在一起,从病因、病机、局部和整体、人体和环境等多方面、多层次地研究脉诊问题,是一个比较漫长而艰巨的工作,有待我们进一步研究和认识。

从四诊信息获取与处理上看,研究的范围还不够全面,除了上述介绍的舌诊与脉诊外,其他方面的望诊、问诊和闻诊的研究相对较少,因此需要开展的工作还很多。就已经进行的研究情况看,可重复性差,能够得到大家认可的很少,更没有得到临床广泛应用。

参 考 文 献

[1] 李洪娟,沙莎,李婷婷.面部红外成像诊法研究.中国中医基础医学杂志,2012,18(7):787-790.

[2] 胡志希,袁肇凯,顾星,等.GD-3型光电血流容积仪对113例健康人面部常色的检测分析.中国中医药信息杂志,2004,11(11):965.

[3] 董梦青,李福凤,周睿,等.基于图像处理的不同脏腑疾病患者面部颜色特征分析.中华中医药杂志,2013,28(4):959-963.

[4] 简慧贤,高文彪.缺锌儿童的舌苔改变及其分析.广东微量元素科学,1995,2(2):36-39.

[5] 米丽华,白素青,米亚英.异常舌苔与舌苔溶菌酶含量的关系.山西医科大学学报,2000,31(4):306.

[6] 马伯龙,姜广水,黄思桂,等.舌苔溶菌酶和免疫球蛋白含量测定.中华口腔医学杂志,1996,31(2):99.

[7] 张晓丽,王济国,吴正治.几种常见舌苔蛋白质组学的初步研究.中国中医药科技,2008,15(4):241-243.

[8] 王长洪,陆宇平,陈山泉,等.10216例胃病患者消化内镜与舌诊观察.中国中西医结合消化杂志,2002,10(4):233.

[9] 郭见一,张景.小儿指纹诊产生机制及其对疾病的诊断意义.中华实用中西医杂志,2004,4(3):386.

[10] 刘兴山,孟庆阳,郝筱倩.良性胃病患者胃镜下黏膜象与舌诊及辨证分型关系的临床研究.中医研究,2008,21(6):29-32.

[11] 阎慧敏,陈昭定,李素婷,等.小儿胃镜检查与胃病临床辨证的关系.中医杂志,1993,34(3):170.

[12] 熊旺平,周娴,黄益群,等.基于中医脉诊数字化研究的进展.江苏中医药,2010,42(11):82-84.

[13] 王学民,杨成,陆小左,等.基于中医脉象的桡动脉血管模型的建立.天津大学学报,2013,46(6):487-492.

[14] 吴敏,宓越群,倪建俐,等.700名健康学龄期儿童红外热像谱特征及中医望诊关联研究.上海中医药杂志,2002,(3):34.

[15] 艾英.黄疸病人面部色泽定量实验研究.中国医药学报,1998,(5):71.

[16] 诸凯,张伯礼.中医舌诊中的生物传热问题研究概况.上海中医药杂志,2003,37(2):58.

[17] 张镜人,杨天权,郑秀春,等.电子计算机自动诊断中医脉象106例分析.辽宁中医杂志,1993,20(11):13.

[18] Yu J C, Pan Z S, Ni Z Q. Harmonic analysis method of human pulse signal. Engineering in Medicine and Biology Society Annual Conference, 1998, 10(11): 263.

[19] 王炳和,相敬林.基于AR模型的人体脉象信号模糊聚类研究.应用声学,2001,20(5):21.

（翟文生）

第六章　儿科辨证方法及现代研究

第一节　儿科辨证方法

辨证是中医学的特点与精华。儿科辨证方法基本上与成人相同,但由于小儿自身的生理病理特点,其临床表现也与成人有所差异。根据小儿以感受外邪和饮食所伤等为常见病因的特点,多采用八纲辨证,六淫、疫疠、痰、食、气血辨证,脏腑辨证和卫气营血辨证等方法。

一、八纲辨证

八纲,就是表、里、寒、热、虚、实、阴、阳八个辨证的纲领。医生对通过诊法所收集的各种病情资料,运用八纲进行分析综合,从而辨别病位的浅深,病情性质的寒热,邪正斗争的盛衰和病证类别的阴阳,以作为辨证纲领的方法,称为八纲辨证。

1. 八纲辨证的基本证候

（1）阴阳辨证:阴阳辨证,是运用阴阳的特征,对一切病证进行归纳分类和分辨阴阳虚损情况的一种辨证方法。临床上的表、里、寒、热、虚、实六个证候,都可用阴阳来概括,即表、热、实证属于阳证,里、虚、寒证属于阴证,故阴阳又是八纲的总纲。

（2）寒热辨证:寒热是辨别疾病性质（病性）的纲领。寒证与热证反映了机体阴阳偏盛偏衰的实质。病情危重时还可发生真寒假热证、真热假寒证。

（3）表里辨证:表里辨证是辨别病位内外浅深以及病势进退的一对纲领。表里辨证具有辨病位、测病势的意义。①表证:表证是指六淫、疫疠等外邪经皮毛、口鼻初犯人体肌表、经络而发生的病证,多见于外感疾病的初期,有风、寒、暑、湿、燥、疫疠之不同。②里证:里证是泛指病位深在体内脏腑、气血、骨髓等的病证。里证是与表证相对而言的,外感病入里、内伤杂病皆属里证。③半表半里证:是指外邪从表入里的过程中,邪正分争、少阳枢机不利,病位处于表里进退变化之中所表现的证候。本证在儿科表现以寒热往来、呕恶恶食为主,常见于外感表证不解,渐欲入里,犯及少阳胆经。其他还有表里同病者。

（4）虚实辨证:虚实是辨别人体正气强弱和病邪盛衰的纲领。邪气盛为实证,正气虚为虚证,邪盛正虚兼有的证候则为虚实夹杂证。①虚证:是人体正气虚弱,导致机体抗邪能力减退、生理功能不足所表现的证候。虚证在儿科有因先天禀赋未充者,也有因后天调养失宜者,还有因久病而正气日渐亏损者。由于引起虚证的病因病机不同,病位各异,因此其临床表现也不一致,常有阴、阳、气、血、精、津及脏腑各种不同的虚损。②实证: 是由于邪气亢盛,或病理产物停留所表现的证候。实证由于感邪性质的不同,邪客发病的差异,发病部位的区别,因而证候表现也很复杂多样。由于小儿有"脏腑娇嫩,形气未充","易虚易实"的生理病理特点,虚实夹杂的证候比较常见。其他还可见到"大实如羸状""至虚有盛候"的真实假虚证、真虚假实证。

2. 八纲证候间的关系 疾病所表现的症状与体征是复杂多变的,临床上所出现的证候也千变万化。因此,八纲所概括和代表的各类基本证候,往往随着疾病的发展变化而出现错综复杂的联系,概括起来可归纳为证候相兼(如表寒证、表热证、表虚证、表实证、里寒证、里热证、实寒证、虚热证等)和证候错杂(表里同病、寒热错杂、虚实错杂)等。

二、病因辨证

病因辨证是通过四诊搜集的临床资料,进行综合、分析而得出的现阶段疾病发生的原因的一种辨证方法,六淫、疫疠、痰、食是常见的致病因素。

1. 六淫、疫疠辨证

(1)暑: 暑邪致病在临床上还有易于伤津耗气、多夹湿邪的特点。因其临床表现的不同,又有暑温、暑湿、暑风、暑痉、暑厥、中暑等多种病名。《温病条辨·解儿难·暑痉》中说:"小儿肤薄神怯,经络脏腑嫩小,不耐三气发泄。邪之来也,势如奔马,其传变也,急如掣电。"就指出了小儿对暑、湿、热三气耐受性差,受邪后发病急骤、传变迅速的特点。

(2)湿:《温病条辨·寒湿》说:"湿为阴邪,自长夏而来,其来有渐,且其性氤氲黏滞,非若寒邪之一汗而解,温热之一凉则退,故难速已。"说明湿邪具有病势缠绵的特点。

(3)燥:《素问·六元正纪大论》说:"燥胜则干。"《重订通俗伤寒论·伤寒兼证》说:"秋深初凉,西风肃杀,感之者多病风燥,此属燥凉,较严冬风寒为轻; 若久晴无雨,秋阳以曝,感之者多病温燥,此属燥热,较暮春风温为重。"皆表现为干燥证候。

(4)热、火:《素问·至真要大论》精辟论述了热、火致病的特点:"诸热瞀瘛,皆属于火。诸禁鼓栗,如丧神守,皆属于火。诸逆冲上,皆属于火。诸胀腹大,皆属于热。诸躁狂越,皆属于火。诸病有声,鼓之如鼓,皆属于火。诸病胕肿,疼酸惊骇,皆属于火。诸转反戾,水液混浊,皆属于热。"

(5)疫疠: 明代吴有性提出温疫病因非风、非寒、非暑、非湿,而是天地间别有一种"戾气"为患。疫疠之邪具有强烈的传染性,它的传播与气候的严重反常(如久旱、洪水、酷热、湿雾瘴气)以及环境污秽、卫生条件差等有关。

2. 痰、食辨证 痰、食证候,是指由痰、食积滞所产生的证候。小儿脾常不足易伤于乳食,脾气虚弱,运化失常,水谷精微不能化生精微而聚湿生痰,故痰、食所引起的病证,在儿科疾病中极为常见。尤其是肺系疾病常见有形之痰,温疫及心肝疾病常见无形之痰,脾胃疾病常见食积。

(1)痰证: 痰为水湿不化之病理产物,分为有形之痰与无形之痰。有形之痰一般是指病理性的肺系分泌物,可随咳嗽而出,大多由脾虚运化失司,水谷不能化生精微积聚而成; 或小儿肥甘过度,生冷不节,停聚不化而成; 或小儿外感六淫,邪从火化,炼液成痰等因素所致。有形之痰证候为: 咳嗽咯出痰液,喉中痰嘶痰鸣,气粗喘息。

无形之痰常由机体气机郁滞,或阳气衰微,不能正常输布精微,使体液停留积聚,随气流注于脏腑经络、皮肤腠理等所致的疾病。临床表现神识不清,或言语无常,迟钝痴呆,或猝然昏迷,谵语妄动。痰火证症见狂躁不宁,嚎叫哭闹,或伴发热,舌质红,舌苔黄。痰浊证症见木讷迟滞,寡言失语,倦怠嗜卧,或有吞咽困难,舌苔白腻。

（2）食积证:小儿脾胃薄弱,又常有饮食、喂养不当,故食积证较常见。乳食积滞,总属实邪。伤食之初,素体脾虚者则虚实夹杂,易积难消。易为乳食所伤,积滞中焦,食而不化,是为乳食壅积,积而不消则化热为积滞化热证,又有素体脾虚者则为脾虚夹积证。

三、脏腑辨证

脏腑辨证是应用脏象学说理论,对患者的病证表现加以分析归纳,以辨明病变所在脏腑及所患何证的辨证方法。《素问·至真要大论》已建立了五脏辨证的基础,《金匮要略》创立了根据脏腑病机进行辨证的方法,《小儿药证直诀》则就儿科病五脏证治提出了系统的学说。在儿科临床上,脏腑辨证是杂病辨证的基本方法,即使在外感病辨证中也时常应用,被认为是儿科最为重要的辨证方法之一。

早在《黄帝内经》便提出了按脏腑进行辨证的观点。《黄帝内经》中对脏腑的功能进行了详细论述,由生理可以推知病理情况。《素问·灵兰秘典论》说:"心者,君主之官也,神明出焉;肺者,相傅之官,治节出焉……膀胱者,州都之官,津液藏焉,气化则能出矣。"东汉张仲景《金匮要略》确立以脏腑病机立论进行辨证。宋金元时期具有代表性的是钱乙在《小儿药证直诀》中的论述。钱氏在《黄帝内经》《金匮要略》《备急千金要方》等脏腑辨证基础上,首创儿科五脏辨证纲领,将风、惊、困、喘、虚,归纳为肝、心、脾、肺、肾的主要证候,用虚、实、寒、热判断脏腑的病理变化。《小儿药证直诀·五脏所主》说:"心主惊,实则叫哭发热、饮水而摇,虚则卧而悸动不安。肝主风,实则目直、大叫、呵欠项急、顿闷,虚则切牙、多欠气。脾主困,实则困睡、身热、饮水,虚则吐泻、生风。肺主喘,实则闷乱喘促,有饮水者,有不饮水者;虚则哽气、长出气。肾主虚,无实也,目无精光、畏明。"尤为可贵的是,钱乙临证绝非孤立地辨五脏判五证,而是注重其间的相互影响,还以五行生克理论指导五脏兼证的辨证及治疗。如"更当别虚实证,假如肺病又见肝证,切牙多呵欠者易治,肝虚不能胜肺故也;若目直,大叫哭,项急,顿闷者难治,盖肺久病则虚冷,肝强实而反胜肺也。视病之新久虚实,虚则补母、实则泻子。"明清时期,张景岳、叶天士等则对不同脏腑病证分别研究而卓有成就。

1. 肺与大肠病辨证 肺与大肠病变,常表现为呼吸功能失常,肺气宣肃不利,通调水道失职,外邪易从口鼻皮毛侵入,大肠传导失司等,出现咳嗽、气喘、咯痰、小便不利、大便秘结或泄泻等症。肺与大肠病辨证,常结合虚实、寒热辨证进行。肺与大肠病常见证候有:风寒束肺、风热犯肺、痰热壅肺、痰湿阻肺、肺气虚弱、肺阴亏虚、大肠湿热、大肠虚寒等证候。

2. 脾与胃病辨证 脾胃病辨证,亦分虚实,虚在气、血、阴、阳,实在湿、食、寒、热,而其证候机制,则离不开脾气困遏,运化失健。脾与胃病常见证候有脾气虚、脾阳虚、寒湿困脾、湿热蕴脾、胃虚寒、胃阴虚、胃热炽盛、食积胃肠等。

3. 肝与胆病辨证 肝与胆病辨证,以风证为纲,结合虚实、气郁、湿热等进行。肝胆病变,常出现动风抽搐、黄疸、口苦、头晕目眩、急躁易怒、失眠多梦、胁痛、呕吐、肢体痿痹等症。肝与胆病常见证候有热盛动风、肝胆湿热、肝火上炎、肝阴虚、肝血虚等。

4. 心与小肠病辨证 心与小肠病变,常表现为心主血脉的功能失常和心主神明的功能失调,出现心悸怔忡、心烦易惊、夜啼多汗、少血出血、行为失常、神识失聪等症。心与小肠病辨证,以虚实为纲,虚在血、气、阴、阳,实在痰、火、瘀、热,亦多虚实夹杂,须注意辨其兼夹证候。心与小肠病常见证候有心气虚、心血虚、心阴虚、心阳虚、心火炽盛、心血瘀阻、痰迷心窍、痰火扰心、小肠虚寒、小肠实热等。

5.肾与膀胱病辨证　肾与膀胱病变,常表现为藏精、主水、纳气等功能失常,生长发育障碍等,出现水肿、小便异常、久喘、生长障碍、发育迟缓等症。小儿肾常不足,加之有先天禀赋不足者,故临床小儿肾脏证候,以虚证为主,虚实夹杂证占少数,膀胱病变则以湿热证多见。肾与膀胱病常见证候有肾阴虚、肾阳虚、肾精不足、肾虚水泛、膀胱湿热、膀胱虚寒等。

四、卫气营血辨证

卫气营血之名源自《黄帝内经》,主要是指维持人体生命活动的精微物质和某些功能,一般属生理概念。张景岳在继承前人关于卫气营血理论的基础上,将其引申到外感热病领域,以此来阐明外感热病各病变阶段的病变特点和临床主要特征,说明外感热病的四个病变层次是由卫分至气分、营分、血分,具有由轻到重,由浅入深的传变特点,并提出了各病变阶段相应的治疗法则和选方用药。明清时期叶天士结合自己的临床实践,创立了温病学卫气营血辨证及治疗原则。小儿为稚阴稚阳之体,易受温热病邪侵袭,故各种温病在儿科发病率高。卫气营血辨证广泛地适用于多种温病,是小儿温病病机辨证的基本方法。

五、六经辨证

六经辨证是汉代张仲景依据《素问·热论》六经分证,并结合临床实践而创立的一种外感伤寒病的辨证方法。不仅归纳了外感伤寒病发展变化过程中的不同病位,而且区分了病变的寒热虚实属性。凡病位偏表在腑,正气强盛不衰、邪正抗争激烈者,为三阳证;病位偏里在脏,正气衰弱不足、邪正交争于里者,为三阴证。

六经病证依据脏腑、经络的相互联系,病证可以相互传变。一般可分为传经、直中及合病、并病等。病邪自外而内逐渐发展,由某一经病证传变为另一经病证,称为"传经"。按六经顺序相传者,称"循经传";若是隔一经或两经相传者,称"越经传";若按相互表里的两经相传者,称"表里传"。若伤寒初起病邪不经三阳经传入,而是径直入三阴经者,称为"直中"。伤寒病不经传变,而是两经或三经同时出现病证者,称为"合病"。伤寒病凡一经之证未罢,又见他经病证者,称为"并病"。

六、三焦辨证

三焦辨证是清代吴鞠通依据《黄帝内经》《难经》及前贤有关三焦的论述,将外感温热病证候归纳为上、中、下三焦病证,借以阐明温热病过程中的病理变化、临床表现及其传变规律的一种辨证方法。

张仲景最早建立了六经辨证的模型,客观地反映了伤寒病由表入里、由盛至衰的整个发展过程。叶天士针对温病的不同特点提出了另外一种辨证方法,以"卫、气、营、血"辨治温病是一种新的模型,但在模型的构建上,仍然是依照由表入里、由浅入深的横向方式,不免与六经辨证模型有部分雷同,引起当时不少伤寒派医家的非议。《温病条辨》在叶天士温病学说的基础上进一步设想了一个纵向的"三焦辨证"理想模型。这个理想模型的重要价值在于将脏腑辨证引进温病辨证领域,将卫气营血辨证定位在脏腑辨证基础上。实际上,《温病条辨》以三焦脏腑辨证为经,以卫气营血辨证为纬,构建了一个纵横交错的立体辨证模型。《温病条辨·凡例》第8条云:"《伤寒论》六经由表入里,由浅及深,须横看;本论论三焦由上及下,亦由浅入深,须竖看。与《伤寒论》为对待,有一纵一横之妙。"

（翟文生）

第二节　儿科微观辨证的现代研究

微观辨证是在中医基础理论指导下,运用西医学影像学检查、内镜检查、实验室检查、病理组织检查、基因检测、蛋白质组学、代谢组学等先进技术,旨在从器官水平、细胞水平、亚细胞水平、分子水平、基因水平等较深层次上辨别"证",从而为临床诊断治疗提供一定客观依据的辨证方法。自20世纪80年代微观辨证的概念产生以来,作为一种新生的辨证体系,在实践运用中体现了一定的优越性。微观辨证不仅加深了中医证候在深层次上的认识,而且还深化和补充中医传统辨证方法,为现代中医的发展提供了新的研究方法,从而为病证结合的临床诊疗提供一定科学客观的辨证方法,而与其他学科的结合也为促进微观辨证学的长远发展提供了新的思路。危北海提出:微观辨证主要是运用各种现代科学方法,对各类中医证型病人进行内在的生理、生化、病理和免疫微生物等各方面客观征象的检查分析,旨在深入阐明证候的内在机制,探讨其发生发展的物质基础和提供可作为辅助诊断的客观定量化指标。"宏观辨证"和"微观辨证"二者同作为中医辨证体系的组成部分,有着非常密切的关系。从辨证手段上看,"宏观辨证"所利用的是望、闻、问、切四诊,而"微观辨证"所借用的西医学的影像学检查、实验室检查等,都是对四诊视野的拓展和深化;从辨证目的来看,传统的"宏观辨证"主要依据中医理论作为指导,根据四诊所得到的症状和体征,做出病因、病位以及病性等的临床辨证,而"微观辨证"是利用先进的现代科技手段为"证"的辨别做辅助诊断,以便更加深入地认识疾病,更好地为临床诊断和治疗提供科学客观的依据。因此,"微观辨证"可以说是"宏观辨证"的深化和补充,是中医证候学向更深层次的发展。微观辨证自产生以来得到了很大的发展,在病理诊断、影像学、实验室检查等方面都进行了有益的探索。

一、三大常规与中医辨证的研究

血、尿、便三大常规在临床应用最广泛,已经成为中医辨证的重要内容之一。一般情况下,血常规若出现白细胞增高,多为中医外感疾病中的实证、热证;血红蛋白、红细胞、白细胞、血小板一项或多项减少多为中医虚证、寒证的辨证依据;嗜酸性粒细胞增加多为虫证或风毒的辨证依据。尿常规出现白细胞多为湿热下注的辨证依据;尿常规出现亚硝酸盐、上皮细胞也可作为湿热证的辨证依据;尿常规出现红细胞多为湿热或阴虚火旺证的辨证依据;尿常规出现蛋白多为肺、脾、肾虚证的辨证依据;尿常规出现持续比重降低多为脾肾虚寒证的辨证依据;尿pH持续增高,容易出现尿路感染,注意防止湿热证的形成;尿常规出现尿糖为糖尿病的表现,为消渴的重要辨证依据;尿常规出现颗粒管型、蜡样管型多为湿浊内闭的辨证依据。便常规出现白细胞、脓细胞多为肠腑湿热证的辨证依据;便常规出现白细胞、脓细胞、红细胞多为痢疾的辨证依据;便常规出现脂肪球多为饮食积滞的辨证依据。三大常规虽然是辨证的常用指标,但绝对不能单独应用,一定要四诊合参,结合病人的体质、病程、全身症状和体征综合判断才能做出正确的辨证。

二、病理诊断与中医辨证的研究

许多报道对慢性萎缩性胃炎、消化性溃疡、肺炎、肾脏病、肝脏病以及肿瘤等的病理变化与中医辨证的关系进行了大量研究,发现其中存在一定的规律。燕东等通过调查396例慢性胃炎患者的胃镜下胃黏膜像表现,同时行中医辨证分型,数据统计分析发现,脾胃湿热型较其他型易出现胆汁反流,黏液池呈黄绿色;全胃炎多发生脾胃虚弱(含虚寒)型;胃络瘀阻型在黏膜以白相为主,镜下诊断为萎缩性胃炎等方面较其他型多见,出现黏膜糜烂者也明显多于其他证型;胃络瘀阻型及胃阴不足型黏膜血管网改变的比例较高。据此建立的胃黏膜像辨证流程图简明实用,可为临床中医诊治提供参考帮助。

肾脏病病理变化比较复杂和微细,但从病理变化上也可以看出与中医辨证存在着某种联系。王今朝总结分析488例IgA肾病患者的中医四诊资料和病理检查资料,对中医证型和Lee氏病理分级进行分析。结果488例IgA肾病患者主证中,阴虚证与气阴两虚证病理变化相对较轻,以Lee氏Ⅱ、Ⅲ级为主;脾肾两虚证病理变化相对较重,以Lee氏Ⅲ、Ⅳ级为主。中医辨证分型与肾脏病理分级有一定的相关性。王丽萍等研究发现IgA肾病血瘀证及其轻重程度与肾脏病理损害有明显相关性。血瘀证组肾小管萎缩积分或肾小管萎缩比例明显高于非血瘀证组;重度血瘀证Katafichi积分、肾小球积分及肾小管—间质积分明显高于轻度血瘀证;血瘀证组肾组织纤维蛋白原相关抗原(FRA)沉积程度明显强于非血瘀证组;重度血瘀证组FRA沉积程度明显强于轻度血瘀证组。

心脏、肺脏病病理变化与中医辨证关系的研究较少。谢海洲等对NIH小白鼠采用连续控食、强迫负重及大剂量灌服心得安和注射垂体后叶素制造心气虚证动物模型。随机将心气虚证动物模型分为Ⅰ、Ⅱ两组,观察了心气虚证小鼠心肌超微结构的变化。结果正常对照组和气虚组心肌细胞超微结构基本正常。心气虚Ⅰ组全程连续控食+每日负重20天后,连续灌胃心得安溶液0.5ml 4天后,大部分心肌细胞超微结构基本正常,仅少数心肌细胞可见部分线粒体轻度肿胀,质密度增大,嵴模糊改变。心气虚Ⅱ组在心气虚Ⅰ组造模基础上第23天腹腔注射垂体后叶素0.2ml,气虚程度较Ⅰ组重,心肌细胞呈局灶性肿胀变性,色质呈溶解状,线粒体肿胀,质透明,膜及嵴断裂,肌纤维间水肿透亮,细肌丝呈溶解状,结构不清。说明心肌超微结构的损伤是造成小鼠产生心气虚临床表现的重要原因。

三、生化指标与中医证型的研究

唐荣德等探讨高脂血症患者血脂、血糖(Glu)、尿酸(UA)和C反应蛋白(CRP)等指标变化与中医虚实辨证分型的关系。观察353例高脂血症患者,按虚实辨证分为虚证、实证和虚实夹杂证,检测各证型患者血清总胆固醇(TC)、甘油三酯(TG)、低密度脂蛋白胆固醇(LDL-C)、高密度脂蛋白胆固醇(HDL-C)、Glu、UA和CRP,并比较各证型检测结果在证型之间相互的变化。3个证型患者TC、TG、LDL-C、HDL-C和CRP的变化均为实证>虚实夹杂证>虚证,Glu为虚证>虚实夹杂证>实证,UA为虚证>实证>虚实夹杂证。TC和TG水平在高脂血症虚证属于轻度升高,在虚实夹杂证属于中度升高,在实证属于重度升高。在肝纤维化的研究中发现有些肝纤维化的指标与中医血瘀证有密切的关系。慢性乙肝血瘀证患者血清中前胶原肽（hPCⅢ）、透明质酸（HA）、层黏素（LN）均显著高于非血瘀证患者。

在对慢性肾炎的研究中，有人提出血浆内皮素（ET）含量的增加可以作为判断肾阴虚严重程度的一个客观指标，血清卵磷脂胆固醇酰基转移酶（LCAT）活性、HDL亚组分与中医证型也有一定关系。还有研究提示慢性乙肝不同中医证型IL-2、IL-10、IL-12、IFN-γ水平均存在不同程度差异，并认为这反映了不同证型邪正虚实的变化。

四、血液流变学与中医证型的研究

血液流变学各项指标与中医血瘀的特点高度一致，因此全血比黏度（高切、低切）、血浆比黏度、红细胞压积、血浆纤维蛋白原、血小板计数及其聚集率等血液流变学变化的各项指标作为血瘀证的辨证指标，基本得到了大家的公认。活血化瘀是改变血液流变学异常指标的主要治法。

五、免疫指标与中医辨证的研究

各种免疫指标往往代表着机体的抗邪能力，因此在多种情况下免疫指标往往是虚证的辨证指标。CD_4^+/CD_8^+值与NK细胞活性是反映细胞免疫状态的指标。王岩等发现哮喘组外周血CD_4^+、CD_8^+、CD_4^+/CD_8^+与对照组相比较均发生了不同程度的改变；虚喘组外周血CD_4^+、CD_4^+/CD_8^+明显高于寒喘组和热喘组，CD_8^+明显低于寒喘组和热喘组；寒喘组、热喘组外周血CD_4^+低于对照组，与对照组相比较CD_8^+无变化。说明运用T细胞亚群检测可辅助指导哮喘中医辨证分型，并为治疗的准确性提供依据。其他如Th1、Th2、Th1/Th2、免疫球蛋白、分泌型IgA、溶菌酶、白细胞介素、细胞因子等指标，与中医正邪辨证也都有一定关系。

姚成芳等探讨阴虚与阳虚动物模型中Th1/Th2类细胞因子表达的差异性，结果显示阴阳调和的正常小鼠可以同时表达IFN-γ、IL-2、IL-4、IL-10，处于Th1/Th2平衡状态；阴阳失调模型小鼠在表现明显的阴虚、阳虚体征的同时，其Th1/Th2两类细胞因子mRNA的表达显著降低，Th1/Th2平衡模式发生漂移，阴虚小鼠IFN2C表达与阳虚模型对比有显著性差异。韦冰心等经过对IgA肾病患者证候要素特点及各证候要素积分与血清分泌型IgA水平的相关性分析，发现IgA肾病患者血清SIgA水平较正常对照者明显升高；SIgA与湿热积分呈负相关。姜永红等对小儿支原体肺炎中医证候与TH细胞相关性研究风热闭肺证、痰热闭肺证、痰瘀互阻证、脾虚痰蕴证患儿血清IFN-γ、IL-4、IL-17含量各证型之间存在差异，说明中医证候与TH细胞具有相关性，可为不同证型分期论治提供较客观的免疫学指标。

六、影像学与中医辨证的研究

影像医学是现代科学技术与医学相结合的典型产物，也是西医学中发展最快和最有活力的一门学科，它集中了许多先进的医疗设备和诊疗手段，可以为中医辨证现代化创造有利条件。50余年来，影像医师与中医师密切合作，做了许多有益的工作，尤其是近年来，影像学界已开展了综合影像学检查与中医临床证型的相关研究，探索二者间的内在联系，为中医辨证寻求科学的客观指标，并取得了可喜的成果。目前已对冠心病、中风、哮喘、胃脘痛和肝病等30多个病种的中医临床证型初步确定了影像诊断指标，为中医辨证提供了有力依据。

杨福奎等观察79例大叶性肺炎患者病灶的X线，其中病理分期充血期19例、实变期39例、恢复期21例。根据中医卫气营血辨证，79例患者中，属卫分证19例、气分证38例、营分证

3例、血分证1例、未尽证18例。结果表明,充血期相当于中医辨证的卫分证,实变期相当于气分及血分证,消散期相当于未尽证,营分证及血分证相当于西医大叶性肺炎中毒休克引起的呼吸衰竭危症表现。宫玉榕等对全射血分数正常心力衰竭的超声心动图指标与中医辨证分型的相关性进行分析,发现各证型的年龄和心功能分级构成比差异有统计学意义,心气阴虚证、心肾阳虚证、气虚血瘀证、阳虚水泛证4组心功能呈逐渐减低趋势,中医证型与超声心动图指标及血浆BNP具有一定的相关性,超声心动图可作为中医辨证分型的客观量化指标。

七、脑电图与中医辨证的研究

随着科学技术的发展,脑电图检测(尤其视频脑电图、动态脑电图检测)对癫痫患者明确诊断、确定发作分类、评估治疗效果及再发风险等具有重要价值。临床中有学者发现脑电图与中医辨证有一定的规律可循。如马融教授通过对320例癫痫患儿脑电图及中医证候的分析发现,实证多以尖、棘、快波单一出现或混杂出现为主,治宜攻实祛邪,采用平肝潜阳、豁痰息风、泻火通实、吐泻导痰等治疗效好;虚证以单独慢波或以慢波为主,治宜扶正补虚为主,常以河车八味丸等化裁取效;虚实夹杂证以尖慢波、棘慢波、多棘慢波或此类波与实证波及虚证波混杂交替出现,治宜攻补兼施、扶正祛邪,予涤痰汤等加减取效。为中医药治疗小儿癫痫提供了新的辨证思路。

八、基因、蛋白质组学、代谢组学与中医辨证的研究

随着基因技术的发展,人们逐渐认识到基因与中医体质学说、整体观念有密切联系,基因与中医辨证分型有一定的规律。国家人类基因组陈竺院士提出:我国将用已经掌握的人类基因组知识技术为平台,推动中医药的发展。辨证论治、据证而是中医的基础,证候是对疾病发展过程中不同阶段病因病机的高度概括,一证可能涵盖了数种或数十种疾病。因此,寻找结构基因组与功能基因组的共同性并建立"证候—基因表达谱",有利于揭示中医"证"的结构和功能的基因,从而获得大量与"证"相关的基因,并将其表达调控到正常。有学者认为基因表达谱也许将是把西医的"病"与中医的"证"统一起来的"连接点",是实现中医学与现代生命科学理论交融的重要突破口。

沈自尹院士对于"肾"本质的研究,按照异病同治必有其共同物质基础的思路,得出肾阳虚证患者主要发病环节在下丘脑的初步结论。经药测证,结果证明温补肾阳药最有效,并证明了肾阳虚"证"的调控中心定位在下丘脑且涵盖了神经、内分泌、免疫网络。T细胞凋亡能通过选择性下调相关基因而达到延缓衰老的作用,也说明中医药具有调控基因功能的优势。

有人对慢性再生障碍性贫血(CAA)中医辨证与MHC-DRB1等位基因多态性之间的关系进行探讨,结果发现肾阳虚型组病人MHC-DRB1*0301基因频率明显高于健康对照组,两组有非常显著的差异。MHC-DRB1各等位基因未见与CAA肾阴虚型相关,说明MHC—DRB1*0301基因可能是CAA肾阳虚型的易感基因,或者也可能是CAA的易感基因或其一部分,表明该型病人的免疫调控缺陷遗传基础的存在。MHC与CAA的先天体质疾病类型之间有一定的内在联系,能在一定程度上反映中医体质的遗传特征和CAA中医辨证的客观性。王萧等对cAMP、cGMP及基因表达谱在心气虚型家兔心衰模型中的变化分析,发现血清cAMP、cGMP

含量、cAMP/cGMP比值可较好地反映心气虚证家兔心衰的病变程度,可用于对该模型进行评价;交集的665个基因包含模型稳定影响的基因,对该部分基因进行分析挖掘有望找到受模型影响的特异基因。

刘垠浩,王丽萍等对IgA肾病湿热证、血瘀证的血清蛋白质组学研究发现:IgA肾病湿热证的发生发展,可能是以M/Z为4987.93所代表的"Beta-defensin 33蛋白"的差异表达为物质基础的,并建立了分子生物学证候决策树模型。同时也发现7个蛋白峰可能是区分IgA肾病血瘀证与非血瘀证的血清蛋白标志物。

基于磁共振的肾虚痰瘀型哮喘患者血浆的代谢组学研究发现肾虚痰瘀型哮喘患者的代谢表型发生了显著变异,OP LS-DA分析空间分布图中健康组与肾虚痰瘀型哮喘组分类良好;肾虚痰瘀型哮喘组血浆中异亮氨酸、亮氨酸、缬氨酸、乳酸、丙氨酸、糖蛋白、柠檬酸、肌酸、肌酸酶,肌醇、1-甲基组氨酸等化合物显著下降,同时,丙酮、乙酰乙酸、肉碱等化合物含量显著增加,与健康人比较差异有统计学意义。

九、结语与展望

"微观辨证"作为"宏观辨证"的必要补充,因为其可以在更深层次上认识"证",对一些中医"宏观辨证"无法辨识的疾病做出明确的诊断,逐步阐明证的病理生理基础,有助于临床的诊断和治疗,促进中医辨证诊断规范化和标准化。"微观辨证"将理化实验检测依据纳入中医辨证领域,实行"宏观辨证"和"微观辨证"相结合,可以提高中医诊断水平;"微观辨证"探讨中医证型病理基础,可以避免现象与本质的不一致,有利于指导治疗,提高用药的针对性和准确性;微观辨证揭示证型本质,探寻各种证的微观标准,有利于实现辨证客观化、证型规范化。

但是,"微观辨证"毕竟是根植于西医学之上的一种新型的辨证方法,所以无法完全脱离西医学一些固有的局限性和机械性。另外,中医的"证"都有其明显的整体性,而通过各种西医学检查所获得的微观指标却有其明显的专一性及客观性。因此,任何一个微观指标决不可能全面阐释"证"的本质,只能从一个侧面说明部分问题。所以,实行"微观辨证"必须强调多指标合参,同步观察,这样才能使我们对各种"证"的认识更趋全面,减少片面性,才能使"微观辨证"研究不断深化。虽然"微观辨证"在中医辨证学发展过程中具有重要意义,但这绝不意味着可以忽视经典诊病与辨证方法的作用。相反,只有"微观辨证"与"宏观辨证"紧密结合起来,才是正确的研究道路,才能客观地揭示病证实质和传变规律,以便准确地辨证论治。

(翟文生)

第三节 儿科辨证的现代研究

中医辨证是治疗用药的前提,辨证的准确与否直接关系到临床疗效,中医辨证方法很多,但基本都处于原始状态,辨证过程中主观因素参与太多,使中医辨证缺乏客观性、统一性和可重复性。为了克服这些不足和缺陷,近半个世纪以来,中医药工作者应用现代科学的技术和方法对中医辨证进行了不断的研究,出现了不少研究成果,加快了中医辨证现代化的前进步伐。

一、八纲辨证的现代研究

有不少报道提出阴虚、阳虚与机体内分泌功能、免疫功能等方面有密切的联系。姚成芳等通过阴虚与阳虚动物模型观察Th1/Th2类细胞因子表达的差异性,探讨阴阳失调模型小鼠Th1/Th2两类细胞因子的表达模式。分别采用甲状腺素灌胃和氢化可的松肌内注射法建立阴虚、阳虚小鼠模型(生理盐水作对照);利用RT-PCR方法检测模型动物脾脏单个核细胞中Th1(IFN-γ、IL-2)、Th2(IL-4、IL-10)细胞因子的基因转录状态。结果显示,阴阳调和的正常小鼠可以同时表达IL-4、IL-10、IFN-γ、IL-2,处于Th1/Th2平衡状态,而阴阳失调模型小鼠的Th1/Th2类细胞因子表达呈抑制状态,阴虚与阳虚的差别在于Th1类细胞因子IFN-γ表达的抑制程度不同,其中阴虚模型小鼠IFN-γ的表达处于相对优势。

有人利用基因芯片检测和分析技术,探索类风湿关节炎寒热证患者及正常人CD_4^+T淋巴细胞基因表达差异点。结果显示:寒热证类风湿关节炎患者之间有42条基因异常表达,主要涉及功能代谢、信号传导。说明寒热证类风湿关节炎患者的基因表达谱存在差异,这种差异与类风湿关节炎患者和正常人之间的差异有所不同,提示中医证候分类学具有基因表达谱依据。

在对幽门螺杆菌(Hp)的研究中,发现NK细胞在感染防御机制中发挥着重要作用。有关于十二指肠溃疡急性期寒热辨证与外周血NK细胞的关系的报道,认为急性期十二指肠溃疡患者存在NK细胞的异常,热证NK细胞高于正常对照组。说明十二指肠溃疡急性期热证的自然免疫功能异常较寒证重,是本虚标实的表现。柳俊辉等对胃实寒证、胃虚寒证模型大鼠胃组织病理切片的比较研究发现胃实寒证大鼠造模后第1、3、5天的病理损伤较胃虚寒证严重.但胃实寒证大鼠造模后1周内胃黏膜恢复速度明显快于胃虚寒证。

表里是辨疾病病位深浅层次的两纲,表证是指邪在肌表、肺卫;里证是指邪在脏腑、骨髓。对于表证的机制研究说明,表证见于外感疾病的初期,主要由微生物致病因子如病毒、细菌等,在调摄失宜、空气污浊、体质下降等环境因素和营养状况使机体抵抗力降低的情况下产生。表证的主要证候的出现,恶寒是由于致病因子进入血液,引起体表小动脉反射性收缩或痉挛,是机体对热源刺激物作用的一种防御性反射活动。发热是具有致热原作用的物质如细菌膜内的脂多糖,与粒细胞及网状内皮系统的其他细胞互相作用,产生并释放一种内源性致热物质(可能为前列腺素),作用于下丘脑的前部而发生。头痛身痛由于致病因素刺激机体引起机体内痛和抗痛的平衡失调。鼻塞流涕是鼻黏膜充血炎症反应的结果。

二、六淫、疫疠辨证的现代研究

六淫、疫疠辨证是作为病因辨证方法提出来的,虽然也有"内六淫"之说,但其主要内容是中医学分析外感疾病病因证候的基本方法。

所谓外感病因,是相对内因和不内外因提出来的。外感疾病的病因,现代已经明确,大部分是微生物致病因素,如各种病毒、细菌、支原体、立克次体、螺旋体等。但是,这些微生物致病,往往需要一定的环境气候条件。此外,单纯的气候因素,超出了人体的耐受能力或在人体虚弱的情况下,也会引起发病。因此,可以这样认为,古人提出的疫疠病证,主要指传染性、流行性强的传染病,特别是烈性传染病,如流行性脑脊髓膜炎、流行性乙型脑炎、流行性出血热、急性重症肝炎、中毒性细菌性痢疾等。六淫病证,应指微生物致病因素和气候变化的物理因素二者兼有,或其中某一种因素为主的情况下引发的病证,而且必须具有相应的时令季节气候变化特征。

在外感病的发生过程中,六淫是重要的致病因素。中医学认为疾病的发生取决于人体正气与邪气之间的相互关系与态势。正气是人体正常功能及所产生的各种维护健康的能力,而邪气泛指各种致病因素。正常情况下,人体正气旺盛,邪气难于入侵,即"正气存内,邪不可干"。正虚抗邪无力则外邪方能入侵,使人体阴阳失调,才能发生疾病,即"邪之所凑,其气必虚。"也有报道认为六淫外邪与SIgA类似于中医学所说邪气与正气的关系,并对此进行探讨,证实了黏膜免疫系统在感染性疾病中的重要性,并丰富了六淫病因理论。

三、脏腑辨证的现代研究

在脏腑辨证的研究中,有不少专家进行了大量客观化研究的报道,基因研究就是一个方面。基因表达谱芯片是当今生命科技最先进的方法,其大样本、同期而平行检测的性能特点,恰与中医证候基因水平研究对检测技术的要求相契合。罗云坚等采用cDNA芯片技术,探讨脾气虚证免疫功能的异常变化,并揭示其发生的基因组学机制。结果显示:脾气虚证慢性胃炎与溃疡性结肠炎患者外周血白细胞中CD_9、CD_{164}、PF_4、RARB基因表达下调,IGKC、$DEFA_1$、GNL基因表达上调。说明脾气虚证发生有免疫相关基因组学基础,脾虚时机体免疫功能紊乱。

在脾胃病证的研究中,有人研究初步规范化的脾气虚证大鼠模型的细胞免疫功能,证实模型动物胸腺皮质厚度减少,脾脏中央动脉周围淋巴鞘直径减少,外周血淋巴细胞总数(CD_3^+T细胞)减少,细胞亚群变化见CD_4^+T细胞降低,CD_8^+T细胞不变或升高,CD_4^+/CD_8^+比值降低,脾脏T细胞增殖反应降低。也有脾虚病患者外周血CD_4计数及CD_4/CD_8比值降低的报道。

实验研究还发现脾气虚大鼠模型红细胞数,血红蛋白、血浆白蛋白含量明显降低,黄芪建中汤能改善其贫血、低蛋白血症。脾虚证及脾虚兼证患者甲皱微循环血液流速减慢、全血黏度和血浆黏度增高、血沉增快、血小板聚集率增高。

在肾脏病的研究中,用定量的肾脏病理积分标准探讨儿童原发性肾小球疾病病理损害程度与中医辨证的关系研究较多。有报道对91例临床诊断为原发性肾小球疾病的患儿进行传统的中医辨证,对其肾活检光镜病理进行统一的半定量积分,并比较中医辨证与病理积分的相关性。结果表明:脾肾阳虚证的肾小球、肾小管间质及肾脏总病理损害积分>气阴两虚>肝肾阴虚>肺肾气虚。儿童原发性肾小球疾病中医辨证与肾脏病理积分显著相关。随着中医辨证为肺肾气虚、肝肾阴虚、气阴两虚和脾肾阳虚的不同证型,肾脏病理损害程度进行性加重。还有研究显示IgA肾病免疫病理与中医辨证有一定关系:阴虚型以$IgA+C_3$沉积为主,气虚型以$IgA+IgM+C_3$沉积为主,而$IgA+IgG+IgM+C_3$和$IgA+IgG+C_3$沉积者,与中医辨证无明显相关性。车妙琳等对IgA肾病中医辨证与牛津病理关系的研究,发现IgA肾病中医证型与牛津病理组织学改变及病变程度显著相关。中医临床辨证分型对预测肾脏病理改变程度有一定的参考价值。

四、卫气营血辨证的现代研究

卫气营血证,是温邪侵入人体后,邪气所在部位的层次分布,其浅深与卫气营血的分布一致。因此,卫气营血证中邪气的浅深,对人体的脏腑、器官的功能及实质的损害,与卫气营血分布的浅深,所涉及的脏腑、器官等相一致。卫、气、营、血分证,反映了温病不同阶段邪气浅深程度和正气亏耗轻重的病机变化特征。

为了给卫气营血辨证提供客观的实验指标,有作者通过观察卫分证与气分证、营分证白细胞介素-6(IL-6)、白细胞介素-10(IL-10)的变化规律,观察不同病种及不同阶段卫分证、气分证、营分证患者IL-6、IL-10水平的变化。结果显示IL-6是温病卫气营血辨证反映正气抗邪的指标之一,而IL-10则可认为是反映机体正气之盛衰的指标之一。戴林峰等对脓毒症患者卫气营血辨证与TNF-α、IL-10及APACHEⅡ评分的相关性研究发现气分证、营分证、血分证3组脓毒症患APACHEⅡ评分与TNF-α水平呈正相关关系,与IL-10水平无相关关系。邓时贵等对卫气营血辨证肺损伤肺表面活性蛋白mRNA表达的研究发现卫气营血辨证肺损伤兔肺表面活性蛋白SP-A,SP-B,SP-CmRNA表达呈时间依赖性降低,是卫气营血辨证肺损伤的重要物质基础之一。

五、三焦辨证的现代研究

三焦辨证为外感热病的辨证纲领。周氏等在常见肺系疾病的临床诊治中采用三焦辨证可以更简便的判断其病位、病性及预后。上焦证治:急性支气管炎及肺炎,病位位于上焦,涉及卫表气分,病性以实为主。中焦证治:慢性支气管炎初病与急性支气管炎类似,多为外感六淫邪气犯于上焦肺卫,久病耗伤脾胃后天之本,脾胃气虚,不能运化水湿,停聚为湿、饮、痰之邪,即病情由上焦肺传变至中焦脾胃,表现为上焦、中焦同病,病理因素由以外感六淫邪气为主转变为以痰为主,病性虚实夹杂,但仍以邪实为主。下焦证治:慢性肺心病至终末,多见呼吸衰竭、心功能不全,除咳嗽、咳痰、气喘外,还可见心悸、水肿。此为久病之后肺病及肾,表现为上焦、中焦、下焦三焦同病,病性虚实夹杂,以虚为主。

三焦概念争论较多,有人认为"三焦是指全身的膜原和腠理而言","腠是膜外的组织间隙","构成五脏六腑的经隧,分布全身的脉络,无一不是夹层中空,都是腠(原)的组成部分。膜原遍布全身,外通肌表,内连脏腑,上至巅顶,下至于足,五脏六腑,无处不在,表里上下,无所不包,随处异形,所在皆是",从而形成"膜腠三焦"学说,高氏在此启发下,联系组织解剖学中的各种器官、组织的被膜、束膜、筋膜、组织中的膜性通道等内容,推测这些膜性组织可能属于膜腠的具体形态。于是,在中医辨证论治的思想的指导下,把一些西医明确诊断的与膜性组织相关的疾病,将病理切片作为望诊的延伸,用于三焦辨证中。

六、结语与展望

多年来,在对中医辨证的研究过程中,取得了许多重要的研究成果和有价值的诊断指标,而且,有些指标目前在中医研究界已基本形成共识,如现代临床研究筛选出的肾阳虚证的特异性指标,是下丘脑—垂体—肾上腺皮质功能低下,24小时尿中17羟皮质类固醇含量低于正常,ACTH试验呈延迟反应;也有研究提出cAMP与cGMP的含量及其比值可作为阴虚证与阳虚证的鉴别指标;脾阳虚证病人木糖吸收试验降低等。如果说这些研究指标通过重复验证确实证明对该证诊断是理想的指标,就应该将其及时地纳入相应证型的诊断指标体系中,将宏观辨证与微观辨证结合起来,这样,不仅能够拓宽传统"四诊"的视野,提高中医对疾病的认识层次,也能为中医规范化、客观化、标准化诊断奠定必要的基础。

一个理想的辨证指标必须具有合理性、准确性、特异性、重现性、计量性、客观性、灵敏性、无偏性、技术上的简易性和可能性、可转换性、分级性、无害性以及与其他指标的配合性,目前具有上述特性的辨证指标还很少,必须进一步深入研究和挖掘。

另外,还要注意中医辨证的现代化,必须以诊法的现代化为基础,应在继承传统中医诊法理论的基础上进行理论和技术创新,充分吸收和应用现代科学的相关理论和方法,尤其是信息相关理论和处理技术,逐步建立诊断信息综合采集分析智能系统,研究出中医特色的人体功能检测仪器,以推动中医诊断学的现代化,进一步实现中医辨证的现代化。

(翟文生)

第四节　儿科辨证的研究方法

中医辨证研究的发展事关整个中医学的发展,辨证准确与否直接影响疗效。因而从20世纪50年代以来,中医辨证研究就成为中医研究的热点。国家投入大量人力物力研究辨证,但辨证的现代化问题尚未根本解决,临床医师还是按传统的辨证进行施治,要真正做到辨证的现代化,还有很长的路要走。就目前中医辨证的研究情况来看,常用的研究方法主要有以下几种。

一、病证结合的研究方法

病证结合,即辨病辨证相结合,是一种在临床诊疗中既重视对病的诊断、又注重辨证论治,包含了多种结合形式及治疗措施的临床诊疗体系。辨病是对疾病的病因病机、病情的发展、预后等从整体上的把握,辨证注重根据病情某一发展阶段的病理特点而做出阶段性判断。病证结合理论在其发展、形成过程中,积淀了历代医家的经验精华,有着丰富的内容。根据"病"的概念不同可以分为中医病证结合与西医病证结合两种情况。

(一)中医病证结合的辨证方法

是指中医辨病与辨证相结合的辨证方法,是古代医家创建的一种诊疗模式,其特点是以辨病为主体且贯穿于整个诊疗过程中,但又不忽视辨证的重要性。早在秦汉时期,《黄帝内经》中就提出诸如石瘕、肠覃、疔、痱等多种病名,甚至对某些病作了专题论述。我国现存最早的医书《五十二病方》记载了内、外、妇、儿、五官各种疾病103种,该书基本上是以病论治。这些说明秦汉时期就已出现了病证结合的雏形,只是方法上不够完善,更缺乏理论上的阐述与总结。第一次从真正意义上完善了病证结合治疗理论体系的是东汉名医张仲景,在其巨著《伤寒杂病论》中,大多数篇章被冠之以"某某病脉证并治",在诊断上做到脉证合参,既辨病又辨证,治疗上既有专方,又强调视具体辨证而选方论药。

晋唐以来,有更多医家关注病证结合的辨证方法,甚至对某些疾病强调辨病的重要性。晋代葛洪《肘后备急方》提出了天花病、脚气病、疥疮、狂犬病等的辨病论治方法。唐代孙思邈《备急千金要方》针对脚气病、夜盲、瘿瘤等病施以专方专药治疗。明清时期,温病学派强调"诊病施治",如明代吴有性《瘟疫论》确定了"瘟疫"病名,并力主辨病施治。清代徐灵胎《医学全集·兰台轨范序》云:"欲治病者,必先识病之名,能识病之名,而后求其病之所由生,知其所由生,又当辨其生之因各不同,而病状所由异,然后考其治之法,一病必有主方,一病必有主药。"岳美中教授也认为"中医治病必须辨证论治与专方专药相结合。"姜春华教授也指出:"中医除掉以西医的病为主体外,还要根据中医辨病的原则去辨病,同时也根据中医辨证精神去辨证。"

(二)西医病证结合的辨证方法

西医病证结合的辨证方法即西医辨病与中医辨证相结合的辨证方法。其特点是首先明确西医疾病诊断,然后运用中医辨证,做出证候分型,确定治则治法,组方遣药。这种辨证方法可以弥补中医学在诊断、预后判断、疗效评判方面不确定的缺点。这种现代意义上的辨病辨证相结合理论,大概是20世纪70年代提出的,因其科学性、可操作性较强,已引起临床工作者的高度重视并广泛应用于临床。中医的"证",是机体在疾病发展中某一阶段的病理概括,是从横的角度去认识疾病;而"病"是指人体在受到致病因素作用后,在体内出现的具有一定发展规律的病理演变全过程,可以说是从纵的方面去认识疾病的。西医学检查所得的"病"的证据,远远超出了中医传统四诊所能得到的资料,如果片面强调辨病,丢掉辨证施治,则失掉中医的灵魂;如果无视西医学对病的研究,则在疾病的诊断、变化、预后等方面不能准确把握,无疑将影响中医临床疗效的提高。辨病是寻求疾病的共性及其变化的普遍规律,在诊断思维上起到提纲挈领的作用;而辨证则是寻求疾病的广泛性及其变化的特殊规律,有助于辨病的具体化、针对性,重点在现阶段。两者结合,弥补单纯西医辨病和中医辨证之不足,可扬长避短,相得益彰。近些年,基于证候要素的病证结合研究显示出一定的优势,将西医的疾病与中医的证候相结合,建立了基于证候要素的病证结合证候诊断标准。这种证候诊断标准,既考虑了病的特异性,又解决了辨证的复杂性和灵活性,且便于临床操作使用。

中医病证结合与西医病证结合是中医学自身发展过程中不同阶段的产物,两者应是兼容并蓄、互为补充的关系,应相互吸取优点,扬长避短,以提高临床疗效为最终目的。

二、方证相应的研究方法

方证是应用某一方的临床指征或依据,特指某方剂所针对的病机所表现出的证候,方证是中医几千年来临床实践的结晶,反映了方剂与疾病之间的必然联系,不是来源于理论上的推导。张仲景本神农学派和《汤液经法》的主要内容,按照方剂组成和适应证,设立了《伤寒论》的方证体系,该方证体系的特征是病下系证、证下系方、方随证出,辨证论治,理法方药一体。《千金翼方·序文》说:"伤寒热病,自古有之……今以方证同条,比类相附,须有检讨,仓卒易知。"首次提出了方证一词。清代以降,柯琴及徐大椿等对方证进一步发挥,柯琴列《伤寒论》桂枝、麻黄、柴胡、黄连等方证30种,统辖仲景百余方治,此举使汤证之法确立于世。徐大椿经30年研究,不类经而类方,从流溯源,将仲景113方进一步归类于桂枝汤、麻黄汤、葛根汤等12类,各类主证中,先出主方,随以论中用此方之证列于方后,成为以方类证、证从方治的一派学说。方证学说传到日本后,受到日本医学界的重视,江户时期古方派医家吉益洞著《内聚方》就是在孙思邈"方证相应"的启发下形成的,日本伤寒学派常以方证相对派自居。以方测证是方证相应的应用,是以"有是证用是方,用是方而治是证"为原则,强调了方剂对证候治疗的针对性,提高临床辨证论治水平及疗效。以方测证与其他辨证方法有明显的思维差异,是一种从方证到理法的逆向辨证方式,而其他辨证方法都是以理法分析为前提,进而达到遣方用药的临床实践目的。

方证相应的研究方法可以从方剂治疗对应证候的临床疗效验证临床辨证的准确性,这种研究方法也称为以方测证,在中医辨证证候标准化、客观化研究中具有重要价值。方证相应要求理法方药统一,这是保证临床疗效的关键,体现了中医治病的优势和特色。有学者认为方剂与病证的直接对应类似于专方与专病的关系,但这种观点是不完善的,只有针对特定病的关键病机的方剂,才能达到专方专药的目标,因而其实质仍是以病机相统一为基础的。从近年来中医药界诊治冠心病心绞痛的研究情况来看,活血化瘀的复方丹参滴丸或其他对病治疗用药,虽然以血瘀证为主,但疗效仍有差异,有效的基础是冠心病心绞痛都存在不同程度的血瘀证,差异的原因则是证候及其隐含其后的病机不同。

近年来,中医方证代谢组学研究方兴未艾,中医方证代谢组学是将中药血清药物化学和代谢组学有机结合,在解决证候生物标记物的基础上,建立方剂药效生物评价体系,进而发现与临床疗效直接相关的药效物质基础,阐明作用机制的方法学体系。中医方证代谢组学将"中医证候生物标记物—方剂体内直接作用物质—药效生物标记物"研究有机结合,建立血清中外源性中药成分与内源性标记物群2组变量相关分析方法,评价方剂整体效应及方证相应关系,揭示方剂的药效物质基础及其配伍规律的应用研究策略;该策略的实施将促进方剂向化学成分明确化、作用机制清晰化的方向发展,为方剂关键科学问题研究带来方法学创新,有助于推动中医方—证相关研究。

三、证候动物模型的研究方法

中医证候动物模型研究始于20世纪60年代。1960年邝安堃发现用过量肾上腺皮质激素可使小白鼠表现为阳虚征象,1963年又发现用附子、肉桂、仙灵脾等助阳药能改善这种状态。此后研究报道逐渐增多,形成了目前较多的中医动物模型。如脾胃气虚证、肾阳虚证、肾阴虚证、肺气虚证、湿热证候等动物模型,特别是近些年来病证结合动物模型的研制更符合中医特点。

病因、症状和治疗反证是建立中医证候动物模型的三要素,即施以相同的病因,造成与原型相同的症状群,有效治疗方药可以反证是评价模型成功与否的主要依据。汪受传教授等根据上述原则采用模拟病因的方法,用鱼松、奶粉、玉米粉、黄豆粉、白糖、鸡蛋、鲜肥猪肉等市售食品,按比例混匀,制作特制饲料喂养幼龄大鼠成功建立了小儿厌食症饮食不节伤脾、脾运失健的动物模型,并反复得到验证,可用于小儿厌食症病理及药理研究。其他还建立了胎怯、积滞、疳证的动物模型。王颖等模拟中医病因所致脾气虚、脾阳虚大鼠模型的证候比较研究发现多因素复合法复制的脾气虚、脾阳虚证大鼠模型符合证候的生物学特征,稳定性良好,且经得起药物反证;脾气虚、脾阳虚大鼠的脾虚宏观证候呈递进关系;血浆MTL在脾气虚和脾阳虚中变化趋势不一致,可作为鉴别两证的微观指标。也有研究认为建立中医辨证动物模型生物学参数数据化表达库可能有助于证候动物模型的研制。如有报道兔耳缘静脉输注内毒素所建立的温病卫气营血辨证肺损伤模型,其生物学参数数据化表达库中体温、ALT、CK、LPI可以作为区分卫分证、气分证、营分证和血分证的指标,具有模型指纹识别意义。

理论上讲,中医证候动物模型的研究应该是能体现中医辨证论治特色的一种较理想的方法,但随着近50年来研究的深入,其存在的问题也逐渐显露。比如:①传统病因的选择与实施强度不易控制。②客观指标的特异性、重现性较差。③缺乏对模型动物的辨证诊断及模型构建评价体系。④模型缺乏重复应用性。致使证的动物模型研究长期停留于造模阶段，中药新药药理实验仍在借助西医的动物模型。此外，有病证脱节、功能与物质结构基础脱节等问题。因此，研制病证结合模型是比较理想的动物模型。建立以病统证、病证合参的动物模型是实用而可取的。

四、数理的研究方法

中医学是一门极其灵活、复杂的科学，中医辨证的研究对象病、症、证等缺乏精确的数学描述，症状体征具有不确定性，症状隶属的病、证具有模糊性，临床诊断主要是靠人脑的思维及其经验。这是中医辨证的特点，而缺乏数学的精确描述则是中医学现代化研究中的主要缺陷。运用数理统计技术实现中医量化诊断，通常就是先将已知的一定数量的确认症状和体征按照一定的数学模型，经过统计计算归纳成一定的数学公式。待患者就诊时将其症状体征存在与否和轻重程度按事先规定的计量标准转换成变量代入公式即可得出以数量或概率大小表示的诊断结果。对于数学方法在中医辨证中的运用，已经开展了多年的研究。但究竟哪种方法为好，却还是仁者见仁，智者见智。

（一）概率与贝叶斯条件概率模型

贝叶斯公式是概率论中的一个重要公式，贝叶斯网络（Bayesian network）是用于不确定性推理，带有概率注释的有向无环图（directedacylic graph，DAG）模型，它可根据先验知识和现有的统计数据，用概率的方法对未知事件进行预测。贝叶斯网络坚实的理论基础、直观的知识表达、灵活的推理能力以及方便的决策机制，使其成为数据挖掘领域的新兴技术。贝叶斯网络的结构及其先验概率分布，可以通过主观和客观两种方法建造。主观的方法是借助人的经验、专家知识指定先验概率；客观的方法是直接分析数据特点，依据数据的统计确定概率的真实分布。根据先验知识和现有的统计数据而建立数据库，让计算机按照贝叶斯网络的学习算法自动进行学习，可获得相应领域的贝叶斯网络。运用贝叶斯公式作医学诊断的数学模型，其思维过程是分别计算出患者的一组症状出现时患各种可能的疾病的概率，然后按概率的大小做出诊断。然而，贝叶斯条件概率模型要求事件具有独立性，即所作诊断的疾病之间是互斥的，对于同一个病人只能患其中一种疾病，不允许出现1种及其以上的诊断。但是，中医的症与证之间并不是彼此单一的固定关系，而是一个症对多种病证都有诊断意义。证与证之间也并不是完全互斥的。因此，中医诊断难以满足事件独立性的要求。因而，贝叶斯条件概率模型对于中医诊断来说还不是理想的数学方法。

（二）数理模型和算法研究

从定性描述到定量分析是现代科学发展的必由之路，相应数理模型和算法的建立是实现这一途径的方法。对证候的研究有基于聚类分析的神经网络模式、隐变量分析法中的结构方程模型，算法有主成分分析和因子分析、多元统计中的Fisher判别、Bayes判别分析法、多元线性回归等。由于整体辨证是非线性复杂系统，尚未找到全面反映中医辨证的数学模型、单一算法。算法并非越复杂越好，关键在于反映中医辨证规律。

朱文锋教授根据临床辨证的实际，在寻找辨证参数的过程中，探索出一种确定证候诊断贡献度的"双层频权剪叉算法"，能获得辨证的准确数。中医临床辨证的实践提示证候辨证具有多维复杂性，每个症状对各证素判断的贡献度，并不是简单的以出现频数的多少为依据。有些证候临床出现的频数虽然很高，但其对证素的判别能力并不强；与之相反，某些证候临床发生的频数虽然不高,但其对某些证素的诊断具有很强的特征性。为了避免一些变量的频数范围过大,另一些变量的频数范围过小,而形成的局部优化、判别偏移,必须将频数转化成权值,即诊断贡献度。应当根据证候的不同属性,拟定各证候的标准化权值;根据证素出现的频率,拟定各证素的标准化权值。为使每个证候纳入判断的机遇相等、每项证素纳入判断的机遇相等,应当遵循高频数变量的权值轻、低频数变量的权值重的原则,这就是"频权剪叉"。根据"频权剪叉"原理,将各症状对各证素的贡献度进行分配,对证素所见各证候的权值进行分配,形成证候标准化权值和证素标准化权值,故为"双层"。而"加权求和浮动阈值运算"对证素的判别能准确地辨证。这些积极有益的探索,为中医复杂证的研究提供了新的研究思路。

多因素差别分析法的判别和回归分析不要求证或症具有独立性和排斥性,更适合于中医病证诊断的特点。但因为在多元回归方程的建立中其统计因素是有限的,远远不能满足病证诊断复杂性的要求,而复杂性与精确性之间存在着不相容原理,因此仍应辨证地看待多元回归判别分析的准确性。汪受传教授研究小儿病毒性肺炎证候的数理特征,通过对273例19项常见症状体征赋予一定的分值后作分析,提取出最具代表性的指标9项(起病时间、咯痰痰鸣、气促、鼻煽、肺部听诊、恶寒、舌质、舌苔、指纹脉象),对上述9项有鉴别意义的指标进行逐步判别分析,初步建立了小儿病毒性肺炎风寒袭肺证、风热犯肺证、痰热闭肺证、肺脾气虚证、阴虚肺热证的Bayes判别函数,为小儿病毒性肺炎辨证论治的客观化、规范化建立了良好的基础。

(三)模糊数学诊断模型法

模糊数学比较接近中医学认识事物的思维规律和处理信息的过程。模糊数学采用隶属度的方法,确定相互关联的事物之间的隶属关系,即建立隶属函数,隶属函数是模糊数学促使模糊性向精确性转化的具体表现。同时模糊数学的截割理论,可以充分利用中介过渡的信息,能够演算规则及变换原理,最后在一个适当的阈值上进行截割,做出非模糊的判断。这就是质量互变的原理。模糊数学方法可以处理中医诊断的模糊概念,因而已成为中医学比较理想的数学工具。

(四)数据挖掘研究方法

数据挖掘是一门新兴的交叉学科,也是现代科学技术相互渗透的必然结果,其基本目标就是从大量的数据中提取隐藏的、潜在的和有用的知识和信息。与单纯的统计方法相比,数据挖掘的优势在于它能够根据数据本身的特点从中发现未知的信息。聚类分析是数据挖掘中常用方法,将数据挖掘技术应用于中医辨证过程,就是将多中心按病例报告表数据项要求采集的某病证候信息经预处理后,通过聚类挖掘处理将数据对象分成多个类,类的划分是基于数据的本身特点确定的,而中医的"证"正是疾病中机体整体动态反应状态的病理本质概括,因而由某种疾病的病例报告表经聚类挖掘出的各个类对应于此种疾病的不同证型,分析聚类挖掘的结果信息,根据所挖掘出的证的信息,动态地确定证的量表,即所谓辨证量表,通过辨证量表的标准化评估,为医生提供辅助诊断信息。

五、人工智能的研究方法

20世纪80年代末,以钱学森教授为首的一批中国学者在系统科学研究的基础上,提出"从定性到定量的综合集成的研讨厅体系(hall for workshop of metasyn-thetic engineering)"。

这一方法的精髓是把人的"心智"（human mind）和机器的"智能"两者结合起来,从此进入"人机结合的大成智慧"的新时代。在复杂系统的研究中,通常是科学理论、经验知识和专家判断力（专家的知识、智慧和创造力）相结合,形成和提炼出经验性假设（判断、猜想）,这些经验性假设往往难以用严谨的科学方式证明,但需要经验性数据对其确定性进行检验。从经验性假设出发,通过定量方法得到结论,这一过程是一个人机结合综合集成的过程。综合集成法的实质是将专家群体、数据和各种信息与计算机技术有机地结合起来,把各种学科的科学理论和人的知识结合起来,这三者构成系统。研讨厅体系把人的思维、思维的成果、人的经验、知识、智慧以及各种情报、资料、信息统统集成起来,从多方面的定性认识上升到定量认识。目前把这一方法应用于中医已经形成一些专家诊疗系统,但距离临床广泛应用还有相当大的距离。

六、结语与展望

在中医辨证的现代研究方面虽然进行了大量的工作,但还很不成熟,能够得到临床验证的可重复的证的客观化诊断标准还很少。目前关于辨证的研究方法很多,但大多不能反映中医学的本质特征,在这方面还有大量艰苦的工作要做。研究、探索一种既符合科学属性、又符合中医药特征的中医辨证研究方法是目前的首要任务之一。

参 考 文 献

[1] 白晓晖,李晓娟,陈家旭,等.微观辨证在现代中医辨证论治体系的发展和应用.中华中医药杂志,2015,30(3):649-651.

[2] 燕东,王维武,白宇宁.据胃黏膜像慢性胃炎辨证流程图的初步构思.现代中西医结合杂志,2015,24(5):466-468,570.

[3] 王今朝,刘鹏,何长远,等.488例IgA肾病中医证型与病理分级相关性分析.实用中西医结合临床,2015,15(2):1-2,7.

[4] 唐荣德,罗治华,蒋三员,等.血生化指标与高脂血症中医虚实证型的关系.中国中西医结合急救杂志,2005,12(1):5-7.

[5] 王岩,郑健,何顺勇,等.哮喘中医证型与免疫的关系研究.福建中医药,2007,38(6):16-17.

[6] 姜永红,姜之炎,马晶,等.小儿支原体肺炎中医证候与TH细胞相关性研究.中国中医药信息杂志,2011,18(2):27-28,99.

[7] 杨福奎,刘书芝,黄相斌.大叶性肺炎X线及病理与中医辨证相关性研究.中国中西医结合影像学杂志,2003,1(1):50-51.

[8] 宫玉榕,林恩平,熊尚.全射血分数正常心力衰竭的超声心动图指标与中医辨证分型的相关性研究.中国中西医结合影像学杂志,2014,12(1):4-6.

[9] 闫慧敏,杨燕.小儿胃脘痛中医辨证与胃镜表现之关系的探讨.中国中西医结合杂志,2006,26(7):617-619.

[10] 王丽萍,张和韡,苏鋆玉,等.IgA肾病血瘀证血清蛋白组学的初步研究.中国中西医结合杂志,2013,14(12):1062-1066.

[11] 柳俊辉,李文强,黄燕琼,等.胃实寒证、胃虚寒证模型大鼠胃组织病理切片的比较研究.广州中医药大学学报,2015,32(2):313-316,386-387.

[12] 杨燕,袁嘉丽.六淫外邪与SIgA的相关性探讨.辽宁中医药大学学报,2007,9(4):59-60.

[13] 罗云坚,修宗昌,黄慧平,等.脾气虚证免疫相关基因组学机制初探.中国中西医结合杂志,2005,25(4):311-314.

[14] 刘红春,王红霞,刘旺根.黄芪建中汤抗大鼠脾气虚证实验研究.郑州大学学报,2004,39(2):316-317.

[15] 张碧丽,韩鸿玲,宋兰云,等.儿童原发性肾小球疾病中医辨证与肾脏病理定量分析初探.中国中西医结合肾病杂志,2006,7(10):583-585.

[16] 赵国荣,肖碧跃,卢岳华.卫分证与气分证、营分证IL-6、IL-10变化规律对比研究.新中医,2005,37(6):19-21.

[17] 戴林峰,王醒,程璐,等.脓毒症患者卫气营血辨证与TNF-α、IL-10及APACHEⅡ评分的相关性研究.中国中医急症,2015,24(3):471-472,475.

[18] 周承志,田正鉴,吕文亮.三焦辨证在肺系疾病中的运用.中国中医急症,2006,15(7):752-753,812.

[19] 王天芳,王庆国,吴秀艳,等.基于证候要素及病证结合建立证候诊断标准的思路.中西医结合学报,2009,7(10):901-906.

[20] 王阶.方证对应与方证标准规范探讨.中医杂志,2002,43(7):489-491.

[21] 张爱华,孙晖,闫广利,等.中医方证代谢组学——中医药研究的新策略.中国中药杂志,2015,40(4):569-576.

[22] 王颖,郑小伟,李秀月.模拟中医病因所致脾气虚、脾阳虚大鼠模型的证候比较研究.中华中医药学刊,2012,30(1):104-107.

[23] 彭珍香,邓时贵,叶莹仪,等.中医卫气营血辨证动物模型生物学参数数据化表达及特征性指标群筛选.新中医,2012,44(4):123-126.

[24] 李建生,胡金亮,余学庆,等.基于聚类分析的径向基神经网络用于证候诊断的研究.中国中医基础医学杂志,2005,11(9):685-687.

[25] 陈启光,申春悌,张华强,等.结构方模型在中医证候规范标准研究中的应用.中国卫生统计,2005,22(1):2.

[26] 袁世宏,王天芳.多元统计方法在建立证候诊断模型研究中存在问题的思考.北京中医药大学学报,2004,27(4):9-11.

[27] 朱文锋,晏峻峰,黄碧群,等.确定证素辨证权值的"双层频权剪叉"算法.中西医结合学报,2007,5(6):607-611.

[28] 汪受传,韩新民,任现志,等.小儿病毒性肺炎480例中医证候学特点研究.南京中医药大学学报,2007,23(1):14-19.

（翟文生）

第七章 儿科治法及现代研究

第一节 儿科内治法及现代研究

治法是中医辨证论治理论与经验的总结,是中医独特思维方法与临床经验密切结合的产物。理、法、方、药之中,法是中间环节,法上贯理,下统方、下议药,高度概括、总结中医治疗疾病的规律,是方剂配伍的原则,亦是中医学的特色及其疗效优势的基础。方剂是辨证论治成败的关键之一,是治法的具体体现,即"辨证求因、审因论治""依法选方、据方议药""方从法出,法随证立"。治法的具体内容是通过方剂来体现的。

一、儿科基本内治法的临床运用及现代研究

中医对于疾病的认识有着独特的理论体系和辨证论治规律,几千年来有效地指导着临床实践。中医对内治法的研究源远流长、内容丰富,渊源于《黄帝内经》,经历代医家的不断积累、探索与深化,有着深厚的理论与实践基础。北宋徐之才提出"十剂",明代张景岳提出"八略",清代程钟龄在《医学心悟·医门八法》提出:"而论治病之方,则又以汗、和、下、消、吐、清、温、补八法尽之。"及至目前,应用于指导临证治疗的基本大法已远远超出八法、八略的范畴。现代又提出了不少新的治法,如把消法中之利法单列,消食、祛湿、祛痰、活血、驱虫诸法分述等。八法在儿科的临床应用分述于下。

(一)汗法的临床应用及现代研究

1. 汗法的内涵及适应证　汗法是通过开泄腠理、透邪泻热、调畅营卫、宣发肺气以达到祛邪、解表、透疹、泻热、散火、消肿等作用的治疗方法。汗法主要适用于外邪犯表、里证兼表、时行疾病、疮疡早期、风水等病证;欲透邪外出,或透邪于表,或畅通气血,或调和营卫,或欲散郁热时亦可酌情选用汗法。临证在运用汗法时,当注意正邪之盛衰、邪气性质及邪客部位的不同,正确掌握运用汗法的法度、时机,如《素问·热论》:"未满三日者可汗而已",以"遍身漐漐微似有汗"为法度,使汗出邪去而不伤正。

2. 汗法的作用　主要作用于肺卫、营卫,使营卫调和、腠理舒畅、玄府开阖正常,以达解表透疹、祛邪消肿、开泄郁热之目的。

(1)解表:通过发散的药物,以开泄腠理、调和气机,解除邪在肌表之郁结,以达解表之目的,主要适用于外感疾病所致表证。临证在应用汗法解表时,需要辨别邪之属性,可引起表证的寒邪、湿邪为阴邪,宜选用辛温为主;风邪、热邪或暑兼湿等阳邪在表,宜选用辛凉为

主,或辛凉、辛温同用。

(2)透疹:通过发散将疹毒透达于外。汗法除有透邪透疹作用外,尚有开透郁闭、宣达气血之功。对于出疹性疾病疹未透发、或难出而透发不畅,应用汗法透之,使疹毒随汗透而散于外。汗法之透疹一般宜用辛凉,忌用辛温,少用苦寒,如治疗出疹性疾病的宣毒发表汤、清解透表汤、透疹凉解汤、解肌透痧汤、大连翘汤等均主用汗法透邪透疹。

(3)祛邪:借助发散、通透、升浮的特性,善祛在表、初起、偏上之邪。由于汗法是通过毛窍以驱逐邪气的,而毛窍又是外邪的主要出路之一,祛邪强调"因势利导",使"邪有出路",《儒门事亲·卷二·凡在表者皆可汗式》:"风寒暑湿之气,入于皮肤之间而未深,欲速去之,莫如发汗。"

(4)透邪:通过汗法开泄腠理,使邪有出路,邪能外达。汗法借其辛味之开,散腠理、玄府之闭,津液营血运行通畅,气机升降有序,以启毛窍、行气血、和营血、泻邪热、发越内外邪气,使内外通达,引邪外达,脏腑经络肌表营卫之邪从汗而解,并可防邪入里之变或变生他邪。

外邪在里者,此时祛邪除主要用直清、直温的方法外,尚应灵活佐以汗法使邪从皮毛而出,以达散热、散邪、散火、透气转卫、透营转卫之目的。叶天士提出"透热转气",以及何廉臣在《重订广温热论·卷之二·验方妙用》提出"宣气达卫,轻清化气,使伏邪从气分而化、卫分而解",凉膈散、三黄石膏汤、黄芩汤、清营汤等方剂配伍即是此意。他如羚角钩藤汤之桑叶、菊花,神犀丹之豆豉、连翘,化斑解毒汤之升麻,张锡纯三解汤之薄荷、蝉蜕等皆是清而兼散的配伍方法,正合张氏"若有向外之机,正可因其势而利导之"之意。

(5)宣湿:通过发散通透以祛风除湿。如《金匮要略·痉湿暍病脉证治》说:"风湿相搏,一身尽疼痛,法当汗出而解",进而提出"发其汗,但微微似欲出汗者",方能"风湿俱去也"。如羌活胜湿汤、九味羌活汤、麻杏苡甘汤、升阳除湿汤、薏苡仁汤、五痹汤等,均为导湿从表而出,达到祛湿之目的。

(6)升阳:通过某些药物的辛散轻扬之性,发越阳气、辛散升阳、升提中气、升提清阳,以达升阳除湿、升阳举陷之功。如升陷汤、升阳益胃汤、举元煎等。又如痛泻要方配少量防风,与术、芍相伍,辛能散肝郁、香能舒脾、鼓舞脾胃清阳之气;逍遥散用法中加薄荷少许,以疏散郁遏之肝气、透达肝经之郁热,生姜降逆和中、且能辛散达郁。

(7)散热于外:有些内伤杂病虽发病与外邪无关,但表现为脏腑有"郁热"象者,对于此类病证欲散郁热、或欲予郁热出路时,亦可酌情选用汗法,通过微微发汗,启毛窍、行气血、泄郁热,内外通达,使脏腑之热或内郁之热从汗而解。如泻青丸之羌活、防风,泻黄散之藿香叶、防风,栀连清肺饮之薄荷等。

(8)消肿:通过发散通透,既可使水液从肌肤随汗而出,又可宣肺利水、助膀胱气化以消肿。《金匮要略·水气病脉证并治》说:"腰以上肿,当发汗乃愈。"如越婢加术汤、越婢汤、疏凿饮子之羌活、生姜等,皆佐以汗法以"开鬼门""提壶揭盖";治疗风水之麻黄连翘赤小豆汤则主用汗法。

(9)宣痹舒筋:通过汗法,凭祛风之品所具有的宣、散、窜、透、行之性,达到疏散外邪、宣通痹阻、疏通经络、舒筋通脉之目的。如桂枝附子汤、甘草附子汤、乌头汤、桂枝芍药知母汤、白虎加桂枝汤等一系列治痹名方,均以发汗药物为主;他如独活寄生汤、小活络丸等治痹名方均佐以发汗药物。

（10）通窍：汗法具有升浮上达之性，对于某些病因与外邪有关的、发病部位偏上的病证主用汗法。如专治外感风邪头痛之代表方剂川芎茶调散。另鼻疾、喉疾亦为汗法之长，如治鼻渊之苍耳子散等均选用辛香通窍、轻浮上达发散之品。

3. 汗法的现代研究　汗法及其方剂的现代研究起步较早，单味解表药的研究以麻黄、柴胡较深入；在复方方面，对银翘散、小青龙汤、麻杏甘石汤等研究较多。药理研究已初步证明汗法有以下作用。

（1）发汗作用：不少辛温解表方药能使汗腺兴奋，汗腺分泌活动增加，促进汗液的排泄，具有发汗作用。其发汗机制可能与抑制汗腺导管对钠离子的重吸收或兴奋外周受体等有关。

（2）解热作用：许多解表方药对异常升高的体温有明显的解热、降温作用，显效较慢而维持时间较长是其解热特点。解热和降温的作用机制较复杂且尚无明确结论。

成都中医药大学研究发现银翘散对内生致热原所致发热有显著解热作用，但不影响内毒素诱导的内生致热原生成，还能激活热敏神经原，解除致热原对热敏神经原的抑制，阻断致热原对冷敏神经原的易化，表明银翘散的中枢解热机制与非甾体类解热镇痛药有所不同。

（3）抗病毒、抗菌作用：现代药理研究认为，麻黄、桂枝、柴胡、紫苏、菊花等对流感病毒，麻黄汤对呼吸道合胞病毒等，均有一定的抑制作用。银翘散对小鼠抗流感病毒感染的保护作用表现为提高存活率，延长平均存活时间和减少肺实变。

（4）抗过敏作用：现代药理研究认为，麻黄、桂枝、柴胡、紫苏、防风、羌活、辛夷等以及复方葛根汤、小青龙汤、麻杏甘石汤等对变态反应有抑制作用，或阻止过敏源进入体内，或阻止肥大细胞脱颗粒，或阻止生物活性物质作用于效应器官等。

（5）镇咳、祛痰、平喘作用：单味药的麻黄、细辛挥发油、紫苏叶、薄荷等既有明显的镇咳作用，又能促进气管排泄而有祛痰作用；麻黄、荆芥、紫苏叶等有平喘作用；解表复方麻黄汤、小青龙汤、麻杏甘石汤等，或对抗外周致痉物质、或作用于中枢、或作用于受体而达到镇咳、祛痰、平喘作用。

（6）镇惊、镇痛作用：汗法方药中除麻黄对中枢神经系统有明显的兴奋作用外，多数药物，如柴胡、桂枝、细辛、防风、紫苏等均具有不同程度的镇惊、镇痛作用。

（7）其他作用：泻黄散泻脾胃伏火，但方中使用辛温升散的防风，且用量最大，历代对其配伍意义提出异议。樊巧玲以本方主治口疮与现代炎症相关为依据，以对巴豆油所致小鼠耳肿胀以及组胺所致的毛细血管通透性增高的抑制作用为指标，观察泻黄散以及防风的不同配伍对全方抗炎作用的影响。实验表明，单药防风呈明显抑制作用，但加入全方中则有明显的协同作用，提示防风在方中作为"升阳散火"配伍的重要性。

4. 汗法的现代研究方法述评及展望　纵观近70年来对汗法的治法、方剂、药物的研究，已初步探索出了汗法的现代机制，且对代表汗法的经典方剂的量-效关系、汗法类方及其证治规律进行了初步研究。今后的研究方向：①揭示汗法方剂的配伍规律及科学内涵，为儿科临床用药及新药研发提供科学依据。②突破汗法传统认识的局限，拓宽汗法临床应用范围及适应证。

现代对汗法的研究方法主要有：①临床研究。研究汗法中药复方及其制剂。②文献研究。总结历代汗法组方遣药经验和制方理论，并运用数据挖掘方法对跨历史、跨地域体现同一治法的同类方剂、主治同一类病证方剂以及验案进行分析,认识历代汗法处方用药规律,进而通过总结汗法方剂传统应用经验和现代研究成果,建立复方研究开发数据库,加强汗法系列方的开发研究。③实验研究。建立符合中医特色的方剂效用评价体系及符合中医"证""病"的动物模型、试验方法以推动汗法及其方剂的深入研究。

(二)下法的临床应用及现代研究

1. 下法的内涵及适应证　下法是通过通便、下积、泻实、逐水,达到荡涤实热、排出胃肠积滞、攻逐水饮积聚、降气祛邪、化痰平喘等作用,使有形实邪从下窍排出体外的治疗方法。吴又可明确指出承气汤类方是"为逐邪而设,非专为结粪而设也",把下法引申作为祛邪的重要方法和途径。下法主要适用于里实证。运用此法时,要掌握好下的时机、下的峻缓,分清虚实,中病即止,久用此法可伤正、破气。

2. 下法的作用　主要作用于大肠、胃,通过泻下荡涤之法,使实热、积饮、邪热、蓄水下泄,得以从后阴分消,达到祛邪、泻实、通便、逐水之目的,并有调整脏腑功能、截断病邪传化之意义。

(1)泻下通便: 通过通利大便、疏通肠道壅滞,排出肠道内宿食、积滞、腑实,达到泻下通便、泻结行滞之目的。如承气汤类方、济川煎、五仁丸、新加黄龙汤、增液承气汤、麻子仁丸、一捻金等。

(2)祛邪外出: 通过泻下通便,以排出谷道、肺或体内其他部位的邪气,使邪有出路。在治疗急性外感热病的泻下药物中首推大黄,吴又可《温疫论·上卷》云:"大黄走而不守,功专在通下,使邪热有随大便外出之机。"如叶天士在运用"轻法频下"治疗湿温时提出下法使用后大便由原来的"溏而不爽"转硬成形为邪尽之标志。

(3)急下存阴: 热邪极易伤阴、阴液耗竭,可使病情转危,通过下法及药物急下、"釜底抽薪",以达"存阴"之功,如《儒门事亲·卷二》云:"所谓下者,乃所谓补也""不补之中有真补者存焉。"

(4)泄热泻火: 通过通腑泻下,首先导出大肠、肺之热,继而导其他脏腑之积热、邪热下出,从而达到散内热、邪热外出之目的。如清肺热的礞石滚痰汤配大黄,清心热的泻心汤用大黄,清脾胃热的一捻金主用下法、大安丸之佐用莱菔子,清肝胆热的泻青丸、当归龙荟丸、千金龙胆汤、茵陈蒿汤之用大黄等。

(5)荡涤实热: 通过通腑泻下,以达到荡涤实热的作用。下法是清五脏热的重要方法之一,亦是临证配伍的一个技巧,柳宝诒有"盖脏病无出路,必借道于腑,乃能外出"之论。如白虎承气汤、解毒承气汤、宣白承气汤、导赤承气汤、凉膈散等。

(6)降气化痰: 作用于三焦、肠、肺,通过通利大便,排出肺、大肠及其他脏腑之湿浊,以达到化浊、降气、化痰、平喘之作用。在治疗咳喘病时,可主以或配合应用下法,通过通腑泻热、荡涤肠腑、降泄气机,达宣肺开闭、肃肺下气之功,为咳喘证的治疗提供了一条重要途径。如滚痰丸、竹沥达痰丸之大黄,茯苓丸之芒硝等。

(7)逐水荡饮: 下法能通利二便,使湿热、水饮之邪从前后二阴分消、排除,以达攻逐水饮、荡饮下行的目的。如十枣丸、禹功散、舟车丸、疏凿饮子等方主用下法逐水;己椒苈黄丸、甘遂通结汤等方亦辅以下法。

(8)下虫: 通过通腑导下、借其通泻之功而排出虫体,从而达到驱虫、下虫的目的。代表方剂槟榔承气汤等。

3. 下法的现代研究   下法及其方剂的现代研究较多,特别是中西医结合治疗急腹症方面的基础和临床研究取得了可喜的成绩。单味泻下药的研究以大黄、芦荟、番泻叶较多,已明确其泻下作用的有效成分、作用部位、作用机制;复方对承气汤类方、大陷胸汤、大黄牡丹汤等研究较多。药理研究已初步探明下法有以下多种作用。

(1)增强肠道推进作用:实验研究表明,下法药物及其复方以不同方式、不同途径使肠蠕动增加,产生不同程度的泻下作用。

(2)抗菌、抗病毒作用:体外试验表明,大黄、番泻叶的有效成分对多种致病菌、某些真菌和病毒有抑制作用,大承气汤对大肠杆菌内毒素结构有直接破坏作用。

(3)利尿作用:下法中的峻下药大多有利尿作用。大黄等泻下药亦有利尿作用,其作用机制与大黄酸、大黄素抑制肾小管上皮细胞钠离子有关。

(4)抗炎作用:泻下复方如大承气汤、大陷胸汤、大黄牡丹汤治疗急腹症的药理作用除增强肠道推进作用、抗菌、抗炎、抗内毒素作用外,还能促进肠腔渗出液的吸收、改善肠管壁及肠系膜的血液循环,促进损伤组织的修复。

4. 下法的现代研究方法述评及展望   下法为临床常用治法,目前对下法的动物实验研究逐年增多,并已进入细胞和分子水平。今后的研究方向:①应扩大下法及其方剂的研究范围,加强具有代表性复方的作用及其机制研究,加强下法药物动力学研究,以及经典复方的量-效关系研究。②探讨下法复方配伍的科学内涵、物质基础。

现代研究方法主要有:①临床研究。研究下法中药及其复方制剂的作用机制,并进行拆方、提取、分离的研究,找出其有效部位、有效成分及其相互关系,明确作用的物质基础。②文献研究。总结历代下法组方遣药经验和制方理论,加强下法系列方的开发研究。③实验研究。病证结合制备符合中医特色的中医方剂效用评价体系及符合中医特色的动物模型、实验方法,可推动下法及其方剂的深入研究。

(三)利法的临床应用及现代研究

1. 利法的内涵及适应证   利法即分利水道法,是通过淡渗水湿、通利小便的方法,以达祛除湿浊、分清泌浊、调整气机、导热下行、通利膀胱、疏利肝胆、疏邪外出、利水消肿等作用的治疗方法。主要适用水肿、泄泻、淋证、胎黄、顿咳等病证,外感高热、积热内蕴、厌食、积滞等病证亦可佐用利法。

2. 利法的作用   主要作用在三焦、小肠、心肺、肝胆、脾、肾、膀胱,以达淡渗水湿、祛邪外出、调整脏腑功能、通利小便之功。

(1)祛邪外出:通过增加小便,以排出体内水湿及其他邪气,使邪从前阴排出。因此,利法与下法、汗法是治疗外感病证中重要的祛邪方法。在诸多外感疾病治疗中均主以或辅以利法。

(2)调整泌别:《类经·藏象类·十二官》有:"小肠居胃之下,受盛胃中水谷而分清浊,水液由此而渗入前,糟粕由此而归于后"之论。利法通过强化小肠泌别功能,使水液归于膀胱,即强化"水液由此而渗入前"的作用,从而使留于渗于肠或体内的水液减少,达到利湿、消肿、止泻、退黄、化痰之目的。如茵陈五苓散之用泽泻、猪苓等。

(3)运脾助健:通过祛除水湿以减轻肠胃脾运化负担,可使脾无湿困之苦,利于脾气之振奋和强健,达到醒脾助运之作用。如逍遥散、保和丸之茯苓,调脾散之佩兰、苍术等。

（4）降气化痰：作用于三焦、肠、肺，通过通调水腑、开下行之路，排出痰湿，以达到祛邪化浊、化痰的目的；又通过分利下行，调整肺之升降功能，达到降气之目的。如三仁汤之薏苡仁、滑石、通草、竹叶，连朴饮、桑白皮汤之栀子，清金化痰汤之栀子、茯苓，清宁散之赤茯苓、车前子等。

（5）导热下行：通过增加小便，首先导出小肠、心之热，继而缓导其他脏腑之热下出，从而减轻或缓解热势，达到散里热外出、导里热下行之目的。利法是临证清脏腑热的重要方法之一。如清热泻脾散之栀子、赤茯苓，泻黄散、桑白皮汤、泻青丸、当归龙荟汤之栀子，泻心导赤散之竹叶、木通，清宁散之赤茯苓、车前子，龙胆泻肝汤之栀子、泽泻、木通、车前子等。

（6）止泻：《温病条辨·中焦篇·湿温》有："湿注大肠，阑门不分水，膀胱不渗湿也，故以四苓散分阑门，通膀胱，开支河"之论，宗《脾胃论·卷下·调理脾胃治验》"诸泄利，小便不利，先分利之"原则，通过"味淡渗泄之剂"，强化小肠泌别、分阑门、通利膀胱，急开支河、引水旁流、渗前实后，分消肠道水湿。李中梓在《医宗必读》中将淡渗（利法）列为治泻九法之首。通过运用利法使留于或渗于肠中水液减少，"利前阴实后阴"，使粪质稀薄得以缓解，从而达到止泻的目的。如胃苓汤、五苓散、四苓散之类方中，均以利法药物为主。

（7）消肿：通过增加小便、开下行之路，从而使留于、渗于、停于体内的水液、水饮减少，达到消肿之目的。《医醇剩义·卷三·痰饮》有："必顺其性，因其势而利导之"之论，利法亦有顺其水势下趋之势、分消之意。如阳水之麻黄连翘赤小豆汤、五皮饮、越婢加术汤等，阴水之防己黄芪汤、实脾饮、真武汤等。

（8）退热：首先导出小肠、心之邪热，继而导其他脏腑之邪热下出，冀邪有去路，从而缓解热势，达到退热之目的；且通过去其肠内之壅滞及下行之势而宣通气机、使气津得布以助汗法退热。利法退热在《温病条辨》银翘散（芦根、竹叶）中已有论及；他如甘露消毒丹之木通、滑石、茵陈蒿，新加香薷饮之白扁豆等。

（9）通淋：通过增加小便，以排出水湿之邪，达祛除湿热的目的；又利法通过分利下行、疏通气机，以达通利膀胱、助膀胱气化、止淋之治疗目的。如导赤散之木通、竹叶，四苓散主用淡渗分利药等。

（10）退黄：利法主要作用在肝胆，通过分利下行、祛邪、疏通肝胆气机之作用，直接或间接达到退黄之目的。如《金匮要略·黄疸病脉证并治》"诸病黄家，但利其小便"之论。如茵陈五苓散之用泽泻、猪苓等。

　3.利法的现代研究

（1）利尿作用：利法方药均有不同程度的利尿作用。其作用机制，可能是通过抑制肾小管对电解质、水的重吸收，或影响钠离子、钾离子—ATP酶活性，或作用于血浆心钠素，或增加肾脏血流灌注、提高肾小球滤过率等不同途径来实现的。

（2）抗菌、去吸附作用：体外抗菌试验证实，利法方药不仅具有不同程度的抗病原体（细菌、病毒、真菌）作用，而且有抑制或阻止细菌的黏附作用。

（3）利胆、护肝作用：利法方药，既能促进胆汁排泄、消除胆道炎症水肿，又有抗实验性肝损伤、促进胆红素代谢，发挥利胆护肝、促进消化吸收功能的作用。

（4）防石、排石作用：利法方药既能降低血中胆固醇水平、改善肝功能，又能促进胆汁排泄、改善胆汁淤滞、增加胆压,达到预防胆石、排泄胆石的作用。

4. 利法的现代研究方法述评及展望　利法作为八法中消法之一,为临床常用治法。近年来对泌尿系统疾病、肝胆道系统疾病等的临床及实验研究已初步探索出利法的现代治疗机制,并发现了一些特点,如茵陈蒿、栀子、大黄制成的注射液对病毒诱生干扰素有辅助作用等,对一些变态反应疾病有效,利法方药增强免疫为治疗感染提供依据。今后的研究方向:①在现有临床研究的基础上,进一步扩大利法的应用范围,并加强利法配伍方法、规律、技巧的研究。②在现代临床及药理研究中,寻找有效的免疫抑制剂已有不少苗头,今后应在研究湿证免疫病理特点的基础上,进一步明确利法方药作用环节,对指导临床合理用药、扩大临床治疗范围具有重大意义。

现代利法的研究方法主要有:①文献研究。进一步整理古代医籍中利法及其药物、方剂中涉及对因、对机、对症治疗方面的经验及组方技巧,总结历代利法遣药组方经验和制方理论。②临床研究。研究利法中药复方及其制剂的作用机制,进行拆方、分离研究,明确作用的物质基础,以便更好地指导儿科临床用药。③实验研究。根据病证结合制备符合中医药特色的中医方剂效用评价体系及符合中医理论的动物模型、实验方法,可揭示中医湿证这一特定的机体反应状态及其体液代谢、排泄的相互关系。

（四）和法的临床应用及现代研究

1. 和法的内涵及适应证　和法是指具有和解少阳、调和肝脾、调和胃肠、抑阳益阴、益脾抑肝、益肺抑肝等作用,以治疗少阳病、脏气不平所致病证的治疗方法。该法具有作用缓和、性质平和、兼顾整体、内涵丰富、应用广泛、适应证复杂等特点。主要适用于少阳病、哮证、癫痫、多动症、厌食、泄泻、抽动障碍、慢惊风、积聚等病证。本法适应范围广,可用于治疗半表半里证、脏腑气血阴阳不和、寒热失调、虚实夹杂之证。

2. 和法的作用　和法有和解少阳、调节脏气不平、调和营卫、调和气血等作用。

（1）和解少阳:《伤寒明理论·卷四》指出:"伤寒邪气在表者,必渍形以为汗;邪气在里者,必荡涤以为利。其于不外不内,半表半里,既非发汗之所宜,又非吐下之所对,是当和解则可矣。小柴胡为和解表里之剂也。"《医学心悟·卷首》更进一步明确了"少阳胆为清净之府,无出入之路,只有和解一法,柴胡一方,最为切当。" 和解少阳的代表方剂为小柴胡汤,少阳兼太阳用柴胡桂枝汤和解少阳、兼以散表,少阳协热下利用黄芩汤清热止利,少阳兼水饮用柴胡桂枝干姜汤和解少阳、温化水饮,少阳邪气弥漫三焦用柴胡加龙骨牡蛎汤和解泻热、重镇安神,少阳病兼阳明热结用大柴胡汤或柴胡加芒硝汤。

（2）透达膜原:运用和法的方药,既要温燥湿浊、芳香化湿,又要疏利透达,能破戾气所结、除伏邪之盘踞、直达膜原,使邪气溃败、速离膜原,达到透达膜原之目的。《温疫论·上卷·瘟疫初起》中吴又可云:"但使邪毒,速离膜原便是",以及"邪毒既离膜原,乃观其变,或出表,或入里,然后可导邪而去,邪尽病愈"。如达原饮、三消饮、七宝饮,以及薛生白之湿热遏阻膜原方等。

（3）分消走泄:通过宣气化湿、清利小便、导泻大便的方法,以宣展气机、泄化三焦邪热及痰湿,使病邪得以分消,从下排出。如温胆汤之陈皮、枳实、竹茹等,其用药即叶天士所云"轻苦微辛,具流动之品",王孟英云"其所云分消上下之势看,以杏仁开上,厚朴宣中,茯苓导下"。

（4）调节阴阳、调理脏腑功能:通过扶弱制亢、协调阴阳、抑肝（心）理脾（肺、肾）、调理气机,使脏气功能恢复平衡。如逍遥散之类方、缓肝理脾汤在于调节肝脾(肺)关系,补肾地黄丸之类方主要在于调节肝肾之间关系。又如枳实芍药散、当归芍药散、四逆汤等枳实与芍药配伍,皆在于调理肝脾、理顺肝脾功能。

3. 和法的现代研究

(1)抑制病原微生物作用:和法方药对多种病原微生物有不同程度的抑制作用。

(2)解热、抗炎作用:临床及实验证明,柴胡及其复方均有明显的抗炎作用,提示其抗炎作用机制较复杂,除刺激肾上腺皮质激素的合成和分泌外,尚对炎症过程的许多环节都有一定的抑制作用。柴胡配伍后抗炎作用加强,对大、小柴胡汤,柴胡桂枝汤等柴胡类复方的基础药物柴胡与黄芩的动物实验研究,初步证实柴胡与黄芩作为主要对药是有其科学依据的。

(3)调整消化道功能作用:柴胡及其复方均有护肝、利胆作用;黄芩或配柴胡、或配青蒿,可能加强解热抗炎、抑菌利胆功能。四逆汤、柴胡疏肝散、逍遥散中的柴胡、白芍、甘草,以及芍药甘草汤,有制酸、解痉、镇痛、抗溃疡作用。

4. 和法的现代研究方法述评及展望 和法的作用较广,和法方剂强调综合调理,在恢复人体功能失衡方面具有独到之处。因此,和法的治疗范围亦进一步扩大,广泛用于儿科临床。今后的研究方向:①应加大力度进行和法及其方剂的研究范围与深度,探讨和法的综合作用的机制。②对代表和法疗效显著的经典方剂、经验方剂进行拆方、对比研究,找出其有效成分及其相互作用关系,明确和法作用的物质基础,为和法这一独特治法提供科学的依据。

现代和法的研究方法主要有:①临床研究,研究代表和法的中药复方及其制剂的治疗疾病的作用机制及疗效。②文献研究,整理古代医籍中和法、和法药物、和法方剂中涉及对因、对机、对症治疗方面的经验及组方配伍技巧。③实验研究,根据病证结合制备符合中医药特色的中医方剂效用评价体系及符合中医的合理动物模型、试验方法,可推动和法及和法方剂的深入研究。

(五)清法的临床应用及现代研究

1. 清法的内涵及适应证 清法是使用寒凉药物,以清除邪热的治疗方法。主要作用于里,以达到清热、泻火、凉血、解毒之目的。适用于外邪入里化热、热从内生的各种热性证候。应用清法时须掌握好用药时机、法度、配伍、时间,勿伤及小儿脾胃功能及肾、心、脾之阳气。

2. 清法的作用 主要作用于三焦、卫气营血、脏腑,通过直清、直拔病灶,以达清除邪热之功;并能迅速祛除热毒,减轻或阻止火热邪毒对脏腑的直接伤害。

(1)直折邪毒:作用于卫气营血、脏腑,通过直清,清火泄毒,以达祛除邪气、直灭火热邪毒、挫其淫热、伐其邪势,使邪热直接清除,并防邪热深入,正气耗伤,以收治病求本之效。清法与利法、下法、汗法被视为祛邪的主要方法和手段之一,在外感热病、里热证中广泛应用。

(2)透营转气:通过直清,既能清除营分邪热,又使营分之邪热转出,并通过气分透达,是邪气外出的主要途径之一。如清营汤、化斑汤等方配伍清气分热药物,常选用轻清宣透、轻宣透泄之品,如金银花、连翘、竹叶之类。

(3)清营透疹:既能消散血分瘀滞,又可凉营透疹、凉血透疹、清解血络热毒,具有促进热毒向外透发、透疹与消斑的作用与意义。通过清法中的凉营、凉血作用达到透疹、消斑之目的,如升麻葛根汤、柴葛解肌汤等。

(4)清泄脏腑热:通过运用清热泻火、清热解毒之清法,以清泄肺、肝、脾、胃、心之热。清心热时除选用直清之清法外,尚应重视凉营清心法的应用,如导赤散、加味导赤散、泻心导赤散、黄连汤、黄连清心饮之生地,清心莲子饮之石莲子等。

(5)泻火存阴:通过泻火泄热达到间接存阴的目的。此法为直接消除阴伤的原因,而从根本上杜绝液耗阴亡之变。

3. 清法的现代研究 清法广泛用于感染性疾病,药理研究已初步探明清法有以下多种作用。

(1)抑制病原微生物作用:清法方药对多种病毒、细菌、原虫、螺旋体、真菌有抑制作用。另有研究表明,一些清法方药能影响病原体在体内的定居,如黄柏复方能消除白色念珠菌在小鼠肠道的定居;黄连、蒲公英、大蒜等在亚抑菌剂量时能破坏细菌的超微结构。

(2)抗细菌毒素作用:清法方药有保护感染中毒机体的作用,可以抑制细菌,减少毒素生成,加强机体廓清毒素能力,直接减毒和对抗毒素,促进毒素排泄,缓和机体对毒素的反应,促进损伤脏器功能和结构恢复等。如黄连素能拮抗霍乱毒素的致泻作用;射干有抗透明质酸酶作用;金银花、连翘、熊胆等可降低内毒素生物活性、破坏内毒素结构。

(3)调整免疫功能作用:复方龙胆泻肝汤、清胆汤、白虎汤均有提高巨噬细胞吞噬能力的作用;鱼腥草素、龙胆草、蒲公英、白虎汤、清胆汤能提高血清溶菌酶含量、增强溶菌活性。

(4)消炎作用:单味药物如黄连、黄芩、龙胆草、连翘、金银花、射干、蒲公英、鱼腥草、大青叶及复方如清胆汤、黄芩汤、龙胆泻肝汤等,均有不同程度的消炎作用。

(5)其他作用:部分清热解毒药还显示了保肝利胆、提高心血管生理功能、抗休克、镇静抗惊厥等药理作用。

4. 清法的现代研究方法述评及展望 建国后对清法及清法方药的临床应用与现代研究相当广泛、深入,现代实验研究表明清法方药具有广泛的药理活性,其中对该法的清热、解毒、泻火、凉血等功效与抗病原微生物、抗细菌毒素、抗炎等药理作用的相关性有较明确、深入的研究,与调节免疫功能、抗肿瘤、改善血凝及微循环功能的相关性也有较多研究。今后的研究方向:①应扩大清法及其方剂的研究范围,加强具有代表性复方的作用及其机制研究,加强清法药物动力学研究、有效成分研究、经典方剂量-效关系研究。②建立合理的动物模型,从本质上阐明清法作用原理,结合临床探讨里热证的实质。

现代清法的研究方法主要有:①临床研究。对清法中药复方进行拆方、提取、分离研究,找出其有效部位、有效成分及其相互关系,明确作用的物质基础。②文献研究。系统整理古籍中清法、清法方药,总结历代清法遣药组方经验和制方理论。③实验研究。从免疫化学和免疫病理学的角度来解释热证的特点,阐明清法的免疫作用机制和双向作用现象。

(六)补法的临床应用及现代研究

1. 补法的内涵及适应证 补法是通过补益人体气血阴阳,以增强体质,改善机体虚弱状态的治疗方法。通过扶正固本,不仅可以提高小儿的体质水平,还能达到扶正祛邪的目的。

主要适用于小儿元气不足、体质虚弱、脏腑功能减退之证。

2. 补法的作用　通过补益,顺应脏腑、气血阴阳的生理特点,直接补益虚弱之正气、补益虚弱之脏腑,或根据气血阴阳以及脏腑之间相生相依的关系,间接达到补益之目的。

（1）扶正祛邪: 通过补益人体阴阳气血,使正气恢复、增强体质、提高机体的抗病能力和自然修复能力,以使正旺能祛邪或抗邪外出,达到扶正以祛邪、"正充邪自去"之效。

（2）扶正固本: 通过补益气血阴阳,改善体质,以恢复或提高机体各脏腑的生理功能,改善机体虚弱状态,提高其抗病能力,达到扶正固本之目的。肾为先天之本、脾为后天之本,本着"正气存内、邪不可干"的理论,尤对脾肾的调护更为重要。

（3）补益虚弱: 通过补益气血阴阳、脏腑,以消除各种不足状态,恢复机体的正常功能,达到固本扶弱之目的。

（4）补虚除滞: 通过补益气血、阴阳、脏腑,以消除各种虚弱、不足状态,恢复气血、阴阳、脏腑的正常功能,解除因虚而滞之因,达到除滞、除满之目的。

由于药物每多偏性,有偏性即有偏胜,补益之剂不可乱用,健康小儿不必服用补益药,长期补益可致厌食、积滞、疳证,甚至性早熟,或邪毒留恋、闭门留寇,为害非浅。

3. 补法的现代研究　现代对补法的研究取得了一定的进展。单味补法药物的研究以人参、甘草、刺五加、冬虫夏草、当归、白芍等较深入;在复方方面,对生脉散、六味地黄丸、肾气丸等研究较深入。药理研究已初步探明补法有以下多种作用。

（1）对免疫功能的影响: 多数补药能升高外周白细胞、增强巨噬细胞的吞噬作用,提高机体的非特异性免疫功能; 很多可促进或调节细胞免疫功能。

（2）对神经系统功能的影响: 补气、补血及补阳类药物可提高学习记忆功能,具有益智作用。其益智作用可能与补药对神经系统的兴奋作用有关,也与改善脑微循环、增加脑血流量有关,部分补药能增加脑内蛋白质合成、促进大脑发育。

（3）对神经内分泌系统的影响: 补药能改善和调节内分泌功能。如菟丝子、肉苁蓉、补骨脂等补阳药,以及人参、黄芪等补气药对下丘脑—垂体—性腺轴有兴奋作用; 一些补气及补阳药,如右归丸、人参黄芪提取液等对甲状腺功能低下的大鼠有保护作用,而补阴药龟板及六味地黄丸对甲亢型阴虚型大鼠有保护作用。

（4）对心血管功能的影响: 补药对心血管功能的影响较为广泛而且比较复杂。如人参、生脉散等显示对血压有双向作用;如当归、当归补血汤、炙甘草汤对动物实验性心肌缺血性损伤有保护作用。

（5）对造血功能的影响: 补血、补气、补阴药物促进造血功能作用显著。如当归、何首乌、阿胶以及四物汤、当归补血汤、归脾汤等有显著的促进骨髓造血作用。补气方药尚有益智健脑、调节消化系统功能作用。补血方药尚有抗缺氧、保肝等作用,当归、白芍有一定的镇痛抗炎作用,当归、白芍、何首乌、当归补血汤对实验性肝损伤有保护作用。补阳药物尚有促进生殖系统发育、促进代谢等作用。补阴药物尚有提高机体的抗应激能力、保肝等作用。

4. 补法的现代研究方法述评及展望　补法方药的药理作用十分广泛,已有研究成果不仅揭示了补法传统功效的现代药理作用基础,也推动了中西医结合理论的研究与发展,并在益智健脑、提高小儿机体免疫功能等方面已取得了一定的成果。今后的研究方向: 应结合气、血、阴、阳实质,不断改进和完善虚证模型,进一步阐明补气、补血、补阴、补阳作用的实质。

对补虚方药作用的物质基础和作用机制研究已取得了一定进展,许多单味药物已进入有效成分、有效部位研究水平,但有效成分的提取和分离仍是目前研究的难点、热点问题。通过对补法、补法方药的研究,亦能促进脾胃学说、阴阳学说、中药双向调节作用、病证结合研究的发展。

现代补法的研究方法主要有:①临床研究。研究补法中药复方及其制剂,对其疗效、安全性做出客观评价。②文献研究。进一步整理古代医籍中补法、补法药物、补法方剂的经验及组方技巧,加强补法系列方在益智健脑、提高小儿机体免疫功能等方面的开发研究。③实验研究。建立符合中医特色的、符合证要求的动物模型,可推动补法及补法方剂的深入研究。

(七)温法的临床应用及现代研究

1. 温法的内涵及适应证　温法是选用甘温辛热的药物,以达到温里祛寒、温补阳气、回阳救逆、温经散寒作用的治疗方法。主要通过扶助人体阳气,以达散寒回阳之目的。主要适用于里实寒证、虚寒证、阳脱证等。

2. 温法的作用　温法主要作用于气血阴阳、脏腑,通过温阳散寒,以扶正祛邪。

(1)祛邪:主要作用于气血阴阳、脏腑,通过温散之作用,以驱除在里之寒邪,使寒邪得去、得散,达到祛除寒邪之目的,并防寒邪深入。温法被视为祛邪的主要方法和手段之一。如冷嗽干姜汤之桂枝、干姜、细辛,小青龙汤之桂枝、干姜,苓甘五味姜辛汤之干姜、细辛等。

(2)回阳救急:主要通过大补阳气、温通阳气,以达回阳救逆、收敛固涩、温通复脉之功,以治疗亡阳、阳衰欲脱之证。如陈念祖在《本草经读》中指出:"附子味辛气温,火性迅发,无所不到,故为回阳救逆第一品药。"故有附子"走而不守"、干姜"守而不走",临证常附子、干姜同用,如急救回阳汤、回阳救逆汤、四逆汤、回阳救急汤等。

(3)温里散寒:主要通过辛温、辛热之性,或通过温补阳气,以达散寒温中、温肺散寒、温肾散寒、暖肝散寒、温通小肠等作用。如理中丸之干姜,吴茱萸汤之吴茱萸,小建中汤之桂枝,温脾丹之干姜、丁香,厚朴温中汤之干姜、草豆蔻等。

(4)散寒宣痹:通过温散寒邪、温通经脉、疏通经脉之作用,达到宣通痹阻之目的。如当归四逆汤之桂枝、细辛,黄芪桂枝五物汤之桂枝等。

(5)引火归原:在大剂滋阴、清热之品中,采用温补阳气之药,使浮越的阳气得以敛藏,达到导龙入海、引火归原之治疗目的。如镇阴煎之重用填补真阴之品,并配用肉桂、附子;理阴煎之重用填补真阴之品,配用肉桂、干姜。

3. 温法的现代研究　单味温法药物的研究以附子、肉桂等的研究报道较多,在复方方面,参附汤的研究较深入。温法的治疗范围进一步扩大,在剂型改革等方面亦有发展,研制出高效、速效的新剂型。药理研究已初步探明温法有以下多种作用。

(1)对心血管系统的作用:温法药物附子及方剂四逆汤、参附汤治疗心力衰竭、缓慢性心律失常取得了明显的疗效。附子、干姜、人参四逆注射液、心脉灵注射液有正性肌力作用,可增强心肌收缩力、增强心排出量和心肌耗氧量。附子、肉桂等能扩张冠状动脉、增加冠状动脉血流量,改善心肌血液循环,抗心肌缺血和抗缺氧。

(2)对消化系统的作用:温法药物丁香、高良姜、草豆蔻等可增加胃酸排出量、提高胃蛋白酶活性;丁香、肉桂、小茴香等能使肠管兴奋、促进肠运动、排出胃肠积气,促进胃肠功能的恢复;附子、肉桂、细辛、高良姜等对胃肠平滑肌亦有解痉作用;丁香、肉桂、高良姜等对实验性动物胃溃疡有抑制作用。

(3)对血液系统的影响:丁香、肉桂、高良姜等有抗血栓形成、抑制血小板聚集及体外抗凝作用,能扩张血管、改善血液流变性。

(4)对神经系统的影响:除附子、乌头、干姜、肉桂、吴茱萸、细辛、花椒等有不同程度的镇痛作用外,温法药物还可以通过影响自主神经系统及内分泌功能改善物质代谢。

4.温法的现代研究方法述评及展望　温法的剂型改革已研制出参附注射液、人参四逆注射液、心脉灵注射液等,并进行了大量的药理研究。今后的研究方向:①加强温法主要药物的研究,如当前对附子仅在强心作用和抗休克作用与临床应用的研究较深入,亦应加强附子对阳虚证的作用机制、肉桂引火归原的实质。②加强温法组方理论及配伍规律的研究,加强温法新方、新剂型的研制与开发,并对研制的新方、新剂型进行深入的药理研究,阐明其治疗疾病的原理。

现代温法的研究方法主要有:①临床研究。找到切入点,深入研究温法的适应病证。对温法中药单味药物、复方、制剂的药理作用进行研究,阐明其治疗原理、有效成分。②实验研究。进行"温经散寒""通脉"及"寒邪凝滞经脉证"的动物模型研究,采用先进技术揭示温法方药的治疗原理。

(八)吐法的临床应用及现代研究

1.吐法的内涵及适应证　凡是通过催吐方式,以涌吐药为主组成,具有排除宿食、痰涎、毒物等作用,以治疗上焦、中焦有形实邪的治疗方法,称为吐法。是祛邪的方法和途径之一。吐法主要适用于停留于咽喉、胸膈、胃脘的有形实邪所致病证。即凡痰涎阻塞咽喉、呼吸不利,热闭胸膈、内窍不宣,食物、痰涎停滞胃脘,误食毒物尚未入肠,以及干霍乱吐泻不得、痰厥痰盛气闭等急症,均可应用吐法祛邪。

2.吐法的作用　具有引导、促使呕吐之功。主要作用于胃、胸膈、肺,通过气机逆升,排出体内偏上之邪气,达到祛痰利咽、祛除宿食、排出毒物之作用,使邪有出路。

(1)祛邪外出:主要作用于胃、胸膈、肺,通过气机逆升,以排出胃、肺或体内偏上之邪气,以达祛痰利咽、祛除宿食、排出毒物之作用,使邪有出路。吐法有引导、促使呕吐之功,是祛邪的重要的措施与途径。吐法与利法、下法、汗法被视为祛邪的重要方法和手段之一。

(2)疏通气机:通过引导、促使呕吐,升提宣发气机,使气机升降正常,达到疏通气机、开上启下、调整脏腑功能等作用。

(3)涌吐开关:通过通关豁痰、涌吐有形之邪,速令痰涎、痰食排出,使气机畅达、表里贯通、阴阳理顺,从而达到开关通闭之治疗目的。

(4)涌吐痰涎、宿食:通过催吐的方法,涌出偏于上的痰浊,或排出停聚在胃之宿食、食滞,而达到祛除痰浊、痰涎、涌吐宿食之作用。

吐法方剂常以瓜蒂、藜芦、胆矾、食盐等气味苦寒酸咸的药物为主,一般用药精当,甚或单药为方。其常苦味药配酸味药,如瓜蒂配赤小豆,取其"酸苦涌泄"之意;配轻宣之品,如瓜蒂配淡豆豉以宣散胸中郁结;配辛温豁痰之品,如瓜蒂配皂角以开窍通关。代表方剂有瓜蒂散、救急稀涎散、盐汤探吐方、参芦饮等。

吐法类方剂属于治标之法,一般用于某些急症、重症。使用该类方剂时,应中病即止、不可过剂,以防伤正;在具体运用时,当注意用药剂量、用法、禁忌、过量中毒的解救措施,以及药后调理。

3. 吐法的现代研究　近年来,随着洗胃、吸痰等现代治疗方法的普及,吐法自身的缺点及禁忌证、用法难于掌握,有关吐法的临床及实验研究处于停滞状态。现有的研究初步探索出吐法的现代机制:①有排出宿食、毒物,引流痰涎作用;②改变腹腔压力,协调各脏腑运动;③改善通气功能,减轻或缓解喉梗阻。

4. 吐法的现代研究方法述评及展望　对吐法的研究方法主要有:①文献研究。系统整理古代医籍中吐法及其方剂中涉及对因、对机、对症治疗方面的理论及精华,总结历代组方遣药经验和制方理论,为今后应用提供依据、思路。②临床及实验研究。在明确适应病证、提高临床疗效的前提下,加强动物实验及吐法原理研究,为临证治疗提供可靠依据。

吐法作为中医学独特的治疗方法与措施之一,越来越得到临床医家、患儿的重视。其治疗疾病的效验完全经得起临床与实验验证,今后随着其理论、临床实践及适应证模型研究的深入,不仅能抢救濒临失传的治疗方法、措施,证明其科学性,而且能为某些疑难病证的治疗开拓思路;同时对机体稳态的调节及发病学理论提供新的认识,更好地服务于患儿。

二、各种治疗方法在儿科的综合运用

根据儿科临床特点,在运用基本治法时,常需数法合用,如攻补兼施、汗下并用等,如《医学心悟·医门八法》所说:"一法之中,八法备焉。八法之中,百法备焉。"

(一)针对病因治疗的方法

审证求因是指导治疗用药的基础,针对病因进行治疗的方法称为病因学治疗,如祛邪、消食、清脏腑热、温脏腑寒、补虚、祛除疾病过程中形成的病理产物等。

1. 祛邪法　临床须根据邪气性质的主次、邪气多少、客犯部位不同而采用不同的治疗方法。主要有汗法、清法、温法、下法、和法、吐法、活血法、利法、驱虫法、消法等。祛邪的途径主要使邪从表、上而解,或从二便排出体外,或使内生之邪得以消散,达到直接或间接祛除病邪的目的。

(1)祛风法:祛除外感风邪的治法。适用于外感风邪侵袭肌表、脏腑、经络、筋骨、关节所致的各种病证。祛风法主要有:①疏散风邪:常用药物独活、羌活、防风、荆芥等,代表方剂麻黄汤、香苏散、川芎茶调散、大秦艽汤。②祛风除湿:常用药物秦艽、桑枝、五加皮等,代表方剂蠲痹汤。③活血祛风:常用药物川芎、赤芍、丹参等,代表方剂丹参饮;④搜风通络:常用药物全蝎、蜈蚣、僵蚕、蕲蛇等,代表方剂止痉散;⑤养血祛风:常用药物当归、白芍、生地等,代表方剂独活寄生汤。

(2)祛湿法:适用于外感湿邪及内生湿邪所致的各种病证。主要有:①祛风胜湿:常用药物独活、羌活、防风、秦艽等,代表方剂羌活胜湿汤;②祛风散湿:常用药物青风藤、汉防己、五加皮、雷公藤等,代表方剂宣痹汤;③宣郁化湿:常用药物麻黄、生姜、杏仁、白蔻仁等,代表方剂麻黄连翘赤小豆汤、越婢加术汤;④淡渗利湿:常用药物茯苓、猪苓、泽泻等,代表方剂四苓散、五苓散;⑤清热燥湿:常用药物黄芩、黄连、黄柏等,代表方剂黄连解毒汤、连朴饮;⑥芳香化湿:常用药物藿香、白豆蔻等,代表方剂藿香正气散;⑦宣气化湿:常用药物陈皮、木香等,代表方剂二陈汤;⑧温化水湿:常用药物干姜、附子等,代表方剂苓桂术甘汤、实脾散;⑨升阳除湿:常用药物葛根、升麻、防风等,代表方剂当归拈痛汤;⑩开达膜原:常用药物槟榔、厚朴、草果等,代表方剂达原饮、柴胡达原饮、雷氏宣透膜原法;⑪健脾燥湿:常用药物白术、薏苡仁等,代表方剂参苓白术散。

在具体运用祛湿方法时,正如《临证指南医案·卷五》所云:"若湿阻上焦者,用开肺气,佐淡渗通膀胱,是即启上闸、开支河,导水势下行之理也。若脾阳不运,湿滞中焦者,用术、朴、姜、半之属,以温运之;以苓、泽、腹皮、滑石等渗泄之。亦尤低洼湿处,必得烈日晒之,或以刚燥之土培之,或开沟渠以泄之耳;其用药总以苦辛寒治湿热,以苦辛温治寒湿,概以淡渗佐之,或再加风药,甘酸腻浊在所不用。"此外,湿邪黏腻重浊、易阻滞气机,故在祛湿时常配伍理气药物,以增祛湿之力,求气化则湿亦化之功。

(3)清热法:是通过使用寒凉性药物,以清除邪热的治疗方法。主要作用于里,以达到清热、泻火、凉血、解毒之目的。适用于邪热外侵、外邪入里化热、热从内生的热性证候。主要有:①疏散表热:代表方剂银翘散;②清热泻火:热在气分,热势浮盛于外,用辛寒之剂白虎汤因势利导,使邪热透达肌表而解,热在气分热势内盛者治以苦寒,常用清脏腑热之方;③通腑泄热:常用药物大黄、番泻叶、牵牛子等,代表方剂承气汤类、大陷胸汤;④分利泄热:常用药物白茅根、竹叶、泽泻、茵陈蒿等,代表方剂茵陈蒿汤;⑤直清法:常用药物黄连、黄芩、蒲公英、紫花地丁等,代表方剂黄连解毒汤、五味消毒饮;⑥凉营凉血:常用药物牡丹皮、赤芍、生地黄、水牛角等,代表方剂清营汤、犀角地黄汤;⑦养阴清热:常用药物鳖甲、知母、地骨皮等,代表方剂青蒿鳖甲汤、养阴清肺汤;⑧引火归原:在滋肾养阴药物中佐加温散之品,以引火下行,常用药物肉桂。

应用此法须掌握好用药时机、法度、配伍、时间,除应掌握清实热和虚热、清表热和里热外,尚有清实火、清郁热、清郁火、清积热等,必须从整体出发,各种清热方法配合应用。此法用药多寒性之品,易伤小儿脾胃及阳气,需要注意避免。

(4)祛寒法:是应用甘温辛热的药物,温散寒邪的治疗方法。主要作用于里,以达到温里、祛寒、温补阳气之目的。适用于表里之寒实证。祛寒法主要有:①解表祛寒:常用药物苏叶、秦艽、豆豉、桂枝等,代表方剂葱豉汤、香苏散;②温里散寒:常用药物干姜、附子、肉桂、川椒等,代表方剂理中汤、冷嗽干姜汤;③温经通痹:常用药物桂枝、细辛等,代表方剂阳和汤、当归四逆汤。

(5)祛暑法:主要有:①汗泄法:使暑热从表解,如新加香薷饮;②泻火法;③通腑泄热;④分利泄热:既可渗湿利湿,又可导赤,使暑热从小便而出,"暑气通于心",心与小肠相表里,王纶在《明医杂著·卷三》指出:"治暑之法,清心利小便最好";⑤祛湿法之芳化、燥湿、分利等。

(6)祛燥法:主要有①轻宣凉燥:常用药物杏仁、苏叶等,代表方剂杏苏散;②轻宣温燥:常用药物桑叶、杏仁、沙参等,代表方剂桑杏汤、清燥救肺汤。

(7)驱虫法:在运用驱虫药时多以空腹服药为宜。方法主要有:①驱虫杀虫:根据虫的种类选用针对性强的药物,如驱蛔虫用使君子、苦楝根皮、槟榔、南瓜子等,驱蛲虫用使君子配大黄及百部等,代表方剂使君子散、追虫丸;②通腑驱虫:通腑导下,借其通泻之功而排出虫体,常用药物大黄、玄明粉、莱菔子等,代表方剂有使君子散;③缓泻驱虫:借其行气缓泻之功而排出虫体,常用药物山楂、神曲、麦芽等;④行气驱虫:借其行气通泻之功而排出虫体,常用药物枳实、槟榔等。

　　驱虫药多具毒性,故剂量应根据患儿年龄、体质、病情掌握,中病即止。另外,安蛔法系针对引起虫动的原因而调整脏腑功能,达到安虫的目的,待虫体安伏后再行驱蛔,根据"蛔得酸则安、得辛则伏"的特性,常用药物乌梅、蜀椒等。

　　2. 消食法　须根据客犯部位采用不同的治疗方法,如宿食在胃者可用吐法,宿食在胃以下者可用消法、下法。主要有:①消食化滞:常用药物山楂、神曲、麦芽、鸡内金等,代表方剂保和丸、消乳丸;②行气导滞:无论实证、实中夹虚、虚中夹实证,行气法势在必行,以达理气消胀、消食导滞之功,常用药物枳实、陈皮、槟榔、厚朴、木香、青皮等,代表方剂木香导滞丸、枳实导滞丸、木香槟榔丸;③通腑泻下:常用药物大黄、玄明粉、莱菔子等,代表方剂一捻金、牛黄夺命散;④破积通便:可佐以破积之活血法,常用药物桃仁、红花、三棱、莪术等及软坚法药物鳖甲等;⑤理脾消食:理脾时多健脾益气与运脾开胃合用,但不宜过于温燥或滋腻,补脾或温中的同时佐以消食,常用药物白术、党参等,代表方剂健脾丸、人参健脾丸、枳术丸。

　　在消食导滞药物中,麦芽能消乳食,山楂能消肉食油腻,神曲善化谷食积滞,莱菔子能消麦面之积,鸡内金则能消各种食积,还有开胃作用。

　　3. 祛内因法　主要包括固表、益肺、润肺、泻肺、清肺、泻脾、健脾、散寒、养胃、清心、温心、补心、养心、清肝、泻肝、养肝、温肝、清胆、补肾等。代表方法如下:

　　(1)固表法:主要有①补肺固表:通过补益肺气,使肺旺表固卫实。常用药物党参、人参、黄芪,代表方剂玉屏风散;②培土生金固表:通过健脾助运的方法,培土生金,益肺固表。常用药物茯苓、薏苡仁、白术、山药、白扁豆,代表方剂异功散、参苓白术散;③补气固表:通过补气益卫,直接达到表固卫实之目的。常用药物有黄芪、党参,代表方剂四君子汤;④收敛固表:通过收涩卫气,敛阴固表,达到固表敛汗之目的。常用药物牡蛎、麻黄根、浮小麦,代表方剂牡蛎散。

　　(2)补肺法:主要有:①补肺气:常用药物黄芪、党参,代表方剂补肺汤、人参五味子汤;②培土生金:常用药物白术、茯苓,代表方剂异功散;③补肾益肺:常用药物蛤蚧、胡桃肉,代表方剂人参蛤蚧散、人参胡桃汤;④抑肝益肺:常用柴胡、薄荷、郁金、麦芽、白芍、当归、地龙、钩藤等;⑤滋养肺阴:常用药物沙参、麦冬、玄参,代表方剂沙参麦冬汤;⑥滋阴润燥:常用药物阿胶、胡麻仁等,代表方剂清燥救肺汤等;⑦滋肾润肺:以达金水相生之旨,常用药物生地、熟地,代表方剂百合固金汤、养阴清肺汤。

　　(3)清肺法:主要有①直清法:常用药物黄芩、桑白皮等,代表方剂泻白散、桑白皮汤、清肺饮等;②通腑泻肺:常用药物大黄、芒硝、厚朴等,代表方剂竹沥达痰汤、葶苈丸、小陷胸加大黄汤等;③分利泻肺:常用药物车前子、茯苓、栀子等,代表方剂清宁散、加味泻白散等;④疏散肺热:常用药物有荆芥、防风、薄荷等,代表方剂栀连清肺饮、加味泻白散等。

　　(4)清泻脾胃法:主要有①直清法:常用药物黄芩、生石膏、胡黄连等,代表方剂泻黄散、清热泻脾散;②淡渗分利:常用药物栀子、赤茯苓、泽泻、竹叶等,代表方剂清热泻脾散、竹叶石膏汤等;③通腑泻火:常用药物大黄等,代表方剂一捻金、承气汤类方;④消积导滞:常用药物山楂、鸡内金等,代表方剂保和丸;⑤升散郁火:常用薄荷、防风等,代表方剂凉膈散;⑥抑肝泻火:常用药物龙胆草、青黛、柴胡等,代表方剂清胃散、左金丸等;⑦凉血清胃:常用药物生地、牡丹皮、玄参等,代表方剂火郁汤、清胃泻火汤、干葛清胃汤等。

（5）清心法：主要有①直清法：常用药物黄连、生地等，代表方剂导赤散；②分利法：导心火从小便而出，常用药物竹叶、白茅根等，代表方剂泻心导赤散等；③通腑泄热：采用下法以达"釜底抽薪""以泻代清"之功，常用药物大黄等，代表方剂泻心汤、洗心散等；④凉营清心：常用药物生地、玄参、赤芍等，代表方剂清营汤等。

（6）清肝法：主要有①直清肝热：常用药物龙胆草、青黛、黄芩、牛黄等，代表方剂泻青丸、泻肝汤、平肝清火汤等；②导热下行：常用药物栀子、竹叶、泽泻、车前子等，代表方剂竹叶泻经汤、柴胡清肝散等；③通腑泻肝：常用药物大黄、芒硝等，代表方剂泻肝汤、清肝汤、竹叶泻经汤等；④疏散肝热：常用药物防风、羌活、薄荷等，代表方剂洗肝散、泻肝散、泻青丸、竹叶泻经汤等。

（二）针对病机而治的方法

包括解表、透疹、开肺、宣肺、健脾助运、理气、抑肝、降气等。

1. 透疹法　主要有①发表透疹：常用药物浮萍、荆芥、防风、薄荷、桎柳、芫荽等，代表方剂解肌透痧汤；②宣肺透疹：常用药物前胡、桔梗、牛蒡子等；③凉营透疹：常用药物紫草等，代表方剂化斑汤；④凉血透疹：常用药物牡丹皮、赤芍、红花等，代表方剂犀角地黄汤；⑤升阳透疹：常用药物葛根、升麻等。

2. 肃肺法　主要有①肃降肺气：常用药物桑白皮、厚朴、前胡、苏子等，代表方剂苏子降气汤、葶苈丸、桑白皮汤等；②下气肃肺：常用药物苏子、葶苈子、厚朴等，代表方剂苏子降气汤、葶苈丸等；③通腑泻肺：常用药物大黄、芒硝等，代表方剂滚痰丸、竹沥达痰丸、羚羊清肺散等；④分利肃肺：常用药物车前子、茯苓、泽泻、栀子等，代表方剂清宁散、葶苈丸、桑白皮汤、连朴饮、清金化痰汤、清金降火汤等。

3. 调脾助运法　江育仁先生提出"脾健不在补而贵在运"的法则，宜调和脾胃，扶助运化，祛除影响脾胃运化的各种病理因素，恢复其升清降浊的生理功能。主要有：①燥湿助运：常用药物苍术、佩兰等，代表方剂不换金正气散；②理气助运：常用药物陈皮、木香、枳实等，代表方剂香砂六君子汤；③消食助运：常用药物焦山楂、神曲、麦芽、鸡内金、莱菔子等，代表方剂保和丸；④温运脾阳：常用药物干姜、砂仁等，代表方剂理中丸；⑤健脾助运：常用药物生晒参、人参、白术等，代表方剂参苓白术散、四君子汤等；⑥利助脾运：常用药物茯苓、泽泻等，代表方剂调脾散、藿香正气散；⑦抑肝助运：常用药物郁金、白芍、柴胡、薄荷、钩藤、青皮、陈皮等，代表方剂逍遥散、柴胡疏肝散等。

4. 降泄气机法　主要有①通下降泄：常用药物大黄、芒硝等，代表方剂千金龙胆汤、定风散、镇惊百效散等；②分利降泄：常用药物车前子、茯苓、栀子等，代表方剂千金龙胆汤等；③清心泻肝降泄：常用药物黄芩、黄连、龙胆草、牛黄等，代表方剂千金龙胆汤、小儿回春丹等；④下气降泄：常用药物青礞石、枳实等，代表方剂千金龙胆汤、镇惊百效散、小儿回春丹等。

（三）针对主症治疗的方法

体现"急则治其标"的原则，主要包括止血、止咳、止汗、止痛、止呕、止泻、止渴、止痒、止痉、止遗、祛痰、平喘、回阳救逆、镇惊安神、平肝息风、消肿、通便、退热、软坚、散结、消痞、除烦、除满等。

1. 止咳法　具有减轻或制止咳嗽功效的治法。主要适用于久咳不止及剧烈咳嗽、夜间咳嗽影响正常生活或睡眠的患儿。

临证时应根据病情、病因、病机,施用不同的治法,使邪去正安、痰去咳止,去其致咳之因以达到止咳之目的,不可妄用酸涩、滋腻之药。应灵活选用下气法、肃肺法、通腑泻下法、分利下行法以降泄气机,达到止咳之目的。若痉咳频重除祛邪、下气法外,可加解痉止咳法、疏肝止咳法、通络止咳法。若痉咳伴呕吐频作者,可加和胃降逆之制半夏,重镇降逆之代赭石、磁石,消痰利水降逆之旋覆花;若痉咳伴两胁胀痛、两目红赤者,可加清肝泻火之龙胆草、青黛、制大黄、栀子等;若痉咳伴痰稠不易咯出,可加胆南星、黛蛤散以化痰散结止咳;若夜间剧咳影响睡眠者,仿桃花散之朱砂配伍,可加远志、龙骨、夜交藤等以镇惊止咳;对于久咳不止干咳无痰者,可加酸涩收敛之乌梅、诃子等。

2. 祛痰法　具有祛除痰饮、化除脏腑经络间痰结作用的治疗方法。适用于各种痰证,用于咳嗽、肺炎喘嗽、哮证、颈痈、痰核、痄腮、头痛、心悸、遗尿、癫痫、惊风等病证。

对于狭义的肺系之痰涎,当采用化痰宣肺、化痰降气;广义之痰,通过化(涤、祛、豁)痰,达到宽心、开窍、息风、软坚等作用。由于痰随气升、气壅则痰聚、气顺则痰消,故祛痰方剂中常配伍理气药物以助化痰;又因痰饮常因湿聚而成,故祛痰法方剂中又常配伍治湿(利湿、芳香化湿、燥湿)之品,使湿去痰消。

祛痰的方法主要有"制源"以杜其生痰之源,"畅流"使已成之痰消散,"因势利导、顺其生机"以给痰出路,亦可应用利法、下法从前后分消。祛痰之化痰法的应用最多,可采用燥湿化痰、温化寒痰、清化热痰、润燥化痰、搜风化痰等具体治法,代表方剂二陈汤、苓桂术甘汤、清气化毒丸、贝母瓜蒌散、半夏白术天麻汤。涤痰法所用方药较为峻猛,主要用于久积不去之顽痰、老痰,常与下法、下气法合用,以驱逐痰液,代表方剂礞石滚痰丸。消痰法则能消散、软化痰结,善治痰阻经络、肌腠之痰核、臖核肿大、瘰疬、瘿瘤、痄腮等病证,尚可配用理气散结、通络散结、活血散结诸法,及软坚散结之昆布、牡蛎、海藻,消痰散结之浙贝母、夏枯草、瓜蒌皮等药。遗尿、癫痫、惊风等病证多属痰湿蒙窍或痰火扰心,常用石菖蒲、郁金、胆南星、麻黄等以豁痰开窍,半夏、陈皮、茯苓等化痰醒神,黄连、莲子心、竹叶等以清泻心火。

3. 平喘法　凡具有减轻或缓解喘息、哮鸣为主要作用的治疗方法。主要适用于哮证、肺炎喘嗽等肺系病证及肾不纳气证。

平喘的方法主要有:①宣肺平喘,药用炙麻黄、杏仁等,代表方剂小青龙汤、麻杏甘石汤;②肃肺平喘,药用桑白皮、前胡、紫苏子等,代表方剂苏子降气汤;③通腑泻下平喘,药用大黄、玄明粉等,代表方剂牛黄夺命散、承气汤类;④下气平喘,药用葶苈子、枳实、瓜蒌仁、厚朴等,代表方剂葶苈大枣泻肺汤;⑤解痉平喘,药用全蝎、僵蚕、蜈蚣、钩藤等,代表方剂止痉散。若兼有肺虚者可用太子参、党参、黄芪等培土生金;兼痰蕴治痰可灵活选用清化、温化及分利诸法;兼血瘀可加用活血化瘀通络法。

现代药理研究本类方药有止咳、平喘、化痰、抗病毒、抗菌、抗过敏、利尿等作用。现代对麻黄平喘作用及其机制的实验研究较深入,已分离出其平喘有效成分,明确其平喘机制。今后应扩大平喘方、药的研究范围,为研制新药奠定基础,精简处方,研制出速效、高效新药,以满足临床需要。

4. 止泻法　①收涩止泻:以达涩肠固脱、涩肠止泻、收敛固涩肠道之功,药用芡实、乌梅、赤石脂、禹余粮、石榴皮、诃子肉等,代表方剂养脏汤、真人养脏汤、桃花汤等;②分利止泻:药用茯苓、泽泻、猪苓、车前子等,代表方剂五苓散、四苓散、扶脾止泻散等;③通下止泻:

药用大黄、厚朴、山楂等,代表方剂芍药汤、消食导滞丸、保和丸等;④清热止泻:药用蚕沙、黄连、黄芩、白头翁、秦皮等,代表方剂蚕矢汤、大清肠汤、甘露消毒丹等;⑤扶脾止泻:药用山药、炙白术等,代表方剂扶脾止泻散、参苓白术散等;⑥温阳止泻:药用炮姜、肉豆蔻等,代表方剂附子理中汤、四神丸等;⑦抑肝止泻:药用柴胡、薄荷、白芍、木瓜、当归、龙骨、地龙、钩藤、僵蚕等,代表方剂绿泻宁、惊泻汤等。

5. **止血法**　主要适用于血溢脉外而出现的不同部位、不同性质的各种出血证,如咯血、吐血、鼻衄、齿衄、紫癜、尿血、便血等诸种出血、失血证候,以及胃溃疡、肺炎等病证。

运用止血法时要分清出血的原因、性质,一般出血大多与火和气有关,正如《景岳全书·血证》谓"凡治血证,须知其要,而血动之由,惟火惟气耳。"但气虚、外伤等也可导致出血,只有以去其出血之因,才能达到治疗止血之目的。因此,临床应用止血法时,必须辨证论治、审因求治。除审因论治外,还应注意:①止血防瘀。防瘀是止血法的又一重要的用药法则,除突然大出血、或病情危重急需止血外,一般应少用寒凝收涩止血药物、以防寒凉凝血致瘀之弊,或选用既止血又活血的药物,或适当配伍祛瘀活血之品,使其血既止而又无瘀滞之弊。临床常用茜草、牡丹皮、蒲黄、赤芍、大蓟等,正如唐容川在《血证论·卷二·吐血》中提出的:"故以祛瘀为治血要法"。如十灰散之配伍牡丹皮、大黄等活血化瘀之品,这种配伍可以起到有瘀可消、无瘀可防,达到止血而不留瘀、活血而不动血之功,是治疗血证的配伍技巧之一。②根据出血部位合理配伍引经药。对于上部之出血,一般忌用升提之品,可根据病情适当配以少许引血下行、引热下行、重镇潜阳、降泄气机、釜底抽薪之品,如引血下行之牛膝,重镇潜阳之龙骨、牡蛎,引热下行之大黄等,玉女煎之牛膝,柏叶汤之马通汁之配伍即属此类。对于下部之出血,一般忌用沉降之品,可根据病情适当配以少许升提、举陷之品,如槐花散之荆芥穗,槐角丸之防风等。一般对于咳血者应配合应用收涩敛肺之品,如咳血方之配伍诃子之类。对于尿血者应配合应用利水通淋之品,如小蓟饮子之配伍栀子、竹叶、滑石、木通之类利法,以增强其止血效果、提高疗效。③若出血过多,气随血脱者,如果单用止血法缓不济急,当大补元气以固脱。补阳还五汤等诸多补益名方皆取气血同治之意。④塞流与澄源并用、标本兼顾,并应掌握标本缓急。塞流即是应用止血法以制止出血,澄源即是针对出血的原因予以固本清源。⑤临床应用止血法时仍可遵循止血类中药"炒炭存性"的传统炮制方法与经验,以加强其止血之力。如《十药神书》陈修园注释十灰散时指出:"各药一经火炼,色虽变易,而本来之真性俱存,所以用之有效。"用炭药治病在我国有着悠久的历史,早在汉代《金匮要略》就有"乱发烧"的记载,已经开始使用血余炭;明代《十药神书》研制了十灰散等名方,集十种炭药于一身以加强其止血之力。炒炭是中药炮制法中清炒的一种,用武火炒至表面焦黑,部分炭化,中心焦黄或焦褐色,体质酥脆,但仍有药物本来气味者称炒炭。炒炭除能缓和药性、副作用外,更能增强其收敛止血的功效。⑥无论何种止血方法,其目的在于以止血为主、以止血为先,充分体现"急着治其标"的原则与方法。因此,止血法立法组方时一般是以对症收涩止血法、药物为主。主以收涩止血法、药,如十灰散之侧柏叶、棕榈皮;或佐以收涩止血法、药,如四生丸之生柏叶,咳血方之海粉,小蓟饮子之蒲黄、藕节等。

现代药理研究表明,止血法及其方药的主要药理作用有:①对血液系统的影响:止血法方、药具有促进血液凝固或止血作用,其止血作用机制主要体现在促进血液凝固和抑制纤溶两方面。②有抗溃疡、镇痛作用:对止血类中药药理作用研究的同时,发现这类中药亦具有其他治疗作用,因而临床应用这些止血类药物治疗消化道溃疡、疼痛等病证取得了满意的疗效,扩大了临床应用范围,并为治疗这些病证的治疗提供了药理学依据。③有收涩止血作用:现代药理研究表明,固涩法药物中的鞣质成分具有收涩作用,可使出血创面的蛋白质凝固,成为不溶解的化合物,能阻塞小血管,并形成一层薄膜覆盖于创面,而达止血作用;或鞣质与局部出血组织、胃溃疡等创面接触,使血液凝固,堵塞出血口,有助于局部创面止血;同时收敛成分还能使局部小血管收缩,产生明显的止血作用。④验证止血类中药炒炭存性的传统炮制理论与经验:大量的临床治疗及动物实验研究证实十灰散及多种止血中药炒炭入药时的止血效果更明显、疗效更确切,符合并证实了传统中医理论“黑能胜红”“红见黑止”“血热则行,血冷则凝,见黑则止”的传统理论与实践经验,并初步证实了炒炭存性具有一定的物质基础和科学道理。

今后应进一步加强以下几方面研究:①进一步开展止血类方药的止血机制及止血活性成分的研究,阐述止血法、方、药治疗疾病的现代原理。②进一步扩大止血法的基础与实验研究的范围,改变目前复方研究较少的不平衡的现状,逐步探讨复方药物的综合作用效应。③对有代表性的古典、实效方剂,如槐花散、小蓟饮子、胶艾汤等进行深入研究,揭示其止血机制、止血成分,为临证精简处方、研发新药提供药理学基础。④从炮制学角度,探讨各种止血药物的炮制条件、方法对止血作用及成分的影响,从而确定最佳炮制条件,“炒炭存性”需要考虑治疗目的、讲究炮制要领、掌握火候,这样才能促进止血方药的研究。⑤虽然炭类药物止血的原理已发现与活性炭样吸附作用、浓集有效成分、内在成分改变等方面有关,今后应在继承历代医家学术经验的基础上,深入研究止血药炒炭后其药物成分是否发生变化,有关成分的变化与止血、凝血过程的联系,揭示“炒炭存性”的实质与本质,更好地为临床服务。

6.息风法　具有平肝阳、息肝风、止痉止动、潜降息风,缓和或制止肝风内动为主要作用的治法。主要适用于温热病邪内陷厥阴之抽搐、项背强直,以及惊风、痫证、暑温、脐风等抽搐之患;现代的抽动障碍、多动症、血管神经性头痛、脑病后遗症、周围神经性面瘫等病证亦可佐用息风止痉法。

息风的方法主要有:①平肝息风:药用天麻、钩藤、地龙、全蝎、僵蚕、蜈蚣等,代表方剂羚角钩藤汤、钩藤饮等;②镇肝息风:药用石决明、代赭石等,代表方剂镇肝熄风汤、牛黄化风散等;③泻肝息风:药用龙胆草、夏枯草、大黄、茯苓等,代表方剂千金龙胆汤、陈氏息风胜湿汤等;④凉肝息风:药用黄芩、龙胆草等,代表方剂牛黄散、犀羚镇痉汤等;⑤清肝息风:药用龙胆草、青黛、羚羊角、山羊角、牛黄、熊胆等,代表方剂龙胆泻肝汤、加味丹栀汤等;⑥潜阳息风:药用龙骨、牡蛎、石决明、磁石、代赭石等,代表方剂镇肝熄风汤、阿胶鸡子黄汤等;⑦补脾息风:药用人参、白术、茯苓、煨姜等,代表方剂缓肝理脾汤、白术附子汤等;⑧温阳息风:药用肉桂、炮姜等,代表方剂固真汤、逐寒荡惊汤等;⑨滋阴息风:药用熟地、鸡子黄、鳖甲等,代表方剂大定风珠、小定风珠、阿胶鸡子黄汤等;⑩柔肝息风:药用白芍、生地、当归等,代表方剂涵木养营汤、加味扶桑饮等;⑪养血息风:药用白芍、当归等,代表方剂滋生清阳汤等;⑫抑肝息风:药用柴胡、白芍、钩藤、青皮、龙胆草等,代表方剂羚角钩藤汤、牛黄丸等;⑬豁痰息风:药用胆南星、青礞石、清半夏等,代表方剂牛黄千金散、半夏白术天麻汤、定痫丸、清心涤痰汤等。

现代药理研究已初步证实息风法对中枢神经系统、心血管系统的作用:一是镇静、抗惊厥作用,二是降压作用,三是影响心血管系统作用。另外,某些息风法药物有抗菌、抗病毒作用。今后应加强以下几方面的研究:①加强对神经系统疾病、心血管系统疾病、高热病的研究;②从药理学研究评价息风方剂组成、作用及作用机制的科学性,为精简方剂、研制新方奠定基础。

三、儿科内治中药研究的热点问题

当前儿科内治法研究中应密切关注儿童用药的热点、事件,如中药复方的研究思路、中药饮片的量-效关系、中成药超说明书使用、中药不良反应、有毒性中药的合理应用等。

(一)儿科内治复方的研究思路与展望

开展中药复方的研究对于继承和发扬中医药理论,更有效地指导临床和中药新产品研究、创新具有重要意义。目前构建的适合复方中药作用特点的、科学客观的有效性评价方法与标准体系,通过对中药复方体内过程的分析和研究,从多层次、多角度系统揭示中药复方疗效的客观性,为中药复方研发提供科学依据。因此,探讨方剂药效物质基础及作用机制的研究,以及中药复方配伍理论的研究的思路与方法,成为当前学术的热点之一。研究中药复方,应遵循病证结合、方证相关、理法方药统一的整体研究思路,以临床疗效确切,适应病证明确,能够体现君臣佐使等配伍模式,构方药物的化学基础研究相对清楚的方剂为模板。按中医药学理论体系进行研究设计,采用现代科技的最新理论与技术、手段,在揭示药效物质基础变化与配伍、药效学间的内在联系研究基础上,进行药效物质与生物效应靶点反应特性的相关分析,以揭示中药复方配伍的科学内涵。

近年来,中医临床工作者对中药复方的药效学与配伍规律、复方作用机制、毒性及安全性、拆方及文献理论等进行了大量的研究,取得了可喜的成果。其研究成果不仅初步揭示了中药复方组成、配伍应用的合理性及客观性,而且找出了某些复方中核心组成药物,精炼处方,研制出一些新药。在研究手段上,已逐渐采用新技术和新方法,并强调多学科、多方法的综合研究。通过文献理论整理研究,不仅对古医籍中有关复方配伍理论的考证、分析和整理,对经方中蕴含的配伍规律理论进行解释、阐发,而且对类方配伍规律进行了总结。实验研究是方剂配伍规律研究的有效方法,随着中药化学与中药药理学科的发展,从物质基础和作用机制角度入手研究方剂配伍规律是近年来方剂研究的热点。常采用的研究方法有整方研究和拆方研究,拆方研究法包括单味药研究、药对研究和药对间关系的研究。但中药复方的研究仍存在着很多问题,如中医药缺乏对药效物质的微观分析和作用规律的科学阐释,缺乏规范评价方法和量化的指标,因此在揭示中药复方的科学内涵方面仍有待进一步深化。

中药复方制剂过程中药味的化学多组分间相互作用,结果是提取物或药品中所含化学组分可能不等于复方中各个生药药味所含组分之和;复方制剂的生物效用发挥是药物多组分作用机体后综合产生的,还可能包括了体内各组分间复杂的交互作用等。显然,开展中药复方的现代研究中会面临以下疑问,单味药所含有效成分在复方制剂中是否存在?其作为复方药味成分之一,通过特定给药途径进入机体后能否显示其体外的药理活性?一些被认为是无关成分以及尚不清楚的成分在复方中同其他活性成分的关系如何?诸多问题目前尚未明了。

（二）中医方药量效关系的研究

方药量效关系研究与中医临床疗效密切相关，是近年来中医药现代研究中的热点之一。近年来在经方剂量考证、随证施量策略、方药量效关系的方法学等方面研究已经取得了一定的成果。当前方药量效关系的研究应以临床为核心，从临床出发，选择药少而精、效专力宏的经方为研究对象，综合集成现有科学技术手段和成果，验证"随证施量"规律的有效性及安全性，为实验研究和理论研究提供支撑，系统阐释中药方剂"治疗窗""剂量窗"的科学内涵，为构建方药剂量理论体系，为临床合理选择剂量、安全有效地用药提供科学支撑和理论依据。国家重点基础研究发展计划（973计划）立项资助了中医行业第一个以临床为主的研究课题"以量—效关系为主的经典名方相关基础研究"，通过临床疗效评价验证示范方药的临床疗效，通过药理、药学、汤药煎剂超分子结构等研究进一步探讨其科学内涵，形成"以药为本体"的剂量规律；同时选取古今文献，采取调查、专家答卷、数据挖掘等手段和方法，提炼出"以人为本体"的方药用量策略，从而构建系统的方药剂量的理论，逐步建立以临床疗效评价为中心、以实验研究和文献研究相结合的多学科为基础的方药量效关系研究模式，因此方药剂量理论的系统研究与深化是方药量效关系研究的必然趋势，为临床治疗学服务，为揭示中医治疗原理服务。

（三）中成药超说明书使用的问题

中成药是指在中医药理论指导下，以中药饮片为原料，获得国家药品管理部位的批准，按照规定生产工艺和质量标准制成一定剂型，可以在市场以商品出售的中药制剂成品。中成药是传统中医药遗产的重要组成部分，是历代医家的处方用药经过实践有效后遗留下来的宝贵财富。中成药以疗效显著，适应证明确，服用、运输、保存、携带方便，副作用小而著称。中成药具有特定名称和剂型，在标签和说明书上注明了批准文号、品名、规格、处方成分、功效、适应证、用法用量、禁忌、注意事项、批号及有效期等内容。临证选用中成药应严格遵循中医辨证用药、据法选方的原则；其次应仔细阅读药品说明书，如严格掌握正确的用法用量，包括正确的给药途径、给药时间、给药方式、剂量等，严格遵守说明书中的主治、适应证，以及禁忌、注意事项等。近年来，由于人们对以往滥用抗生素等药物对健康潜在危害的认识不断增强，因此家长对中成药的需求逐年增加，促进了中成药企业的迅速发展。目前临床存在超说明书使用中成药的问题，其原因：①儿童中成药相对较少，满足不了临床需要；②中药材质量下降；③人为因素所致，部分医生及患儿家长错误认为中成药没有副作用，为达到治疗目的而盲目地加大剂量。因此，儿童使用中成药时，应注意：①儿童生理的特殊性，根据不同年龄阶段的生理特点，选择恰当的药物和用药方法，既要药量适宜，又要兼顾有效性和安全性。②宜优选儿童专用中成药，按照说明书的要求合理用药，对于非儿童专用中成药应结合具体病情，在保证有效性和安全性的前提下，根据儿童年龄与体重选择相应药量，如2012年中华中医药学会发布的《中医儿科常见病诊疗指南》及2012年7月出版的全国中医药行业高等教育"十二五"规划教材《中医儿科学》中根据专家共识意见写明了非儿童专用中成药的儿童推荐剂量及使用方法，值得进一步推广与研讨；③含有较大毒副作用成分的中成药，或者含有对小儿有特殊毒副作用成分的中成药，应用时应充分衡量其风险与收益，除特殊情况下必须使用外，其他情况下不应使用；④儿童患者使用中成药的种类不宜过多，联合给药时应遵循药效互补及增效减毒原则，应尽量采取口服或外用途径给药，慎重使用中药注射剂。

（四）有毒中药的合理应用问题

"有毒无毒"是中药药性理论的一部分，《神农本草经》论述了三品药与毒性的关系，其云："上药无毒，多服久服不伤人；中药无毒有毒，斟酌其宜；下药多毒，不可久服。"中药的"毒"，其涵义有二：其一广义之"毒"，即药物的偏性，药物之所以能治疗疾病，就在于它具有某种偏性，临证用药每取其偏性，以祛除病邪，调整脏腑功能，纠正阴阳盛衰。即张介宾《类经》云："药以治病，因毒为能。所谓毒者，以气味之有偏也。"即民间所说"凡药三分毒"。其二狭义之"毒"，即指药物对人体造成伤害的性质，即《诸病源候论》："凡药物云有毒及大毒者，皆能变乱，于人为害，亦能杀人。"近代医药学家运用现代手段，初步揭示了"毒"的本质，如马钱子是因其含番木鳖碱，巴豆是因其含巴豆毒素，砒霜是其含砷元素等，均有毒性。药物的"有毒"与"无毒"是相对的，在一定条件下，有毒与无毒可以相互转化的，无毒中药因过量或不合理应用，即可对人体造成伤害，转化为"有毒"中药，如黄芩、黄连苦寒清热泻火之品可以伤阳败胃，人参虽能大补元气，但误用、滥用也可出现毒性反应。由于药物每多偏性，有偏性即有偏胜，故虽补剂也不可乱用。正如朱丹溪所说："虽参、芪辈，为性亦偏"（《格致余论·病邪虽实胃气伤者勿使攻击论》）。反之，某些有毒之品，只要合理应用，则能化毒为利，如附子有毒，但在剂量、炮制、配伍等适当的条件下，不仅不会产生毒副作用，反而能回阳救逆，救生命于垂危；他如诸多古方、经方、中成药的组成中含有朱砂、青礞石、细辛、山豆根、雄黄、蜈蚣、全蝎、关木通等有毒药物。

对于药物有毒、无毒、与毒性大小的关系应当采取辩证的观点来看待。有毒中药存在利用价值，如毒性极大的砒石，在治疗急性白血病等方面有一定的应用价值，附子的毒性比较强，但是治疗亡阳证是不可替代的。毒性反应是临床用药时应当尽量避免的，应正确对待药物的毒性，始终要"有毒观念，无毒使用"原则，并重视配伍减毒的方法与措施，如《神农本草经》云："若有毒宜制，当用相畏、相杀者。"由于小儿生机盎然，脏气清灵，对药物反应较成人灵敏，应用毒性峻烈之品，更当慎重，即便有是证而用是药，并要注意使用时机、法度和剂量，正如汪广期《医述·幼科集要》所说："小儿勿轻服药，药性偏，易损萌芽之冲和；小儿勿多服药，多服耗散真气"。多种因素可影响药物的毒性反应，如用药的对证与否、药物剂量的多少、药材的品种、炮制、给药途径、剂型与制剂工艺、配伍、服用方法、患儿个体差异等。随着药物安全性被提到较高的位置，中药的有毒无毒越来越受到重视与关注，1988年12月27日中华人民共和国国务院颁布了《医疗用毒性药品管理办法》，将毒性中药的使用纳入法制管理的轨道，并公布了27种毒性中药品的名录。今后应对历代文献中记载药物的毒性，进行深入研究，重新评价其毒性反应、减毒方法、临床配伍及应用情况，为临证合理应用有毒中药奠定基础。

（侯树平）

第二节　儿科外治疗法的临床运用及现代研究

所谓外治，本是相对口服给药而言，广义的外治泛指除口服药物以外，用手法或配合一定的器械、药物等施于体表或从体外进行治疗的方法；自针灸、推拿形成专科以后，外治法专指药物外治的方法。外治与内治并行,能弥补内治法的不足,外治法体现了中医治疗学的优势和特色,具有广阔的发展前景。

一、外治法的优点与特色

小儿大多不愿服药、惧怕打针,外治法作用迅速、使用方便,易为患儿接受、毒副作用较小,故自古有"良医不废外治"之说。实践证明,恰当采用各种外治法治疗小儿常见病、多发病,多能起到辅助治疗和加速治愈过程的作用。外治法不仅可以单用或与内治法配合应用,且在某些情况下有其特殊的治疗作用。

外治之法颇多,各有其作用机制。《理瀹骈文·略言》说:"外治之理,即内治之理;外治之药,亦即内治之药,所异者法耳。医理药性无二,而法则神奇变幻。"又谓:"外治必如内治者,先求其本,本者何,明阴阳、识脏腑也。"可见外治与内治的取效机制是一致的。

二、儿科常用外治疗法的研究进展

外治法,即药物外治法,是利用药物施于体表或接触病体,达于病所,并借助冷热温度的刺激、摩擦、熏熨的帮助,以加强药物的作用,达到治疗疾病的目的。当前儿科临床常用的外治法,主要使用一些药物进行敷、贴、熏、洗、吹、点、灌、嗅等,具体方法有熏洗法、涂敷法、罨包法、热熨法、敷贴法、擦拭法、滴药法、吹药疗法、药袋疗法、雾化吸入法等,给药途径有脐疗、体表给药、五官给药、直肠给药等。

(一)外治法在儿科临床的研究情况

随着中医儿科事业的发展,外治法重新得到重视,由于外治法药简效捷、毒副作用小、使用方便,使其研究和应用取得了长足的发展。外治法的现代研究主要有以下几方面:

1. 全面开展外治法的文献整理研究　近70年来,通过全面系统整理历代方书、医籍中有关外治的理论和经验,基本弄清了外治法的源流及外治方剂的处方规律,总结了历代外治法组方遣药经验和制方理论,为进一步研究提供了基础。

2. 系统整理和应用传统外治法　现代积极发掘古代外治方,改良剂型、或化裁其方、或变革用法,在继承的基础上不断有所创新。如熏洗法近年来又开发研制出外感浴剂、关节酸痛浴剂等新制剂。药袋疗法现代还研制出了保健头痛帽、鼻炎中药口罩、中药保健背心等新制剂。如敷贴法现代还研制出银胡感冒散、肠胃散、儿泻康贴膜、三九贴、三伏贴等新制剂。

3. 研制出新的剂型和给药方法　现代中医儿科外治法向缓释制剂、靶向制剂的方向发展,有些外治法已不同程度地采用了一些现代制剂新技术、新工艺、新设备,不断研制、开发新的中药制剂,如气雾剂、膜剂、靶向制剂等。

近年来,随着透皮治疗系统的不断发展,一些膜剂尤其是鼻腔、皮肤用药膜亦可起到全身治疗的作用。透皮给药系统是指通过敷贴方式用药,药物由皮肤吸收进入全身血液循环并达到有效血药浓度,治疗或预防疾病的一类制剂。关于透皮吸收促进剂的研究,现已对冰片对盐酸川芎嗪透皮吸收的影响、薄荷醇对双氯芬酸钠透皮吸收的影响、当归挥发油对阿魏酸透皮吸收的影响等进行了初步研究,为中药透皮制剂的开发与应用展示了新的前景。

4. 外治手段、治疗仪器的更新　外治法新型治疗仪器不断地发明并被应用,近年来微波透热、离子导入器、红外线治疗仪、激光治疗仪、音频电疗仪、电磁疗机、超声波等医疗仪器设备的使用,使外治手段得以更新,具有鲜明的时代特色。

(二)用现代科技知识阐明外治法机制

对外治法的作用机制,除从中医传统理论阐明外,还可结合现代科学知识来阐释。如经络穴位的经皮给药系统以中医经络理论为基础,以经络和穴位为载体和通道,有别于血管和血液,它有将药物直接作用于相关脏腑的能力,不像血管和血液将药物广泛分布到全身等。

三、儿科外治法的研究展望

现代外治法的研究方法主要有:①以临床观察为基础的临床研究,通过临床科学设计,研究外治法中药及其制剂,评价其毒性,确定药效、药理作用,对其疗效、安全性做出客观、准确评价,以便更好地指导临床合理、安全、有效用药;②应用现代科学手段,通过化学分析方法提取分离药物的有效部位或有效成分,吸收国内外先进的控释工艺,研制新的外治药物。

简、效、廉是外治法的优势和特色,目前外治法已日益受到医者及患儿家长的重视。今后的研究方向:一是进一步发掘和验证一些行之有效的儿科外治方法、药物,结合现代技术方法,加以改进,并不断研究开辟外治新途径;二是开展外治方药的体内动力学定性、定量研究,寻找新的有效渗透促进剂以及经皮给药制剂的应用研究和临床化;三是进一步阐明外治法及外治法方剂的综合性、多层次现代机制,以便更好地指导临床合理、安全、有效用药。

(侯树平)

第三节 儿科剂型及现代研究

剂型是中药应用的最终形式,剂型、立法和遣药组方是正确使用方剂的三个重要方面,共同决定着方剂的有效性、安全性和稳定性。如何保持和发扬儿科剂型的中医药特色,把儿科剂型改革和增效、减毒有机结合起来,是中医儿科研究的一项重要任务。

一、方剂剂型的源流

据《汉书·艺文志·方技略》记载曾有《汤液经法》32卷,《五十二病方》中已有酒剂等多种剂型的记载。《黄帝内经》书中虽载方仅13首,但已有汤、丸、散、膏、酒等剂型名称,并把药物与剂型结合命名方剂。西汉《神农本草经》已论及在具体应用方剂时应根据药物的特性选择适宜的剂型。东汉张仲景的《伤寒杂病论》载汤、丸、散、栓等十余种剂型,并创立了多种给药途径和方法,而且对方剂剂型理论亦有明确阐述。宋代钱乙《小儿药证直诀》载方134首,汤剂仅6方,丸剂70方、散剂45方、膏剂6方、外用7方。金元时期,在制剂理论方面有了更深的研究,从理论上论述了剂型的选择对疗效的发挥具有十分重要的作用。

二、现代儿科剂型研究的现状

古代儿科医家在长期的医疗实践中,研制出多种剂型。作为应用最早、最广泛的汤剂,至今仍是中医儿科临床采用的主要剂型,然而,包括汤剂在内的传统剂型,在质量控制、用法、用量等方面也存在不少问题,因而现代医家在保留、改进传统剂型的基础上,又研制出许多新的剂型,以适应儿科临证的需要。研究儿科剂型的目的在于提高原有方剂的临床疗效、降低其毒副作用、扩大用药途径,达到生产工艺的科学化、产品质量的标准化,使儿科剂型逐渐向控释、缓释以及靶向制剂方向发展。现代儿科剂型的改革研究的进展主要体现在以下两方面。

(一)改革传统剂型

儿科剂型是古代医家在长期的医疗实践中不断尝试、运用、改进、创新的结果,在当前的儿科临床工作中,汤剂、丸剂、片剂、软膏剂等传统剂型仍占主导地位,但已在采用现代方法和手段对传统剂型改革方面做了不少工作。

传统方剂剂型中的汤剂加减灵活,基本适应于儿科辨证、辨病治疗的需要,并可随疾病不断变化而灵活化裁,且直接通过口服进入人体,有吸收快、生物利用度高的优点,因而在现代及今后仍会广泛应用。传统剂型的改革研究,将围绕体现中医药特色、提高有效成分含量、降低副作用、方便应用等方面开展。

(二)研制新型制剂

近年来开发研制出了一批新剂型、新品种在儿科临床广泛应用。其中一些新制剂已达定向、定位治疗作用,显示出量小、效高、毒副作用少的优势。

控释剂型如速度性控释剂型和方向性控释剂型,在国内外都已有生产或试生产研究,已初步显示其明显的优势。此外,为了控制和提高药效,减少中药的毒副作用,更好地指导儿科临床用药,又开展了中药药代动力学研究、中药量—效关系研究,进一步为临床选用最佳剂型提供了科学依据。

三、儿科剂型改革的指导原则

剂型是使用药物的必要方式,也是药物在体内转运、发挥作用的起点,随着医学的发展,传统剂型已经不能完全适应当今儿科临床实际的需要。今后儿科剂型改革研究的思路及指导原则主要有以下几方面。

(一)剂型改革必须突出中医药特色

儿科剂型改革必须以传统剂型为主体,对传统剂型进行改革时,必须以中医药理论为基础,从整体观点、辨证论治出发,既要保留传统剂型的优势与特色,又要应用现代制剂新技术,重视复方作用的整体性,对方剂组成的修订必须持慎重态度,不应简单、盲目地删繁就简,而应以实验研究和循证医学研究的成果为依据,尤其对药味精炼、配伍严谨的经方、名方更应慎重。

(二)剂型改革必须尊重中医中药理论和经验

现代很多新剂型都是在传统剂型的基础上发展起来的,如传统的肠溶衣和现代的肠溶衣、传统的丸剂与现代的滴丸、传统的糊丸与现代的长效制剂、舌下方与舌下片等的制备原理基本相似。历代儿科医家为我们留下了丰富的用药理论与经验,对儿科剂型的改革与研究有着重要的指导作用,如在使用含有石膏的古方白虎汤和竹叶石膏汤这类方剂时,大多配以粳米或含淀粉较多的中药,现代实验及临床实践证实这类中药可增加石膏在煎出液中的浓度。又如甘遂是传统的利水峻泻药,传统用药采用散剂,疗效肯定、但毒副作用大,经现代实验研究发现甘遂的有效成分不溶于水,证实了古人不用汤剂是有其科学道理的,并利用现代技术将其有效成分提取制成微囊后压成片,这样既提高了临床疗效、又克服了毒副作用。雷丸的主要有效成分雷丸素是蛋白分解酶,患绦虫病及蛔虫病患儿服雷丸粉后,其蛋白分解酶被虫体吸收,使虫体蛋白质逐渐被分解、破坏,虫体失去附着能力而被排出体外。因雷丸素受热易被破坏,所以1995年版《中国药典》规定该药不宜入煎剂,应研粉调服;又因雷丸素在酸性环境中易失活变性、而在碱性环境中则其作用最强,故应用雷丸最好将其直接打粉制成肠溶丸、片剂,以保证雷丸驱除肠道虫证的效果。

(三)以现代科学的手段改进中药剂型

儿科剂型改革的目的,在于提高原有剂型的疗效,降低其毒副作用,扩大中药的作用及用药途径。利用现代科学手段研究儿科剂型,这样既能使生产工艺科学化、产品质量标准化;又能利用现代科学方法阐明中医儿科的用药理论与经验,研究复方配伍原理及作用机制,以便为剂型改革提供科学依据。

四、儿科现代剂型改革的展望

常规制剂、长效和肠溶制剂、控缓释制剂、靶向制剂是药物制剂发展的四个阶段。儿科剂型的研究也应随着医药制剂工业的发展而逐步拓宽,从而满足日益发展的儿科临床治疗的需要。儿科中药的剂型研究与改革是一个有着广阔前途的技术领域,研究、探讨儿科方剂剂型具有重大的理论与现实意义。

从总体来看,目前儿科中药的剂型还处在由经验发掘向现代科技开发逐步过渡的时期,在基础研究以及研究方法和生产技术、工艺上与发达国家存在一定的差距。

今后的研究方向:一是随着中药制剂的研发、研究的进展,科研成果的涌现,高效、长效药物的出现,药物服量势必越来越小,这就要求分离、纯化、分析等各方面技术的水平提高,需要加强中药制剂药代动力学研究、药物活性成分研究,加强检测技术的研究,制定中药制剂生产标准规范。二是以现代科学的手段改进中药剂型,如增溶技术及非均相体系稳定性理论使注射剂处方设计更趋合理,层流空气洁净技术的应用和管理必将提高注射剂的质量和安全性。三是在药物传输系统理论、剂型设计及制备方法等研究成果的基础上,随着中药药物活性成分、中药量—效关系的研究及复方作用的物质基础研究的不断深入,制剂药物的缓控释技术的研究以及中药缓控制剂的研制将是非常活跃的课题。四是应重点开发安全有效、无刺激性和过敏性的渗透促进剂,促渗技术的研究和应用将推动经皮给药系统的发展,开展中药贴膏剂的研究与开发应用。总之,以儿科临床疗效为根本,以新的制剂技术为依托,建立客观的质量检测指标,确保其安全性、有效性、稳定性,是今后儿科剂型改革研究的中心环节。

(侯树平)

第四节　儿科推拿疗法的临床运用及现代研究

小儿推拿疗法是以中医理论为指导,运用各种推拿手法,作用于小儿身体一定部位或穴位上,以调整脏腑气血功能,达到防治疾病目的的一种疗法。

一、现代小儿推拿学的研究进展

建国后小儿推拿学的研究与临床运用,取得了长足的发展。目前,在药源性疾病日益增多、药物毒副作用难以克服的情况下,作为物理疗法的小儿推拿,临床应用日益广泛。

(一)对小儿推拿穴位的古代文献整理与研究

通过对小儿推拿穴位的文献整理研究,基本理清了小儿推拿穴位发展的脉络。小儿推拿的穴位是古人在长期实践中总结出来的,不仅有十四经穴、经外奇穴、阿是穴,还有小儿推拿特定穴。有学者对小儿推拿特定穴的数量进行了整理和研究,并对小儿推拿特定穴在人体的分布规律、内在联系进行了研究。

(二)对小儿推拿手法的整理与研究

小儿推拿手法与成人推拿手法基本相同,但在手法运用时其刺激强度、节律、速率等方面存在差异,而复式操作法则为小儿推拿所特有。小儿推拿手法的种类在《厘正按摩要术》的"按、摩、掐、揉、推、运、搓、摇"八法基础上,逐步分化出多种常用手法,并根据动作形态和治疗作用又分为按压类、摆动类、摩擦类、捏拿类、捶振类等手法。

自明代徐用宣提出"龙入虎口""苍龙摆尾"等复式手法以来,历代复式手法渐趋增多。由于历代医家对其理解、认识不同,复式手法存在"同名异法""异名同法"的现象。复式手法是将多穴位、多种手法联合运用的手法,备受历代儿科医家的重视。现代对各种复式手法的名称、操作方法进行了规范化的整理与研究,基本统一了各种复式手法的操作程序,已编入全国高等中医药院校教材《中医儿科学》《小儿推拿学》《推拿学》中。

(三)对捏脊疗法的整理与研究

对捏脊疗法的古代文献进行了系统的整理,对其操作方法进行了较为规范的研究,统一了捏脊疗法的操作程序。通过对捏脊疗法的现代机制研究表明,除用于传统优势病种外,对反复呼吸道感染、慢性咳喘等具有一定的价值。

二、小儿推拿学研究的展望

通过多年的临床实践和科研探索,小儿推拿学研究取得了长足的进展。通过实验研究初步探索了推拿的现代科学机制。推拿治疗泄泻、肌性斜颈,捏脊治疗疳证、厌食,以及推拿的保健作用等表现出的优势越来越受到重视,并取得了成果。

今后的研究方向:一是以科学的方法开展小儿推拿穴位特异性作用的研究,从细胞分子水平进一步阐明小儿推拿防治疾病的机制;二是客观、定量地描述推拿手法操作过程,建立可重复的手法技术规范,并加强推拿手法作用原理及推拿手法应用规律的研究,对推拿手法在疾病防治中的确切作用和地位进行再评价;三是对具有保健作用的穴位和手法深入研究,明确其作用机制,更好地为儿童保健服务。

(侯树平)

第五节 儿科针灸疗法的临床运用及现代研究

儿科针灸疗法是在中医儿科学、针灸学基础上形成和发展起来的具有独特体系的防治儿科疾病的治疗方法之一。

一、儿科针灸疗法的研究进展

现代对针灸作用及其机制做了大量的临床观察和实验研究,申请了不同级别的科研课题,如"经络的研究""中医经络现代研究""针刺调节免疫反应的途径分析""头针治疗小儿病毒性脑炎初期脑电、脑地形图的分析"等。研究结果表明,古今对针灸基本作用的认识是一致的,现代认为针灸的基本作用有调整作用、镇痛作用、增强免疫功能作用、促进组织修复作用等。虽然针灸作用机制的现代研究取得了一定成果,但针灸作用机制的综合性、多层次作用机制还有待进一步探讨,这需要我们重视古人、前人经验教训,开展多学科协作攻关研究,以期弄清儿科针灸疗法的作用机制。

针灸疗法的治疗方法众多,除体针外,应用头针、耳针、腕踝针、电针、腧穴特种疗法等治疗的研究也较多。针灸疗法的标准化研究取得了进展,如腧穴解剖学的研究,体针、头针、耳针穴名标准化国际方案的建立等,为儿科针灸疗法标准化方案的建立奠定了基础。

二、儿科针灸疗法的特点

针灸疗法在儿科临床应用有一定的特色和优势,如艾灸保健,灯火灸角孙治痄腮,针刺治疗脑炎后遗症、小儿麻痹证后遗症,拔罐辅助治疗肺炎后期湿啰音不消失,针刺抢救儿科急症等。

在采用针灸方法治疗儿科疾病时,应注意的问题有:其一,取穴宜精宜专,重视特定穴位;其二,操作方法以浅刺、速刺、轻刺、不留针为主;其三,在选用穴位刺激方法时,一般选用刺激量轻、创伤小的治疗方法,如激光针法、毫针法、皮肤针法、微皮针法等。灸时艾炷宜小、壮数宜少,以隔物灸、艾卷灸为主。

三、儿科针灸疗法的研究展望

今后的研究方向:应以现代难治疾病为临床治疗的突破口,同时加强针灸对儿童保健的应用及研究,探索出疗效确切、可行性强的规范化治疗方案。儿科针灸疗法的现代化研究要包括针灸器械的开发与应用、穴位与经络实质的研究、无创伤的穴位刺激方法研究。

参 考 文 献

[1] 汪受传,俞景茂. 全国高等中医药院校研究生"十一五"规划教材·中医儿科临床研究. 北京:人民卫生出版社,2009:84.

[2] 中华中医药学会. 中医儿科常见病诊疗指南. 北京:中国中医药出版社,2012:23.

[3] 侯树平. 中医治法学. 北京:中国中医药出版社,2015:23.

[4] 陈奇. 中药药理研究方法学. 北京:人民卫生出版社,2011:1.

[5] 侯树平. 全国中医药行业高等教育"十二五"创新教材·儿科临床方剂学. 北京: 中国中医药出版社, 2015: 34.

[6] 仝小林. 方药量效学. 北京: 科学出版社, 2015: 258.

[7] 高学敏. 实用中药学. 北京: 中国中医药出版社, 2006: 47.

[8] 谢鸣. 国家卫生和计划生育委员会"十三五"规划教材·方剂学. 北京: 人民卫生出版社, 2016: 11.

[9] 马融. 常见病中成药临床合理使用丛书·儿科分册. 北京: 华夏出版社, 2015: 1.

[10] 张伯礼. 常见病中成药合理使用百姓须知. 北京: 华夏出版社, 2011: 1.

[11] 杜守颖, 崔瑛. 国家卫生和计划生育委员会"十三五"规划教材·中成药学. 北京: 人民卫生出版社, 2016: 1.

[12] 仝小林. 方药量效学. 第2版. 北京: 科学出版社, 2015: 34.

[13] 谢鸣. 治法的概念、内涵及意义. 中国医药学报, 2002, 17(3): 137-139.

[14] 沈映君, 王一涛, 王家葵, 等. 解表方药研究的思路与实践. 中医杂志, 1992, 33(5): 51-53.

（侯树平）

第八章　肺系疾病

第一节　感　冒

感冒是感受外邪引起的一种常见的外感疾病。以发热、鼻塞流涕、喷嚏、咳嗽为主要临床特征。感冒又有伤风、冒风、伤寒、冒寒、重伤风等名称。

本病相当于西医学急性上呼吸道感染，急性上呼吸道感染主要是由病毒感染所致，也有部分由细菌、病毒混合感染。病毒中以呼吸道合胞病毒、鼻病毒、腺病毒、冠状病毒和副流感病毒为主。流行性感冒（简称流感）是由流感病毒引起的急性上呼吸道感，分为甲、乙、丙三型流感病毒。甲型流感病毒传染性大，传播迅速，甲型H1N1是其中一种亚型，属常见的流感之一。H7N9型禽流感是全球首次发现的新亚型流感病毒，亦属于甲型流感病毒；细菌感染中以链球菌，肺炎双球菌、葡萄球菌为主。

本病的发病率占儿科疾病首位。任何年龄皆可发病，婴幼儿更为多见。本病一年四季均可发生，以气候骤变及冬春时节发病率较高。

感冒经积极治疗、休息，预后一般良好；而时行感冒暴发时，迅速流行，感染者众多，症状严重，甚至导致死亡，造成严重后果。因小儿肺脏娇嫩，脾常不足，神气怯弱，肝火易旺，感邪之后，易出现夹痰、夹滞、夹惊的兼夹证。《婴童类粹·伤寒论》已述："夫小儿伤寒于大人无异，所兼者惊、积而已。"感冒也是心悸、水肿、痹病等多种疾病发生和加重的因素。

【历代文献述要】

本病的病名首见于杨仁斋《仁斋直指小儿附遗方论·诸风》，云："感冒风邪，发热头痛，咳嗽声重，涕唾稠黏。"《幼科释迷·感冒》解释"感冒"为："感者触也，冒其罩乎"，是指感受外邪，触罩肌表全身，概括了病名及其含义。张景岳在《景岳全书·伤风论证》中指出："伤风之病，本由外感……邪轻而浅者，上犯皮毛，即为伤风。"

感冒的病因早在《黄帝内经》中已经认识到主要是外感风邪所致。《素问·骨空论》说："风从外入，令人振寒，汗出，头痛，身重，恶寒。"汉《伤寒论》论述了风寒感冒的证治，所列桂枝汤、麻黄汤为感冒风寒轻重两类证候的治疗作了示范。隋《诸病源候论·风热候》指出："风热之气，先从皮毛入于肺也。……其状使人恶风寒战，目欲脱，涕唾出……有青黄脓涕"，已经认识到风热病邪可引起感冒，并较准确地描述其临床证候。《时病论·春伤于风大意》："风为六气之领袖，能统诸气，如当春尚有余寒，则风中遂夹寒气，有感之者为风寒；其或天气暴热,则风中遂夹热气,有感之者是为风热。"明《医宗金鉴·幼科杂病心法要诀》中:"小儿伤暑,谓受暑复感风寒也。"

感冒的病机早在内经《素问·玉机真脏论》中指出:"是故风者百病之长也,今风寒客于人,使人毫毛毕直,皮肤闭而为热,当是之时,可汗而发也。"《症因脉治·伤寒总论》曰:"外感风寒,从毛窍而入,必从毛窍而出,故伤寒发热症,首重发表解肌。"《诸病源候论·时气病诸候》:"因岁时不和,温凉失节,人感乖戾之气而生病者,多相染易",即指感受时行之邪所致时行感冒。明代鲁伯嗣在《婴童百问·伤寒咳嗽伤风》中曰:"……然肺之气,应于皮毛,肺为五脏华盖,小儿感于风寒,客于皮肤,入伤肺经。"《幼科释谜·感冒》:"感冒之原,由卫气虚,元府不闭,腠理常疏,虚邪贼风,卫阳受摅。"《婴童百问·第五十二问》:"小儿伤寒,得之与大人无异,所异者,兼惊而已,又有挟食而得。"描述了小儿感冒容易夹惊、夹滞的特点。

在症状及治疗方面也早有论述。《小儿药证直诀·伤风》曰:"伤风昏睡,口中气热,呵欠顿闷,当发散,与大青膏解。"金元朱丹溪《丹溪心法·中寒》曰:"伤风属肺者多,宜辛温或辛凉之剂散之。"清晰地阐述了伤风的治疗总则;《幼科全书·发热》曰:"凡伤风发热,其证汗出身热,呵欠面赤,目涩多肿,恶风喘气。此因解脱受风所致,宜疏风解肌退热,先服柴葛解肌汤,发去风邪,俟热之时,再服凉惊丸以防内热。"详述了感冒的症状,并指出了疏风解肌退热的基本治法。清代《医宗金鉴·幼科杂病心法要诀》曰:"小儿伤暑,谓受暑复感风寒也。其证发热无汗,口渴饮水,面色红赤,干呕恶心,或腹中绞痛,嗜卧懒食。以二香饮治之……若伤暑夹食,大吐泻者,以加味香薷饮治之。"较早提出了暑湿感冒的症状及治疗法则。清代陈复正《幼幼集成·发热证治》曰:"小儿无故发热,多由外感风寒。其证喜人怀抱,畏缩,恶风寒,不欲露出头面,面带惨色,不渴,清便自调,吮乳口不热。或鼻塞流涕,或喷嚏,浑身拘急,此表热也。初起时一汗可解。"

对于虚证感冒,《素问·评热病论》曰:"邪之所凑,其气必虚。"《伤寒论》曰:"血弱气尽,腠理开,邪气因人,与正气相搏"。《类证治裁·伤风》云:"惟其人卫气有疏密,感冒有浅深,故见症有轻重……凡体实者,春夏治以辛凉,秋冬治以辛温,解其肌表,风从汗散;体虚者,固其卫气,兼解风邪,恐专行发散,汗多亡阳也。"清代李用粹《证治汇补·伤风》曰:"有平昔元气虚弱,表腠疏松,略有不谨,即显风证者。""如虚人伤风,屡感屡发,形气病气俱虚者,又当补中,佐以和解,倘专泥发散,恐脾气益虚,腠理益疏,邪乘虚人,病反增剧也。"说明病情的轻重与体质有关。

徐大椿在《医学源流论·伤风难治论》论述了伤风的八大治法:"一祛风,苏叶、荆芥之类;二消痰,半夏、象贝之类;三降气,苏子、前胡之类;四和荣卫,桂枝、白芍之类;五润津液,蒌仁、玄参之类;六养血,当归、阿胶之类;七清火,黄芩、山栀之类;八理肺,桑皮、大力子之类。"并认为"八者随其症之轻重加减之,更加以避风寒,戒辛酸,则庶几渐愈"。

【病因病机研究】

一、病因病机概述

小儿感冒发生的内因责之于正气不足,外因责之于感受风邪。风为百病之长,故风邪常兼杂寒、热、暑、湿、燥等,亦有感受时邪疫毒所致者。小儿肺常不足,卫外不固,腠理疏薄,抗病力弱,遇到四时气候的变化,寒暖失调,调护不当时容易感受外邪而发病。

《婴童百问·伤寒咳嗽伤风》指出:"……然肺之气,应于皮毛,肺为五脏华盖,小儿感于风寒客于皮肤,入伤肺经"。说明小儿感冒的病变部位主要在肺。病机关键为肺卫失宣。肺主皮毛,司腠理开阖,开窍于鼻,外邪自口鼻或皮毛而入,客于肺卫,致卫表不固,卫阳受遏,肺气失宣,因而出现发热、恶风、鼻塞流涕、喷嚏、咳嗽等症。小儿感冒亦常累及肝脾等脏。

肺脏受邪,失于清肃,津液凝聚为痰,壅结咽喉,阻于气道,加剧咳嗽,此即感冒夹痰。小儿脾常不足,感受外邪后往往影响中焦气机,运化功能失常,致乳食停积不化,阻滞中焦,出现脘腹胀满、不思乳食,或伴呕吐、泄泻,此即感冒夹滞。小儿神气怯弱,心肝常有余,感邪之后热扰心肝,易致心神失守,肝风内动,出现烦躁不宁、惊惕不安,甚至神昏、抽搐等证,此即感冒夹惊。

此外,体禀不足,卫外功能不固之小儿,稍有不慎则感受外邪,久之肺脾气虚、营卫不和,或肺阴不足,感冒反复发作,称为虚证感冒。

二、病因病机新论

近年来,关于感冒病因病机又出现了新的理论:①体质因素论:感冒的发生还与体质有关。素体热盛或阳盛阴虚者多病风热,阳虚卫弱或阳虚阴盛者易感风寒,湿盛体丰者多受暑湿,脾胃素虚者每多风寒夹湿(食),肺有伏饮者每因感寒而发。②食积感冒论:中医传统将感冒分为风寒、风热、伤暑三大证型,及夹痰、夹惊、夹积三个兼夹证,有学者认为其发病与食积的关系最为密切,多与食积郁热有关。小儿脾胃薄弱,如饮食不能自节,屡进厚味,日久腻胃滞脾,形成食积,郁久化热,里热外蒸,腠理失于固密,而易感外邪,形成表寒(表热)里热型感冒,或称夹食感冒。③体虚感冒论:有学者认为小儿生理病理特点是其成为体虚感冒易发者的基础。小儿"稚阴稚阳"之体,五脏六腑功能尚未完善,尤以肺脾肾三脏更为突出,所以对疾病的抵抗力较差,卫外功能不固,易感外邪。小儿脾常不足,若护理失宜,乳食失节,可致脾胃虚弱,纳运失常,气血生化乏源,土不生金,肺气亦虚,卫外功能薄弱,易受外邪侵袭,病情容易迁延,时轻时重,反复难愈;若耗损正气,则更易感受外邪,形成恶性循环。故小儿也是体虚感冒之高发人群。体虚感冒的本质特征为正虚邪恋,以虚为主,正虚是主要矛盾。

【临证思维】

一、诊断

1. 气候骤变,冷暖失调,或与感冒病人接触,有感受外邪病史。

2. 有发热、恶风寒、鼻塞流涕、喷嚏、微咳等症状。

3. 感冒伴兼夹证者,可见咳嗽加剧,喉间痰鸣;或脘腹胀满,不思饮食,呕吐酸腐,大便失调;或睡卧不宁,惊惕抽风。

4. 特殊类型感冒 可见咽部充血,咽腭弓、腭垂、软腭等处有2~4mm大小的疱疹,或滤泡性眼结合膜炎及颈部、耳后淋巴结肿大等体征。

5. 血常规检查 病毒感染者白细胞总数正常或偏低;继发细菌感染者白细胞总数及中性粒细胞均增高。

6. 病原学检查 鼻咽或气管分泌物病毒分离或桥联酶标法检测,可作病毒学诊断。咽拭子培养可有病原菌生长;链球菌感染者,血中抗链球菌溶血素"O"(ASO)滴度增高。

二、鉴别诊断

1. 急性传染病　早期多种急性传染病的早期都有类似感冒的症状,如麻疹、百日咳、水痘、幼儿急疹、传染性非典型肺炎、流行性脑脊髓膜炎等,应根据流行病学史、临床表现、实验室资料及其演变特点等加以鉴别。

2. 急性感染性喉炎(急喉喑)　本病初起仅表现发热,微咳,当患儿哭叫时可闻及声音嘶哑,病情较重时可闻犬吠样咳嗽及吸气性喉鸣。

3. 肺炎喘嗽　本病是以肺气郁闭为主要病机的肺系疾病,在初期邪犯肺卫可有肺卫表证,但常同时具有发热、咳嗽、气喘、鼻煽等临床特征。

4. 如出现感冒夹惊抽搐者,应注意与中枢神经系统感染性疾病进行鉴别。

三、辨证思路与方法

(一)病因辨证

1. 风寒感冒　本证以恶寒,无汗,鼻流清涕,咽不红,脉浮紧或指纹浮红为特征。表寒重者恶寒无汗,咳声重浊。若患儿素蕴积热,复感风寒之邪,或外寒内热夹杂等,也可见恶寒、头痛、身痛、流清涕、面赤唇红、口干渴、咽红、舌质红、苔薄黄等外寒里热之证。小儿感受风寒,邪盛正实者,正邪交争激烈,易于从阳化热,演变转化为热证。

2. 风热感冒　本证以发热重,鼻塞流浊涕,咳痰黏稠,咽红,舌质红,苔薄黄,脉浮数或指纹浮紫为特征。表证重者高热,咳嗽重,痰稠色黄,咽红肿痛。查咽部是否红肿,是本证与风寒感冒的鉴别要点。

3. 暑邪感冒　本证好发于夏季,以发热,头痛,身重困倦,食欲不振,舌红,苔黄腻为特征。偏热重者:高热,头晕,头痛,口渴心烦,小便短黄;偏湿重者:发热,有汗或汗出热不解,身重困倦,胸闷,泛恶,食欲不振,或见呕吐、泄泻。

4. 时邪感冒　本证以起病急骤,肺系症状轻、全身症状重,发热恶寒,无汗或汗出热不解,目赤咽红,全身肌肉酸痛,舌红,苔黄为特征。表证重者高热,无汗或汗出热不解,头痛,肌肉酸痛;里证重者目赤,腹痛,或恶心、呕吐。

5. 虚证感冒　本证以反复发作,缠绵难愈为特征,主要见于体弱之小儿。肺卫不固者以面色欠华,常自汗出,恶风怕冷,鼻塞流涕,发热不甚,反复感邪,舌质淡,苔薄白,脉缓弱为特征;营卫不和者以平素汗多,汗出不温,面色㿠白,肌肉松弛,肢凉畏寒,舌淡红,苔薄白或花剥,脉无力为特征;肺阴不足者以面色潮红,形体消瘦,潮热盗汗,口渴咽干,手足心热,舌红少津,苔少或花剥,脉细为特征。

(二)兼夹证候辨证

1. 夹痰　本证以感冒兼咳嗽加剧,痰多,喉间痰鸣为特征。属风寒夹痰者痰白清稀,恶寒,无汗,或发热,头痛,舌淡红,苔薄白,脉浮紧或指纹浮红;属风热夹痰者痰稠色白或黄,发热,恶风,微汗出,口渴,舌红,苔薄黄,脉浮数或指纹浮紫。

2. 夹滞　本证以感冒兼脘腹胀满,不思饮食,大便不调,舌苔厚腻,脉滑为特征。

3. 夹惊　本证以感冒兼惊惕哭闹,睡卧不宁,甚至抽风为特征。心肝热重者舌质红,脉弦。

(三)表里虚实辨证

感冒为外感疾病,病在肌表肺卫,属表证、实证;其中时邪感冒起病急,发热,恶寒,无汗或少汗,烦躁不安,头痛,肢体酸痛,多为表证;若恶心,呕吐,腹胀,腹痛,大便不调,面红目赤,多有里证;若反复感冒,体质虚弱,易出汗,畏寒,多为虚实夹杂证。

【治疗研究】

本病的治疗,以疏风解表为基本法则。《幼科释谜·感冒》说:"当其感冒,浅在肌肤,表之则散,发之则祛,病斯瘳矣。"根据感邪性质的不同分别治疗,风寒感冒以辛温解表;风热感冒以辛凉解表;暑湿感冒以清暑解表;时邪感冒以清热解毒。治疗兼证,应在解表基础上,分别佐以化痰、消导、镇惊之法。小儿为稚阴稚阳之体,发汗不宜太过,防止津液耗损。小儿感冒易于寒从热化,或热为寒闭,形成寒热夹杂证,单用辛凉药汗出不透,单用辛温药助热化火,故常以辛凉辛温药并用。体质虚弱者可采用扶正解表法。

一、分证论治

(一)分证论治概述

1. 主证

(1)风寒感冒:治宜辛温解表,予荆防败毒散加减。常用药:荆芥、防风、羌活、苏叶、桔梗、前胡、甘草。头痛明显加葛根、白芷散寒止痛;恶寒无汗加桂枝、麻黄解表散寒;咳声重浊加白前、紫菀宣肺止咳;痰多加白前、陈皮燥湿化痰;呕吐加半夏、生姜、竹茹降逆止呕;纳呆、舌苔白腻去甘草,加厚朴和胃消胀;外寒里热证加黄芩、石膏、板蓝根等清热泻火之品。

(2)风热感冒:治宜辛凉解表,予银翘散加减。常用药:金银花、连翘、大青叶、薄荷、桔梗、牛蒡子、荆芥、豆豉、芦根、竹叶。高热加栀子、黄芩清热;咳嗽重,痰稠色黄加桑叶、瓜蒌皮、黛蛤散宣肺止咳祛痰;咽红肿痛加蝉蜕、蒲公英、玄参清热利咽;大便秘结加枳实、生大黄通腑泄热。

(3)暑邪感冒:治宜清暑解表,予新加香薷饮加减。常用药:香薷、金银花、连翘、淡豆豉、厚朴、扁豆、荷叶。偏热重者加黄连、栀子清热;偏湿重加鸡苏散、佩兰、藿香祛暑利湿;呕吐加半夏、竹茹降逆止呕;泄泻加葛根、黄芩、黄连、苍术清肠化湿。

(4)时邪感冒:治宜清热解毒,予银翘散合普济消毒饮加减。常用药:金银花、连翘、荆芥、羌活、栀子、黄芩、大青叶、桔梗、牛蒡子、薄荷。高热加柴胡、葛根解表清热;恶心、呕吐加竹茹、黄连降逆止呕。

(5)虚证感冒:①肺卫不固者,治宜益气固表,予玉屏风散加味。常用药:黄芪、白术、防风、苏叶、生牡蛎。汗出较甚者加生龙骨、糯稻根固表止汗;气虚明显者加党参、茯苓健脾益气;食欲不振者加陈皮、焦山楂运脾开胃。②营卫不和者,治宜调和营卫,予黄芪桂枝五物汤加减。常用药:黄芪、桂枝、白芍、炙甘草、生姜、大枣。低热绵延者加白薇、银柴胡清其虚热;出汗过多加浮小麦、酸枣仁固表止汗。③肺阴不足者,治宜滋阴养肺,予百合固金汤加减。常用药:百合、麦冬、玄参、生地、白芍、五味子、桔梗、甘草。咽干干咳加天花粉、川贝母润肺止咳;潮热盗汗加地骨皮、五味子清热敛阴;寐少便干加酸枣仁、柏子仁安神润肠。

2. 兼证

(1)夹痰:在疏风解表的基础上,风寒夹痰证加用三拗汤、二陈汤,常用药:麻黄、杏仁、半夏、陈皮。风热夹痰证加用桑菊饮加减,常用药:桑叶、菊花、瓜蒌皮、浙贝母。

(2)夹滞:在疏风解表的基础上,加用保和丸加减。常用药:山楂、神曲、鸡内金、莱菔子、枳壳、槟榔。若大便秘结,小便短黄,壮热口渴,加大黄、枳实通腑泄热,表里双解。

(3)夹惊:在疏风解表的基础上,加用镇惊丸加减。常用药:钩藤、僵蚕、蝉蜕、琥珀。另服小儿回春丹或小儿金丹片。

(二)分证论治新说

1. 从咽喉论治说 《杂病源流犀烛·感冒源流》说:"风邪袭人无论何处感受,必内归于肺",咽喉为肺卫之门户,六淫外袭自口鼻皮毛而入,直袭咽喉。感冒就其病因病机而言历代医家总结的不外乎外感六淫、时行疫毒、正气不足等,辨证论治常分为风热型、风寒型、气虚型、阴虚型,所处方药各有针对,风热感冒之"银翘散",风寒感冒之"荆防败毒散",气虚感冒之"参苏饮",阴虚感冒之"加减葳蕤汤",方中均有桔梗、甘草,即始终有张仲景《伤寒论》中的桔梗汤。诸方中的桔梗、甘草在治疗过程中正有解毒利咽之意,具体体现从咽喉论治,恰到妙处,符合《黄帝内经》"病起于咽喉,治以甘药"的原则。因此,治疗感冒应注重宣肺利咽。

2. 天人相应说 《素问·五常政大论》曰:"必先岁气,勿(无)伐天和",感冒与季节有一定关系,一般春天风热为多,冬月风寒多见,夏日常见夹暑湿,秋季多兼燥邪,临证时应当注意。

春天,风气盛,风胜则干。感冒后易出现咽干、头痛、鼻塞、流涕。治宜辛凉清化。药用薄荷、葛根、菊花、杏仁、枳壳、桔梗、牛蒡子等。

夏天,湿气偏盛,感冒后病人多头闷重痛、脘腹胀、作呕、脉象浮数而濡等。治宜芳香疏利。药宜藿香、砂仁、苍术、厚朴、陈皮、甘草。

秋天,气候偏燥,易伤阴液。感冒后多表现咽干痒痛、咳嗽、少痰难咳、舌红苔薄黄,治宜清凉滋润,药用玄参、麦冬、沙参、桑叶、杏仁、桔梗、浙贝母、枇杷叶等。

冬天,主令为寒。感冒后多项强头痛、恶寒发热、脉浮紧。治宜辛温疏利,药用炙麻黄、桂枝、细辛、荆芥、防风、白芷、羌活、独活等。

3. 关注病因说 辨治感冒除常见的风寒风热之外,常夹杂其他邪气如湿、燥、暑、宿食等。风寒夹湿者多见恶寒、头胀沉重如裹、骨节疼重、肢体酸楚、胸脘胀闷、食欲不振、口淡口甜等。治疗当疏风散寒除湿,方用藿香正气散或羌活胜湿汤。风热夹湿者,症见身热不扬、咽喉疼痛、头痛、头重、纳差、小便黄赤、苔黄厚等表现,治当解表清热利湿,方用新加香薷饮加藿香、佩兰、薏苡仁、六一散等。湿重于热者,苦温芳化,稍佐清泄,主用藿朴夏苓汤,湿热并重者三仁汤;热重于湿者,清泄热邪为主,辅以化浊利湿,用甘露消毒丹;若湿热阻遏少阳三焦,则清透少阳,化湿和胃,用蒿芩清胆汤。

4. 扶正达邪说 若表虚自汗、形寒、易受风邪者,可加玉屏风散益气固表。肺脾气虚,卫阳不足,复感外邪,正气祛邪无力者,用补中益气汤补益脾肺之气,加附子助卫阳以固其本,桂枝、白芍、防风、生姜、大枣以调和营卫,解在表之邪,合而用之,使正气得复,邪气得解而愈。病邪涉及少阳半表半里者,为太阳与少阳两经之病,方用柴胡桂枝汤加减。久病耗气损血者可长服人参养营汤加减。

5. 辛温辛凉并剂说 表证初期,有时寒热境界不清或寒热夹杂。此时不可纯用辛凉或辛温解表,而应选用辛温辛凉复法,以散其邪。古人将其归为和法。其治疗首见于《备急千金要方》之葳蕤汤。感冒风热证中的银翘散,以银花、连翘为君,佐以荆芥、豆豉辛散透表之品,解表力胜,既可辛凉轻清疏散在表之邪热,又不至过于寒凉,郁闭表邪,反可宣通表里之气,增强解表散邪之力,又无助热化火燥伤津之弊,却可增强辛散表邪之力。清代医家何廉臣曾用辛温辛凉复法,他在治疗春温兼寒时用银翘散而略加麻黄。他认为"凡治温热病初起,不问兼风、兼寒、脉浮、脉紧、恶风、恶寒、而外热势盛,治当偏重于表者,通用双解散加葱豉,或凉膈散去硝黄加葱豉,以和解内外之热邪,使表里齐解,奏功最捷"。辛温开宣腠理,辛凉以透表,二者共用,予邪以出路。

6. 从《伤寒论》论治说 初感外邪时常表现为发热、鼻塞、咳嗽等,符合《伤寒论》对"太阳病"的描述,如"恶寒发热""鼻鸣"等主症,此时治疗当以发汗散表为主。《伤寒论·太阳病篇》中记载"太阳中风,阳浮而阴弱……啬啬恶寒,淅淅恶风,翕翕发热,鼻鸣干呕者,桂枝汤主之。""太阳病,头痛,发热,身疼,腰痛……恶风,无汗而喘者,麻黄汤主之。"然小儿脏腑娇嫩、形气未充、气血偏弱,感受外邪时则容易向少阳和阳明传变,此时不可再单用汗法治疗,当结合"少阳病"和"阳明病"的病证特点进行辨证施治。如小儿感冒常伴发热、咽喉不适、纳差、呕吐奶食等症状,符合《伤寒论》对"少阳病"的描述,"伤寒五六日中风,往来寒热,胸胁苦满,默默不欲饮食,心烦喜呕""少阳之为病,口苦,咽干,目眩",治疗当和解少阳,方选小柴胡汤。《伤寒论》记载"阳明之为病,胃家实是也",小儿胃肠型感冒多伴有腹泻。"阳明病,但头眩,不恶寒,故能食而咳,其人咽必痛,若不咳者咽不痛。"若外邪向阳明传变,阳明不降反升,并携阳热之邪所炼水谷津液之痰上逆于肺,致使咳嗽。例如小儿肺炎多由感冒传变而来,常伴高热、大汗、黏稠黄痰、咳嗽气急等,符合"阳明病"病症特点,且临床上多表现为少阳、阳明合病,治疗用小柴胡汤合生石膏加清热化痰的药物。

二、其他疗法

(一)中成药

1. 感冒清热颗粒 用于风寒感冒。
2. 小儿豉翘清热颗粒 用于风热感冒夹滞。
3. 藿香正气液 用于暑湿感冒。
4. 蒲地蓝消炎口服液 用于时邪感冒。
5. 小儿回春颗粒 用于感冒夹惊。
6. 馥感啉口服液 用于肺卫不固反复感冒者。

(二)药物外治

1. 药浴疗法

(1)羌活30g,独活30g,细辛15g,防风30g,苏叶30g,白芷30g,桂枝20g,葱白30g,淡豆豉30g。煎水3000ml,候温沐浴。1日1~2次。用于风寒感冒证。

(2)金银花30g,连翘30g,柴胡30g,桑叶30g,大青叶30g,薄荷20g,蝉蜕30g,栀子30g。煎水3000ml,候温沐浴。1日1~2次。用于风热感冒证。

(3)香薷30g,柴胡30g,扁豆花30g,防风30g,金银花50g,连翘50g,淡豆豉50g,鸡苏散50g,石膏50g,板蓝根50g。煎水3000ml,候温沐浴。1日1~2次。用于暑邪感冒证。

2. 灌肠疗法 主要用于风热感冒,尤其适用于小儿不能服药时。常用药:柴胡、生大黄、薄荷、荆芥、防风、石膏、黄柏、黄芩、金银花、连翘等。外寒里热可加桂枝、细辛;夹湿可加藿香、佩兰、苍术;夹滞可加枳实;夹惊可加钩藤、蝉蜕。药物按小儿口服量,加水浓煎至所需量(30~100毫升/次),做保留灌肠,保留20~30分钟。1日1~2次。

（三）针灸疗法

1. 针法取大椎、曲池、外关、合谷。头痛加太阳，咽喉痛加少商。用泻法，每日1~2次。用于风热感冒。

2. 灸法取大椎、风门、肺俞。用艾炷1~2壮，依次灸治，每穴5~10分钟，以表面皮肤温热为宜，每日1~2次。用于风寒感冒。

【研究发展思路】

一、规范与标准

（一）中医诊疗指南

2012年，中华中医药学会发布了由儿科分会牵头完成的《中医儿科常见病诊疗指南》，该指南在系统的文献检索基础上，建立初步的儿童感冒诊断、辨证、治法、方药及预防护理的标准问卷，采用Delphi法，通过3轮专家问卷调查及2轮专家讨论会，达成了专家共识，制定了小儿感冒的中医诊疗指南，提出小儿感冒的诊断、辨证分型、治疗建议。中医辨证分为风寒感冒、风热感冒、暑邪感冒、时邪感冒4个证型论治，以及夹痰、夹滞、夹惊3个兼夹证型论治。并介绍了小儿感冒颗粒、双黄连颗粒、藿香正气液等中成药治疗，药浴疗法、灌肠疗法2个药物外治法，以及针灸疗法，便于推广应用。

（二）疗效评价标准

生物医学指标

（1）总疗效评定标准：根据中华人民共和国卫生部《中药新药临床研究指导原则》，药物对照治疗试验的综合评价。

1）症状体征判断标准：①疗效性观察主要指标：体温；②次要指标为症状体征积分：咽痛、头痛，身痛，鼻塞，流涕，咳嗽，恶风的量化积分，正常为0分，轻度1分，中度2分，重度3分。

2）近期疗效判断标准：①痊愈：治疗3天以内，体温恢复正常，感冒证候全部消失；②显效：治疗3天以内，体温恢复正常，感冒的大部分症状消失；③有效：治疗3天以内，体温较以前降低，感冒的主要症状部分消失；④无效：治疗3天以内体温未降或升高，感冒的主要症状无改善。

（2）中医证候疗效判定　根据中医证候积分法判定

痊愈：中医临床症状、体征均恢复正常，证候积分＞95%；

显效：中医临床症状、体征均有改善，证候积分减少＞70%；

有效：中医临床症状、体征均有好转，证候积分＞30%；

无效：中医临床症状、体征无明显改善，甚或加重，证候减少不足30%。

计算公式为（尼莫地平法）：证候积分减少率=[（治疗前积分-治疗后积分）/治疗前积分]×100%。

二、临床研究

小儿感冒的临床研究除辨证分型论治外，还包括以下几方面：

1. 专方治疗　临床中亦有诸多学者以专方加减治疗小儿感冒者。张炜根据《金匮要略》"奔豚，气上冲胸，腹痛，往来寒热，奔豚汤主之"的记载，利用奔豚汤清热解肌、滋养阴血、平肝降逆之功,加味辛凉解表之剂制成奔豚冲剂,治疗小儿上呼吸道感染阴虚风火证60例。主要药物:葛根、白芍、当归、川芎、黄芩、法半夏、石膏、甘草、荆芥、薄荷、桑叶、连翘、金银花、蝉蜕、浮萍。总有效率91.70%,在体温恢复时间和反复发热次数明显优于对照组(西医组)。王晓敏以疏散风热,清宣肺卫,调和阴阳为基本治则,采用院内制剂退热宁(由板蓝根、连翘、甘草、柴胡按4:3:1:3的比率组成)治疗小儿急性病毒性上呼吸道感染(风热证)60例,总有效率96.67%,疗效显著优于病毒唑片。王中玉采用滋阴润肠口服液(由玄参、麦冬、生地黄等加工提炼而成,有明确的滋阴清热的作用,主要用于阴虚内热证)治疗上呼吸道感染顽固发热50例。治愈时间平均为36小时,明显优于对照组。吕国凯采用导师谷晓红经验方银莱汤治疗小儿肺胃积热型感冒40例。组方:金银花,莱菔子,连翘,黄芩,前胡,瓜蒌,鱼腥草。结果治愈率82.50%。苏敏采用张涤教授经验方荆桔口服液(包括荆芥、桔梗、生石膏、焦山楂等十二味中药)治疗小儿感冒外感风寒、入肺化热证患儿90例,结果疾病疗效愈显率为84.50%,明显优于对照组。由王辰院士牵头,国内11家医院参与完成的一项研究结果显示,奥司他韦、金花清感方(麻杏石甘-银翘散)单用或联合应用治疗甲型H1N1流感,均可缩短患者的热退时间,奥司他韦联合金花清感方组的发热时间较奥司他韦组缩短19%,表明金花清感方可作为治疗甲流患者的替代治疗措施。

2. 专药治疗

(1)金银花:味甘而性寒,入肺、胃经。金银花甘寒质轻,其气清香,既能清热解毒,又能宣散风热,清解之中能宣透,为治疗外感风热、温病初期、痈疮疖肿之要药。常将其与连翘、牛蒡子、荆芥等配伍治疗外感风热或温病初起,症见发热微恶寒、头身疼痛等,此法以银翘散为代表方。

(2)连翘:味苦性微寒,归肺、心、小肠经。连翘性凉味苦,轻清上浮,可治上焦诸热。本品配以银花、薄荷、荆芥、甘草,则散风清热;配以玄参、麦冬、青莲心、竹叶卷心等,则清心泄热,为双黄连口服液、清热解毒口服液、银翘解毒冲剂等中药制剂的主要原料。

(3)板蓝根:味苦性寒,入肝、胃经。《本草便读·隰草》云:"板蓝根即靛青根,其功用性味与靛青叶同,能入肝胃血分,不过清热、解毒、辟疫、杀虫四者而已"。板蓝根具有良好的清热解毒、凉血、利咽功能,在临床上常用于治疗感冒引起的发热、恶寒、头痛、身倦、咽喉肿痛、丹毒、痄腮等症。板蓝根可单独使用也可与其他药配伍使用。如与荆芥、薄荷、银花等配伍能治疗感冒发烧恶寒头痛等。与牛蒡子、射干、麦冬、锦灯笼等配伍能治疗口舌生疮、咽喉肿痛、扁桃体炎等症。

(4)黄芩:性寒味苦,入心、肺、胆、大肠经。《本经逢原·山草部》:"昔人以柴胡去热不及黄芩,盖柴胡专主少阳往来寒热,少阳为枢,非柴胡不能宣通中外;黄芩专主阳明蒸热,阳明居中,非黄芩不能开泄蕴隆,一主风木客邪,一主湿土蕴著,讵可混论。"《本草正·山草部》云:"枯者清上焦之火,消痰利气,定喘嗽,止失血,退往来寒热,风热湿热,头痛,解瘟疫,清咽,疗肺痿肺痈,乳痈发背,尤祛肌表之热",对于感冒的治疗,黄芩主要功效:泻实火,除湿热。主治壮热烦渴,肺热咳嗽。临床上,小儿急性呼吸道感染常用单味黄芩或以黄芩为主的复方,肺热咳嗽配桑白皮、知母;外感热病,高热烦渴,宜配薄荷、大黄、栀子;寒热往来配柴胡等。

(5)蒲公英:最早见于《新修本草》,称其味苦、性寒,入肝、胃经,具有良好的清热解毒作用。《本草纲目·菜部》有句云:"蒲公英嫩苗可食,生食治感染性疾病尤佳。"临床上广泛用于治疗扁桃体炎、支气管炎、上呼吸道感染等各种感染性疾病。感冒伤风,可配伍防风、荆芥、大青叶、板蓝根等，咽喉肿痛可配伍牛蒡子、玄参、大青叶等。

（6）羚羊角粉：性寒味咸，入肝、心经。《本草纲目·兽部》："肝主风，在合为筋，其发病也，小儿惊痫，妇人子痫，大人中风搐搦，及经脉挛急，历节掣痛，而羚羊角能舒之。"《景岳全书·禽兽部》中载："羊本火畜，而此则属木，善走少阳、厥阴二经。……小儿惊悸烦闷，痰火不清。俱宜为末，蜜水调服，或烧服研末，酒调服之。"羚羊角粉主要功效，平肝息风，清热镇惊，解毒。主治热病神昏痉默，谵语发狂；头痛眩晕，惊痫搐搦等，临床上，治疗小儿感冒夹惊，高热惊厥等单用或配伍疏风清热解毒药物如金银花、连翘、栀子联合使用。

三、基础研究

（一）动物模型研制

1. 风寒表证动物模型　将SD大鼠置于恒温（20±2）℃，相对湿度（RH）为40%±5%的环境中，饲养观察1周，剔除不健大鼠，然后将大鼠移置于全不锈钢丝笼中（透风），每5只一笼，调节电风扇的距离和转速，使大鼠感受到的风力为5~6级，在自然室温为（5±2）℃、湿度不变的环境中饲养，动物可自由活动摄食。大鼠在风寒环境中造模6天，出现明显的风寒感冒症状。表现为恶风寒、弓背毛松、打喷嚏、流涕、摄食减少、饮水增多、体温明显升高，体重明显降低，血压有升高趋势。这一时期动物变化，符合中医的风寒表证。

2. 虚证感冒动物模型　健康小鼠先在20℃水中游泳30分钟，然后取出常规饲养室饲养，室温（25±1）℃，30分钟后放入（40±1）℃恒温箱中15分钟，30分钟后将大鼠放入-20℃中20分钟，每日1次，6~8天后小鼠出现明显虚证症状，表现为蜷缩，扎堆，不活跃，汗出明显，咳嗽，痰鸣音明显，有鼻分泌物等。

（二）中药作用机制研究

1. 抗病毒、抗菌作用　荆芥醇提物5.0mg/kg和10.0mg/kg剂量组对H1N1病毒感染小鼠死亡率具有显著的保护作用，死亡抑制率达40%和50%。1.7mg/kg、5.0mg/kg、10.0mg/kg剂量组能明显降低H1N1病毒感染小鼠肺指数值，肺指数抑制率分别达26%、30%、31%，实验证实荆芥醇提物的抗H1N1病毒作用，这为寻找抗病毒良药提供了实验依据。连翘浓缩煎剂在体外有抗菌作用，可抑制伤寒杆菌、副伤寒杆菌、大肠杆菌、痢疾杆菌、白喉杆菌、霍乱弧菌、葡萄球菌、链球菌等。连翘对甲型流感病毒、柯萨奇病毒、鼻病毒等也有抑制作用。如连翘苷可以抑制甲型流感病毒核蛋白基因转染后表达；连翘抗病毒有效部位LC-4在Hela细胞中对呼吸道合胞病毒有抑制作用。金银花含绿原酸、异绿原酸、黄酮类物质、忍冬苷、肌醇及微量挥发油等。实验证明金银花对各种致病菌、病毒，如金黄色葡萄球菌、溶血性链球菌、肺炎双球菌、百日咳杆菌、伤寒杆菌、副伤寒杆菌、痢疾杆菌、霍乱弧菌、绿脓杆菌、大肠杆菌、脑膜炎双球菌、皮肤真菌、流感病毒、呼吸道合胞病毒、柯萨奇B组3型病毒，均有不同程度的抑制作用。现代药理研究发现，蒲公英对金黄色葡萄球耐药菌株、溶血性链球菌有较强的杀菌作用，对肺炎双球菌、脑膜炎球菌、各种杆菌及卡他球菌均有一定的杀菌作用。黄芩含黄酮类、酚酸类、苯乙醇、氨基酸、甾醇、精油、微量元素等有效化学成分，研究表明黄芩提取物具有显著的抗菌、抗病毒作用，对金黄色葡萄球菌、大肠杆菌、沙门氏菌、H1N1病毒等均有不同程度的抑制作用。

2. 解热、抗炎镇痛作用　荆芥提取液具明显抑制小鼠耳郭肿胀作用，对醋酸引起的炎症有明显的抗炎作用。小鼠腹腔注射给药，水煎剂15g/kg具有明显的镇痛、解热、抑制肠肌收缩的作用。金银花能促进肾上腺皮质激素的释放,对炎症早期的毛细血管通透性增高和渗出性水肿有明显的抑制作用。黄芩提取物能够抑制过敏性炎症的渗出,通过降低毛细管通透性、抑制组胺和乙酰胆碱的释放等保护炎症反应造成的伤害。药理研究认为连翘具有抗菌、抗炎、解热、抗病毒、抑制弹性蛋白酶活性、抗内毒素等作用。如连翘醇提取物的水溶液腹腔注射对大鼠巴豆油性肉芽囊有非常明显的抗渗出作用,能够降低炎性部位血管壁脆性作用而对炎性屏障的形成无抑制作用。

3. 免疫调节作用　金银花能促进淋巴细胞转化,增强白细胞的吞噬功能。黄芪茎叶总黄酮(FAM)对小鼠免疫功能的影响实验结果表明:FAM可明显提高免疫受抑小鼠的T细胞总数,并调整T细胞亚群紊乱,使其接近正常值,FAM不仅有免疫增强作用,亦有免疫调节作用。黄芪煎剂或提取物,有良好的促进IL12产生、提高自然杀伤细胞(NK)活性作用,NK是机体防御反应中行使免疫监视功能的主要效应细胞之一,黄芪能提高免疫球蛋白,促进抗体产生,对B淋巴细胞免疫功能具有明显的增强作用,对T淋巴细胞功能也有增强作用。

四、发展思路

感冒是一种发病率高、流行广泛、传播迅速的急性呼吸道疾病。城市化进程更为感冒流行创造了条件,儿童感冒的发病率远远高于成年人。随着病毒感染的概率增高,易现心悸、怔忡等变证。

感冒绝大多数为病毒感染,西医对病毒感冒无特殊药物,且滥用抗生素将抑制小儿机体免疫功能,影响疾病的恢复,而中医药辨证治疗有着显著的特色和优势,疏风解表是治疗主法。如何应用中医中药迅速缓解感冒发热、鼻塞等主证,并阻断小儿感冒夹痰、夹滞、夹惊兼证,值得进一步的研究和探讨。应用《伤寒论》六经辨证、温病卫气营血辨证治疗感冒热病,探索麻黄汤、桂枝汤、小柴胡汤、银翘散等方剂在治疗感冒病中的作用,研制新型安宫牛黄丸、紫雪丹等制剂治疗小儿感冒夹惊将是一项新的课题。

应用中医理论开发外治法治疗小儿感冒,研制廉、简、验、便的敷脐制剂、肛塞栓剂、熏洗沐浴剂,起到退热缓解感冒症状,造福儿童,将是一个可行性的研究内容。

感冒是儿童高发病,西医学应用疫苗接种来预防感冒,如何研制新型的制剂来预防感冒,达到"治未病"的目的,值得进一步的研发。

参 考 文 献

[1] 中华人民共和国卫生部. 中药新药治疗感冒的临床研究指导原则. 第二辑. 北京: 中华人民共和国卫生部,1995: 71-73.

[2] 郑筱萸. 中药新药临床研究指导原则. 北京: 中国医药科技出版社,2002: 149-157.

[3] 中华中医药学会. 中医儿科常见病诊疗指南. 北京: 中国中医药出版社,2012年.

[4] Sauerbrei A, Ulbrieht A. Wutzler P. Semi-quantitaive detection of virsl RNA in influenza A virus-infected mice for evaluation of antiviral compounds, Antiviral Res. 2003 Mar,58(1): 81-87.

[5] Van Lenten B J, Wagner A C, Nayak D P, et al. High-density lipoprotein loses its anti-inflammatory properties during acute influenza a infection[J]. Circulation,2001,103(18): 2283-2288.

[6] Yasui H, Kiyoshima J. Hori T. Reduction of influenza virus titer and protection against influenza virus infection in infant mice fed Lactobacillus casei Shirota. . Clin Diagn Lab 1nmmno1. 2004Jun,11(4): 675-679.

[7] lbanes JD, Morgan KT. Burleson GR. Histopathological changes in the upper respiratory tract of F344 rats following infection with a rat-adapted influenza virus. Vet Patho1. 1996 Jun,33(4): 412-418.

[8] Daniels MJ. Selgradc MK. Doerfler D, et a1. Kinetic profile of influenza vieus infection in three rat strains. Comp Med. 2003Jun,53(3): 293-298.

[9] Daly J M, Yates R J, Browse G, et al. Comparison of hamster and pony challenge models for evaluation of effect of antigenic drift on cross protection afforded by equine influenza vaccines. Equine Veterinary Journal,2003,35 (5): 458-462.

[10] 刘崇海,蒋利萍,魏钰书. 流感病毒感染动物模型的研究进展. 国际病毒学杂志,2006,13(1): 9-12.

[11] 张春花,朱丹,刘华钢. 流感病毒感染实验动物模型建立的研究进展. 广西医科大学学报,2011,28(5): 808-811.

[12] 杨士友,孙备,裴月梅,等. 风寒表证和寒凝血瘀证动物模型的研究. 中国中医基础医学杂志,1997,3 (1): 54-56.

[13] 张炜,申广生,张亚,等. 奔豚冲剂治疗小儿上呼吸道感染阴虚风火证60例. 中国中医药现代远程教育, 2011,9(18): 32-33.

[14] 王晓敏,徐辉甫. 退热宁治疗小儿急性病毒性上呼吸道感染(风热证)临床研究. 湖北中医杂志,2011, 33(10): 10-11.

[15] 王中玉. 滋阴润肠口服液治疗小儿上呼吸道感染顽固发热50例. 河南中医,2011,31(9): 1000.

[16] 吕国凯,于河,谷晓红,等. 银莱汤加减治疗小儿肺胃积热型感冒40例病例系列研究. 浙江中医药大学学报,2014,38(8): 973-975.

[17] 苏敏,朱沁泉,张涤,等. 荆桔口服液治疗小儿感冒(外感风寒,入肺化热证)的疗效观察. 湖南中医药大学学报,2016,36(3): 67-70.

[18] Wang C, Cao B, Liu QQ, et al. Oseltamivir compared with the Chinese traditional therapy Maxing Shigan YinqiaoSan in the treatment of H1N1 influenza: a randomized trial. Ann Intern Med,2011,155(4): 217-225.

（姜之炎）

第二节　哮　喘

　　哮喘是小儿时期的常见肺系疾病,是一种反复发作的痰鸣气喘疾病。哮指声响言,喘指气息言,哮必兼喘,故通称哮喘。临床以发作时喘促气急,喉间痰鸣,呼气延长,严重者不能平卧,呼吸困难,张口抬肩,摇身撷肚,唇口青紫为特征。

　　本病包括了西医学所称喘息性支气管炎、儿童支气管哮喘、咳嗽变异性哮喘等。发病年龄以1~6岁为多见,大多在3岁以内初次发作。本病发作有明显的季节性,冬春二季及气候骤变时易于发作。

　　全球大约有3亿人患哮喘,近年来发病率又有增加趋势,特别是小儿哮喘明显增多。我国城市儿童哮喘的患病率已达3.02%。最近20年内我国儿童哮喘患病率以每10年增加50%以上的幅度上升。哮喘已成为一种严重的公共卫生问题而引起世界各国的高度重视。世界卫生组织(WHO)参与制定的《全球哮喘防治的创议》——简称"创议"(GINA)方案,为支气管哮喘的预防、治疗、管理等提供了科学信息。

经积极正确的治疗和调护,随年龄的增长,多数病儿可缓解或自行缓解,部分儿童哮喘症状在青春发育期可完全消失。但如治疗不当,长时间反复发作,会影响肺的功能,易造成肺肾两虚,喘息持续,难以缓解,甚至终生不得控制或危及生命。

【历代文献述要】

哮喘作为儿科病名,首见于朱丹溪《丹溪心法·喘论》:"哮喘其证有二,不离痰火……",后沿用至今。与哮喘相关的中医病名尚有"齁喘",见《幼幼新书·卷第十六》,指小儿有痰母内伏,发作时气促喘急,喉间如拽锯声音的疾病。"哮吼"见《幼科折衷·喘症》,指喉中痰鸣如吼的喘证证候。"呷嗽",见《诸病源候论·咳嗽病诸候》:"呀呷有声,谓之呷嗽。"根据发病时的症状特点而命名。"哮嗽"见《普济本事方·卷一》:"哮嗽声如拽锯。"根据发病时症状的特点而命名。《幼幼集成·哮喘证治》曰:"吼者,喉中如拽锯,若水鸡声者也;喘者气促而连属,不能以息者是也。故吼以声响言,喘以气息名。"对哮喘的命名作了进一步的阐述。

哮喘的发病特点,明代万全《幼科发挥·肺所生病》指出:"小儿素有哮喘,遇天雨而发者……或有喘疾,遇寒冷而发,发则连绵不已,发过如常,有时复发,此为宿疾,不可除也。"认识到本病是慢性的、反复发作性的、难以根治的疾病。《杂病源流犀烛·感冒源流》认为"哮证大都感于幼稚之时",提出小儿哮喘发病年龄大多在3岁以内。

对于小儿哮喘的病因,宋代张季明著《医说·治齁喘》指出:"因食盐虾过多,遂得齁喘之痰。"《幼科释谜·咳嗽哮喘》曰:"……或嗜酸咸,膈脘煎熬……乃合成哮",皆指出饮食不当,可致哮喘。《婴童百问·第五十六问》指出:"小儿有因惊暴触心,肺气虚发喘者,有伤寒肺气壅盛发喘者,有感风咳嗽肺虚发喘者,有因食咸酸伤肺气发虚痰作喘者,有食热物毒物冒触三焦,肺肝气逆作喘者。"《医宗必读·喘》指出:"良由痰火郁于内,风寒束于外,或因坐卧寒湿,或因酸咸过食,或因积火熏蒸,病根深入,难以卒除。"《症因脉治·哮病》云:"哮病之因,痰饮留伏,结成巢臼,潜伏于内,偶有七情之犯,饮食之伤,或外有时令之风束其肌表,则哮喘之症作矣。"说明了小儿哮喘的病因与感受外邪、过食酸咸食物、精神因素等密切相关。

关于哮喘的病机,《证治汇补·哮病》有经典的阐述:"哮即痰喘久而常发者,因内有壅塞之气,外有非时之感,膈有胶固之痰,三者相合,闭拒气道,搏击有声,发为哮病。"此外,明代张景岳在《景岳全书·喘促》曰:"喘有宿根,遇寒即发,或遇劳即发,名哮喘"。清代程国彭《医学心悟·喘》亦云:"夫外感之喘,多出于肺,内伤之喘,未有不由于肾者。"以上三条,说明肺脾肾三脏虚弱也是导致哮喘发病的原因。

哮喘的临床症状,唐代王焘在《外台秘要·久咳坐卧不得方》曰:"久患气嗽,发时奔喘,坐卧不得,并喉里呀声,气欲绝",清代陈复正在《幼幼集成·哮喘证治》指出:"夫喘者,恶候也。肺金清肃之令不能下行,故上逆为喘……喉者,喉中如拽锯,若水鸡声者是也。喘者,气促而连属,不能以息者是也。故喉以声响言,喘以气息名。凡喉如水鸡声为实,喉如鼾声者为虚。虽由于痰火内郁,风寒外束,而治之者不可不分虚实也。"

哮喘的治疗,汉代张仲景《金匮要略·肺痿肺痈咳嗽上气篇》就指出:"咳而上气,喉中水鸡声,射干麻黄汤主之。"《幼幼集成·哮喘论治》曰:"凡哮喘初发,宜服苏陈九宝汤。盖哮喘为顽痰闭塞,非麻黄不足以开其肺窍,放胆用之,百发百中"。朱丹溪在《幼科全书·哮喘》中指出:"其证有二,不离痰火,有卒感风寒而得者,有曾伤盐酢汤水而得者,故天阴则病发,连绵不已。轻则以五虎汤,一服即止,重则葶苈丸治之,皆一时解急之法。若欲断根,当内服五圣丹、外用灸法……仍禁酸咸辛热之物。"

【病因病机研究】

一、病因病机概述

小儿哮喘发生的原因,主要有内因和外因两大类。内因责之于"伏痰",与肺、脾、肾三脏功能不足有关。痰饮留伏,隐伏于肺窍,成为哮喘之夙根。外因责之三大因素:①感受外邪,风、寒、暑、湿、燥、火等六淫之邪在气候转变之时最易侵袭患儿;②嗜食生冷酸咸甘肥、鱼腥发物等;③居处环境骤变,接触异物,如吸入花粉、居室的灰尘、烟尘、煤气、油味异味、烟味、雾霾以及动物羽毛的皮屑、杀虫剂等。此外,过喜过悲、情绪变化也是引起哮喘的病因之一。

哮喘的病变部位主要在肺,病机关键为痰饮内伏,遇外来因素感触而发,反复不已。"伏痰"的产生是因肺脾肾三脏功能失调。小儿肺脏娇嫩,卫外不固,外邪犯肺,或肺气虚弱,则治节无权,水津失于输布,凝液为痰;小儿脾常不足,脾主运化水谷精微,脾虚不运,生湿酿痰,上贮于肺;小儿肾常虚,肾气不足,不能温煦蒸化水液,使水湿上泛为痰;肾阴不足,炼津为痰。所谓痰之本水也,源于肾;痰之动湿也,主于脾;痰之末饮也,贮于肺。哮喘小儿常有家族史,具有一定遗传因素。

哮喘的发作是外因诱发,触动伏痰,痰气搏击,阻塞气道,痰随气升,气因痰阻,肺失宣降,肺气上逆,致使呼吸困难,气急喘促,喉间痰鸣哮吼,发为哮喘。此外,活动过度或情绪激动,都可刺激机体,触动伏痰,阻于气道,影响肺的通降功能,而诱发哮喘。

二、病因病机新论

哮喘病因病机从内因"伏痰"论,到"外因诱发"论已经比较成熟,但近代研究又有一些新的见解。①痰瘀阻滞论:伏痰是哮喘体质的核心,而瘀在哮喘的发生发展中亦起着相当重要的作用。痰饮与瘀血均由津液、血液所化。生理上,津液和血液同源于水谷精微,津血同源;病理上,痰瘀同源,痰瘀互化,互为因果。痰瘀互结,可导致哮喘反复发作。若肺脾肾三脏功能失调,津液输布失常,水凝为痰,留伏于内,乃生伏痰,外因诱发,触动伏痰,痰气搏击,痰阻气滞,气机不畅,血滞成瘀,瘀血内生,停于脉络,阻塞气道,使气滞更甚,又加重瘀血;其次,肺主一身之气,为气血交融之所,百脉运行靠气之推动。由于哮喘病程缠绵,易耗损肺气。肺贯心脉而朝百脉,肺气虚衰,鼓动无力,心脉不畅,瘀血内留,血瘀日久,新血不生,肺失所养,其气更虚,更加重血瘀留滞,形成恶性循环。此外,肺、肾为金水相生,肺虚及肾,日久损及元阳,肾阳不足,温煦无力,寒凝亦致血瘀。金元时代的朱丹溪在《丹溪心法》云:"肺胀而咳,或左或右,不得眠,此痰挟瘀血碍气而病。""痰挟瘀血,逐成窠囊。"痰瘀互结肺中,一方面阻滞肺气,肺失宣肃,另一方面痰瘀阴邪,凝聚肺中,耗伤肺气,致使哮喘反复发作,迁延难愈。因此痰瘀是哮喘反复发作的根本原因。②体质因素论:哮喘体质的形成是先天禀赋与后天环境条件共同作用的结果。如先天禀赋不足,后天又失于调养,感受外邪等致病因素,致肺气失于宣肃,不能敷布津液;脾胃失于运化水湿;肝失疏泄条达;三焦水道不利;肾气失于主水,水液代谢障碍,水聚则成饮,饮凝则成痰。正虚不能祛痰于外,痰伏于内,成为伏痰,形成哮喘体质。"喘有夙根"是指哮喘患者体内存在的、与哮喘发病密切相关的病理基础,其内涵包括体质特异、哮喘遗传和肺肾失调,其产生的原因包括先天禀赋不足和后天疾病损伤两个方面。③肝气上逆论:哮喘内因责之于伏痰,伏痰的成因与肺、脾、肾三脏功能失调有关,肝与肺、脾、肾三脏关系密切。肝与肺在生理上共司气机升降,调畅气血。如平衡失调,则出现肝枢机不利:肝气不得升发,肺气难以肃降,肺气上逆与伏痰搏击可成哮喘;木叩金鸡:肝气郁积,肝气亢旺,不受金制,反来侮金,肝气上逆致肺失肃降,气逆致咳嗽;木火刑金:肝经实热,火热循经上逆于肺,肺失肃降而发咳喘;若肺阴本虚,木旺侮金,使肺气上逆而喘鸣:肝藏血主疏泄,脾统血主运化,二者生理上相互联系,病理上相互转变。如肝失疏泄,津液失布,凝而成痰;肝气郁滞,横克脾土,脾失健运而痰浊内生;肝肾肺精血同源,互生互化,阴阳盛衰互根互制。如肝肾之阴素亏,虚火内生,上炎灼肺,则肺气逆而上冲,发为哮喘。④肺阳亏虚论:于少泓根据"五脏—精气—阴阳"理论体系,探讨了肺阳的概念与生理作用,阐释了肺阳与哮喘病寒饮蕴肺证之间的关系,提出肺阳虚的体质是哮喘病寒饮蕴肺证发生的最根本原因。在治疗上,汉代张仲景提出"病痰饮者,当以温药和之"的治则,在此基础上创制了相应的方剂,如苓桂术甘汤、小青龙汤等。清代陈修园在《时方妙用》中提出:"心肺在上,阳之位也,胸中之阳宣布,如日月一出。"据此理论其在治疗痰饮、咳嗽、哮病中,均仿张仲景之意加用干姜、细辛等辛药。张景岳提出了"消散中宜酌加温补,或于温补中宜量加消散"的治法。现代的火神派在治疗哮病上更是大剂量使用温药,其卢崇汉在《业医感悟》中推崇使用大剂量的附子、干姜以温肺阳。以上表明了肺阳在哮病中占有重要的地位。故防治此病要注意顾护肺阳。⑤伏风论:汪受传老师认为小儿哮喘包括内外因,由此提出了"伏风"理论。其包括外风及内风两方面。外风即指各种致敏因素,如接触异味、异物等。外风致病,首先犯肺,鼻为肺之外窍,常先受病,故常见鼻塞流涕、喷嚏、鼻痒等一系列哮喘前驱症状。内风则由先天禀赋不足,或禀赋有异,或气虚、或阴虚体质,反复发病不已,外风易于留着不去而成伏风,此属"内风"范畴,又有易于为外风引动发病的特点。哮喘属于反复发作难愈的疾病,部分患儿可询及直系亲属过敏性疾病史,这些均可作为患儿体禀有异,内风蕴伏的依据。

【临证思维】

一、诊断

1.反复喘息、咳嗽、气促、胸闷,多与接触变应原、冷空气、物理、化学性刺激、呼吸道感染、运动以及过度通气等有关,常在夜间和(或)清晨发作或加剧。

2.发作时在双肺可闻及散在或弥漫性、以呼气相为主的哮鸣音,呼吸气延长。

3.上述症状和体征经抗哮喘治疗有效或自行缓解。

4.除外其他疾病所引起的喘息、咳嗽、气促和胸闷。

5.临床表现不典型者(如无明显喘息或哮鸣音),应至少具备以下1项:

(1)证实存在可逆性气流受限:①支气管舒张试验阳性:吸入速效β_2受体激动剂[如沙丁胺醇压力定量气雾剂200~400μg后15分钟第一秒用力呼气量(FEV1)增加≥12%];②抗炎治疗后肺通气功能改善:给予吸入糖皮质激素和(或)抗白三烯药物治疗4~8周,FEV1增加≥12%;

（2）支气管激发试验阳性；

（3）最大呼气流量（PEF）每日变异率（连续监测2周）≥13%。

符合第1~4条或第4、5条者，可以诊断为哮喘。

6. 不同类型哮喘的诊断

（1）<6岁儿童哮喘的诊断线索：儿童哮喘多起始于3岁前，具有肺功能损害的持续性哮喘患者，其肺功能损害往往开始于学龄前期。因此，从喘息的学龄前儿童中把可能发展为持续性哮喘的患儿识别出来进行有效早期干预是必要的。但是目前尚无特异性的检测方法和指标可用于对学龄前喘息儿童作出哮喘的确定诊断。喘息儿童如具有以下临床症状特点时高度提示哮喘的诊断：①多于每月1次的频繁发作性喘息；②活动诱发的咳嗽或喘息；③非病毒感染导致的间歇性夜间咳嗽；④喘息症状持续至3岁以后。⑤抗哮喘治疗有效，但停药后又复发。

哮喘预测指数能有效地用于预测3岁内喘息儿童发展为持续性哮喘的危险性。哮喘预测指数：在过去1年喘息≥4次，具有1项主要危险因素或2项次要危险因素。主要危险因素包括：①父母有哮喘病史；②经医生诊断为特应性皮炎；③有吸入变应原致敏的依据。次要危险因素包括：①有食物变应原致敏的依据；②外周血嗜酸性粒细胞≥4%；③与感冒无关的喘息。如哮喘预测指数阳性，建议按哮喘规范治疗。

（2）咳嗽变异性哮喘的诊断：咳嗽变异性哮喘（CVA）是儿童慢性咳嗽最常见原因之一，以咳嗽为惟一或主要表现。诊断依据：①咳嗽持续>4周，常在运动、夜间和（或）凌晨发作或加重，以干咳为主，不伴有喘息；②临床上无感染征象，或经较长时间抗生素治疗无效；③抗哮喘药物诊断性治疗有效；④排除其他原因引起的慢性咳嗽；⑤支气管激发试验阳性和（或）PEF每日变异率（连续监测2周）≥13%；⑥个人或一、二级亲属过敏性疾病史，或变应原检测阳性。

二、鉴别诊断

本病的鉴别要领在于气急喘促。要与急性喉炎、支气管肺炎、毛细支气管炎、气管异物等鉴别。

1. 急性喉炎　突然发作气急，咳嗽呈犬吠样，肺部听诊无明显改变。

2. 毛细支气管炎　多由呼吸道合胞病毒感染所致。常见于2岁以下婴幼儿，尤以2~6个月婴儿最为多见。发病季节以寒冷时为多发。常于上呼吸道感染后2~3天出现咳嗽，发热，呼吸困难，喘憋来势凶猛，但中毒症状轻微。肺部听诊可闻及多量哮鸣音、呼气性喘鸣，当毛细支气管接近完全梗阻时，呼吸音可明显减低，往往听不到湿啰音。本病过敏史不明显，病程短，恢复快。胸部X线常见不同程度梗阻性肺气肿和支气管周围炎，有时可见小点片状阴影或肺不张。

3. 支气管肺炎（肺炎喘嗽）　以发热，咳嗽，痰壅，气急，鼻煽为主症。肺部听诊可闻及细湿啰音，以脊柱两旁及肺底部为多。胸部X线可见斑点状或片状阴影。

4. 气管异物　以突然呛咳为特征，有时出现持久的哮喘样呼吸困难，在体位变换时呼吸困难可以加重或减轻。气管异物以吸气困难为主，X线检查可见一侧肺不张等。

三、辨证思路与方法

哮喘临床分发作期与缓解期,辨证时主要从寒热虚实和肺脾肾三脏入手。发作期哮吼痰鸣,气急喘息,以邪实为主,进一步辨寒热:若咳喘痰黄,身热面赤,口干舌红为热性哮喘;凡咳喘畏寒,痰多清稀,舌苔白滑为寒性哮喘。缓解期哮喘已平,以正虚为主,辨其肺脾肾三脏不足,进一步再辨气分阴阳:气短多汗,易感冒多为气虚;形寒肢冷,面白,动则心悸为阳虚;消瘦乏力,盗汗面潮红为阴虚。

哮喘的微观辨证,包括气道反应性测定、变应原检测、肺功能的检测与哮喘各型的相关性,有待进一步的研究。

(一)两期辨证

1. 发作期辨证

(1)寒性哮喘:症见咳嗽气喘,喉间哮鸣,痰白清稀或有沫,形寒肢冷,鼻流清涕,面色淡白,恶寒无汗,舌淡红,苔白滑,脉浮滑。本证主要由于寒邪外受,宿有痰饮,以咳嗽气喘,喉间哮鸣,痰白清稀,形寒肢冷为特征。风寒在表重者恶寒无汗,鼻流清涕,脉浮紧;痰湿内阻者面色晦滞,痰多白沫,舌淡苔白。

(2)热性哮喘:症见咳嗽喘息,声高息涌,喉间哮吼痰鸣,咯痰稠黄,胸膈满闷,身热,面赤,口干,咽红,尿黄,大便秘结,脉滑数。本证主要由于阳邪亢盛,痰因热动,火因痰生,辨证要点以咳嗽喘息,声高息涌,咯痰稠黄,身热咽红,舌红苔黄为特征。痰热内盛是本证辨证的关键,外感风热之象,可轻可重。

(3)外寒内热:症见喘促气急,咳嗽痰鸣,喷嚏,鼻塞流清涕,或恶寒发热,咯痰黏稠色黄,口渴,大便秘结,尿黄,舌红,苔白,脉滑数或浮紧。本证之外寒多系外感风寒,其内热常因表寒未解入里化热而成,亦有素体痰热内蕴,被外邪引动而诱发。以喘促气急,咳嗽痰鸣,恶寒发热,舌红苔白为特征。临床辨证以外有风寒束表之表证,内有痰热蕴肺之里证为要点。外寒重者见恶寒怕冷,头痛身重,喷嚏,鼻塞流清涕,脉浮紧;内热重者见发热,口渴引饮,咯痰黏稠色黄,大便秘结,脉滑数等症。本证辨证以外有风寒之表证,内有痰热之里证为要点。

(4)肺实肾虚:症见哮喘持续不已,喘促胸满,动则喘甚,面色不华,咳嗽痰多,喉间痰鸣,畏寒肢冷,神疲纳呆,小便清长,舌淡,苔薄腻,脉细弱。本证常见于哮喘迁延不解,表现为正虚邪恋,虚实夹杂,上盛下虚。以哮喘持续不已,动则喘甚,喉间痰鸣,面色不华,脉细弱为特征。此证可由寒哮或热哮日久而成辨证要点。痰热重者,可见喘促胸满,发热,咳嗽重;肾虚不纳重者,病程迁延,痰多,畏寒肢冷,神疲纳呆,小便清长为虚实并见。

2. 缓解期辨证

(1)肺脾气虚:症见多反复感冒,气短自汗,咳嗽无力,面白少华,神疲懒言,形瘦纳差,大便溏,舌质淡,苔薄白,脉细软。本证以肺脾两脏气虚诸症为辨证要点。偏肺气虚者,易反复感冒,咳嗽无力,常因气候变化为外邪所乘而诱发哮喘;偏脾气虚者,咳嗽痰多,面白少华,神疲懒言,形瘦,常因饮食不节而诱发哮喘。

(2)脾肾阳虚:症见面色苍白,形寒肢冷,脚软无力,动则气短心悸,腹胀纳差,大便溏泄,舌质淡,苔薄白,脉细弱。本证多见于素体阳虚或哮喘日久者。偏脾阳虚者,腹胀纳差,大便溏薄;偏肾阳虚者,面色苍白,形寒肢冷,脚软无力,动则心悸。较大儿童可见腰酸膝软,四肢欠温,夜尿多等肾气不足的表现。

（3）肺肾阴虚: 症见咳嗽时作,面色潮红,夜间盗汗,消瘦气短,手足心热,夜尿多,舌质红,苔花剥,脉细数。本证多见于素体阴虚或用药过于温燥者。以咳嗽时作,动则气短,消瘦,舌质红,苔花剥为特征。偏肺阴虚者,可见干咳少痰,喘促乏力;偏肾阴虚者,可见形瘦,夜尿频多。部分患儿阴虚生内热,则见面色潮红,夜间盗汗,手足心热。

（二）三期辨证

1. 发作期　此期以邪实为主,证候又有寒、热、实、虚的不同。外感风寒,内伤生冷者,则为寒痰伏肺的寒实证; 有素体阳虚者,则气不化津,也致寒痰内伏的虚寒证; 有外感风热,痰热交结或寒痰久伏化热而致实热证; 有素体阴虚,痰热郁肺的虚热证; 有素体阳盛,复感风寒者,或外寒未解,里热已成者,则外寒内热,形成寒包火,是为寒热错杂证候。

2. 迁延期　此期正虚邪蕴为主,属于正气未复,邪气留恋阶段。哮喘在发作期缓解初期,肺、脾、肾气虚未复,痰浊未化,瘀血阻滞,又造成夙因久留,御邪力弱,病情反复,难以痊愈。

3. 缓解期　此期以正虚为主,表现为肺、脾、肾三脏功能不足。哮喘反复发作,肺气耗散,故在缓解期表现为肺气虚弱,久而不复。肺与脾肾关系密切。母病及子,子病又可及母,肺虚则脾气亦虚,脾虚不运,则停湿生痰,痰浊上贮,则呼吸不利,故本病往往表现为时发时止,反复不已。肺脾久虚,又可导致肾气虚弱,或者患儿先天肾气未充,均可表现为后天脾肾阳虚,阳气虚则摄纳失职,气逆于上,产生 "喘气不足以息",故在缓解时,也可表现有轻度持续性哮喘征象。另有少数患儿素体阴虚,或者肺热伤阴、过食温热之品伤阴,则致肺肾阴虚,失于润养,肺主气司呼吸功能失职,同样可以使哮喘反复发作。

【治疗研究】

哮喘应坚持长期、规范、个体化的治疗原则,按发作期和缓解期分别施治。朱丹溪在《丹溪心法·喘论》中提出 "未发以扶正气为主,既发以攻邪气为急" 的哮喘治疗原则,是基于《黄帝内经素问·标本病传论》"急则治其标" "缓则治其本" 的原则而确立的。

1. 既发以攻邪气为主　哮喘因伏痰触遇诱因而发病。发作时,痰随气升,气因痰阻,相互搏结,阻塞气道,肺气宣降失常,而出现呼吸困难,气息喘促,喉间痰鸣哮吼等痰邪交阻,病急标实之象,故治疗当以攻邪以治其标,治肺为主。攻邪有散邪、祛痰、降气之别,临证应辨清寒热,灵活施之。

2. 未发以扶正气为要　哮有夙根,属本虚标实之证。发作期伏痰壅肺,痰阻气闭,以邪实为主。若病久,或长期反复发作,寒痰伤及脾肾之阳,痰热伤及肺肾之阴,则由实转虚。肺病损及脾肾,肺脾肾三脏功能不足,因虚生痰,因痰发病,以致愈发愈甚。缓解期哮喘已平,以正虚为主,治当以扶正固本为要。根据肺、脾、肾虚之不同,而分别施以补肺、健脾、益肾等方法,兼有并存者,则两法并施,或三法同用。目的是调整脏腑功能,去除生痰之因,减轻、控制发作,根治哮喘顽疾。

本病应根据疾病的不同情况、不同阶段,采用多种治法配合应用: 发作期宜以清热化痰平喘注射液与汤剂或口服中成药合用,以控制咳喘之症,并配合穴位敷贴加强平喘止咳之功效; 缓解期在中药辨证调理的基础上,采用 "冬病夏治" 穴位敷贴;"冬病冬治" 膏方调理等方法,综合治疗以提高临床疗效。若哮喘持续发作,出现重危现象,须中西医结合积极抢救治疗。

一、分证论治

（一）分证论治概述

1. 发作期

（1）寒性哮喘：治宜温肺散寒，化痰定喘，予小青龙汤合三子养亲汤加减。常用药：麻黄、桂枝、细辛、干姜、半夏、白芥子、苏子、莱菔子、白芍、五味子。咳嗽重者加紫菀、款冬花、旋覆花化痰止咳；哮吼甚者加射干、地龙解痉祛痰平喘；气逆者加代赭石降气。若表寒不重，可用射干麻黄汤加减。

（2）热性哮喘：治宜清热涤痰，降逆平喘，予麻杏石甘汤合苏葶丸加减。常用药：麻黄、生石膏、黄芩、杏仁、前胡、葶苈子、苏子、桑白皮、射干、瓜蒌皮、枳壳。喘急者加地龙清热解痉、涤痰平喘；痰多者加胆南星、竹沥豁痰降气；咳甚者加炙百部宣肺止咳；热重者加栀子、鱼腥草清热解毒；咽痛者加牛蒡子解毒利咽；大便秘结者加瓜蒌仁、枳实降逆通腑。若表证不著，喘息咳嗽，痰鸣，痰色微黄，可选用定喘汤加减。

（3）外寒内热：治宜解表清里，定喘止咳，予大青龙汤加减。常用药：麻黄、桂枝、生姜、生石膏、生甘草、白芍、五味子。热重者加黄芩、鱼腥草清其肺热；咳喘哮吼甚者加葶苈子、桑白皮泻肺清热；痰多者加半夏、天竺黄、竹茹清化痰热。

（4）肺实肾虚：治宜泻肺祛痰，补肾纳气。偏于上盛者予苏子降气汤加减。常用药：苏子、杏仁、前胡、半夏、厚朴、陈皮、肉桂、当归、紫菀、款冬花、人参、五味子。偏于下虚者予都气丸合射干麻黄汤加减。常用药：山茱萸、熟地、补骨脂、怀山药、茯苓、款冬花、紫菀、半夏、细辛、五味子、麻黄、射干。动则气短难续者，加胡桃肉、紫石英、诃子、蛤蚧摄纳补肾；畏寒肢冷者，加制附片、淫羊藿温肾散寒；畏寒腹痛者，加椒目、厚朴温中除满；痰多色白，屡吐不绝者，加白果、芡实补肾健脾化痰；发热咯痰黄稠者，加黄芩、冬瓜子、虎杖清泻肺热。

2. 缓解期

（1）肺脾气虚：治宜健脾益气，补肺固表，予人参五味子汤合玉屏风散加减。常用药：人参、五味子、茯苓、白术、黄芪、防风、百部、橘红。汗出甚者加煅龙骨、煅牡蛎固涩止汗；痰多加象贝母、天竺黄化痰；纳谷不香加山楂、谷芽消食助运；腹胀加木香、枳壳理气；便溏加怀山药、炒扁豆健脾化湿。

（2）脾肾阳虚：治宜健脾温肾，固摄纳气，予金匮肾气丸加减。常用药：附子、肉桂、鹿角片、山茱萸、熟地黄、仙灵脾、怀山药、茯苓、胡桃肉、五味子、银杏。虚喘明显者加蛤蚧、人参补肾纳气；咳甚加款冬花、紫菀止咳化痰；夜尿多加益智仁、菟丝子、桑螵蛸补肾固摄。

（3）肺肾阴虚：治宜养阴清热，补益肺肾，予麦味地黄丸加减。常用药：麦冬、百合、五味子、山茱萸、熟地黄、枸杞子、怀山药、丹皮。盗汗甚者加知母、黄柏清热敛汗；呛咳不爽加百部、枇杷叶、北沙参养阴。

（二）分证论治新说

1. 从脾论治说 脾主运化水谷水湿，脾虚失运，则水湿聚成痰液，阻于气道，故成痰鸣气喘之症。有学者认为小儿脾常不足，又易为各种因素所伤，运化失司，水湿内停，聚湿生痰，久留不去，形成哮喘的宿根，一经外邪诱发，则痰随气动，聚于脉系，发为哮喘。"脾为生痰之源，肺为贮痰之器。"故健脾化痰应贯穿于整个病程的治疗之中。健脾化痰包括益气健脾、运脾化湿、行气通腑、消积导滞等。脾运健全，痰湿不生，宿根自除。

2. 从肝论治说　肝脏病变可通过气郁、气逆、风摇钟鸣、木火刑金等病机引起哮喘发作，故治疗喘证应注重调理肝脏功能。有学者主张小儿咳喘从肝论治，即通过治肝而调理肺、脾、肾之脏，达到治疗咳喘的目的。从肝论治不外乎疏肝气、解肝郁、平肝阳、清肝火、息肝风、滋肝阴、养肝血等诸法。

3. 从心论治说　哮喘从心论治大多用来治疗变证。久病哮喘，由肺及心，血脉瘀滞，扰乱神明，出现神昏烦躁、意识模糊、水气凌心、心阳虚衰、水饮不化，故见胸闷、喘憋、气喘不安，冷汗淋漓，下肢水肿，唇青爪紫等症。治疗应采用回阳救逆、活血通脉等方法。

4. 从瘀论治说　哮喘的发病机制为痰饮久伏，每遇诱因触动伏痰，痰阻气道，肺之络脉瘀痹而成。肺主一身之气，为气血交汇之所，若痰阻肺络，肺气闭塞，则致脉络瘀痹，血瘀阻络，又使津液难行，聚为痰浊，痰浊与瘀血互为因果，终成"痰夹瘀血，遂成窠囊"之病理表现。气、血、痰壅塞气机，肺气不宣，升降失常，哮喘遂成。发作时往往伴见口唇紫绀，重者面色青滞，舌质紫黯，说明喘非独痰作祟，还与络脉瘀痹有关。故治疗上，需活血化瘀，瘀化痰才易化。

5. 从鼻论治说　肺主鼻，鼻为肺之窍，又为肺之官，鼻下连于肺，肺上通于鼻。《素问·阴阳应象大论》说："肺主鼻，在窍为鼻。"故肺之呼吸依赖鼻孔，鼻之两孔为气出入之门，呼出浊气，吸入清气，并在下连于喉，直贯于肺，助肺而行呼吸。若外邪、脏腑失养致鼻窍不利，均可影响肺之呼吸。"风为百病之长"，外风引动伏痰，风胜痰阻，壅塞气道，肺气宣降失常，引动停积之痰，气息喘促发为哮喘。哮喘患者多有鼻病病史，所以治疗哮喘要重视治鼻，临床配伍苍耳子、辛夷、鹅不食草、石菖蒲、薄荷等开窍药物。

6. 从胃论治说　哮喘病的发生与脾胃具有密切关系。若饮食不当或胃肠宿疾，复加劳倦、思虑过度、正气虚弱就容易诱发此病。张锡纯《医学衷中参西录》中云"有痰积胃中，更溢于膈上，浸入肺中，而作喘者"。哮喘的发病机制为痰饮久伏，脾胃为生痰之源，因脾虚失运，则清气不升、浊阴不降、水湿留结、积聚成痰、上注肺窍、壅塞气道、痰气相搏，遂成哮鸣。

7. 从肾论治说　有医家认为肾在儿童哮喘中的致病机制有三：第一，肺肾均有卫外功能，肾气虚，不能卫外御邪，机体易受外邪侵袭；第二，肾虚水泛，湿聚为痰；第三，肾气虚，不能纳气，气之出入不利而致呼吸困难。故治疗可选用温和而不刚燥的补肾药，如胡桃仁之甘温，巴戟天之微温，补骨脂、淫羊藿温而不燥，女贞子甘平，目的在于增益肾之阳气而发挥其"纳气"之功效。

8. 从苗期治说　王烈教授通过大量文献研究与临床实践，结合哮喘"夙根"学说，创造性地提出"哮喘苗期"理论，将哮喘病的防治提前到了无任何咳喘症状的时期。哮喘"夙根"产生责之于肺脾肾三脏之虚，所以用药应有所侧重，多归经于肺脾肾脏，治以益气补肾、固本防哮，治疗分两个疗程，方药选自拟防哮汤、固哮汤加减。第1疗程：药用黄芪、玉竹、女贞子、补骨脂、太子参、五味子、牡蛎、大枣、佛手、山药；第2周加熟地；第3周加何首乌；第4周加海螵蛸。之后休药3个月。第2疗程：黄芪、陈皮、生甘草、佛手、山药、熟地、何首乌、海螵蛸、大枣、黄精；第2周加百合；第3周加山茱萸；第4周加桑椹子。诸药合用可使肺气固、脾气健、肾气纳而达扶正祛邪的作用，从而使痰饮无以内生，从根本截除哮喘"夙根"的产生，以期达到在苗期防止哮喘发病之目的。

二、其他疗法

（一）中成药

1. 小青龙口服液　用于寒性哮喘。

2. 桂龙咳喘宁　用于脾肾阳虚哮喘。

3. 六君子丸　用于肺脾气虚哮喘。

4. 玉屏风口服液　用于肺脾气虚哮喘。

5. 固本咳喘片　用于脾肾阳虚哮喘。

6. 蛤蚧定喘片　用于肺肾阴虚哮喘。

（二）敷贴疗法

《张氏医通》方：白芥子30g，延胡索30g，细辛15g，甘遂15g，共研为细粉。用鲜姜汁调制成药饼6只，药饼中心放麝香（或丁香末）3g，敷于两侧百劳、肺俞、膏肓穴上。冬春每隔5天一次，夏季每隔10天一次，每次两小时，共3次。如用电离子导入，每次只需20分钟。一般于敷后多见局部充血潮红，少数甚至可起泡。另用白芥子3g，细辛0.6g，胡椒1g，白附子1g，共研细末，用生姜汁调后，敷于天突穴上，每于夜间睡前敷上，次晨取下，如局部反应重时，亦可敷1~2小时取下，1~2日1次，7次为一疗程。此法适用于哮喘缓解期。

（三）推拿疗法

先用推法，依次横推胸腹部（以华盖、膻中为重点）、腰背部（自上而下，以肺俞、膈俞、命门为重点）、脊柱及其两侧，接着按肺俞、膈俞。此法适用于哮喘缓解期，每1~2日1次，10次为一疗程。

（四）针灸疗法

1. 体针取定喘、天突、内关。咳嗽痰多者，加膻中、丰隆。针刺，1日1次。用于发作期。取大椎、肺俞、足三里、肾俞、关元、脾俞。每次取3~4穴，针刺加灸，隔日1次。在好发季节前作预防性治疗。

2. 耳针选喘点、内分泌。用于哮喘发作期。

【研究发展思路】

一、规范与标准

（一）中医诊疗指南

2012年，中华中医药学会发布了由儿科分会牵头完成的《中医儿科常见病诊疗指南》，该指南在系统的文献检索基础上，建立初步的小儿哮喘诊断、辨证、治法、方药及预防护理的标准问卷，采用Delphi法，通过3轮专家问卷调查及2轮专家讨论会，达成了专家共识，制定了小儿哮喘的中医诊疗指南，提出小儿哮喘的诊断、辨证分型、治疗建议。中医辨证分为发作期与缓解期，发作期分型有寒性哮喘型、热性哮喘型、外寒内热型、肺实肾虚型；缓解期分型有肺脾气虚型、脾肾阳虚型、肺肾阴虚型。并介绍了小青龙口服液、哮喘颗粒、玉屏风口服液等中成药治疗，及针灸、敷贴等疗法，便于推广应用。

（二）中医临床路径

2012年，小儿哮喘被列为卫生部国家临床重点专科优势病种，由全国共13家小儿哮喘协作组单位,共同完成了《小儿哮喘(支气管哮喘)中医诊疗方案》(简称方案)及《小儿哮喘(支气管哮喘)中医临床路径》(简称路径)的制订。在《方案》中,将中西医诊断分列,并继续沿用《指南》的三期辨证,尤其增加了疗效评价标准,提出了疗效评价主要以发作次数、病情程度等方面为依据,相关的实验室检查和辅助检查作为参考。在《路径》中,明确了小儿哮喘中医临床路径标准门诊流程,尤其对治疗方案的选择、标准疗程时间、进入路径标准、中医证候学观察、门诊检查项目、治疗方法、完成路径标准及有无变异及原因分析均做了详细的说明,并制订了路径门诊表单。在此基础上,在小儿哮喘协作组单位内进一步开展了临床路径的试点工作,进行了疗效评价总结,提出修订、完善建议,便于推广应用。

(三)疗效评价标准

1. 生物医学指标

总疗效评定标准

参照2002年卫生部制定的《中药新药临床研究指导原则(试行)》及国家中医药管理局2000年制定的《中药新药研究的技术要求》。

1)近期疗效判断标准:①临床控制:哮喘症状完全缓解,即使偶尔有轻度发作不需用药即可缓解。FEV1(或PEF)增加量>35%,或治疗后FEV1(PEF)≥80%预计值,PEF昼夜波动率<20%。②显效:哮喘发作明显减轻,FEV1(或PEF)增加量范围25%~35%,或治疗后FEV1(或PEF)达到预计值60%~79%,PEF昼夜波动率>20%,仍需用糖皮质激素或支气管扩张剂。③好转:哮喘症状有所减轻。FEV1(或PEF)增加量15%~24%,仍需用糖皮质激素或(和)支气管扩张剂。④无效:临床症状和FEV1(或PEF)测定值无改善或反而加重。

2)远期疗效判断标准:①临床治愈:不需任何平喘药物,保持无症状一年以上;②显效:偶用平喘药物即可缓解症状者;③有效:喘息症状有所减轻,但时常仍需药物治疗者,或缓解期延长,发作次数减少,发作时间缩短者;④无效:症状依然如故。

2. 中医证候疗效评定 临床痊愈:临床症状、体征消失或基本消失,证候积分减少≥95%;显效:临床症状、体征明显改善,70%≤证候积分减少<95%;有效:临床症状、体征均有好转,30%≤证候积分减少<70%;无效:临床症状、体征无明显改善,甚或加重,证候积分减少不足30%。

注:计算公式(尼莫地平法)为:[(治疗前积分–治疗后积分)÷治疗前积分]×100%。

二、临床研究

小儿哮喘的临床研究除辨证分型论治外,还包括以下几方面:

1. 专方治疗 临床中亦有诸多学者以专方加减治疗小儿哮喘者。虞坚尔等采用宣肺降气以定其喘、化痰以针对其本、兼以化瘀撼其根,以达平喘之目的,自拟平喘方(炙麻黄,杏仁,紫苏子,桃仁,莱菔子,黄芩,地龙干,炙甘草)治疗小儿支气管哮喘,总有效率达93.33%,且在中医证候积分、肺功能改变上均有明显优势。孟莹等运用射干定喘汤(射干、炙麻黄、桔梗、旋覆花、蜜枇杷叶、白屈菜、侧柏叶、蜜百部、芦根、苦杏仁、全瓜蒌、葶苈子、浙贝母、炒紫苏子、前胡、白果、甘草)治疗小儿哮喘发作期痰热阻肺证,总有效率为92.00%,治疗后各项中医证候单项症状复常率均高于对照组(硫酸沙丁胺醇雾化)。张海英等采用平肝宣肺祛痰法治疗儿童急性发作期哮喘(热哮),以川牛膝、白芍、元参、天冬、麦冬、桂枝、石韦、炙麻黄、全瓜蒌等中药组成平肝降气免煎颗粒,疗效显著。徐小芹采用益气固本方联合丙酸倍氯米松气雾剂治疗儿童哮喘40例,益气固本方在玉屏风散的基础上加太子参、五味子、桔梗、陈皮、炙甘草组成。治疗后患儿呼吸道感染次数、哮喘发作次数、咳嗽天数均明显减少。龚乾龙运用益气化痰法治疗小儿哮喘反复发作35例,方用六君子汤合三子养亲汤(党参、白术、茯苓、陈皮、半夏、甘草、紫苏子、白芥子、莱菔子),总有效率94%。黄玉梅等中西医结合法治疗缓解期小儿哮喘40例,采用参苓白术散加味(太子参、白术、茯苓、黄芪、山药、莲子、薏苡仁、陈皮、焦山楂、防风、炙甘草)联合氨茶碱加糖皮质激素雾化吸入,治疗后总有效率为97.5%,临床效果显著。赵霞等发现固本防哮饮(炙黄芪、党参、白术、茯苓、煅牡蛎、蝉蜕、陈皮、防风、辛夷、五味子和生甘草等组成)对信号转导和转录因子1(STAT1)及哮喘易感基因血清类黏蛋白1样蛋白3(ORMDL3)的表达有一定的调控作用,可能为固本防哮饮防治哮喘的内在机制。

2. 专药治疗

(1)麻黄:味辛苦而性温,主入肺、膀胱经。《本草正义》谓:"麻黄轻清上浮,专疏肺郁,宣泄气机,是为治感第一要药,虽曰解表,实为开肺,虽曰散寒,实为泄邪,风寒固得之而外散,即温热亦无不赖之以宣通"。故用治哮喘,甚为适宜。正如《幼幼集成·哮喘证治》所言:"盖哮喘为顽痰闭塞,非麻黄不足以开其肺窍,放胆用之,百发百中。"

麻黄有生、炙两种,生者辛温发汗,解表力强,常用于风寒表邪较重者;炙者宣肺降气,平喘力盛,常用于表邪已除者。麻黄为宣肺平喘要药,只要配伍得当,可用于各种类型的哮喘。属寒性哮喘者,麻黄与桂枝、细辛、干姜、半夏相配,以温肺散寒,化痰平喘,常用方剂如小青龙汤等;属热性哮喘者,麻黄与杏仁、石膏、黄芩、桑白皮相配,以清肺化痰,止咳平喘,常用方剂如麻杏石甘汤、定喘汤等;属外寒里热者,麻黄与桂枝、杏仁、石膏、黄芩相配,以散寒解表,清热化痰,常用方剂如大青龙汤等;属肺实肾虚者,麻黄与细辛、半夏、干姜、五味子、附子、熟地、磁石、黑锡丹相配,以温肺化痰,补肾纳气,常用方剂如小青龙汤合二味黑锡丹等;属肺虚痰喘者,麻黄与人参、半夏、五味子、桑白皮相配,以益气敛肺,降逆祛痰,常用方剂如人参定喘汤等。

麻黄虽经适当配伍可用于寒、热、虚、实各种咳喘病证,但因其辛温,性主升散,能发越阳气,如久用或应用不当,可有耗气伤阴之弊,故在头额汗出,心悸喘促,喘脱预兆者及痰少而黏,咽干,手足心热,舌光红少苔,脉细数等真阴亏损者禁用。

(2)细辛:性温味辛。具有祛风散寒,通窍止痛,温肺化饮之功。主要用于治疗肺寒咳嗽、痰多质稀色白的痰饮喘咳。常与干姜、半夏等配伍应用。又能通鼻窍,治疗鼻渊,常配合白芷等应用。现代研究表明,细辛的主要成分为甲基丁香酚、左旋细辛素等挥发油。其药理作用为解热镇痛、镇咳祛痰等。

(3)干姜:具有温中散寒,回阳通脉,温肺化饮的作用。《本草纲目·菜部》:"干姜其用有四:通心助阳,一也;去脏腑沉寒痼冷,二也;发诸经之寒气,三也;治感寒腹痛,四也。"研究表明,姜的提取物对脂多糖、蛋白肽和细胞因子所诱导的致炎因子的表达均具有明显抑制作用。由于姜能抑制人的单核细胞因不同致炎物质所导致的激活,从而减少了炎症相关基因的表达。

三、基础研究

(一)动物模型研制

1. 哮喘急性发作期动物模型研制 支气管哮喘是由嗜酸性粒细胞(EOS)、肥大细胞和T淋巴细胞等多种炎性细胞参与的慢性气道炎症,由此产生持续非特异性气道高反应性(AHR),从而引起气道阻塞,气流受限。近几年哮喘的发病率急剧上升,为了探索哮喘的发病机制以及中医中药在治疗哮喘中的作用机制,研究者制作了各种动物模型,通过动物模型进行实验研究。

支气管哮喘是变态反应性气道炎症,变应原在哮喘的发生发作中占主要地位,而现实生活中变应原多为吸入性的,所以支气管动物模型的制作多用变应原致敏,再经气道吸入或注入变应原诱发哮喘发生。制作哮喘模型的变应原很多,主要用卵蛋白(OVA)。

(1)动物: 4~5周龄雄性SD大鼠,体重140~160g,于室温18~22℃饲养,自由饮水与进食。

(2)试剂: 鸡卵清蛋白(ovalbumin, OVA)购自美国Sigma公司。

(3)方法: 第1天腹腔注射1ml致敏液(含OVA 100mg,氢氧化铝干粉100mg,灭活百日咳杆菌5×10^9个)致敏; 第15天起雾化激发,1% OVA的生理盐水30ml进行雾化吸入激发。每次雾化30分钟,连续10天,记录动物症状出现的情况及时间,最后一次激发后24小时,尾静脉取血2ml后,将动物处死留取支气管肺泡灌洗液(BALF)、肺组织以备检测。

通过众多的动物实验研究,证实中医中药、经验方等具有抑制细胞因子产生、增强机体免疫力,控制哮喘的气道炎症和气道高反应性,抑制肺系局部内皮素(ET-1)的产生,提高β-受体浓度水平,产生平喘效应等功效。

2. 哮喘缓解期动物模型研制

(1)动物: 4~5周龄雄性SD大鼠,体重140~160g,于室温18~22℃饲养,自由饮水与进食。

(2)试剂: 鸡卵清蛋白(ovalbumin, OVA)购自美国Sigma公司。

(3)方法: 小鼠适应性饲养后,腹腔注射OVA致敏液0.2ml(其中包含OVA100μg,硫酸钾铝1mg,溶解于生理盐水中)致敏,至第11天再次以同剂量腹腔注射致敏,然后将小鼠放入透明、密闭的有机玻璃盒,以OVA(1mg/ml,溶解于生理盐水中)雾化吸入激发30分钟,之后在第19,20,33,34,47,48,61,62,75,76,89,90天以同样的方法激发,共激发13次。

(二)中药作用机制研究

1. 调整免疫功能作用 黄芪为补气升阳之品,能增强体质,提高机体抗病能力。黄芪对体液免疫具有双向调节作用,故可作为过敏性哮喘的双向调节药物。研究表明: 黄芪能抑制哮喘豚鼠嗜酸性粒细胞在肺内的浸润。黄芪水提剂在体外能促进单核细胞产生IgG、IgG2和IgG3,使其接近正常儿童水平(但对单核细胞产生IL-4及IgG无明显影响)。其机制可能为促进Th2细胞的部分功能,使B细胞产生IgG亚类的缺陷得到纠正。这为哮喘缓解期使用黄芪预防感染诱因提供了理论依据。黄芪还能刺激单核细胞产生IFN-λ,此对临床改善哮喘患儿Th1细胞功能不足状态具重要意义,但仍需在体内进一步证实。哮喘缓解期患儿分别给予黄芪颗粒剂和胸腺肽,治疗后CD_3、CD_4、CD_4/CD_8均较治疗前增高,表明黄芪和胸腺肽对儿童哮喘T细胞亚群调节均有较好效果,疗效相同。黄芪注射液对支气管哮喘急性发作有较好的疗效,治疗总有效率较氨茶碱治疗组高,而其不良反应的发生率显著低于氨茶碱治疗组,说明黄芪注射液临床治疗哮喘急性发作安全有效。

2. 抗氧化作用 邢嵘等用黄芩治疗哮喘大鼠,发现肺组织中丙二醛含量明显降低,肺泡灌洗中蛋白含量也有所减少,但黄芩对NO浓度的影响不甚明显。说明黄芩可能通过抑制脂质过氧化反应,减轻炎症引起的蛋白质外渗,保护肺组织,减轻哮喘的发作。黄芩的有效成分为黄酮类化合物,其具有抗炎、抗病毒、抗氧化等多种药理作用。郑红等应用微分干涉差显微镜观察肥大细胞释放脱颗粒的全过程,发现加入黄芩苷,可明显阻止和延缓肥大细胞脱颗粒,其效应与色甘酸钠相似。

3. 抗过敏作用 岳一平分别用丹参和噻哌酮防治小儿支气管哮喘,发现丹参组疗效优于噻哌酮组,而噻哌酮组能引起嗜睡,而丹参组无此副作用。丹参治疗后IgG显著增高,IgA,IgM有所上升。花椒挥发油有平喘作用,而且对组胺His所致的气管收缩作用强于乙酰胆碱Ach,表明其可能对过敏性哮喘将有较好的抑制作用。花椒超临界萃取物可减少哮喘豚鼠咳嗽次数、延长豚鼠咳嗽潜伏期和增加小鼠气管酚红分泌量、抑制大鼠棉球肉芽肿重量的作用。且随着剂量的加大,平喘、止咳祛痰及抗炎作用也加强。

4. 抗炎作用 单味中药丹参和地龙具有抗变态反应作用。丹参可使血清IgE浓度显著下降,并能改善患者的微循环障碍,具有良好的防治哮喘的作用。地龙有即刻平喘作用,动物实验发现其具有抗炎性介质作用,对组胺所诱发的豚鼠支气管痉挛有保护作用。麻黄附子细辛汤出自张仲景《伤寒论》的少阴病篇,其中细辛的成分之一——三甲基苯丙稀有抗变态反应作用,对豚鼠支气管平滑肌尤其对已致敏的支气管平滑肌有扩张作用,且具有与麻黄碱为代表的支气管扩张剂呈协同作用的实效。麻黄附子细辛汤能抑制缓激肽和组胺诱发的血管通透性增加。抑制 I 型变态反应大鼠的被动皮肤过敏反应(PeA)和 IV 型变态反应小鼠的接触性皮肤过敏反应。

四、发展思路

据世界卫生组织报道,哮喘是一种严重危害人类健康的全球性问题,而且有时是致命的,它可以影响世界各国所有年龄的人们。其中,每年死于哮喘病的人数就高达18万。全球哮喘病给社会造成的经济负担已超过了结核病、艾滋病的总和。

人类与哮喘的斗争虽已有两千余年,但至今其发病率和死亡率仍呈上升趋势。它对人类造成的危害引起世界卫生组织和各国政府的高度重视。2016年更新制定了《全球哮喘防治的创议》;2016年中华医学会也参照制定了《儿童支气管哮喘诊断与防治指南》。支气管哮喘是一种常见的呼吸道疾病,到目前为止,其发病机制尚未完全阐明。在哮喘的研究过程中,经历了认识的感性阶段、变态反应性疾病阶段、气道高反应性阶段、多种细胞参与的慢性气道炎症阶段。西医学近期提出:支气管哮喘是一种以嗜酸性粒细胞、肥大细胞反应为主的气道慢性炎症,并且有气道高反应性的特征。

哮喘的治疗目前以“抗炎、抗敏、解痉平喘”为主要方法,但在哮喘患者使用“抗炎、抗敏、解痉平喘”类药物控制症状的同时,产生了诸多的副反应,如抗过敏药引起嗜睡而影响患者的精神、生活和工作;使用激素类药物引起高血压、糖尿病、肥胖症等疾病的发生或加重,还因其副反馈抑制作用,导致神经-内分泌-免疫功能紊乱,长期使用可引起内分泌腺逐渐萎缩甚至丧失功能,从而对人体的生理功能造成更大的损害;使用解痉平喘类药物因兴奋交感神经而影响心脏功能,甚至造成猝死。

西医学已认识到儿童哮喘是一种以气道高反应和慢性气道炎症为特征的变态反应性疾病。从减轻气道炎症到抑制气道重塑以及基因干预治疗,哮喘的防治已取得了一定的成果。研究发现,病毒感染尤其是呼吸道合胞病毒感染是儿童哮喘的主要诱发因素,而树突细胞在导致辅助性T淋巴细胞亚群功能失调中的作用受到研究者的重视,共刺激分子信号对DC的作用及其引导Th2细胞产生多种Th2类细胞因子(形成慢性炎症的作用被认识,这对哮喘的进一步研究是有意义的。

　　基于树突细胞(DC)共刺激分子在T细胞活化过程中的重要作用,提出其为外邪与伏痰之间的桥梁,是哮喘伏痰形成的重要因素,将其作为防治儿童哮喘新靶点,开展中医药调节DC共刺激分子,阻断伏痰形成的研究,将为中医药防治哮喘实质的研究开辟一条新的途径,为筛选防治本病的有效方药提供实验研究方法。

参 考 文 献

[1] 宋桂华,陈丽君.以五脏论治小儿哮喘.河南中医,2007,27(7):25-26.

[2] 董晓斐,王孟清.单味和单体中药治疗哮喘的药理研究进展.中医药导报,2007,13(5):105-106.

[3] 李明华,殷凯生,蔡映云.哮喘病学.北京:人民卫生出版社,2005.

[4] 吴玉晶,姜之炎.支气管哮喘动物的造模方法及传统方剂对其影响的研究.中华实用中西医杂志,2004,17(12):1816-1817.

[5] 田曼,葛传生.呼吸道合胞病毒感染的动物模型.中国抗感染化疗杂志,2001,1(4):244-246.

[6] 徐有水.和解少阳法治疗小儿咳嗽变异型哮喘.中华中医药杂志,2008,23(5):460-461.

[7] 高艳慧,王雪峰.麻杏石甘汤加减治疗小儿咳嗽变异性哮喘26例疗效观察.中国中医药杂志,2006,4(12):443-444.

[8] 周德奇,李萍,冯平,等.支气管哮喘的病机探讨.中医研究,2010,23(6):6.

[9] 全球哮喘防治创议(GINA,Global INitiative for Asthma).GINA全球哮喘处理和预防策略(修正版).2014-5-6.www.ginasthma.com.

[10] 吴杰,虞坚尔,薛征.平喘方加味治疗小儿哮喘发作期临床疗效观察.中华中医药杂志,2013,28(10):3012-3014.

[11] 孟莹,王有鹏,吴振辉.射干定喘汤治疗小儿哮喘发作期痰热阻肺证疗效观察.新中医,2014,46(8):119-120.

[12] 黄玉梅,刘小艳,严大明,等.中西医结合治疗缓解期小儿哮喘40例.河南中医,2015,35(7):1662-1664.

[13] 龚乾龙.益气化痰法治疗小儿哮喘反复发作35例.中医儿科杂志,2010,6(4):22-23.

[14] 徐小芹.益气固本方联合丙酸倍氯米松气雾剂治疗儿童哮喘临床观察.新中医,2014,46(2):137-138.

[15] 张海英,任光明,闫兆君.平肝宣肺祛痰法治疗小儿哮喘临床研究.辽宁中医药大学学报,2012,14(6):178-179.

[16] 曾晓会,周瑞玲,陈玉兴,等.花椒超临界萃取物治疗哮喘的药效学研究.中药材,2005,28(2):132-134.

[17] 黄婷,罗银河,王孟清,等.中医药防治儿童哮喘研究的新思路.中国中西医结合儿科学,2010,2(2):107-109.

[18] 陈立翠.补肾法治疗小儿支气管哮喘探讨.成都中医药大学学报,1999,22(3):5-6.

[19] 李玉兰.补肾固本汤对小儿哮喘缓解期干预的临床观察.中国中医急症,2005,14(7):639-640.

[20] 袁雪晶,孙轶秋,王素梅,等.固本防哮饮联合穴位敷贴治疗儿童哮喘缓解期100例临床研究.中华中医药杂志,2010,25(12):2306-2309.

[21] 孙丽平,丁利忠,王延博.王烈教授"哮喘苗期"理论初探.中国中西医结合儿科学,2010,2(2):98-99.

[22] 中华医学会儿科学分会呼吸学组,中华儿科杂志编辑委员会.儿童支气管哮喘诊断与防治指南.中华儿科杂志,2016,54(3):167-181.

[23] 陈慧,马融.三拗汤对支气管哮喘大鼠Th1Th2转录调节机制的研究.中国中药杂志,2012,37(9):1324-1326.

[24] 董盈妹,王爱华,陆远,等.固本防哮饮对信号转导及转录激活因子1及哮喘易感基因ORMDL3的影响. 中国中医急症,2016,25(5): 762-765.

（姜之炎）

第三节　肺 炎 喘 嗽

　　肺炎喘嗽是小儿时期常见的肺系疾病,临床以气喘、咳嗽、咯痰痰鸣、发热为主要症状,重者可见张口抬肩,呼吸困难,面色苍白,口唇青紫等症。

　　本病包括了西医学的小儿肺炎,按照病理性分类: 支气管肺炎、大叶性肺炎、间质性肺炎、毛细支气管肺炎; 病因分类: 感染性肺炎(又分为病毒性肺炎、细菌性肺炎、支原体肺炎、衣原体肺炎、真菌性肺炎、原虫性肺炎等)及非感染性肺炎(吸入性肺炎、嗜酸性粒细胞性肺炎、坠积性肺炎等)。

　　本病好发于婴幼儿,年龄越小发病率越高,病情越重。世界卫生组织(WHO)已将该病列为全球3种重要的儿科疾病之一,中国也将其作为儿科重点防治的4种疾病之一。据WHO报道,小儿肺炎是5岁以下儿童最主要的死亡原因,严重危害小儿的身体健康。半个世纪以来,中医药治疗小儿肺炎喘嗽的研究成效显著。大量的临床研究证实了中医药治疗小儿肺炎特别是小儿病毒性肺炎的疗效,许多实验研究也证实了中医药在调整人体免疫状态、增强组织自身稳定性、拮抗呼吸道病毒和细菌及抗损伤能力方面的优势。

【历代文献述要】

　　肺炎喘嗽的病名首见于清代谢玉琼的《麻科活人全书·气促发喘鼻煽胸高第五十一》,该书描述了麻疹因"热邪壅遏肺窍,气道阻塞"出现"喘而无涕,兼之鼻煽"症状时,称之为"肺炎喘嗽"。是对麻疹出现肺气闭郁合并症的命名,后人沿用至今。

　　在唐、宋以前对小儿肺炎喘嗽的描述,多是以"喘鸣""肺胀"定名。《小儿卫生总微论方》中"鼻青也燥烈"和"鼻干无涕"类似重症肺炎喘嗽的描述。金元时期朱丹溪及明代周震提到了"肺家炎"。元代曾世荣《活幼新书》中有:"胸高气促肺家炎"之谓。由于其病情重,传变快,故古人又称之"马脾风"。如《幼科发挥·五脏主病》所说:"马脾风者,肺胀也,上气喘急,两胁扇动,鼻张闷乱喘。"明代以后,对本病的论述逐渐趋于全面也更为明确。如明代《万氏家传幼科指南心书》说:"鼻孔焦黑肺家热,胸高气促肺家炎。"《幼科金鉴》则将"肺风痰喘"作为一个独立的疾病。随着温热学派的崛起,对本病的认识又更进了一步,吴鞠通在《温病条辨·解儿难》云:"小儿肤薄神怯,经络脏腑嫩小,不奈三气发泄。邪之来也,势如奔马,其传变也,急如掣电",高度概括该病发病急、传变迅速的特点。

　　关于病因病机,历代医家论述颇多,《素问·痹论》曰:"淫气喘息,痹聚在肺",提示肺炎喘嗽为肺气闭阻不通所致。《幼幼集成·咳嗽证治》云:"在小儿由风寒乳食不慎而致病者,尤多矣。"《婴童百问·喘急》曰:"有伤寒肺气壅盛发喘者;有感风咳嗽肺虚发喘者;有因食咸酸伤肺气发虚痰作喘者;有食热物毒物冒触三焦,肺肝气逆作喘者。"说明小儿肺炎喘嗽为风寒暑湿燥火六淫邪气侵袭肺脏,肺脏之气机升降出入失常而致,均提示风寒之邪为主要病因。《小儿药证直诀·脉证治法》曰:"肺主喘,实则闷乱喘促。"《幼幼新书·咳嗽诸疾》记载:"咳嗽气粗者,儿脏腑虚细,食肥腻热物及生冷,致冷热相争,遂积痰涎结聚,冷热攻脾,壅塞不通,宿痰黏涎,肺经虚热生膈上,喉中如锯,气喘闷绝,呕吐不快,色青黄。"指出肺炎喘嗽病机关键为肺气闭郁,痰饮壅肺。巢元方在《诸病源候论·气病诸候·上气鸣息候》中曰:"肺主于气,邪乘于肺则肺胀,胀则肺管不利,不利则气道涩,故气上喘逆,鸣息不通。"阐明了外邪犯肺致使气道阻塞而肺闭咳喘的病机。

关于治疗,《伤寒论·辨太阳病脉证并治中》云:"发汗后,不可更行桂枝汤。汗出而喘,无大热者,可予麻黄杏仁甘草石膏汤。"麻杏石甘汤具有宣肺清热、平喘止咳功效,历代沿用至今,与《金匮要略》中降气涤痰的葶苈大枣泻肺汤同为治疗小儿肺炎喘嗽的经典方剂。钱乙《小儿药证直诀·卷上·脉证治法》曰:"肺盛复有风冷,胸满气短,气急喘嗽上气,当先散肺,后发散风冷。散肺泻白散、大青膏主之。"清代夏禹铸在《幼科铁镜·卷上·辨肺热肺寒肺虚》中记载:"肺热右腮红,至申酉时其红更甚,或大便闭结,或身热,或喘息而咳嗽,或嗽不出而面壅赤无痰,或口渴气奔,或鼻门干燥且燥破生疮,皆肺热也。治宜用泻白散。"

【病因病机研究】

一、病因病机概述

小儿肺炎喘嗽的发病原因主要分为外因与内因两大类,外因主要为感受风邪或他病传变。小儿脏腑娇嫩,其中肺、脾、肾三脏不足表现最明显。肺气不足则腠理疏松,卫外不固、最易受风邪侵袭而发病。由于四时的气候变化不同,风邪可夹热或夹寒为患,临床又以风热为主。内因为先天不足、后天失养或病后失调,正气虚弱、腠理不密、卫外不固,容易为外邪所中。此外还与许多小儿慢性疾病如佝偻病、营养不良、贫血、先天性心脏病等有关,因小儿脏腑虚弱,正气不足,御邪之力较差,更易罹患本病,且极易发生重证、变证。本病病位主要在肺,亦可涉及脾、心、肝;核心病机是肺气闭郁,痰热是其主要病理产物。

1. 风邪闭肺　风寒或风热之邪从肌表或口鼻而入,首先犯肺,肺失肃降,水液输化无权,酿为痰液,痰阻气道,肺气闭郁,则见喘咳、气急鼻煽、痰鸣等症。因小儿感受风热之邪居多,感受寒邪也易从阳化热,因而临床以风热闭肺多见。

2. 痰热、毒热闭肺　外邪失治,或邪热炽盛,或由素体虚弱,致邪热不解而内传,郁闭于肺,肺失肃降,肺津凝聚炼液成痰,痰热互结壅滞于肺,出现气喘鼻煽、发热咳嗽、痰黄黏稠等症。若毒热闭郁,燔灼肺金,则出现喘憋严重,壮热不退,咳嗽剧烈,胸高胁满,烦躁气促,尿赤便秘。

3. 正虚邪恋　肺炎喘嗽后期邪气渐衰,正气已伤,正虚邪恋。若壮热久灼,易耗肺阴,致阴虚肺热,见咳嗽少痰,低热盗汗等症;体质虚弱或伴其他慢性病患儿,后期易耗损肺脾之气,致肺脾气虚,出现咳嗽无力,疲乏、动则汗出及纳呆、便溏等症。

若肺失肃降影响脾胃升降,致使大肠之气不能下行,可出现腹胀、便秘的腑实证。热毒炽盛,内陷厥阴,引动肝风,可出现壮热神昏、烦躁谵语,气促紫绀,四肢抽搐等变证。若肺气闭郁,气机不利,血行不畅,气滞血瘀,亦可出现面色苍白、唇甲青紫,舌质紫黯等血瘀证候;进一步发展可因正不胜邪致心阳虚衰,出现呼吸不利,喘促息微,颜面唇甲发绀,胁下痞块增大,皮肤紫黯,四肢逆冷等危重变证。

二、病因病机新论

痰瘀理论 现代医家对本病病因病机有了进一步的认识。病机方面,邪塞于肺,肺气郁闭,化热生痰,痰随气逆,所以咳喘多痰;又因外感之邪侵袭肺脏,肺气郁闭,气机停滞,气行则血行,气滞则血凝,肺气闭阻,运行不畅,血停脉中,凝而成瘀,痰由津而生,瘀由血而化,两者又可以相互转化,相互作祟。因此现代中医医家更重视热、痰、瘀,认为痰本于津,瘀本于血,津血同源。瘀血产生的机制是基于痰浊和瘀血是机体气血津液代谢失衡产生的病理产物。痰瘀胶着,出现口唇青紫、喘促憋闷、声高息涌等肺气郁闭的表现,这是对肺炎喘嗽病理认识的发展。

【临证思维】

一、诊断

参照国家中医药管理局1994年制定的《中华人民共和国中医药行业标准·中医病证诊断疗效标准》中肺炎喘嗽的诊断依据及2012年中华中医药学会发布的《中医儿科常见病诊疗指南》小儿肺炎喘嗽中提出的中医诊断标准。

1. 起病较急,有气促、发热、咳嗽、鼻煽、痰鸣等。或有轻度发绀。严重时有喘促不安、烦躁不宁、面色灰白、发绀加重,或高热持续不退。新生儿患本病时,可出现不乳、口吐白沫、精神萎靡等不典型临床症状。

2. 肺部听诊有中、细湿啰音,常伴干性啰音或管状呼吸音。

3. X线胸片显示小片状、斑片状阴影。也可出现不均匀的大片状阴影,或肺纹理增多、紊乱,肺部透亮度增强或降低。

4. 病原学检查 细菌培养、病毒学检查、肺炎支原体检测,可获得相应的病原学诊断。

5. 血常规 细菌性肺炎,白细胞总数可升高,中性粒细胞增多。病毒性肺炎,白细胞总数正常或偏低。

二、鉴别诊断

本病临床应与呼吸道异物、儿童哮喘及咳嗽变异型哮喘鉴别。

1. 呼吸道异物 有异物吸入史,突然呛咳,以呼气困难为主,X线检查及支气管镜检查可帮助诊断。

2. 儿童哮喘 呈反复发作的喘息、咳嗽、胸闷、气促,发作时双肺可闻及哮鸣音,呼气相延长。

3. 咳嗽变异型哮喘 以咳嗽为主要症状。但临床值得注意的是哮喘可以继发感染而导致肺炎。

三、辨证思路与方法

肺炎喘嗽的临床特点是初起多有表证,但时间短暂,很快入里化热。早期辨证要分辨外感风寒还是外感风热,寒热难辨时以有无咽红为区别。痰热闭肺时出现热、咳、痰、喘的典型证候,要辨别热重还是痰重。热毒闭肺时出现壮热、咳剧、喘憋、烦躁及伤阴征象。肺炎喘嗽后期出现阴伤、气虚证候,需辨别虚多邪少还是邪多虚少。肺炎喘嗽出现变证导致心阳虚衰可见呼吸浅促、肢厥脉微;邪陷厥阴则见神昏谵语、烦躁抽搐等正气不支,邪毒炽盛的危重表现。

(一)病因辨证

1. 常证

(1)风寒闭肺:恶寒发热,头身痛,无汗,鼻塞流清涕,喷嚏,咳嗽,气喘鼻煽,痰稀白易咯,或见泡沫样痰,或闻喉间痰鸣,面色淡白,纳呆,咽不红,舌质淡红,苔薄白或白腻,脉浮紧,指纹浮红。

(2)风热闭肺:发热恶风,头痛有汗,鼻塞流清涕或黄涕,咳嗽,气喘,咯黄痰,或闻喉间痰嘶,鼻翼煽动,声高息涌,胸膈满闷,面色红赤,烦躁不安,咽红肿,口渴欲饮,纳呆,便秘,小便黄少,舌质红,苔薄白或黄,脉浮数,指纹浮紫或紫滞。

(3)痰热闭肺:发热,有汗,咳嗽,咯痰黄稠或喉间痰鸣,气急喘促,鼻翼煽动,声高息涌,呼吸困难,胸高胁满,张口抬肩,口唇紫绀,烦躁不安,咽红口渴,纳呆便秘,小便黄少,舌质红,苔黄腻,脉滑数,指纹紫滞。

(4)毒热闭肺:壮热不退,咳嗽剧烈,痰黄稠难咯或痰中带血,气促喘憋,呼吸困难,鼻翼煽动,胸高胁满,张口抬肩,鼻孔干燥,面色红赤,口唇紫绀,涕泪俱无,烦躁不宁,甚或嗜睡、神昏谵语,呛奶,恶心呕吐,便秘溲赤,舌质红而干,苔黄燥,脉洪数,指纹紫滞。

(5)阴虚肺热:病程迁延,咳喘持久,时有低热,手足心热,干咳少痰或无痰,咯痰带血,面色潮红,口干欲饮,神疲倦怠,形体消瘦,夜卧不安,盗汗,舌红少津,苔少或花剥,脉细数,指纹淡红。

(6)肺脾气虚:久咳、咳痰无力,痰稀易咯,喘促乏力、动则喘甚,低热自汗,面色少华,神疲乏力,形体消瘦,纳差便溏。反复感冒,舌质淡红,舌质胖嫩,脉细无力,指纹淡。

2. 变证

(1)心阳虚衰:面色苍白,唇甲紫绀,呼吸浅促、困难,四肢不温,多汗,胁下痞块,心悸动数,虚烦不安,神萎淡漠,小便减少,舌紫,脉疾数、细弱欲绝,指纹紫滞。

(2)邪陷厥阴:壮热不退,口唇紫绀,气促痰鸣,烦躁不安,谵语狂躁,神识昏迷,口噤项强,角弓反张,四肢抽搐,舌质红绛,脉细数。

(二)脏腑相关理论辨证

李小可等研究认为在小儿肺炎喘嗽的发生、进展过程中,肺与手阳明大肠、足阳明胃的密切关系对实热证病机演变和临证表现具有重要影响。依据肺与大肠脏腑相关理论,分析小儿肺脏与阳明腑的相关关系,概括脏腑同治的方证对应特征,总结出基于脏腑相关理论的肺炎喘嗽病机内涵与方证应用特点,提出脏腑相关指导的临证辨治要点:①首先辨病位用药与脏腑同治,必先脏腑经络定位。小儿肺炎喘嗽病位在肺,其证由表及里,涉及大肠与胃,故用药须以肺为主,针对阳明腑的清、下两法,或作为辅治,或脏腑同治。通过调整大肠促进肺恢复正常生理功能。②依标本缓急使用脏腑用药。小儿肺炎喘嗽传变迅速易生急证、变证,需要根据病程进展决定治标治本、治脏治腑孰为先,或脏腑标本同治。临床上腑实、腑气不通比较常见,尤其在病毒性肺炎中,通腑法佐治或脏腑同治的应用比较广泛。③腑实未成宜清胃而不能泻大肠,腑实已成需及时通腑,防止出现重证、变证。这种通过病机内涵总结出肺脏与阳明大肠、胃腑相关理论,为指导疾病辨治提供了新的思路与方法。

（三）从热郁痰瘀辨证

艾军、汪受传等通过国家"十五"科技攻关计划课题小儿病毒性肺炎的专项研究发现，小儿肺炎喘嗽主要由热邪为患，热致气郁，热炼痰蓄，气郁血瘀，热郁痰瘀四证紧密相连，相互影响。同时气郁、痰蕴、血瘀又是热邪不散的影响因素。痰、瘀为有形病理产物。当热邪未与病理产物相结时所形成的病理改变是无形郁热；当热邪与痰、瘀等病理产物相结时所形成的病理改变为有形郁结。因此，由热生痰，从郁致瘀，热郁痰瘀又相互关联，交结并行，常常在病变过程中形成无形之热郁互结或有形之痰热、瘀热蕴结的病理改变。因此认为热、郁、痰、瘀为小儿病毒性肺炎的辨证要素。基于以上病机分析，小儿病毒性肺炎的治法当为清热解毒、行气解郁、散邪化痰、活血化瘀。概括为：解毒化痰、开郁活血。临床可按清热法、解郁法、化痰法、化瘀法运用，临证之时常常四法兼顾并用。

（四）分证、分期、分阶段辨证论治

王雪峰等临床研究采用随机对照与非随机对照组相结合的研究方式，进行了840例小儿肺炎多中心、双盲、安慰剂随机对照的临床试验研究和1072例多中心、非随机对照临床试验研究，证实了中医综合治疗方案的疗效，应用概率分析方法得出小儿肺炎中医证候演变规律，形成了小儿肺炎中医辨证客观化的病证结合疗效评估方法和指标体系。提出小儿肺炎中医证候在不同观察点、不同地域有着不同的演变规律。提出应分证、分期、分阶段、分病原进行辨证论治。小儿肺炎初期，南北方证型分布无明显差异，均以风热闭肺、痰热闭肺证为主，治以疏风清热化痰、止咳平喘，方以麻杏石甘汤为主加减；中期是由实证向虚证转移的关键时期；肺炎后期或恢复期南北方虚证分布差异明显，北方阴虚肺热证多见，治以滋阴润肺、止咳平喘，南方肺脾气虚证居多，治以健脾益气、补肺固表。

（五）体质辨证与证型转归

卓宗孝等通过分析观察180例因肺炎喘嗽住院的患儿，认为体质因素影响小儿肺炎证候类型及证型转归。体质决定是否发病，同一因素作用于人体因体质不同而表现出不同的证候，气虚体质、平和体质易患风热闭肺型肺炎喘嗽，阴虚体质易患痰热闭肺型肺炎喘嗽，湿热体质易患湿热闭肺型肺炎喘嗽，痰湿体质易患风寒闭肺型肺炎喘嗽，因此小儿肺炎喘嗽的中医证型取决于患儿感受的邪气和体质的双重影响。同时体质也制约着小儿肺炎喘嗽的转归，气虚体质有转归为气虚证的趋势，阴虚体质有转归为阴虚肺热证的趋势，痰湿体质疾病后期易出现气虚结局，湿热体质疾病后期易出现阴虚结局，而平和体质疾病后期出现正虚邪恋的过程短暂，能够很快恢复正常。

【治疗研究】

肺炎喘嗽的治疗，以开肺化痰，止咳平喘为总原则。开肺以恢复肺气宣发肃降功能为要务，宣肃正常则咳喘自平。若痰多壅盛，则须降气涤痰；喘憋严重者，治以平喘利气；气滞血瘀者，佐以活血化瘀；肺与大肠相表里，壮热炽盛时可用通下药以通腑泄热。出现变证者，或温补心阳，或开窍息风，随证施治。病久肺脾气虚者，宜健脾补肺以扶正为主；若是阴虚肺燥，余邪留恋，用药宜甘寒养阴，润肺化痰，兼清余邪。同时，本病还常结合其他治法，如中成药、雾化吸入等，病重必要时须中西医结合救治。

一、分证论治

（一）分证论治概述

1. 常证

（1）风寒郁肺证：治宜辛温宣肺，止咳平喘，予华盖散加减。常用药：麻黄、苦杏仁、防风、桔梗、紫苏子、桑白皮、陈皮、法半夏、甘草。恶寒身痛加桂枝、白芷辛温散寒；咳嗽痰多加白前、远志宣肺化痰；高热加石膏、黄芩清肺泻热。

（2）风热郁肺证：治宜辛凉宣肺，清热化痰。偏表证，身热较甚而咳喘不剧者，银翘散加减。常用药：金银花、连翘、淡竹叶、荆芥、淡豆豉、薄荷、桔梗、桑叶、牛蒡子、大青叶、甘草。偏里证，热邪重，频咳气促痰多者，麻杏石甘汤加减。常用药：炙麻黄、苦杏仁、前胡、款冬花、浙贝母、生石膏、薄荷、黄芩、甘草。壮热烦渴加生石膏、知母清肺胃热；喘息痰鸣加葶苈子、瓜蒌皮、枳壳泻肺涤痰；咽喉红肿疼痛加射干、蝉蜕、板蓝根、芦根清热利咽。

（3）痰热闭肺证：治宜清热涤痰，开肺定喘，予五虎汤合葶苈大枣泻肺汤加减。常用药：炙麻黄、生石膏、苦杏仁、葶苈子、紫苏子、桑白皮、黄芩、金荞麦、天竺黄、甘草。热重加栀子、虎杖清热解毒，大便干加大黄通腑泄热；痰壅喘急者，加用礞石滚痰丸清热涤痰；咳嗽重加前胡、款冬花宣肺止咳；痰多加竹沥、浙贝母、胆南星、猴枣散涤痰清热；紫绀加丹参、赤芍；高热惊惕者，加服紫雪丹；喘甚便秘痰涌而病情较急者，加服牛黄夺命散。

（4）毒热闭肺证：治宜清热解毒，泻肺开闭，予黄连解毒汤合麻杏石甘汤加减。常用药：炙麻黄、苦杏仁、前胡、黄芩、黄连、栀子、生石膏、地黄、玄参、连翘、甘草。热毒重加虎杖、蒲公英、败酱草清热解毒；便秘腹胀加大黄、玄明粉通腑泄热；烦躁不宁加白芍、钩藤清心宁神；口干鼻燥，涕泪全无加北沙参、麦冬、玉竹养阴生津。

（5）阴虚肺热证：治宜养阴清肺，润肺止咳，予沙参麦冬汤加减。常用药：北沙参、麦冬、玉竹、桑白皮、百合、地骨皮、天花粉、地黄、玄参、连翘、甘草。低热加青蒿、知母、黄芩清解余热；咳甚加紫菀、百部、枇杷叶敛肺止咳；干咳不止加五味子、乌梅滋阴润肺；盗汗加煅龙骨、煅牡蛎、酸枣仁、五味子敛阴固汗。

（6）肺脾气虚证：治宜补肺益气，健脾化痰，予人参五味子汤加减。常用药：党参（或人参）、白术、茯苓、炙黄芪、防风、半夏、陈皮、五味子、焦六神曲、甘草。多汗或动则汗出加煅龙骨、煅牡蛎，或加服桂枝龙骨牡蛎汤固表止汗；咳嗽较甚加百部、紫菀、款冬花止咳化痰；纳谷不香加炒谷芽、炒麦芽和胃助运。

2. 变证

（1）心阳虚衰证：治宜温补心阳，救逆固脱，予参附龙牡救逆汤加减。常用药：人参、附子、煅龙骨、煅牡蛎、白芍、炙甘草。面色唇舌青紫，右胁下痞块明显加红花、丹参活血化瘀；呼吸不整或叹息样呼吸加山茱萸、炙麻黄、熟地黄益气固摄。

（2）邪陷厥阴证：治宜清心开窍，平肝息风，予羚角钩藤汤加减合牛黄清心丸。常用药物：羚羊角粉、钩藤、菊花、地黄、白芍、虎杖、黄芩、郁金、浙贝母、石膏、石决明、甘草。另服牛黄清心丸。高热神昏者，加服安宫牛黄丸或至宝丹；抽搐加僵蚕、蒺藜息风止痉；痰多加天竺黄、胆南星、石菖蒲豁痰开窍。

（二）分证论治新说

1. 腺病毒肺炎辨证论治　20世纪70年代初，小儿腺病毒肺炎流行，中医研究院（现为中国中医科学院）蒲辅周曾与西医合作治疗120例腺病毒肺炎，属于危重病例者占86.1%，治疗结果仅死亡9例，病死率7.5%。总结提出本病由表及里，风热闭肺证治以辛凉透表法，方用桑菊饮加减；邪热入里兼有食积者治以和胃消滞法，方用保和丸加枳实合葱豉汤；里热闭肺津伤先以竹叶石膏汤加减生津清热，继以射干麻黄汤合麻杏石甘汤加减宣肺开闭；肺闭津伤先以清宣为主法，方用银翘散加减，继以竹叶石膏汤加减以生津解热；外寒内饮者先以小青龙加石膏汤发散风寒，温化寒饮，继调和肺胃兼化痰湿，方取二陈汤加减。对于重症病毒性肺炎的辨证论治方法更深入了一步。

2. 麻疹合并肺炎证治 江育仁总结了中医对小儿肺炎分型及治疗规律，提出以"开肺气"为原则的辨证论治方案，将麻疹肺炎分为肺闭型、毒热型、内陷型、虚脱型、虚弱型5个主要证型辨证论治，是对于麻疹肺炎辨证论治方法的首次系统总结。徐小圃推崇陈复正"圣人则扶阳抑阴"之论，注重温阳扶正，对于麻疹并发肺炎致心阳虚衰者善用麻黄、桂枝、附子等宣透温阳之品。

3. 扶正祛邪论 赵心波认为小儿肺炎"热毒盛"和"气阴伤"是正邪斗争的两个方面。在热盛气阴不衰的情况下，可以重用清热解毒；在热盛气阴已伤的情况下，应清热解毒、益气养阴并用；在热盛气阴将竭的情况下，应首先补气回阳，待病情稳定后再清热解毒。有一分热邪就清解一分，使之不留后患；如果热退正虚，则主要以扶正养阴为主。温振英扶正固本祛邪理论认为根据病毒在细胞内复制繁殖的特性，采用养阴益气法，增强机体细胞的维护，使其免受病毒的侵袭，阻止病毒繁殖、释放而中止感染。中药抗病毒作用不是直接杀灭病毒，而是重视病毒—机体—中药三者的关系，不是以清除体内病原体为目的，而是通过改善机体整体状态，特别是调动机体特异性和非特异性免疫功能来增强抗病毒感染的能力，以扶正达到祛邪的目的。

4. 分期论治 王鹏飞认为小儿稚阴稚阳之体，过用宣散解表之药，易阴劫阳伤，正气虚损，对于小儿肺炎应治拟肃肺降逆，清热化痰。以发热、咳嗽伴喘等实热为主症的早期或中期者，用银黛一号；肺炎合并营养不良、佝偻病患儿以及肺炎恢复期等虚热型者，用银黛二号。方中青黛、地骨皮清肺热；寒水石清脏腑内外之热，引热下行；苏子降逆化痰平喘；银杏护肺敛肺，防苏子泻肺气太过，一降一敛，降气而不伤肺；天竺黄清热化痰；百合、乌梅、木瓜养阴润肺，生津止咳；草豆蔻燥湿健脾。

5. 辛开苦降论治 刘弼臣对于小儿肺炎喘嗽痰热闭肺者，提倡辛开苦降法，自拟苦降辛开方，每获良效，遵叶天士所曰："微苦以清降，微辛以宣通"，方中取黄连、黄芩之苦降，清泄肺热；干姜、半夏之辛开，祛除胸中痞满，宣通内郁痰浊；枳壳、郁金、莱菔子祛中焦痰实，宣通肺气之闭。

6. 从肺热论治 王爱华、赵霞提出从肺炎证型分布研究结果显示，小儿肺炎多以热证为主，热邪在小儿肺炎的病理过程中起着重要作用，因此从肺热论治小儿肺炎具有重要临床指导意义。邪热闭肺是小儿肺炎喘嗽的基本病机，肺热贯穿于小儿肺炎喘嗽发生、发展的整个病理过程。基于此认为本病的治疗应以清肺开闭为基本法则，从肺热的角度包括风热、痰热、毒热及阴虚肺热等具体辨证论治。

7. 从湿热、痰湿论治 通过大量临床观察，肺炎喘嗽湿热闭肺证、痰湿闭肺证亦不少见，究其原因与抗生素的大量应用，气候的变化，温热日盛；饮食结构的变化，人们已从"藜藿之体"转为"膏粱之躯"，小儿肥甘厚味、饮料糖果，运化不及，形成食滞，湿热内生等因素有关。张葆青等认为相对于其他证型,湿热闭肺型临床病程较长,病情较重,多在7~10天,甚至10天以上。特点为发热不重,鼻煽不明显,中度咳嗽,明显气促,听诊啰音不重,但常心肌受累。表现为身热缠绵,咳声重浊,气急喘憋,痰涎壅盛,胸闷泛恶,纳差便溏,腹胀,舌苔厚腻,脉濡数,指纹紫滞。因湿性重浊黏滞,湿热交结,而致疾病缠绵难愈,故治以清热利湿之法,以甘露消毒丹加减治疗。李新民等采用柴葛芩连汤治疗湿热闭肺之肺炎喘嗽,葛根既能解肌表之邪热,宣发肺气,又能升发脾胃清阳之气而和里为君药;柴胡、黄芩、黄连为臣药,柴胡透表泄热,配合葛根宣肺开闭,黄芩、黄连清热燥湿;甘草和中缓急,调和诸药共奏清热祛湿宣肺开闭之功。孙南、原晓风认为痰湿闭肺表现为咳嗽,痰多,色白或微黄,喘促鼻煽,大便正常或稀。发热或不伴有发热,胸闷纳呆,神乏困倦,食少,小便黄,舌淡苔白滑,指纹紫滞,脉滑数。其特点为发热不重,而痰湿重,表现为痰多难咯,肺部啰音久不消失,病情容易迁延。

8. 从瘀论治　肺炎喘嗽多痰多热,肺为贮痰之器,痰浊和瘀血是机体气血津液代谢失衡的病理产物,同时又是致病因素,痰本于津,热邪内蕴,易炼津成痰,易阻碍气机,气机不利则瘀血内生,瘀本于血,津血同源,热邪内蕴,又易炼血成瘀,瘀血内阻,痰瘀胶结,相兼为患。肺炎的血瘀证从现代血液流变学的微观辨证指标中亦得到证实,由此在肺炎的治疗中常应用活血化瘀法,起到减轻肺部炎症,改善微循环,促进肺功能恢复的作用。

9. 通腑法治疗　王雪峰认为,通腑法可用于肺炎喘嗽不同时期各个证型,肺气不宣、里实已成者,在宣肺的同时通腑,做到肺肠同治。使热气清大便通,则肺气得以下降,气机顺畅,而热、咳、痰、喘自平。痰是肺炎的病理产物,通腑之剂能通腑涤痰,使气顺喘平,肺复宣降。通腑之剂亦能加强胃肠道有害物质排出,对肺炎喘嗽发热的患儿一旦泻下通便,热毒下泄,体温很快下降,可通腑平喘。通腑法用于肺炎喘嗽,病因不同,症有各异,临床辨证有表里、虚实之分,实证用通腑法,所谓肺实泻大肠、釜底抽薪,是缩短病程的关键。而虚证亦可运用通腑法,古有"下之为补"之说。

10. 内外合治　王力宁、王雪峰等在"十一五"重点中医专科儿科肺炎协作组的13家医院中,进行中医治疗小儿肺炎喘嗽诊疗方案验证的640例多中心随机对照研究。将辨证符合风热闭肺证、痰热闭肺证的患儿,随机分为内治组(风热闭肺证用麻杏石甘汤加味,痰热闭肺证用五虎汤合葶苈大枣泻肺汤加减,内服汤剂或保留灌肠)、外治组(采用背穴药物贴敷);内外合治组(同时用内治组方案与外治组方案)。结果显示第7天内外合治组减分率高于内治组、外治组,差异有统计学意义($P<0.05$);各组综合疗效比较,第7天内外合治组愈显率高于内治组、外治组,差异有统计学意义($P<0.05$)。表明采用中医辨证论治原则的内治法、采用药物贴疗法的外治法与内外合治法治疗小儿肺炎喘嗽均有显著疗效。而内外合治法在肺炎早期更具优势,药物贴敷疗法更显简单方便,值得借鉴。

二、其他疗法

(一)中成药

1. 通宣理肺口服液　用于风寒闭肺证。

2. 羚羊清肺散　用于风热闭肺证、痰热闭肺证。

3. 儿童清肺口服液　用于痰热闭肺证。

4. 安宫牛黄丸　用于毒热闭肺证、邪陷厥阴证。

5. 痰热清注射液　用于风热郁肺证、痰热闭肺证。

6. 热毒宁注射液　用于痰热闭肺证、毒热闭肺证。

（二）贴敷疗法

采用敷胸散外敷，敷胸散按大黄粉、芒硝粉与蒜泥重量的4∶1∶4比例配伍，以清水调成糊状，将药调好平摊于敷料上，厚薄适中（0.3~0.5cm），敷在背部肩胛间区及肺部听诊湿啰音密集处或X线检查病灶明显处。1~2岁每次15分钟，3~5岁每次20分钟，5岁以上每次25分钟，每日1次，7天为1个疗程，连用2个疗程。

（三）拔罐疗法

选取肺俞、阿是穴，每日一次，佐治肺部啰音。

【研究发展思路】

一、规范与标准

（一）中医诊疗指南

2008年，国家中医药管理局、中华中医药学会启动了《中医儿科常见病诊疗指南》编写工作，通过文献研究、收集、筛选、评价及分级，并经专家调查问卷，组织专家研讨、论证。达成共识，形成《肺炎喘嗽中医诊疗指南》定稿。2012年，中华中医药学会发布了《中医儿科常见病诊疗指南》，适用于18周岁以下人群。在《指南》中提出了肺炎喘嗽（pneumonia in children）的分型，诊断、辨证、治疗原则、分证论治。将肺炎喘嗽分为风寒郁肺证、风热郁肺证、痰热闭肺证、毒热闭肺证、阴虚肺热证、肺脾气虚证6个常证；心阳虚衰证、邪陷厥阴2个变证型进行论治，同时介绍口服中成药及中药注射剂、针灸、贴敷等疗法，便于推广应用。

（二）中医临床路径

肺炎喘嗽被列为卫生部国家临床重点专科优势病种，由全国多家小儿肺炎协作组单位，共同完成了《小儿肺炎喘嗽中医诊疗方案》及《肺炎喘嗽（肺炎）中医临床路径》的制订。《肺炎喘嗽（肺炎）中医临床路径》适合肺炎轻症患者，证候分为风热闭肺证、痰热闭肺证、毒热闭肺证及阴虚肺热证、肺脾气虚证，提出了疾病疗程与中医证候学观察，明确了小儿肺炎喘嗽中医临床路径标准流程，尤其对进入路径标准、治疗方案的选择、标准疗程时间、证候学观察项目、检查项目、完成路径标准及变异情况的分析，均做了说明，并制订了肺炎喘嗽（肺炎）路径表单。在此基础上，在协作组单位内进一步开展了临床路径的试点工作，以便进行疗效评价总结，提出修订、完善建议，益于推广应用。

（三）疗效评价标准

中医药的疗效评价，既要符合西医学的评价标准，以使之能得到医学界公认，又要能体现出中医药整体调节的特色和优势。中医药对疾病的治疗注重对人体的整体调节，其对机体的多层次、多环节、多靶点的作用及在此基础上产生的整体调节，已被认为是产生疗效的依据所在。

汪受传等以小儿病毒性肺炎为范例，采用文献研究分析、专家意见集成，并按照循证医学要求进行临床研究的方法，注重提高中医的证据水平，提出建立中医药治疗小儿病毒性肺炎疗效评价体系。

1. 中医疗效评价　其中包括：①单项指标疗效评价，研究就本病各单项指标（主症、次症）进行疗效评价，评价症状或体征的消失（好转）率和消失（好转）时间等。其中包括临床症状、舌象等；体征如肺部听诊；理化检查如X线全胸片炎性病灶、病原学检测等。②提出中医药治疗疗效评价的主要单项指标，以及构成证的指标变化的评价方法。③合并症发生率的评价。④合并用药率的评价。⑤安全性评价。⑥卫生经济学评价。

2. 症状体征评分标准　分别制定主症、次证及主症、次证评分细则，以主症积分为依据，划分病情程度，轻度：主症积分≤14分；中度，主症积分15~28分；重度，主症积分29~42分。

3. 疗效评价方法

（1）基于疾病终点疗效的评价方法：①痊愈：呼吸恢复正常，X线检查肺部炎症阴影吸收，肺部听诊啰音消失，主症积分减少≥90%；②显效：呼吸恢复正常，X线检查肺部炎症阴影基本吸收，肺部听诊啰音消失，67%≤主症积分减少<90%；③进步：患儿呼吸基本恢复正常，X线检查肺部炎症阴影部分吸收，肺部听诊啰音减少，33%≤主症积分减少<67%；④无效：症状体征无明显变化或加重，主症积分减少<33%。

注：主症积分减少=（治疗前积分-治疗后积分）÷治疗前积分×100%。

（2）基于主症起效时间的评价方法：制定主要指标评分细则，根据气喘等7项主要评分标准的计算总积分进行评价。

（3）基于主症起效时间的疗效分级评估方法：按上述总积分值评价等级。1级：37~48分；2级：25~36分；3级：13~24分；4级：0~12分。

二、临床研究

1. 专方治疗　蒲辅周治疗腺病毒肺炎，风热闭肺证治以辛凉透表法，方用桑菊饮加减；邪热入里兼有食积者治以和胃消滞法，方用保和丸加枳实合葱豉汤；里热闭肺津伤先以竹叶石膏汤加减生津清热，继以射干麻黄汤合麻杏石甘汤加减宣肺开闭；肺闭津伤先以清宣为主法，方用银翘散加减，继以竹叶石膏汤加减以生津解热；外寒内饮者先以小青龙加石膏汤发散风寒，温化寒饮，继调和肺胃兼化痰湿，方取二陈汤加减。

汪受传等研究发现肺炎喘嗽的用药组方有明显的核心化倾向，即药方的构成是以少数药物为主体加减化裁而来，其核心即麻杏石甘汤、银翘散。提出开肺化痰解毒法治疗小儿病毒性肺炎痰热闭肺证，在麻杏石甘汤基础上加宣肺止咳之前胡、肃肺平喘之桑白皮、泻肺涤痰之葶苈子、解毒活血之虎杖、清肺解热之黄芩等，组方制剂为清肺口服液。以利巴韦林为对照，进行360例临床研究，结果实验组痊愈显效率89.62%，对照组73.92%，清肺口服液疗效显著优于对照组（P<0.01）。

张志强用葡萄糖莪术油注射液治疗婴幼儿病毒性肺炎146例。治疗组平均退热时间3±1天，1周内咳喘消失为88%，肺部湿性啰音消失7±2天，平均住院天数9±2天。对照组平均退热时间4±1.8天，1周内咳喘消失77%，肺部湿性啰音消失10±2天，平均住院时间11±2天。经统计学处理治疗组与对照组比较，有显著性差异（P<0.01）。

2. 专药治疗　通过对符合纳入标准文献的分析研究发现，治疗肺炎喘嗽的高频率用药和中频率用药按功效分类，大致可分为清热解毒类、宣肺平喘类、辛凉解表类、止咳化痰类等4类，其中清热、平喘类药物种类最多。

（1）麻黄：辛、微苦，温，归肺、膀胱经。辛散苦泄，温通宣畅，外开皮毛之郁闭，以使肺气宣降，内降上逆之气，为治疗肺气壅遏所致咳喘之要药。主要成分为麻黄碱和伪麻黄碱，二者均有缓解支气管平滑肌痉挛的作用。

（2）石膏：性味甘、辛，大寒，归肺、胃经，味苦降泄，主入肺经，具有肃降兼宣发肺气而止咳平喘之功效。为治咳喘之要药。石膏有明显的解热作用，但持续时间短。体外实验证明石膏能增强巨噬细胞对白色葡萄球菌的吞噬，并能促进吞噬细胞的成熟。

（3）杏仁：性味苦，微温，归肺、大肠经，具有止咳平喘、润肠通便之功效。主治各种原因引起肺气上逆之咳嗽气喘，肠燥便秘等证。现代药理学研究发现，杏仁中含有的苦杏仁苷服用后可产生少量氢氰酸，能直接抑制咳嗽中枢而起镇咳平喘作用。

（4）葶苈子：性味苦、辛，大寒，归肺、膀胱经。苦降辛散，性寒清热，专泻肺中水饮及痰火而平咳喘。主要成分有强心苷类，如毒毛旋花子苷配基、葶苈子苷，芥子苷等，芥子苷有明显的止咳作用。

（5）金银花：性味甘，寒，归肺、心、胃经，具有清热解毒、疏散风热之功效。主治外感风热，热入营血等证。

（6）鱼腥草：性味辛，微寒，归肺经。具有清热解毒、消痈排脓、利尿通淋功效。现代研究表明鱼腥草主要有效成分为鱼腥草素（癸酰乙醛）对卡他球菌、流感杆菌、肺炎球菌、金黄色葡萄球菌等有明显抑制作用。

三、基础研究

（一）动物模型研究

早在1994年已有将氢化可的松和环磷酰胺注入小鼠腹腔，使之处于免疫抑制状态，然后以病原体克雷伯杆菌攻击小鼠肺脏，造成肺部感染，从而成功建立了小鼠实验性支气管肺炎模型。该动物模型具有典型病理改变和很好的重复性，对中医药治疗肺炎的研究有一定应用价值。近年来开展的中医药治疗小儿病毒性肺炎的研究中，开始使用细胞模型，通过组织细胞培养，进一步从细胞、分子、基因表达水平研究中医药治疗病毒性肺炎的机制。目前临床最常见的肺炎，实验动物模型大都已经能够成功建立，且对于方法的选择也很多，包括经鼻滴入、口咽气管滴入、雾化吸入、经皮气管接入、气管插管等方法。

病原菌性模型包括绿脓杆菌肺炎模型、肺炎链球菌肺炎动物模型等。

肺炎支原体、衣原体是一类不同于细菌、病毒的原核细胞微生物，是儿童呼吸道疾病的重要致病菌，病变主要以间质为主。国外学者先后用仓鼠、豚鼠等成功建立了肺炎支原体肺炎动物模型。刘晓红等在2004年采用滴鼻的方法滴100μl含有1×10^7cfu/ml的肺炎支原体菌液，在国内首先成功建立小鼠支原体肺炎模型。

病毒性肺炎模型动物主要以小鼠为主，亦有使用豚鼠、大鼠者，方法大多使用滴鼻、腹腔注射等方法，剂量及浓度均随着病毒的不同而不同。

肺炎模型诊断标准，包括临床诊断标准、放射学标准、实验室标准、微生物学标准、肉眼观察标准、组织学标准6个方面。通过研究显示，诊断肺炎最可靠的三个指标是CT、微生物学指标、肺大体标本观察。

（二）药效学研究

中药治疗病毒感染性疾病具有显著的抗病毒作用，但其抗病毒机制与西药作用专属性不同，不单纯着眼于直接抗病毒作用，而是从中医整体观念、辨证论治出发，一方面直接作用于病毒而抗病毒，清除体内病原体；另一方面调节脏腑功能，改善机体状态调节免疫功能，提高机体固有潜能，从而达到抗病毒目的。中药复方制剂不仅具有多靶点的特性，而且药味的加减和剂量的变化,都影响其组方的化学成分,不是药物作用的简单叠加,而是通过多个环节发挥综合作用,还能有效防止耐药性的产生。但是中药研究也存在不足,中药成分复杂,目前有效成分和作用机制的研究不够深入,研究手段也比较局限,研究多为体外进行,药物体内作用的安全性和有效性有待进一步观察,需要一个较长的研究探索过程。现代中药治疗小儿肺炎的药效学研究,除了中药的解热、止咳、平喘作用的药理实验外,较多地集中于以下几个方面的实验。

1. 抗菌、抗病毒作用　杨爽、温学红等观察扶正解毒方(由党参、黄芩、鱼腥草、冬瓜子、紫菀、甘草组成)对肺炎链球菌感染大鼠炎性细胞因子及免疫指标的影响,探讨扶正解毒法对肺感染后免疫失衡的调控机制,各治疗组TNF-α、IL-17水平降低,CD4、CD8水平增高,免疫紊乱状态改善。证实扶正解毒中药可以降低炎性细胞因子水平、增强免疫功能,改善动物生存状态。扶正解毒中药对肺炎的治疗机制可能与降低炎性细胞因子水平,减轻炎性反应,增强免疫功能有关。

呼吸道合胞病毒(RSV)是引起婴幼儿呼吸道感染的重要原因之一。吴成林等通过体外细胞培养和体内建立RSV感染模型,证实双黄连口服液有显著的体内抗RSV作用,且随药物浓度增加,抗病毒活性增强,呈现一定的量效关系,同时证实其作用是多途径的,不仅有直接灭活病毒的作用,而且对吸附于细胞表面和进入细胞内的病毒均有抑制作用。

流感病毒是常见的容易发生抗原变异的呼吸道病毒。刘颖等通过实验证实,由虎杖、连翘、板蓝根、柴胡、败酱草、马鞭草、芦根、甘草等组成的疏风解毒胶囊,可改善流感病毒引起的小鼠肺炎症状,降低H1N1感染小鼠的肺指数,对病毒性感冒有较好的治疗和预防作用。

副流感病毒是仅次于RSV严重危害儿童健康的主要呼吸道病原体。杜淑娟等以黄芩、连翘、虎杖、金银花等为基础中药制成黄虎解热袋泡剂,用细胞培养的方法评价其体外抗Ⅰ型和Ⅲ型副流感病毒作用,结果显示黄虎解热袋泡剂有不同程度的抑制细胞病变作用,且对病毒吸附、直接杀伤、细胞内复制各个环节均有作用,其中以先加药后感染组抗病毒疗效最好,提示药物抑制病毒的吸附作用强于直接杀伤作用和阻止病毒复制作用。

腺病毒是引起小儿病毒性肺炎的重要病原之一,其中3I、7b型为引起小儿腺病毒肺炎的主要基因组型。陈四文等通过动物实验,观察清肺口服液(麻黄、生石膏、杏仁、桑白皮、虎杖等)体外抗腺病毒3I、7b的作用,结果显示实验组大鼠血清OD值显著高于病毒组及空白血清组,与利巴韦林组无显著性差异,提示口服液具有多环节体外抗腺病毒作用。

王霖等做清肺口服液血清学药理学研究,采用组织培养体外抗病毒实验方法,观察不同稀释度的含清肺口服液的血清在组织培养上对仙台病毒、腺病毒3型和腺病毒7型致细胞病变作用的影响,结果清肺口服液含药血清有抑制病毒感染后细胞病变的作用;采用组织培养体外抗病毒实验方法,比较不同组之间细胞病变抑制率,说明含清肺口服液的血清有明显抑制腺病毒3I、7b型,RSV致细胞病变的作用。此外,清肺口服液改进制成的金欣口服液对溶血性乙型链球菌、金黄色葡萄球菌感染小鼠具有保护作用。廖辉等在病毒和细胞接触期间采用转换温度方法观察金欣口服液含药血清对RSV黏附、侵入的影响,结果表明,金欣口服液含药血清的抗病毒作用在RSV黏附后的膜融合及侵入阶段。

胡淑琴等的研究表明穿琥宁注射液对RSV具有较强的灭活作用,脱水穿心莲内脂琥珀酸半酯单钾盐可占据病毒复制过程中DNA与蛋白质结合位点,阻止蛋白质对DNA片段的包裹,使病毒不能正常复制,从而达到抑制和杀灭病毒的作用。

2. 中药与抗菌药物联用及中药逆转细菌、支原体耐药的研究 某些中药不仅自身具有抗菌作用，与抗生素联用也可增强药物的抗菌性。陈醒民等将穿琥宁、喜炎平分别与头孢噻肟、左氧氟沙星、阿米卡星抗菌药物联用，作用于敏感的肺炎克雷伯菌，测定作用4小时后释放内毒素的量，结果表明联用比单用抑制细菌释放内毒素的效果好，且穿琥宁比喜炎平配伍抗生素更能抑菌。药物浓度越高，抑菌效果越好。

刘红艳等开展了中药注射剂辅助治疗儿童支原体肺炎的疗效的研究分析，系统地评价中药注射剂辅助治疗儿童支原体肺炎的疗效，研究通过计算机检索中国期刊全文数据库、中文科技期刊全文数据库、万方数据库、中国生物医学文献数据库，共检索到相关文献90篇，排除不符合纳入标准的、信息不全或错误的研究，研究共纳入27项RCT，其中痰热清注射液13项、炎琥宁注射液7项、热毒宁注射液3项、复方丹参注射液4项，合计2617例患者。对照组单用大环内酯类药物(阿奇霉素或红霉素)，实验组在对照组基础上加用中药注射剂(痰热清、炎琥宁、热毒宁、复方丹参注射液)。研究地域涉及全国15个省区，从东北的黑龙江到华南的海南；从西北的青海、西南的四川到东南的广东、浙江等，基本可以反映我国的地域、治疗习惯等差异，具有一定代表性。采用Rev Man 5.0统计学软件进行Meta分析，Meta分析结果显示：①中药注射剂联用大环内酯类药物对儿童肺炎支原体肺炎的临床总有效率、退热时间、咳嗽消失时间、肺部干(湿)啰音消失时间、肺部X线恢复正常时间及住院时间的改善均优于单用大环内酯类($P<0.05$)。②进一步亚组分析显示，除热毒宁注射液退热时间与单用大环内酯类无统计学差异($P>0.05$)外，痰热清注射液、炎琥宁注射液、复方丹参注射液各项指标均优于单用大环内酯类($P<0.05$)。说明痰热清注射液、炎琥宁注射液、热毒宁注射液和复方丹参注射液对儿童MP肺炎有辅助治疗作用。

随着抗生素的广泛应用，细菌对抗生素药物产生耐药性的问题越来越严峻，特别是肺炎支原体(mycoplasma pneumonia, MP)的耐药问题，自2001年日本首次从临床分离出对大环内酯类抗生素耐药的肺炎支原体后，中国、法国、美国、德国等相继报道了在儿童及成人临床标本中分离出对大环内酯类抗生素耐药的MP菌株。其中在欧洲的研究显示MP耐药率约为3.0%~9.8%；在亚洲，日本2002—2006年MP的耐药率从5%上升到>40.0%，2011年则高达80.0%；北京地区2008—2012年MP耐药率从68.9%上升至>90.0%，最高达98.4%。上述数据表明近年来儿童MP感染率呈明显上升趋势，对大环内酯类抗生素的耐药率亦逐渐增加。临床研究显示耐药MP引起的肺炎发热时间长、病程长、并发症多。难治性支原体肺炎或重症支原体肺炎增多，与MP出现耐药有关。研究证实感染耐药MP的患儿病程明显长于感染敏感MP的患儿，抗生素的用药疗程延长且更换抗生素频率高。中药具有不易产生耐药性的优点，研究和开发中药作用机制对解决支原体、细菌耐药性具有重要意义。中药逆转耐药性的机制，主要有抑制肺炎支原体生长、保护呼吸道黏膜上皮和肺血管内皮细胞、改善微循环、消除耐药质粒、抑制β-内酰胺等。①辛德莉等应用小儿肺热咳喘口服液联合阿奇霉素治疗肺炎支原体感染引起的下呼吸道感染的多中心临床研究，采用简单随机化分组方法，其中治疗组37例，对照组42例，全部为咽拭子或血清检测MP抗体阳性。治疗7天结果显示治疗组在体温恢复、咳嗽减轻、咳嗽消失时间上均较对照组短，差异具有统计学意义。②黑龙江中医研究院用微量稀释法测定黄柏、黄芩、金银花、桔梗对MP标准株的最低抑菌浓度分别为0.43~3.9g/L，效果显著。他们对芩百清肺浓缩丸(黄芩、百部、桔梗、地龙、麦冬、紫菀)的研究显示高剂量组能够阻碍MP在呼吸道上皮细胞的定植从而达到抗肺炎的作用。③何明等对清热解毒中药双黄连、清开灵作用的β-内酰胺酶、大肠埃希菌活性进行测定,作用后细菌β-内酰胺酶活性较未处理的肉汤菌酶活性均有明显的降低,表明双黄连、清开灵具有抑制β-内酰胺酶活性的作用。

3. 免疫调节作用　研究表明,病毒感染性疾病中存在CD4、CD8 T淋巴细胞数量及功能的异常。①曹洪欣等在体内外抗病毒药效学研究中发现,安替威胶囊(柴胡、金银花、连翘、贯众)对冠状病毒、流感病毒、副流感病毒等7种致呼吸道疾病的病毒具有抑制作用,并采用流式细胞分析法通过实验观测药物对病毒性肺炎模型小鼠T淋巴细胞亚群CD4、CD8的影响,结果显示T淋巴细胞亚群方面,模型组小鼠感染病毒后肺指数明显升高,CD4、CD8水平亦明显升高,而用药组显示,大剂量组肺指数明显降低,小鼠CD4水平升高不显著,与模型组相比差异显著;中剂量组的肺指数与模型组相比亦有显著差异,但CD4、CD8变化与模型组无显著差异;小剂量组肺指数变化不明显,但CD8水平明显降低,与模型组相比差异显著。②温振英等通过实验发现益气养阴合剂(黄芪、玄参、沙参、天花粉、黄精等组成)50%浓度可激活小鼠网状内皮系统单核巨噬细胞的吞噬功能,80%浓度能提高小鼠免疫球蛋白水平,尤以IgM明显。③李萍等研究养阴益气合剂对正常及免疫抑制小鼠特异性和非特异性免疫的调节机制,结果显示对于正常小鼠不同剂量的养阴益气合剂对特异性和非特异性免疫指标均无明显影响,而在外源性糖皮质激素免疫抑制的小鼠模型上,养阴益气合剂均能不同程度地提高小鼠的淋巴细胞增殖能力、NK细胞杀伤活性、巨噬细胞吞噬能力及脾指数。④刘雯等研究发现,抗病毒合剂(虎杖、重楼、贯众等组成)能恢复RSV感染小鼠的细胞免疫功能,淋巴细胞转换率明显高于对照组,CD4/CD8比值能恢复正常。⑤白晓红等用清肺解毒剂(麻黄、虎杖、黄芩等组成)治疗RSV肺炎后,患儿外周CD4、CD4/CD8比值及SIL-2R水平恢复正常,IL-2活性升高,提示该方改善RSV肺炎患儿的临床症状可能是通过调整细胞的免疫功能而发挥作用的。

4. 对炎症相关因子的作用　①王文革等观察清肺口服液含药血清对腺病毒3I、7b型感染的人胚肺成纤维细胞后转化生长因子-β(TGF-β)、血小板衍生生长因子-BB(PDGF-BB)蛋白表达的影响。结果病毒对照组较正常细胞组细胞中TGF-β、PDGF-BB含量均明显增多($P<0.01$),含药血清组比病毒对照组的细胞TGF-β、PDGF-BB含量显著降低($P<0.01$)。提示清肺口服液可降低TGF-β、PDGF-BB细胞因子的蛋白表达,这可能是其抗病毒作用的机制之一。②莫红缨等探讨双黄连及其含药血清对RSV感染的气道上皮细胞(A549)的炎症因子释放的影响及其药物作用机制。以ELISA法测定炎症介质白介素-8(IL-8)、白介素-6(IL-6)、肿瘤坏死因子-α(TNF-α)的含量,结果证明RSV能诱导气道上皮细胞释放炎症因子IL-8,而双黄连可抑制RSV引起的IL-8释放,并在病毒感染的气道炎症控制中起一定的作用。

(三)中药注射剂药理学研究

中药注射剂是中药现代化的一个重要成果,中药注射剂的作用是不可取代的。无论是SARS还是甲流,近些年我国几次遇到重大疾病的救治、防控问题,中药注射剂都起了不可替代的重要作用。关于中药注射剂的不良反应,总体研究报道中药注射剂的不良反应以儿童和老年患者发生居多,提示今后应更加重视中药注射剂应用于此类人群的监测。临床上用药前详细询问过敏史,用药过程中密切监护,严格控制剂量,合理避免中药注射剂的与其他注射剂的合用及联用,建立并完善中药注射剂不良反应的预警体系;完善中药注射剂出现不良反应的救治。中药注射剂的不良反应报道中,变态反应占很大的比重,寻找引起类过敏样反应的机制是亟待解决的问题。目前相关中药注射剂安全性研究并不多,注射剂质量标准也未对类过敏反应做出控制。现阶段需要建立一个针对中药注射剂的过敏评价动物模型,也是研究中药注射剂过敏发病机制、检验诊断和筛选药物的重要手段,但目前缺少公认的模型。同时中药注射剂应完善制备工艺,减少与过敏相关物质的存在,解决注射剂中的杂质残留、颗粒过大等问题,提高控制中药注射剂的质量标准,加强中药注射剂的毒理研究,探讨并揭示中药注射剂出现不良反应的原因,并尽最大可能规避相关原因,是今后中药注射剂不良反应的研究思路。

四、发展思路

目前应用中医药或中西医结合治疗小儿肺炎的临床研究很多,表明了中医药对于本病的疗效。不少临床研究结果表明,尤其对于病毒性肺炎的治疗,中医药有着明显的特色和优势。

1. 不同类肺炎中医证治规律研究 今后的临床研究,应当深入研究小儿肺炎中医不同证型、西医不同病因(病毒性肺炎、细菌性肺炎、支原体肺炎)的病因病机、辨证论治规律。在此基础上,形成小儿肺炎全面、规范的病证诊断、疗效评价体系,优化临床治疗方案,制定科学、规范、实用的小儿肺炎诊疗规范,不断提高疗效、缩短疗程、减少合并症、减低病死率,指导行业应用。

2. 注重疗效评定标准的研究 要建立新的能够同时反映治疗方案干预后的阶段疗效和终点疗效的疗效评价方法,以多中心、区组随机、平行对照临床试验结果作生存分析,寻找主症疗效产生的"拐点",以起效时间的主症评分方法和疗效分级评价的新方法与传统终点主症变化评价方法对临床研究作疗效评价对照研究,使基于主症动态变化的疗效评价方法,更能全面、准确、客观地反映治疗本病的疗效,突出中医药治疗优势。

3. 新药研发及剂型改革 以提高有效性、安全性、经济性、便于推广应用为目的,进行药物剂型改革,研制更多治疗不同证型小儿肺炎喘嗽的中成药制剂,完善包括雾化吸入、局部贴敷、灌肠疗法等的综合性治疗方案。开展对中药复方有效物质的基础研究,争取由此产生新的中药成药,尤其是静脉用中药注射液,开展中药注射剂不良反应方面的研究。

4. 实验研究方面 小儿肺炎实验动物模型的研制应当向着病证结合的方向发展,深化药效学免疫调节作用方面的研究,如利用基因芯片技术对病毒感染后免疫基因水平、蛋白水平调控方面进行研究。抗病毒作用研究可能在中药对于病毒攻击细胞时的黏附、融合、入侵过程中的作用方面取得进展性突破,随着中医药实验研究的深化,必定会不断提高中医药防治肺炎喘嗽的诊疗技术和学术水平。

参 考 文 献

[1] 姜之炎,王虹.古今名医中药治疗肺炎喘嗽精粹.中国中西医结合儿科学,2012,4(5):401-405.

[2] 艾军,汪受传.从热郁痰瘀论治小儿病毒性肺炎的理论研究.中医儿科杂志,2009,5(2):1-4.

[3] 戴启刚,梁晓鑫,艾军,等.汪受传教授临证治喘经验.南京中医药大学学报,2013,29(1):81-83.

[4] 李小可,赵丹丹,莫芳芳,等.基于脏腑相关理论的小儿肺炎喘嗽病机与方证应用研究.中华中医药杂志,2013,28(5):1271-1275.

[5] 中华医学会儿科学分会呼吸学组《中华儿科杂志》编辑委员会·儿童社区获得性肺炎管理指南(2013修

订）. 中华儿科杂志,2013,51（11）: 856-861.

[6] 汪受传,韩新民,任现志,等. 小儿病毒性肺炎480例中医证候学特点研究. 南京中医药大学学报,2007,
23（1）: 14-19.

[7] 盖晓丽,王雪峰. 王雪峰教授运用通腑法治疗小儿肺炎喘嗽撷拾. 实用中医内科杂志,2008,22（5）: 10.

[8] 温振英. 论整体医疗与辨证. 北京: 人民军医出版社,2011: 28.

[9] 中华中医药学会发布. 中医儿科常见病诊疗指南. 北京: 中国中医药出版社,2012: 8-19.

[10] 王爱华,赵霞. 从肺热论治小儿肺炎喘嗽研究概况. 中医杂志,2015,56（7）: 620-622.

[11] 张葆青,张翠玲,刁娟娟. 150例小儿支原体肺炎临床特点与中医辨证分型相关性研究. 中国中西医结
合儿科学,2010,2（5）: 392-395.

[12] 李美凤,封继宏,魏葆琳. 肺炎动物模型研究近况. 辽宁中医杂志,2014,41（3）: 601-604.

[13] 王力宁,王雪峰,原晓风,等. 中医药治疗小儿肺炎喘嗽风热闭肺证、痰热闭肺证临床验证方案的多中心
随机对照研究. 中国中西医结合儿科学,2010,2（5）: 386-391.

[14] 汪受传,赵霞,任现志,等. 基于主症动态变化的病毒性肺炎疗效评价方法研究. 中华中医药杂志,
2008,23（8）: 675-679.

[15] 王雪峰,董丹,虞坚尔,等. 小儿肺炎中医证候演变规律研究. 中医杂志,2005,46（5）: 374-376.

[16] 杜淑娟,杨华萃,廖若莎,等. 黄虎解热袋泡剂体外抗副流感病毒的实验研究. 辽宁中医杂志,2006,33
（2）: 247-248.

[17] 王霖,汪受传. 清肺口服液对腺病毒增殖影响的研究. 辽宁中医杂志,2005,32（12）: 1227-1228.

[18] 廖辉,汪受传,徐建亚,等. 金欣口服液含药血清对呼吸道合胞病毒黏附、膜融合影响的实验研究. 实用
中西医结合临床,2008,8（1）: 3-4.

[19] 李燕宁,吴金勇,周朋,等. 中成药抗呼吸道病毒感染的实验研究进展. 山东医药,2011,51（15）: 111-
112.

[20] 辛德莉,徐保平,周薇,等. 中西医结合治疗儿童肺炎支原体下呼吸道感染的多中心临床研究. 中华实
用儿科临床杂志,2014,29（23）: 1818-1821.

[21] 王文革,陈四文,汪受传. 清肺口服液对3I、7b型腺病毒感染人胚肺成纤维细胞转化生长因子-β₁和血小
板衍生生长因子-BB蛋白表达的影响. 中国中西医结合杂志,2005,25（7）: 643-645.

（郑　军）

第四节　反复呼吸道感染

　　反复呼吸道感染指一年内发生上、下呼吸道感染的次数频繁,超出了正常范围。根据部位可分为反复上呼吸道感染（鼻炎、咽炎、扁桃体炎）和反复下呼吸道感染（支气管炎、毛细支气管炎及肺炎等）。古代医籍中所述的"虚人感冒""体虚感冒"与本病接近。近年来通常称此类患儿为"易感儿"或"复感儿"。

　　本病多见于6个月~6岁的小儿,其中1~3岁的幼儿发病率最高,学龄期前后感染次数明显减少。其中6岁以下儿童反复呼吸道感染的发病率为9.0%~13.3%,占小儿呼吸道感染疾病的20%~30%,且呈上升趋势。一年四季均可发病,以冬春季节为多,夏季有自然缓解趋势。

若反复呼吸道感染迁延不愈,可合并慢性鼻炎、咳嗽及肾炎、风湿病等疾患,严重影响小儿的生长发育与身心健康。中医学在扶正祛邪、增强抗病能力、改善体质方面具有一定优势。近年来应用中医药防治反复呼吸道感染愈来愈引起重视,中药内服及中药外治疗法得到广泛应用,并显示出治愈率高、复发率低、毒副作用少等特点。

【历代文献述要】

"小儿反复呼吸道感染"病名,在1987年4月成都召开的全国小儿呼吸道疾病学术会议上首次提出,并正式作为一个特定的病种进行防治研究;2007年召开的儿童慢性咳嗽及反复呼吸道感染学术研讨会上,进行了修订。中医古典医籍中没有对本病的明确记载,历代医家多根据主要症状、证候属性等,分述于"乳蛾""喉痹""自汗""虚证"或"体虚感冒"中。如《幼科折衷·下卷·汗证》中"肺虚自汗,其候面色多白,肺脉按之无力。盖因久咳,连声不已,痰少,乃肺经虚气上壅,致令汗出。"《幼科直言·卷四-六》中"或自汗、或病后标虚,时时伤风,体弱或泄泻者,不便重用发散"等。

病因病机方面,小儿易感可分虚实。虚为正气不足,实为邪热内伏。此与其生理特点、先天禀赋、调护失宜、脏腑受损有关。

小儿具有"脏腑娇嫩、形气未充"的生理特点,如《温病条辨·解儿难》云"小儿稚阳未充,稚阴未长者也",《灵枢·逆顺肥瘦》谓"婴儿者,其肉脆,血少气弱",《小儿药证直诀·变蒸》曰"五脏六腑,成而未全……全而未壮"等,均说明小儿肌肤薄嫩,腠理不密,卫外之气不固,因此易感外邪,发为本病。

小儿禀赋承自父母,若父母体弱多病,或母体孕期调养不当,或罹患疾病,均可致小儿生后禀赋不足,不耐邪气,正如《格致余论·慈幼论》曰:"儿之在胎,与母同体,得热则俱热,得寒则俱寒,病则俱病,安则俱安,母之饮食起居,尤当慎密。"

小儿肌肤薄弱,若护养不当,更易罹患外感。《诸病源候论·小儿杂病诸候·养小儿候》曰:"小儿始生,肌肤未成,不可暖衣,暖衣则令筋骨缓弱。宜时见风日,若都不见风日,则令肌肤脆软,便易伤损","若常藏在帷帐之内,重衣温暖,譬如阴地之草木,不见风日,软脆不任风寒。"强调了户外活动及阳光照射对预防小儿外感的重要性。《补订明医指掌之十·小儿科初生护养》云:"绵衣太暖,则阴内销,使儿娇怯多病。略见些少风寒,便易感冒,皆保重太过之所致也。"《小儿病源方论卷一·养子十法》载:"若肌肉宽缓,腠理开泄,包裹失宜,复为风邪所乘。"说明护理不当,过暖汗出致表虚,过寒损伤卫阳均易外感。

亦有他病影响,脏腑虚损,外邪乘虚而入者,如《素问·评热病论》云:"邪之所凑,其气必虚",《金匮要略·脏腑经络先后病脉证第一》曰:"四季脾旺不受邪",宋代钱乙亦云:"小儿多因爱惜过当,往三两岁犹未予饮食,致脾胃弱,平生多病","若得小儿安,须得三分饥与寒",指出脏腑虚损,尤其喂养不当,脾胃受损,土不生金,易感外邪。

证治方面,由于本病为体虚易感,故治疗多以补虚为主。如《证治汇补·伤风》云:"虚人伤风,屡感屡发,形气病气俱虚者,又当补中,佐以和解,倘专泥发散,恐脾气益虚,腠理益疏,邪乘虚人,病反增剧也。"《幼科发挥·诸汗》说:"自汗者,昼夜出不止,此血气俱热,荣卫虚也,宜当归六黄汤主之。"

【病因病机研究】

一、病因病机概述

小儿处于生长发育期,脏腑娇嫩,肺、脾、肾常不足,若反复感受六淫之邪则易发本病。同时由于生活条件和生活方式改变,当今患儿并非均是虚证,亦有不少表现为实证。本病病位主要在肺、脾、肾。病机责之于虚实两端,虚者正气不足,卫外不固;实者邪热内伏,遇感乃发。

1. 禀赋不足,体质柔弱　父母体弱多病或妊娠时患病,或早产、多胎、胎气屡弱,生后肌肤薄弱,腠理疏松,不耐四时邪气,感邪即病。或因小儿藩篱疏松、正气不足,邪易留伏,易被触发或复燃而诸症再起。

2. 喂养不当,脾胃受损　母乳不足或人工喂养,过早断乳,换乳不慎,辅食添加不当,或偏食、挑食,饮食精微摄取不足,脾胃虚弱,母病及子,土不生金,易遭外邪侵袭;或恣食生冷寒凉、肥甘厚腻之品,损伤脾胃,致外邪易侵。

3. 顾护失宜,不耐寒热　户外活动缺乏,日照不足,肌肤柔弱,卫外不固,加之小儿寒热不知自调,若气候突变,冷热失常,而增减衣被不及时,极易致外感;或因用药不当,损伤卫阳,表卫气虚,营卫不和,不耐邪侵。

4. 素禀体热,遇感乃发　平素嗜食肥甘厚腻、辛辣炙煿之品致肺胃蕴热或胃肠积热;或热病后余邪未清,亦有久居湿地,湿热内蕴者。患儿素体热盛,郁热日久,外蒸腠理,易致卫表失固,一旦感邪,一触即发。

二、病因病机新论

反复呼吸道感染被认为是多因素导致的疾病。近年来,关于其病因病机新论主要有以下几个方面:①环境因素论:天人相应,环境问题与疾病的关系愈来愈受到重视。在对儿童反复呼吸道感染的多因素分析中发现被动吸烟、气候变化、家庭装修、生活燃气、环境污染、宠物饲养、杀虫剂使用等都与反复呼吸道感染有关。②情志因素论:梁文旺根据小儿肝常有余、脾常不足、肺常虚的生理特点,结合当代小儿独生易骄纵的现状,提出"肝枢纽"的理论,即小儿情志改变时易使肝木亢盛,侮金乘土,土不生金,肺卫不固,脾虚肝旺而致反复呼吸道感染。③气滞血瘀论:复感儿或表现为咽红、扁桃体肿大、指纹淡紫滞、甲皱微循环障碍等体征,根据肺朝百脉,气血相关,气行则血行,提出肺脾肾不足而致气虚血瘀为复感之主要病机,同时气虚血瘀又进一步加重气机郁滞与脾胃虚损,致患儿呼吸道感染反复发生。④"不在邪多,而在正虚"论:江育仁教授认为营虚卫弱,营卫失和是复感儿的主要病理机制。卫气虚则卫外不固,营气虚则津失内守,常汗出而久伤真气,故易反复感染。

【临证思维】

一、诊断

根据2007年中华医学会儿科分会呼吸学组对反复呼吸道感染的临床概念及判断条件的修订结果,本病诊断条件如下表(表8-1)。

表8-1　反复呼吸道感染判断条件

年龄(岁)	反复上呼吸道感染(次/年)	反复下呼吸道感染(次/年)	
		反复气管支气管炎	反复肺炎
0~2岁	7	3	2
2⁺~5岁	6	2	2
5⁺~14岁	5	2	2

注：1. 两次感染间隔时间至少7天以上。

2. 若上呼吸道感染次数不够，可以将上、下呼吸道感染次数相加，反之则不能。但若反复感染是以下呼吸道为主，则应定义为反复下呼吸道感染。

3. 确定次数需连续观察1年。

4. 反复肺炎是指1年内反复患肺炎2次，肺炎需由肺部体征和影像学证实，两次肺炎诊断期间肺炎体征和影像学改变应完全消失。

二、鉴别诊断

本病以反复发作为特点，易与鼻鼽相混淆，应与之鉴别。

鼻鼽(过敏性鼻炎)　临床以突然和反复发作的鼻痒、喷嚏频频、流清涕、鼻塞为主要特征，与感冒相似，可伴眼痒等眼部过敏现象，与接触蒿草及花粉等有关。患儿常有过敏体质及变应性鼻炎家族史。鼻黏膜苍白水肿，鼻分泌物涂片可见嗜酸性粒细胞。

三、辨证思路与方法

本病辨证，首分虚实，继辨脏腑。在虚实辨证中，以虚证为主，具体又可分为气虚、阴虚、气阴两虚。但在近年来随社会发展，生活方式及环境等改变，实证亦不少见，尤其是以北方地区居多。在脏腑辨证中，主要识别在肺、在脾、在肾，结合虚实，临床常用八纲辨证。亦有学者主张分期辨证，按感染期与非感染期两个阶段分别辨证。亦有根据体质的不同辨体论治者。

(一)八纲辨证

1. 肺脾气虚证　多见于先天禀赋不足，后天喂养不当、顾护失宜之小儿。症见反复外感，少气懒言，动则多汗，面黄少华，唇口色淡，食少纳呆，大便不调，舌质淡红，脉细无力，指纹淡。

2. 气阴两虚证　多因素体阴虚或疾病后期邪去正伤，气虚卫表不固故容易外感。症见反复外感，手足心热，或低热，盗汗，口干，神疲乏力，纳呆食少，大便偏干，舌质红，苔少或花剥，脉细无力，指纹淡红。

3. 肺胃实热证　多见于平素嗜食肥甘辛辣或素体内热者。症见反复外感，咽微红，口臭，口舌易生疮，汗多而黏，夜寐欠安，大便干，舌质红，苔黄，脉滑数。

(二)分期辨证

彭玉总结黄建业教授经验，根据反复呼吸道感染患儿病变部位、邪正消长的不同，进行辨证治疗，将其分为急性期、迁延期、间歇期。①急性期主要为外邪犯表，肺卫失和，体质弱为根本。本期具有风寒、风热、湿热、秋燥等见证，同时兼有正虚见证，如面色苍白、消瘦或虚胖、神疲倦怠、食欲不振、舌质淡等。②迁延期主要为邪恋正虚，外感渐消而尚留轻微咳嗽、鼻塞、食欲不振、乏力、多汗，或有低热、咽干不适等。③间歇期为正气虚弱之证，其中脾肺两虚证症见易于感冒，易于腹泻，多汗，厌食，挑食，消瘦或虚胖、乏力、面色苍黄或㿠白，山根青筋；脾肾虚弱证症见易于感冒，筋骨软弱或立迟、行迟、齿迟，多汗，夜惊，厌食，消瘦或虚胖，面色苍白。

丁霞等将121例小儿反复呼吸道感染患儿，分为感染期、非急性感染期。感染期又分风寒表实证、热饮壅肺证、上焦湿热证；非感染期分卫表不固、营卫失和、肺脾气虚。

（三）辨体论治

王力宁等认为是由于患儿相对稳定的体质因素决定了人体对某种致病因子的易感性及其病变类型的倾向。根据小儿体质正常质、气虚质、痰湿质、气阴两虚质、内热质的不同，反复呼吸道感染的发生、发展、演变过程不同，应辨体质论治。正常质复感儿不用施治；气虚质复感儿宜扶正补虚、益气助阳，玉屏风散和四君子汤主之；气阴两虚质复感儿宜益气养阴，生脉散合四君子汤加减；痰湿质复感儿宜温阳化气、健脾化湿，辅以宣肺、化痰、降逆、利水等；内热质复感儿宜清化内热，消积导滞。同时应注意的是，以上体质可相兼而见，也可相互转化。

【治疗研究】

治疗方面，西医主要是寻找致病因素并给予相应处理，在清除异物、手术治疗支气管肺畸形等方面具有一定的优势。中医辨证施治具有突出的优势，应首先区分急性感染期与非急性感染期。急性感染期偏重祛邪治标，但应注意顾护正气。本节内容主要是针对非急性感染期的辨证治疗。因其病因以虚证为主，故治疗以补虚为要，关键要抓住用药的时机，或健脾补肺，或益气养阴，使"正气存内，邪不可干"。若属实证者，宜清泻肺胃为主。另外，在辨证用药的基础上配合捏脊、推拿、穴位敷贴等方法综合治疗，可显著提高疗效。

一、分证论治

（一）分证论治概述

1. 肺脾气虚证　治宜健脾补肺，予玉屏风散加味。常用药：黄芪、白术、防风、党参、山药、煅牡蛎、陈皮。汗多加五味子、浮小麦收敛止汗；纳呆加鸡内金、焦麦芽、焦山楂消食开胃；大便溏加薏苡仁、茯苓健脾利湿。

2. 气阴两虚证　治宜益气养阴，予生脉散加味。常用药：太子参、麦冬、五味子、白术、茯苓、牡蛎、鸡内金。偏气虚加黄芪益气；纳呆加焦山楂、焦麦芽消食开胃；汗多加浮小麦、糯稻根收敛止汗；口干加天花粉、石斛生津止渴；手足心热或低热加地骨皮、牡丹皮清虚热；大便偏干加柏子仁、火麻仁润肠通便。

3. 肺胃实热证　治宜清泻肺胃，予凉膈散加减。常用药：连翘、淡豆豉、黄芩、牛蒡子、薄荷、生石膏、大黄、淡竹叶、芦根、甘草。咽易红加胖大海、金果榄清热利咽；扁桃体易肿大加僵蚕、玄参利咽消肿；口舌易生疮加栀子、通草清心泻火；舌苔厚加焦山楂、鸡内金消积化滞。

（二）分证论治新说

1. 分期论治说　黄建业教授将反复呼吸道感染分为急性期、迁延期、间歇期。①急性期治宜宣肺散邪为主，兼用益气之品以托邪外出。常用自拟益气上感汤加减，药用防风、薄荷、荆芥、黄芪、南沙参、银花、连翘、黄芩、牛蒡子、蝉衣、前胡、桔梗。②迁延期治宜扶正祛邪,常用黄芪、白术、苍术、茯苓、杏仁、前胡、党参、太子参、桔梗、防风、荆芥、白僵蚕。③间歇期脾肺两虚证治宜健脾益气固表,常用自拟益气固表汤加减,药用黄芪、苍术、白术、茯苓、山药、薏苡仁、党参、白芍、桂枝、山楂、广木香等;脾肾虚弱证治宜健脾益气、补肾壮骨,常用自拟补肾益气汤,药用黄芪、白术、党参、菟丝子、熟地、五味子、淫羊藿、龙骨、牡蛎、麦芽、乌梅。

2. 疏解清化说　马融根据复感儿临床表现常伴有自汗、盗汗、纳呆食少、面色萎黄、大便不调等肺脾气虚之象,认为调理脾胃应为治疗易感儿的基本法则,使"脾胃健而营卫充",治疗原则是"脾虚宜健不宜补,肺虚宜疏不宜固",治宜疏解清化,调理脾胃,予抗感至宝口服液,药用藿香、柴胡、厚朴、葛根、陈皮、扁豆、前胡、羌活、独活、赤芍等。

3. 和解表里说　俞景茂另设"少阳失利,枢机失和"一证,症见反复感冒,发热、咳嗽、痰喘、哮鸣、乳蛾肿大等,旧感初已,新感又起,病情时缓时著,证候错综,乃少阳枢机失利之证,治宜和解少阳,调和营卫,斡旋枢机,用柴胡桂枝汤化裁,药用柴胡、黄芩、白花蛇舌草、桂枝、赤芍、太子参、黄芪、半夏、红枣、甘草、丹参、蝉蜕。

4. 调和营卫与补肺固表兼施说　汪受传认为本病常见证候,在肺脾气虚的同时,尚见营卫不和之证。患儿表现为面黄少华,形体消瘦虚胖而肌肉松软,夺汗漐漐而抚之不温,营卫不和与肺脾气虚相兼。临床以桂枝加龙骨牡蛎汤与玉屏风散合方加减,药用黄芪、白术、防风、桂枝、白芍、炙甘草、煅龙骨、煅牡蛎。

5. 补肾固表说　虞坚尔认为肾虚贯穿于反复呼吸道感染患儿的发病过程。复感儿往往由于先天不足或后天失养,肺虚卫表不固,易为外邪侵袭,邪入机体,由表及里,转伤肾气。肾虚,邪盛正衰,疾病经久不愈。临床中常表现为面色㿠白,手足不温,遇寒频发或症状加重。治宜补肾益气固表,予补肾固表方,药用补骨脂、菟丝子、黄芪、白术、防风、黄芩、柴胡等。经实验研究,补肾固表方恢复免疫低下模型小鼠的CD_2^+细胞优于中药(玉屏风散)对照组,与西药(核酪口服液)对照组无差异;两中药组均能提高肾阳虚模型小鼠血清皮质醇含量,基本达到正常水平。

6. 益气活血说　张桂菊等认为反复呼吸道感染病机为肺脾肾不足而导致的气虚血瘀证。因反复发作,久病及肾,肾虚致肺脾不足,故见面色少华、多汗、厌食等。"久病必瘀",同时表现为咽红、扁桃体肿大、指纹淡紫滞等。治宜益气活血,以益肺健身颗粒治疗,药用太子参、白术、黄芪、茯苓、山药、丹参、赤芍、桃仁、红花、川芎、当归等。该药证实能够增强细胞免疫和体液免疫及网状内皮系统的功能,并促使造模小鼠的SIL-2R水平降低,从而提高IL-2的活性,并能使造模肠系膜循环障碍的大鼠微血管交叉网点得到开通,说明益肺健身颗粒通过其益气活血作用,能调节免疫,改善全身营养状态,从而达到防治疾病的目的。

7. 从肝论治说　梁文旺等提出反复呼吸道感染以"肝枢纽",因情志因素导致肝木亢害,侮金乘木,土不生金,肺卫不固。治宜疏肝理脾,益肺固表,自拟双屏风散。方中柴胡、黄芪为主要,白术、党参、茯苓健脾助生化之源,枳实、白芍为辅,佐地龙走表祛风。

二、其他疗法

(一)中成药

1. 童康片用于肺脾气虚证。

2. 玉屏风颗粒用于肺脾气虚证。

3. 槐杞黄颗粒用于气阴两虚证。

4. 清降片用于肺胃积热证。

5. 童乐口服液用于营卫失和证。

(二)膏方治疗

膏方以辨证施治为基础,药力作用缓和、稳定持久,且口味较好,相较于中药汤剂、中成药等儿童接受度更高,是防治小儿反复呼吸道感染的长期服用的理想剂型。如马融教授认为肺脾肾虚兼有湿热、痰浊、瘀血是本病发病的关键,自拟膏方,药用生黄芪60g、白术20g、防风20g、生牡蛎60g、黄芩30g、党参30g、陈皮20g、茯苓30g、补骨脂20g、桑白皮20g、连翘30g、鸡内金30g、山楂25g、桃仁20g、栀子20g、瓜蒌20g,将上述药物制作成膏滋,每次取膏10g,用温开水冲匀服用,早晚两次服用。2个月1疗程,共2个疗程。

(三)中药外治法

小儿脏气清灵,随拨随应,皮肤角质层及黏膜较薄,对药物吸收能力强,且小儿对内服药物不易接受,中药外治法药简效、方便、安全、有效,故穴位敷贴、推拿、针灸等中医外治法已成为防治反复呼吸道感染的有效辅助治疗方法。

1. 穴位敷贴治疗　中药穴位敷贴具有药物和穴位的双重治疗作用,通过药物经皮吸收,刺激局部经络穴位,激发全身经气。研究发现中药穴位敷贴治疗小儿反复呼吸道感染有效,其在提高IgA、IgG等免疫球蛋白含量,增强机体免疫能力等方面亦表现出独特效用。于每年三伏、三九的第一天,选用白芥子、甘遂、细辛、麻黄、延胡索等药物研末,用鲜榨生姜(或凡士林)调膏,以无菌敷料制成敷贴,贴于背俞穴和募穴(大椎、肺俞、心俞、膈俞、天突、膻中等),每次2~4小时,一年共6次,三年为一个疗程。亦可通过在贴敷前以生姜擦揉皮肤,加热敷贴,借助药物导入机器,联合推拿、点刺四缝穴治疗等方式,加强穴位敷贴方式防治小呼吸道感染的作用。

2. 四时辨体捏脊　中医传统捏脊疗法简、便、易、廉,已作为一项重要的辅助治疗手段广泛应用于小儿反复呼吸道感染的防治。马融教授在传统捏脊基础上,结合四时理论、小儿体质学说创立了"四时辨体捏脊"法,即在传统捏脊手法的基础上,立春加揉按肝俞、肺俞,立夏加揉按心俞、小肠俞、脾俞、胃俞,立秋加揉按肺俞、大肠俞,立冬加揉按肾俞、膀胱俞;痰湿质加三焦俞、脾俞,内热质加肝俞、心俞、大椎,气虚质加脾俞,气阴两虚质加肝俞、脾俞。每穴操作3分钟。

3. 针灸治疗

(1)温针足三里:皮肤消毒后取足三里,针刺得气后加灸,以局部皮肤潮红耐受为度,留针20分钟,每日1次,10次为一个疗程,间隔3天再进行下一疗程。

(2)取大椎、肺俞、足三里、肾俞、关元、脾俞。每次取3~4穴,轻刺加灸,隔日一次,共治疗4周。在好发季节前作预防性治疗。

(3)王不留行籽耳穴贴压选咽喉、气管、肺、大肠、脾、肾、内分泌、皮质下、神门、脑干,耳尖放血。6次为一疗程,每隔6日更换1次,每日轻轻按压耳穴2~3次,每次压3分钟。

4. 其他外治疗法　亦有用刮痧拔火罐、佩戴中医香袋法、穴位注射、中药直肠灌注等其他中医外治疗法的报道。

【研究发展思路】

一、规范与标准

（一）诊疗指南

2007年由中华医学会儿科分会呼吸学组制定了《反复呼吸道感染的临床概念和处理原则》，明确了反复呼吸道感染的概念，并在西医方面论述了反复上下呼吸道感染的病因分析和处理原则。

2012年由中华中医药学会儿科分会制定了《中医儿科常见病诊疗指南·反复呼吸道感染》，指南将小儿反复呼吸道感染分为肺脾气虚证、营卫失调证、脾肾两虚证、肺脾阴虚证4个证型论治，并介绍了黄芪生脉口服液、玉屏风口服液等中成药，及药物外治、推拿疗法、针灸疗法等，以便推广应用。

2015年中华中医药学会儿科分会临床评价学组为推动儿科中医临床试验设计与评价水平的提高，制定了《小儿反复呼吸道感染中药新药临床试验设计与评价技术指南》，从研究背景、研究目标、总体设计、诊断标准、受试者选择、给药方案等方面全面地阐述了小儿反复呼吸感染中药新药临床试验设计与评价技术的要点，以期为研究者提供指导。

杨常泉、马融等发表的《小儿反复呼吸道感染中医治疗优化方案临床研究》，是在文献研究基础和专家调查形成中医优化治疗方案基础上，首次采用多中心随机对照实验设计进行规划的临床观察并获得循证证据。研究中对疾病诊断、纳入、排除、脱落、剔除标准均有明确规定，并对观测指标和疗效评价有详细的描述。

1. 观测指标及时点　①人口学资料：包括性别、年龄、身高、体重。②疗效性指标包括疾病疗效（临床痊愈率）、呼吸道感染各病种发病次数、中医证候疗效、单项中医证候评分、免疫指标等。③安全性指标包括血常规、生命体征。

2. 不良事件观察　不良反应判断按肯定有关、可能有关、无法判定、可能无关、肯定无关5级，前3项视为药物的不良反应。

3. 疗效评定标准　①疾病疗效评价标准。临床痊愈：随访12个月，呼吸道感染次数和病情符合同年龄组正常标准；未愈：不符合痊愈标准者。注：按患者随访12个月结束时年龄确定其正常标准范围。②中医证候疗效判定标准。临床痊愈：治疗后证候计分较治疗前证候计分减少≥90%；显效：治疗后证候计分较治疗前证候计分减少60%~90%；有效：治疗后证候计分较治疗前证候计分减少30%~60%；无效：治疗后证候计分较治疗前证候计分减少<30%。分别于治疗8周末、随访12个月结束进行评价。③中医单项症状的疗效判定标准。临床痊愈：治疗后症状消失；显效：治疗后症状轻重分级下降2级，即由重度到轻度；有效：治疗后症状轻重分级下降1级，即由重度到中度，或由中度到轻度；无效：治疗前后无变化或恶化。分别于治疗8周末、随访12个月结束进行评价。

此研究方案为临床提供了一种具有循证证据支持的中药治疗优化方案，可进一步提高中医药治疗小儿反复呼吸道感染的临床疗效。

（二）中医临床路径

2011年，由中华中医药学会发布的《小儿反复呼吸道感染中医临床路径》中，明确了小儿反复呼吸道感染中医临床路径标准门诊流程，尤其对进入路径标准、治疗方案的选择、标准疗程时间、证候学观察项目、门诊检查项目、完成路径标准及变异情况的分析，均做了详细的说明，并制订了路径表单。在此基础上，在小儿反复呼吸道感染协作组单位内进一步开展了临床路径的试点工作，进行了疗效评价总结，提出修订、完善建议，便于推广应用。

二、临床研究

1.专方治疗　马融等观察抗感至宝口服液与左旋咪唑对比治疗反复呼吸道感染患儿的疗效。结果显示抗感至宝口服液组总有效率为93.2%，明显高于左旋咪唑对照组（$P<0.05$）。在改善患儿症状、体征方面，抗感至宝口服液组明显优于左旋咪唑组（$P<0.05$）。两者均有提高和调节机体T淋巴细胞免疫功能，并可显著增强红细胞-C3b受体的花环率，使之与健康儿比较无显著性差异（$P>0.05$），提示该药的效率可能与此有关。李治准等观察了柴胡桂枝汤对复感儿免疫球蛋白及IgG亚类的影响，检测了复感儿治疗前后Ig和IgG亚类的含量，并与正常组对照比较。结果：复感儿IgG、IgA、IgM浓度均显著低于正常对照组（$P<0.01$），IgG亚类缺陷率60.9%。柴胡桂枝汤治疗临床总有效率95.6%，血清IgG浓度较治疗前明显升高（$P<0.05$）。IgG亚类缺陷纠正率71.4%。证明改善免疫功能，纠正IgG亚类缺陷状态可能是柴胡桂枝汤治疗复感儿的机制之一。张云洲等观察参贝颗粒对小儿反复呼吸道感染（肺脾两虚并痰浊内阻型）免疫球蛋白的影响和临床疗效。将60例患儿随机分为中药组和西药组各30例。中药组给予参贝颗粒（含沙参、浙贝母、射干、山药等），西药组给予匹多莫德、祛痰灵口服液，均服药2周，对比2组疗效和血IgG、IgA、IgM的水平。结果显示上述免疫指标及感染次数较治疗前均显著改善（$P<0.05$或$P<0.01$），但两组间差异无统计学意义。因此认为参贝颗粒和匹多莫德、祛痰灵口服液都是治疗小儿反复呼吸道感染的有效药物，两组近期疗效相当。栾红等采用黄芪精口服液治疗反复呼吸道感染。治疗组除给予常规抗感染、对症治疗外，给予口服黄芪精口服液治疗，<6岁者每次1支，≥6岁者每次1.5支，均每日2次，总疗程60天。对照组仅给予常规抗感染、对症治疗，不接受任何免疫调节剂及增强剂。结果治疗组服药后血清IgG、IgA和T细胞亚群较服药前及对照组皆明显增高（$P<0.01$）；治疗组显效率和总有效率均明显高于对照组（$P<0.01$）。认为黄芪精口服液可改善患儿的体液免疫和细胞免疫功能。

2.专药治疗

（1）黄芪：性微温，味甘，具有补气固表、益气活血、升阳止汗、利水消肿、托毒排毒等功效，是补气固表的要药。此药补而不滞，能走能守，固表而不恋邪。其主要成分为黄芪苷类、多糖类、黄酮类、氨基酸、微量元素等。对黄芪的药理学研究证明，黄芪能显著增强网状内皮系统的吞噬功能，同时具有细胞免疫功能增强作用，促进健康淋巴细胞转化；可明显提高白细胞诱生干扰素，具有增强免疫力的作用。不论是单味药，还是以黄芪为主的方药、注射药等早已广泛应用于防治反复呼吸道感染。通过"扶正祛邪"、调节免疫、减少病原体的复制，起到治病求本的作用。

（2）穿心莲：穿心莲内酯是穿心莲的主要有效成分，注射穿心莲内酯为穿心莲内酯经酯化、脱水、成盐而制成的精制脱水穿心莲内酯琥珀酸半酯半单钾盐，具有明显的解热、抗炎、促进肾上腺皮质功能及镇静作用，可促进中性粒细胞吞噬能力，提高血清中溶菌酶的含量，对于上呼吸道感染、急性肺炎、急性肠炎、细菌性痢疾有肯定的疗效。注射用穿心莲内酯抗病毒作用强，抗菌谱广，对由病毒和细菌感染引起的呼吸系统感染总有效率达95%，副作用小,治疗呼吸系统感染性疾病退热快,体温下降平稳,发热反复少,具有标本兼治作用。对发热、咽痛、咳嗽等全身症状的改善较西药快,具有整体调节作用。研究注射用穿心莲内脂组服药过程中未见不良反应。

（3）甘草锌: 甘草锌是从甘草的根中提取得到的有效成分与锌结合的含锌药物,有效成分主要是甘草甜素、甘草素、甘草黄酮类和锌。甘草素在体内水解为甘草次酸,有抵制炎症、抗过敏、保护支气管黏膜的作用; 甘草黄酮类（FG）是一类生物活性较强的成分,已发现多种FG具有抗病毒活性; 甘草甜素能改善儿童的食欲,从而改善营养不良,增强机体的抗病能力; 锌参与所有细胞代谢,在人体内具有极其重要的生理和生化功能。有学者认为甘草锌对呼吸道感染患儿急性发作期有一定的减轻症状、增强免疫功能的作用。

（4）其他: 复感儿由于反复感染气阴已伤,北沙参滋养气阴,鲜石斛生津润燥,适用于阴津不足之证。另人参、西洋参也可考虑使用。羊乳根能散结消肿而不伤正,运用于体虚而乳蛾、婴核肿大患儿。蚤休、大青叶、天花粉清热之中兼散结,可适用于呼吸道炎症经久不消失、乳蛾肿大者。紫雏菊是世界卫生组织（WHO）推荐的抗流感草药,有明显的抗病毒作用,实验证明其汁液可刺激非特异性防御机制,增强细胞免疫功能。"久病必瘀",在补益脾肺的基础上,佐一二味活血化瘀药,如丹参、赤芍、当归等,能改善局部循坏,有利于病变组织修复。对于血瘀征象明显的患儿,可以直接加用活血化瘀药,辅以益气之味,如丹参、桃仁、当归、赤芍、蝉蜕、太子参、黄芪等,活血通瘀、补肺益气,气行则血行,以恢复患儿正常的生理状态,扶正祛邪,增强抵抗力。

三、基础研究

（一）动物模型研制

回顾十年来的文献报道,对反复呼吸道感染的研究仍以临床研究为主,对于动物实验的研究报道仍比较匮乏,实验研究仍处于探索阶段,目前缺乏比较公认统一而规范的动物疾病模型。

目前报道的动物实验研究,学者们多从对本病病因病机的认识出发,探讨药物的作用机制。根据反复呼吸道感染的临床表现,较多被应用于研究的为气虚动物模型。一般采用的方法有限制日摄食量法、泻下法、疲劳法、烟熏法,以及使用X线照射、药物致虚(秋水仙碱、阿奇霉素、大黄致泻和耗气破气中药致虚等)等方法,其中控制饲料的方法最为简便易行。结合反复呼吸道感染的辨证分型不同,模拟脾气虚的动物模型多使用疲劳加饮食失节或泻下法,偏食苦味或酸味,耗气破气或苦寒泻下加耗气破气中药,还有根据临床肿瘤放疗病人常出现脾气虚证而来的X线照射法等。肺气虚的造模多使用二氧化硫、香烟、锯末等烟熏以耗损肺气。亦有通过多种方式联合应用,建立肺脾气虚型大鼠模型的研究。虞坚尔等通过腹腔注射氢化可的松建立免疫功能低下(肾阳虚)的小鼠探索中药汤剂治疗小儿反复呼吸道感染的作用机制。针对实证反复呼吸道感染的动物模型目前尚未有相关报道,是否可以借助于大鼠高热量高蛋白饲料造成肺胃积热的小鼠模型来进行研究,此方面尚有待进一步规范。另外是否可以设想在气虚模型的基础上,再加上致病微生物(病毒、细菌等)反复攻击的造模因子,造成反复呼吸道感染病证结合的动物模型,将更适用于本病的药效学研究。

（二）中药作用机制研究

中药具有全方位、整体调节的优势。其作用机制包括对机体免疫功能的调节作用等。

对机体免疫功能的调节作用 小儿反复呼吸道感染与机体免疫功能低下有关。小儿反复呼吸道感染的致病微生物以病毒为主,而机体抵御病毒感染的途径主要依靠细胞免疫,发生反复呼吸道感染的患儿多存在外周血T淋巴细胞亚群功能紊乱等问题,其机体细胞免疫功能处于相对低下的状态。血清免疫球蛋白IgA、IgM、IgG及外周血T细胞亚群CD_3^+、CD_4^+、CD_8^+、CD_4^+/CD_8^+等水平的增加标志着机体免疫力的提高。李青灵等采用健脾益气之玉屏风散治疗反复呼吸道感染患儿,结果显示:玉屏风散(黄芪、白术、防风)能显著增加血清免疫球蛋白IgA、IgM、IgG及外周血T细胞亚群CD_3^+、CD_4^+、CD_8^+、CD_4^+/CD_8^+等的水平,从而增加机体免疫力。

四、发展思路

反复呼吸道感染因其反复性、病程时间长,可严重影响儿童的生长发育和家庭生活的质量。目前已对反复呼吸道感染提出了明确的诊断标准,中医对反复呼吸道感染的病因病机、治疗方面的研究都在不断发展。运用中医药扶正固本为主防治本病取得了较好的疗效,中医药干预前后的免疫指标变化明显,不同程度上提高了复感儿的免疫功能,相较于西医学防治本病的免疫调节剂来说,在改善患儿症状及体征方面更显优势。实施中西医结合治疗反复呼吸道感染也成为目前较好的治疗方法之一。

目前临床对于反复呼吸道感染的研究已日趋规范化,但仍存在许多的问题。首先,对古代文献缺乏系统的整理,不能体现后世对本病的研究和传承。在临床研究方面,中医药治疗反复呼吸道感染报道的疗效评判标准不统一,疗效评定标准不完善,鲜有关于中医辨证分型规律的大样本调查研究,对相关因素量化研究仍有待进一步完善,这些都导致了其疗效和证据水平较低,缺乏总体评价。而在动物实验方面,动物实验模型的研制及规范化尚有待探索;药理学研究中仍以中药复方为主,缺乏对有效方药物质基础作用机制的深入研究。

因此,为深入揭示中医药治疗反复呼吸道感染的优势,进一步完善古代相关文献的整理,修订和完善诊疗指南,制定疗效评价标准,研制动物模型,发现作用靶点及机制,才能更好发挥中医药对反复呼吸道感染的防治作用。

参 考 文 献

[1] 罗瑶,舒兰. 小儿反复呼吸道感染的中医病因病机探讨. 医学信息(中旬刊),2010,5(2):406-408.

[2] 徐青. 反复呼吸道感染患儿中医体质类型分布研究. 北京:北京中医药大学,2014.

[3] 曹宏,张桂菊. 益气活血法防治小儿反复呼吸道感染初探. 国医论坛,2003,18(5):15.

[4] 郁晓维. 不在邪多而在正虚——江育仁教授防治呼吸道复感儿的经验. 现代中医药,2004(4):7-9.

[5] 彭玉. 黄建业教授治疗儿童反复呼吸道感染经验. 贵阳中医学院学报,2000,22(1):18-20.

[6] 丁霞. 121例小儿反复呼吸道感染的分期及中医辨治. 中国医药指南,2013(13):297-298.

[7] 马融. 疏解清化治易感. 江苏中医药,2006,27(2):10.

[8] 俞景茂. 和解少阳法治疗小儿反复呼吸道感染. 江苏中医药,2006,27(2):11-11.

[9] 汪受传. 补肺固表、调和营卫法治疗小儿反复呼吸道感染. 江苏中医药,2006,27(2):11-12.

[10] 李昌国,虞坚尔. 补肾固表方治疗小儿反复呼吸道感染作用机理的实验研究. 中国中医药信息杂志,2002,9(8):15-17.

[11] 王明香,张世屏,曹宏,等. 益肺健身颗粒防治小儿反复呼吸道感染的实验研究. 山东中医杂志,2000,

19（4）：229-232.

[12] 梁文旺."肝枢扭"法则防治小儿反复呼吸道感染30例.陕西中医,2002,23（6）：493.

[13] 齐翼.王力宁教授从体质论治小儿反复呼吸道感染的经验介绍.广西中医药,2008,31（5）：41-42.

[14] 丁丹丹,李敏.穴位敷贴干预小儿反复呼吸道感染临床研究概述.中国中医药图书情报杂志,2016,40（4）：61-65.

[15] 卓越,张欣,刘明军,等.中医捏脊疗法对反复呼吸道感染患儿免疫功能的影响.中国妇幼保健,2013,28（23）：3782-3783.

[16] 马融,杜春雁,杨常泉,等.四时辨体捏脊疗法预防小儿反复呼吸道感染的临床应用.中华中医药杂志,2012,27（5）：1315-1317.

[17] 中华中医药学会.小儿反复呼吸道感染中医诊疗指南.北京：中国中医药出版社,2012.

[18] 马融,胡思源,吴振起,等.小儿反复呼吸道感染中药新药临床试验设计与评价技术指南.药物评价研究,2015,38（3）：238-243.

[19] 杨常泉,马融,李新民,等.小儿反复呼吸道感染中医治疗优化方案临床研究.中华中医药杂志,2012,（4）：1136-1140.

[20] 陈春玲,林洁.黄芪制剂治疗小儿反复呼吸道感染研究进展.实用中医内科杂志,2012,（4）：88-90.

[21] 江红.穿心莲内酯治疗小儿反复呼吸道感染的临床疗效及对血清IgA的影响.中国医学导报,2007,39（9）：42-44.

[22] 陈颖智.甘草锌联合免疫增强剂治疗儿童反复呼吸道感染临床疗效观察.广州医药,2009,4（16）：52-53.

[23] 李军兰,方肇勤.气虚证动物模型造模方法综述.上海中医药大学学报,2004,18（3）：56-60.

[24] 张晓芬,刘晓红,庄泽吟,等.玉屏风颗粒联合铁剂和锌剂对反复呼吸道感染患儿免疫功能的影响.广东医学,2012,33（4）：547-549.

[25] 李青灵,巨慧,薛燕茹.玉屏风颗粒对反复呼吸道感染患儿的疗效观察.中药材,2016,39（5）：1176-1178.

（张喜莲）

第五节　过敏性咳嗽

过敏性咳嗽是指超过2个月无原因的慢性咳嗽,咳嗽呈阵发性刺激性干咳,或有少量白色泡沫痰,每因吸入过敏源后加重,应用抗生素无效,对糖皮质激素和抗组胺药有效,胸部影像无明显异常。目前国内多数文献将过敏性咳嗽等同咳嗽变异性哮喘。近年来,有人提示过敏性咳嗽是一种不同于咳嗽变异性哮喘的独立性疾病,此观点于1992年由Fujimura提出,因为咳嗽变异性哮喘的乙酰胆碱激发试验阳性,存在轻度气道高反应性,支气管舒张试验阳性,而过敏性咳嗽不存在气道高反应性,乙酰胆碱激发试验阴性,支气管舒张试验阴性,抗过敏药物有效。中医药治疗咳嗽历史悠久,古代无过敏性咳嗽的记载,主要归属于"咳嗽""哮病""风咳""燥咳"等范畴中。中医在咳嗽上形成了完整而丰富的理论体系,从理法方药上积累了丰富的临床经验。

【历代文献述要】

古代无过敏性咳嗽的文献记载，"咳嗽"最早见于《素问·咳论第三十八》："黄帝问曰：肺之令人咳，何也？岐伯曰：五脏六腑皆令人咳，非独肺也。"引出了心咳、肺咳、肝咳、脾咳、肾咳、肠咳、胆咳、胃咳、膀胱咳和三焦咳等11种"五脏咳"及"六腑咳"，并且详细描述了各类咳嗽的证候特征，体现咳嗽治疗的五脏观和整体观念，为咳嗽的辨证论治奠定了基础。《伤寒论》及《金匮要略》对咳嗽的证治进行了具体论述，记载了许多经典方剂，如小青龙汤、小青龙加石膏汤、射干麻黄汤、苓甘五味姜辛汤、麦门冬汤等，强调方剂的"从重制化"的组方原则，为后世治则指明了方向，并且对外感咳嗽和内伤咳嗽的论治初现端倪。《素问病机气宜保命集·咳嗽论》云："咳谓无痰而有声，肺气伤而不清也，嗽是无声而有痰。"对咳与嗽提出了明确区分。在外感咳嗽中，刘完素《素问病机气宜保命集》中提出了"寒、暑、燥、湿、风、火六气皆令人咳"，"嗽分六气毋拘以寒"，其中"风咳""燥咳"与过敏性咳嗽有相似之处。后世逐步认识饮食劳倦、七情所伤、房事不当也可以引起咳嗽，如明代戴思恭《秘传证治要诀·诸嗽门》谓："七情饥饱，内有所伤，则邪气上逆，肺为气出入之道，故五脏之邪，上蒸于肺而为咳，此自内而发者也。"程钟龄在《医学心悟·咳嗽》中论述最为经典，"肺体属金，譬如钟然，钟非叩不鸣。风、寒、暑、湿、燥、火，六淫之邪，自外击之则鸣，劳欲、情志、饮食、炙煿之火，自内攻之则亦鸣。"为经典描述。关于咳嗽的治疗，《素问·咳论》提出五脏之咳，取俞穴；六腑之咳，取合穴。《伤寒论》及《金匮要略》对痰饮咳喘的治疗有许多经典方剂，为后世理法方药制定了典范。《医学入门·咳嗽》曰："新咳有痰者外感，随时解散；无痰者便是火热，只宜清之。久咳有痰者燥脾化痰，无痰者清金降火。盖外感久则郁热，内伤久则火炎，俱宜开郁润燥。"提出了外感和内伤的治疗不同。《景岳全书·咳嗽》"外感之邪多有余，若实中有虚，则宜兼补以散之。内伤之病多不足，若虚中夹实，亦当兼清以润之。"《医门法律·咳嗽门》对于内伤咳嗽提出："内伤之咳，治各不同，火盛壮水，金虚崇土，郁甚舒肝，气逆理肺，食积和中，房劳补下，用热远热，用寒远寒，内已先伤，药不宜峻。"综上，历代医家对于咳嗽的治疗逐步深入，主张从脏腑整体入手，分外感内伤分而治之，对"风咳"与"燥咳"的论述与过敏性咳嗽接近。

【病因病机研究】

一、病因病机概述

古代无明确关于过敏性咳嗽的文献研究，其病因病机的临床研究主要集中近现代研究，是中西医结合纵深思维的拓展，目前尚未形成统一的共识，主要集中在以下几种病机学说：

1. 风咳论　部分学者认为过敏性咳嗽多以刺激性干咳、顿咳、频咳，痰少为主，表现为风邪为患特点，风邪致病为标，脏腑虚弱致病为本。"风盛挛急"，肺失宣肃，邪阻肺络，气道挛急，肺气上逆而致，治以疏风宣肺，解痉止咳，运用"风药"能取效。

2. 燥咳论　过敏性咳嗽以慢性咳嗽为特点，病程时间长，咳嗽，痰少。部分学者认为肺阴不足系感邪日久，邪热消灼津液，肺阴耗散而不收；或内伤饮食，接触过敏物质或有宿根；或感受秋燥之邪，导致肺气耗散，气阴两伤，燥热内生，肺气上逆，故而咳嗽迁延日久，或者干咳痰少，咽痒。在治疗上主张养阴润肺，敛肺止咳。

3. 肝咳论　部分学者认为过敏性咳嗽主要脏腑在于肝和肺脏,肝主条达,其气主升,肺主肃降,其气主降。若肝旺肺虚,或木火刑金,肝肺升降失司,肺气上逆故而咳嗽;肺气虚则津液输布失常则生痰,阴虚则凝津为痰,故咳声重浊,于晨起或夜间剧烈,或咳声阵作、咯黄黏痰;木火刑金故咳声高亢;肝失疏泄则气急或情绪激动时咳甚、气逆则咳、咳引胸痛,时发时止。在治疗上注重清肝泄肺,或缓肝养肺能明显减轻咳嗽症状。

4. 脾咳论　部分学者认为过敏性咳嗽需从肺脾论治,脾为生痰之源,肺为贮痰之器。过敏性咳嗽是哮喘之变异,也符合"伏痰学说"。脾失健运,痰浊内生,则晨起或饮食不节或劳倦后咳甚、晨起或饭后或进食甘甜油腻痰多、咳甚则呕、咯白黏痰、或每因接触食物过敏源后发作明显;肺气不足,卫外不固,故而易感,每因外感而复发,形成恶性循环。治疗上重视培土生金,甘平辛润之法。

二、病因病机新论

1. 伏风论　汪受传教授认为过敏性咳嗽常见的临床证候,如阵发性刺激性干咳,少痰等,皆符合中医学"风证"特征。因禀赋有异,伏风平时深潜体内,疏之不散,息之难平,由于禀受于父母之先天,因而成为该病夙根。加上外来"贼风"所犯,两风相合而形成外风引动伏风,肺失宣肃为本病主要病机。治疗上以消风止咳为基本法则。

2. 伏饮论　部分学者认为过敏性咳嗽因肺寒痰饮内伏,外因天气寒冷、形寒、寒饮,内外合邪,两寒相感,中外皆伤,气逆而上行,则发为肺寒伏饮咳嗽。治疗上以温肺化饮为基本法则。

3. 哮咳论　部分学者认为过敏性咳嗽需以哮论治,并提出三期论治:第一阶段即痰蕴于肺,每遇诱发因素,痰邪搏击气道,郁而化热,肺热气逆,则呈阵发性呛咳;第二阶段久咳伤肺,久嗽伤脾,痰疲难去,痰湿内蕴;第三阶段邪去正伤,肺脾肾虚,肺虚不固,气逆为咳。治疗上分别以解痉降逆、健脾化痰和固本截痰为主。

4. 理肺补肾论　部分学者认为本病系肾虚为内因,外邪侵袭为诱因,而痰是外邪袭肺和肾虚不能化气的病理产物,气之升降不利是实质,肾虚是根本。其致病机制有三:一是肾气虚,不能卫外御邪,易受外邪侵袭;二是肾虚水泛,湿聚为痰;三是肾气虚,不能纳气,气之出入不利而致痉咳不止。治疗上以理肺降逆,补肾纳气为主。

5. 痰瘀互结论　部分学者认为痰瘀是过敏性咳嗽演变发展的关键。肺为娇脏,易受外邪侵袭而致肺的宣发肃降功能失常,兼之脾运化功能失常,痰饮内生,潜伏于肺脏,长期壅阻气道,肺气郁遏,气机不畅致肺脏血行不畅,气机阻滞影响血液运行而形成瘀血。瘀血阻肺,影响津液输布,津液凝滞,聚为痰饮,痰阻气道,妨碍气机升降则影响痰浊之邪向外排除。痰饮是瘀血的基础,痰饮可引起瘀血,痰瘀胶结,潜伏于肺脏,二者互为因果,使咳嗽反复发作,缠绵难愈。治疗上以温肺化饮,活血化瘀为主。

综上研究,目前过敏性咳嗽仍是咳嗽的一种特殊表现,基本病机为肺气失宣,肺气上逆。其病因多分外感和内伤,外感责之于风、寒、暑、湿、燥、火,内伤多因先天禀赋不足、内伤饮食、劳倦等。其致病脏腑集中在肺、肝、脾三脏。治疗时强调与西医学相结合,可采用微观辨证方法。

【临证思维】

一、诊断

参考《咳嗽的诊断和治疗指南（2015）》中标准，主要见于学龄期和学龄前期儿童慢性咳嗽的常见疾病之一：

1. 慢性咳嗽，多为刺激性咳嗽。
2. 肺通气功能正常，支气管激发试验阴性。
3. 诱导痰嗜酸性粒细胞不增高。
4. 具有下列指征之一：①有过敏性疾病史或过敏物质接触史；②变应原皮试阳性；③血清总IgE或特异性IgE增高。
5. 糖皮质激素或抗组胺药治疗有效。

二、鉴别诊断

1. 感染后咳嗽　①近期有明确的呼吸道感染史；②咳嗽呈刺激性干咳或伴少量白色黏痰；③胸部X线无明显异常；④肺通气功能正常；⑤咳嗽通常具有自限性；⑥除外引起慢性咳嗽的其他原因，如果咳嗽超过8周，应考虑其他诊断。

2. 上气道咳嗽综合征　①慢性咳嗽伴或不伴有咳痰，咳嗽以清晨或改变体位后为甚，常伴有鼻塞、流涕、咽干伴异物感、反复清咽、咽后壁有附着感、少数患儿诉有头痛、头晕及低热；②检查鼻窦区有压痛，鼻窦开口处可有黄白色分泌物流出，咽后壁淋巴滤泡增生明显，呈鹅卵石样改变，有时可见咽后壁黏液样物附着；③针对性治疗如抗组胺药和白三烯受体拮抗剂，鼻用糖皮质激素等有效；④鼻窦炎所致者，鼻窦X线平片或CT片可见相应改变。

3. 胃食管反流咳嗽　①阵发性咳嗽，有时剧咳，多于夜间发作；②症状大多出现在饮食后，喂养困难，部分患儿伴有上腹部或剑突下不适、胸骨后烧灼感、胸痛、咽痛等；③婴儿除咳嗽外，还可致窒息、心动过缓和背部呈弓形；④可致患儿生长发育迟滞或延迟。

4. 嗜酸性粒细胞性支气管炎　①慢性刺激性咳嗽；②胸X线片正常；③肺通气功能正常，无气道高反应；④痰液中嗜酸性粒细胞比例相对百分比>3%；⑤口服或吸入糖皮质激素有效。

5. 先天性呼吸道疾病　主要见于婴幼儿，1岁以内。包括有先天性气管食管瘘、先天性血管畸形压迫气管、喉气管支气管软化和（或）狭窄、支气管肺囊肿、纤毛运动障碍及纵隔肿瘤等。

6. 心因性咳嗽　①年长儿多见；②日间咳嗽为主，专注于某些事情时或夜间休息时咳嗽消失；③常伴焦虑症状；④不伴有器质性疾病，并除外引起慢性咳嗽的其他原因。

7. 其他病因　包括异物吸入、药物诱发性咳嗽、耳源性咳嗽等。

三、辨证思路与方法

过敏性咳嗽根据发病诱因、病程及病情的兼并症有其独特的辨证过程。

（一）病因辨证

本病辨证，①首辨外感和内伤咳嗽：起病急，咳嗽急促，咳声高扬，病程短，多伴有鼻塞、流清涕、咽痒、发热等外感症状多属于外感咳嗽;病程迁延、发病较缓、咳声低沉,病程较长,兼有不同程度里证,合并有不同基础病多属于内伤咳嗽。②进一步明确脏腑,在肺、在脾、还是在肝。脾脏表现咳嗽痰多,痰白而稀,胸脘作闷,或胃纳不佳,神疲乏力,大便时溏,或有明确食物过敏源,病情迁延不愈;肝脏表现为咳嗽剧烈,胸胁引痛,咳嗽阵作,咯黄黏痰,咳声高亢,气急或情绪激动时咳甚,气逆则咳,咳引胸痛,心烦易怒,脉弦。三脏以合并或兼并病为主。③再结合风、痰、燥、火等病因详细辨证:风邪致病者咽痒,咯白黏痰,夜间咳甚,异味刺激咳甚,咳声短促,气逆上冲,恶寒、鼻塞、流涕、喷嚏,时有气短,舌苔薄,脉浮或指纹淡红;痰邪为患者,咳声重浊,晨起或饮食不节或劳倦后咳甚,晨起或饭后或进食甘甜油腻痰多,咳甚则呕,咯白黏痰,痰出咳缓,口中黏滞感,胸闷,疲倦,咽中异物感,体形偏胖,神疲,食欲减退,大便溏,舌体胖大,舌质淡,苔白腻,脉滑;燥邪引起者,咳声嘶哑,咳甚气喘,痰少,咽干咽痒,口渴欲饮,舌质燥,少苔,脉细数;火邪所致者,咳嗽阵作,咯黄黏痰,咳声高亢,心烦易怒,口苦口干欲饮,夜眠多梦,大便秘结,小便黄,舌红苔黄,脉数。

1. 风邪犯肺证　咳嗽频作,咳声清扬,咽痒,痰白清稀,鼻塞、流清涕、喷嚏,伴或不伴发热,或身痒,时作时止,舌淡红,苔薄白,脉浮或指纹淡红。或合并过敏性鼻炎、荨麻疹等。

2. 阴虚肺燥证　多见于咳嗽日久,病情迁延,依赖于吸入性支气管扩张剂及糖皮质激素者,肺功能异常,多以小气道功能受限为主。表现为刺激性干咳,连声做呛,或无痰,咽干咽痒,声音嘶哑,手足心热,舌红,苔少或薄苔,脉细数,指纹紫。

3. 肝火犯肺证　多见于咳嗽的急性发作,多因感染后和情绪波动后发作,以咳嗽气急、咳逆阵作,咳时面红目赤,胸胁胀满,时有引痛,咽干口苦,痰少色黄质黏不易咯出,咳甚时有血丝,舌红,苔微黄或黄,脉弦或数,指纹紫。

4. 脾肺不足证　过敏性咳嗽稳定期,病情迁延日久,肺功能异常,对食物过敏源阳性者。表现为咳嗽反复发作,咳声重浊,痰多不易咯,每于晨起、夜间及饭后咳嗽明显痰多,纳呆食少,形倦乏力,活动不耐受,腹胀,平素自汗、盗汗,小便量可。

(二)哮咳分期辨证

1. 发作期(咳期)　咳嗽,呈阵发性呛咳,少痰或无痰,黏稠难咯,以夜间、晨起明显。面赤,手足心热,夜卧不安,喜俯卧,大便干或秘结。舌质红或红绛,苔黄腻或薄黄,脉滑数。

2. 缓解期(痰期)　咳嗽明显减轻,痰多,喉中痰鸣。胸脘痞闷,纳呆体倦,或大便不实,面㿠白。舌质淡红,苔白腻,脉濡滑。

3. 稳定期(根期)　无咳嗽及喉中痰鸣,倦怠乏力,四肢不温,汗出,或纳呆便溏,易感,面色㿠白。舌质淡,苔白,脉沉弱。或无明显临床症状。

(三)从肺肾辨证

1. 肺热肾虚型　久咳伴有口渴,痰稠,唇红,大便干,舌质红,苔黄或白,脉滑数等症。这类患儿多见个体矮小,头发稀少,方头,肋缘外翻、部分病儿多汗等表现。

2. 肺寒肾虚型　久咳伴见痰白清稀,唇色淡,舌质淡胖或有齿印,苔白或腻,脉缓无力,畏寒,夜尿多,下肢冷,脚软,或见个体矮小,头发黄少,方头,肋缘外翻等症。

【治疗研究】

一、分证论治

（一）分证论治概述

1. 风邪犯肺证　治宜疏风宣肺，降气止咳，予三拗汤和止嗽散加减。常用药：炙麻黄、杏仁、甘草、荆芥、防风、前胡、白前、紫菀、百部。表证明显者重用麻黄辛温解表；鼻塞、流涕者加辛夷、苍耳子、薄荷、白芷宣通鼻窍；咳嗽明显者加款冬花、枇杷叶宣肺止咳；咳嗽频急者加地龙、代赭石、清半夏、连翘解痉降逆止咳；咽干、咽痒者加蝉蜕、木蝴蝶、僵蚕、射干清利咽喉；皮肤瘙痒者加地肤子、白鲜皮、刺蒺藜祛风止痒。

2. 阴虚肺燥证　治宜养阴润燥，敛肺止咳，予清燥救肺汤加减。常用药：桑叶、麦冬、生石膏、沙参、阿胶、胡麻仁、杏仁、枇杷叶、天花粉、贝母。咳嗽日久，肺气不敛者加乌梅、五味子敛肺止咳；干咳痰少者加天花粉、川贝、麦冬润肺止咳；咽干咽痒者，加青果、胖大海、菊花、玄参养阴生津利咽；阴虚盗汗者加乌梅、浮小麦、百合、生地清虚热；对吸入性激素依赖者，加知柏地黄丸加减滋阴清热。

3. 肝火犯肺证　治宜清肝泻肺，顺气降火，予黛蛤散和咳血方加减。常用药：青黛、生蛤壳、丹皮、栀子、牛蒡子、瓜蒌、枳壳、桔梗、黄芩。咳嗽气急者加桑白皮、地骨皮、苏子、葶苈子清肺降逆止咳；肝火旺盛者加龙胆草、芦荟清肝泻火；大便秘结者加大黄、厚朴、槟榔通腑泻下；胸胁疼痛者加郁金、丝瓜络宽胸理气止痛；痰黏不易咯者加天竺黄、海浮石、贝母清热化痰。

4. 脾肺不足证　治宜健脾补肺，益气化痰，予六君子汤加减。常用药：党参、炒白术、茯苓、炙甘草、陈皮、清半夏。气虚重者加黄芪、黄精益气；腹胀明显者加砂仁、木香行气；纳呆食少者加焦三仙、鸡内金开胃消食；痰盛者加苍术、胆南星燥湿化痰；自汗明显者加黄芪、浮小麦、煅牡蛎敛汗；肺功能受限者加黄芪、胡桃仁、补骨脂纳气。

（二）分证论治新说

1. 从伏风论治

（1）发作期：治宜消风化痰，清热养阴。予泻白散加减。常用药：桑白皮、地骨皮、炙麻黄、蜜炙紫菀、南沙参、天冬、黄芩、五味子、胆南星、炙甘草。咳嗽频作加蜜炙款冬花、百合、五味子；咯痰黄稠加蚤休、前胡、胆南星；鼻塞鼻痒加辛夷、苍耳子；鼻流清涕加荆芥、苍术；流黄涕加菊花、鱼腥草；皮肤瘙痒加地肤子、蒺藜；咽痒加蝉蜕、牛蒡子；咽红肿痛加虎杖、败酱草。

（2）休止期：治宜补肺固表，消风化痰。可予玉屏风散加味。常用药：炙黄芪、白术、防风、黄精、南沙参、百合、炙乌梅、炙甘草。恶风、多汗、汗出身凉加桂枝、白芍、生姜、大枣；鼻塞、喷嚏加苍耳子、辛夷、炙乌梅；皮肤瘙痒加地肤子、白鲜皮、蒺藜；咽喉干痒加蝉蜕、青果、玄参；脘胀痞满加枳壳、莱菔子；形瘦体弱加党参、茯苓；口干苔少加南沙参、麦冬。若胃纳尚可，加用乌梅、五味子等酸甘敛肺之品，有助敛肺固表御风之功。

2. 从伏饮论治　有学者认为过敏性咳嗽为肺寒伏饮所致，治宜温肺化饮，予苓甘五味姜辛汤加减，药用茯苓、炙甘草、干姜、细辛、五味子等。

3. 哮咳分期论治

（1）发作期（咳期）：治宜解痉降逆止咳，予哮咳饮合服小儿哮咳喘胶囊。常用药：苏子、地龙、前胡、桃仁、杏仁、冬瓜子、莱菔子、芦根、白屈菜、贝母、射干、挂金灯。

（2）缓解期（痰期）：治宜健脾化痰止咳，予缓哮方合服小儿哮咳喘胶囊。常用药：苏子、前胡、白前、桃仁、杏仁、白屈菜、莱菔子、胆南星、茯苓、款冬花、清半夏、沙参。

（3）稳定期（根期）：治宜固本截痰，予防哮汤化裁。常用药：黄芪、玉竹、太子参、五味子、女贞子、补骨脂、牡蛎。脾气虚者加山药；肾气虚者加熟地、何首乌；肺气虚者加海螵蛸、黄精等药。

4. 理肺补肾论治

（1）肺热肾虚型：治宜清肺平喘，补肾纳气，予自拟银翘麻杏汤加减。常用药：银花、连翘、肺经草、百部、麻黄、地龙、杏仁、苏子、葶苈子、白花蛇舌草、胡桃仁、女贞子、淫羊藿。汗多加白术、糯米草等。

（2）肺寒肾虚型：治宜辛温开肺，降逆化痰，补肾纳气。予自拟麻杏二陈汤加减。常用药：麻黄、杏仁、地龙、苏子、陈皮、法半夏、葶苈子、白芥子、白花蛇舌草、百部、肺经草、胡桃仁、淫羊藿、女贞子。痰不多者去法半夏，脾虚便溏者加炒白术、怀山药等。

5. 从痰瘀论治 对痰瘀互结者，治宜温肺化饮，活血化瘀。临床上常采用小青龙汤加减，既能解表化饮，又能温阳化气，常用的药物有：桂枝、干姜、细辛、紫菀、款冬花、姜半夏、陈皮、苏子、白芥子等。活血化瘀常用药物有：大黄、当归、川芎、丹参、红花、赤芍等，同时常与行气、益气、祛痰等法同用加强活血化瘀之功效，又可以标本同治，提高临床疗效。

二、其他疗法

（一）中成药

1. 黄龙颗粒 用于风邪犯肺证。

2. 清肺合剂 用于肝火犯肺证。

3. 罗汉果止咳糖浆 主治阴虚燥咳证。

（二）针灸疗法

发作期取定喘、天突、内关。咳嗽痰多者，加膻中、丰隆。缓解期取大椎、肺俞、足三里、肾俞、关元、脾俞；阴虚肺燥者，加三阴交、涌泉、肺俞；风邪犯肺证取风池、风府、外关；肺脾不足者，取肺俞、脾俞、丰隆、足三里。

（三）代温灸膏敷贴穴位

发作期敷贴风门、肺俞穴，农历三九天、三伏天贴定喘、肺俞、脾俞、肾俞穴，每次贴2小时。

（四）小儿捏脊疗法

嘱患儿俯卧位，医者站立于患儿左侧，用食指、中指、无名指的指面用抹法自大椎穴沿脊柱至龟尾直线状抚摩3~5遍，然后用双手拇指桡侧缘顶起皮肤，食指、中指前按，3指同时对称用力提拿皮肤，并交替捻转挤捏，自龟尾穴沿脊柱向上，移动至大椎穴。共3遍，其中第2遍时，每向前移动3次，双手向水平方向呈90°角用力向上提1次，即"捏三提一法"。最后用双手拇指指腹按于脊柱两旁的膀胱经各穴位，自上而下按揉3遍，每日2次（早、晚各1次）。

【研究发展思路】

1. 过敏性咳嗽与气道高反应研究 尽管近年来有人提出了咳嗽变异性哮喘不能等同于

过敏性咳嗽,咳嗽变异性哮喘的核心在于气道高反应,是气道慢性炎症反应,而过敏性咳嗽是咳嗽受体敏感性增强,而不是与支气管张力有关,它不同于气道炎症的反应,但尚未达成统一的共识。目前认为气道高反应可由遗传因素和环境接触等共同作用的结果。特异性遗传因素可以提高易感者发生气道高反应的可能性,环境接触在诱导气道高反应中起主要作用。常见因素以冷空气、干燥空气、烟雾、无机微尘颗粒、香料、消毒剂、气道受凉、过度通气、变态反应原、花粉、臭氧、松香、呼吸道病毒感染、低渗和高渗溶液等理化因素为主。在气道高反应的进程中,以炎症细胞及炎症因子的研究较为深入,目前分为两大类:一是IgE介导、T淋巴细胞依赖的炎症途径,其主要细胞为肥大细胞。变应原进入机体后,B细胞内吞、处理抗原并结合主要组织相容性复合体,同时被Th亚群淋巴细胞识别,释放IL-4、IL-5,进一步促进B细胞活化,产生IgE抗体。当再次出现同样致敏原时,则再次出现炎症反应而释放炎症介质,导致气道黏膜微血管通透性增加,气道黏膜水肿、充血,黏液分泌亢进,渗出物增多,甚至导致气道狭窄;二是非IgE依赖、T淋巴细胞介导的炎症途径,其主体细胞为嗜酸性粒细胞、T淋巴细胞。当抗原作用于T淋巴细胞后,多种炎症因子释放后对嗜酸性粒细胞有激活作用,嗜酸性粒细胞激活后对气道上皮有直接的毒性作用,上皮细胞脱落、坏死,甚至暴露气道上皮的神经末梢,导致胆碱能性超敏感性而诱发气道高反应。

2. 过敏性咳嗽与TH1/TH2亚群比例　有研究发现,过敏性咳嗽中TH1/TH2亚群比例和功能失衡,主要表现为TH2功能亢进,TH1功能低下。TH1细胞主要分泌IL-2、TNF-β、INF-Y等,TH2分泌LI-4、IL-5、IL-9、IL-10、IL-13和GM-CSF等。TH1主要介导细胞免疫应答,表现在胞内病原体感染的保护和介导迟发型超敏反应(Ⅳ型超敏反应),TH2细胞则主导B淋巴细胞介导的体液免疫反应及Ⅰ型变态反应。两者处于相对平衡状态,以相互拮抗和自身促进的方式,形成复杂有序的细胞因子网络,调节正常的免疫应答。协调TH1/TH2亚群比例,纠正二者之间的平衡是药物作用的靶点和研究方向。

3. 动物模型研制　要进一步做好对咳嗽变异性哮喘的研究,须解决一个公认的模型。有学者研究发现,要判断一个模型是否成功,要看所造模型是否有以下变化:①造模后总体外观;②肺病理切片观察、炎症细胞浸润、炎性细胞分类,以嗜酸性粒细胞(EOS)为代表;③BALF中细胞计数、分类、重点是以EOS是否升高;④生理功能指标,如气道阻力、气道压力、顺应性等。模型制造方法以下步骤:以雄性豚鼠饲养1周,第1天肌注4%OVA溶液0.5ml,同时腹腔注射2%三氧化铝0.2ml,14天后用1%OVA溶液雾化吸入后攻击,隔天1次,每次15秒,共7次。第29天,两组豚鼠用10^{-4}mol/L辣椒素溶液引咳,以咳嗽次数、肺病理切片、肺泡灌洗液、外周血为观察指标。目前咳嗽变异性模型也有一些缺点:动物反应的均一性差,咳嗽的范围不能控制在较小的范围;动物模型制作的死亡率高;生物炎症指标试剂不够全面;动物模型单一,不能有效地扩展到其他动物种类。

4. 中医药治疗过敏性咳嗽的方向　通过文献研究发现,中医药治疗过敏性咳嗽尚处于初级阶段,以经验、传统、宏观的研究方法为主,且目前研究方法较单一,难以形成论证强度较高的证候特征体系,因此过敏性咳嗽可从以下方面研究:①拓展过敏性咳嗽的微观辨证,以中医经典辨证为向导,在宏观辨证的基础上,结合现代科学技术,从细胞学、免疫学、分子生物学及基因学等角度,阐明病证传变规律,借助现代呼吸系统技术,如肺功能、支气管镜、肺泡灌洗液、细胞免疫标志物,拓展咳嗽治疗的指引作用;②通过多层面研究方法,运用实验室指标、影像学指标、生物学指标进行分层次、分阶段的证候研究,证候研究的复杂性以其动态变化为最核心的问题,建立病—证—方相关的研究方法,尤其对于不同阶段的病机形成统一认识,通过对有效复方的深入研究,阐明中医药治疗过敏性咳嗽的证治规律。

参 考 文 献

[1] 陆权.解读《儿童慢性咳嗽诊断及治疗指南(试行)》.临床儿科杂志,2008,26(3):262-264.

[2] 张春林,张晋林.浅谈咳嗽变异性哮喘与过敏性咳嗽的关系.中国医学创新,2010,7(12):163-164.

[3] 梁丽娜,李江全.论风邪在小儿过敏性咳嗽发病机制中的重要作用.中国中医急症,2011,20(8):1355-1356.

[4] 郑丽,李江全.从肝肺论治小儿过敏性咳嗽.吉林中医药,2013,33(3):245-247.

[5] 冯晓纯,孙丽平,原晓风,等.王烈教授哮咳理论研究.中国中西医结合儿科学,2010,(2):100-102.

[6] 汪受传.从风论治儿童过敏性疾病.中医杂志,2016,57(20):1728-1731.

[7] 崔正昱,李燕宁.李燕宁用苓甘五味姜辛汤治疗儿童肺寒伏饮咳嗽经验.时珍国医国药,2014,(3):730.

[8] 陈立翠.谈补肾法治疗咳嗽变异性哮喘与中医药的免疫调节作用.中国中西医结合学会第七次全国实验医学学术研讨会论文汇编,2004:4.

[9] 李娜,赵坤.从痰瘀辨证论治小儿咳嗽变异性哮喘.中外妇儿健康,2011,(8):320-323.

[10] 中华医学会呼吸病学分会哮喘学组.咳嗽的诊断与治疗指南(2015).中华结核和呼吸杂志,2016,39(5):331.

[11] 刘蓉.益气养阴法在儿童过敏性咳嗽治疗中的应用.中国医药指南,2013,11(27):213.

[12] 蔡黎,毕小利,王忆勤,等.咳嗽变异性哮喘豚鼠模型的构建.山西医科大学学报,2007,38(12):1070-1073.

[13] 庞随军,高春燕.小儿过敏性咳嗽诊断治疗分析.中国儿童保健杂志,2002,10(6):424-425.

[14] 宋芊.慢性咳嗽证候特征与"温润辛金培本"法应用研究.北京:北京中医药大学,2013.

[15] 许兵.捏脊疗法对小儿咳嗽变异性哮喘(哮咳—稳定期)免疫指标IgA、IgE影响的临床研究.长春:长春中医药大学,2008.

(张喜莲)

第九章 脾胃系疾病

第一节 厌 食

　　厌食是指小儿较长时期食欲不振,见食不贪,甚则拒食的一种病证。本病临床特征以纳呆食少为主,对进食不感兴趣、甚至厌恶,食量较正常同龄儿童显著减少,并且必须有较长的病程(一般认为应当在两个月以上)。

　　厌食是儿科的常见病之一。本病各年龄儿童均可发病,尤以1~6岁小儿为多见,城市儿童发病率高于农村。可发生于任何季节,但在长夏暑湿当令之时,常可使症状加重。患儿除食欲不振外,一般无其他明显不适。病程迁延不愈者,可使气血生化不足,抗病能力下降,而易罹患它症,甚或影响生长发育转化为疳证。

　　西医学治疗厌食症多采用补充微量元素,使用促胃肠动力药,补充调整肠道的微生态制剂等方法,疗效尚不确切。中医学对厌食的治疗积累了丰富的经验,实验及临床研究的开展,对揭示本病的中医药治疗机制发挥了积极作用,多种疗法的临床应用进一步提高了临床疗效。

【历代文献述要】

　　厌食为现代病名,于高等医学院校教材《中医儿科学》(1985年版)正式确立。古代医籍文献中虽未提及小儿厌食的病名,然纵观历代医籍,用不同的病证名对该病进行描述者,却并非少见,所记载的主要临床表现均与本病相似,都可以说是小儿厌食的不同称谓。如"不嗜食"见于隋代巢元方《诸病源候论·小儿杂病诸候·时气病后不嗜食面青候》,其中云:"时气之病,是四时之间,忽有非节之气伤人,客于肌肤,与气血相搏,故头痛壮热。热歇之后,不嗜食而面青者,是胃内余热未尽,气满,故不嗜食也。"这是有关热病损伤胃阴致胃不受纳的最早记载。宋代钱乙《小儿药证直诀·脉证治法》中云:"面㿠白无精光,口中气冷,不思食,吐水,当补脾,益黄散主之","面白色弱,腹痛不思食,当补脾,益黄散主之。若下利者,调中丸主之。"提及的"不思食"即为厌食。《内外伤辨惑论·辨外伤不恶食》记载:"若劳役所伤及饮食失节、寒温不适三者,俱恶食,口不知五味,亦不知五谷之味。"所指"恶食"也为厌食之意。

　　古代文献中对本病的专门记载不多,有关本病的论述,散见于脾胃功能及脾胃病相关的章节之中。如《灵枢·脉度》说:"脾气通于口,脾和,则口能知五谷矣。"说明脾气调和,是知饥纳谷、食而知味的必要条件。这一论述为我们认识小儿厌食的病理生理奠定了基础。

在病因方面，《赤水玄珠·不能食》中云："由脾胃馁弱，或病后而脾胃之气未复，或痰客中焦，故不思食。"这就在饮食自倍，损伤脾胃之外，提出脾胃素虚，病后脾气未复、痰湿阻滞中焦，皆可成为不思食的病因。《幼科发挥·脾经兼证》说："诸困睡，不嗜食，吐泻，皆脾脏之本病也。"明确不嗜食病位在脾，为脾脏本脏病变，一般不涉及他脏。

在病机方面历代也有较多论述，《诸病源候论·脾胃病诸候·脾胃气虚弱不能饮食候》载："脾者，脏也，胃者，腑也。脾胃二气，相为表里。胃为水谷之海，主受盛饮食者也。脾气磨而消之，则能食。今脾胃二气俱虚弱，故不能饮食也。"同时《诸病源候论·脾胃病诸候·脾胃气不和不能饮食候》又载："……胃受谷而脾磨之，二气平调，则谷化而能食。若虚实不等，水谷不消，故令腹内虚胀，或泄，不能饮食，所以谓之脾胃气不和不能饮食也。"这一段关于脾胃虚弱和脾胃不和导致不思饮食的论述，成为后世认识小儿厌食病机的重要依据。《小儿药证直诀·虚羸》说："脾胃不和，不能食乳。"均精辟指出，水谷受纳和腐熟，赖脾胃功能的正常、协调，如果脾胃不和，便会造成不进乳食的病证。

厌食的治疗，《张氏医通·恶食》提出了本证的治疗需辨清虚实："恶食有虚实之分。实则心下闷痛，恶心口苦，二陈加黄连、枳实；虚则倦怠，色萎黄，心下软，异功散加砂仁、木香；有痰恶心，六君子加香砂。"阐明了本证的辨证要点和加减治疗特点。《类证治裁·脾胃论治》说："治胃阴虚不饥不纳，用清补，如麦冬、沙参、玉竹、杏仁、白芍、石斛、茯神、粳米、麻仁、扁豆子。"认为胃阴不足之厌食，宜清补而不宜滋补，并列举了具体用药。《证治汇补·附恶食》云："恶食……有胸中痰滞者，宜导痰以助脾；有伤食恶食者，宜消化以助脾；有久病胃虚者，宜参术以健脾。"也强调了本证的治疗需根据不同的病因病机进行辨证论治。《小儿药证直诀·胃气不和》采用益黄散为治疗不思食的主方，开创了调脾助运为主治疗厌食之先河。《太平惠民和剂局方·吴直阁增诸家名方》载不换金正气散，提出常服能"调和脾胃，美饮食。"《奇效良方·脾胃门》载运脾散，由人参、白术、藿香、肉豆蔻、丁香、砂仁、神曲、甘草组成，用橘皮汤调服，对脾虚失运者颇为适宜。这些方药均为治疗小儿厌食的常用方，至今仍多为临床所运用。

【病因病机研究】

一、病因病机概述

本病病因主要包括喂养不当、他病伤脾、先天不足、情志失调，病位主要在脾胃，病机关键为脾失健运。①喂养不当是小儿厌食最为多见的病因，小儿脾常不足，乳食不知自节，若家长缺乏育婴保健知识，婴儿期未按时添加辅食，或片面强调营养而过食肥甘厚味、煎炸炙煿之品，或过于溺爱，纵其所好，恣食零食、冷饮，或饥饱无度，或滥服补品等，均可损伤脾胃，致中州枢机转运失司，不喜受纳，产生厌食；②若罹患他病，迁延伤脾，或误用攻伐，或过用苦寒损脾伤阳，或病后未能及时调理，均可使受纳运化失常，发生厌食；③先天不足者，多因患儿胎禀怯弱，元气不足，脾胃薄弱，出生之初即表现不欲吮乳，若后天失于调养，则脾胃益虚，食欲难以增进；④情志失调所致者，常因小儿神气怯弱，卒受惊吓或被责骂，或环境突变，或所欲不遂，或家长期望值过高等，均可致情志抑郁，肝失条达，气机不畅，乘脾犯胃，形成厌食。

二、病因病机新论

随着我国食品结构的改变,以及社会因素、自然环境的影响,小儿厌食症的发生率有逐年上升的趋势。近年来,围绕本病的病因病机开展了大量研究,并提出以下一些不同观点:①血瘀厌食论:苏慧岚等认为随着生活水平的提高,小儿多食高热量、高营养食物,易使饮食壅滞,气机逆乱,血行不畅,而致气滞血瘀;同时现代小儿又多为独生子女,性情任性急躁易怒或稍有委屈即闷闷不乐,致肝气郁结,日久易郁而化火,灼伤血液,血行受阻而成瘀;素体虚弱,反复外感之患儿,伤及肝肾阴血,继而血行瘀滞,均可致脾胃气机呆滞不行,脾胃失运而饮食停积不化,导致厌食。②肾虚厌食论:脾主运化水谷精微,为后天之本;肾主封藏精气,为先天之本,生命之根。先天之精有赖于后天水谷精气的不断培补,才能充分发挥其生理效应。而后天之精亦赖先天之精的活力资助,才能不断摄入和化生,故有"脾阳根于肾阳"之说。脾与肾在生理上相互依存、相互为用,在病理上也互相影响。小儿有"脾常不足""肾常虚"等生理特点,肾中精气存在一个由未充盛到逐步充盛,由充盛到逐步衰少而耗竭的过程。王焕禄等认为厌食多发生于6岁以下小儿,此时正处于肾气未充的阶段,由于肾虚,致使火不生土,则受纳运化功能低下,可导致厌食。③营养失衡论:近年来,微量元素与厌食症的关系越来越受到人们的重视。由于喂养不当、饮食不节、长期偏食等原因,出现锌、铜、锰、铁等微量元素缺乏以及血铅水平增高,均能导致厌食。小儿饮食不调,脾胃损伤,运化失司,使营养失衡致而不喜受纳,产生厌食。④邪毒犯胃论:有研究发现,小儿厌食与幽门螺杆菌感染(Hp)有密切关系,胃窦部黏膜弥漫性炎症及细胞增生,胃壁G细胞的高分泌、胃酸及胃蛋白酶分泌不足等导致幽门括约肌功能紊乱,胃肠排空延迟是引起儿童厌食的病理基础。另外,胃黏膜组织炎症及幽门螺杆菌存在干扰了胃泌素的释放和胃酸的分泌,从而也影响了食物的消化和吸收。Hp属中医"邪气"的范畴,且多具"热毒"的性质,Hp感染所致厌食,为邪毒侵袭于胃,脾胃失和,纳化失职而成。

【临证思维】

一、诊断

厌食症患儿一般症状表现不多,临证时必须注意认真细致询问病史、临床表现,重视问诊,以避免漏诊或误诊。如注意询问初生时是否为胎怯、胎弱;喂养过程中有无喂养不当、饥饱失常、添加辅食是否合理;既往曾患过哪些疾病,详细追寻发病与以往病史的联系,多数可明确病因。其诊断要点如下:

1. 有喂养不当、病后失调、先天不足或情志失调史;
2. 长期食欲不振,厌恶进食,食量明显少于正常同龄儿童;
3. 面色少华,形体偏瘦,但精神尚好,活动如常;
4. 除外其他外感、内伤慢性疾病。

以上四条中,以第2条为必备条件,其中又包括有病程、食欲、食量三项要素。

二、鉴别诊断

厌食症患儿主要表现为长期食欲不振,厌恶进食,食量明显少于正常同龄儿童,但需与其他疾病所出现的食欲不振症状相区别。厌食临床上应与积滞、疳证、疰夏相鉴别。

1. 积滞 指乳食停聚中脘,积而不消,气滞不行,而脘腹胀满疼痛、嗳气酸馊、大便腐臭、烦躁多啼等症,有伤乳伤食史,其脘腹胀满疼痛是必备主症。积滞所见之不思乳食由乳食停积不行产生,而厌食患儿不思进食,所进甚少,故腹部坦然无所苦,一般无食积征象。

2. 疰夏 除食欲不振外,同时可见全身倦怠,大便不调,或有身热,其特点为发病有严格的季节性,"春夏剧,秋冬瘥",秋凉后自行转愈。厌食虽可起病于夏,但秋后不会恢复正常,而持久胃纳不开,且一般无便溏、身热等症。

3. 疳证 患者有食欲不振,亦有食欲亢进或嗜食异物者;形体明显消瘦是必备主症;病可涉及五脏,出现烦躁不宁或萎靡不振,以及舌疳、眼疳、疳肿胀等兼症。厌食者虽食欲颇差,进食甚少,但形体正常或略瘦,未至羸瘦程度,嬉戏如常,为脾之本脏轻症,一般不涉及他脏。

三、辨证思路与方法

本病应以脏腑辨证为纲,紧紧围绕脾胃两脏,根据发病原因、病程长短、病情轻重、证候特点等以区别脾失健运、脾胃气虚、脾胃阴虚之不同证型。若临床除厌恶进食外,其他症状过少而造成辨证困难者,可将舌象作为辨证的主要依据。

(一)本脏辨证

1. 脾失健运证 症见食欲不振,食而乏味,甚则厌恶进食,偶尔多食或强迫进食后可致脘腹饱胀或嗳气泛恶,大便不调,形体正常或偏瘦,精神正常,舌淡红,苔薄白或薄腻,脉尚有力。本证在厌食患儿最为多见,常为初期、轻症,除厌食外,其他症状不著,精神、形体、舌质正常,舌苔薄腻为其特征。若失于调治,病情迁延,损伤脾气,则易转为脾胃气虚证。

2. 脾胃气虚证 症见不思进食,食而不化,大便偏稀夹不消化食物,面色少华,形体偏瘦,神倦乏力,舌质淡,苔薄白,脉缓无力。本证多见于脾胃素虚,或脾运失健迁延失治者,以不思乳食,面色少华,神疲肢倦,形体偏瘦为辨证依据。若迁延不愈,气血耗损,形体日渐消瘦,则可转为疳证。

3. 脾胃阴虚证 症见不思进食,食少饮多,口舌干燥,皮肤欠润,形体偏瘦,小便短黄,大便干结,甚或烦躁少寐,手足心热,舌红少津,苔少或花剥,脉细数。本证见于温热病后或素体阴虚,或嗜食香燥辛辣伤阴者,以食少饮多、大便干结、体瘦肤干,舌红少苔为特征,在本病中相对较少。

(二)病因辨证

1. 气滞血瘀证 症见厌食迁延,便干溲黄,脐周疼痛,形体消瘦,面色晦黯,舌黯红苔薄,脉细涩。本证多见于小儿厌食经久不愈者,以病程长、面色晦黯,舌黯、脉细涩为特征。

2. 肝气郁结证 症见嗳气作恶,不思饮食,面色青黄或山根青筋显露,郁闷不乐,烦躁易怒,多动不安,夜寐惊哭,形体偏瘦,舌红苔薄黄,脉弦,指纹青紫滞涩。本证患儿多见于学龄前儿童,以平素性情抑郁或脾气急躁,形瘦少寐,舌红苔黄为特征。

3. 湿热蕴脾证 症见纳呆,口臭黏腻而不欲饮,大便干结或溏烂,舌质红苔黄腻,脉滑数。可兼见夜寐不安,夜间磨牙等症。本证的形成多与地域、季节、气候、居住环境以及小儿的饮食结构等密切相关,以纳呆、口臭黏腻不欲饮、舌红苔黄腻为特征。

【治疗研究】

治疗厌食，"以和为贵，以运为健"，运脾开胃为基本法则。脾失健运者，治以运脾和胃；脾胃气虚者，治以健脾益气；脾胃阴虚者，治以养胃育阴。并酌情配伍理气、消导、化湿之品，使脾胃复健，纳运复常，则食欲自增。因理气、化湿药大多辛温香燥，补益药每影响脾胃纳化，消导药总属克伐之品，故临床选用均需谨慎，应适可而止，勿使过剂。同时还要注意饮食调理，纠正不良饮食习惯，方能取得良好的治疗效果。

一、分证论治

（一）分证论治概述

1. 脾失健运证　治宜运脾和胃，予不换金正气散加减。常用药：苍术、陈皮、枳壳、藿香、神曲、炒麦芽、焦山楂。脘腹胀满加木香、厚朴、莱菔子理气宽中；暑湿困阻，舌苔白腻加荷叶、佩兰、厚朴消暑化湿醒脾；嗳气泛恶加半夏、竹茹和胃降逆；大便偏干加枳实、莱菔子导滞通便；大便偏稀加山药、薏苡仁健脾祛湿。内有郁热，唇舌红赤加连翘、胡黄连清泄郁热。

2. 脾胃气虚证　治宜健脾益气，予异功散加味。常用药：党参、白术、茯苓、陈皮、佩兰、砂仁、神曲、鸡内金、甘草。苔腻便稀者，去白术，加苍术、薏苡仁燥湿运脾；大便溏薄加炮姜、肉豆蔻温运脾阳；饮食不化加焦山楂、炒谷芽、炒麦芽消食助运；腹胀者加木香、槟榔理气除胀；汗多易感加黄芪、防风益气固表；情志抑郁加柴胡、佛手解郁疏肝。

3. 脾胃阴虚证　治宜养胃育阴，予养胃增液汤加减。常用药：北沙参、麦冬、玉竹、石斛、乌梅、白芍、焦山楂、炒麦芽、甘草。口渴引饮者，加天花粉、芦根生津止渴；大便干结加火麻仁、郁李仁、瓜蒌仁润肠通便；夜寐不宁，手足心热加胡黄连、莲子心、酸枣仁清热宁心安神；食少不化者，加谷芽、神曲生发胃气；兼脾气虚弱加山药、太子参补益气阴。

（二）分证论治新说

1. 活血化瘀法　小儿厌食对常规治疗无效而迁延不愈者，临证可兼以祛瘀。在健脾养胃、消食导滞法中佐以活血化瘀之品，多选用赤芍、牡丹皮、桃仁、丹参、红花、当归等。气虚血瘀，脾运失司者，治以益气化瘀；阴虚液亏、血脉瘀滞者，治以养阴化瘀；肝气郁结，脾胃气滞血瘀者，治以理气化瘀；寒湿中阻，血脉瘀滞者，则治以燥湿化瘀。

2. 疏肝理气法　肝主疏泄，脾胃受纳运化水谷赖于肝气的疏泄条达，肝郁则横逆犯脾或脾虚而为肝所乘。厌食患儿多见郁郁不舒，或易啼易怒之精神状态，此肝郁之证，故在健脾和胃的基础上配合疏肝理气，使肝气条达，则脾气能升，胃气能降而运纳正常。药物治疗的同时，须家长配合，多方诱导，切忌打骂，强迫进食，给患儿以宽松平和的用餐氛围，使肝气条达，脾胃自和，当获事半功倍之效。

3. 清热化湿法　小儿长期偏食或饮食不节，以及邪毒侵袭于胃，致湿热内蕴，脾胃失和，纳化失职。而见脾胃湿热之证，临证时需在运脾和胃的基础上，佐以清热化湿之品，常选用黄芩、蒲公英、连翘、薏苡仁、佩兰等，使郁热得解，湿浊得化。

二、其他疗法

（一）中成药

1. 山麦健脾口服液　用于脾失健运证。

2. 健胃消食口服液　用于脾胃气虚证。

3. 醒脾养儿颗粒　用于脾胃气虚证。

4. 逍遥颗粒　用于肝气郁结证。

（二）针灸疗法

1. 体针

（1）取脾俞、足三里、阴陵泉、三阴交,用平补平泻法。用于脾失健运证。

（2）取脾俞、胃俞、足三里、三阴交,用补法。用于脾胃气虚证。

（3）取足三里、三阴交、阴陵泉、中脘、内关,用补法。用于脾胃阴虚证。

（4）取肝俞,用泻法;脾俞、胃俞、足三里,用补法。用于肝脾不和证。

以上各证均用中等刺激,不留针,1日1次,10次为1疗程。

2. 耳针　耳穴取脾、胃、肾、神门、皮质下。用胶布粘王不留行籽贴按于穴位上,隔日1次,双耳轮换,10次为1疗程。每日按压3~5次,每次3~5分钟,以稍感疼痛为度。用于各证。

3. 针刺四缝　经常规消毒后用粗毫针速刺四缝穴,挤出少量黏液后用消毒干棉球拭干,并按压针孔。每周1~2次,病重者隔日1次,一般5~7次为1个疗程。用于各证。

4. 艾灸　将艾条置于艾灸盒内,调节好灸条的高度,然后将艾盒固定于穴位处,灸神阙穴、中脘穴、足三里穴,每天1次,每次一个穴位灸20分钟,2周为1个疗程。用于脾胃气虚证。

（三）推拿疗法

1. 补脾土,运内八卦,清胃经,掐揉掌横纹,摩腹,揉足三里。用于脾失健运证。

2. 补脾土,运内八卦,揉足三里,摩腹,捏脊。用于脾胃气虚证。

3. 揉板门,补胃经,运八卦,分手阴阳,揉二马,揉中脘。用于脾胃阴虚证。

4. 捏脊疗法　用于脾胃气虚证。

（四）香佩疗法

将中药研成细末装入香囊中,日间将香囊固定于胸前(近膻中穴),夜间不佩戴时置于枕边。主要药物:苍术、肉桂、艾叶、佩兰、菖蒲、藿香等。用于脾失健运证。

（五）敷贴疗法

1. 胡黄连3g,三棱6g,莪术6g,陈皮3g,枳壳3g,谷芽9g研粉。每晚取10g,加醋润湿,敷贴于神阙穴及命门穴部位,晨起除之。每日1次。用于脾失健运证。

2. 牙皂30g,砂仁、茯苓、焦麦芽、神曲、焦山楂、肉豆蔻各12g,党参、白术各10g,川朴9g,广木香6g,冰片2g,麝香0.4g。粉碎,以凡士林调膏状。敷于中脘、气海穴上。每日1次。用于脾胃气虚证。

【研究发展思路】

一、规范与标准

（一）中医诊疗指南

2012年,中华中医药学会发布了《中医儿科常见病诊疗指南》(以下简称《指南》),该指南在系统文献检索的基础上,进一步采用Delphi法对厌食的诊断、辨证、治法、方药、预防护理等方面进行了2~3轮专家问卷调查,并通过两次专家讨论会形成了专家共识,制订了厌食的中医诊疗指南,提出了厌食的诊断、辨证、治疗建议,将其辨证分为脾胃湿热证、脾失健运证、脾胃气虚证、脾胃阴虚证、肝旺脾虚证5个证型论治,并介绍了王氏保赤丸、保和丸、山麦健脾口服液、健胃消食口服液、醒脾养儿颗粒等中成药,及针刺四缝、推拿、贴敷等多种疗法。

(二)中医临床路径

2012年,国家中医药管理局发布《24个专业104个病种中医临床路径》,《小儿厌食病(厌食症)中医临床路径》(简称路径)位列其中。在《路径》中,明确了小儿厌食中医临床路径标准门诊流程,尤其对进入路径标准、治疗方案的选择、证候学观察项目、门诊检查项目、完成路径标准及变异情况的分析,均做了详细的说明,并制订了路径表单。

(三)疗效评价标准

临床疗效是中医药生存和发展的基础。随着传统的生物医学模式向生物-心理-社会医学模式的转变,过去沿用的根据发作频率的疗效评价愈来愈显示出它的局限性。因此,寻找客观、科学、系统且体现中医药优势的疗效评定标准势在必行。

1. 总疗效评价标准　参照《中药新药临床研究指导原则》。将食欲与食量相结合,制定标准如下:①临床痊愈:食欲与食量均恢复至正常水平;②显效:食欲明显恢复,食量恢复到正常水平的3/4;③有效:食欲有改善,食量有所恢复,但未达到正常量的3/4;④无效:食欲、食量均无改善。

2. 中医证候疗效评价标准　中医证候疗效评价多采用量表的方式进行,根据证候总分的减分率,一般划分为4级:①痊愈:中医临床症状、体征消失或基本消失,证候积分减少>95%;②显效:中医临床症状、体征消失或基本消失,证候积分减少>70%;③有效:中医临床症状、体征消失或基本消失,证候积分减少>30%;④无效:中医临床症状、体征均无明显改善,甚或加重,证候积分减少不足30%;

证候积分减少率=[(治疗前主症积分−治疗后主症积分)÷治疗前主症积分]×100%。

二、临床研究

1. 专方治疗　汪受传等治疗小儿厌食脾运失健证314例,分为儿宝颗粒(苍术、陈皮、焦山楂、鸡内金等)实验组178例,浓复合维生素B对照组136例,疗程1个月。结果显示有效率实验组91.6%、对照组44.1%,实验组疗效明显优于对照组,差异有显著性意义。万力生等将41例厌食症患儿随机分成儿宝颗粒剂治疗组30例,儿康宁对照组11例,进行观察。结果发现治疗组有效率为93.33%,对照组有效率为90.91%,两组疗效接近;治疗后两组患儿摄食量、体重、血红蛋白、红细胞计数等指标均升高,症状积分均降低;治疗组摄食量优于对照组。证明儿宝颗粒剂是治疗厌食症的有效方药。

张华静等对中药宝贝开胃颗粒剂(厚朴、苍术、陈皮、枳实等)进行研究,治疗脾失健运型小儿厌食121例,并以香砂平胃冲剂作为对照,采用1:1随机分组、平行对照的原则进行,研究结果表明:宝贝开胃颗粒剂对小儿厌食脾失健运证实验组的愈显率为76.86%,总有效率为97.52%;对照组的愈显率为54.92%,总有效率为83.61%。实验组疗效明显高于对照组,差异有显著性意义。

胡爱华等对小儿厌食颗粒(莱菔子、青蒿、苍术、浙贝、赤芍等)治疗小儿厌食症进行研究,以多潘立酮混悬液作为对照,并对患儿血清促人生长激素腺释放肽(ghrelin)与瘦素(leptin)水平的变化及临床疗效进行观察,结果提示小儿厌食颗粒组总有效率95.23%,且小儿厌食颗粒能促进ghrelin的分泌,抑制leptin产生,有效改善患儿的食欲状况,其对血浆

ghrelin、leptin水平的影响可能是获得临床疗效的内在机制之一。

2. 专药治疗　治疗厌食,当遵从"脾健不在补贵在运"的原则。"运"者有行、转、动、旋之意,具有动而不消的特性。运与化,是脾的主要生理功能,故临床上应选择能够运其精微、化其水谷的药物,如苍术、砂仁、鸡内金等。

（1）苍术：张隐庵在《本草崇原·苍术》中提到"凡欲运脾,则用苍术。"脾性"喜燥而恶湿""喜运而恶滞""喜舒而恶郁""喜温而恶寒",而苍术辛苦而温,气味芳香,其性走而不守,功能醒脾助运,开脾气之郁,疏脾湿之蕴,散脾经之寒,舒脾运之滞。用苍术能就脾之所喜而去脾之所恶,使脾气舒展,运化之机恢复而达健旺。"脾健则运,脾运则健",苍术为"运脾"之要药,以"运脾"而达到"健脾"。现代药理实验研究显示,苍术提取物能够增加机体内锌含量,提高食欲,改善肠道吸收功能,双向调节肠蠕动,促进营养物质吸收,增强免疫,从而改善消化吸收功能、增强体质。

（2）砂仁：性温味辛,气味芳香,归脾、胃、肾经,具有养胃进食、止痛安胎、行气破滞之效。《本草求真》称之"醒脾调胃要药"。砂仁功能化湿开胃,善行脾胃气滞,能增进食欲,适用于寒湿中阻,脾胃气滞,胃口不开。砂仁有明显的促胃肠动力作用,经动物实验显示：砂仁挥发油可以提高厌食动物的进食量和体重增量,对整体动物的小肠推进表现为促进作用,表明对肠道的促进作用至少是通过提高肠道收缩频率和肠道张力等方面来实现。

（3）鸡内金：性平味甘,归脾胃经,功具健脾消食。《医学衷中参西录·药物》称之"为健脾胃之妙品",若厌食迁延日久,气滞血瘀,亦可选用生鸡内金通络化瘀,同时配伍生白术,更具健补脾胃,运化药力之效。现代研究提示鸡内金有较高的含锌量,同时可抑制胃肠运动,延长食物停留时间,使胰液分泌量增加、胃蛋白酶和胰酶活性提高,促进了食物消化。值得注意的是,古方用鸡内金多入散剂,现代常入汤剂,其药效作用发挥的差异性值得进一步研究。

三、基础研究

（一）模型研究

一般认为,病因、症状和治疗反证是验证动物模型制作是否成功的三要素。小儿厌食症的主要病因是喂养不当、膳食结构不合理,造模因子比较明确,故目前多采用病因模拟法制作厌食症动物模型。此外,厌食症的主要临床表现为食欲减退、见食不贪,故还可使用食欲抑制药如盐酸芬氟拉明等制成混悬液灌胃来建立厌食症动物模型。也有实验研究采用脑室注射瘦素的方法建立中枢性厌食动物模型。国外还有用直接损伤下丘脑摄食中枢的方法制作厌食症动物模型的报道。

小儿厌食症动物模型的评价标准,因其主要证候脾运失健证以长期食欲减退为临床表现,症状单纯,一般用进食量、体重等指标即可评价；虽然作为主要临床表现的食欲减退可以通过摄食量及体重变化来评估,但有时摄食量的变化是因为特制饲料乃高蛋白饲料,少量即可提供足够能量需求,不能直接反映食欲情况。近年来研究发现的一种在胃内分泌的生长激素促分泌素受体的内源性配体ghrelin的水平变化,可佐证食欲变化情况,能增强食欲,调节能量平衡,其浓度增加可引起觅食行为。因此,ghrelin的发现在动物模型的客观评价标准中受到了高度重视。

（二）中药作用机制研究

1. 对食欲中枢的调节作用　张月萍等用运脾复方（苍术、陈皮、山楂、白芍）,成功建立的幼龄厌食大鼠模型灌胃并设立对照组,以观察运脾复方对幼龄厌食大鼠摄食中枢和饱食中枢神经元自发放电的影响。结果表明:模型动物摄食中枢神经元放电频率显著降低($P<0.05$);运脾组摄食中枢神经元放电频率显著增高($P<0.05$),同时饱食中枢神经元放电频率显著降低($P<0.05$)。提示运脾复方能抑制模型动物饱食中枢放电,刺激摄食中枢放电,通过调整摄食中枢和饱食中枢放电活动之间的相互关系,使模型动物摄食量增加。

2. 对胃肠激素及相关因子的影响　汪受传等研制的儿宝颗粒(苍术、陈皮、山楂、鸡内金等),是在"健脾不在补,贵在运"指导思想下确定组方的,具有健脾助运、和胃进食的功能。动物实验表明,儿宝颗粒可促进小儿厌食症大鼠模型胃肠内P物质分泌,能明显抑制该模型中枢和外周血八肽胆囊收缩素分泌,促进β-内啡肽分泌,能明显促进该模型胃窦部黏膜胃泌素的分泌,从而增进食欲,加快生长;可以改善厌食症大鼠外周血中5-羟色胺、一氧化氮、肠内P物质、血管活性肠肽、生长抑制素水平的变化及胃肠黏膜病理形态,且对胃肠激素具有调节与平衡作用;能有效改善厌食大鼠小肠黏膜细胞超微结构异常,并且能提高患儿血淋巴细胞ANAE测定值和唾液SIgA的含量。研究还表明,儿宝颗粒促进食欲的作用,不仅仅是通过外周水平上的局部调节作用实现的,更重要的是通过调节摄食中枢神经元对外周传入信号的敏感性,从而影响摄食中枢神经元对多种相关信息的整合作用,最终发出正常的摄食指令。

3. 对微量元素及免疫功能的影响　洪淳赞等报道113例厌食患儿用药前的IgG、IgA、IgM的含量(g/L)分别为9.82±1.60、1.25±0.27、1.18±0.32,经予童乐冲剂治疗28天后,分别增加到10.38±1.61、1.40±0.31、1.42±0.37,治疗前后IgG、IgA、IgM的含量均有显著性差异($P<0.01$)。陶拉娣等报道130例脾虚厌食患儿治疗前T淋巴细胞亚群异常,尤以CD_3、CD_4降低更为明显,经予扶正健脾方治疗30天后,CD_3、CD_4、CD_4/CD_8的比值均明显提高($P<0.01$)。林燕等报道以资生健脾方随症加减治疗厌食症患儿40例,分别在治疗前后抽取静脉血检测免疫五项(IgA、IgG、IgM、C3、C4),血红蛋白(Hb),微量元素(Zn、Se、Fe、Cu、Mg)。结果临床总有效率为92.5%;IgA、IgG、IgM、C3、C4、Hb、Zn、Se、Fe、Cu、Mg均较治疗前明显升高($P<0.05$)。

四、发展思路

1. 中医特色疗法的作用机制研究　中医药治疗小儿厌食症从整体出发,审证求因,辨证论治,遵循"脾健不在补贵在运"的原则,通过调理脾胃,达到"脾运则健"的效果,临床研究已表明疗效显著,在作用机制研究方面,已在摄食中枢和饱食中枢神经元自发放电、胃肠激素、胃肠蠕动、消化酶分泌、免疫机制等前沿领域开展了与厌食的相关性研究,并且取得了成果。但临床上针刺四缝、香佩疗法及中药敷贴等特色方法,在小儿厌食症治疗中具有独特的疗效,目前对其疗效的规范化评价及作用机制尚缺乏研究,有待进一步探讨。

2. 有效药物的剂型改革与开发研究　辨证治疗小儿厌食症具有明显的临床疗效,但大样本、随机对照的临床研究尚不多见,需进一步提高临床疗效的研究,不断优化治疗方案,对疗效确切的治疗方案开展规范化评价,对有效方药开展动物实验筛选研究和系统、深入的作用机制探讨。进一步加强药物的剂型改革,研究和开发疗效确切、使用方便、利于推广的中药是一个值得探索的领域。

参 考 文 献

[1] Du Y P, Zhang Y P, Wang S C, et al. Function and regulation of cholecystokinin-octapeptide, β-endorphin and gastrin in anorexic infantile rats treated with ErBao Granules. World Journal of Gastroenterology, 2001, (2): 275-280.

[2] 陈永辉, 汪受传, 赵霞. 运脾法的理论与实践. 天津中医药, 2004, 21(1): 17-19.

[3] 杜晨光, 徐丁洁, 董玉山, 等. 358例儿童厌食症病因病机及辨证分型分析. 中医儿科杂志, 2013, 9(2): 32-33.

[4] 黄莉, 张立新, 王焕禄. 王焕禄从脾肾治疗小儿厌食. 中医杂志, 2010, (S2): 71-72.

[5] 苏慧岚. 活血化瘀法治疗小儿厌食症35例. 河南中医, 2004, 24(12): 40-41.

[6] 万力生, 汪受传. 儿宝颗粒治疗小儿厌食的临床观察. 湖南中医药导报, 2002, 8(9): 542-544.

[7] 张华静, 胡思源. 宝贝开胃颗粒剂治疗脾失健运型小儿厌食121例临床研究. 实用中医内科杂志, 2007, 21(8): 56-57.

[8] 隆红艳, 蒋雅萍. 小儿厌食症动物模型的客观标准研究. 成都中医药大学学报, 2005, 28(2): 41-42.

[9] 张月萍, 杜永平, 汪受传, 等. 小儿厌食发生发展及运脾法作用中枢机制研究的新思路. 中国中医基础医学杂志, 1998, 4(4): 19-20.

[10] 万力生, 罗宏英, 岳丽杰, 等. 厌食症患儿唾液表皮细胞生长因子与舌苔变化关系的探讨及儿宝方的干预作用. 中国中医药科技, 2011, 18(4): 273-274.

[11] 胡爱华, 徐惠民, 胡国华, 等. 厌食症患儿外周血食欲调节因子水平变化与小儿厌食颗粒干预的影响. 中国中药杂志, 2014, 39(23): 4685-4688.

[12] 林燕, 刘惠瑾, 康三刚. 资生健脾方对厌食症患儿免疫指标的影响. 中国实验方剂学杂志, 2014, 20(6): 184-187.

[13] 郑军, 马迎基, 白冬英, 等. 冯氏捏积疗法治疗小儿厌食症257例临床观察. 北京中医药, 2012, 31(9): 704-707.

[14] 吴高鑫, 崔瑾, 向开维, 等. 捏脊疗法对幼龄厌食大鼠血浆CCK-8、β-EP的影响. 江苏中医药, 2008, 40(2): 79-80.

[15] 中华中医药学会. 中医儿科常见病诊疗指南. 北京: 中国中医药出版社, 2012: 48-50.

[16] 郑筱萸. 中药新药临床研究指导原则. 北京: 中国中医药出版社, 2012: 267-269.

[17] 江育仁. 脾健不在补贵在运. 上海中医药杂志, 2002, 36(1): 4-7.

（陈　华）

第二节　积　滞

积滞是由于小儿内伤乳食, 停聚中焦, 积而不化, 气滞不行所致的一种脾胃疾病。临床以不思乳食, 食而不化, 脘腹胀满或痛, 嗳气酸腐, 大便酸臭溏薄或秘结为特征。本病包括西医学的消化功能紊乱、功能性消化不良等。

本病各种年龄均可发病, 尤以婴幼儿为多。禀赋不足, 脾胃素虚, 人工喂养及病后失调者更易罹患。积滞一年四季均可发生,既可单独出现,也可夹杂于其他疾病中。本病一般预后良好,少数患儿可因迁延失治,进一步损伤脾胃,致气血生化乏源,营养及生长发育障碍,而转化为疳证,此即《活幼口议·疳疾证候方议》所说:"积是疳之母,所以有积不治,乃成疳候。"

近年来,中医药对积滞的研究不断深入,积滞动物模型的建立为中医药防治本病的机制研究和有效药物、疗法的筛选提供了实验基础,内服、外治等多种疗法的综合运用不仅丰富了本病的治疗学内容,而且提高了治疗效果。

【历代文献述要】

"积"指聚集、堆积,"滞"乃停滞、凝滞不畅之意。积滞之名,较早记载于宋代刘昉《幼幼新书》,该书中多处提及治疗积滞的方药。明代《婴童百问·积滞》把"积滞"分为"乳积""食积"和"气积"三类;清代《医宗金鉴·幼科心法要诀·积滞门》则分为"乳滞""食滞"两类。《育婴家秘》称之为"伤食",《幼科释谜》则以"食积"论之。因此,本病又有"食积""食滞""乳滞""伤食"等病名。1994年颁布的《中华人民共和国中医行业标准·中医儿科病证诊断疗效标准》对"积滞病"作了统一规范。

《素问·痹论》云:"饮食自倍,肠胃乃伤。"古代医家很早就认识到,小儿积滞的发生,与饮食不节、喂养不当密切相关。巢元方《诸病源候论·小儿杂病诸候·宿食不消候》中说:"小儿宿食不消者,脾胃冷故也。小儿乳哺饮食,取冷过度,冷气积于脾胃,脾胃则冷,胃为水谷之海,脾气消之,胃气和调,则乳哺消化。若伤于冷,则宿食不消。"说明小儿乳食寒冷过度,导致脾胃虚寒,不能磨消乳食,使食物经宿不消。钱乙称之为"食不消""积痛"。《小儿药证直诀·脉证治法·食不消》曰:"脾胃冷,故不能消化,当补脾,益黄散主之。"说明了脾胃虚冷不能消化食物,并用益黄散(陈皮、丁香、诃子、青皮、甘草)温运脾气,治疗脾胃冷不能消化乳食者,对后世治疗脾胃虚寒的积滞有着深刻影响。

脾胃不足是造成小儿积滞发病的内在因素。万全提出小儿"脾常不足",这与小儿需要相对较多的营养物质形成了一对"矛盾",同时也决定了小儿易为乳食所伤,使乳食不能及时地被腐熟、敷布,从而促使乳食停积,滞而不化,形成积滞,正如他在《育婴家秘·伤食证治》所云:"小儿之病,伤食最多,故乳食停留中焦不化而成病者,必发热恶食,或嗳气作酸,或恶闻食臭,或欲吐不吐,或吐出酸气,或气短痞闷,或腹痛啼哭,此皆伤食也。"

饮食不节、喂养不当和调护失宜是造成小儿积滞的外因。《活幼心书·明本论·伤积》中说:"婴孩所患积证,皆因乳哺不节,过餐生冷坚硬之物,脾胃不能克化,积停中脘","有食饱伤脾,脾气稍虚,物难消化,留而成积"。说明哺乳不节,饮食过饱,是形成积滞的直接原因。

乳食停聚不化,气滞不行,其临床表现以脾胃受损、纳化失和症状为主。《婴童百问·积滞》详细描述了"积滞"的症状,并根据病因、证候表现的不同,把积滞分为乳积、食积和气积三个类别。其曰:"小儿有积滞,面目黄肿,肚热胀满,复睡多困,哭啼不食,或大肠闭涩,小便如油,或便利无禁,粪白酸臭,此皆积滞也。吐乳、泻乳,其气酸臭,此由啼叫未已,便用乳儿,停滞不化得之,是为乳积。肚硬带热,渴泻或呕,此由饮食无度,多餐过饱,饱后即睡得之,是为食积。腹痛啼叫,利如蟹渤,此由触忤其气,荣卫不和,淹延日久得之,是为气积。"清代在《幼幼集成·伤食证治》中描述:"小儿之病,伤食最多,故乳者停滞,中焦不化而成病者,必发热恶食,或嗳气作酸,或恶闻食气,或欲吐不吐,或吐出酸水,或气短痞闷,或腹痛啼叫,此皆伤食之候也。"

积滞尚须辨明证候的寒热虚实。陈复正认为凡饮食致病，伤于热者，多为火证，而停滞者少；伤于寒者，多为停滞，而全非火证。并指出如先伤热乳热食者，则为热积；伤冷乳冷食者，则为冷积；五谷之类为食积；禽畜之类为肉积；苹果之类为冷积。根据不同的病因，对本病以寒热进行辨证的方法，有一定的临床参考意义。《证治准绳·幼科·腹痛》指出"按之痛者为积滞，不痛者为里虚"，可作为辨别积滞虚实的重要参考。

积滞与疳证的形成有密切的关系。《幼幼集成·诸疳证治》说："谷肉果菜，恣其饮啖，因而停滞中焦，食久成积，积久成疳"，说明伤食经久不愈，可以形成积滞，积滞日久，迁延失治，可转化成疳。

对于积滞的治疗方法，明代《育婴家秘·伤食证治》提出："不必悉具，便宜损之。损之者，谓姑止之，勿与食也，使其自消。所谓伤之轻者，损谷自愈也。损之不减，则用胃苓丸以调之。调之者，调其脾胃，使乳谷自消化也。调之不减，则用保和丸以导之。导之者，谓腐化乳食，导之使去，勿留胃中也。导之不去，则攻下之。轻则枳朴大黄丸，重则备急丸主之。""损之""调之""导之"三法，对治疗积滞具有重要的指导意义。陈复正认为"脾虚不运"是食积形成的重要病理机转，提出积因脾虚者，或消补并行，或补多消少，或先补后消，用药忌偏寒偏热峻烈攻下之品。这些论述，对后世医家启发很深。《医宗金鉴·幼科心法要诀》在总结前人经验的基础上，把积滞分成乳滞、食滞进行辨证论治，症状详细，方药实用而有效，为后世所推崇。

【病因病机研究】

一、病因病机概述

引起小儿积滞的主要原因，是乳食不节，损伤脾胃，致脾胃运化功能失调；或脾胃虚弱，腐熟运化不及，乳食停滞不化。其病位在脾胃，因胃主受纳，脾主运化，一纳一化，饮食物得以消化。若脾胃受损，纳化失和，乳食停聚不消，积而不化，气滞不行，则成积滞。正如《医宗金鉴·幼科心法要诀·积滞门》所说："胃主纳受，脾主运化，乳贵有时，食贵有节，可免积滞之患。若父母过爱，乳食无度，则宿滞不消而病成矣。"伤于乳者，为乳积；伤于食者，则为食积。

小儿脏腑稚嫩，脾常不足是其生理特点之一。若禀赋不足，脾胃素虚；或病后失调，或过用苦寒攻伐之品，或积滞日久，皆可导致脾胃虚损，运化失职，则乳食难以磨消，停聚中焦，滞而不化，而成虚中夹实之积滞。如《幼幼集成·伤食证治》所云："如小儿之怯弱者，脾胃素虚，所食原少，或因略加，即停滞不化，此乃脾虚不能消谷，转运迟耳。"若积久不消，迁延失治，使脾胃功能严重受损，则可致气血生化不足，令患儿营养失调，生长发育障碍，形体日渐消瘦而转为疳证。

二、病因病机新论

近年来，关于积滞病因病机又出现了新的理论：①积滞内停，郁必化热论：认为家长对小儿溺爱有加，常予进食高营养、高蛋白食物，或任其嗜食、偏食所好之物，有时虽然饮食的量未增多，但乳食的质却发生了变化，或为营养过度，或为营养失衡，亦可戕伐脾胃，为当今积滞形成新特征。积滞内停,郁必化热,治疗积滞必须消导兼以清热。然而,《幼幼集成·伤食证治》说:"凡饮食致病,伤于热者,多为火证,而停滞者少;伤于寒者,多为停滞,而全非火证",是否积滞者均应清热,值得商榷。②情志因素论:有的小儿娇纵任性,冲动不羁,若所欲不遂,情志失调;或学习负担过重,情志不舒,肝气郁结时,均可使气机不畅,导致肝木乘脾或肝胃不和,致脾胃受损,纳化失职,乳食停滞不化,发生积滞。③积滞常兼外感论:小儿"肺脏娇嫩""脾常不足",加之小儿"寒温不知自调""乳食不知自节",因此容易罹患肺脾同病一类的疾病。若饥饱无常,贪食肥甘厚味,伤脾失运,形成积滞。积滞日久,脾气受损,母病及子,肺气不足,卫表不固,罹患外感而成积滞外感。若小儿先患外感,肺卫受邪,影响脾胃功能,不化乳食,不运精微,积滞内生,形成感冒夹滞。

【临证思维】

一、诊断

积滞具有乳食不化、气滞不行的证候特点,其诊断要领为有伤于乳食病史,不思乳食、食而不化、腹胀或腹痛、大便失调的症状。

1994年颁布的《中华人民共和国中医药行业标准·中医儿科病证诊断疗效标准》中,积滞的诊断依据如下:

1. 以不思乳食,食而不化,腹部胀满,大便溏泄或便秘为特征。
2. 可伴有烦躁不安,夜间哭闹或呕吐等症。
3. 有伤乳食史。
4. 大便化验检查,可见不消化食物残渣及脂肪滴。

二、鉴别诊断

积滞与厌食、疳证均为小儿常见的脾胃病,相互间既有关系又有不同,应注意掌握特征以作鉴别。

1. 厌食　主要由于脾胃失和,纳化失职引起,除不思进食外,多无脘腹胀满等症状,且起病多较缓慢,病程较长,一般持续2个月以上。

2. 疳证　因脾胃功能较长时间受损、气阴耗伤所致,病情缠绵日久,除多见食欲不振外,尚有形体消瘦、面黄发枯、神疲或烦躁等特征。积滞日久,可转化为疳证。

三、辨证思路与方法

本病或伤于乳,或伤于食,或因脾胃虚弱,腐熟运化不及,当辨之。然"积"为聚集、堆积,"滞"乃停滞、凝滞不畅之意。故积滞一证,或为实,或为虚中夹实,又当辨之。乳食停聚不消,积而不化,有已化热者,有未化热者,亦当辨之。根据病因、病程及伴见症状,辨别其虚、实、寒、热与轻、重。凡病程短,喜食肥甘辛辣,症见脘腹胀满,疼痛拒按,口气臭秽,嗳腐吞酸,大便酸臭,烦躁不安,或伴手足心热,小便短黄,舌红,舌苔黄厚者,属实热证;若病程短,贪食生冷或过服寒凉药物,症见食后饱胀,脘腹胀满,大便溏薄,小便清长,舌淡红,苔白者,属寒实证;若病程长,症见面黄唇淡,神疲肢倦,舌淡,苔白腻者,多为虚实夹杂证。但亦有少数脾胃虚弱者,病初即见虚实相兼证候。根据积滞的病因及伴随症状,又有分为积滞化热证、积滞寒化证等证进行辨证治疗。

轻证病势缓,病程较短,仅表现不思乳食,口气酸腐,腹部略胀,大便酸臭等;重证则病势急或病程较长,症见烦躁拒食,夜卧不安,脘腹胀满,疼痛拒按,呕吐酸腐,大便酸臭,稀溏不化或秘结难下,或面黄消瘦,神倦乏力等。若病情进一步发展,常可转化为疳证。

(一)常用分证

1. **乳食内积证** 不思乳食,嗳腐酸馊或呕吐食物、乳片,脘腹胀满或疼痛拒按,大便酸臭,烦躁啼哭,夜眠不安,手足心热,舌质红,苔白厚或黄厚腻,脉象弦滑,指纹紫滞。本证病程较短,根据患儿饮食种类,可判定伤乳与伤食。属热积或积久化热者,肚腹热甚,渴喜冷饮,头汗蒸蒸,便秘溲赤,舌苔黄厚腻;属寒积者,脘腹冷痛,得热则舒,渴喜热饮,舌淡苔白腻。本证调治不当,病情迁延,积不化而脾气伤,可转为脾虚夹积证。

2. **脾虚夹积证** 面色萎黄,形体消瘦,神疲肢倦,不思乳食,食则饱胀,腹满喜按,大便稀溏酸腥,夹有乳片或不消化食物残渣,舌质淡,苔白腻,脉细滑,指纹淡滞。本证常由乳食内积证转来,或素有脾虚、复伤乳食而成。以面黄神疲、腹满喜按、嗳吐酸腐、大便酸腥稀溏不化、指纹紫滞为特征。若病情进一步发展,影响气血生化,则可转化为疳证。

(二)分证新说

1. **积滞化热证** 症见不思乳食,口臭嗳腐,或呕吐食物、乳片,腹胀或疼痛拒按,大便酸臭,烦躁啼哭,夜眠不安,或有发热,舌质红,苔黄厚腻,脉象弦滑,指纹紫滞。若兼风热,则有发热、鼻塞流涕、咽红口干等症。

2. **积滞寒化证** 常因过食生冷,或脾胃受寒,损伤脾阳,或素体脾胃虚寒,脾虚不运;或乳食损伤脾胃,母病及子,肺气不足,卫表不固,外感风寒而成。症见不思乳食,食则饱胀,腹满喜温喜按,神疲肢倦,四末欠温,大便稀溏酸腥,夹有乳片或不消化食物残渣,舌质淡,苔白腻,脉细滑,指纹淡滞。若兼风寒,则有恶寒、头痛、鼻流清涕、脉浮紧或指纹浮红等症。

3. **肝郁积滞证** 本证常因情志不畅,所欲不遂,肝郁气滞,乘脾犯胃,运化失职,乳食内积而致。症见情志不舒,不思乳食,烦躁易怒,胃脘胁肋胀满疼痛,嗳气吞酸,便溏酸臭。

【治疗研究】

本病治疗以消食化积,理气行滞为基本法则。其具体治法,当随见证不同而区别对待。实证以消积导滞为主,积滞化热者,辅以清解积热;热结肠腑者,当通腑导滞,泻热攻下;偏寒者,配以温脾散寒。积滞轻者,仅需"损之",节制饮食,或辅以食疗,病可自愈。积滞重属实者,宜以消食导滞为主;积热结聚难消者,当通腑泻热,导滞攻下。属虚实夹杂者,宜消补兼施,积重而脾虚轻者,宜消中寓补;积轻而脾虚重者,宜补中寓消,以期消积不伤正,扶正以祛积。

本病治疗应注意,食积必伴气滞,气滞又可致食积不化,故消导同时常配伍理气药物应用;小儿脾胃稚弱,应用攻下导滞药宜中病即止,以平为期;健脾补虚不可甘厚壅中,妨碍脾运;积滞消除后,又宜调理脾胃以善后。除内服药外,常根据虚实辨证,使用推拿、捏脊、针灸、敷贴等疗法,增强疗效。此外,应特别注意合理调配饮食,方能取得捷效。

一、分证论治

(一)分证论治概述

1. **乳食内积证** 治宜消乳化食,和中导滞。乳积者,予消乳丸加减,常用药:麦芽、神曲、砂仁、陈皮、香附、炙甘草。食积者,予保和丸加减,常用药:山楂、神曲、莱菔子、陈皮、半夏、连翘、茯苓。腹胀明显者,加厚朴、枳实行气除胀;腹痛便秘者,加槟榔、白芍通腑缓急止痛;恶心呕吐者,加竹茹、生姜降逆止呕;大便稀溏者,加苍术、苡仁健脾渗湿;舌红苔黄,口渴者,加火炭母、石斛生津。若积久面黄,神疲乏力者,加太子参、白术益气健脾。若积滞化热,治以清热导滞为主,可根据积之新旧选择用药:若为新积化热,宜在消积导滞的基础上加用清热之品,如黄芩、石膏、知母、栀子、连翘、白薇之类;若为久积化热,可用枳实导滞丸或用香连导滞汤。

2. 脾虚夹积证　治宜健脾助运,消食化滞,予健脾丸加减。常用药:党参、白术、山楂、神曲、麦芽、枳实、陈皮。呕吐者,加生姜、半夏、砂仁降逆止呕;大便稀溏者,加山药、炒薏苡仁、苍术燥湿健脾;腹痛喜按者,加干姜、白芍、木香温经散寒止痛;舌苔白腻者,加藿香、佩兰芳香化湿。若滞热伤阴者,宜用谷芽、莲子心、石斛、麦冬、天花粉等消食清热而益脾阴;滞湿困阳者,宜用谷芽、茯苓、白术、党参、肉豆蔻、灶心土等化滞行湿而扶脾阳。有肝脾不调、肝胃不和症状者,应适当运用疏肝理气药,如柴胡、郁金、佛手、香附、荔枝核、青皮等。

(二)分证论治新说

1. 消积导滞清热法　积滞的治疗,历来以"积者消之"为原则,如何消之?内消其积固为常法,而乳食积滞为有形实邪,单纯内消,往往难见速效,必使邪有去路,才能驱其有形之积,促使病情迅速好转。法其食积,遵六腑以通为用,胃以通降为顺之义,以导滞下积最为合拍,故"消积必须导滞"。胃主纳,即摄纳食物,纳入之后,又必须吸其精华,输其糟粕。有入有出,出而复入,除旧纳新,是脾胃升降生化的基本过程。胃喜通利而恶壅滞,积滞胃脘,只入不出,或入而少出,就无法再入,欲达平衡,就必须使已停之"滞"下导,即为导滞。积滞既停,脾运已损,欲消其积,必导其下行,故消积必须导滞。积滞内停,郁必化热,消导积滞则内热蕴蒸无源,郁热清解则有助于积滞消减,故"导滞又常兼清热"。

2. 疏肝理脾和胃法　西医学认为精神因素能导致胃肠动力障碍,中医亦认为,情志失调是胃肠道功能性疾病的主要病因之一,情志因素在儿童疾病中作用亦日益突显。肝主疏泄,具有维持全身气机疏通畅达、通而不滞、散而不郁的作用,积滞的病位在脾胃,与肝关系密切,肝的疏泄功能是脾胃正常升降的一个重要条件。肝失疏泄,则气机失调,且"怒伤肝""思伤脾",情志异常可以直接损伤脏腑,均可使脾胃运化失常,乳食停滞不化,发生积滞。因此,应擅于运用疏肝理脾和胃之法,调节中焦气机升降,恢复脾胃运化之功能,达到治疗积滞之目的。

3. 养正除积法　小儿积滞初期多为乳食内积,脾胃素弱或病后失调者多为虚实夹杂证,治当区分虚实孰轻孰重,积重而脾虚轻者,当消中兼补;积轻而脾虚重者,宜补中佐消,"养正而积自除"。久病常因脾弱运艰而致积滞内实,然积滞既久,或因蕴热偏盛而损及脾阴,或因停湿偏盛而困及脾阳,故又每因邪滞之实而并发正气之虚,此时治法,既去积滞内实之邪,又扶偏虚之阴阳。然小儿脾胃稚弱,消导之剂每易耗气,故应中病即止;补脾之药易致甘腻壅滞,不可过用。

4. 灵活运用外治法　小儿积滞发病率高,却又常常服药困难,推拿捏脊、针灸、敷贴等外治疗法具有良好疗效。如敷贴疗法治疗食积腹痛,因其简便易行、小儿易于接受而得到较广泛应用。食积腹痛多由有形之实邪,停滞肠胃,阻塞气机所致,常选理气行滞、消食化积之品以消食导滞、理气止痛。所用穴位多为神阙穴即脐中,也是任脉的经穴,乃"神气"通行出入的门户,内联十二经脉、五脏六腑,四肢百骸。现代研究认为,透皮给药神阙穴最易吸收。因脐在胚胎发育过程中为腹壁的最后闭合处,该处表层角质层最薄,脐下无脂肪组织,便于药物渗透和弥散。而且外皮与筋膜和腹膜直接相连,脐下两侧有腹壁下动脉和下静脉,并分布有丰富的血管网,对药物的敏感度高,吸收迅速,使药力经脐迅速渗透到各个组织器官,以调节人体之气血阴阳,扶正祛邪,从而达到愈病的目的。

二、其他疗法

(一)中成药

1. 小儿化食口服液　用于乳食内积、积滞化热证。

2. 清热化滞颗粒　用于积滞化热证。

3. 枳实导滞丸　用于积滞较重,郁而化热者。

4. 小儿香橘丸　用于脾虚夹积证。

5. 健脾消积颗粒　用于脾虚夹积证。

(二)敷贴疗法

1. 玄明粉3g,胡椒粉0.5g。研细粉,拌匀。置于脐中,外盖纱布,胶布固定。每日换1次。用于乳食内积证。

2. 神曲30g,麦芽30g,山楂30g,槟榔10g,生大黄10g,芒硝20g。共研细末。以麻油调上药,敷于中脘、神阙穴,先热敷5分钟后继续保留24小时。隔日1次,3次为1疗程。用于积滞实证腹胀痛者。

3. 高良姜2g,槟榔4g,白术5g,共研细末,敷脐中,纱布固定,每日1次。用于脾虚夹积证。

(三)推拿疗法

1. 清胃经,揉板门,运内八卦,推四横纹,揉按中脘、足三里,推下七节骨,分腹阴阳。用于乳食内积证。

2. 以上取穴,加清天河水,清大肠。烦躁不安加清心平肝,揉曲池。用于食积化热证。

3. 补脾经,运内八卦,摩中脘,清补大肠,揉按足三里。用于脾虚夹积证。

以上各证均可配合使用捏脊法。

(四)针灸疗法

1. 体针　取足三里、中脘、梁门。乳食内积加里内庭、天枢;积滞化热加曲池、大椎;烦躁加神门;脾虚夹积加四缝、脾俞、胃俞、气海。每次取3~5穴,中等刺激,不留针,实证用泻法为主,辅以补法,虚证用补法为主,辅以泻法。

2. 耳穴　取胃、大肠、神门、交感、脾。每次选3~4穴,用王不留行籽贴压,左右交替,每日按压3~4次。

【研究发展思路】

一、规范与标准

(一)中医诊疗指南

中华中医药学会在2012年发布了新版《中医儿科常见病诊疗指南》(以下简称《指南》),该指南通过系统文献检索,结合编制Delphi法专家调查问卷对小儿疳证的诊断、辨证、治法、方药、预防护理等方面进行研究,又进行两次专家讨论会形成了专家共识,制订了积滞的中医诊疗指南,提出了积滞的诊断、辨证、治疗建议。诊断应根据临床表现,结合病史及年龄特点,将其辨证分为乳食内积证、食积化热证和脾虚夹积证3个证型,并介绍了四磨汤口服液、化积口服液、清热化滞颗粒等中成药及敷贴治疗、捏脊和摩腹疗法、刺四缝疗法及针灸配合推拿疗法。

(二)疗效评价标准

参照《中华人民共和国中医药行业标准——中医病证诊断疗效标准》,制定疗效评定标准如下:①治愈:症状消失,大便正常;好转:②症状有所改善,大便基本正常;③未愈:症状无变化。

二、临床研究

1. 专方治疗 汪受传根据对小儿生理病理特点、积滞病因病理的研究,以及文献研究,结合自己的临床经验,提出小儿积滞以积滞化热证居多,治疗方面提出了"消积必须导滞,导滞常兼清热"的理论观点。并对清热化滞颗粒治疗小儿积滞(积滞化热证)兼风热证(西医消化功能紊乱症合并上呼吸道感染),进行了分层区组随机、多中心平行对照的临床研究。清热化滞颗粒实验组336例,健儿清解液对照组113例。实验组痊愈率、显效率分别为59.23%、24.70%,总有效率为83.93%;对照组痊愈率、显效率分别为38.94%、29.20%,总有效率为68.14%。实验组疗效显著高于对照组($P<0.001$)。实验组在改善在脘腹胀痛、食欲下降、大便不调、发热、舌象、脉象或指纹等方面显著优于对照组。

葛湄菲等将炒麦芽、焦山楂、鸡内金、延胡索(3∶3∶3∶1)研末过80目筛,制成腹痛1号治疗小儿食积腹痛,使用时取药末3g,加甘油醋混合液调成糊状,置自粘性无菌敷料(7cm×10cm)中,每天敷神阙穴10~12小时,连用5天。对照组用山莨菪碱2.5~5mg,1日2次口服;乳酸菌素片2~4片,日3次口服。结果表明治疗组疗效明显优于对照组。

张淳等采用分层区组随机、双盲、阳性药平行对照、多中心、双侧差异性检验临床研究方法对小儿七星茶口服液与保和口服液对小儿积滞(乳食内积证)进行观察,实验药物组318例服用小儿七星茶口服液,阳性药对照组106例服用保和口服液。研究结果表明,中成药七星茶口服液组的主症不思饮食和夜寐不安、单项症状脘腹胀痛症状在治疗后消失或有明显好转,并优于保和口服液。

陈永辉等将首都儿科研究所附属儿童医院的院内制剂消食化积颗粒治疗小儿积滞进行临床研究。治疗组80例患儿口服消食化积颗粒,对照组40例口服复方胃蛋白酶散,发现消食化积颗粒对患儿食欲不振、腹部胀满、大便性状均有明显改善作用,愈显率明显优于对照组。

2. 专药治疗

(1)枳实:苦辛微酸,微寒,归脾、胃经,功能行气除胀,消积导滞,治疗积滞最为常用。《神农本草经·枳实》谓其"主大风在皮肤中,如麻豆苦痒,除寒热结,止利,长肌肉,利五脏,益气轻身。"《本草备要》亦说枳实治胸痹结胸,食积五膈,并能开胃健脾。药理研究亦表明,枳实主要含有挥发油、生物碱、黄酮等成分,能使胃肠瘘狗的胃肠收缩节律而有力,呈兴奋作用,用于治疗胃下垂可使胃下极位置升高,运动功能改善甚至正常,腹胀、腹痛、便秘、食欲不振、乏力等症状消失或减轻,体重增加;所含成分α-柠檬烯具有多项药理作用:镇静,抑制中枢,收缩离体的大肠、子宫、末梢血管,刺激黏膜局部,促进胆汁分泌,促进在体肠道运动。

（2）厚朴:苦辛,温,归脾、胃、肺、大肠经。其苦降能泻实满,辛温能散湿满,除胃肠滞气、燥湿运脾,为温中散滞之要药。《得配本草·木部·厚朴》谓其"除肠胃之浊邪,涤膜原之秽积。……消宿食,散沉寒"。

（3）山楂:酸甘微温,归脾、胃、肝经。功能消食健胃,活血化瘀。研究发现山楂能增加胃中消化酶的分泌,促进消化。山楂所含解脂酶能促进脂肪分解,故以消化肉食积滞见长,尤宜用于肉积不消、腹胀腹痛之证。

（4）莱菔子:辛甘,性平,归肺、脾、胃经。消食化积,降气化痰,并有除胀之力,治疗食积气滞,脘腹胀满效颇佳。研究证实,本品具有增强兔离体回肠节律性收缩的作用;能提高豚鼠离体胃幽门部环行肌紧张性和降低胃底部纵行肌紧张性;炒莱菔子能明显对抗肾上腺素对兔离体回肠节律性收缩的抑制。这些作用有利于食物的机械性消化;莱菔子行气消食的作用机制可能与促进血浆胃动素的分泌和作用于M受体相关。

（5）香附:辛微苦,性平,归肝、胃经,《本草纲目·草部·香附子》谓其:"散时气寒疫,利三焦,解六郁,消饮食积聚,痰饮痞满"等,对情志失调所致的消化不良有较好疗效。

3. 外治研究　谭程等研究比较不同定位向心推脾经穴治疗小儿积滞的临床疗效差异。选取积滞患儿60例随机分为螺纹面组、桡侧缘组,每组30例。螺纹面组采用向心推拇指螺纹面脾经穴,桡侧缘组采用向心推拇指桡侧缘脾经穴,两组均配合推三关、运内八卦等传统推拿治疗手法。每日1次,每周6次,12次为一疗程。1个疗程后比较两组患儿治疗前后主症积分,观察患儿的食欲、大便、舌苔等伴随症状的改善情况,并评定两组疗效。结果认为,脾经穴的两种定位——拇指螺纹面和拇指桡侧缘对小儿积滞治疗总体疗效无差异,对主症口气臭秽的改善,螺纹面组优于桡侧缘组。许华将120例乳食内积证和120例脾虚夹积证积滞患儿,采用简单随机法分为两观察组及两对照组,每组各60例。对照组采用中药汤剂口服,观察组加用穴位贴敷。治疗后第3、6天分别评价各组疗效,并比较纳差、脘腹胀满、大便失调等临床主症消失时间。结果治疗后第3、6天,观察组疗效均明显优于对照组,临床主症消失时间明显较对照组短,认为中医药治疗小儿积滞具有较好疗效,口服中药与穴位贴敷合用治疗本病疗效更为显著。

三、基础研究

（一）动物模型研制

积滞的病因相对较单纯,国内较早就根据"饮食自倍,肠胃乃伤"的中医理论,用病因模拟的方法,建立了积滞(食积)动物模型。常用方法是给小鼠喂饲高蛋白、高热量饲料,或喂饲甘蓝等难消化吸收饮料并加饲牛奶,造成积滞模型;也有用运动后灌胃建立运动引起的食积阻滞的动物模型。还有研究者在对小鼠进行积滞造模的同时,给小鼠腹腔注射阿托品,造成积滞化热模型,模型建成后小鼠食量减少,脘腹胀满,体重增长缓慢,烦躁活动不宁,频频饮水,大便干结,与临床积滞化热证患儿的症状相似。积滞模型的建立是否成功,目前主要是从动物一般症状体征、进食量、活动度、体重、腹围、大便次数及性状等方面进行判断,还应进一步从其胃肠动力、病理、微生态、细胞及亚微结构等方面进行深入研究,建立更完善而规范的积滞实验动物模型。

（二）中药作用机制研究

1. 对胃肠动力的影响　赵霞等对积滞模型小鼠所作的实验表明，清热化滞颗粒不仅能提高胃蛋白酶活性，达到促进消化的目的，又能促进在体小肠推进功能，还能增加血浆中胃动素（MTL）、胃泌素（GAS）含量，降低生长抑素（SS）水平，对血浆血管活性肠肽（VIP）作用不明显，说明该药有通过胃肠激素促进胃肠蠕动的作用，这可能是其治疗小儿积滞的作用机制之一。

2. 对肠黏膜分泌功能的影响　ZO-1是构成肠黏膜上皮紧密连接的重要成分之一，可作为肠组织黏膜上皮细胞紧密连接功能和通透性功能的指标。刘铁钢等通过观察银莱汤对小鼠食积模型作用，发现食积组小鼠肠黏膜的单层柱状上皮细胞、杯状细胞增大增多，排列紊乱，ZO-1水平降低，银莱汤可上调ZO-1，对肠黏膜机械屏障的损伤具有一定的修复作用，能够降低肠黏膜组织的通透性。

3. 对胃电的影响　毕可恩等通过给小白鼠喂饲高蛋白高热量食物，建立食积模型，结果造型组小鼠进食排便减少，体重增加缓慢，腹围增大，肛温升高，粪淀粉颗粒及脂肪球增加，胃电呈高幅波形，与空白对照组相比差异显著。造型组小鼠经用保和丸煎剂治疗后各种表现均较自然恢复组恢复为快。郝静等运用和胃健脾，行气导滞的方法，以黄芪、茯苓、白术、山药、半夏、砂仁、枳壳、厚朴、苍术、薏苡仁、栀子、神曲、陈皮、山楂、木香为主药，治疗60例功能性消化不良患儿取得良好疗效，并进行患儿用药前后餐前、餐后胃体及胃窦导联的胃电参数进行比较，结果表明其主频率、主功率的正常百分比和平均值的绝对值，均较用药前增高，经配对t检验，P均<0.05，差异有统计学意义，认为经中药治疗后，患儿的胃动力的确有所改善。

四、发展思路

本病西医治法不多，中医药治疗积滞不仅疗效可靠，而且治疗手段多样，方法灵活。近年来，又研制出多种中成药、中药敷贴剂运用于临床，使小儿积滞的治疗手段更加丰富，体现了中医药治疗本病的优势。积滞的中医药治疗效果颇佳，但临床与实验研究开展得并不广泛，今后应注意加强以下几个方面的研究：

加强对积滞发病机制的研究，探讨积滞发生的生理病理变化，如对胃肠动力、消化、吸收的影响，对消化系统以外其他器官组织的影响，对胃肠激素及全身激素调节的影响，对胃肠道微生态的影响等；进一步完善积滞动物模型的研制，提高其再现性、复制率和专一性，并将其规范化，为积滞的实验研究、有效药物及方法的筛选提供基础；研究积滞与其他疾病的关系，尤其是积滞在小儿发热性疾病发病中的作用以及机制，研究运用中医"治未病"理论进行早期干预；进一步开展运用循证医学进行中医内服、外治疗法治疗小儿积滞的临床研究，更好地发挥中医药防治小儿积滞的作用。

参 考 文 献

[1] 汪受传，赵霞，刘书堂. 清热化滞颗粒Ⅲ期临床及实验研究总结. 现代中医药，2003，(4): 1-4.

[2] 赵霞，汪受传. 小儿积滞的治法探讨. 中医药学报，2003，31(2): 13-14.

[3] 葛湄菲，张春. 腹痛1号治疗小儿食积腹痛的临床与实验研究. 山东中医杂志，1999，18(2): 12-13.

[4] 张淳，胡思源，成金乐，等. 小儿七星茶口服液与保和口服液对照治疗小儿积滞乳食内积证的临床研究. 辽宁中医杂志，2014，41(12): 2621-2624.

[5] 陈永辉,凌科,麻建辉,等.消食化积颗粒治疗小儿积滞80例疗效观察.中医儿科杂志,2015,11(6):20-22.

[6] 赵霞,汪受传.清热化滞颗粒促胃肠动力作用机制研究.中华中医药杂志,2013,28(2):510-512.

[7] 刘铁钢,于河,张望,等.银莱汤对食积肺炎小鼠肠黏膜机械屏障的作用及机制.中华中医药杂志,2014,29(8):2472.

[8] 毕可恩,刘爱华,朱富华,等.食积动物模型建立及中药治疗观察.山东中医学院学报,1990,14(2):71-72.

[9] 郝静,闫慧敏.和胃运脾法治疗儿童功能性消化不良60例分析.北京中医,2005,24(5):279-281.

[10] 郭翔,陈美仁.阴中隐阳针法配合摩腹治疗小儿食积.湖南中医药导报,2002,8(8):489-493.

[11] 谭程,李江山,李铁浪,等.不同定位向心推脾经穴治疗小儿积滞的临床效应比较.中国针灸,2016,36(3):267-270.

[12] 许华,张雪丽,陈火莲.中药内外合治治疗小儿积滞120例疗效观察.中国中西医结合儿科学,2013,5(2):113-115.

(许 华)

第三节 泄 泻

泄泻是以大便次数增多、粪质稀薄或如水样为特征的小儿常见病。一般以大便溏薄而势缓者为泄,大便清稀如水而直下者为泻。正如明·万全《幼科发挥·泄泻》所说:"而泄泻二字,亦当辨之。泄者,谓水谷之物泄出也;泻者,谓胃肠之气下陷也。"本病最易耗伤气液,重症患者可引起气阴两伤甚至阴竭阳脱之危候;迁延日久不愈,常可导致疳证。西医学大部分小儿腹泻病(除外霍乱、痢疾等)均可参照小儿泄泻进行辨证治疗。

本病一年四季均可发生,以夏秋季节为多见,尤其以6个月~2岁婴幼儿发病率高。小儿腹泻病每年有两个发病高峰,一是发生在6、7、8月,称夏季腹泻,主要病原是致病性大肠杆菌与痢疾杆菌;另一高峰发生在10、11、12月,称秋季腹泻,主要病原是轮状病毒。

腹泻病是造成小儿营养不良、生长发育障碍和死亡的主要原因之一,是我国卫生部提出的儿科重点防治的四病之一。流行病学研究表明,在腹泻病中细菌性肠炎仅占少数。因此世界卫生组织提出90%腹泻病不需要抗菌药治疗,我国学者也提出70%腹泻病不需要也不应该用抗生素治疗。中医药治疗小儿泄泻有着十分丰富的经验,尤其是在病毒感染性腹泻以及各种非感染性腹泻病的防治上,具有较明显的优势。

【历代文献述要】

早在《黄帝内经》已有多种泄泻的记载,如"飧泄""濡泻""洞泄""溏泄""滑泄"等。《难经·五十七难》则有五泄之分:"泄凡有五,其名不同。有胃泄,有脾泄,有大肠泄,有小肠泄,有大瘕泄。"本病在汉唐时代称为"下利",如《伤寒论》中有"邪热下利证""少阳病兼下利证"等。有关小儿泄泻的早期记载,见于《诸病源候论·小儿杂病诸候》,记有"赤利候""冷利候""久利候"等。宋代以后则统称为"泄泻"。

对本病的病因早在《黄帝内经》中已有详细论述。如《素问·生气通天论》:"春伤于风,邪气留连,乃为洞泄",《素问·阴阳应象大论》曰:"清气在下,则生飧泄""湿胜则濡泻""春伤于风,夏生飧泄",《素问·气交变大论》曰:"民病飧泄食减,体重烦冤,肠鸣腹支满","腹满肠鸣,溏泄食不化","岁水不及,湿乃大行……民病腹满身重,濡泄寒疡流水"等,明确提出感受风、寒、暑、湿、热等外邪和饮食不节均可导致泄泻。

泄泻的病理变化主要在于脾胃功能失调,而致病的基本因素是湿。《小儿药证直诀·五脏病》记载:"脾病,困睡,泄泻,不思饮食。"明确指出了泄泻病位在脾。《幼幼集成·泄泻证治》曰:"泄泻之本,无不由于脾胃。盖胃为水谷之海,而脾主运化,使脾健胃和,则水谷腐化而为气血,以行荣卫。若饮食失节,寒温不调,以致脾胃受伤,则水反为湿,谷反为滞,精华之气不能输化,乃致合污下降,而泄泻作矣。"详细论述了小儿脾胃薄弱,易于受损,若脾胃受伤,则水谷不化,精微不布,清浊不分,合污而下,而成泄泻。《医宗必读·泄泻》则指出:"统而论之,脾土强者,自能胜湿,无湿则不泄,故曰:湿多成五泄。若土虚不能制湿,则风寒与热,皆得干之而为病",阐明了泄泻的病因病机为脾虚湿盛。

小儿泄泻病情轻重不一,临床症状较为复杂,《诸病源候论·小儿杂病诸候》阐述了形成本病的病因病机,并提出以视察粪色作为辨证的依据,对后世有较大启发。其在"热利候"中说:"小儿本挟虚热,而为风所乘,风热俱入于大肠而利,是水谷利,而色黄者为热利也。"在"冷利候"中说:"小儿肠胃虚,或解脱遇冷,或饮食伤冷,冷气入于肠胃而利,其色白。是为冷利也。冷甚则利青也。"在"冷热利候"中提出:"小儿先因饮食有冷气在胃肠之间,而复为热气所伤,而肠胃素虚,故受于热,冷热相交,而变下利。乍黄乍白或水或谷,是为冷热利也。"在"利后虚羸候"中则指出长期泄泻,导致脾胃虚弱,生化乏源,是造成虚羸的根本原因。钱乙在《小儿药证直诀·脉证治法·夏秋吐泻》中,将夏秋吐泻分为五月十五日以后吐泻,六月十五日以后吐泻,七月七日以后吐泻及八月十五日以后吐泻四个不同时期的泄泻,明确提出发病于不同时令的泄泻,病机治法均有所不同,认识到时间与气候对人体疾病的影响,并指出"诸吐利久不瘥者,脾虚生风而成慢惊"。在《小儿药证直诀·脉证治法·诸疳》中进一步指出:"又有吐泻久病,或医妄下之,其虚益甚,津液燥损,亦能成疳。"对小儿久泻可以转化成疳证有了明确的认识,创制了白术散、益黄散等名方用于治疗泄泻。

中医药治疗小儿泄泻具有极为丰富的经验。早在汉代,张仲景就创制了葛根黄芩黄连汤治疗太阳病桂枝证误下之后引起的下利,至今该方仍广泛用于治疗湿热泄泻。金元时期,《丹溪治法心要·泄泻》提出治疗泄泻"惟分利小水,最是长策"。明代《景岳全书·泄泻》进一步阐发了分利小水的治疗学说:"凡泄泻之病,多由水谷不分,故以利水为上策","水谷分则泻自止""治泻不利小水,非其治也。然小水不利,其因非一,而有可利者,有不可利者,宜详辨之",强调分利治法的宜忌,其辩证的观点对后世影响很大。《医宗必读·泄泻》总结出九种治疗泄泻的方法:淡渗、升提、清凉、疏利、甘缓、酸收、燥脾、温肾、固涩,后世对泄泻的治疗大多不离其左右。《活幼口议·小儿泻泄》则认为"除疳泻为虚热泻,余皆脏腑虚寒怯弱得之",治疗"惟务温其脏腑,脏腑既温,寒何能留于肠胃之间?"强调运用温法治疗小儿泄泻。明代医家万全认为小儿"泄泻皆属于湿,其症有五,治法分利、提升为主",并提出本病预后:"凡泄泻不问轻重,只要饮食如常,不生他症,不难于治而易愈"(《片玉心书·泄泻门》)。同时认识到:"久泻不止,津液消耗,脾胃倒败,下之谷亡,必成慢惊,所谓脾虚则吐泻生风者是也,故应补脾胃于将衰之先"(《幼科发挥·泄泻》)。万氏对泄泻的辨证论治与临床紧密联系,对现在临床治疗仍有着重要的指导意义。《幼幼集成·泄泻证治》认为"泄泻有五:寒、热、虚、实、食积也。"并提出较为明确的辨证、治法:"凡泄泻肠鸣腹不痛者,是湿,宜燥渗之;饮食入胃不住,或完谷不化者,是气虚,宜温补之;腹痛肠鸣泻水,痛一阵、泻一阵者,是火,宜清利之:时泻时止,或多或少,是痰积,宜豁之;腹痛甚而泻,泻后痛减者,为食积,宜消之,体实者下之;如脾泻已久,大肠不禁者,宜涩之;元气下陷者,升提之。"同时,将小儿泄泻治疗方药进行了归纳。《医宗金鉴·幼科杂病心法要诀·泻证门》则以简明的语言总结了小儿泄泻的病因和治法:"小儿泄泻认须清,伤乳停食冷热惊,脏寒脾虚飧水泻,分消温补治宜精"。

【病因病机研究】

一、病因病机概述

小儿泄泻发生的常见原因有感受外邪、伤于饮食、脾胃虚弱与脾肾阳虚。首先,小儿脏腑娇嫩,藩篱不密,易为外邪所侵,六淫之中的风、寒、暑、湿、火以及疫疠等邪气,均可侵入人体,并常与湿邪相合致泻。小儿泄泻,又与时令气候的变化有着密切关系,长夏多湿,故外感泄泻以夏秋多见,其中又以湿热泻最常见。其次,小儿脾常不足,运化功能尚未完善,而生长发育迅速,所需水谷精微较成人更为迫切。但小儿饮食不知自节,若调护失宜,喂养不当,饮食失节或不洁,过食生冷瓜果、污染食品或难以消化之食物,皆能损伤脾胃,发生泄泻。如《素问·痹论》所说:"饮食自倍,肠胃乃伤。"小儿易为食伤,发生伤食泻,在其他各种泄泻证候中亦常兼见伤食证候。再者,脾胃虚弱与脾肾阳虚为小儿虚证泄泻的主要原因。如先天禀赋不足,小儿脾肾先天未充;或婴儿出生后护理不当、营养失调、病后调护不周等后天调护失宜,均可导致脾胃损伤,继而脾损及肾;若久病迁延不愈,或脾胃病调治失宜,均可损阴伤阳、损脾伤肾,导致脾虚泻、脾肾阳虚泻。

泄泻的病位主要在脾胃,所谓"泄泻之本,无不由于脾胃"。因胃主受纳腐熟水谷,脾主运化水湿和水谷精微,若脾胃受损,则饮食入胃之后,水谷不化,精微不布,清浊不分,合污而下,致成泄泻。由于脾主运化,喜燥而恶湿,而湿邪最易伤脾。若人体运化功能正常,则水谷化生之精微,可由脾之输转以供养全身,自无停湿留滞之患;若脾为湿困,运化失职,水谷不化,则必停聚而为湿为滞;加以肠道未能维持正常的分清别浊的作用,则水湿积滞下趋大肠而为泄泻。外感之湿邪可为致病之因,而内生之湿邪常为脾病之果;内外之湿,乳食之滞,蕴蓄脾胃,是为泄泻病理的基本因素。

综上所述,小儿泄泻的基本病机乃脾困湿盛。由于小儿稚阳未充、稚阴未长,患泄泻后较成人更易于损阴伤阳发生变证。重症患儿,泻下过度,易于伤阴耗气,出现气阴两伤,甚则阴伤及阳,导致阴竭阳脱的危重变证。若久泻不止,脾气虚弱,肝旺而生内风,可成慢惊风;脾虚失运,生化乏源,气血不足以荣养脏腑肌肤,久则形成疳证。

二、病因病机新论

关于泄泻病因病机提出新的理论:①药毒伤脾论:苦寒攻伐之品,最易损伤脾胃,导致泄泻。而滥用抗生素,除抗生素本身的毒副反应外,还会杀死体内有益的共生菌群,破坏微生态平衡,毁坏了微生态对机体的屏障与保护作用,削弱了患儿的抗病能力,导致泄泻迁延不愈。某些药物如化疗药等,更是直接攻伐正气,严重损伤脾胃,导致泄泻不止。药毒伤脾已成为引起小儿泄泻不可忽视的重要病因。②肝木乘脾论:盖肝喜条达,若情志不舒,所欲不遂,情志失调,则肝气郁结,横逆犯脾,肝脾不和,气机被遏,脾失健运。脾之清阳不升,浊阴不降,则脘满腹痛;脾运失度,清浊混杂,并走大肠而成泄泻。此乃儿童腹泻型肠易激综合征常见病因病机。③气滞血瘀论:泄泻日久,或因寒湿凝滞中州,气机升降失常,气滞血瘀肠间,清浊不分,下走大肠而成泄泻。因而,在泄泻久治不愈者要注意运用活血祛瘀的方法。

【临证思维】

一、诊断

泄泻的诊断思路:根据大便次数、性状的改变判断是否为泄泻;若为泄泻,应进一步明确是否存在气阴两伤、阴竭阳脱的危重变证;尽可能明确发病的病因,为正确的治疗提供依据。

1994年颁布的《中华人民共和国中医药行业标准·中医病证诊断疗效标准·中医儿科病证诊断疗效标准》中,泄泻的诊断标准如下:

1. 排便次数增多,每日3~5次,多达10次以上,呈淡黄色,如蛋花汤样,或呈褐色而臭,可有少量黏液;或伴有恶心、呕吐、腹痛、发热、口渴等症。

2. 有乳食不节、饮食不洁或感受时邪的病史。

3. 重症腹泻及呕吐严重者,可见小便短少、体温升高、烦渴神萎、皮肤干瘪、囟门凹陷、目眶下陷、啼哭无泪、口唇樱红、呼吸深长、腹胀等症。

4. 大便镜检可见有脂肪球,少量红白细胞。

5. 大便病原学检查,可有致病性大肠杆菌等生长,或分离出轮状病毒等。

6. 重症腹泻有脱水、酸碱平衡失调及电解质紊乱。

泄泻的诊断要领主要是:①大便性状有改变,呈稀便、水样便;②大便次数比平时增多。只要同时符合这两条,泄泻的诊断便可成立。

本病按病程长短,可分为急性腹泻(病程<2周)、迁延性腹泻(病程2周~2月)和慢性腹泻(病程>2月)。

根据病情又可分为轻型腹泻与重型腹泻:

轻型腹泻:起病可急可缓,以胃肠症状为主。食欲不振,偶有溢乳或呕吐,大便次数增多,一般在每日10次以下,大便性状变稀,无明显脱水及全身中毒症状。

重型腹泻:常急性起病,也可由轻型加重转化而成。大便每日达10次以上,除有较重的胃肠道症状外,还有较明显的脱水、电解质紊乱及全身中毒症状,如发热、烦躁、精神萎靡、嗜睡甚至昏迷、休克。

二、鉴别诊断

本病主要与痢疾相鉴别,其要点在于大便的性状及伴随症状。

痢疾系因邪毒积滞肠腑,脂膜血络受伤所致,病位主要在肠腑。痢疾亦有大便溏薄,便次增多症状,但粪便多混有黏冻脓血或血便或果酱样大便,并伴有腹痛、里急后重症状,腹部检查左下腹有压痛；粪便镜检白细胞（脓细胞）每高倍（400倍）视野15个以上，大便培养可有痢疾杆菌生长。

三、辨证思路与方法

小儿泄泻的发生与湿密切相关，正如《临证指南医案·泄泻》指出："泄泻，注下症也。经云：湿多成五泄……飧泄之完谷不化，湿兼风也；溏泄之肠垢污积，湿兼热也；鹜溏之澄清溺白，湿兼寒也；濡泄之身重软弱，湿自胜也；滑泄之久下不能禁固，湿胜气脱也。"脾为阴土，喜燥而恶湿；脾处中焦，乃至阴之地，气机升降之枢纽；而泄泻之本，无不由于脾胃。因此，小儿泄泻当仔细辨识湿邪的变化、脾胃的运化及气机升降、气液的存亡等。泄泻证候错杂，本于脾胃而不限于脾胃，常常涉及其他脏腑，尤其是泄泻日久，甚至出现虚实夹杂、寒热错杂等证候。

1. 辨常证 常证重在辨寒、热、虚、实，辨证时注意审查病因，而大便的性状则是辨证的重要依据。全身症状要注意观察精神、食欲、发热、口渴、小便异常、腹痛、腹胀等。

（1）湿热泻：大便水样，或如蛋花汤样，泻势急迫，量多次频，气味秽臭，或夹少许黏液，腹痛阵哭，发热烦闹，口渴喜饮，食欲不振，或伴呕恶，小便短黄，舌质红，苔黄腻，脉滑数，指纹紫。本证以起病急，泻势急迫，量多次频，舌质红，苔黄腻为特征。在暴泻中占多数。偏热重大便气味秽臭，或见少许黏液，发热，舌红苔黄；偏湿重便如稀水，口渴尿短，舌苔腻。兼伤食大便夹不消化物，纳呆，舌苔垢腻。若泻下无度，本证易于转为伤阴甚至阴竭阳脱变证。失治误治，迁延日久，则易转为脾虚泄泻。

（2）风寒泻：大便清稀，夹有泡沫，臭气不甚，肠鸣腹痛，或伴恶寒发热、鼻流清涕、咳嗽，舌质淡，苔薄白，脉浮紧，指纹淡红。本证以大便清稀夹有泡沫，臭气不甚，肠鸣腹痛为特征。风象重便多泡沫，鼻流清涕；寒象重腹部切痛，恶寒。兼伤食大便夹不消化物，纳呆。风寒化热则便次增多，气转臭秽，发热加重。寒邪易伤阳气，若见大便不化，肢冷神萎，需防伤阳变证。

（3）伤食泻：大便稀溏，夹有乳凝块或食物残渣，气味酸臭，或如败卵，脘腹胀满，便前腹痛，泻后痛减，腹部胀痛拒按，嗳气酸馊，或有呕吐，不思乳食，夜卧不安，舌苔厚腻，或微黄，脉滑实，指纹滞。本证以起病前有乳食不节史，便稀夹不消化物，气味酸臭，脘腹胀痛，泻后痛减为特征。伤乳者稀便夹乳凝块；伤食者夹食物残渣。本证可单独发生，更常为他证兼证。调治不当，病程迁延，积不化而脾气伤，易转为脾虚泻，或脾虚夹积，甚至形成疳证。

（4）脾虚泻：大便稀溏，色淡不臭，多于食后作泻，时轻时重，面色萎黄，形体消瘦，神疲倦怠，舌淡苔白，脉缓弱，指纹淡。本证以病程较长，大便稀溏，多于食后作泻，以及全身脾虚证象为特征。偏脾气虚者面色萎黄，形体消瘦，神疲倦怠；偏脾阳虚者大便清稀无臭，神萎面白，肢体欠温。本证进一步发展，则由脾及肾，易转成脾肾阳虚泻，或久泻而成疳证。

（5）脾肾阳虚泻：久泻不止，大便清稀，澄澈清冷，完谷不化，或见脱肛，形寒肢冷，面色㿠白，精神萎靡，寐时露睛，小便色清，舌淡苔白，脉细弱，指纹色淡。本证见于久泻，以大便澄澈清冷，完谷不化，形寒肢冷为特征。偏脾阳虚者大便清稀，或见脱肛；偏肾阳虚者大便清冷，滑脱不禁，腹凉肢冷，精神萎靡。本证继续发展，则成重症疳泻，终则阳脱而亡。

2. 辨变证 变证重在辨阴、阳。

（1）气阴两伤证：泻下过度，质稀如水，精神萎靡或心烦不安，目眶及囟门凹陷，皮肤干燥或枯瘪,啼哭无泪,口渴引饮,小便短少,甚至无尿,唇红而干,舌红少津,苔少或无苔,脉细数。本证多起于湿热暴泻之后,以精神萎靡,皮肤干燥,小便短少为特征。偏耗气者大便稀薄,神萎乏力,不思进食;偏伤阴者泻下如水,量多,目眶及前囟凹陷,啼哭无泪,小便短少甚至无尿。本证若不能及时救治,则可能很快发展为阴竭阳脱证。

（2）阴竭阳脱证:泻下不止,次频量多,精神萎靡,表情淡漠,面色青灰或苍白,哭声微弱,啼哭无泪,尿少或无,四肢厥冷,舌淡无津,脉沉细欲绝。本证常因气阴两伤证发展,或久泻不止阴阳俱耗而成,以面色青灰或苍白,精神萎靡,哭声微弱,尿少或无,四肢厥冷,脉沉细欲绝为特征。阴竭证皮肤枯瘪,啼哭无泪,无尿;阳脱证神萎而悄无声息,四肢厥冷,脉细欲绝。本证为泄泻危症,不及时救治则迅即夭亡。

3. 微观辨证　泄泻的微观辨证,主要包括便常规、便培养、病原学检查、血常规检查、生化检查、肠道微生态检测等的辨证意义。有人认为伤食泻常有肠道微生态紊乱;湿热泻大便检查常见黏液、白细胞;气阴两虚证则有较明显的水、电解质紊乱情况等。

4. 分证新说　肝郁脾虚证:症见大便稀溏或如水样,情绪紧张或抑郁恼怒时泄泻加重,泻后痛减;常伴有腹痛或胀坠感,胸胁胀闷,纳呆,嗳气,呕恶等症;舌质淡红,苔薄白,脉弦。本证致病和诱发均与情志因素关系密切。

（1）脾胃阳虚证:症见泻下稀水,色白无臭,或完谷不化,兼有肠鸣切痛,喜温喜按,畏寒,面白肢冷,舌质淡苔白,脉沉迟。乃因脾胃阳虚,中焦寒盛,脾阳不振,运化无权,不能腐熟水谷、蒸化津液,故清浊不分,轻则便溏,重则完谷不化。

（2）脾胃阴虚证:症见泄泻反复发作,经久难愈,大便时泻时溏,黏滞不畅,腹不痛或隐痛,或胃中嘈杂不适,纳少,食后脘闷不舒,口干燥渴,手足心热,倦怠乏力,形体消瘦,小便短赤,舌质淡红少苔或花剥,脉细数无力。脾胃虚弱泄泻,既可伤阳,亦可伤阴。久泻伤阴,脾阴亏虚,胃津损伤者,在临床上亦非少见,而素体阴虚引起的泄泻,以及因久泻伤及脾胃之阴进而导致缠绵难愈的泄泻,临床亦应引起重视。

（3）寒热错杂证:一般表现为心下痞满,按之柔软,肠鸣腹泻,完谷不化,清稀量多,恶心欲呕,干噫食臭,烦躁不安,舌苔厚腻或黄或白。偏于寒者,腹痛肠鸣,喜温喜按,泻下稀水,或有形寒肢冷等。偏于热者,口苦口臭,肛门灼热,便下不爽。本证多见于病程长、病情复杂的难治性泄泻。

（4）气滞血瘀证:以大便溏薄,腹痛腹胀,或腹中扪及痞块为主要表现。本证多因泄泻日久,或寒湿凝滞,或肝郁气滞,致血行不畅,肠络瘀阻而成。

【治疗研究】

泄泻的治疗,以运脾化湿为基本法则。运脾法调和脾胃,扶助运化,以恢复脾主运化的生理功能,具有补不壅滞、消不伤正的特点。化湿法则包括芳香化湿、淡渗利湿、苦温燥湿、清利湿热等,使湿邪或化消于无形,或从水道而去。实证泄泻,湿热未解,湿滞未化时不可早用固涩。实证以祛邪为主。湿热泻当清肠解热,化湿止泻。风寒泻当疏风散寒,化湿和中;若里寒重者,应加强温中散寒。伤食泻当运脾和胃,消食化滞,注意理气药的运用。暴泻易于伤阴,出现不同程度的脱水症状,治疗时应注意顾护津液,常配合运用口服补液盐、米汤加盐等防治脱水。虚证以扶正为主。脾虚泻以健脾益气为法,偏阳虚者加强温中暖脾,偏阴虚者给予养阴生津。脾肾阳虚泻以温补脾肾,固涩止泻为主。久泻不止,不可过用淡渗利湿之品,使津液更伤,阳气更虚。虚证泄泻,多有乳食不化,需在扶正的同时辅以消乳化食之品以助运化,但宜少用、暂用,不宜久用、过用,特别是峻消之品,以防更伤正气;若内无积滞,可加固涩之品以止泻。泄泻变证,总属正气大伤,气阴两伤者,治以益气养阴、酸甘敛阴;阴竭阳脱者,当即挽阴回阳、救逆固脱。泄泻变证病情较重,常有中重度以上脱水以及各种并发症,当予中西医结合积极救治。

本病除口服药物外,还常配合使用其他疗法。如虚证、寒证可选用敷贴疗法;以虚实辨证运用推拿、针灸疗法亦有较好疗效;足三里穴位注射具有良好的止泻效果,各型泄泻均可选择使用。另外还应调整饮食,加强护理,预防和纠正脱水,预防并发症。

一、分证论治

(一)分证论治概述

1. 常证

(1)湿热泻:治宜清肠解热,化湿止泻,予葛根黄芩黄连汤加减。常用药:葛根、黄芩、黄连、甘草。热重泻频,加火炭母、小凤尾、车前草清热利湿止泻;高热烦渴引饮加石膏、寒水石清热除烦生津;湿邪偏重,舌苔厚腻,口不甚渴者,加苍术、厚朴行气燥湿;呕吐频繁者加生姜汁、半夏降逆止呕;腹痛甚者加白芍、木香行气止痛;纳差加焦山楂、焦神曲开胃消食。

(2)风寒泻:治宜疏风散寒,化湿和中,予藿香正气散加减。常用药:藿香、苏叶、白芷、大腹皮、厚朴、陈皮、桔梗、半夏、苍术、茯苓、大枣、生姜、甘草。风寒表证较重者,加荆芥、防风、苏叶疏风散寒;腹痛甚者,加砂仁、木香行气止痛;夹有食滞者,去甘草、大枣,加焦山楂、鸡内金消食化滞;小便短少加猪苓、泽泻清热利尿。

(3)伤食泻:治宜运脾和胃,消食化滞,予保和丸加减。常用药:山楂、神曲、莱菔子、陈皮、半夏、茯苓、连翘。腹痛者加木香、槟榔消食行气止痛;腹胀者加大腹皮、厚朴理气和中;呕吐较甚者加藿香、生姜止呕。

(4)脾虚泻:治宜健脾益气,助运止泻,予参苓白术散加减。常用药:党参、山药、莲子、白术、茯苓、炒扁豆、薏苡仁、砂仁、桔梗、甘草。胃纳呆滞,舌苔腻,加藿香、苍术、陈皮、焦山楂运脾消滞;腹胀不适加木香、乌药温阳行气;腹冷舌淡,大便夹不消化物,加干姜温中散寒;久泻不止,内无积滞者,加煨诃子、煨葛根、石榴皮酸敛止泻。脾胃久虚,津液内耗,也可用七味白术散加减治疗。若为肝郁脾虚泻,则常用痛泻要方合四逆散加减以疏肝健脾止泻。

(5)脾肾阳虚泻:治宜温补脾肾,固涩止泻,予附子理中汤合四神丸加减。常用药:党参、白术、干姜、吴茱萸、附子、补骨脂、五味子、肉豆蔻、甘草。脱肛加黄芪、升麻益气升提;久泻滑脱不禁加诃子、石榴皮、赤石脂收敛固涩。小儿长期腹泻,证属脾肾阳虚者,在治疗时不必阳虚证候毕现才用温补脾肾之法,此时患儿已经病情深重,变化最速,而药力已难以迅速起效。只要患儿病程迁延,一般健脾益气固涩约疗效欠佳,热象已去,阳虚征象见一二主症,就应及时给予温阳之品,如红参、炮姜、灶心土、煨益智仁、砂仁、肉桂、炙诃子、制附子之类。

2. 变证

(1)气阴两伤证:治宜健脾益气,酸甘敛阴,予人参乌梅汤加减。常用药:人参、乌梅、木瓜、莲子、山药、炙甘草。泻下不止加山楂炭、诃子、赤石脂酸敛固涩;口渴引饮加石斛、玉竹、天花粉、芦根生津止渴；大便热臭加黄连、辣蓼清利大肠。本证也可用连梅汤加减，方中以黄连苦寒泻火，生地、麦冬、阿胶甘润生津，配乌梅酸苦泄热，酸甘化阴；若余邪未清，可去生地、麦冬、阿胶，改用生白芍、生甘草、石斛、芦根。

（2）阴竭阳脱证：治宜挽阴回阳，救逆固脱，予生脉散合参附龙牡救逆汤加减。常用药：人参、麦冬、五味子、白芍、附子、龙骨、牡蛎、炙甘草。本证病情危重，应中西医结合及时进行抢救。

（二）分证论治新说

1. 疏肝运脾说　脾主运化，胃主受纳及腐熟水谷。肝主疏泄，胆贮藏胆汁，在肝的疏泄作用下，胆汁能助脾胃以化水谷。盖肝主疏泄而司升发，肝的升发作用有助于脾胃气机的升降，如果升发太过，肝气横逆，易引起胃失和降；升发不及使肝脏功能减退或肝之阳气不足，亦会影响脾胃的升降。肝脏疏泄作用可疏畅气血，调节情志，促进胆汁分泌与排泄，助脾胃消化，如肝的疏泄太过，使肝气横窜上逆，则出现纳呆、嗳气、泄泻等脾胃症状。如肝的疏泄不及为邪气阻滞气机，使肝气郁结，木失条达或肝阳被寒湿所损，肝气失舒，脾气壅遏，为肝气郁结导致木不疏土，产生脘腹胀满、困倦、口腻便溏等，说明肝的疏泄太过或不及均会引起泄泻。治疗上应运脾化湿，疏肝理气为主，佐以不同祛邪药物，使脾胃升降得当，肝木疏土有度，泄泻得止。临床上对腹泻型儿童肠易激综合征的治疗常用此法。

2. 温运脾阳说　认为健脾贵运，运脾贵温。脾乃太阴湿土，喜燥恶湿，运化必有赖于阳气，中焦气机得温则运，健脾即能祛湿，健脾当以温运为本。温阳药味辛性温，能启动脾阳，醒脾燥湿，使中焦脾土阳气升发，脾气散精，则水谷精微得升，水湿得化，泄泻自止。因此，应重视温阳药在小儿泄泻中的运用，且应慎用凉药。

3. 滋阴理脾说　认为脾阴为脾赖以运化的物质基础，脾阴虚则脾的运化功能受损，以致升降失常，水谷并走于下而作泄。治疗多从滋阴理脾、酸甘化阴着手，重视选用山药、山萸肉等滋补脾肾阴经之品。

4. 寒温并用说　认为邪犯肠胃，寒热错杂，升降失常而导致寒热错杂之泄泻，当以寒温并用之法以治之。如外有表寒，里有湿热者，则散寒解表、清热化湿并用；脾阳不足，阴寒内生，又有湿热困阻者，则温中益气与清热止泻并用。

5. 活血祛瘀说　根据"久病必有瘀"之理论，泄泻日久，或因寒湿凝滞中州，气机升降失常，气滞血瘀肠间，清浊不分，下走大肠而成泄泻。气滞血瘀肠间，只行其气，不活其血，多收效不显，乃血不和则气亦滞也，气血同治则气行血活可收事半功倍之效。因而，在泄泻久治不愈时，以行气活血法治之，可弥补传统方法的不足，常用川芎、桃仁、赤芍、丹参、当归等。研究认为活血之品可改善微循环和血液流变学性质，选择性扩张血管，改善肠道循环，加速新陈代谢，促进组织的修复、吸收和再生，从而调节肠道功能。

6. 利水止泻说　强调此法多用于泄泻初起或虽泄泻日久但津液未伤者。因尿量的多少与小肠泌别清浊之功有着很大的联系。若其泌别清浊之功正常，则二便正常，若其功能出现异常则水液下渗于膀胱的量减少，而随糟粕下行的水液则相对增加，故引起泄泻。通过利小便，可以使小肠泌别清浊的功能趋于正常，水液下渗于膀胱的量增加，而随糟粕下行的相对减少，从而达到"利小便以实大便"的功效。然而久泻阴虚、阳虚时，即使未见口干、口渴、颧红面赤，手足心热，舌红少苔，脉细数等津液内伤之症，亦不可用之，否则，不但泄泻不止，还可加重津液损伤，甚至可出现气随津脱，津竭气亡之危候。

7. 通因通用说 认为腹泻型肠易激综合征以腹痛、腹泻、泻后痛减为主要症状,病势缠绵,属中医"痛泻"范畴。六腑"以降为顺、以通为用",通与降为正常生理状态,出现疼痛则仍责之于气机不通,"不通则痛";湿邪为致病之因,湿滞肠腑,气机不通则痛。当"通因通用",以通腑泄浊为基本治法,运用大黄、白芍、枳壳、莱菔子等药为主进行治疗。现代药理研究证明,大黄能改善肠微循环,增加局部的血流量,清除自由基,降低黏膜及肠毛细血管通透性,能保持肠黏膜屏障,抑制肠道内毒素吸收,从而具有调节局部免疫反应、调节肠道内分泌及肠道神经反射、纠正肠道对刺激高敏感作用;大黄、枳壳、莱菔子均具有促进肠动力作用,配合白芍缓解平滑肌痉挛作用,有助调节肠道蠕动,改善肠动力异常。

二、其他疗法

(一)中成药

1. 葛根芩连微丸 用于湿热泻。除葛根芩连微丸外,还可选用其他剂型如葛根芩连片、葛根芩连胶囊、葛根芩连口服液等。

2. 腹可安 用于湿热泻、食滞泻。

3. 藿香正气液 用于外感风寒,内伤湿滞,夏伤暑湿导致的泄泻。

4. 附子理中丸 用于脾肾阳虚泻。

5. 生脉注射液 用于气阴两伤证。

6. 黄芪注射液 用于脾虚泻。

7. 参附注射液 用于脾肾阳虚证、阴竭阳脱证。

(二)推拿疗法

采用常规手法按摩,每天1次,7天1个疗程。

1. 清大肠、清板门、清补脾土、退六腑、拿肚角、推上七节骨、按揉足三里,治疗实证泄泻。

2. 补脾土、补大肠、推上三关、摩腹、推上七节骨、捏脊,治疗虚证泄泻。

(三)穴位注射

常用药物有黄芪注射液、维生素B_6、山莨菪碱(654-2)等,双足三里穴注射,急性泄泻每日1次,3日为1疗程;迁延性及慢性泄泻每周2次,2周为1疗程。

(四)敷贴疗法

常用的敷贴部位为脐部、足心等。

1. 用五倍子、干姜各10g,吴茱萸、丁香各5g,共研细末,用白酒调和,贴敷肚脐,纱布敷盖固定,隔日换药1次。用于虚寒泄泻。

2. 丁香1份,肉桂2份,共研细末。每次1~2g,姜汁调成糊状,敷于脐部,外用胶布固定,每日1次。用于风寒泻、脾虚泻、脾肾阳虚泻。

(五)针灸疗法

1. 针法取足三里、中脘、天枢、脾俞。发热加曲池,呕吐加内关、上脘,腹胀加下脘,伤食加刺四缝,便如水样加水分。实证用泻法,虚证用补法,每日1~2次。

2. 灸法取足三里、中脘、神阙。隔姜灸或艾条温和灸。每日1~2次。用于脾虚泻、脾肾阳虚泻。

【研究发展思路】

一、规范与标准

（一）中医诊疗指南

中华中医药学会发布了《中医儿科常见病诊疗指南（2012版）》（以下简称《指南》），该指南通过系统文献检索，结合编制Delphi法专家调查问卷对小儿疳证的诊断、辨证、治法、方药、预防护理等方面进行研究，又进行两次专家讨论会形成了专家共识，制订了小儿泄泻的中医诊疗指南，提出了小儿泄泻的诊断、辨证、治疗建议。诊断应根据临床表现，结合病史及年龄特点，将其辨证分为常证和变证，湿热泻、风寒泻、伤食泻、脾虚泻和脾肾阳虚泄泻为常证，气阴两伤证和阴竭阳脱证为变证，并介绍了葛根芩连微丸、小儿肠胃康颗粒、藿香正气口服液等中成药及药物外治的小儿腹泻贴、推拿治疗和针灸治疗。

（二）中医临床路径

2010年国家中医药管理局医政司制定的《22个专业95个病种中医临床路径》（简称路径）中列入了小儿泄泻（小儿腹泻病）中医临床路径。《路径》纳入了西医诊断为小儿腹泻病的轻、中型腹泻患者，将中西医诊断分列，对疾病进行分期、分型，并划分为6个辨证分型。在《路径》中，对进入路径标准、治疗方案的选择、标准疗程时间、证候学观察项目、门诊和入院检查项目、完成路径标准及变异情况的分析均做了详细的说明，并制订了路径表单。

（三）疗效评价标准

1. 总疗效标准　参照《中药新药临床研究指导原则·第三辑·中药新药治疗小儿泄泻的临床研究指导原则》。将症状体征与实验室指标相结合，制订总疗效评定标准如下：①临床痊愈：大便次数、性状及症状、体征完全恢复正常，异常理化指标恢复正常。②显效：大便次数明显减少（减少至治疗前的1/3或以下），性状好转，症状、体征及异常理化指标明显改善。③有效：大便次数减少至治疗前的1/2以下，性状好转，症状、体征及异常理化指标有所改善。④无效：不符合以上标准。

2. 中医证候疗效标准　参照《中药新药临床研究指导原则·第三辑·中药新药治疗小儿泄泻的临床研究指导原则》。根据中医证候量表评分模式，采用尼莫地平法计算，但小儿泄泻的中医证候量表的制定应因时因地而制定。一般将其疗效标准分为：①临床痊愈：中医临床症状、体征消失或基本消失，证候积分减少≥95%；②显效：中医临床症状、体征明显改善，证候积分减少≥70%；③有效：中医临床症状、体征均有好转，证候积分减少≥30%；④无效：中医临床症状、体征均无明显改善，甚或加重，证候积分减少不足30%。

二、临床研究

1. 专方治疗　临床研究表明，运用中医药或中西医结合治疗小儿泄泻具有良好疗效，尤其是在对于小儿病毒感染性腹泻、食饵性腹泻、症状性腹泻、过敏性腹泻以及其他腹泻病的防治上，中医药具有较明显的特色和优势。

朱瑛采用多中心随机单盲平行对照实验，观察了秋泻灵合剂（实验组）与小儿止泻颗粒（对照组）治疗小儿脾虚湿困及消化不良引起的腹泻、轮状病毒肠炎的临床疗效，实验组止泻时间为32.87±19.6774小时，总有效率达97.55%，优于对照组。许华认为脾虚湿盛是小儿泄泻的病机关键,在辨证的基础上,运用苍术、厚朴、茯苓、陈皮等运脾化湿药,治疗小儿泄泻疗效显著。采用随机对照实验,对中药复方苍苓散(苍术、陈皮、猪苓、茯苓、泽泻)治疗婴幼儿轮状病毒肠炎进行了临床研究,结果表明在总体疗效、止泻时间、退热时间、脱水纠正时间、轮状病毒检测转阴率等方面,运脾化湿的苍苓散治疗组均优于清热止泻的腹可安(扭肚藤、火炭母、救必应)对照组。陈团营等对56例急性泄泻患儿随机分为对照组和治疗组,在常规饮食指导及合理补液基础上,对照组予微生态制剂及肠黏膜保护剂,治疗组予中成药婴泻颗粒配合特定穴推拿。治疗后,治疗组症状积分(3.21±1.68)显著低于对照组(6.28±3.24);疗效比较,治疗组有效率达96.42%,对照组78.57%,治疗组优于对照组。陆振瑜等将384例湿热型泄泻住院患儿按掷骰子法随机分组,对照组予思密达,治疗组予水煎剂葛根芩连汤和思密达,均基于营养补给,对症治疗。治疗3天后发现,治疗组在大便、体温恢复正常时间均短于对照组,且总有效率高于对照组。

2. 专药治疗

(1)苍术:味辛微苦性温,归脾胃经,《本草备要·草部·苍术》谓其"燥胃强脾,发汗除湿,能升发胃中阳气",《本经逢原·苍术》亦说其"可升可降,能径入诸经,疏泄阳明之湿而安太阴,辟时行恶气"。药理研究发现,苍术的萃取物对15种真菌都有不同程度的抑制作用;苍术提取液对铜绿假单胞菌R质粒体内外有消除作用;苍术油中的β桉叶醇能够明显促进正常小鼠的胃肠运动,显著抑制因新斯的明负荷小鼠引起的胃肠功能亢进,增加脾虚小鼠体重、明显改善脾虚小鼠的体征,抑制脾虚小鼠的胃肠运动、对抗泄泻,上述作用可能是β桉叶醇通过抗胆碱作用或者直接作用于胃肠道平滑肌而起作用。另外还观察到,苍术可减小近端结肠纵行肌收缩波平均振幅,并呈剂量效应负相关。本品具有芳香悦胃,醒脾助运,疏化水湿之作用,对脾虚湿盛之泄泻最佳,可配合加减运用于各种泄泻之治疗中,常用剂量为3~10g/d。对风寒表证不显、腹泻次数不多之泄泻患儿,可用苍术炭、山楂炭等分研末制成散剂,周岁小儿每服1g,1日2~3次。

(2)葛根:甘辛性凉,能升发清阳,鼓舞脾胃阳气,生津止渴。风药多燥,葛根独能止渴者,以能升胃气,入肺而生津耳,为治脾胃虚弱泄泻之圣药。治疗湿热泻常与黄连、黄芩等配伍,如葛根芩连汤;治疗脾虚泻常与党参、白术相伍,如七味白术散。

(3)附子:附子理中汤主药。附子辛甘大热,归心、肾、脾经,能上助心阳以通脉,中暖脾土以温里,下补肾阳以益火,是一味温里回阳之要药。因久泻多损伤脾阳,进而脾肾两伤。无论其在脾在肾,或二者兼之,用功擅温脾暖肾的附子,正恰到好处。若出现阴竭阳脱之危证,更当急用附子以回阳救逆。但本品有毒,小儿用量以3~6g/d为宜,须先煎30分钟以上,以减少毒性。

3. 外治研究　刘俊香等将轮状病毒肠炎患儿300例随机分为治疗组和对照组,两组患儿有脱水者采用静脉输液纠正脱水及电解质紊乱,伴发热者给予退热处理,对照组采用口服微生态制剂(妈咪爱)、蒙脱石散(思密达)治疗,治疗组采用中医外治三联疗法,即中药敷脐+推拿+茜草泡足治疗。结果显示,治疗48小时及治疗72小时临床症状评分治疗组均低于对照组($P<0.05$),治疗组和对照组临床疗效的比较,两组具有显著差异($\chi^2=16.315$, $P<0.001$),治疗组疗效明显优于对照组;治疗组住院时间短($P<0.05$),住院费用低($P<0.05$)。

许华等采用前瞻性、多中心随机对照实验,将126例急性非细菌性腹泻病患儿分为实验1组、实验2组、对照组,分别采用中药汤剂、中药汤剂联合推拿、蒙脱石散(思密达)进行治疗,观察临床症状、随访、观察不良反应时间及合并用药情况，进行安全性评价。结果显示，实验1组、实验2组、对照组的显效率分别为51.16%、65.71%、34.15%，组间比较具有统计学意义（$P<0.05$），认为中药及中药联合推拿治疗小儿泄泻在显效率及改善患儿大便性状方面优于对照组。

三、基础研究

（一）动物模型研制

泄泻的实验动物模型中，以脾虚泻模型已较成熟和广泛应用。脾虚证动物模型是1979年由北师大生物系研制成功报道的。多年来，各方学者对其进行了逐步的改进和复制，由单一病因向复合因素改进，以期更好地模拟中医脾虚证的传统病因，使其更具中医特色。根据"大忌苦寒之药伤其脾胃"、大黄其性苦寒，能伤气血""饮食失节，脾胃乃伤""饮食自倍，脾胃乃伤"等中医理论，以限食或饥饱不均、大黄苦寒泻下致虚，再结合利血平注射可促进单胺类递质释放和促副交感作用而产生消瘦、食少、腹泻等脾虚样证候群，较好地再现了脾虚泄泻常见临床表现。

在一项脾虚泄泻动物模型的研究中，番泻叶组和乙酸组较番泻叶加乙酸组造模因素单纯、方法简单，但在所选的全部指标中，番泻叶加乙酸组大鼠的变化均与临床脾虚泄泻证患者的变化趋势相一致，且多数指标的变化较其他两组全面而显著：各组实验大鼠脾虚泄泻动物模型体质量、稀便率（稀便率=稀便粪粒数/总粪粒数）、胸腺指数、脾脏指数、肠道病理、血清D-木糖含量、血清淀粉酶活性、血清琥珀酸脱氢酶比活性。因此认为，在评价治疗脾虚泄泻证的有效药物时可选择番泻叶加乙酸法造模。潘新等通过比较单因素（注射氢化可的松+灌胃番泻叶）和复合因素（灌胃腺嘌呤+饮食失节+劳倦过度+灌胃番泻叶）造模方法，探寻符合脾肾阳虚泄泻大鼠模型。研究发现两种造模方法均能使大鼠一般活动状态和腹泻指数符合脾肾阳虚证的辨证分型标准，同时出现吸收功能减退（尿D-木糖排泄率降低）、NOS活性和cGMP含量增高的典型脾肾阳虚证，且肾脏均有明显的病理特征。但复合因素方法造模的大鼠体重降低情况、腹泻情况、NOS/cGMP信号传导系统异常较单因素方法造模组动物都更为严重，且脾脏、睾丸、胸腺和肾上腺也具有一定程度的病理特征，同时发现单因素造模大鼠因长期注射氢化可松出现了创口愈合不良的情况。张帆等研究发现β-球蛋白、维生素D结合蛋白、妊娠区带蛋白、载脂蛋白A-Ⅰ、载脂蛋白A-Ⅳ和白蛋白在利血平致脾虚模型小鼠血清中表达下调。

湿热泻、风寒泻、伤食泻等其他证型的实验动物模型研究尚在探索之中。实证泄泻大多由感受外邪或伤于饮食造成的，研究者大多从这两类病因着手进行造模，其中湿热型实验动物模型成为研究热点。从"湿热环境""内湿"和"热邪"三个方面来模拟脾胃湿热证发病，外部湿热组采用人工气候箱方法，温度（32±2）℃，相对湿度95%；内部湿热组应用高脂高糖饮食，即20%蜂蜜水自由饮用，配合白酒与油脂隔日交替灌胃，可造成脾胃湿热模型，该模型具有胃肠运动消化吸收紊乱的特点。用饮食因素+气候环境+致病生物因子（鼠伤寒沙门氏菌感染）的综合因素实验方法，可造成温病湿热证大鼠模型。采用增加湿度、饮食调控结合睡眠控制的方法建立的大鼠湿困脾胃证动物模型，主要症状、体征、病理变化（以直肠和回肠为主）等均近似于中医大肠湿热证型。但上述湿热实验动物模型症状体征上，并不完全符合湿热泄泻的证候标准，有的模型动物可能出现大便溏薄的情况，有的只是粪便湿度有增加,距湿热泻"大便水样,或如蛋花汤样,泻势急迫,量多次频"的证候特点相差甚远。近年来,轮状病毒感染小鼠实验动物模型研制取得了进展,经轮状病毒感染的乳鼠及成年小鼠均出现了轮状病毒肠炎的表现,给中医药病证结合治疗小儿泄泻的研究提供了新的思路。

(二)中药作用机制研究

泄泻的药效学研究,常用胃肠运动功能试验(如胃排空试验、对正常小肠推进运动试验、对推进功能亢进小肠的推进运动试验)、抗腹泻试验、抑菌及抗病毒试验、镇痛试验、健脾试验等,近年来,主要集中于免疫调节、胃肠激素以及肠道微生态调节等方面的研究。

1. **调节胃肠运动功能及止泻作用** 李秋华等发现小儿止泻液(由藿香、厚朴等组成)20~60g/kg对大黄所致腹泻有明显止泻作用,能明显抑制小鼠小肠推进运动,大剂量(60g/kg)有抑制胃排空作用,能促进腹腔巨噬细胞吞噬功能和抗SRBC抗体形成,有一定的广谱抗菌作用。蔡华芳对小鼠灌胃给予小儿泄泻停浸膏30mg/kg、15mg/kg、7.5mg/kg,采用生大黄致泻模型、溴吡斯的明肠蠕动亢进模型观察其止泻作用;采用小肠木糖吸收试验,观察其改善肠道吸收的作用。结果:小儿泄泻停冲剂(苍术、羌活、车前子、制大黄、甘草、制川乌等)可使小鼠腹泻率和小肠推进率明显降低,小肠木糖吸收明显增加,明显促进肠道吸收功能。有研究表明,山药能抑制大鼠胃排空运动和肠管推进运动,也能明显对抗苦寒泻下药引起的大鼠胃肠运动亢进,提示山药有缓解胃肠平滑肌痉挛及对抗神经介质的作用。薏苡仁具有温和的镇痛抗炎作用,薏苡酰胺是其镇痛活性成分,以薏苡仁中酯类为主要有效成分的KLT及coixan具有提高机体免疫力的作用。山药薏仁合用,具有促进肠蠕动、免疫调节、抗疲劳等功效,在小肠推进率实验中,山药、山药薏仁健脾粉能显著增加小鼠小肠推进率($P<0.05$),促进肠道内容物排泄。

2. **免疫调节作用** 郎笑梅等观察了脾虚宁胶囊治疗30例脾虚泄泻患者疗效及其对T细胞亚群的影响,结果表明,经治疗后,患者CD_3^+、CD_4^+、CD_8^+、CD_4^+/CD_8^+有增高,认为脾虚宁胶囊能调节细胞免疫功能,提高T细胞免疫力。陈琼科等动物实验也发现,脾虚宁浸膏能显著改善脾虚泄泻大鼠的临床症状,显著升高实验性脾虚泄泻大鼠的血清D-木糖含量及C3b受体花环率,降低Ic受体花环率,认为脾虚宁浸膏能提高脾虚泄泻大鼠小肠吸收功能及红细胞免疫功能。张帆等研究了中成药参苓白术散对利血平所致脾虚小鼠血清蛋白组影响,发现参苓白术散高剂量组使脾虚小鼠β-球蛋白、维生素D结合蛋白、妊娠区带蛋白、载脂蛋白A-Ⅰ、载脂蛋白A-Ⅳ和白蛋白表达上调,且高剂量组的蛋白表达量基本和正常对照组一致,直接调节免疫功能,促进小肠吸收功能的相关蛋白的表达。

3. **肠道微生态及胃肠激素调节作用** 魏秀德等观察小儿止泻灵对实验性腹泻型、脾虚模型小鼠的治疗作用及对脾虚证小鼠模型肠道菌群的微生态调节作用,发现用大黄建造脾虚模型小鼠存在显著的微生态失调,双歧杆菌和乳杆菌数量有不同程度的下降;通过小儿止泻灵治疗后两种厌氧菌均有较明显的扶植,并且通过扶植益生菌而间接排斥病原菌或条件致病菌。同时,实验表明该药对由番泻叶所致小鼠腹泻有明显的抑制功能,对该模型小鼠小肠的推动功能也有明显的抑制作用;对由大黄所致脾虚型小鼠的体重和胸腺系数有明显的增加作用,并能延长该模型小鼠的游泳时间。研究表明小儿止泻灵治疗脾虚泄泻的作用可能与止泻、增强机体免疫功能、调整肠道菌群作用有关。胡小英等将60例8~14岁腹泻型儿童肠易激综合征(IBS)患儿随机分为调肠缓激方组(中药组)32例和思密达组(西药组)28例。在治疗前、后进行症状评分及应用实时荧光定量聚合酶链反应(PCR)法对粪便标本中双歧杆菌和肠杆菌的数量进行检测,并与正常健康儿童(正常对照组)进行对照。结果发现IBS患儿粪便标本中的双歧杆菌数量、双歧杆菌与肠杆菌比例(nB/nE)显著低于正常对照组,肠杆菌数量显著高于正常对照组;治疗后中药组双歧杆菌数量、nB/nE值显著高于治疗前,肠杆菌数量显著低于治疗前,与正常对照组比较差异无显著性意义,与西药组治疗后比较差异有显著意义;中药组治疗后症状改善优于西药组,无不良反应发生。认为调肠缓激方对儿童IBS的治疗作用与其能增加肠道有益菌数量,减少条件致病菌数量,调节肠道微生态的作用有关。

四、发展思路

近年来中医药防治小儿泄泻的研究日益深入,进行了大量的临床观察。结果证实,无论是辨证治疗,还是专病专方、专药治疗,或者推拿、针灸、敷贴、穴注等外治疗法,中医药治疗小儿泄泻取得良好疗效;尤其是在小儿轮状病毒性肠炎、迁延性及慢性腹泻病的治疗上,中医药在改善症状、缩短病程等方面具有独特优势。动物实验主要进行了脾虚泄泻的研究,药效学研究也初步证实,中医药具有改善泄泻患者消化道功能、调节免疫及肠道微生态的作用。

应当看到,目前的研究尚存在不少问题。如运用循证医学进行中医药治疗小儿泄泻的临床研究报道不多;中医药小儿泄泻药效学研究仍较少;湿热泻、风寒泻、伤食泻等动物模型研究的不足,成为深入开展实验研究、筛选有效药物及治法的瓶颈。有研究表明,腹泻病病原体在发生变化,除了轮状病毒,诺如病毒也是我国婴幼儿急性腹泻散发病例的主要病原之一,诺如病毒胃肠炎日益成为一个全球范围内重要的公共卫生问题,但其危害性未得到应有的重视,中医药治疗诺如病毒肠炎的研究目前仍未见报道;中医药治疗小儿细菌感染性腹泻的随机对照临床研究少见。另外,小儿抗生素相关性腹泻的中医药研究尚未得到足够的重视。今后,应进一步开展不同证型的动物模型研究,对造模方法的具体分子机制深入探讨,研制出再现性好,复制率高,专一性强的实验动物模型,为中医药防治小儿泄泻的机制研究和药物筛选提供帮助。病证结合,深入进行不同病因的腹泻病的中医药辨证论治规律与有效方药的临床与实验研究,开展小儿抗生素相关性腹泻的中医药研究,使中医药在小儿泄泻的防治上发挥出更大的作用。

参 考 文 献

[1] 韩新民,汪受传. 小儿泄泻中医诊疗指南. 中医儿科杂志,2008,4(3):1-3.

[2] 朱瑛,夏杰,苏艳,等. 秋泻灵合剂治疗小儿泄泻的临床研究. 云南中医中药杂志,2005,26(5):31-32.

[3] 陈团营,樊蔚虹,侯江红,等. 婴泻颗粒配合特定穴推拿疗法治疗急性小儿泄泻56例. 中国中医基础医学杂志,2013,19(8):972-974.

[4] 许华,曾繁冬,罗笑容,等. 苍苓散治疗婴幼儿轮状病毒肠炎临床研究. 中药新药与临床药理,1997,8(3):142-143.

[5] 陆振瑜,孙晶,赵泾泾. 葛根芩连汤联合思密达治疗湿热型小儿泄泻随机平行对照研究. 实用中医内科杂志,2014,28(5):100-102.

[6] 刘俊香,贾雪桥,刘会欣,等. 中医外治三联疗法治疗婴幼儿轮状病毒肠炎的临床研究. 中国医药导报,2013,15(1):78-79.

[7] 许华,刘华,曾永梅,等.小儿急性非细菌感染性腹泻病126例随机对照临床研究.中国中西医结合儿科学,2011,3(1):2-4.

[8] 潘新,胡昌江,耿媛媛,等.脾肾阳虚泄泻大鼠模型造模方法研究.中国中药杂志,2014,39(23):4658-4663.

[9] 张帆,伍春,明海霞,等.参苓白术散对利血平所致脾虚小鼠血清蛋白组影响.中成药,2013,35(12):2586-2591.

[10] 田佳鑫,马增春,王宇光,等.三种脾虚泄泻证模型大鼠消化系统功能改变的比较.中国临床康复,2006,10(39):129-131.

[11] 吕冠华,包永欣,劳绍贤.内外湿热因素对大鼠胃肠黏膜胃泌素、胃动素水平影响的研究.中国中医药科技,2008,15(2):86-87.

[12] 李嘉琦,刘晓,熊新宇,等.轮状病毒感染成年小鼠的研究.中国实验动物学报,2004,12(4):239-241.

[13] 李秋华,谭大琦,李卫星,等.小儿止泻液的药理研究.湖北中医杂志,1999,21(5):238-239.

[14] 魏秀德,高雅言,张啸环,等.小儿止泻灵的主要药效学实验研究.中国妇幼保健,2011,26(4):602-604.

[15] 吴岩,原永芳.薏苡仁的化学成分和药理活性研究进展.华西药学杂志,2010,25(1):111-113.

[16] 牟正,薛莉君,王红利,等.山药苡仁健脾粉及其拆方的药理作用的研究.中国药房,2011,22(11):964-967.

[17] 郎笑梅,王再谟.脾虚宁胶囊对脾虚泄泻患者T细胞亚群的影响.安徽中医临床杂志,2002,14(6):449-450.

[18] 陈琼科,王再谟.脾虚宁浸膏对脾虚泄泻动物模型红细胞免疫的影响.中国中西医结合消化杂志,2002,10(5):273-275.

[19] 胡小英,丘小汕,陈晓刚,等.调肠缓激方对儿童肠易激综合征肠道微生态的影响.广州中医药大学学报,2008,25(1):63-67.

(许 华)

第四节 疳 证

疳证是小儿常见的脾胃病,是由喂养不当,或多种疾病影响,使脾胃受损,气液耗伤而形成的一种慢性病证。以形体消瘦,面黄发枯,精神萎靡或烦躁,饮食异常,大便不调为主要临床特征。西医学的蛋白质—热能营养不良、多种维生素及微量元素缺乏症,以及由此而引起的合并症等,可参照"疳证"进行辨证治疗。

疳证发病无明显季节性,各年龄段小儿均可罹患,临床以5岁以下小儿为多见,经济不发达地区发病率较高。

本病起病缓慢,病程迁延,不同程度地影响小儿的生长发育,严重者导致阴竭阳脱,阴阳离决之危候,古人视为恶候。本病在古代被列为小儿"麻、痘、惊、疳"四大要证之一。随着现代人民群众生活水平的提高和医疗条件的改善,疳证的发病率已明显下降,重症患者显著减少,但轻、中症患者仍不少见。本病经积极治疗,一般预后良好,大多可以治愈,仅少数重症或有严重兼症者,预后较差。中医对疳证的治疗强调健运脾胃,内服外治方法多样,积累了丰富的经验。近年来研究证实疳证患者不同程度存在消化道分泌、吸收和运动功能障碍，免疫功能低下，微量元素缺乏等，中医药在疳证的防治中具有独特优势，能有效地改善上述环节。

【历代文献述要】

疳作为病名，最早见于隋代《诸病源候论·虚劳病诸候·虚劳骨蒸候》："蒸盛过伤，内则变为疳，食人五脏。"宋代《太平圣惠方·小儿五疳论》首先将疳作为儿科专有疾病，称之为"疳病""疳疾"。元代《活幼心书·疳证》将本病命名为"疳证"，是疳证命名的早期记载。历代文献对疳证的命名分类比较复杂，《颅囟经》记述了诸疳一十五种病状，《活幼口议·疳疾症候方议》主要根据病情轻重分为疳气、疳虚、疳积、疳热、疳极、疳痨、丁奚、哺露。后代各家有的以主要证候命名，如疳热、疳渴等；有的以五脏分别立论，如脾疳、心疳等；有的以合并证命名，如疳泻、疳痢等；有的以病情分类，如疳气、干疳等；有的以局部病变分之，如眼疳、鼻疳等；还有的以病因命名，如虫疳、蛔疳等。这些不同的疳证命名，给临床诊断和治疗带来一定的困难。1985年江育仁主编的我国高等医药院校教材《中医儿科学》（第五版），将疳证分为疳气、疳积、干疳三大证候及其他兼证，这一以病机特点作为主要依据的分类方法切合临床，简明实用。

历代多数医家认为过食肥甘厚味、积滞转化、先天禀赋不足是造成疳证的主要原因。《备急千金要方·疳湿痢第九》论述疳的病因"皆由暑月多食肥浓油腻，取冷睡眠之所得也。"此亦即"疳者甘也"的由来。《活幼口议·小儿疳疾》强调"疳者，甘也。疳因脾家有积，虚而所致，其积不下，复食粘腻、甘甜、生冷、炙煿之物，故得名曰疳"，又曰"积是疳之母，所以有积不治，乃成疳候"（《活幼口议·疳疾证候方议》）。《活幼心书·疳证》亦认为"大抵疳之为病，皆因过餐饮食，于脾家一脏有积不治，传之余脏而成"，明确指出疳与积关系密切，疳证发病多由于恣食肥甘厚味，损伤脾胃，致运化失常，形成积滞，日久不愈，转化成疳。而《保婴撮要·疳》则认为"或哺食太早，或因禀赋"，提出先天禀赋不足是疳证病因之一。

小儿脏腑柔嫩，饮食不知自调，脾胃易为乳食所伤，疳证是脾胃功能受损的慢性疾病。《小儿药证直诀·诸疳》以五脏辨证论述小儿疳证，提出"疳皆脾胃病，亡津液之所作也"的著名论断，指出"小儿易虚易实，下之既过，胃中津液耗损，渐令疳瘦"，"故小儿之脏腑柔弱，不可痛击，大下必亡津液而成疳"，确立了疳证的病机主要为脾胃受损，津液内耗，运化失职，机体失养。钱乙对小儿疳证病因病机、辨证论治的阐述，对后世有深远的影响。《小儿卫生总微论方·五疳论》则认为"小儿疳者，因脾脏虚损，津液消亡，病久相传，至五脏皆损也。"指出虽然其脏传受不同，但"五脏皆损则一也"，将疳证的主要发病机制作了进一步的阐述。《幼科发挥·疳》也说"太饱则伤胃，太饥则伤脾"，均可致疳，并且认为"疳为虚证，曾有实者乎？"

《婴童百问·疳证》对疳证的临床症状有详尽的记述："疳之为候，头皮光急，毛发焦稀，腮缩鼻干，口馋唇白，两眼昏烂，揉鼻挦眉，脊耸体黄，斗牙咬甲，焦渴自汗，尿白泻酸，肚胀肠鸣，癖结潮热，酷嗜瓜果咸酸、炭米泥土，而饮水饮者，皆其候也。"《幼科铁镜·辨疳疾》说："疳者，干而瘦也。此由寒热失理，饮食不节，或因吐久、泻久、痢久、疟久、热久、汗久、咳久、疮久，以致脾胃亏损，亡失津液而成也。"指出疳证病因主要为喂养不当及多种疾病的影响，病机为气液耗损，主症为形体干瘪羸瘦。

中医药治疗疳证有着十分丰富的经验。《小儿药证直诀·诸疳》根据证候轻重分为"初病者为肥热疳,久病者为瘦冷疳"两个阶段,创立了白术散、益黄散等治疳名方。《太平圣惠方·小儿五疳论》创立小儿五疳论,备陈五脏疳之证候及"可治候""不可治候",搜集各类疳证的治疗方剂近三百首,可谓宋以前疳证辨证、治疗、预后判断的经验汇编。《幼科发挥·疳》认为"疳证,此小儿科之极病也。虽有五脏之不同,其实皆脾胃之病也",小儿"或食太多,或食太少,所以脾胃受伤",提出根据其食多食少进行治疗:"如审其食少者,肥儿丸;食多者,集圣丸主之。"《幼幼集成·诸疳证治》重视"疳之为病,皆虚所致,即热者亦虚中之热,寒者亦虚中之寒,积者亦虚中之积"。因此,"虽积为疳之母,而治疳必先于去积",然必注意患儿体质情况,"遇极虚者而迅攻之,则积未去而疳危矣。故壮者先去其积而后扶胃气,衰者先扶胃气而后消之","虚为积之本,积反为虚之标也。"《温病条辨·解儿难·疳疾论》对小儿疳证的治法进行全面总结,提出治疳九妙法:疏补中焦;升降胃气;升陷下之脾阳;甘淡养胃;调和营卫;食后击鼓,以鼓动脾阳;伤其脾胃者,调其饮食;如果生有疳虫,再少用苦寒酸辛如芦荟、胡黄连、乌梅、使君子、川椒之类;用丸药缓运脾阳,缓宣胃气。近代治疗疳证,大多宗此。《证治准绳·幼科》集前人之大成,条分缕析,论述详尽,列疳证六十一候,皆理法方药齐备。在疳证病机性质上,提出系虚实兼有的疾病,治疗"须酌量虚实而取之。若积而虚甚,则先与扶胃,胃气内充,然后为之微利;若积胜乎虚,则先与利导,才得一泄,急以和胃之剂为之扶虚","理其脏腑,和其中脘,顺其三焦,使肾气温而纳食益,脾气壮以消化,则脏腑自然调贴……神气清爽,疳消虫化,渐次安愈。"

【病因病机研究】

一、病因病机概述

导致小儿疳证发生的原因较多,主要以饮食不节,喂养不当,营养失调,疾病影响,药物过伤以及先天禀赋不足等因素较为常见。疳证的主要病变脏腑在脾胃,脾胃长期受损,气血津液耗伤为其基本病机,病情演变可涉及五脏。脾胃为后天之本,气血生化之源。脾健胃和,纳化正常,则气血津液化生有源,五脏六腑、四肢肌肉、筋骨皮毛得以濡润滋养。若脾胃受损,纳化失健,生化乏源,气血津液亏耗,则脏腑、肌肉、筋骨、皮毛无以濡养,日久则形成疳证。正如《小儿药证直诀·诸疳》所说:"疳皆脾胃病,亡津液之所作也。"

疳证因脾胃受损程度不一,病程长短有别,而病情轻重差异悬殊,一般有一个由浅入深,由轻至重,由脾胃而至其他脏腑的过程。在疳证初期,为病情轻浅,正虚不著的疳气阶段。病机以脾胃不和为主,若调治适宜,脾胃功能恢复,病可向愈。如治疗不当,再为饮食所伤,则进一步转向复杂而加重病情。疳证中期之疳积阶段,常因脾胃不和者失于调治,运化功能不能恢复,病情进一步发展而来。脾虚夹积者病机特点为本虚标实、虚实夹杂,一般病程较长,病情较重,病理变化亦较复杂。积滞内停,壅塞气机,阻滞络脉,故可见肚腹膨胀,或虫瘕聚散,或胁下痞块。积滞久蕴易于化热,土虚肝木失抑,又常见心肝之火内扰之象。疳证后期干疳阶段,脾胃日趋衰败,津液消亡,气血两亏,因而出现一派虚象。病至晚期,亦可因阴竭阳绝而猝然虚脱。

干疳及疳积重症阶段,因脾胃虚衰,生化乏源,气血亏耗,诸脏失养,必累及其他脏腑,因而易于出现各种兼证,正所谓"有积不治,传之余脏"也。若脾病及肝,肝失所养,肝阴不足,不能上承于目,而见视物不清,夜盲目翳者,则谓之"眼疳";脾病及心,心开窍于舌,心火上炎,而见口舌生疮者,称为"口疳";脾病及肺,土不生金,肺气受损,卫外不固,易于外感,而见咳喘、潮热者,称为"肺疳";脾病及肾,肾精不足,骨失所养,久致骨骼畸形者,称为"骨疳";脾虚不运,或脾肾阳虚,气不化水,水湿泛滥,则出现"疳肿胀"。若脾虚失摄,血不归经,溢出脉外者,则可见皮肤紫斑瘀点及各种出血证候。重者脾虚及肾,脾肾衰败,元气耗竭,可至阴阳离决而猝然死亡。

二、病因病机新论

近年来,关于疳证病因病机又出现了新的理论:①肝旺乘脾论:小儿"肝常有余,脾常不足"。若教育不当,溺爱放任,所欲不遂,情志失调;或学习负担过重,情志不舒,肝气郁结时,均可使气机不畅,肝木亢盛而乘土,脾胃功能受损而致疳证。②郁热内蕴论:小儿为稚阴稚阳之体,阳常有余,阴常不足。凡外感六淫或痰食内伤,皆易于从阳化火,火依实邪内蕴,郁积不化,外可阻遏卫阳而易感,内可灼伤营阴而耗伤气血,日久患儿日渐消瘦,阴液亏虚,又造成虚热内生。③虚实标本论:疳证之种种症状,病因虽多,无一非起于哺食不当,损伤脾胃,故脾胃损伤、气血亏弱、营阴虚耗为病之本,食积内滞、气机闭结、蕴生内热为病之标。凡疳皆有虚实夹杂,标本同病,只是程度不同而已。④气滞血积论。认为脾胃乃中焦气机调节之枢纽,疳证患儿脾胃受损日久,气机不畅,阻滞脉络,气滞血积,其初病在气,久病在血,运用行气活血之法治疗可获良效。此外现代研究表明,部分疳证患儿免疫功能低下,或合并微量元素缺乏、营养性贫血等,其所产生的种种临床证候,多数可从中医学脾气虚弱、气血化生不足认识。

【临证思维】

一、诊断

本病临床诊断的要领是,疳证必有形体明显消瘦。体重低于正常同年龄儿童平均值15%以上可作为参考指标,但不可以将这一指标作为本病诊断必备的量化指标,因这一指标未将体重与身长联系,而且更不能用于某些特殊证候(如疳肿胀)情况下的诊断。

1. 疳证的诊断标准　1994年,国家中医药管理局颁布了《中医病证诊断疗效标准·中医儿科病证诊断疗效标准》,疳证的诊断标准如下:

(1)饮食异常,大便干稀不调,或脘腹膨胀等明显脾胃功能失调者。

(2)形体消瘦,体重低于正常平均值15%~40%,面色不华,毛发稀疏枯黄,严重者干枯羸瘦。

(3)兼有精神不振,或好发脾气,烦躁易怒,或喜揉眉擦眼,或吮指磨牙等症。

(4)有喂养不当或病后失调及长期消瘦史。

(5)因蛔虫引起者,谓之"蛔疳",大便镜检可查见蛔虫卵。

(6)贫血者,血红蛋白及红细胞减少。

(7)出现肢体浮肿,属于营养性水肿者,血清总蛋白大多在45g/L以下,血清白蛋白约在20g/L以下。

该标准颁布实施后,对疳证的临床诊断与治疗具有良好的指导作用,同时促进了疳证的科研工作。

2. 儿童营养不良的诊断 诊断营养不良的基本测量指标为身长和体重。5岁以下儿童营养不良的分型和分度为：

（1）体重低下：体重低于同年龄、同性别参照人群的均值减2个标准差为体重低下。如低于同年龄、同性别参照人群的均值减2个标准差，但高于或等于均值减3个标准差为中度；低于均值减3个标准差为重度。

（2）生长迟缓：身长低于同年龄、同性别参照人群的均值减2个标准差为生长迟缓。如低于同年龄、同性别参照人群的均值减2个标准差，但高于或等于均值减3个标准差为中度；低于均值减3个标准差为重度。

（3）消瘦：体重低于同性别、同身高参照人群的均值减2个标准差为消瘦。如低于同性别、同身高参照人群的均值减2个标准差，但高于或等于均值减3个标准差为中度；低于均值减3个标准差为重度。

以上三项指标可同时存在，也可仅符合其中一项。符合一项即可作出营养不良的诊断。

二、鉴别诊断

疳证的鉴别要领在于长期脾胃功能受损的病史及明显的形体消瘦体征，多伴有精神症状。本病主要需与厌食、积滞相鉴别：

1. 厌食 由喂养不当，脾胃运化功能失调所致，以较长时期食欲不振，厌恶进食，食量减少为特征，无明显消瘦，精神尚好，腹部多无膨胀。病在脾胃，一般不涉及他脏，预后良好。

2. 积滞 以不思乳食，食而不化，脘腹胀满，大便酸臭为特征，无明显形体消瘦为与疳证的主要区别。但疳与积关系密切，若积久不消，影响水谷精微化生，致形体日渐消瘦，则转化为疳证。

三、辨证思路与方法

疳证有主证、兼证和微观证之不同，多以八纲辨证为纲。疳证证候错杂，又有学者提出根据病因及脾胃损伤、气血津液虚耗程度不同，又可分为积滞伤脾证、脾虚气弱证、脾胃阴虚证、气血两虚证。

1. 辨主证 疳证概属虚证，但虚证有轻重，还有是否夹有实证的区别。形体消瘦是本病的基本证候，根据消瘦的程度、伴随症状、病程长短、病情轻重及虚实分为疳气、疳积、干疳三个阶段，大体呈虚证由轻至重的演变，其中疳积证又有虚中夹实的特点。

（1）疳气证：形体略瘦，面色萎黄少华，毛发稍稀，厌食和不思饮食，精神不振，性急易怒，大便干稀不调，舌质略淡，苔薄微腻，脉细有力。本证为疳证初起阶段，由脾胃失和，纳化失健所致。病情轻浅，以形体略瘦，食欲不振为特征。若失于调治，则可转化为疳积证。

（2）疳积证：形体明显消瘦，面色萎黄无华，肚腹膨胀，甚则青筋暴露，毛皮稀疏穗结，精神烦躁，夜卧不宁，或见揉眉挖鼻，吮指磨牙，动作异常，食欲不振或善食易饥，或嗜食异物，舌淡苔腻，脉沉细而滑。本证多由疳气发展而来，属脾胃虚损，积滞内停，虚实夹杂之证。肢瘦为虚，腹大为实，腹大肢瘦为本证的典型体征。辨别疳之有积无积，须视腹之满与不满，腹满者多为有积。脘腹胀满，嗳气酸腐者为食积；大腹胀满，叩之如鼓者为气积；腹胀有块，推揉可散，大便有虫者为虫积；腹内痞块，推之不移者为血积。若积滞蕴热，胃火内蒸则善食易饥，或嗜食异物，心肝之火上扰则烦躁不宁，动作异常。本证重者也可出现兼证，若失于调治，病情进展,则转为干疳。

（3）干疳证:形体极度消瘦,皮肤干瘪起皱,大肉已脱,皮包骨头,貌似老人,毛发干枯,面色㿠白,精神萎靡,啼哭无力,腹凹如舟,杳不思食,大便稀溏或便秘,舌淡嫩,苔少,脉细弱。本证为疳证后期表现,又称疳极。由脾胃虚衰,津液消亡,气血两败所致。以形体极度消瘦,精神萎靡,杳不思食,腹如舟凹为特征。病已至此,易产生种种兼证,严重者可随时出现气血衰亡、阴竭阳脱的变证。

2. 辨兼证　兼证及危重症常在干疳或疳积重症阶段出现,因累及脏腑不同,症状有别,以脏腑辨证为纲。脾病及心则口舌生疮;脾病及肝则目生云翳,干涩夜盲;脾病及肺则潮热久嗽;脾病及肾则鸡胸龟背。脾阳虚衰,水湿泛滥则肌肤水肿;牙龈出血,皮肤紫癜者,为疳证恶候,提示气血大衰,血络不固。

（1）眼疳证:兼见两目干涩,畏光羞明,眼角赤烂,甚则黑睛混浊,白翳遮睛或夜盲等。本证由脾病及肝,肝血不足,虚火上炎所致。以形体消瘦,伴有上述眼部症状为特征。

（2）口疳证:口舌生疮,甚或满口糜烂,秽臭难闻,面赤心烦,夜卧不宁,小便短黄,或吐舌、弄舌,舌质红,苔薄黄,脉细数。本证由脾病及心,心失所养,心火上炎所致。以形体消瘦,虚烦不安,口舌生疮为特征。

（3）疳肿胀证:足踝浮肿,甚或颜面及全身浮肿,面色无华,神疲乏力,四肢欠温,小便不利,舌淡嫩,苔薄白,脉沉迟无力。本证由脾病日久,中阳失展,或脾病及肾,阳气虚衰,气不化水,水湿泛滥肌肤所致。以形体消瘦,伴肢体浮肿,按之凹陷难起为特征。

3. 微观辨证　血浆胰岛素生长因子1（IGF-1）降低被认为是部分疳证（蛋白质营养不良）早期诊断灵敏可靠的指标;属于疳肿胀（营养性水肿）者,血清白蛋白明显降低,常在20g/L以下。

4. 分证新说

（1）积滞伤脾证:多因小儿乳食无度,或恣食肥甘生冷,壅聚中焦,脾胃损伤,积滞日久,转化成疳。此证脾胃已损,积滞未消,虚实夹杂,又常常伴蕴生内热之证,舌苔厚腻,指纹淡滞推之不动。

（2）脾胃虚弱证:常有喂养不当,或长期慢性腹泻,或病后失调,或药伐过度等病史。此证尤以纳呆厌食,大便失调,完谷不化等脾胃虚弱表现为突出。

（3）脾胃阴虚证:常因罹患热病,病后失调,或长期吐泻,耗伤津液,脾胃阴亏而成。此证常见手足心热,或有低热,口干喜饮,舌苔薄少或花剥。这类疳证用消补兼施法治疗,效果不理想,改用养胃生津法,可得显效。

（4）脾虚肝旺证:常有情志失调病史,除形体消瘦等表现外,尤以好发脾气、烦躁易怒、喜揉眉擦眼等精神症状较为突出。

（5）气血虚衰证:病史较长,疳证后期,气血俱虚,阴阳两伤。表现为体重低于正常值40%以上,生长发育迟缓,肌肉松弛,精神萎靡,皮下脂肪明显减少或消失等重度营养不良症状,免疫力低下,易感染,常有多种并发症。

另有认为,疳证的兼证种类繁多,内容过于庞杂,不利于辨证论治,许多类型的疳证由于无论从辨证或治疗都具有特异性,应从疳证中分离出来,成为独立疾病使疳证辨证分类更趋于简便与适用。如眼疳（维生素A缺乏为主的角膜软化症）以疳眼外障辨治,口疳（口腔炎）以口疮辨治,疳肿胀（蛋白质严重缺乏）以水肿（阴水）辨治,骨疳则以佝偻病辨治等。

【治疗研究】

疳证治疗,以健运脾胃为基本法则。根据疳气、疳积、干疳的不同阶段,而采取不同的治法:疳气以和为主;疳积以消为主,或消补兼施;干疳以补为要。疳证初起仅表现脾胃失和,运化不健,治疗不需大补大消,壅补则阻碍气机,峻消则损伤正气,应采用平和的健脾之品和助运之品调和脾胃,达到补中有消、消不伤正,消中有补、补而不滞的目的。进一步发展至中期疳积阶段,表现为脾虚夹积的特征,有形之积非消不去,故疳积治疗以消为主,或消补兼施,消积理脾。干疳重症,为极度虚羸之证,当以补为要,补益气血。出现兼证者,应按脾胃本病与他脏兼证合并参而治之:眼疳常以养血柔肝,滋阴明目为主;口疳多用清心泻火,滋阴生津为法;疳肿胀则当健脾温阳,利水消肿。

本病证候多变,虚实错杂,常常攻补并用,应据虚实消长情况随时调整治法用药。疳证的病因较多,既往物质匮乏时,以食物缺乏、营养不足为主;随着社会经济的发展,现在则以喂养不当,脾胃功能改变为主。因此,治疗疳证时要注意合理喂养,纠正不良的饮食习惯,积极治疗各种原发疾病,方能取得较好的疗效。疳证为慢性疾病,治疗时间较长,小儿长期服用汤药存在一定困难,可辨证使用丸散剂、颗粒冲剂、口服液等中成药以提高依从性;也可酌情选择运用推拿、捏脊、针四缝、针灸、割治、敷贴、穴位注射等外治法对本病进行治疗。

一、分证论治

(一)分证论治概述

1. 主证

(1)疳气证:治宜调脾健运,予资生健脾丸加减。常用药:党参、山药、莲子肉、芡实、白术、茯苓、苡仁、扁豆、泽泻、黄连、桔梗、砂仁、白豆蔻、陈皮、藿香、麦芽、神曲、山楂、炙甘草。若腹胀嗳气厌食,舌苔厚腻,去党参、白术、山药,加入鸡内金粉消食化积;大便溏者,用小量炮姜温脾止泻。对于能食善饥,啼哭不宁的患儿,加用胡黄连清胃除热;若大便干结者,加用炒决明子、柏子仁、火麻仁润肠通便。另外,若脾胃久虚,大便溏薄,烦渴多饮者可选用七味白术散;若见饮食不消,形体瘦弱,四肢无力,胸脘满闷等脾虚夹湿者,可用参苓白术散加减;若脾胃虚弱,内有积热者可选用健脾丸。

(2)疳积证:治宜消积理脾,予肥儿丸加减。常用药:人参、白术、茯苓、神曲、山楂、麦芽、芦荟、黄连、胡黄连、甘草。腹胀明显、气积者加枳实、陈皮、大腹皮、槟榔行气;大便秘结加火麻仁、郁李仁润肠通便;烦躁不安、揉眉挖鼻加栀子、莲子心清心除烦;多饮善饥者,加石斛、天花粉清胃生津;恶心呕吐加竹茹、半夏降逆止呕;胁下痞块、血积者加丹参、郁金、山甲活血化瘀;大便下虫、虫积者加苦楝皮、雷丸、使君子、榧子驱虫消积。治疗过程中须注意消积、驱虫药不可久用,应中病即止,积去、虫下后再调理脾胃。

(3)干疳证:治宜补益气血,予八珍汤加减。常用药:党参、熟地,配以白术、茯苓、当归、白芍、川芎、甘草。舌淡,脾阳明显偏虚者,去白芍,加炮姜、熟附子、肉桂温补脾阳;若舌干苔红者,系胃阴不足,加乌梅、石斛滋阴养胃。干疳为疳证晚期,脾胃虚惫已极,无力运化,治疗当以平补开始,不可壅补。可选用人参启脾丸,健脾开胃为先,使胃气复苏,方有生机;脾胃运化功能启动之后,再用八珍汤或调元散。若出现面色苍白,呼吸微弱,四肢厥冷,脉微欲绝者,应急施独参汤或参附龙牡救逆汤以回阳救逆固脱,并配合西医抢救措施。

2. 兼证

（1）眼疳：治宜养血柔肝，滋阴明目，予石斛夜光丸加减。常用药：石斛、天冬、生地、枸杞子、菊花、白蒺藜、蝉蜕、木贼、青葙子、夏枯草、川芎、枳壳。夜寐欠佳者可加夜交藤、白芍养血安神。夜盲者，加服羊肝丸。此证患者，多有维生素A缺乏，故应适当补充维生素A。

（2）口疳：治宜清心泻火，滋阴生津，予泻心导赤散加减。常用药：黄连、木通、灯心草、竹叶、生地。口臭、舌苔厚腻可加芦根、连翘、生薏苡仁清热利湿；口干舌红加麦冬、玉竹养阴生津。

（3）疳肿胀：治宜健脾温阳，利水消肿，予防己黄芪汤合五苓散加减。常用药：黄芪、白术、茯苓、猪苓、泽泻、防己、桂枝、生姜、甘草。浮肿减轻，大便稀者转以理中法，宜用理中丸加味；若水肿明显，小便清长，夜尿多者，可用金匮肾气丸。

（二）分证论治新说

1. 审因论治，健脾养肝 小儿疳证，很容易由脾及肝，出现脾虚肝旺为病机特点的证候类型。临床常见小儿形体消瘦，面色萎黄，食欲不振，或挑食、偏食、嗜食香燥煎炸之品，性情急躁、易怒，或见眨眼，咬指磨牙，或好动多啼，夜间啼哭，或惊惕，大便秘结或溏，舌淡或红，苔白或黄，指纹紫滞。日久还可波及他脏，形成二脏或三脏同病。若木亢土乘，脾土益虚，稍有乳食不节则脾胃不和，出现呕吐、积滞、泄泻；肝旺易劫灼肾阴，出现夜卧不安，手足心热等症；又如脾虚可波及于肺，致土不生金，而肺气不足，稍有寒暖不调，则易感受外邪，罹患感冒、咳喘等病。对本病的治疗，强调应以辨证求因，审因论治为主，针对常见的脾虚肝旺证，提出健脾养肝的治疗大法，健脾应以甘淡平补，调脾助运为主，忌用温燥之品，养肝当以平肝为主，平中寓清。常用柴胡疏肝散、四逆散化裁。

2. 滋脾养胃，益阴生津 "疳皆脾胃病，亡津液之所作"，小儿阳常有余，阴常不足；药误、积久生热、疾病影响等多种原因均可耗伤脾胃阴液。认为疳证的主要病机为"脾胃亡津"，故当以益脾阴、养胃阴为治法。常用益胃汤、沙参麦冬汤、人参五味子汤加减。

二、其他疗法

（一）中成药

1. 肥儿丸用于疳气证及疳积轻证。

2. 香砂枳术丸用于疳气证及疳积轻证。

3. 健脾消积颗粒用于疳积证。

4. 十全大补丸用于干疳证。

5. 明目地黄丸用于眼疳证。

6. 栀子金花丸用于口疳证。

（二）针灸疗法

1. 针四缝 每周2次，1周为1疗程。用于疳气证及疳积证。

2. 体针 取足太阴、足阳明经穴及背俞穴为主：中脘、气海、足三里、商丘、脾俞、胃俞。用补法，夹积者用平补平泻，中等刺激，不留针，针后可配合艾灸。每日1次，7日为1疗程。用于疳气证、疳积轻证。

3. 耳穴压丸 取胃、脾、小肠、三焦、神门，常规消毒后，将王不留行籽或磁珠附在胶布中央，贴敷在选用的耳穴上，每日自行按压3~5次，每次1分钟，3~5日更换1次，双耳交替，3次为

1疗程。用于疳气证及疳积证。

（三）推拿疗法

采用常规手法按摩，每天1次，7天1个疗程。

1. 补脾经，补肾经，运八卦，揉板门、足三里，揉胃俞，揉腹摩脐，捏脊。用于疳气证。
2. 补脾经，清胃经、心经、肝经，捣小天心，揉中脘、分推腹阴阳。用于疳积证。
3. 补脾经、肾经，运八卦，揉二马、足三里，揉中脘、胃俞。用于干疳证。

（四）捏脊疗法

通过对督脉和膀胱经的按摩，调和阴阳，疏理经络，行气活血，恢复脏腑功能。每日1次，1周为1疗程。可用于疳证各期。

（五）穴位注射与敷贴疗法

1. 穴位注射常用药物有丹参注射液、维丁胶性钙、维生素B_1等，双足三里穴注，每周2次，1周为1疗程。
2. 敷贴疗法常取的敷贴部位为脐部、足心等。

（1）焦山楂、炒神曲、炒麦芽、炒鸡内金、炒莱菔子、生栀子各适量。共研末，加水调和成膏状敷脐。每日1次，连用5日为1疗程。用于疳积证。

（2）杏仁10g，桃仁10g，栀子10g，芒硝10g，白胡椒7粒，葱白7根。共研末捣烂，加鸭蛋清1只，白酒3ml。调成饼糊，敷于两脚心及脐部，24小时1换。用于疳气证、疳积证。

（3）当归6g，白术6g，桔梗6g，陈皮6g，玄明粉6g，大腹皮6g，莱菔子9g。共研粗末，加麸皮少许，共炒黄后喷醋，趁热敷脐。用于疳积证腹胀者。

【研究发展思路】

一、规范与标准

（一）中医诊疗指南

中华中医药学会在2012年发布了新版《中医儿科常见病诊疗指南》（以下简称《指南》），该指南通过系统文献检索，结合编制Delphi法专家调查问卷对小儿疳证的诊断、辨证、治法、方药、预防护理等方面进行研究，又进行两次专家讨论会形成了专家共识，制订了小儿疳证的中医诊疗指南，提出了小儿疳证的诊断、辨证、治疗建议。诊断应根据临床表现，结合病史及年龄特点，将其分为主证和兼证，疳气证、疳积证和干疳证为主证，眼疳证、口疳证和疳肿胀证为兼证，并介绍了健脾八珍糕、肥儿丸、十全大补颗粒等中成药及推拿疗法、刺四缝疗法。

（二）疗效评价标准

参照《中华人民共和国中医药行业标准——中医病证诊断疗效标准》，将症状体征与实验室指标相结合，制定疗效评定标准如下：治愈：体重增加，接近正常健康小儿体重，各种症状消失，实验室检查指标恢复正常。好转：体重有所增加，精神、食欲及其他症状改善。未愈：症状及体征均无变化。

二、临床研究

1. 专方治疗　黄琼等采用肥儿疳积颗粒口服配合推拿方法治疗疳积患儿，对照组90例予单纯推拿治疗，治疗组90例予肥儿疳积颗粒配合推拿治疗，发现治疗组在体质量、进食、面色、毛发、情志、脘腹、血红蛋白和总有效率方面均优于对照组。董丽萍等对参苓白术散与捏脊疗法并用治疗小儿疳积进行观察。对照组30例患儿口服参苓白术散,治疗组30例参苓白术散与捏脊疗法并用,结果治疗组总有效率为93.3%,优于对照组。

倪菊秀对董氏苏脾饮治疗小儿疳证(疳气型)进行临床研究。将120例疳证分为以下4组进行治疗:治疗组口服董氏苏脾饮结合针刺四缝穴;对照1组服用董氏苏脾饮;对照2组服用中成药山麦健脾口服液结合针刺四缝穴;对照3组单纯服用山麦健脾口服液。结果表明,治疗组总有效率为86.67%,对照1组为76.67%,对照2组为80%,对照3组63.33%。认为,针刺四缝穴有极好的近期疗效,往往治疗当日的纳食即有所改善,治疗小儿疳证在用药的同时结合针刺四缝穴,可提高疗效。

梁繁荣等采用多中心、随机、对照、单盲临床实验,观察针刺双手四缝穴及口服益气健脾口服液治疗222例疳证患儿,结果发现两组均能明显改善症状,提高血清胰岛素样生长因子I(IGF-I)、前白蛋白(PA)、血红蛋白和红细胞计数的水平,针刺组在提高前白蛋白(PA)水平上优于药物组。

任乃杰等观察肥儿散与木香散、一捻金、保和散组合治疗小儿脾虚型疳积的疗效,治疗组予木香散、一捻金、保和散和肥儿散排号服用,对照组木香散、一捻金、保和散和白术散排号服用,发现治疗组总有效率优于对照组,说明肥儿散与木香散、一捻金、保和散组合,排号服用治疗小儿疳积效果好。

2. 专药治疗

(1)山药:味甘性平,能入脾、肺、肾三经,"主伤中,补虚羸……补中益气力,长肌肉,久服耳聪目明"(《神农本草经·薯蓣》)。本品补脾胃,益肺肾,补而不腻,益而不燥,既可复方用药,又可单味大量持续服用,适用于疳证各期。

(2)苍术:味微苦,气味芳香而性温燥,功能醒脾助运,开郁宽中,疏化水湿,正合脾之习性。研究发现,苍术还含有维生素A样物质。以苍术为运脾主药,与其他药物配伍,组成多个方剂,或作煎剂便于加减灵活运用,或作散剂、合剂、糖浆、冲剂便于久服,可用于各型疳证。以往有人虑及苍术辛烈刚燥,恐有劫阴之忧。叶天士认为:"脾为柔脏,惟刚药可以宣阳驱浊"。只要是脾失健运,而无阴伤见证者,即可应用,入汤剂常用量为3~10g。

(3)独脚金:又名独脚柑,为岭南草药,甘微苦性平,既能清解肝热,又能消积杀虫,治疗疳积、眼疳具有独特疗效。

(4)鸡内金:甘平,归脾、胃、小肠、膀胱经,消食积作用强,并能健胃,用于疳气证、疳积证。《得配本草·禽部·鸡内金》谓其"健脾开胃,祛肠风,治泄痢,消水谷,除酒积。"研究发现本品含胃激素、角蛋白等,能促进胃液分泌,但易受高热破坏,故不宜久炒,以生用为宜。常用量3~9g;研粉吞服,每次3g,效果比煎剂好。

三、基础研究

(一)动物模型研制

疳证的动物实验研究报道不多,大部分从疳证的病因病机出发,进行实验动物模型的研制。

"疳者,甘也"。根据恣食肥甘厚味可致疳证的认识,用特制高蛋白高热量饲料(如精制鱼松、黄豆粉、精制面粉、全脂奶粉按重量1∶2∶1∶1,加适量蒸馏水制成)喂养大鼠,造模组大鼠比正常组大鼠体重低15%，即可视为造成疳积大鼠模型，目前动物研究大多应用此类模型。也可通过控制动物饲料量、饲料成分（如蛋白质缺乏饲料等），造成疳证（营养不良）动物模型。造模时应注意饲料的配制、饲料成分的控制及测定等。另外，还可依据久病久泻影响、药物攻伐过度均可导致疳证，使用药物致虚，或同时配合控制饲料，造成疳证模型。

（二）中药作用机制研究

汪受传等对42例疳证患者作尿D-木糖排泄率和尿淀粉酶测定，发现患儿小肠吸收及胰酶分泌功能较正常儿童差，经用运脾法治疗后，尿D-木糖排泄率及胰淀粉酶均明显升高，提示运脾药物可使患儿的小肠吸收和胰酶分泌功能增强。余勤等研究发现疳证初期患儿尿D-木糖排泄率、血清胃泌素、血清锌等均较正常儿低下，用生长灵（党参、茯苓、白术、枳壳、藿香、神曲等）治疗后，除上述指标显著回升外，血红蛋白也明显增高，提示生长灵在调整和健全消化系统功能的同时，尚有提高血清锌及改善贫血的作用。实验研究也发现，生长灵冲剂对高张力状态豚鼠离体胃肠平滑肌呈现检验作用，而对低张力状态者呈现兴奋作用；对氯化钡所致胃肠平滑肌痉挛有显著的解痉作用；能显著促进大鼠、小鼠的小肠运动功能和促进大鼠的胃液分泌；对小鼠脾虚证模型有显著改善作用。时毓民等对33例疳证患儿血清锌、铜、锰等治疗前后检测，发现疳证患儿存在一定程度的缺锌状态，治疗后血清锌明显增高，铜/锌比值下降，而血铜、锰则无明显改变。

四、发展思路

随着社会经济的发展，物质日益丰富，小儿疳证的病因与证候分布亦发生了变化。近年来的临床分析显示，小儿疳证以疳气、疳积轻证为主，干疳等重证已少见。中医药治疗疳证具有独特优势，总结筛选出许多有效的方剂和治疗手段，进行了一些实验研究，并有少数开始运用循证医学方法进行临床研究。但目前大部分文献在疗效判定、疗程及治疗间隔时间等诸多因素上无公认标准，影响了实验结果的客观性和可重复性；缺少对中医药调节机体物质代谢和促进生长发育指标的研究；缺少随访及远期疗效评价；对非药物疗法及有效方药进行深入的实验研究较少。

今后应加大对本病的研究力度，深入开展有效方药与疗法促进消化、吸收以及调节机体物质代谢等方面的实验研究，为临床实践提供可靠的证据。采用年龄、体重、身高3个变量值，综合运用体重比年龄（体重/年龄，W/A）、身高比年龄（身高/年龄，H/A）、体重比身高（体重/身高，W/H）等指标，将营养不良的综合评价引入疳证的中医临床研究中；修订疗效评价标准，进行中医药调节机体物质代谢和促进生长发育指标的监测；进行随访及中、远期疗效分析评价；辨病与辨证相结合，深入开展非药物疗法的临床及实验研究，使中医药在疳证的防治上切实得以广泛的推广应用。

参 考 文 献

[1] 江育仁.脾健不在补贵在运.上海中医药杂志,2002,(1):4-7.

[2] 黄琼,朱梅,王慧.肥儿疳积颗粒配合推拿治疗小儿疳积疗效观察.现代中西医结合杂志,2014,23(8):872-873.

[3] 董丽萍,刘卫云.参苓白术散与捏脊并用治疗小儿疳积30例.临床荟萃,2011,26(18):1633-1634.

[4] 倪菊秀,徐秋琼,许莉.董氏苏脾饮治疗小儿疳证(疳气型)临床研究.中国医药学报,2004,19(7):418-419.

[5] 王丽华. 疳积患儿血清铁蛋白和尿淀粉酶及D-木糖水平的变化. 中国中西医结合消化杂志, 2007, 15(1): 44-45.

[6] 梁繁荣, 夏晓红, 彭晓虹, 等. 针刺四缝穴治疗小儿疳证多中心随机对照研究. 中国针灸, 2006, 26(1): 3-7.

[7] 任乃杰, 赵春红, 马润玲. 肥儿散治疗小儿疳积30例疗效观察. 中医儿科杂志, 2010, 6(2): 36-37.

[8] 龚长霞. 中医综合治疗轻中度小儿营养不良的临床观察. 中西医结合研究, 2016; 8(3): 130-132.

[9] 汪受传, 江育仁. 运脾法为主治疗小儿脾胃病203例临床及实验观察. 中西医结合杂志, 1984, 4(3): 151-153+131.

[10] 余勤, 詹起荪. 生长灵治疗小儿疳证初期的临床研究. 中西医结合杂志, 1990, 10(5): 275-277+259.

[11] 周大兴, 翟鹏贵, 余勤, 等. 生长灵冲剂健脾益气醒胃运滞药理作用研究. 中药药理与临床, 1999, 15(1): 31-34.

[12] 时毓民, 蔡德培, 傅美娣, 等. 益气健脾化湿法治疗小儿疳证及其微量元素变化. 中西医结合杂志, 1987, 7(4): 208-210+196.

[13] 田菲, 张月菊, 刘淑玲, 等. 疳积患儿血红蛋白与免疫功能变化的临床分析. 天津中医学院学报, 1995, 1(2): 13-15.

（许　华）

第十章　心 系 疾 病

第一节　病毒性心肌炎

病毒性心肌炎是由病毒侵犯心脏引起的一种心肌局灶性或弥漫性炎性病变,部分患儿可伴有心包或心内膜炎症改变。临床表现轻重不一,轻者可无明显的自觉症状,仅表现心电图改变;重者出现心律失常、心脏扩大、少数发生心源性休克或急性心力衰竭,甚至猝死。

病毒性心肌炎的发病率呈逐年增加趋势。国外报道,小儿病毒性心肌炎发病年龄多在1岁以内,常在产科婴儿室内引起局部流行。国内调查显示4岁以内患儿多见。本病四季皆有发病,而以夏秋和冬季为高峰期。通过早期诊断和治疗,预后大多良好,部分患儿因治疗不及时或病后调养失宜,可迁延不愈而致顽固性心律失常或扩张性心肌病。近年来中医药在抗病毒、营养心肌、改善心脏功能、提高机体免疫力、抗心律失常方面显示出独特的优势。

【历代文献述要】

病毒性心肌炎根据临床症状可归属于中医"心悸""胸痹""猝死"等范畴。《温热论·外感温热篇》云:"温邪上受,首先犯肺,逆传心包"。风热邪毒,由鼻而入侵袭肺卫,不得宣散,由表入里,致肺经郁热,心肺同居上焦,肺朝百脉,与心脉相通,邪热犯心则见心悸、怔忡。心悸最早见于《伤寒论·辨太阳病脉证并治》,其载:"伤寒脉结代,心动悸,炙甘草汤主之。"胸痹病名首见于《灵枢·本藏》说:"肺大则多饮,善病胸痹、喉痹、逆气。"《金匮要略·胸痹心痛短气病脉证治第九》篇正式提出并专门论述了本病的辨证论治,其云:"阳微阴弦,即胸痹而痛,所以然者,责其极虚也。今阳虚知在上焦,所以胸痹心痛者,以其阴弦故也。"猝死作为病名首见于宋代刘昉《幼幼新书·卷三十二·卒死第五》其云:"小儿卒死者,是三虚而遇贼风,故无病仓卒而死也。三虚者,乘年之衰一也,逢月之空二也,失时之和三也。有人因此三虚,复为贼风所伤。使阴气偏竭于内,阳气隔于外,而气壅闭,阴阳不通,故暴绝而死也。"

病因及分类方面,外因主要责之为风、寒、暑、湿、燥、火;内因主要则责之于心之气血阴阳不足导致心失所养。如《左传·昭公元年》有六气致病的记载:"天有六气……淫生六疾。六气,曰阴、阳、风、雨、晦、明也,分为四时,序为五节,过则为菑。阴淫寒疾,阳淫热疾,风淫末疾,雨淫腹疾,晦淫惑疾,明淫心疾。"是对外感所致心系病证病因病机的较早认识。感受外邪,血脉不通,发生心悸,如《素问·痹论》曰:"风寒湿三气杂至,合而为痹也……心痹者,脉不通,烦则心下鼓。"宋代刘昉《幼幼新书·夹惊伤寒第十一》说:"伤寒是寒气客于皮肤……

253

其兼惊者,是热乘心。风邪中人,惟心肺病者多。"《济生方·怔忡论治》指出:"夫怔忡者,此心血不足也。"心血为心神所用,血不足则神不安。先天禀赋不足,或后天失于调养,又外感邪毒化热,进一步耗伤气阴,导致心之气阴不足,心脉失养,而出现心悸不宁的表现。《血证论·怔忡》云:"心中有痰者,痰入心中,阻其心气,是以心跳不安。"痰湿郁阻,不能助心行血而血行无力,又会出现心血瘀阻之病变,痰瘀互结,血脉被遏,脉络阻滞,临床可见胸闷、胸痛等症状。

关于治疗,历代医家积累了丰富的经验,如《仁斋直指方论》有参乳丸"治心气不足,自汗。"对于心血不足引起的惊悸,有《伤寒论》的"炙甘草汤"、《小儿药证直诀》的"养心汤"等。脾乃气血生化之源,《证治准绳·幼科》设"加味归脾汤"用以治"脾虚弱损,健忘惊悸等证"。重镇安神的方剂有《普济本事方·卷二心小肠脾胃病》"辰砂远志丸",《太平惠民和剂局方·卷十治小儿诸疾》的"辰砂金箔散"。

【病因病机研究】

一、病因病机概述

病毒性心肌炎的病因主要包括内在因素和外在因素。内在因素责之于正气亏虚;外在因素为感受风热或湿热邪毒。其病变部位主要在心,常涉及肺、脾、肾。病机关键为瘀血痰湿阻络,气血阴阳亏虚,心脉失其所养。风热犯心者,常因小儿肺常不足,卫外不固,外感风热邪毒从皮毛而入,首犯肺卫,由表入里,内舍于心,致心脉痹阻,心失所养;湿热侵心者,多由小儿脾常不足,饮食不当,湿热毒邪从口而入,蕴郁于胃肠,经胃入膈,注入心中,致心脉痹阻,心失所养;若外感风温、湿热邪毒灼伤营阴,心之气阴亏虚,心脉失养;病情迁延,邪热灼津为痰,或肺脾两虚而不能布散水津,聚而成痰,阻滞气机,血行不畅,痰瘀互结,阻滞心脉,心失所养;若素体阳虚,或感邪日久心阳不足,或心阴亏虚阴损及阳,致心阳虚损,甚者可致心阳暴脱。

二、病因病机新论

近年来,关于病毒性心肌炎病因病机又出现了新的理论:①少阳枢机不利论:太阳主表为开;阳明主里属阖;开阖关键在于枢,少阳位于太阳、阳明之间,为阳中之半表半里,转太阳则开,转阳明则阖,故为阳中之枢。少阳病多为枢机不利,升发条达不及而为病,既可外兼太阳,也可内兼阳明,因而在三阳中有着重要的枢转作用。小儿病毒性心肌炎的发病,大多有明显的前驱感染史,如发病同时或1~3周前有上呼吸道感染、腹泻等病毒感染史,经过病毒血症,数日之后出现心脏的症状。当肠道病毒感染小儿患病毒性心肌炎时可见少阳经四大主症及或然证如寒热往来,胸胁满闷,心烦喜呕,默默不欲饮食,咽干口苦。或咳,或腹中痛,或心下悸等。②湿浊瘀毒,禀赋不足论:本病病位于心,加之小儿"脾常不足"的生理特点,脾失健运故多易生湿生热,加之小儿"纯阳之体"热盛的特性,湿邪极易化生为湿浊,热邪极易化生为热毒。凡为湿浊,则缠绵难愈,湿浊客于心脉,心阳不展则胸闷;凡为热毒,皆耗气伤阴,心气虚衰,则见乏力、心悸、气短等症状;浊、毒聚于心脉,日久血运不利瘀血内生则胸痛等。③宗气虚损,大气下陷论:小儿素体稚弱,肺、脾、肾等重要脏腑发育尚未完善,加之后天失养,易形成气虚之体,外邪疫毒趁虚侵入,温热或湿热邪毒,从皮毛、口鼻侵袭肺卫或损伤脾胃，致使宗气生成不足或虚损，也可因邪毒直中心经伤及宗气引发。阳气以升为健，心肺位居高位，以降为和，宗气虚损，无力托举心肺，心肺失司于本位，致使其有下降之势或下降太过，导致大气下陷之证。大气虚陷，贯心脉、行气血、走息道、司呼吸之能失常，从而发为病毒性心肌炎。

【临证思维】

一、诊断

病毒性心肌炎的诊断思路包括3个步骤：首先判断心肌炎的临床诊断，其次是病原学诊断以确诊；最后进一步确定疾病分期及中医辨证分型。尽可能明确引起病毒性心肌炎发病的病因，为正确地治疗及判断预后提供依据。诊断依据包括以下几方面：

1. 相关病史　大部分患儿在心脏症状出现前有呼吸道或肠道感染症状。

2. 临床表现　表现轻重不一，取决于年龄和感染的急性或慢性过程。主要表现为明显乏力，食欲不振，面色苍白，多汗，心悸，气短，头晕，手足凉等；部分患儿起病隐匿，仅有乏力等非特异性症状；部分患儿呈慢性进程，演变为扩张性心肌病；少数重症患儿可发生心力衰竭并发严重心律紊乱、心源性休克，甚至猝死。新生儿患病时病情进展快，常见高热、反应低下、呼吸困难和紫绀，常有神经、肝脏和肺的并发症。

3. 体格检查　心尖区第一心音低钝，心动过速，或过缓，或有心律失常，部分有奔马律，可听到心包摩擦音，心界扩大。危重病例可见脉搏微弱及血压下降，两肺出现啰音及肝、脾肿大。

4. 理化检查

（1）生化指标血清：NT-proBNP阳性，CK-MB升高或心肌肌钙蛋白（cTnI或cTnT）阳性。

（2）病原学检查：①确诊依据：自患儿心内膜、心肌、心包（活检、病理）或心包穿刺液检查，发现以下之一者可确诊：分离到病毒；用病毒核酸探针查到病毒核酸；特异性病毒抗体阳性。②参考依据：自患儿粪便、咽拭子或血液中分离到病毒，且恢复期血清同型抗体滴度较第一份血清升高或降低4倍以上；病程早期患儿血中特异性IgM抗体阳性；用病毒核酸探针自患儿血中查到病毒核酸。

（3）心电图：以R波为主的2个或2个以上的主要导联（Ⅰ、Ⅱ、aVF、V5）的ST-T改变持续4天以上伴动态变化，窦房传导阻滞、房室传导阻滞，完全性右或左束支阻滞，成联律、多形、多源、成对或并行性早搏，非房室结及房室折返引起的异位性心动过速，低电压（新生儿除外）及异常Q波。24小时动态心电图更全面、客观、有效地反映其心电变化，表现为心律失常、传导阻滞、心肌复极改变、异常Q波。

（4）X线检查：轻型病例心影一般在正常范围，伴心力衰竭或心包积液者可见心影扩大，少数病例胸腔可见少量积液。

（5）细胞免疫功能检测：进行外周血淋巴细胞亚群的检测，CD_3、CD_4、CD_8及CD_4/CD_8均有增高。

二、鉴别诊断

1. 风湿性心肌炎　风湿热发病前2~4周常有链球菌感染史，一般以全心炎症为主，如果以心肌炎为突出症状时，常伴有心内膜损害。若心脏扩大不明显，而杂音较响亮则支持风湿性心肌炎的可能性更大。风湿热侵犯心脏时，常伴风湿性关节炎。血沉明显增高，常可达80~100mm/h以上，很少<30mm/h；心电图检查显示P-R间期延长；单测抗链球菌溶血素O其阳性率可达60%~70%，若测3种抗体（抗链球菌溶血素O、抗链激酶、抗透明质酸酶）则阳性率可高达80%~85%，同时C-反应蛋白增高。

2. 心脏自主神经功能紊乱 多见于学龄期及青春期发育期儿童，常表现为心悸、胸闷等，自觉症状明显，心电图可有窦性心动过速、ST-T改变、室性期前收缩，易误诊为病毒性心肌炎，但检查心脏常无器质性变化，如无心脏扩大及心功能不全，心音有力，可作体位试验、运动试验、普萘洛尔或阿托品试验及24小时动态心电图等加以鉴别。

3. 扩张型心肌病 病毒性心肌炎有炎症存在，心内膜、心肌活检可发现心肌细胞内有淋巴细胞浸润；而扩张型心肌病，活检的心肌组织中无炎性细胞浸润，主要表现为心肌细胞排列紊乱，以纤维化及退行性变为主。现认为二者系疾病发展演变过程，扩张型心肌病部分为慢性心肌炎的最终结局，二者都有免疫功能紊乱尤其是总T细胞下降，及T_4/T_8下降，但在慢性心肌炎阶段T细胞总数降低，T_4/T_8比值不变，而向扩张型心肌病发展时T_8下降更为明显，因此T_4/T_8比值增高，对二者鉴别及评价预后有一定意义，可及早阻断向扩张型心肌病发展，控制复发，改善预后。

4. 左室假腱索（亦称左心室腱索变异） 常在超声检查中发现，至少在2个切面上有与左心室游离壁、乳头肌或室间隔相连接的线条状强回声。

5. 甲状腺功能亢进 常有窦性心动过速、期前收缩及阵发性窦性或室上性心动过速等，患儿不论在活动或安静睡眠时心率均快，同时伴有代谢亢进表现，如基础代谢增高，怕热、多汗、激动、纳亢、消瘦、突眼及甲状腺肿大等症状，且心率增快与代谢率呈正相关，可测T_3、T_4、TSH进一步鉴别。

6. 心包积液 ①风湿性心包炎：常发生于急性严重风湿性心肌炎患者，呈全心炎表现，积液量不多，为浆液纤维素性，早期渗出液量少时，常可发现心包摩擦音，同时有心肌炎、心内膜炎体征，也可伴有风湿性心外症状。这类心包积液不必穿刺，常随风湿热控制自行消退，一般不引起心包填塞征和缩窄；②化脓性心包炎：有明显的全身感染中毒症状，积液量多，呈脓性，渗出液中细胞数上万，以中性粒细胞为主，蛋白含量高，细菌涂片及培养可呈阳性，若渗液产生较快时，常引起急性心包填塞征；③结核性心包炎：起病较缓，有慢性结核中毒症状，弛张热、盗汗、消瘦，积液量多，呈草黄色，浆液纤维素性或血性渗液可达上千毫升，有慢性心包填塞征，治疗不及时可导致心包缩窄。

三、辨证思路与方法

病毒性心肌炎临床上多以病因辨证为主，近年来又有学者提出了分期辨证、心电图辨证等新的思路与方法。

1. 病因辨证

（1）风热犯心证：本证由外感风热邪毒，客于肺卫，袭肺损心所致。以风邪犯肺证候同时见头晕乏力、心悸气短、胸闷胸痛为辨证要点。本证病程多在1个月以内，一般不超过3个月，常见于急性期。

（2）湿热侵心证：本证由湿热邪毒蕴于肠胃，留滞不去，上犯于心所致。可同时见肠胃湿热蕴结及心神不宁的表现。

（3）气阴亏虚证：本证由热毒犯心，病久耗气伤阴，气阴亏虚所致。此证为中后期最常见的证型。病程多逾3个月，但一般不超过6个月。若主证相符，恢复期或迁延期虽病程较长仍可考虑此证。本证偏气虚者少气懒言，神疲倦怠；偏阴虚者头晕目眩，烦热口渴，舌光红少苔。

（4）痰瘀阻络证：本证由于病程迁延，伤及肺脾，痰饮内停，瘀血内阻，阻滞心络所致。本证病程多在6个月以上，常为心肌炎的迁延期或恢复期。亦有病程少于6个月者。胸闷憋气、心前区痛如针刺等痰瘀阻滞之实证征象是本证特点。

（5）心阳虚弱证：本证由病久外邪损伤心阳，或素体虚弱，复感外邪，心阳不振所致。以心悸怔忡、脉缓无力或结代，伴阳气虚弱的表现为临床特点。病情严重，心阳暴脱者可见大汗淋漓、四肢厥冷、唇紫息微、脉微细欲绝。

2. 分期辨证

（1）初期：发病之初，外感湿热邪毒多从口鼻而入，蕴郁于肠胃，湿为阴邪，易损脾伤心，导致心阳不足，既见反复发热、汗出不解、全身酸痛、恶心呕吐、腹痛腹胀、泄泻等原发症状，又有胸闷憋气、心悸心痛等心系症状，但心系症状容易被原发病症状所掩盖，临床需仔细观察。

（2）中期：此证常见于心肌炎的急性期，为虚实夹杂证。湿邪停留于体内，故低热，肢体倦怠，纳呆，大便稀，舌淡红，苔白腻，脉濡缓；心之气阳不足，则神疲乏力，面色苍白，四肢发凉，心悸，胸闷，脉结代或缓。

（3）迁延期：心肌炎迁延日久，湿毒未解，常表现气阳不足，内生痰瘀之证。心肺气虚，水津不布则痰浊内生，运血无力则心脉瘀阻，而见面色苍白、四肢发凉、胸闷、头晕、舌质淡、脉迟缓等症。

3. 心电图辨证　根据辨病与辨证相结合的原则，针对心电图异常进行辨证：①早搏和心动过速，急性期多为邪毒侵心证；慢性期或后遗症期，辨证多为气阴两虚证，甚者阴血亏损证。②传导阻滞和心动过缓，辨证多见气虚证，兼有瘀痰阻滞证。③心肌缺血S-T段下降，辨证多为气阴两虚证，甚则为阴阳两虚证。

【治疗研究】

轻型病例以中医辨证治疗为主，同时配合营养心肌及支持疗法；较重病例应中西医并重；危重病例应以西医抢救治疗为主，监测生命体征，中医以回阳救逆为治疗原则。

一、分证论治

（一）分证论治概述

1. 风热犯心证　治宜清热解毒，宁心复脉，予银翘散加减。常用药：金银花、薄荷、淡豆豉、板蓝根、贯众、虎杖、玄参、太子参、麦冬。邪毒炽盛加黄芩、生石膏、栀子清热泻火；胸闷、胸痛加丹参、红花、郁金活血化瘀；心悸、脉结代加五味子、柏子仁养心安神；腹痛、泄泻加木香、扁豆、车前子行气化湿止泻。

2. 湿热侵心证　治宜清热化湿，宁心复脉，予葛根黄芩黄连汤加减。常用药：葛根、黄连、板蓝根、苦参、黄芩、陈皮、石菖蒲、茯苓、郁金。胸闷气憋加瓜蒌、薤白理气宽胸；肢体酸痛加独活、羌活、木瓜祛湿通络;心悸、脉结代加丹参、珍珠母、龙骨宁心安神。

3. 气阴亏虚证　治宜益气养阴,宁心复脉,予炙甘草汤合生脉散加减。常用药:炙甘草、党参、桂枝、生地黄、阿胶、麦冬、五味子、酸枣仁、丹参。心脉不整,加磁石、鹿衔草镇心安神;便秘常可诱发或加重心律不齐,故大便偏干应重用火麻仁,加瓜蒌仁、柏子仁、桑椹等养血润肠。

4. 痰瘀阻络证　治宜豁痰化瘀,宁心通络,予瓜蒌薤白半夏汤合失笑散加减。常用药:全瓜蒌、薤白、半夏、姜竹茹、蒲黄、五灵脂、红花、郁金。心前区痛甚加丹参、降香理气止痛;咳嗽痰多加白前、款冬花化痰止咳;夜寐不宁加远志、酸枣仁宁心安神。

5. 心阳虚弱证　治宜温振心阳,宁心复脉,予桂枝甘草龙骨牡蛎汤加减。常用桂枝、甘草、党参(或人参)、黄芪、煅龙骨、煅牡蛎。形寒肢冷者,加熟附子、干姜温阳散寒;肢体浮肿者,加茯苓、防己利水消肿;头晕失眠者,加酸枣仁、五味子养心安神;阳气暴脱者,加人参、熟附子、干姜、麦冬、五味子回阳救逆,益气敛阴。

（二）分证论治新说

1. 从少阳枢机论治　小儿稚阴稚阳、纯阳之体的体质与少阳经阳气不足的生理特点相类似,肠道病毒感染所致的病毒性心肌炎,其发生、发展及其部分合并症的产生与少阳枢机不利有着密切的关系,其发病与主证符合少阳经证的传变规律及证候特点,症见寒热往来,胸胁满闷,心烦喜呕,默默不欲饮食,咽干口苦。或咳,或腹中痛,或心下悸等,故从少阳经辨证着手,以和解少阳枢机为基本法则,采用小柴胡汤治疗,方中柴胡、黄芩合用,苦寒清热,解半表半里之邪,疏解少阳气机,生姜、半夏合用,调理胃气,降逆止呕,人参、甘草、大枣合用甘补中气,助少阳之枢,助正抗邪。

2. 分期论治　小儿病毒性心肌炎可按急性期、恢复期和后遗症期进行论治。急性期轻型,证属风热邪毒袭肺,郁而不解,内舍于心,治宜辛凉清解、解毒护心;证属湿热邪毒侵及肠胃,留滞不去,上犯于心,治宜清热利湿,解毒透邪。重型由邪毒直陷心包,心阳虚脱致亡阳者,当温振欲亡之阳,选用参附龙牡汤加味药煎液直肠缓慢静滴给药。恢复期正虚邪恋者,治以辛开苦降、化痰清心;正气损伤者,治以益气养阴之法;脾胃虚弱、化源不足、无以养心,治以调理脾胃,益气养血;久病及肾,心肾阳虚,治当温阳利水。后遗症期多采用益气活血之法,或温通心阳之法。也可按其病程长短分为急性期、恢复期和慢性期三期论治。在急性期,强调治疗要以“清”“解”为主,常用辛凉透表或芳香化湿疏表之法。在恢复期,重点以补气养阴为主,气阴不足者,常选用人参、黄芪、炮附子、白术、炙甘草、五味子、麦冬、山药等;阴血不足者,常选用熟地黄、当归、麦冬、五味子、白芍、人参等。慢性期,邪已去而正已伤,久病入络伤肾,兼痰阻经络,血瘀气滞,郁热内灼,久虚不复,故临证时还应适当配合活血通络与补肾之品。

二、其他疗法

（一）中成药

1. 宁心颗粒　用于气阴两虚证。

2. 稳心颗粒　用于气阴两虚证。

3. 玉丹荣心丸　用于气阴两虚证。

（二）温针灸

取足三里、内关穴，采用温针灸治疗小儿病毒性心肌炎所致心律失常，增强机体的抗病能力，双向调节心率。

（三）中药注射液

1. 黄芪注射液 用于气虚证。

2. 生脉注射液 用于气阴两虚证。

【研究发展思路】

一、规范与标准

（一）中医诊疗指南

2012年，中华中医药学会发布了《中医儿科常见病诊疗指南》（以下简称《指南》），该指南提出了小儿病毒性心肌炎的诊断、辨证、治疗建议。中医诊断参照中华中医药学会《中医内科常见病诊疗指南》（ZYYXH/T66-2008），根据主要症状和次要症状，结合诱因，年龄即可确诊，将其辨证分为邪毒犯心证、湿热侵心证、气阴两虚证、心阳不足证、气虚血瘀证5个证型论治，并介绍了注射用喜炎平、炎琥宁、参麦注射液静脉滴注及体针、耳针等针灸治疗方法，便于推广应用。

（二）中医临床路径

在《小儿病毒性心肌炎中医诊疗方案》中，将中西医诊断分列，并继续沿用《中医儿科常见病诊疗指南》的5个辨证分型。对治疗方案的选择、标准住院日、进入路径标准均做了详细的说明，并制订了中医临床路径住院表单。在此基础上，在病毒性心肌炎协作组单位内进一步开展了临床路径的试点工作，进行了疗效评价总结，提出修订、完善建议，便于推广应用。

（三）疗效评价标准

临床疗效是中医药学生存和发展的基础。随着传统的生物医学模式向生物—心理—社会医学模式的转变，寻找客观、科学、系统且体现中医药优势的疗效评定标准势在必行。疗效标准参照1993年卫生部制定的《中药新药临床研究指导原则》中"中药新药治疗病毒性心肌炎的临床研究指导原则"的疗效判定标准，包括综合疗效判定标准、证候判定标准、症状判定标准、早搏疗效判定标准、ST段治疗前后疗效判定标准，使之既能反映中医中药的治疗效果，又能被国内外医学界所接受认可。

1. 生物医学指标

（1）综合疗效判定标准：①治愈：临床症状、体征消失，实验室各项检查恢复正常。②显效：临床症状、体征基本消失，心电图、血清心肌酶基本恢复正常，其他有明显改善。③有效：临床症状、体征有所改善，实验室检查各项指标有一定改善。④无效：临床症状、体征及实验室检查均无改善。

（2）单项疗效评定标准：①早搏疗效判定标准：24小时早搏为偶发或完全消失为治愈；早搏减少80%以上为显效；早搏减少50~80%为有效；早搏减少小于50%为无效。②ST段治疗前后疗效判定标准：参照1979年中西医结合治疗冠心病心绞痛、心律失常座谈会《冠心病心绞痛及心电图疗效判定标准》（1979年9月上海）：心电图恢复至"大致正常"（即"正常范围"）或达到"正常心电图"为显效；ST段的降低，以治疗后回升0.05mV以上，但未达到正常水平,在主要导联倒置T波改变变浅(达25%以上者),或T波由平坦变为直立为有效;心电图基本与治疗前相同为无效;ST段较治疗前降低0.05mV以上,在主要导联倒置T波加深(达25%以上)或直立T波变平坦,平坦T波变倒置为加重。

2. 中医证候判定标准　中医证候疗效评价多采用量表方式进行,根据证候总分的减少率,一般划分为4级:证候积分减少≥95%为临床治愈;证候积分减少≥70%为显效;证候积分减少≥30%为有效;证候积分减少不足30%为无效。

3. 临床症状判定标准　临床症状消失为临床治愈;临床症状基本消失为显效;临床症状有所改善为有效;临床症状无改善为无效。

二、临床研究

小儿病毒性心肌炎的临床研究除辨证论治外,还包括以下几方面:

1. 专方治疗　临床中亦有以专方加减治疗小儿病毒性心肌炎者,如采用清热解毒、活血化瘀、养气安神之清热养心通脉汤(药物组成:黄芪、党参、板蓝根、丹参、蒲公英、麦冬、五味子、当归、川芎、枣仁、苦参)加减治疗小儿病毒性心肌炎,总有效率为91.67%,显著高于只给予维生素C、肌苷片、果糖二磷酸钠的对照组。小儿急性病毒性心肌炎的发病机制主要是由于感受风热或湿热邪毒,侵犯心脏,留滞不去,内舍于心,使心脉痹阻或热盛伤及营阴,使心之气阴不足,血行不畅,气滞血瘀所致,故以清心活瘀为主要治则,兼护气阴,药用黄芩、金银花、板蓝根、苦参清心解毒;丹参、赤芍、牡丹皮、川芎活血化瘀、通心脉;太子参、麦冬、五味子、玄参益心气、养心阴。以清心活血化瘀法治疗小儿急性病毒性心肌炎,总有效率为92.6%,明显优于单纯采用西药治疗的对照组。

2. 专药治疗

(1)黄芪: 性甘,微温,归脾、肺经。具有补气升阳、固表止汗的作用。许多研究表明,黄芪对病毒性心肌炎心肌损伤的保护作用机制可能与其抗凋亡、抗氧化、改善钙平衡、抑制炎性因子、抗纤维化等诸多因素有关。黄芪可降低心肌中病毒RNA及病毒滴度,即有抗病毒作用;黄芪可通过改善病毒引起的外周血、脾和心肌中总T细胞、Th和细胞毒性T细胞的异常分布,提高NK细胞的活性及IFN-γ的水平,调节病毒性心肌炎的免疫功能;黄芪还可改善心肌细胞异常电活动。因此,黄芪对病毒性心肌炎的治疗是多靶点的作用。现代药理研究表明,黄芪含有多糖、皂苷、黄酮、微量元素等多种成分。黄芪皂苷具有明显的抗病毒及正性肌力作用,多糖具有明显的调节免疫作用。黄芪甲苷可明显减轻心肌病理改变,减轻炎细胞浸润级坏死病灶,降低病死率,提高病毒性心肌炎小鼠的生存率。黄芪甲苷还有直接的抗纤维化作用,可抑制或延缓心肌纤维化。

(2)人参: 味甘、微苦,归脾、肺、心经。具有大补元气,补脾益肺,生津安神的作用。现代药理研究表明,人参中含有人参皂苷、多糖等多种成分,具有强心、抗心肌缺血、扩张血管和调节血压作用。实验研究表明,在心肌缺血再灌注前给予人参皂苷RB1或Re可使心肌细胞的凋亡显著减少。

(3)苦参: 性苦,味寒,归心、肝、胃经。具有清热燥湿之功效。研究表明,苦参碱和氧化苦参碱有广泛的心血管药理作用,诸如抗心律失常、抗心肌细胞纤维化、保护心肌损伤和降压等作用。

(4)西洋参: 味苦、微甘,性寒,归心、肺、肾经。具有补气养血,清火生津的功效。实验研究表明,西洋参能较好地改善病毒性心肌炎小鼠的心肌病理损伤,降低心肌细胞凋亡坏死率,改善外周血T细胞亚群比例,对病毒性心肌炎小鼠的治疗作用晚期效果优于黄芪。

(5)丹参:味苦、微寒,归心、心包、肝经。具有活血化瘀、凉血消痈,养血安神的功效。孟氏等用丹参注射液治疗小儿VMC,15天后其血浆LPO和红细胞膜微黏度显著降低,患儿心肌酶和ECG恢复也较对照组快。

(6)三七:味甘、微苦,性温,归肝、胃经。该药甘缓温通,苦降下泄,具有散瘀和血、消肿止痛之功。近来研究发现,三七总苷具有多种药理作用,三七总苷能提高SOD活性,清除氧自由基,抑制脂质过氧化,治疗病毒性心肌炎,可调节细胞凋亡,改善心肌微循环,提高心肌供氧能力,抑制血小板聚集,提高人体巨噬细胞的吞噬功能;三七总皂苷能通过下调病毒性心肌炎慢性期TGF2-β1的表达,抑制心肌胶原的增生,对病毒性心肌炎慢性期心肌纤维化有抑制作用。

三、基础研究

(一)动物模型研制

病毒性心肌炎的模型可分为细胞模型和动物模型。

1. 细胞模型　①大鼠心肌细胞是最为常用及生物医学研究中使用历史最长的品种,广泛应用于药理、毒理、药效等实验。蒋丽敏等以柯萨奇B病毒感染原代培养的SD大鼠心肌细胞,结果显示大鼠心肌细胞在感染柯萨奇病毒后出现典型的细胞病变:细胞圆缩、脱壁,未脱壁细胞出现细胞空泡样变即心肌细胞坏死。②原代SD大鼠心肌成纤维细胞　多数学者认为病毒性心肌炎进展与心肌纤维化有关。以往的研究多用心肌细胞作为柯萨奇病毒感染的细胞建立病毒性心肌炎的细胞模型,而心肌成纤维细胞因缺少柯萨奇病毒—腺病毒受体被认为不能被CVB3感染。Zautner等发现病毒可通过其他黏附分子进入无柯萨奇—腺病毒受体的细胞内进行复制,病毒通过这种方式感染细胞,不能致明显的细胞病变,但细胞一旦感染CVB3,则可导致病毒滴度增加,感染力增强,并形成病毒持续感染状态。陈氏等在前人的基础上成功培养出乳鼠心肌成纤维细胞,用CVB3感染制成心肌成纤维细胞病毒感染模型,并研究mTOR信号通路与Smad及Ⅰ型胶原表达的关系,为临床寻找治疗病毒性心肌炎心肌纤维化的药物靶点提供了理论依据。③以人脐静脉内皮细胞为模型研究病毒性心肌炎时病毒对血管内皮细胞的损害,Conaldi等用柯萨奇病毒B组(CVB1-CVB6)持续感染原代血管内皮细胞,结果显示血管内皮细胞病毒持续感染在心血管疾病的发病机制中可能起一定作用。苏氏等采用一株自发突变为可传代的人脐静脉内皮细胞(ECV304细胞),建立CVB3和CVB5持续感染的细胞模型,通过对病毒、细胞各种指标的检测,印证了病毒长期存在于感染细胞中,且持续感染过程中病毒毒力平稳,无明显下降,病毒基因组处于活动状态,可随细胞分裂而传给子代细胞,其中被感染细胞低水平释放TNF-α可能与维持持续感染状态有关,为病毒性心肌炎及扩张型心肌病发病机制的深入研究及治疗药物的筛选提供了参考依据。

2. 动物模型　心肌炎动物模型可以提供明确的病原,进行全面的心肌病理检查,适用于临床与基础研究。一般常用的包括Balb/c和DBA/2等品系。研究病毒性心肌炎目前应用最广的动物模型是利用CVB病毒感染Balb/c小鼠诱发的病毒性心肌炎,用该法建立的病毒性心肌炎模型在国内外已得到公认。该法具有稳定、重复性好等优点,而且其发生发展及心肌组织病理改变十分接近人类病毒性心肌炎,因此该模型被广泛应用于实验研究。有学者等以Balb/c小鼠腹腔注射CVB3建立病毒性心肌炎模型,研究小鼠心肌超微结构改变及细胞凋亡的形态学变化,发现实验组小鼠在接种病毒5天后光镜或电镜下可见心肌病变及炎细胞浸润,7~9天病变达高峰,35天时病变基本恢复。病毒性心肌炎小鼠在接种病毒后7~9天,电镜下可见心肌细胞呈凋亡样改变,并可见凋亡小体,从而证实了病毒性心肌炎中存在异常的心肌细胞凋亡现象,为研究病毒性心肌炎的发病机制提供了实验依据,同时该课题组首次采用了质粒克隆测定BALB/c心肌炎模型小鼠的心肌组织中CVB3m序列,对测序结果与已知CVB3mcDNA全序列进行了比较,结果显示测定序列与已知CVB3mcDNA全序列的吻合度＞99.3%,提示用克隆测序法筛选的造模毒株可以造出稳定而可靠的病毒性心肌炎模型。李氏等采用CVB3反复感染Balb/c小鼠成功建立病毒性心肌炎、扩张型心肌病并心力衰竭的实验模型,发现反复感染病毒3个月内组织病理学特征与慢性心肌炎类似,而3个月后则呈现出典型的扩张型心肌病理特征,为今后进一步开展病毒性心肌疾病并心力衰竭研究提供了基础。

优点:由于小鼠体小,饲养管理方便,易于控制,生产繁殖快,研究最深,有明确的质量控制标准,因此在各种实验研究中,用量最大,用途最广。

(二)中药作用机制研究

1. 对血清肿瘤坏死因子-α(TNF-α)等细胞因子的影响　病毒性心肌炎发生后,能够产生大量的肿瘤坏死因子-α(TNF-α)等细胞因子,诱导一氧化氮合酶(iNOS)生成,进而产生一氧化氮,造成细胞脂质过氧化引起心肌细胞损伤、坏死。灯盏花素能够降低TNF-α、iNOS、白细胞介素-18水平,调节免疫反应,从而减轻心肌病理损害程度,达到治疗病毒性心肌炎的目的。

2. 对乳酸脱氢酶(LDH)、丙氨酸氨基转移酶(AST)、肌酸激酶(CK)的影响　病毒性心肌炎主要以病毒直接作用和免疫反应为主,而黄芪能够调节机体免疫功能,诱导体内干扰素生成,起到抗病毒、抗感染、抗炎症损伤的作用;可以清除自由基,提高心肌对缺血缺氧的耐受力,保护心肌细胞膜,抗心律失常及正性肌力,使受损的心肌得以恢复,关志东等通过黄芪注射液辅助治疗小儿病毒性心肌炎62例临床分析,在治疗3个疗程后,患儿LDH、AST、CK较治疗前比较均明显降低。

四、发展思路

1. 加强个体化治疗的研究　针对患者进行个性化治疗,即根据正邪相争所表现的证候同时结合患者的体质特点进行论治。

2. 注重免疫双向调节的研究　VMC的病毒感染可能触发了一种过度的免疫反应,不仅对病毒抗原而且对自身组织产生免疫反应。中医药通过调动机体的正气以抗邪,同时具有双向调节作用,可使免疫亢进得以抑制,免疫抑制得以提高,故应结合VMC阶段性的时相性特点,分为病毒复制、免疫激活、扩张型心肌病3个阶段制定各阶段特异性治疗方案。

3. 开展临床多靶点研究　中医药治疗VMC尚需开展多中心、随机、对照临床研究,以提高方案的可信性和可重复性。VMC是中医药防治的优势病种之一。近年来随着抗病毒和免疫调节中药的研究成果的取得,VMC有望成为中医药能有所突破的病种之一。今后,应开展深入的实验研究和临床观察,采用现代科学技术,从多靶点、多环节、多层面揭示其作用机制和疗效,为中医药防治VMC提供证据。

参考文献

[1] 王雪峰. 小儿病毒性心肌炎从和解少阳之枢论治浅识. 中医药学刊,2003,21(12):2051-2052.

[2] 林燕,李佃贵,陈英芳. 化浊解毒法治疗小儿病毒性心肌炎的临床观察. 四川中医,2010,8(28):92-93.

[3] 曹洪欣,朱海燕. 大气下陷证与病毒性心肌炎相关性机理的理论探讨. 陕西中医,2002,23(2):141-143.

[4] 晋黎,胡思源. 陈宝义教授从湿毒辨治小儿病毒性心肌炎经验. 天津中医药,2010,27(6):445-446.

[5] 张艳萍. 小儿病毒性心肌炎心电图改变的辨证治疗. 中医药学刊,2001,19(6):617.

[6] 杨纲领,杨之早. 小儿病毒性心肌炎的分期辨治. 河南中医,1998,18(1):28-29.

[7] 李安源,吕红,韩波. 宁心颗粒治疗小儿病毒性心肌炎30例临床观察. 中医杂志,2007,2(48):132-134.

[8] 史晓彬,李晓峰. 稳心颗粒治疗病毒性心肌炎心律失常47例. 辽宁中医杂志,2009,1(36):79.

[9] 葛安霞,冀晓华,魏佑莲. 玉丹荣心丸治疗小儿病毒性心肌炎气阴两虚型临床研究. 中国实验方剂学杂志,2002,8(2):51-52.

[10] 董晓萍. 黄芪注射液联合治疗小儿病毒性心肌炎60例. 中国医院药学杂志,2011,1(31):64-65.

[11] 张秀萍. 生脉注射液治疗小儿病毒性心肌炎70例. 中国中医急症,2011,2(20):307-308.

[12] 朱红俊,陆佳. 黄芪治疗病毒性心肌炎药理研究进展. 中国中医急症,2007,16(1):95-96.

[13] 刘正湘,刘晓春. 人参皂苷Rb1与Re对大鼠缺血再灌注心肌细胞凋亡的影响[J]. 中国组织化学与细胞化学杂志,2002,11(4):374-378.

[14] 徐海燕,马沛然. 西洋参对小鼠病毒性心肌炎的疗效及机制. 山东中医药大学学报,2002,26(6):458-461.

[15] 孟祥春,侯久长,姜岩,等. 丹参治疗小儿病毒性心肌炎的研究. 中国中西医结合杂志,1992,12(6):345-347.

[16] 程志清,徐百鸿,窦丽萍,等. 三七总皂苷抗病毒性心肌炎慢性期小鼠心肌纤维化作用及其机制的研究. 浙江中医药大学学报,2008,32(1):23-26.

[17] Zautner AE, Korner U, Henke A, et al. Heparan Sulfates andCoxsackievirus-Adenovirus Receptor: Each One Mediates CoxsackievirusB3 PD Infection. Journal of Virology,2003,77(18):10071-10077.

[18] Zautner AE, Jahn B, Hammerschmidt E, et al. N-and 6-O-sulfatedheparan sulfates mediate internalization of coxsackievirus B3 variantPD into CH0-K1 cells. J Virol,2006,80(13):6629-6636.

[19] 陈淳媛,孙跃女,杨作成,等. 哺乳类雷帕霉素靶蛋白信号通路对柯萨奇病毒B3诱导的心肌成纤维Smad3蛋白和 I 型胶原表达调控的实验研究. 中华心血管病杂志,2008,36(2):156-160.

[20] Conaldi PG, Serra C, Mossa A, et al. Persistent infection of humanvascular endothelial cells by group B coxsachieviruses. J Infect Dis,1997,175(3):693-696.

[21] Rose NR, Herskowitz A, Neumann DA. Autoimmunity inmyocarditis: models and mechanisms. C1in ImmunolImmunopathol,1993,68(2):95-99.

[22] 王雪峰,王永梅,刘芳,等. 克隆测序鉴定柯萨奇病毒B3m诱导BALB/c小鼠急性心肌炎模型. 中华儿科杂志,2001,39(12):753-754.

[23] 李双杰,张召才,陈瑞珍,等. Balb/c小鼠CVB3病毒性扩张型心肌病并心力衰竭模型的建立. 复旦学报医学版,2004,31(6):559-561.

[24] 方艳妮,郭春艳,汪翼. 氧化苦参碱对慢性病毒性心肌炎小鼠的保护作用. 实用儿科临床杂志,2010,1(25):25-27.

[25] 曹永,郝林,韩丛辉,等. 五参二连颗粒对病毒性心肌炎小鼠免疫调节机制的研究. 中国实验方剂学杂志,2014,20(19): 142-145.

（王雪峰）

第二节　抽 动 障 碍

抽动障碍是小儿时期较为常见的一种慢性神经精神障碍性疾病,以不自主、反复、突发、快速的、重复、无节律性的一个或多个部位运动抽动和（或）发声抽动为主要特征。迄今发病病因尚不清楚,多数学者倾向于认为与大脑基底节区神经发育及功能障碍,部分神经递质（如多巴胺）功能异常有关。

本病以学龄儿童为主,2~12岁为发病高峰,男童多见,男女比约为3∶1,该病可反复发作,多因激动、紧张等负面情绪以及疲劳、呼吸道感染等事件诱发或加重,常共病强迫障碍（OCD）、注意力缺陷多动障碍（ADHD）、学习困难、睡眠障碍、焦虑和其他异常行为。

【历代文献述要】

古代文献无本病的专有病名,但类似的症状描述较多。如《黄帝内经》中阐述"诸风掉眩,皆属于肝""诸转反戾,皆属于热"。宋代钱乙《小儿药证直诀·肝有风甚》记载:"凡病或新或久,皆引肝风,风动而止于头目,目属肝,风入于目,上下左右如风吹,不轻不重,儿不能任,故目连扎也"。明代王肯堂《证治准绳·幼科》记载:"水生肝木,木为风化,木克脾土,胃为脾之腑,故胃中有风,瘛疭渐生。其瘛疭症状,两肩微耸,两手下垂,时腹动摇不已,名曰慢惊。"另外,诸如"肝风证""慢惊风""瘛疭""筋惕肉瞤""胞轮振跳"等病症的论述也与本病相关。

本病病因,涉及先天禀赋不足、产伤、窒息、感受外邪、情志失调等因素。《易传·系辞下》记载:"天地氤氲,万物化醇; 男女构精,万物化生。"小儿形体所成,始于父母二精相合,如父母精血不足、气血虚弱,可致小儿先天禀赋不足。情志因素致病在小儿病因学中也占据重要位置,这主要与其脏腑病生理特点相关。小儿为稚阴稚阳之体,形气未充,神气怯弱,易受外界刺激导致脏腑生理功能失调,《素问·骨空论》云:"风者百病之始也。"风气通于肝,外风内行,热极生风,风阳鼓动,发为风病。风性主动,肝主筋,风病之症多以筋肉瞤动为特点,故《小儿药证直诀》中记载:"伤风兼肝则发搐烦闷。"五味偏嗜,饮食失节不仅会影响小儿生长发育,甚至可能会引起某些疾病。《存斋医话稿·卷一·十五则》中云:"本草谓猪肉助火生痰,发风动气,于人有损无益。"

【病因病机研究】

一、病因病机概述

中医学认为,本病发病责之于先后天因素的共同作用。先天多与孕母生理状态、生活方式有关,摄生不当、精神刺激等可影响胎儿神经系统发育;后天则因思虑过度、暴受惊恐、烦躁易怒等五志过极；感受外邪、引触内风，五味偏嗜、饮食失节等常常是本病发作的诱因。本病病位主要在肝，可累及脾、心、肺、肾。病机关键为肝失疏泄，肝风内动。肝体阴而用阳，喜条达而主疏泄，主藏血，为风木之脏，若肝失藏血，疏泄失司，则易郁而化热、血虚生风，而成肝风内动之象。肝郁乘脾，脾失运化，痰湿内生，痹阻窍络，致筋脉失养。肝血不足，心失所养，心神不宁，或聚液成痰，痰火胶结，内扰心神。肝肾同源，肾阴虚亏，水不涵木，虚风内动。木火刑金，循经上逆，痹阻咽喉。诸上因素，常可相互影响而致病。

二、病因病机新论

①肾虚肝旺，风痰阻络论：朱先康、张骠等认为小儿稚阴稚阳之体，肾常虚，肾虚则肝木无制；阴虚则筋脉失养，肝阳失潜，阳亢风动；气郁酿热，痰火扰心，心神不宁。其中肾虚肝旺，风阳鼓动，痰火扰心为本病主要病机特征。②血虚风动，筋脉失养论：胡天成认为小儿多发性抽动症属肝风内动证，诸风掉眩，皆属于肝，肝藏血、主筋，肝血不足，血虚生风，故反复抽动，属本虚标实之证。③脾虚肝亢论：王素梅认为脾为气血生化之源，脾虚则气血生化乏源，肝血不足，不能濡养筋脉，肝阳偏亢，导致患儿抽动频发，性情暴躁易怒，注意力不集中；肝失疏泄，气机郁结故频繁发声，口出秽语。④热毒内蕴论：叶冬兰认为热毒扰心出现种种精神异常表现，并进一步将热分为虚热实热，虚热责之于肝肾阴虚，虚热内扰，实热责之于辛辣炙煿食物，郁而化热；而毒分为内毒外毒，内毒责之于水谷精微变化为毒，外毒常源于食品添加剂或污染的空气等外界触媒。⑤肠胃积滞论：孔祥勇基于西医学中"脑肠轴"的生理概念，即肠神经系统的反射传到中枢神经系统，同时又受中枢神经系统的调节。提出了肠胃积滞，中焦气机不利，脾胃运化失职、难以运化水谷以充养四肢百骸，以致脑髓失养。⑥痰瘀阻滞论：史英杰根据"怪病多痰，久病多瘀"理论，认为痰瘀交互作用，阻滞心、肝、肾等经脉，影响脏腑功能，阻碍气机升降，上扰清窍，故而出现挤鼻、眨眼、喉中出声、四肢不自主抽动等一系列怪相。⑦伏邪致动论：吴敏等认为抽动障碍患儿发病或复发与外感六淫邪气有一定的病程相关性，提出"伏邪致动"学说。认为外感邪气侵袭肌表，伏藏于半表半里而暂时不发作，在外感邪气、情志变化等刺激下再次发病，病位在肺与肝，与风邪关系密切，外风引动内风。

【临证思维】

一、诊断

1. 相关病史

（1）发作史：本病是以进行性发展的多部位运动抽动和发声抽动为主要特征。早期可仅出现简单的运动抽动或发声性抽动，随病程进展，抽动部位增多，抽动表现形式渐成多样化、复杂化趋势。要详细询问发作史，注意收集发作时的特点、频率、诱因、有无其他伴随症状，以及对社交、家庭、学校生活的影响程度等资料，有助于掌握病人个体化信息，判断病情预后。

（2）个人史及既往史：如围生期异常、躯体疾病等。

（3）家族史：家系研究显示抽动障碍一级亲属中发病风险高于普通人群。

2. 体格检查　神经系统检查，通常无异常发现。

3. 脑电图检查　脑电图正常或非特异性异常。

4. 其他检查　智力测试基本正常。耶鲁综合抽动严重程度量表（YGTSS）、多发性抽动综合量表（TSGS）等可了解抽动病情轻重程度；必要时可进行多动症量表、儿童行为量表、学习困难量表、智商测定量表等测量以了解共患病情况。

二、鉴别诊断

所有诊断均应排除抗精神病药物所引起的急性运动障碍以及小舞蹈症、肝豆状核变性、癫痫性肌阵挛等脑器质性病变所引起的抽动。

1. 小舞蹈症　发病年龄相近，多与风湿感染有关。临床表现为舞蹈样运动异常，肌张力降低，无发声抽动。实验室检查抗"O"增高，血沉加快。抗风湿治疗有效，病程呈自限性。

2. 肝豆状核变性　系常染色体隐性遗传的铜代谢障碍。表现为椎体外系症状、肝损害和其他精神症状，检查可见角膜K-F色素环，血清铜蓝蛋白降低等特征。

3. 癫痫　癫痫肌阵挛发作有时可表现为类似抽动的症状，虽然有时可根据有无意识丧失加以鉴别，但对于意识短暂丧失的患者，鉴别仍较为困难，需行脑电图检测加以综合判断。

三、辨证思路与方法

1. 病因辨证

（1）肝亢风动证：抽动频繁有力，多动难静，面部抽动明显，摇头耸肩，吼叫，任性，自控力差，甚至自伤自残，伴烦躁易怒，头晕头痛，或胁下胀满，舌红，苔白或薄黄，脉弦有力。

（2）外风引动证：喉中异声或秽语，挤眉眨眼，每于感冒后症状加重，常伴鼻塞流涕，咽红咽痛，或有发热，舌淡红，苔薄白，脉浮数。

（3）痰火扰神证：抽动有力，喉中痰鸣，异声秽语，偶有眩晕，睡眠多梦，喜食肥甘，烦躁易怒，口苦口干，大便秘结，小便短赤，舌红苔黄腻，脉滑数。

（4）气郁化火证：抽动频繁有力，秽语连连，脾气急躁，面红耳赤，头晕头痛，胸胁胀闷，口苦喜饮，目赤咽红，大便干结，小便短赤，舌红苔黄，脉弦数。

（5）脾虚痰聚证：抽动日久，发作无常，抽动无力，嘴角抽动，皱眉眨眼，喉中痰声，形体虚胖，食欲不振，困倦多寐，面色萎黄，大便溏，舌淡红，苔白腻，脉沉滑。

（6）脾虚肝亢证：腹部抽动明显，肌肉抽动无力，喉中发声，时发时止，时轻时重，性情急躁，烦躁易怒，注意力不集中，手脚多动，难于静坐，面色萎黄，精神倦怠，目赤口苦，叹息胁胀，食欲不振，睡眠不安或睡卧露睛，多梦，便溏，舌淡红，苔薄白，脉细弦。

（7）阴虚风动证：肢体震颤，筋脉拘急，摇头耸肩，挤眉眨眼，口出秽语，咽干清嗓，形体消瘦，头晕耳鸣，两颧潮红，手足心热，睡眠不安，大便干结，尿频或遗尿，舌红绛，少津，苔少光剥，脉细数。

2. 分期论治　以脏腑为核心，以病因为主线分期论治，可系统把握本病的中医辨证思路，主次证相互兼杂，三期可相互重叠。

（1）初期：多由五志过极，心火亢盛，或肝气郁结，肝阳上亢，化火生风，风火上扰，或感受六淫，外邪从阳化热，热引肝风，风热上扰所致，故表现一派阳亢风动之症，症见摇头耸肩，挤眉眨眼，撅嘴踢腿，抽动频繁有力，不时自语喊叫，声音高亢，急躁易怒，自控力差，或伴头晕头痛，面红目赤，或腹动胁痛，便干尿黄，舌红苔黄，脉弦数。

（2）中期：初期失治或病久，肝旺克脾，脾气虚弱，土虚木乘，虚风内动，症见抽动无力，时作时止，眨眼皱眉，撅嘴搐鼻，时轻时重，脾虚可伴见食欲不振，大便不调，面黄形瘦，精神倦怠,肝亢可伴见性急易怒,夜寐不安,舌淡红,苔薄白,脉细弦。

（3）后期:病程日久,或治疗失误,肝阴不足,子夺母气而致肾阴不足,阴虚火旺,虚火引动肝风上扰,此期可见阴虚火旺之证。症见挤眉弄眼,摇头扭腰,肢体抖动,咽干清嗓,形体消瘦,性情急躁,或有两颧潮红,五心烦热,夜寐不安,大便偏干,舌红少津,少苔或花剥苔,脉细数或细弦无力。

3. 经络辨证　抽动障碍多经络相关性疾病,其中足厥阴肝经、足少阳胆经与本病关系最为密切、贯穿始终。发病之初或复发初期特点为:手太阴肺经、手阳明大肠经与疾病关系较其他时期更为紧密。发病1~2年者,与足太阴脾经、足阳明胃经相关性较其他时期更为明显。发病日久则足少阴肾经、足太阳膀胱经与疾病联系较其他时期更为密切。因此,本病可能存在肺经、大肠经—脾经、胃经—肾经、膀胱经的传变规律。

足厥阴肝经、足少阳胆经常见相关症状:面肌痉挛样抽动、秽语、咽部异物感、张口、抬眉、头颈抽动、头痛、胸胁胀满、烦躁不安、抑郁、叹气、失眠多梦、好动、脉动、小便淋沥、阴部瘙痒。

足太阴脾经、足阳明胃经常见相关症状:耸鼻、大便秘结、喉中异声、努嘴、点头、鼓腹撷肚、下肢抽动、食欲不振、纳差纳呆。

手少阴心经、手太阳小肠经常见相关症状:面肌痉挛样抽动、头颈抽动、秽语、心悸、精力不集中、吐口水、失眠、多梦。

足少阴肾经、足太阳膀胱经常见相关症状:蹙眉、抬眉、秽语、鼻塞、头晕、头痛、吐涎沫、夜眠易惊、尿频、遗尿。

手太阴肺经、手阳明大肠经常见相关症状:喉中异声、清嗓、揉鼻、头颈抽动、流涕、鼻塞、咽痛、咽痒、眼干涩、眼痒。

手厥阴心包经、手少阳三焦经常见相关症状:面肌痉挛样抽动、秽语、易惊、胸胁胀满、心烦、遗尿、小便不利、眠差、汗多。

【治疗研究】

中医以八纲辨证结合脏腑辨证,根据小儿体质情况、起病时间及临床表现等明确病变脏腑虚实。若素体强健,起病较急,病程较短,抽动频繁有力者属实,多为实证,以平肝息风,豁痰定抽为主;素体羸弱,起病较缓,病程较长,抽动无力,时作时止者,则多属虚证或虚实夹杂,治宜益气健脾,平肝息风;属阴虚风动者,治宜滋阴潜阳,柔肝息风。另外,在施药同时可配合针灸等治法综合处理。西医学多以药物治疗为主,并联合心理、行为治疗。

本病一般预后良好,轻症患者大多可自行好转。对于反复发作、症状较重的患儿需要药物治疗,西医常选用口服硫必利或氟哌啶醇、阿立哌唑等药治疗,在症状缓解后仍需持续治疗6个月至1年以上,严重者需要更长时间药物治疗,随着服药时间的延长及药物剂量的加大,药物的毒副作用逐见显现。近年来中医药的临床应用备受关注,并取得较好疗效。

一、分证论治

（一）分证论治概述

1. 肝亢风动证　治宜平肝潜阳,息风止动,予天麻钩藤饮加减。常用药:天麻、钩藤、石决明、栀子、黄芩、益母草、茯神等。头晕头痛者,加川芎、菊花祛风止痛;头部抽动者,加葛根、天麻、蔓荆子祛风止动；肢体抽动明显者，加鸡血藤、木瓜、伸筋草舒筋通络止动；口角抽动者，加黄连、白附子；眨眼明显者，加菊花、谷精草、木贼、僵蚕清肝明目。

2. 外风引动证　治宜疏风解表，息风止动，予银翘散加减。常用药：银花、连翘、牛子、薄荷、桔梗、枳壳、前胡、柴胡、黄芩、荆芥穗、木瓜、伸筋草、天麻、全蝎等。清嗓子明显者，加金果榄、胖大海、玄参利咽；眨眼明显者，加菊花、决明子清肝明目；吸鼻子明显者，加辛夷、苍耳子、白芷通鼻窍。

3. 痰火扰神证　治宜清火涤痰，宁心安神，予黄连温胆汤加减。常用药：黄连、法半夏、陈皮、枳实、竹茹、茯苓、瓜蒌、胆南星、石菖蒲等。烦躁易怒者，加柴胡疏肝；大便秘结者，加大黄、芒硝通便；吸鼻明显者，加辛夷、苍耳子、白芷通鼻窍；喉部异常发声者，加射干、青果、锦灯笼、山豆根清热利咽。

4. 气郁化火证　治宜清泻肝火，息风止动，予清肝达郁汤加减。常用药：栀子、菊花、牡丹皮、柴胡、薄荷、钩藤、白芍、蝉蜕、琥珀粉、茯苓等。急躁易怒者，加龙胆清肝泻火；大便秘结者，加槟榔、瓜蒌子通便；喉中有痰者，加浙贝母、竹茹清热化痰。

5. 脾虚痰聚证　治宜健脾柔肝，行气化痰，予十味温胆汤加减。常用药：陈皮、法半夏、枳实、茯苓、酸枣仁、五味子、熟地黄、白术、太子参、党参等。痰热者，加黄连、胆南星、瓜蒌清热化痰；肝郁气滞者，加柴胡、郁金、白芍疏肝解郁；纳少者，加焦六神曲、炒麦芽消食导滞。

6. 脾虚肝亢证　治宜缓肝理脾，息风止动，予钩藤异功散加减。常用药：太子参、茯苓、白术、天麻、钩藤、陈皮、甘草、龙骨、牡蛎等。食欲不振者，加焦麦芽、焦山楂、焦六神曲、鸡内金消食开胃；睡眠不安者，加珍珠母、生石决明镇静安神。

7. 阴虚风动证　治宜滋阴养血，柔肝息风，予大定风珠加减。常用药：龟甲、鳖甲、牡蛎、生地黄、阿胶、鸡子黄、麦冬、白芍、甘草等。心神不宁者，加茯神、钩藤、炒酸枣仁宁心安神；多动者，加生石决明、煅磁石、生龙骨、牡蛎平肝潜阳；失眠明显者，加酸枣仁养肝安神；注意力不集中、学习困难明显者，加石菖蒲、远志、益智仁益智开窍；病久者可加丹参、红花活血化瘀。

（二）分证论治新说

1. 五脏论治　①从肝论治：王霞芳应用疏肝、柔肝、平肝、清肝等法辨证论治；②从肺论治：刘弼臣教授善于从肺论治TS，认为小儿气机紊乱与肺密切相关；肺为邪侵易致传变，肺金功能失调，不能发挥正常克制肝木的作用，则肝木有余，病本在肝，发于肺，内风为外风引动。强调从肺论治，切断病邪入侵途径，防止疾病传变；③从脾论治：王素梅注重顾护脾胃，治本以扶土抑木为大法，兼以五脏论治，治标以祛风、息风、化痰、通络，以六君子汤合泻青丸为主方，后期重视饮食调护；④从心论治：陈运生认为心经有热则表现为心神不安、神明受扰、易于激惹、情绪烦躁，治宜清心泻火，选用自拟涤痰清心方治疗；⑤从肾论治：李宜瑞善用滋肾调肝法，以熟地黄为主药，入肝肾二经，滋肾益阴，填精聪智。

2. 三期论治　①初期：风邪犯肺，风气留恋，内外相招，表现为头面症状为主，伴随鼻干、鼻痒、耸鼻、咽干、咽痒、干咳等证候，病位在肺，兼顾肝脏。治宜宣肺清热，疏风化痰，佐以平肝，采用银翘散加减。②中期：引动肝风，病邪深入肝胆，气机升降失常，水液失布化生痰湿，痰扰心神，表现为抽动频繁、喉中有痰、心烦、烦躁，甚至秽语等证候，病位在肝胆，兼顾心脏。临证偏肝热风动者选天麻钩藤汤以平肝息风止痉，偏肝经痰火者选温胆汤以清热涤痰止痉，偏肝风内动者选用风引汤以重镇潜阳、息风止痉。③后期：病入心肾，缠绵不愈，病性由实转虚,肾虚而阴阳偏颇,心火偏旺,水火不济,水不涵木,肝亢风动,脾虚化源不足,不能温养四末,临床表现为抽动幅度小,反复迁延不愈,喉中痰鸣,噘嘴,唇动,注意力不集中,心神涣散,懒动,虚烦不眠等证候,病位在心肾,兼顾脾脏。治以滋肾平肝或理脾缓肝或安神定志、补养心气。方选滋水清肝汤、柴胡桂枝龙骨牡蛎汤合甘麦大枣汤加减。

二、其他疗法

(一)中成药

1. 九味息风颗粒 用于肾阴亏损,肝风内动证。

2. 菖麻息风片 用于肝风内动夹痰证。

(二)针灸疗法

1. 体针 主穴太冲、风池、百会。配穴印堂、迎香、四白、地仓、内关、丰隆、神门。

2. 耳针 皮质下、神门、心、肝、肾,每次选2~3穴。耳穴埋针,每周2次。每日可按压2~3次,每次5分钟。

3. 电针 主穴百会、风池、神庭、合谷、太冲、舞蹈震颤控制区。百会穴、舞蹈震颤控制区及面部腧穴采用平刺0.5~0.8寸;风池穴向鼻尖斜刺0.8~1.0寸;余穴均采用直刺。在舞蹈震颤控制区和风池穴接通电针仪(G6805),选疏密波,刺激强度以患儿耐受为度。留针30分钟,1次/天。

(三)推拿疗法

推脾土,揉脾土,揉五指节,运内八卦,分手阴阳,推上三关,揉涌泉、足三里。每天1次,1个月1个疗程。病情缓解可酌情隔日一次。

(四)感觉统合训练

感觉统合是指将人体器官各部分感觉信息输入组合起来,经大脑统合作用,完成对身体内外知觉做出正确反应。感觉统合训练是指基于儿童的神经需要,引导对感觉刺激作适当反应的训练,实现大脑与身体各功能的联系与协调。主要通过一系列器材如滑板、滑梯、大笼球、平衡台、独脚椅、平衡木、圆筒等,以游戏的形式让孩子完成规定项目,提高大运动、精细动作及身体协调性;以文字、图形、数字形式进行视、听、记忆等方面特殊训练,提高孩子注意力、观察力、思维力等。张荣武等通过感统训练结合心理干预治疗38例抽动症患儿,痊愈30例(78.0%),好转6例(15.8%),无效2例(5.3%),其中以运动性抽动为主的患儿痊愈率达到74%。

【研究发展思路】

一、规范与标准

(一)中医诊疗方案

2012年,中华中医药学会发布了《中医儿科常见病诊疗指南》(以下简称《指南》),该指南在系统文献检索的基础上,进一步采用Delphi法对小儿多发性抽动症的诊断、辨证、治法、方药、预防护理等方面进行了2~3轮专家问卷调查,并通过两次专家讨论会形成了专家共识,制订了小儿多发性抽动症的中医诊疗指南,提出了小儿多发性抽动症的诊断、辨证、治疗建议。诊断应根据临床表现,结合既往史及家族史、诱因、实验室及特殊检查等手段综合考虑,将其辨证分为肝亢风动证、痰火扰神证、气郁化火证、脾虚痰聚证、脾虚肝亢证、阴虚风动证6个证型论治,并介绍了当归龙荟丸、牛黄镇惊丸、琥珀抱龙丸等中成药,及针灸、推拿、心理干预等疗法,便于推广应用。

2016年,通过文献研究进行新证据的收集、筛选、评价及分级,并经循证证据及专家共识形成推荐建议,对《指南》(2012年版)中的"小儿多发性抽动症"定义、诊断、辨证、治疗等内容进行了修订,按肝亢风动证、外风引动证、痰火扰神证、气郁化火证、脾虚痰聚证、阴虚风动证6个证型辨证论治,并增加了生物反馈治疗部分。西医诊断参照《美国精神疾病诊断与统计手册》第四版修订本(DSM-Ⅳ-TR,2000)。

(二)中医临床路径

2012年,受国家中医药管理局委托,由全国14家医疗单位协作制定并试行了《儿童抽动障碍中医临床路径工作试点实施方案》。该方案有助于医务人员迅速掌握该病的中医基本诊疗思路,规范诊断和治疗,同时避免过度用药,过度检查。本路径适用于西医诊断为儿童抽动障碍的门诊患儿。建立了标准门诊流程,包括适用对象,诊断依据,治疗方案选择,进入路径标准,中医证候学观察,门诊检查项目等内容。通过多中心研究对临床路径科学性以及可操作性进行了初步评价,不断修订和完善以适合临床诊疗需求。

(三)疗效评价标准

参考2012年《中医儿科诊疗方案》(试行)制定以下疾病疗效评定标准。

1. 疾病疗效评定标准 采用耶鲁抽动症整体严重程度量表,对病人治疗前后的抽动严重程度的改善情况,以治疗前后量表的积分值多少,制定临床控制、显效、有效、无效四级疗效评定标准。

临床控制:抽动发作完全缓解,即使偶有轻度发作不需用药即可缓解;YGTSS评分改善率>95%;

显效:抽动发作较治疗前明显减轻;YGTSS评分改善率>75%,但≤95%;

有效:抽动症状有所减轻;YGTSS评分改善率>50%,但≤75%;

无效:临床症状无改善或反而加重;YGTSS评分改善率>25%,但≤50%;

注:YGTSS评分改善率=[(疗前总积分和−疗后总积分和)/疗前总积分和]×100%

2. 中医证候疗效评价标准 中医证候疗效评定标准参考《中药新药临床研究指导原则》(试行)2002年版制定。

临床控制:证候计分值减少率>95%;

显效:证候计分值减少率70%~95%;

有效:证候计分值减少率30%~70%;

无效:证候计分值减少率<30%。

注:证候计分值减少率=[(疗前总积分和−疗后总积分和)/疗前总积分和]×100%。

二、临床研究

1. 专方治疗 晋黎等对息风止动片和对照药物硫必利进行临床观察,分别治疗108例TS患儿,二者总有效率分别为83.02%和83.81%,组间差异无统计学意义,认为该方对于TS属肝风夹痰证疗效不劣于硫必利。张新建等对97例TS患者(分别属气郁化火型、脾虚痰聚型、阴虚风动型)应用益脑止痉颗粒口服3个月治疗,结果表明该方对此三型均有效果,差异无统计学意义。王芬等应用蝉蜕钩藤饮治疗30例证属肝经风热、阴血亏虚型TS患儿,治疗1个月后,其总有效率为96.7%,优于对照药氟哌啶醇(总有效率80%)。刘玉凤等对30例辨证属阴虚风动、痰火内扰证的TS患儿采用文静汤治疗,结果显示该组治疗后总有效率为90%,优于对照药泰必利(总有效率76.7%)。李华伟等从肝脾入手,以"健脾安神、柔肝息风"为法,拟补脾止痉汤治疗30例TS患儿,结果显示补脾止痉汤对TS有较好的治疗作用,与对照药泰必利相比疗效相当,但在改善中医证候方面优于泰必利。张骠等应用静安口服液,朱先康等应用定抽颗粒治疗肝肾不足、风痰阻络型TS患儿,也取得了比较满意的疗效(愈显率分别为66.67%、70.0%)。王素梅等运用健脾止动汤治疗80例TS患儿,观察治疗前后耶鲁综合抽动严重量表积分变化情况。结果表明,治疗12周后患儿运动性、发声性抽动积分及量表总积分均显著降低,其疾病临床疗效和中医临床疗效分别为92.5%和90.0%。

2. 专药治疗　抗抽动中药经现代药理研究显示有抗惊厥、镇静等作用。

(1)天麻:性味甘平,归肝经。具有平肝息风止痉功效。对中枢神经系统的作用,包括抗惊厥、神经保护和改善学习记忆等方面。其中抗惊厥机制主要有两个方面,即抗氧化作用和对γ-氨基丁酸(GABA)系统的调节作用。

(2)钩藤:性味甘凉,归肝、心包经。清热平肝,息风止痉,具有镇静作用,口服给予钩藤提取物或其所含的吲哚类生物碱,能显著抑制小鼠的运动反应,这一作用可能与其调节中枢多巴胺系统有关。钩藤提取物给SD大鼠腹腔注射,能降低红藻氨酸所诱发的Wet dog shake的发生率及大脑皮层中过氧化脂质的水平。

(3)全蝎:味辛性平有毒,归肝经。有息风止痉、通络止痛、解毒散结的功效。蝎毒可激活内源性阿片系统和增加乙酰胆碱释放两个途径发挥镇痛作用,并可抑制兴奋性氨基酸的释放,降低NMDA受体对钙离子的通透性,从而抑制中枢敏化和突触可塑性的形成与发展。蝎毒中提取的小分子蛋白质——蝎毒纤溶活性肽(svFAP)能减少炎性细胞因子IL-6、IL-8、TNF-α释放,减轻缺血/再灌注后炎症反应分泌炎性因子所致的脑损伤作用。

(4)石菖蒲:味辛苦,性微温,归心、肝、脾经。具有开窍、醒神、益智作用,石菖蒲水煎剂腹腔注射使小鼠自主活动度明显降低,石菖蒲混悬液可使小鼠对戊四唑的惊厥率明显降低。石菖蒲水提醇沉液对正常小鼠学习记忆有促进作用,对记忆获得障碍、记忆巩固不良、记忆再现缺失均有明显改善作用。

(5)夏枯草:性味辛苦寒,归肝胆经。具有清火明目、散结消肿作用。夏枯草醇提物具有明显的镇定、催眠作用,对小鼠自主活动具有明显抑制作用,与阳性对照组(地西泮)相当,对戊巴比妥钠有协同作用。

(6)白菊:性味苦酸微寒,有补血敛阴,柔肝平肝之功,现代研究其含白芍素、鞣质、苯甲酸,有镇静中枢性疼痛和脊髓性反射弓兴奋的作用,缓解肌肉痉挛。

(7)珍珠母:性味咸寒,归肝、心经。具有平肝潜阳、定惊明目之效。含碳酸钙,有镇静及抑制平滑肌收缩的作用。

三、基础研究

(一)动物模型

抽动障碍模型可分为化学诱发模型、生物诱发模型、基因工程模型。

1. 化学因素诱发TS模型　①苯丙胺(AMP)模型:AMP作为中枢神经系统兴奋剂,可抑制神经递质重吸收,并增加单胺类递质的分泌。用作TS造模剂的AMP,通常采用硫酸盐形式,作用于多巴胺(DA)能神经元,促进DA释放并阻止DA重吸收。②阿扑吗啡(APO)模型:作为DA突触后D1/2受体直接激动剂,APO可影响边缘系统,引起动物活动性增高。③亚氨基二丙腈(IDPN)模型:IDPN属于神经毒素,可造成中枢和外周神经系统持久的病理改变。实验动物出现ECC综合征(兴奋、旋转、舞蹈样运动)及头颈部异常运动(点头、颈后倾等),该表现类似于人类基底神经节功能异常导致的运动障碍。④2,5-二甲氧4-碘苯-2-氨基丙烷(DOI)模型:作为5-HT2A/2C受体激动剂,DOI可引起啮齿类动物运动异常,小鼠表现为持续头部抽动(HTR)E201,大鼠表现为头部抽动或耸肩。

化学因素诱发各模型优势比较:AMP模型好斗、易激惹的短暂表征体现出模型鼠中枢神经兴奋性增高的结构效度,APO模型因影响单胺能递质系统而具有结构效度。但两种模型表面效度短暂,因此在中医药防治TS的研究中应用受限。IDPN模型表面效度明显、稳定、持久,主要表现为ECC综合征,前庭感受器毛细胞变性的耳毒性机制或中枢神经系统递质异常可能参与TS模型发病,其对兴奋性氨基酸类递质的影响可能多于DA能递质。DOI模型表面效度明显、持久,具有预测效度,通过影响5-HT能神经系统而具有结构效度。

2. 生物因素诱发TS模型　①采用手术方式,借助脑立体定位仪造模:将含有抗核抗体的TS患者血清注射到雄性大鼠双侧纹状体腹外侧,大鼠出现口部刻板运动(吃木屑、咬、反复爪到嘴的动作等),头部及前爪震动,间断发声等表现。纹状体DAT(蛋白及其mRNA)低表达、5-HT转运体高表达,DA含量增加,5-HT含量下降。②采用含A族β溶血性链球菌(GABHS)匀浆液的弗氏佐剂免疫雌性SJL/J小鼠,造成运动和行为异常模型,实验小鼠在旷场实验和洞板实验中直立行为增加。小鼠血清与深部脑核(DCN)、苍白球、丘脑发生免疫反应,且在DCN区域IgG沉淀增加。该模型提示与GABHS的免疫反应可能参与了异常运动的发生,而抗GABHS抗体与脑组织交叉免疫反应模拟了链球菌感染后诱发或加重TS的可能病机。

生物因素诱发的TS模型是近年研究的热点,表面效度比较局限,主要为口部刻板运动。因模拟了PANDAS可能的病机而具有结构效度,该模型为探索TS反复发作的病机提供了研究平台。

3. 基因工程TS模型　①转基因TS模型:D1CT-7转基因小鼠模型为拟皮质边缘叶谷氨酸能神经回路模型,部分模拟了人类TS共病强迫障碍样行为。②基因突变TS模型:DAT—KD小鼠模型,通过插入四环素调节系统到DAT基因(S1c6a3)第2外显子的5来翻译区域,下调DAT表达而获得,为低DAT表达TS模型。模型鼠在本能的固定行为模式基础上自发产生过多的刻板行为以及活动亢进、过度追求某种刺激等异常行为,类似于TS样抽动,与D1CT-7转基因小鼠行为部分交叠。

基因工程TS模型,表面效度直接,种类多样,可较好地满足研究者的不同需要;造模机制明确,具有结构效度,主要用来研究TS的病机,但因价格高,来源少,普及应用受到一定限制;较少用于药物的筛选,预测效度未充分体现。

(二)中药作用机制研究

1. 对神经递质影响　李安源等借助ELISA和RT-PCR法证实宁动颗粒可以抑制TS鼠的刻板行为,减少血中HVA及纹状体DA、D2R含量。韩新民等通过高效液相色谱法显示定抽颗粒抗抽动作用可能与降低脑内5-HIAA含量有关。王素梅等通过高效液相色谱电化学法显示健脾止动汤可降低TS鼠中枢兴奋性,降低脑内DA、二羟苯乙酸(DOPAC)、HVA、NE含量,而方中泻青丸组分为其主要治疗作用;该方可上调纹状体神经元突触后膜D1受体含量,降低D1受体对DA敏感性,并可抑制该区域谷氨酸(Glu)及其转运体EAAT2表达。吴敏等在对祛风止动汤不同组方及精简方的研究中证实该方可有效抑制TS鼠的刻板行为,提高自发活动能力和适应力。张骠等通过放射自显影技术证实静安口服液能够降低TS鼠纹状体、大脑皮层、海马部位DAT分布,认为该方可通过降低突触前多巴胺神经元的过度支配发挥治疗作用。隆红艳等通过高效液相法证实静安口服液可提高脑GABA含量,并认为TS模型鼠发病与兴奋性/抑制性氨基酸水平失衡有关。

2. 对激素水平影响 韩斐等发现,抽动障碍患儿血清睾酮、雌二醇、皮质醇水平较正常人群显著降低,通过使用静心止动方可提高抽动患儿睾酮、雌二醇、皮质醇水平。

3. 对免疫系统调节 许晓艳等使用健脑止抽颗粒辅助氟哌啶醇可明显提高CD_4/CD_8比值。张晓倩等使用息风平肝合益肺固卫方可显示提高CD_3^+、CD_4^+、CD_4^+/CD_8^+水平。汤海霞等发现宁动颗粒能够调节TS患儿异常的血清IL-12及TNF-α水平。

四、发展思路

1. 完善临床诊疗路径 由于抽动障碍的发病机制尚未明确,目前临床上对该病的诊断多是通过病史及临床表现,缺乏可供参考的实验室诊断依据,部分辅助检查仅作为有无合并症或鉴别诊断的证据,且由于地域、经济条件和医疗水平等因素限制,某些检查诸如脑电图、智力测试等难以广泛开展。因此,完善现有的临床路径,以方便更多基层医疗服务人员熟悉和掌握该病的诊疗方案,将成为亟待解决的问题。

2. 研发外用剂型 由于抽动障碍是以典型的肢体抽动和发声抽动为主要表现,症状持续时间较长,临床上需要长期内服药物,给患者及家长带来诸多不便和用药安全的困扰。结合中医药自身特点,借鉴和吸取国外先进技术,研发有效的外用剂型,通过穴位贴敷的治疗手段,配合或替代口服药物,以改善抽动部位发作的频率和强度,将成为下一阶段临床和药理工作者深入研究的课题。

参 考 文 献

[1] 张骠,孔群,林节,等.静安口服液为主治疗小儿多发性抽动症的临床研究.南京中医药大学学报,2008,24(3):156-159.

[2] 孔祥勇,孙云廷,王延飞,等.从肠胃积滞论治小儿抽动症.光明中医,2006,21(6):48.

[3] 张霞,史英杰,刘鑫.涤痰化瘀法治疗小儿多发性抽动症32例临床观察.四川中医,2009,27(3):87-88.

[4] 马碧涛,吴敏.不同组方的速效祛风止动方对抽动障碍大鼠行为的影响.中国中医药信息杂志,2011,18(1):38-41.

[5] 杨旭东,苏艳,董丽萍.辨证分期治疗小儿多发性抽动症.实用中医内科杂志,2013,27(11):79-80.

[6] 杨悦.小儿多发性抽动症与经络的相关性研究探讨.山东中医药大学,2011:24-27.

[7] 李华,王霞芳.王霞芳从肝论治儿童多发性抽动症经验.陕西中医,2011,33(12):1644-1646.

[8] 郝宏文,陈自佳,崔霞,等.王素梅治疗多发性抽动症经验.中医杂志,2010,51(2):117-118.

[9] 田慧,李宜瑞,刘振寰.滋肾调肝法治疗注意缺陷多动障碍共患抽动障碍46例临床观察.中医儿科杂志,2011,7(3):26-28.

[10] 陈文霞,闫永彬,马融.脏腑分期论治儿童抽动症体会.中医杂志,2014,55(12):1068-1070.

[11] 刘丽,李晓陵,王丰,等.头部电针治疗抽动秽语综合征临床研究.中医药学报,2010,38(5):128-131.

[12] 张荣武,郭燕.感觉统合训练结合心理干预治疗儿童抽动症.中国医药导报,2010,7(33):167-168.

[13] 晋黎,马融,胡思源,等.息风止动片治疗小儿多发性抽动症肝风内动挟痰证的临床研究.现代药物与临床,2010,25(2):148-151.

[14] 张新建,朱希伟.益脑止痉颗粒治疗小儿多发性抽动症97例疗效观察.中国中西医结合儿科学,2011,3(5):398-399.

[15] 王芬,彭清华,张明亮.蝉蜕钩藤饮治疗小儿抽动症临床研究.山东中医杂志,2011,30(4):231-232.

[16] 卫利,王素梅,崔霞,等.多发性抽动症动物模型的比较与评价.中华行为医学与脑科学杂志,2012,21(2):187-189.

[17] Hong L, Anyuan L, Hongbo M, et al. Effects of Ningdong granule on the dopamine system of Tourette's syndrome rat models. Journal of Ethnopharmacology,2009,124(3):488-492.

[18] 朱先康,韩新民,王敏华.定抽颗粒治疗小儿多发性抽动症的临床及实验研究.中华中医药杂志,2011,26(2):399-402.

[19] 隆红艳,张骠.静安口服液对小儿多发性抽动症模型大鼠脑内多巴胺转运体分布的影响.中国实验方剂学杂志,2010,17(21):181-183.

[20] 许晓艳,蒋燕清,肖丽,等.健脑止抽颗粒辅助氟哌啶醇治疗抽动障碍疗效及对T细胞的影响研究.检验医学与临床,2016,13(13):1821-1823.

[21] 汤海霞,李安源,李继君,等.宁动颗粒对抽动—秽语综合征患儿IL-12、TNF-α的影响.中国中西医结合杂志,2014,34(4):435-438.

[22] 于作洋.刘弼臣从肺论治小儿抽动-秽语综合征经验.中国中医药信息杂志,2006,13(4):81.

[23] 王道涵,王素梅,卫利,等.健脾止动汤对多发性抽动症模型小鼠纹状体多巴胺及其受体含量的影.北京中医药大学学报,2012,35(7):452-455.

[24] 张雯,王素梅,王道涵,等.健脾止动汤对多发性抽动症模型小鼠抽动行为及纹状体内氨基酸递质的影响.中华行为医学与脑科学杂志,2013,22(8):700-703.

（王素梅）

第三节　注意力缺陷多动障碍

注意力缺陷多动障碍简称多动症,是儿童期常见的精神行为障碍性疾病之一,主要表现为注意力不集中、活动过多、行为冲动、情绪不稳、任性冒失、不计后果、自我控制力差,并伴有不同程度的学习困难、甚至逃学、说谎等。古代医家对本病无专门论述,按其症状表现可归属中医学"肝风""健忘""失聪""虚烦"等范畴。

国内调查,本病患病率为3%~10%,男女比例为4~9：1,多发于6~14岁,学龄前症状明显,随年龄增大逐渐好转,部分病例可延续到成年期。本病儿童还可共患其他精神障碍,如焦虑障碍、抽动障碍、学习障碍等。西医治疗以中枢神经兴奋剂为主,这些药物虽然起效快,但服药疗程长,副作用大且易复发。而中医药治疗具有疗效巩固和副反应少的特点,正受到越来越多的关注。

【历代文献述要】

古代医籍对本病虽无专有病名,但对其发病特点确有记载,如《灵枢·行针》"重阳之人,其神易动,其气易往也……言语善疾,举足善高",《灵枢·通天》"太阳之人,居处于于,好言大事,无能而虚说,志发于四野,举措不顾是非,为事如常自用,事虽败而常无悔",《寿世保元》云:"徒然而忘其事也,尽力思量不来,为事有始无终,言谈不知首尾。"上述中"重阳之人""太阳之人"具有冲动任性或多动、健忘,做事有头无尾等表现,与多动症临床表现颇为相似。

多动症系由阴阳动静变化失衡所致。《素问·生气通天论》载:"阴平阳秘,精神乃治。"阳主动,阴主静,二者相辅相成,共同维系人体生命活动和情志状态的协调关系。若阴阳失调可导致机体神志、行为异常。《素问·宣明五气》篇说:"五脏所藏:心藏神,肺藏魄,肝藏魂,脾藏意,肾藏志。"《圣济总录》认为:"健忘之病,本于心虚。血气衰少,精神昏愦,故志动乱而多忘也。"人的精神意识活动是以五脏精气为物质基础的,而精神状态的异常与脏腑功能失调有关。心为君主之官,若心神不足,神失所养,则神思涣散,精神不专。脾乃至阴之脏,若脾气不足,则注意力不集中,做事有头无尾。肝体阴而用阳,小儿肝常有余,若肝血不足,阴弱而阳亢,则易于发怒,冲动任性,动作粗暴。《素问·逆调论》中云:"精满则脑髓充,精脱则脑髓消",髓海不足,则导致元神之府意识和思维活动失调,出现健忘、学习困难、注意力不集中等。肾为水火之宅,小儿肾常虚,肾阴不足,水不涵木,心火亢盛,则梦呓梦游、脾气乖戾。总之,脏腑功能失常、阴阳失调、阴虚阳亢是其主要病机。

【病因病机研究】

一、病因病机概述

中医认为,先天因素包括父母健康欠佳,特别是精神神经系统健康欠佳或母亲孕期罹患外邪,分娩时有难产、产伤、窒息病史,或头部外伤史,或感染、中毒等。后天因素包括小儿饮食营养不当,损伤脾胃,或环境不良,教育不当,溺爱放纵或挨打受罚。主要病机为先天禀赋不足或后天失护致髓海不足,或肝肾阴血不足,君相火旺,虚阳亢动;或心脾两虚,心神失养;或过食肥甘厚味,痰热内扰心神。病位在心、肝、脾、肾,主要责之于肝、肾两脏。

二、病因病机新论

近年来,关于多动症新的病因病机认识:①痰热致病论:李玮认为随着饮食结构的改变,小儿多食生冷油腻之品,易造成脾胃损伤,脾失运化,使水反为湿,谷反为滞,湿聚成痰,日久化热,湿热痰浊,阻滞气机,上扰心神,神无所归而多动。②心肝火旺论:韩新民认为当今独生子女,饮食多喜荤厌蔬,加之教育不当,学业负担较重,心理失和,易表现出心肝火旺证候。③肾精亏虚论:马融认为本病病位在脑,其本在肾,病机关键为肾精亏虚,髓海发育迟缓,阴阳失调,阳动有余,阴静不足。④肺失通调论:冷方南提出肺主一身之气,其宣发肃降之功输布精气、津液达于全身,脑髓可得以滋养濡润,其主治节,调畅气血,使心有所养,则神志安和,因此肺与儿童多动症的关系不容忽视。

【临证思维】

一、诊断

1. 病史 ADHD发病特点差异性很大，详尽询问病史对于全面掌握患儿病情进展以及判断预后至关重要。病史内容包括：母孕期有无烟酒史、外伤史；围生期有无产伤、窒息等；家族有无精神和品行障碍等病史；患儿发育史和健康史；新生儿期有无好哭闹和活动过度表现，言语、动作和智能发育情况等。

2. 注意生长发育，营养状况，听力、视力情况；肌张力、生理反射、协调和共济运动和病理反射等。

3. 测评工具

（1）智力测试：常使用国内修订版的韦氏学龄前儿童智力量表（WIPPS-CR）和韦氏学龄儿童智力量表（WISC-CR）。ADHD患儿大多无智力缺陷或只有轻度智力低下。

（2）学习成就和语言功能测定：国外广泛使用成就测验（WRAT）。ADHD患儿常伴有学习成绩下降。

（3）注意力测定：常用持续性操作测验（CPT），现常用的为视听连续整合测验（IVA-CPT），ADHD患儿、智力低下、情绪和行为障碍儿童均可出现注意持续短暂、易分散，但无特异性。注意力变量测试（T.O.V.A系统）是一种试图通过客观手段对ADHD进行诊断和疗效判定的方法。

（4）软性神经体征：主要包括指鼻和指—指试验、跟—膝试验、翻手试验等，其主要用来区别瘫痪等一些病理神经体征。具体的诊断价值有待进一步的验证。

（5）实验室检查：包括微量元素测定、铅中毒检测、染色体检查、脑电图、尿3-甲氧基4-羟基苯己二醇测定、尿香草基扁德立酸测定，以及皮肤试验（包括乙酰胆碱皮内试验、酚妥拉明皮内试验）等。

（6）量表：目前常用的有Conners父母问卷（PSQ）和教师用量表（TRS），以及Achenbach儿童行为量表（CBCL）。

（7）诊断步骤：根据美国精神病学会的精神障碍诊断和统计手册第四版（DSM-Ⅳ）：①详细询问患儿病史；②仔细检查患儿体格及精神系统状态；③评估患儿健康状况和神经系统状态；④测定患儿认知能力和学习成绩；⑤应用ADHD儿童家长及教师评分量表；⑥临床上的实际观察，必要时可考虑其他附加评定。

二、鉴别诊断

1. 正常活泼好动儿童 一般发生在3~6岁，男孩较多见，表现天真活泼、调皮好动，但对环境的要求有明确认识，行动有一定的目的性和计划安排，行为可自控。

2. 精神发育迟滞 轻度弱智常伴多动注意力不集中和学习困难，通过了解病史、幼年发育史及智力测验（智商低于70），且社会适应能力不良可与ADHD区别。

3. 品行障碍 是以反复而持久的反社会性、攻击性或对立违抗行为以及违纪犯罪行为等为主要特征，表现为打架、逃学、说谎、偷盗、欺诈、破坏等行为。而ADHD则以注意障碍、多动、学习困难、易冲动和自我控制能力差为主导症状，可以鉴别。

4. 儿童精神分裂症 本症早期往往表现为注意力不集中,学习困难,兴奋不安,行为改变等。但精神分裂症具有情感淡漠,行为怪异,幻觉、妄想等症状,与ADHD不难鉴别。

5. 情绪障碍 ADHD患儿可出现焦虑或抑郁症状,但核心症状为抑制行为缺陷,病程持续,而情绪障碍首发症状是以情绪改变、焦虑、惊恐、抑郁等为主导症状,且病程为发作性可与ADHD区别,如两病重叠,可列为共病诊断。

6. 抽动障碍 在诊查ADHD须特别注意患儿有无抽动运动及不自主发声症状。抽动障碍患儿中约有35%~80%与ADHD共患,故对这两种病须加以识别,并对制订治疗方案有重要作用。

三、辨证思路与方法

1. 脏腑辨证

（1）心肝火旺证:多动多语,冲动任性,做事莽撞,好惹扰人,急躁易怒,注意力不集中;面赤口渴,容易出汗,大便秘结,小便色黄,舌质红或舌尖红,舌苔薄黄,脉弦或弦数。

（2）痰火内扰证:冲动任性,狂躁不宁,兴趣多变,多语难静;胸中烦热,难以入睡,纳谷不香,便秘尿赤,舌质红,舌苔黄腻,脉滑数。

（3）肝肾阴虚证:急躁易怒,冲动任性,多动难静,记忆力差,成绩低下;腰酸乏力,五心烦热,盗汗,大便秘结,舌红或黯红,苔薄或苔少,脉细弦。

（4）心脾两虚证:神思涣散,神疲乏力,多动而不暴躁,记忆力差;形体虚胖或形体消瘦,睡眠不实,偏食纳少,自汗盗汗,面色无华,舌质淡,舌苔薄白,脉虚弱。

（5）脾虚肝亢证:注意力不能集中,神思涣散,小动作多,烦躁恼怒,冲动任性;形体消瘦,神疲乏力,面色不华,食少纳呆,脘腹胀满,手足不温,大便不调,舌淡红,苔白腻,脉弦缓。

2. 从厌食辨证 张力等将多动症伴有厌食的患儿分为4型:①食积内热型:腹痛胀满、呕吐酸馊、便秘臭秽、烦躁,舌红、苔黄厚腻,脉滑数;②痰湿阻滞型:胸闷呕恶、腹胀满、有痰、大便不调,舌质淡红、苔白厚腻,脉滑;③脾胃气虚型:精神倦怠、面色萎黄、发黄稀疏、大便稀,舌质淡、苔薄白,脉细弱;④气阴两虚型:神疲乏力、面色少华、形体消瘦、毛发干黄、经常口腔溃疡、手足心热、自汗盗汗、口舌干燥,大便偏干。舌红少苔或花剥苔,脉细数。

3. 从痰辨证 刘成全等针对儿童多动症的中医病机特点,使用清心豁痰、健脾化痰、滋肾化痰、祛瘀化痰4种方法。以胸中烦热,夜寐不安,痰多口苦,便秘尿赤为伴随症状,属于心肝火旺、痰火扰心型。以形体消瘦或虚胖,食少纳呆,便溏,记忆力差,舌质淡或淡胖,苔薄白,脉滑或缓为伴随症状,属于脾虚肝旺、痰扰风动型。以遗尿、腰酸乏力、五心烦热、盗汗、大便秘结为伴随症状,属于肾亏水泛,痰火内扰型。以头痛、口唇紫绀、舌质黯伴有瘀点,有产伤史或外伤史为伴随症状,属于瘀血阻络型。

4. 无证可辨 李亚平等提出ADHD存在"无证可辨"型。该型主要表现为注意力缺陷型和多动、冲动型两种西医亚型,该型处于较轻微的阶段,并且与"肾精亏虚,脑髓失养证"及"肾虚肝旺,阴虚阳亢证"两者在病情上存在递进或发展趋势。

【治疗研究】

本病辨证,当审其虚实,辨其缓急,并结合脏腑辨证。治疗以调和阴阳为根本治则。虚实夹杂治以攻补兼施,急则治其标,缓则治其本,或标本兼顾。中医治疗手段灵活多样,除中药内服外,还有针灸、推拿、耳穴、贴敷、食疗等。注意心理方面的疏导,医师、家长、老师密切配合,耐心教育。

一、分证论治

(一)分证论治概述

1. 心肝火旺证　治宜清心平肝,安神定志,予安神定志灵加减。常用药:柴胡、黄芩、决明子、连翘、天竺黄、石菖蒲、郁金、当归、益智仁、远志、龙齿。急躁易怒加钩藤、珍珠母平肝潜阳;冲动任性、烦躁不安加栀子、青礞石清心泻火;大便干结、数日一行加大黄、枳实、槟榔行气通便。

2. 痰火内扰证　治宜清热涤痰,安神定志,予黄连温胆汤化裁。常用药:半夏、陈皮、枳实、茯苓、胆南星、天竺黄、竹茹、黄连、丹皮、连翘、石菖蒲、郁金、珍珠母。食欲不振,胸闷恶心加莱菔子、谷麦芽、苏梗行气消积助运;大便秘结加礞石、玄明粉、生大黄泻火通便;面色晦黯,舌有瘀斑,脉涩,有产伤及外伤史,加桃仁、红花、川芎活血散瘀。

3. 肝肾阴虚证　治宜养肝肾,潜阳定志,予杞菊地黄丸化裁。常用药:熟地、山茱萸、山药、枸杞子、菊花、丹皮、白蒺藜、青龙齿、远志、龟板。暴躁多动,哭闹毁物加龙胆草、山栀、青黛平肝泻火;不寐健忘加酸枣仁、柏子仁、益智仁安神益智;夜寐盗汗加浮小麦、龙骨、牡蛎敛汗固涩;大便秘结加火麻仁润肠通便。

4. 心脾两虚证　治宜补益心脾,养血安神,予归脾汤合甘麦大枣汤加减。常用药:炙甘草、党参、白术、黄芪、当归、大枣、龙眼肉、淮小麦、茯神、酸枣仁、远志。思想不集中加益智仁、龙骨养心敛神;夜寐不安加五味子、夜交藤养血安神;记忆力差,动作笨拙,舌苔厚腻者,加半夏、陈皮、九节菖蒲化痰开窍。

5. 脾虚肝亢证　治宜疏肝健脾,养心安神,予四逆散加味。常用药:柴胡、白芍、炒白术、茯苓、炒枳壳、浮小麦、石菖蒲、远志、甘草、大枣。睡眠不安加柏子仁、珍珠母养心安神;脾气急躁加龙胆、青皮清肝泻火;纳差加砂仁、内金醒脾开胃。

(二)分证论治新说

1. 从心论治　张永围绕着心虚的病理改变将本病辨证分为三型:①心气虚亏:用归脾汤加减。②心肾两虚:用肾气丸或右归丸。③心阴亏少:用百合地黄汤、天王补心丹、生脉散等滋阴养心。

2. 从胆论治　倪氏从胆论治小儿多动症,分为胆虚气怯、胆气郁结、胆腑实热。胆虚气怯者,以多动易惊,胆小怕事,坐立不安,注意力不易集中,易受外界环境刺激为辨证要点,治宜理气化痰、宁心安神,方用十味温胆汤;胆气郁结者,以情志抑郁,爱做小动作,性格怪僻,闷闷不乐,自言自语为辨证要点,治宜疏肝利胆、行气解郁,方用加味逍遥散;胆腑实热者,以情绪烦乱,做事不专心,易冒险冲动,好干扰别人为辨证要点,治宜清热利胆、泻火除烦,方用温胆汤。

3. 从风论治　陈景河从风论治多动症:陈老认为多动症患儿素体肝肾不足,易感受风邪,侵袭脑络为主要病因病机。病初宜祛风化痰止痉,方用九味羌活汤加减,取微汗以祛风散邪。

4. 从痰论治　刘成全认为痰是导致儿童多动症发生的重要病理因素,痰邪致病,随气运行,变化多端,最易蒙蔽神明,影响肢体运动和精神情志,使用清心豁痰、健脾化痰、滋肾化痰、祛癖化痰4种方法治疗本病,提高了临床疗效。

5. 从瘀论治　姜氏考虑了外伤致病的因素,增加了气滞血瘀、络脉失养型,用补阳还五汤加减治疗。

二、其他疗法

(一)中成药

1. 静灵口服液　用于肝肾阴虚证。

2. 小儿智力糖浆　用于心肾不足或肾虚肝亢证。

3. 知柏地黄丸　用于肝肾阴虚证或肾虚肝旺证。

4. 杞菊地黄丸　用于肝肾阴虚证。

5. 小儿黄龙颗粒　用于阴虚阳亢证。

(二)针灸疗法

1. 体针　主穴取内关、太冲、大椎、曲池。注意力不集中配百会、四神聪、大陵;多动配定神、安眠、心俞;烦躁配神庭、膻中、照海。捻转进针,用泻法,不留针。1日1次。

2. 耳针　取心、肝、肾、神门、交感、脑点。浅刺不留针,1日1次。或用王不留行籽压穴,取穴同上。

(三)推拿疗法

取拇指末节螺纹面,中指末节螺纹面。医者以拇指向掌根方向直推拇指末节,螺旋推中指末节螺纹面。反复100~500次。对心脾气虚者有一定疗效。

(四)饮食疗法

三七脑髓汤、参蛋汤、猪肉莲子汤、虾壳汤、莲子汤、鱼鳞膏等。

【研究发展思路】

一、规范与标准

(一)中医诊疗方案

2012年,中华中医药学会发布了《中医儿科常见病诊疗指南》(以下简称《指南》),该指南在系统文献检索的基础上,进一步采用Delphi法对注意力缺陷多动障碍的诊断、辨证、治法、方药、预防护理等方面进行了2~3轮专家问卷调查,并通过两次专家讨论会形成了专家共识,制订了注意力缺陷多动障碍的中医诊疗指南,提出了注意力缺陷多动障碍的诊断、辨证、治疗建议。诊断应根据临床表现,结合既往史及家族史、诱因、实验室及量表等手段综合考虑,将其辨证分为肝肾阴虚证、心脾两虚证、痰火扰心证、脾虚肝旺证、肾虚肝亢证5个证型论治,并介绍了静灵口服液、知柏地黄丸、杞菊地黄丸等中成药,及针灸、心理行为等疗法。

2016年,通过文献研究进行新证据的收集、筛选、评价及分级,并经循证证据及专家共识形成推荐建议,对《指南》(2012年版)中的"注意力缺陷多动障碍"定义、诊断、辨证、治疗等内容进行了修订,按心肝火旺证、痰火内扰证、肝肾阴虚证、心脾两虚证、脾虚肝亢证5个证型辨证论治,并增加了预防与调护部分。

中医诊断参照1994年发布的中华人民共和国中医药行业标准《中医病证诊断疗效标准·中医儿科病证诊断疗效标准·多动症》(ZY/T001.1~001.9-94)制定。西医诊断参照《中国精神障碍分类与诊断标准》第3版（CCDM-3）。中医证型分为5种：心肝火旺证、痰火内扰证、肝肾阴虚证、心脾两虚证、肝郁脾虚证。并介绍了几种常用的行为疗法、感觉统合训练、认知行为疗法、脑电生物反馈治疗。

（二）中医临床路径

国家中医药管理局自2008年起相继开展了重点病种的中医诊疗规范及中医临床路径制定工作，为探索建立适合中医药的临床路径管理制度工作模式运行机制以及质量评估和持续改进体系，国家中医药管理局决定先行在重点专科协作组成员单位开展中医临床路径管理试点工作。儿童多动症（注意缺陷多动障碍）是国家中医药管理局确定的儿科第二批研究的优势病种，考虑到多动症儿童是经门诊治疗，故此临床路径为门诊路径。包括专家制订法、循证法和数据分析法，构建儿童多动症中医临床路径，以中医辨证和西医辨病相结合作为基础。以中医为主，中西医互补。路径主要包括：病名、诊断、证候、治疗方案等内容。并配合制定了《儿童多动症中医临床路径管理工作实施方案》。临床路径的实施有助于提高医疗质量，确保医疗安全，有利于促进医疗队伍专业化。

（三）疗效评价标准

临床疗效是中医药学生存和发展的基础。随着传统的生物医学模式向生物-心理-社会医学模式的转变，过去沿用的疗效评价愈来愈显示出它的局限性。因此，寻找客观、科学、系统且体现中医药优势的疗效评定标准势在必行。

1. 总疗效评定标准　参照冷方南主编的《儿童多动症临床治疗学》相关内容，制定标准如下：①临床治愈：服药后注意缺陷与多动障碍症状减轻或消失，达到注意缺陷与多动障碍的诊断标准，社会功能，适应能力均已恢复正常，学习成绩显著提高，疗效指数≥91%以上，多动指数<1.1；②显效：服药后注意缺陷与多动障碍症状积分较治疗前下降≥70%，社会适应能力基本恢复，学习成绩有一定提高，61%≤疗效指数≤90%，多动指数1.2~1.5；③有效：服药后注意缺陷与多动障碍症状积分较治疗前下降≥30%，学习成绩有改善，但不够稳定，10%≤疗效指数≤60%，多动指数>1.6；④无效：服药后注意缺陷与多动障碍症状积分较治疗前下降<30%，或无下降，甚至增加，学习成绩无明显改善，疗效指数≤9%，多动指数无明显改善。

2. 中医证候的疗效评定　参照《全国中医学会ADHD研究协作组评分量表》制订。①临床控制：治疗后中医证候积分较治疗前下降>90%；②显效：治疗后中医证候积分较治疗前下降>60%；③有效：治疗后中医证候积分较治疗前下降>35%；④无效：治疗后中医证候积分较治疗前下降<35%，或无下降，甚至增加。

3. 注意缺陷与多动障碍症状的疗效判定标准　参照《最新国内外疾病诊疗标准》中制定的临床疗效标准及Conners量表的减分率。①治愈：临床症状基本消失，且适应能力、社会生活能力均已恢复正常，学习能力明显改善者，多动指数改善率>80%，中医证候疗效指数≥90%以上；②显效：主要临床症状明显改善，社会适应能力基本恢复，学习成绩有一定提高，50%<多动指数改善率≤80%，60%≤中医证候疗效指数<90%；③有效：主要临床症状基本消失，学习成绩有改善，但不够稳定，30%<多动指数改善率<50%，35%≤中医证候疗效指数<60%，④无效：主要临床症状无变化或加重，学习成绩无明显改善。多动指数改善率≤30%，中医证候疗效指数<35%。

4. 划销试验　每次进行3分钟，评定方法为：①统计共划了多少字；②统计3分钟内共划漏的数目,即没划掉"要求划掉的数字"的数目;③统计3分钟内共划错的数目。即划了"要求划掉的数字"以外其他数字的数目。比较治疗前后正确划的数目(越多越好),漏划及错划数目(越少越好)。

二、临床研究

1.专方治疗 张永华报道静灵口服液(熟地、山药、女贞子、五味子、茯苓、丹皮、泽泻、龙骨、远志)治疗ADHD 557例,临床治愈144例、显效127例、有效246例,总有效517例,总有效率92.8%;其中注意缺陷的总有效率97%,活动过多91%,学习困难88.2%,冲动行为87%;见效最快者6d,最慢者60d;疗程最长者180d,最短者20d。田慧等用滋肾调肝方(熟地、山茱萸、泽泻、珍珠母、生龟板、僵蚕、钩藤、白芍、茯苓、法半夏)治疗ADHD共患抽动障碍46例,对照组予静灵口服液,实验组总有效率为87%,对照组总有效率80%,两组总有效率比较P>0.05,差异无显著意义。王艳娟等用小儿智力糖浆(龟甲、龙骨、远志、石菖蒲、雄鸡)治疗ADHD肾虚肝旺型39例,经过3个月1个疗程治疗后,儿童在品行、冲动、多动指数方面有显著疗效(P<0.01),另反应控制商、注意商也表现出显著进步(P<0.01),证实小儿智力糖浆治疗轻中度儿童多动、注意力缺陷症效明显。李宝珍等使用多动合剂治疗ADHD 80例,痊愈率35%,显效率36.2%,有效率22.5%,总有效率93.7%。黄浩等运用多动宁胶囊治疗ADHD 300例,痊愈84例,好转204例,无效12例,总有效率96%,Conners多动指数治疗前后比较有显著差异,有3例出现食欲减退、口干等不良反应,停药后症状及消失。李计伟运用加味黄连温胆汤治疗ADHD痰火扰心型20例,与利他林组比较,两组多动症行为量表评分及总有效率差异无统计学意义(P>0.05),中药组在改善中医证候方面明显优于利他林组,且安全性高。

2.专药治疗

(1)钩藤:味甘性微寒,归肝心包经。功能息风止痉、清热平肝。钩藤煎剂或醇提取物0.1g/kg腹腔注射,能抑制小鼠自发活动,维持3~4小时,并能对抗咖啡因所致动物自发活动增强。小鼠皮下注射钩藤碱、异钩藤碱、毛钩藤碱和去氢钩藤碱30~60mg/kg,能显著延长环己巴比妥所致小鼠睡眠时间。且钩藤碱使小鼠自发活动减少,加强戊巴比妥的镇静催眠作用。

(2)五味子:味酸性温,入肺、肾、心经。功能益气生津、补肾宁心。五味子素有广泛的中枢抑制作用,并且有安定作用的特点。五味子醇提取物5~10mg/kg灌胃可减少小鼠自发活动,协同戊巴比妥钠对小鼠的睡眠作用,对抗苯丙胺引起的小鼠兴奋,对抗咖啡因、烟碱引起的小鼠惊厥。五味子素(五味子醇甲)10~100mg/kg腹腔注射,随剂量的增加而减少小鼠自发活动;10mg/kg腹腔注射对抗咖啡因、苯丙胺引起的小鼠兴奋;60~120mg/kg腹腔注射明显延长小鼠巴比妥钠及戊巴比妥钠引起的小鼠睡眠时间;对抗电休克、戊四唑等引起的惊厥。五味子素有广泛的中枢抑制作用,并且有安定作用的特点。

(3)石菖蒲:味辛苦性温,归心、胃经。功能开窍宁神、化湿和胃。石菖蒲水煎剂1~10g/kg及去油水煎剂5~30g/kg腹腔注射使小鼠自主活动明显降低,与阈下催眠剂量的戊巴比妥钠有显著的协同作用。其挥发油的镇静作用更强,0.05g/kg即能显示出极强的催眠效果。石菖蒲水提醇沉液0.1g(生药)/10g、0.2g(生药)/10g灌服,对正常小鼠学习记忆有促进作用;对东莨菪碱造成的小鼠记忆获得障碍、亚硝酸钠造成的记忆巩固不良及乙醇引起的记忆再现缺失均有明显改善作用。

(4)远志:味苦辛性微温,归心、肾、肺经。功能宁心安神、祛痰开窍、消散痈肿。远志根皮、未去木心的远志全根和根部木心与巴比妥类催眠药均有协同作用。

（5）益智仁：味辛性温，归肾脾经。功能暖肾固精缩尿、温脾止泻摄唾。益智仁氯仿提取物和益智仁水提物具有中枢抑制作用，均能明显提高戊巴比妥钠阈下剂量的小白鼠的睡眠率。具有镇痛作用和提高小白鼠常压下耐缺氧存活时间。益智仁氯仿提取物能提高异丙肾上腺素作用下的小白鼠常压下耐缺氧存活时间。

（6）龙骨：味甘涩性平，归心肝肾大肠经。20%龙骨混悬液20ml/kg给小鼠灌服，能显著增加戊巴比妥钠的催眠率；对回苏灵所致惊厥亦有对抗作用。

三、基础研究

（一）动物模型研究

1. 遗传学模型　①自发性高血压大鼠（SHR）：利用选择性近亲交配法从WKY大鼠中分离出的动物模型，其行为学特征、神经系统改变等与临床具有很大相似性。首先，SHR具有注意缺陷、多动、冲动三大行为特征。其次，ADHD患者尾状核和边缘系统DA功能减低。SHR纹状体区、前额叶区、伏隔核区多巴胺释放减少，前额叶区DRD1，DRD2表达升高。②多巴胺转运体基因敲除小鼠：通过直接敲除编码DAT-1的基因，在新奇的环境中表现明显多动，还具备学习、记忆能力下降，冲动行为等行为特征，中枢兴奋剂亦能缓解其多动症状。研究表明药物对基因敲除小鼠和野生型小鼠行为的改变与影响大脑FOS蛋白表达相关，提示中枢型兴奋剂改善基因敲除小鼠多动行为不是通过改变多巴胺能系统，而是通过改变细胞核内蛋白表达完成。③缺失突变小鼠模型：编码突触相关蛋白SNAP-25基因与ADHD的患病风险有显著关联。对小鼠神经系统进行X线照射造成基因缺失突变，SNAP-25表达明显减少，Cm+/−杂合子小鼠表现明显多动、冲动行为，并且海马功能发生改变。SNAP-25可能参与多巴胺输入海马区的过程，影响海马生理功能。

2. 脑组织损伤模型　①新生期六羟多巴胺损害的幼年大鼠模型：实验用新生SD大鼠出生后第5天侧脑室注射六羟多巴胺（6-OHDA）损毁神经组织，大鼠在第1个月尤其是P21~P30，在新异环境中自主活动性明显升高。苯丙胺和哌甲酯均能改善其多动症状。②新生期大鼠缺氧模型：大脑皮层发育阶段的关键时期间歇性轻微缺氧可使多巴胺能信号系统受损。研究者用新生大鼠出生30小时后吸入纯氮气25分钟，在产后尤其是20~45天出现暂时性多动症，永久性学习和记忆损伤，苯丙胺能够减少实验大鼠多动症状，但对学习能力和记忆能力没有明显的影响。③X线照射损伤大鼠海马模型：实验用大鼠生后2~15天用X线照射致海马中间神经元受损，实验大鼠表现出多动和学习记忆能力受损。中枢兴奋剂苯丙胺可改善学习记忆能力，但是对多动症状没有明显的改变。④隔离饲养模型：隔离饲养影响大鼠神经内分泌发育，海马的糖皮质激素受体表达减少，血清皮质酮水平升高，前额叶区和海马区脑红蛋白表达减少，海马内的脑源性神经营养因子减少等与隔离大鼠的异常行为相关。

（二）中药作用机制研究

1. 对神经递质影响　单少杰等采用跳台法和避暗法观察益智方对小鼠学习记忆的影响，结果显示益智方能改善化学药品和自然衰老所致小鼠的学习记忆障碍。研究进一步证明，益智方的益智作用与增加皮层和海马的M胆碱受体数量、改变乙酰胆碱含量和降低B型单胺氧化酶活性，佐证DA功能缺陷假说。沈凌等对ADHD动物模型SHR大鼠灌服益智宁煎液后，其前额叶皮质和纹状体中DAT的蛋白表达和基因表达均降低，TH的蛋白表达和基因表达增高，DRD1的蛋白表达和基因表达降低，结论为所灌服的中药可能通过影响调控中枢前额叶皮质-基底神经节环路的DA神经信号传导而治疗ADHD。田慧等通过观察滋肾调肝方对ADHD动物模型SHR大鼠脑组织中NE、5-HT含量的影响，获得ADHD的满意疗效，可降低SHR大鼠海马中的NE含量，同时可提高额叶皮质组织中的5-HT含量。

2. 对三磷酸肌醇（IP3）、钙调蛋白（CaM）、GDNF表达的研究 研究表明肌醇磷脂信号转导系统与脑的学习记忆功能有密切关系，该信号转导系统中的诸多成分如IP3，在长时程增强（LTP）学习记忆的突触可触性模式的触发，表达和维持中均起重要作用。还有一些研究发现证实，IP3对学习记忆起正性调节作用，其浓度的升高能兴奋中枢神经，增强神经细胞活性，来提高记忆力，因此IP3有促进学习记忆过程的作用。CaM的生物学活性受细胞内Ca^{2+}浓度的影响，其通过增加谷氨酸释放，触发长时程LTP增强，成为学习和记忆的基础。梁丽丽等研究发现，多动停煎剂增高其脑组织CaM和血清IP3含量，提高神经突触传递功能，减少拟ADHD模型大鼠自发活动次数。胡颖等发现人参皂苷Rg1能增强SHR大鼠纹状体胶质细胞源性神经营养因子（GDNF）的基因表达，发挥对多巴胺能神经元神经营养和保护作用。

四、发展思路

1. 动物模型的研究 动物模型研究是儿童精神疾病的主要基础研究手段，一个完整的实验动物模型必须符合表面效度、结构效度和预测消毒三个效度。ADHD大鼠动物模型必须有多动、冲动、注意缺陷的临床特征出现。由于结构效度评价需依据目前的理论假说，而ADHD具体发病机制仍不清楚，致病因素较为复杂造成假说内容尚不统一，因此结构效度评价标准无法达成一致。近年来，HPA轴改变致ADHD发病的假说越来越受到学者关注，寻找或创建与之符合的动物模型或许成为基础研究的新热点。

2. 综合干预治疗研究 目前治疗儿童ADHD最有效的方法仍然是药物治疗，但长期服用药物可能会抑制儿童生长发育。除了药物治疗之外的其他非药物治疗方法近年也发展迅速，如上述家庭治疗、团体干预和游戏治疗、感觉统合训练、脑电生物反馈训练等，这些非药物治疗的方法优于药物治疗之处在于没有药物副作用和不良反应，不会对儿童身心发展带来损害。综合干预疗法即药物治疗与非药物治疗相结合的一种治疗手段。既减少了药物的副反应，也提高了非药物治疗的长期预后疗效。无论是药物还是非药物治疗，选择一种适合的治疗方法对疗效至关重要，因此提高研究者的自身素质、基本技能、理论水平等是目前临床医师急需关注的问题。同时，由于受到地域、经济、文化等诸多社会因素的影响，选择并开展普适性的治疗方法也成为家庭、社会、医院三方有待解决的问题。

参 考 文 献

[1] 韩新民. 儿童多动症心肝火旺证探析. 中医儿科杂志,2006,2(1):11-13.

[2] 李玮. 从痰论治儿童多动症. 中华中医药学刊,2006,24(8):1527-1528.

[3] 马融,李新民,魏小维,等. 益肾填精法治疗儿童注意缺陷多动障碍55例临床研究. 天津中医药大学学报,2007,26(3):122-125.

[4] 冷方南,王远任,凌耀星,等. 儿童多动症临床治疗学. 北京:中国医药科技出版社,2010,29(14):32-33.

[5] 张力,陈秀荣,芦剑峰. 从小儿厌食辨证论治儿童多动症60例. 辽宁中医杂志,2007,34(7):941-942.

[6] 刘成全,韩新民,尹东奇. 儿童多动症从痰辨治四法浅析. 中医药导报,2010,16(10):3-5.

[7] 李亚平,马融,魏小维,等.儿童注意缺陷多动障碍的中医辨证研究.辽宁中医杂志,2013,40(4):720-723.

[8] 汪受传.中医儿科学.北京:中国中医药出版社,2009:134-136.

[9] 张永.辨证治疗轻微脑功能失调症.上海中医药杂志,1983,(6):24.

[10] 倪振华.小儿多动症从胆论治.浙江中医杂志,1998,33(7):294.

[11] 刘彬,魏冬梅,尹钢.陈景河治疗小儿多动症经验举隅.山西中医,2012,28(10):4.

[12] 张永华.静灵口服液治疗儿童多动症557例疗效分析.中西医结合心脑血管病杂志,1989,(3):24-25.

[13] 王艳娟,卢云,郑芹,等.小儿智力糖浆对儿童注意缺陷多动障碍疗效分析.中国现代药物应用,2011,5(18):4-5.

[14] 李宝珍,王崇仁.多动合剂治疗儿童多动综合征临床观察.中华中医药杂志,2003,18(S1):70-71.

[15] 黄浩,黄斌.多动宁胶囊治疗儿童多动症300例的临床观察.心理医生月刊,2012,(9):298.

[16] 郑小兰,陈燕惠.注意缺陷多动障碍的实验动物模型.中华行为医学与脑科学杂志,2015,24(3):276-279.

[17] 沈凌,陈晓刚,谭丽丽,等.益智宁对注意缺陷多动障碍大鼠前额叶皮质及纹状体TH、DAT、DRD1、DRD2蛋白和基因表达的影响.陕西中医,2013,34(8):1083-1087.

[18] 田慧,李宜,刘振寰.滋肾调肝方对多动症大鼠中枢神经递质的影响.环球中医药,2011,4(2):117-119.

[19] 梁丽丽.多动停煎剂对拟多动症大鼠脑组织CaM和血清IP3含量影响的实验研究.陕西中医学院,2014.

[20] 胡颖,林忠东,郑飞霞,等.人参皂苷Rg1对SHR大鼠纹状体GDNFmRNA基因表达和多巴胺含量的影响.中华中医药学刊,2012,30(4):862-864.

[21] 姜永志.我国注意缺陷多动障碍儿童心理干预现状.心理技术与应用,2014,(5):9-13.

[22] 韩新民.儿童多动症中医临床路径研究.中医儿科杂志,2012,8(5):20-25.

(王素梅)

第四节 惊 风

惊风为小儿时期常见的急重病证,是由多种原因引起的,以神志不清、全身或局部肌肉抽搐为主要临床表现的证候,可发生于许多疾病之中,以1~5岁儿童发病率最高,一年四季均可见到。惊风分为急惊风、慢惊风两大类,凡起病急暴、属阳属实者,称为急惊风;病久中虚、属阴属虚者,称为慢惊风。慢惊风中若出现纯阴无阳的危重证候,为慢脾风。

惊风是中医独有病名,现代医学内涵丰富,一般指以抽搐为主要表现的急慢性疾病。其中伴有发热者,多为感染性疾病所致,颅内感染性疾病常见有脑膜炎、脑炎、脑脓肿等;颅外感染性疾病常见有高热惊厥、各种严重感染如中毒性菌痢、中毒性肺炎、败血症等。不伴有发热者,多为非感染性疾病所致,如水及电解质紊乱、低血糖、药物中毒、食物中毒等。

【历代文献述要】

关于惊风的病名,宋代以前,多与痫证混称。宋代对惊风的记载和认识较为明确,有急惊风、慢惊风和慢脾风3种,确立了惊风的病名和分类。宋代《太平圣惠方卷第八十五·治小儿惊热诸方》始将惊风与痫证区别开来,并创急惊风、慢惊风之病名。此外如《小儿药证直诀·阎氏小儿方论》所言:"小儿急慢惊,古书无之,惟曰阴阳痫。所谓急慢惊者,后世名之耳。"《婴童类萃·急慢惊风论》在此基础上又提出"慢脾风""马脾风"之名。宋代刘昉《幼幼新书卷第十·慢脾风第二》首次较为系统地论述了"慢脾风",收集了宋以前儿科医家对慢脾风的论述。南宋陈文中《小儿病源方论》将惊风分为惊证和风证两证,引起了后世惊风的立名和论治的学术争鸣。因此,后世医家提出正名,如明清医家俞昌、陈复正及吴鞠通等。吴瑭《温病条辨卷第六·解儿难·湿痉或问》云"且俗名痉为惊风,原有急慢二条。所谓急者,一感即痉,先痉而后病;所谓慢者,病久而致痉者也",并在《温病条辨卷第六·解儿难·小儿痉病瘛病共有九大纲论》中将其细分为"寒痉""风温痉""温热痉""暑痉""湿痉""燥痉""内伤饮食痉""客忤痉""本脏自病痉"。陈复正在《幼幼集成卷第二·新立误搐类搐非搐分门别证》中则将惊风归纳为"误搐""类搐"和"非搐"三大类,对于纠正当时惊风名目繁多之弊起到了积极作用。各代医家对惊风病名、病因、分类的学术争鸣中,也促进了惊风认识的逐步深化。

关于惊风病因病机,古代医书中最早对急、慢惊风证因脉治进行系统论述的应为《太平圣惠方卷第八十五·治小儿慢惊风诸方》,其有"夫小儿慢惊风者,由乳哺不调,脏腑壅滞,内有积热,为风邪所伤,入舍于心之所致也。其候,乍静乍发,心神不安,呕吐痰涎,身体壮热,筋脉不利,睡卧多惊,风热不除,变化非一,进退不定,荏苒经时,故名慢惊风也,宜速疗之。"《太平圣惠方卷第八十五·治小儿急惊风诸方》又说:"夫小儿急惊风者,由气血不和,夙有实热,为风邪所乘,干于心络之所致也。心者神之所舍,主于血脉,若热盛则血乱,血乱则气并与血,气血相并,又被风邪所搏,故惊而不安也。其候偏(遍)身壮热,痰涎壅滞,四肢拘急,筋脉抽掣,项背强直,牙关紧急是也。"然而,从急惊风病因、症状来看,多为实证、热证,与后世医家所提出的慢惊风为虚证、寒证不同。宋代钱乙以五脏立论,以"心主惊""肝主风"为惊风的发病基础,其在《小儿药证直诀·脉证治法·急惊》中指出:"小儿急惊者,本因热生于心,身热面赤引饮,口中气热,大小便黄赤,剧则搐也。盖热盛则风生,风属肝,此阳盛阴虚也。故利惊圆主之,以除其痰热,不可与巴豆及温药大下之,恐蓄虚热不消也。小儿热痰客于心胃,因闻声非常,则动而惊搐矣。若热极,虽不因闻声及惊,亦自发搐。"《小儿药证直诀·脉证治法·慢惊》云:"因病后,或吐泻脾胃虚损,遍身冷,口鼻气出亦冷,手足时瘛,昏睡,睡露睛,此无阳也,栝蒌汤主之。"急惊病在心肝,因热生于心,热盛动风所致;慢惊病在脾胃,因病后或吐泻,脾胃虚损,风土侮木所致。

关于惊风证候,最经典以"惊风八候"为代表,以《活幼心书·明本论拾遗·明小儿四证八候》论述较早而且全面,其曰:"四证者,惊、风、痰、热是也。八候者,搐、搦、掣、颤、反、引、窜、视是也。搐者,两手伸缩;搦者,十指开合;掣者,势如相扑;颤者,头偏不正;反者,身仰向后;引者,臂若开弓;窜者,目直似怒;视者,睛露不活。"为历代沿用至今。明代医家万全指出了急惊风的变症及后遗症,其在《幼科发挥·急惊风变证》中曰:"急惊风变成痫者,此心病也。心主惊,惊久成痫,盖由惊风既平之后,父母玩忽,不以为虑,使急痰停聚,迷其心窍。或一月一发,或半年一发,或一年一发,发过如常。近年可治,久则不可治矣。宜服如神断痫丸治之。……急惊风成瘫者,肝主风,风淫末疾,故惊风之后,有手足瘫痪而不能举者,此血虚不能养筋故也,宜地黄丸加当归、牛膝、川独活、肉桂,为丸服之。"

关于惊风的治疗,北宋钱乙明确提出"急惊合凉泻""慢惊合温补"的治疗原则。治疗方面提出补肾可用地黄丸、泻肝可用泻青丸、清心可用导赤散。尤其是钱乙创立的泻青丸、益黄散,迄今为止对小儿惊风的治疗仍有重要参考价值。南宋陈文中《小儿病源方论·惊风门》指出惊与风的概念不一,当分别论治。其云:"小儿惊风二症,方书未尝分析详细,盖惊自惊、风自风,当分别而治疗之。市俗通言热极生风,殊不知寒暑燥湿之极,亦能生风。见儿作搐,不察形气虚实,便用牛黄、朱砂、脑、麝之剂,以致不救者多矣。"明代王肯堂《证治准绳·幼科·肝脏部惊·急慢惊总论》提出惊风四证发病关系为"热盛生痰,痰盛生惊,惊盛生风,风盛发搐",治疗上指出"治搐先于截风,治风先于利惊,治惊先于豁痰,治痰先于解热。其若四证俱有,又当兼施并理,一或有遗,必生他证。"王氏对于惊风病机的认识以及提出的解热、豁痰、利惊、截风的治则至今仍指导着惊风的临床治疗。万全强调对惊风的预防,如《幼科发挥·急慢惊风》所述:"或问曰:上工治未病,急慢惊风,何以预治之?曰:方其热甚之时,腮赤面黑,两目如怒直视不转者,此急惊风之候也,宜服河间当归龙荟丸,以泻肝胆之火,则不成急惊风也。当吐泻不止之时,见其手足冷,睡露睛,口鼻气冷者,此慢惊欲成之候也,急用参苓白术散以补脾,琥珀抱龙丸去枳壳、枳实,加黄芪以平肝,则慢惊风不能成矣。"清代对惊风的治法更趋于多样化,有内治、外治及针灸推拿等法。内治法也各家争鸣,内治法如陈复正、夏禹铸、吴鞠通,外治法如夏禹铸。夏禹铸在《幼科铁镜卷第三·阐明发惊之由兼详治惊之法》认为"疗惊必先豁痰,豁痰必先祛风,祛风必先解热……若解热必先祛邪,前书上只云解热,并未说到祛邪,今以祛邪之法详论之,一用推,一用拿,一用灯火,一用灸,一用药"。陈复正对于急惊风的外治提出了"全身灯火疗法",能"疏风散表,行气利痰,解郁开胸,醒昏定搐,一切凶危之后,火到病除。"

总之,历代医家对惊风一证论述颇详,并将惊风与痫证区分开来,创立急惊风、慢惊风的分类方法,开创了多途径治疗惊风的思路,提出了许多有效方剂,至今对中医儿科临床治疗惊风有着重要的指导意义。

【病因病机研究】

一、病因病机概述

(一)急惊风

急惊风病因主要包括外感风热、感受疫毒及暴受惊恐;病位主要在心、肝;热、痰、风、惊为其病理演变的表现;病机关键为邪陷厥阴,蒙蔽心窍,引动肝风;病变性质属热、属实、属阳。

1. 外感风热　小儿肌肤薄弱,卫外不固,若冬春之季,气候突变,寒温不调,风热之邪从口鼻或皮毛而入,易于传变,热极生风,或热盛生痰,痰盛动风,发生急惊风。

2. 感受疫毒　冬春季节感受温热疫毒,不能及时清解,内陷厥阴;或夏季冒受暑热疫毒,邪炽气营,蒙蔽清窍,引动肝风;或饮食秽毒,湿热疫毒蕴结肠腑,内陷心肝,均可发为急惊风。

3. 暴受惊恐　小儿元气未充,神气怯弱,若乍见异物,卒闻异声,或不慎跌仆,暴受惊恐,致气机逆乱,痰升风动,发为急惊风。

(二)慢惊风

慢惊风多由大病、久病,如暴吐、暴泻、久吐、久泻等所致;病位主要在脾、肾、肝;病机关键为虚风内动；病变性质以虚为主，也可见虚中夹实证。

1. 脾虚肝亢 若暴吐暴泻，或他病妄用汗、下之法，致脾胃受损，脾虚肝旺，肝亢化风，致成慢惊之证。

2. 脾肾阳虚 若胎禀不足，脾胃素虚，复因吐泻日久，或误服寒凉，伐伤阳气，以致脾阳式微，不能温煦筋脉，致时时搐动之慢脾风证。

3. 阴虚风动 急惊风迁延失治，或温热病后期，阴液亏耗，肝肾精血不足，阴虚内热，灼烁筋脉，致虚风内动而成慢惊。

二、病因病机新论

近年来，随着脑电图和医学影像技术等的发展，人们对于能够引起惊风的病因病机认识也在不断深入，目前惊风的病因多分为感染和非感染两类。

1. 感染论 感染是引起惊风的常见原因，感染又可分为颅内感染和颅外感染。颅内感染可见于细菌、病毒、原虫、寄生虫等引起的脑炎、脑膜炎、脑膜脑炎、脑脓肿等。有日本学者研究发现，人类疱疹病毒-6型（HHV-6）感染并初次热性惊厥发作患儿，其复杂性的惊厥发作形式（如成串发作、长时发作，部分性发作、发作后肢体麻痹）显著高于非HHV-6感染者。颅外感染常见于呼吸系统感染，如上呼吸道感染、肺炎等；消化道感染，如中毒性痢疾、病毒性胃肠炎等；泌尿系感染，如肾盂肾炎等；传染性疾病，如麻疹、猩红热等；以及中毒性脑病等。惊风由感染引发者大多伴有发热，临床以急惊风为主。

2. 非感染论 非感染引起的惊风大体可分为颅内疾病与颅外疾病两类。颅内疾病多由颅脑损伤（包括产前、产时、产后脑损伤）、颅内出血、颅内肿瘤、脱髓鞘疾病等。国外学者Wallace等研究发现，首次发生热性惊厥的小儿中，17%~61%有异常围产期史。颅外疾病包括代谢性疾病，如低血糖、低钙血症、低镁血症、维生素B_1或B_6缺乏症等。国内学者研究发现热性惊厥患儿的血清钙、钠含量均明显低于对照组，血糖含量高于对照组。中毒性疾病如氨茶碱等药物中毒；蛇毒、发芽马铃薯等植物中毒；乐果、敌敌畏等有机磷农药中毒；以及一氧化碳、汽油中毒等。心源性疾病如先天性心脏病、严重心律失常等。肾源性疾病如肾炎并发高血压脑病等。非感染引起的惊风大都不伴有发热，属慢惊风范畴，有些还需与癫痫病进行鉴别。

【临证思维】

一、诊断

急惊风痰、热、惊、风四证俱备，临床以高热、抽风、昏迷为主要表现；慢惊风来势缓慢，抽搐无力，时作时止，反复难愈，多伴昏迷、瘫痪等症。

1. 急惊风 急惊风诊断以症状为依据，并不困难，关键在于寻找病因，临床应详细问诊，并结合必要的辅助检查做出明确诊断。

（1）以3岁以下婴幼儿为多，5岁以上少见。

（2）常有感受风热、疫毒或暴受惊恐病史。

（3）临床以高热、抽风、昏迷为主要表现。

（4）有明显的原发疾病，如感冒、肺炎喘嗽、疫毒痢、麻疹、流行性腮腺炎、流行性乙型脑炎等。中枢神经系统感染者,神经系统查体病理反射阳性。

（5）必要时可行血尿便常规及培养、脑脊液、脑电图、脑CT等检查协助诊断。

2. 慢惊风

（1）具有反复呕吐、长期泄泻、急惊风、解颅、佝偻病、初生不啼等病史。

（2）多起病缓慢,病程较长。症见面色苍白,嗜睡无神,抽搐无力,时作时止,或两手颤动,筋惕肉瞤,脉细无力。

（3）可结合血液生化、脑电图、脑脊液、头颅CT等检查,以明确诊断原发病。

惊风的诊断主要根据临床症状和实验室检查,此外,还要参考发病年龄及季节因素。如在新生儿期发病者,常见的病因是产伤窒息、缺血缺氧性脑病、颅内出血、低血糖、低钙血症、新生儿破伤风等；婴儿期常见的病因是高热惊厥、中毒性菌痢、败血症等急性感染所致的中毒性脑病；学龄前期病因以颅脑外伤、颅内感染为多；儿童期出现惊风以颅内感染最为常见。在发病季节中春季发病多见流行性脑脊髓膜炎；夏季发病常见流行性乙型脑炎；夏秋季发病以中毒性菌痢为多；冬季发病多见重症肺炎、低钙血症；高热惊厥以及各种中毒引发惊风可见于一年四季中。

二、鉴别诊断

惊风的主要表现是神昏和抽搐,因此,需与临床中出现意识障碍、抽搐的其他疾病鉴别。

1. 癫痫　癫痫的发作表现多种多样,其中最为典型的症状为神昏、抽搐,与急惊风相似,但尚有口吐白沫,喉中异声特征表现,发作时无发热,具有突发突止、醒后如常、反复发作的特点,脑电图可见棘波、尖波、棘—慢波等痫性放电。临床须仔细鉴别。

2. 脐风　脐风以唇青口撮,牙关紧闭,苦笑面容,甚至四肢抽搐,角弓反张为主证,与急惊风证有相近之处。但脐风多出现在生后4~7天,因断脐时处理不当,被秽邪风毒侵入所致,根据病史,发病年龄,典型症状等不难鉴别。但需指出的是,各年龄小儿均可因外伤等出现与脐风相同的破伤风,也须与急惊风加以鉴别,诊断主要根据受伤史和临床症状。

3. 厥证　厥证是由于阴阳失调,气机逆乱而引起,以突然昏倒,不省人事,四肢厥冷为主要表现。其鉴别要点在于,厥证多出现四肢厥冷而无肢体抽搐或强直等表现。

4. 抽动障碍发作　表现为面肌抽动,耸肩,摇头、吸肚等,神志清醒,入睡后症状消失。抽动可受意识短暂控制,分散注意力时亦可暂时缓解,但受精神紧张、感染和情绪等因素影响而加重。脑电图无痫性放电。

三、辨证思路与方法

（一）辨证思路

本病的辨证要点首先是区分急惊风与慢惊风。一般来讲,神昏、抽搐伴有发热,急性发作者多为急惊风；神昏、抽搐不伴有发热,慢性反复发作者多为慢惊风。

1. 急惊风辨证,主要为病因辨证,可根据发病季节、年龄、病史、致病特点、原发病表现等辨别。

（1）外感风热: 常见于西医学热性惊厥。好发于冬春之季,起病急骤,发热,鼻塞,流涕,咽红,咳嗽,头痛,烦躁,神昏,抽搐,舌质红,苔薄黄,脉浮数,指纹青紫。临床以发热,神昏,抽搐,咽红,脉浮数为特征。

（2）温热疫毒：好发于冬春季节，常见于麻疹、流行性腮腺炎等时疫疾病过程中，表现为高热不退，神昏，四肢抽搐，头痛呕吐，烦躁口渴，舌质红，苔黄，脉数。临床以高热，神昏，抽搐，头痛呕吐，舌质红，苔黄为特征。

（3）暑热疫毒：发于盛夏季节，起病急骤，持续高热，神昏谵语，反复抽搐，头痛项强，呕吐，或嗜睡，或皮肤出疹发斑，口渴便秘，舌质红，苔黄，脉弦数。严重者可发生呼吸困难等危象。临床以持续高热，神昏谵语，反复抽搐，头痛项强，呕吐为特征。

（4）湿热疫毒：本证常见于西医学中毒性菌痢。好发于夏秋季节，临床表现为持续高热，昏迷，谵妄烦躁，频繁抽搐，腹痛呕吐，大便黏腻或夹脓血，舌质红，苔黄腻，脉滑数。临床以急起高热，反复惊厥，腹痛呕吐，黏液脓血便为特征。

（5）暴受惊恐：平素情绪紧张，胆小易惊，暴受惊恐后出现惊惕不安，喜投母怀，面色乍青乍白，甚则抽搐、神志不清。大便色青，脉律不整，指纹紫滞。临床以惊吓后抽搐，惊惕不安，面色乍青乍白为特征。

2. 慢惊风　主要辨别寒热虚实和病变伤及脏腑。

（1）脾虚肝亢：抽搐无力，时作时止，精神萎靡，嗜睡露睛，倦怠乏力，面色萎黄，纳呆便溏，时有肠鸣，舌质淡，苔白，脉沉细。临床以抽搐无力，时作时止，精神萎靡，面色萎黄，嗜睡露睛为特征。

（2）脾肾阳虚：暴泻久泻之后，手足震颤或蠕动；神萎昏睡，面白无华或灰滞，口鼻气冷，额汗不温，四肢厥冷，溲清便溏，舌质淡，苔薄白，脉沉微。临床以精神萎顿，额汗不温，四肢厥冷，手足蠕动、震颤为特征。

（3）阴虚风动：肢体拘挛或强直，抽搐时轻时重；精神疲惫，形容憔悴，面色萎黄，或时有潮红，虚烦低热，手足心热，易出汗，大便干结，舌绛少津，苔少或无苔，脉细数。临床以肢体拘挛或强直，低热，舌质绛，苔少，脉细数为特征。

（二）分证新说

1. 辨病说　惊风为儿科常见症状之一，可由多种疾病引发，能够引发惊风的疾病大体可分为如下四类：

（1）颅内感染性疾病：可见化脓性脑膜炎、结核性脑膜炎、病毒性脑膜炎、脑脓肿等，临床有发热、头痛、呕吐、神昏或嗜睡、抽风、颈项强直等症状。

（2）颅外感染性疾病：常见有①高热惊厥：发热、咳嗽、鼻塞、流涕、神昏、抽搐等，发病年龄在5岁以下，尤以3岁以内的婴幼儿多见。抽搐后神志清楚，有再发倾向和家族史。②中毒性脑病：常见于肺炎喘嗽、疫毒痢等原发疾病中，出现神志不清、抽风、呕吐、昏睡等。

（3）颅内非感染疾病：①颅内出血：新生儿产伤或颅脑外伤后出现易激惹、尖叫、抽搐、前囟饱满、两眼凝视等症。②癔症：有明显的精神因素，可见抽搐、紧张、恐惧、失眠等，但无意识丧失，无摔伤。

（4）颅外非感染疾病：①维生素D缺乏性手足搐搦症：四肢突然发生抽搐，表现为手足强直痉挛，双手腕部屈曲，手指伸直，拇指贴近掌心，足部踝关节伸直，足趾同时向下弯曲，神志不清，发作时间在数秒至数分钟之间，发作后意识恢复，发作次数可数日1次，或1日数次，一般不发热。②低血糖症：常发生于清晨空腹时，有进食不足或腹泻史，发作时晕倒、神志不清、抽搐、汗出、心慌，血糖<2.2mmol/L。③低镁血症：多见于新生儿或幼小婴儿，见有肌肉颤动，甚至惊厥，手足搐溺，血清镁<0.58mmol/L。

2. 卫气营血分证说

（1）邪在卫分：高热、咳嗽、流涕、头痛、咽红，伴有四肢拘急、目睛上视、牙关紧闭、舌苔薄白或微黄、舌质红，脉浮数。

（2）气营两燔：多见于盛夏之季，起病较急，壮热多汗，头痛项强，恶心呕吐，烦躁嗜睡，抽搐，口渴便秘，舌红苔黄，脉弦数。病情严重者高热不退，反复抽搐，神志昏迷，舌质红，苔黄腻，

（3）热盛动血：身体灼热，手足躁动，项强瘛疭，甚或昏狂谵妄，抽搐较甚，皮肤瘀点瘀斑，色深红甚或紫黑，或吐衄便血，舌质深绛，脉数。

【治疗研究】

一、分证论治

（一）分证论治概述

1. 急惊风治疗以清热、豁痰、镇惊、息风为基本法则。热甚者应先清热，痰壅者治以豁痰，惊重者给予镇惊，风盛者急施息风。然而急惊之热有表热、里热的不同，痰有痰浊、痰火的区别，风有外风、内风的差异，惊有实证、虚证的划分。因此，在清热中有解肌透表、苦寒解毒的差异；豁痰中有豁痰开窍、清心涤痰的区别；镇惊有平肝镇惊、养血安神的分类；治风有疏风和息风的不同。在急惊的治疗中既要重视息风镇惊，又不可忽视原发疾病的处理，分清标本缓急，辨证结合辨病施治。常用分证治法：

（1）外感风热：治宜疏风清热，息风定惊，予银翘散加减。常用药：金银花、连翘、薄荷、荆芥穗、防风、牛蒡子、钩藤、僵蚕、蝉蜕。高热不退者加生石膏、羚羊角粉清气凉血；喉间痰鸣者，加天竺黄、瓜蒌皮清热化痰；咽喉肿痛，大便秘结者，加生大黄、黄芩清热泻火；神昏抽搐较重者，加服小儿回春丹清热定惊。

（2）温热疫毒：治宜平肝息风，清心开窍，予羚角钩藤汤加减。常用药：羚羊角、钩藤、石菖蒲、川贝母、桑叶、菊花、白芍、僵蚕、栀子。神昏抽搐较甚者加服安宫牛黄丸清心开窍；头痛剧烈加石决明、龙胆草平肝降火；便秘者加大黄、芦荟通腑泻热。

（3）暑热疫毒：治宜清热祛暑，开窍息风，予清瘟败毒饮加减。常用药：水牛角、栀子、生石膏、生地黄、黄连、黄芩、知母、赤芍、玄参、连翘、牡丹皮、羚羊角（研末冲服）、钩藤、僵蚕。神志昏迷者，加安宫牛黄丸或紫雪丹清心开窍，息风止痉；大便秘结加大黄、玄明粉通腑泻热；呕吐加半夏、竹茹降逆止呕；皮肤瘀斑加大青叶、丹参、紫草清热化斑解毒。

（4）湿热疫毒：治宜清热化湿，解毒息风，予黄连解毒汤合白头翁汤加减。常用药：黄连、黄柏、栀子、黄芩、白头翁、秦皮、钩藤、全蝎、赤芍。呕吐腹痛明显者，加用玉枢丹辟秽解毒止吐；大便脓血较重者，可用生大黄水煎灌肠，清肠泄毒；昏迷不醒，反复抽搐者，选用紫雪丹、至宝丹清心开窍息风。若出现内闭外脱，症见面色苍白、精神淡漠、呼吸浅促、四肢厥冷、脉微欲绝者，改用参附龙牡救逆汤灌服，回阳救逆固脱。

（5）暴受惊恐：治宜镇惊安神，平肝息风，予琥珀抱龙丸合朱砂安神丸加减。常用药：琥珀（冲服）、胆南星、朱砂（冲服）、天竺黄、黄连、当归、全蝎、钩藤、石菖蒲。呕吐者加竹茹、姜半夏降逆止呕；寐中肢体颤动，惊啼不安者，加用磁朱丸重镇安神；气虚血少者，加黄芪、当归、炒枣仁益气养血安神。

2. 慢惊风 因慢惊风由虚生风,属于虚风,治疗以补虚治本为主,临床常用的治法有温中健脾、温阳逐寒、育阴潜阳、柔肝息风等,若有虚中加实者,宜攻补兼施,标本兼顾。常用分证治法:

(1)脾虚肝亢:治宜温中益气,缓肝理脾,予缓肝理脾汤加减。常用药:党参、白术、茯苓、陈皮、山药、白扁豆、甘草、白芍、钩藤、干姜、肉桂。抽搐频发者,加天麻、菊花平肝息风;腹泻日久,将干姜改为煨姜,加山楂炭、葛根温中涩肠止泻;四肢不温,大便稀溏者,改用附子理中汤温中散寒,健脾益气。若胃阴虚而肝风亢动,可用连梅汤加减以清养胃阴,以平肝亢。

(2)脾肾阳虚:治宜温补脾肾,回阳救逆,予固真汤加减。常用药:党参、白术、山药、茯苓、黄芪、甘草、附子、肉桂、炮姜、丁香。汗多者加煅龙骨、煅牡蛎、五味子收敛潜阳止汗;恶心呕吐者,加吴茱萸、丁香、半夏温中降逆;痰多者,加白附子、天南星豁痰止痉。

(3)阴虚风动:治宜育阴潜阳,滋肾养肝,予大定风珠加减。常用药:阿胶、生地黄、麦冬、白芍、龟甲、鳖甲、火麻仁、牡蛎、五味子、甘草。抽搐明显者,加天麻、乌梢蛇息风通络止痉;汗多者,加黄芪、浮小麦益气固表止汗;肢体麻木,活动障碍者,加赤芍、川芎、地龙、僵蚕活血通络,搜风剔邪;筋脉拘急,屈伸不利者,加黄芪、党参、鸡血藤、桑枝益气养血,活络舒筋。

(二)分证论治新说

除传统分证论治外,亦有学者提出其他治疗方法,代表性如下:

1. 从血论治 小儿惊风之病,常与血分病变息息相关,而血热、血瘀、血虚则是其主要的病理变化。急惊风宜在祛风清热豁痰的基础上,加上清心凉血开窍之剂如清营汤、羚羊钩藤汤等,药如生地黄、丹参、赤芍、牡丹皮、玄参等;痰热惊风宜早用逐瘀消导之品,如桃仁、大黄、三棱、郁金等;慢惊风宜在滋阴养血的基础上,早用益气活血通络之品,如丹参、鸡血藤、当归、地龙等。

2. 健脾豁痰 急惊风一般在原发病痊愈后不需再用药,但对于发作频繁,在5次以上,发作时体温低于38℃,或抽风时间超过15分钟,发作时抽搐部位仅限于某侧上下肢,或明显左右侧不对称,既往有脑外伤史或脑缺氧史的患儿发作后仍需服药。此为温病后余邪未尽,痰浊内伏而致,治以健脾豁痰,药用六君子汤加石菖蒲、胆南星、远志、矾郁金等,此药长期服用可预防急惊风复发。

3. 按五脏论治 急惊风的病变性质属热、属实、属阳,病变部位主要在心、肝,热、痰、风、惊为其病理演变的表现。慢惊风病位在肝、脾、肾,性质以虚为主,也可见虚中夹实证。

(1)心:小儿脏腑娇嫩,形气未充,心神怯弱,同时心常有余,心受邪则心火亢盛,出现惊风证候。临床体现在三方面:一是小儿受惊而发惊搐,治以安神定志、豁痰息风,钱乙安神丸化裁;二是小儿或因孕母性情急躁,或喜食香辣燥热之品等,导致火伏热郁,胎儿受气亦偏,出生后又吮母乳,内有蕴热,积热上炎,扰于心神,神明扰动则惊叫啼哭、烦躁不安、手足动摇,常选用导赤散加黄连治疗;三是小儿或因受惊兼外感而见高热抽搐者,治以疏风清热,通导阳明为法,凉膈散化裁。

(2)肝:《素问·至真要大论》曰:"诸风掉眩,皆属于肝。"肝血虚、肝阴虚导致肝阳偏亢,虚风内动则表现为咬牙、搐搦;肝有实热可见发热、烦躁或神昏等症。《小儿药证直诀·脉证治法》云:"青者,肝热,泻青圆主之。浅淡者补之。""手寻衣领及乱捻物,泻青圆主之。""目连扎不搐,得心热则搐。治肝,泻青圆。治心,导赤散主之。""因潮热,寅、卯、辰时身体壮热,目上视,手足动摇,口内生热涎,颈项急。此肝旺,当补肾治肝也。补肾,地黄圆;治肝,泻青圆主之。"

（3）脾:脾虚肝风内动者,宜缓肝理脾,扶元固本。宗《医宗金鉴卷第五·惊风门·慢惊风》缓肝理脾汤化裁,常用党参、黄芪、茯苓、半夏、陈皮、白术、白芍、桂枝、胆南星、龙骨、牡蛎、琥珀、甘草缓肝理脾,佐以滋阴潜阳而取效。

（4）肾:肾精亏虚者治以益肾填精、培元固本,常用方补肾地黄丸与调元散交替服用。此证宜肾阴肾阳双补,先天后天并调。补肾阳药物如菟丝子、巴戟天、肉苁蓉等,补肾阴药物如龟板、鳖甲、天冬、麦冬等,均可加入。若虚风内动,加牡蛎、天麻、钩藤。脾肾阳虚证治宜温补脾肾,回阳救逆。常用方剂如固真汤。

二、其他疗法

（一）中成药

1. 羚羊角粉　用于急惊风各证。
2. 小儿回春丹　用于风热动风证。
3. 安宫牛黄丸　用于邪陷心肝证。
4. 牛黄镇惊丸　用于惊恐惊风证。
5. 开窍通关散　用于急惊风神昏窍闭。

（二）单方验方

1. 僵蚕7个,全蝎3个,朱砂0.3g,共研末。母乳汁调服,用于惊恐惊风证。

2. 人参6g,炙黄芪15g,炮附子、炒白术、钩藤、炒枣仁、枸杞子各4.5g,茯苓、赤石脂各10g,干姜、丁香、全蝎、炙甘草各3g,肉桂、白豆蔻各1.5g。水煎服。用于脾胃虚弱及脾肾阳虚的慢惊风。

3. 全蝎、蜈蚣各等份,研末。每次0.2~1g,每日2~3次。用于各种惊风。

4. 取白头颈蚯蚓7条,冰片1.5g。将蚯蚓捣烂,入冰片调和。贴于患儿颅囟上半小时。用于慢惊风。

（三）针灸疗法

1. 急惊风

（1）体针:急惊风中外感惊风,取穴人中、合谷、太冲、手十二井(少商、商阳、中冲、关冲、少冲、少泽),或十宣、大椎。以上各穴均施行捻转泻法,强刺激。人中穴向上斜刺,用雀啄法。手十二井或十宣点刺放血。湿热惊风,取穴人中、中脘、丰隆、合谷、内关、神门、太冲、曲池。上穴施以提插捻转泻法,留针20~30分钟,留针期间3~5分钟施术1次。

（2）耳针:取穴神门、脑(皮质下)、心、脑点、交感。强刺激,每隔10分钟捻转1次,留针60分钟。

2. 慢惊风

（1）体针:取穴脾俞、胃俞、中脘、天枢、气海、足三里、太冲,其中太冲穴施捻转泻法,余穴皆用补法,用于脾虚肝亢证。取穴脾俞、肾俞、章门、关元、印堂、三阴交,诸穴均用补法,用于脾肾阳虚证。取穴关元、百会、肝俞、肾俞、曲泉、三阴交、太溪、太冲,诸穴均用补法,用于阴虚风动证。

（2）灸治:取穴大椎、脾俞、命门、关元、气海、百会、足三里。用于脾虚肝亢证、脾肾阳虚证。

（四）推拿疗法

1. 急惊风高热　推三关,透六腑,清天河水。昏迷:捻耳坠,掐委中;抽风:掐天庭,掐人中,拿曲池,拿肩井。急惊风欲作时:拿大敦穴,拿鞋带穴;惊厥身向前曲:掐委中穴;身向后仰:掐膝眼穴;牙关不利,神昏窍闭:掐合谷穴。

2. 慢惊风　运五经,推脾土,揉脾土,揉五指节,运内八卦,分阴阳,推上三关,揉涌泉,揉足三里。

【研究发展思路】

一、规范与标准

（一）中医诊疗指南

2012年,中华中医药学会发布了《中医儿科常见病诊疗指南》（以下简称《指南》）,该指南经过系统的文献检索,对小儿惊风的诊断、辨证、治疗等方面进行专家讨论会形成了专家共识,制订了小儿惊风的中医诊疗指南,提出了相关方面的建议。诊断应根据临床表现,结合原发疾病、实验室检查等手段综合考虑,将其辨证分为急惊风和慢惊风两大类。慢惊风若出现纯阴无阳的危重证候,即为慢脾风。其中,急惊风分为风热动风证、气营两燔证、邪陷心肝证、湿热疫毒证、惊恐惊风证5个证型论治;慢惊风分为脾虚肝亢证、脾肾阳衰证、阴虚风动证3个证型论治。并介绍了羚羊角粉、安宫牛黄丸、回春丸等中成药及针灸疗法,便于推广应用。

（二）热性惊厥临床路径（2010版）

明确了热性惊厥的适用对象、诊断依据、治疗方案、标准住院日、进入路径标准、明确诊断相关检查、急救治疗、预防治疗等。明确了简单FS与复杂FS的定义,其中惊厥持续时间在15分钟以内,惊厥发作类型为全面性,24小时惊厥发生的次数1次为简单FS;惊厥持续时间在15分钟以上,惊厥发作类型为部分性,24小时惊厥发生的次数≥2次为复杂FS。

二、临床研究

现代研究认为热性惊厥是小儿时期因体温升高诱发的一种特殊的癫痫综合征,6个月~3岁小儿多见。研究发现其与遗传因素有关,有较明确的基因位点。机体细胞及体液免疫紊乱成为易复发的原因之一。在血生化方面,血清铁、钙的含量降低也是重要的诱发因素。流行病学研究表明,大多数热性惊厥儿童预后良好。

（一）热性惊厥与复发

热性惊厥易复发,国外资料复发率为30%~40%,国内资料为33%~77%。首发热性惊厥年龄越小,体温越低,惊厥持续时间越长、首发24小时内反复发作＞2次、首发为复杂型、有热惊及癫痫家族史者日后越易复发。有关热性惊厥复发是否影响远期预后,存在不同的看法。有人认为热性惊厥复发对预后影响较小,只要热性惊厥前无神经系统异常,不会明显增加惊厥性脑损伤的发生。但较多学者根据临床资料分析仍坚持热性惊厥复发与日后癫痫发生密切相关,其发生率远高于无复发的热性惊厥患儿。钟炎皋对120例热惊厥小儿转为无热惊厥的有关因素分析显示,其热性惊厥复发率为100%。对428例FC作＞2年随访,发现无热惊厥的发生率与热性惊厥复发的次数成正比,热性惊厥复发次数越多,癫痫的发生率越高,引起脑损伤的可能性越大,可能与高热惊厥反复发作损伤脑细胞导致癫痫的易感性增加有关。

(二)热性惊厥与癫痫

频繁的热性惊厥发作易导致缺血、缺氧性脑病,造成神经元脱失,髓鞘形成障碍,神经细胞坏死、液化,胶质细胞增生等,形成热性惊厥转变为癫痫的病理基础。但热性惊厥转为癫痫的发生率各家报道不一。复杂性热性惊厥较单纯性热性惊厥更易转为癫痫。目前公认因素有:首发热性惊厥年龄<6个月或>6岁;发作时体温低于38.5℃;发作时间>15分钟;复发次数每年>5次;有惊厥家族史或有引起脑损伤的原因;热性惊厥发作停止2周后脑电图仍有异常。凡具备上述>2条者,均应服用苯巴比妥,对防止复发即改善预后有积极意义。长期用苯巴比妥预防组FC复发率4%,对照组30%。但有报道婴幼儿长期应用抗癫痫药,尤其是苯巴比妥类药物时,其药物副作用的发生率高达40%。

(三)热性惊厥与智能发育

关于热性惊厥对智能发育影响说法不一。大样本研究资料显示,大多数热性惊厥儿童预后良好。国外一项对398例FC儿童进行的长达10年的研究发现,热性惊厥儿童的智力和接受教育的能力与对照组相比无显著性差异。另一项调查显示有单纯性热性惊厥的学龄儿童,评估其学习和行为能力,发现与对照组相比,其具有较好的记忆力,思维和反应更敏捷;成绩测验、行为等级评定、计算机化神经认知能力系列评估等发现,首次单纯性热性惊厥发作时的年龄、热性惊厥复发、继发非刺激性惊厥发作及苯巴比妥提前应用对儿童的认知注意力没有影响。且发现有单纯性热性惊厥史学龄儿童的注意与分散控制能力明显较正常儿童好。国内金玉莲通过对78例发生过热性惊厥的儿童及80例正常儿童进行智力测试,结果热性惊厥组儿童总的智力水平在正常范围,但总智商、言语智商及操作智商都落后于对照组。在智商分布上,热性惊厥儿童的智商等级形成一个正常范围内偏低的偏态分布趋势。随热性惊厥的次数增多,患儿智商有明显下降趋势。故提出,热性惊厥对儿童智力影响较大,而控制FC的反复发作对减少儿童智能损害有积极意义。

(四)热性惊厥的西医治疗

热性惊厥的治疗原则是迅速止惊、退热、治疗原发病和预防复发。由于绝大多数热性惊厥患儿远期预后较好,且药物预防热性惊厥是否有效尚无最后定论。目前是否对热性惊厥患儿进行预防复发的治疗并无一致意见。焦点集中在热性惊厥的远期影响、各种疗法的有效性、治疗的益处是否超过风险和副作用等方面。考虑到FC复发率高,发作时间不可预料和对大脑可能的潜在危害,对单纯性热性惊厥发作时进行短期止惊治疗,热性惊厥持续>3分钟时推荐直肠给予安定(0.5mg/kg),防止出现惊厥持续状态。对于发作频繁的单纯性热性惊厥、复杂性热性惊厥(尤其是伴有局灶体征或持续时间较长)及惊厥持续状态的病例,可预防性用药。但一组来自国外的资料显示,早期不同形式的治疗并不影响远期预后;短期有效的抗惊厥治疗对智商的影响,是否优于全然不治疗目前尚不清楚。目前还没有证据表明,减少惊厥再发可以降低癫痫发生率。

(五)轻度胃肠炎伴良性婴幼儿惊厥

轻度胃肠炎伴良性婴幼儿惊厥是日本学者Morooka于1982年首次提出,近年来被我国学者关注,对轻度胃肠炎伴良性婴幼儿惊厥的发病率、发病人群、发作特点、病原学依据、脑电图特点及生化检查都进行了深入研究。本病的诊断标准:①婴儿既往健康;②惊厥发作时不发热,可有轻度脱水,但无明显酸中毒及电解质紊乱;③常发生在冬季急性胃肠炎的第1~5天;④惊厥基本形式为全身强直阵挛发作,可为单次或多次发作;⑤发作间歇期脑电图正常;⑥血清电解质、脑脊液等检查均正常,粪便轮状病毒抗原常呈阳性;⑦预后良好,一般不复发,不影响生长发育。有学者研究发现BICE呈良性经过,但其有丛集性发作特点,丛集性惊厥发作对中枢神经系统造成损害,其治疗重点也在控制急性惊厥发作,控制丛集性发作次数,治疗上目前没有统一标准,筛选合理有效的标准流程是未来研究的方向。同时需要注意与低血糖、电解质紊乱及病毒性脑炎相鉴别。

三、基础研究

(一)动物模型研制

目前动物模型集中以水浴法建立热性惊厥大鼠模型、发育期反复惊厥大鼠模型。周戬平等采用热水浴法建立热性惊厥大鼠模型,具体方法为:将FC组大鼠放入一透明玻璃筒中(直径10cm,高50cm),该玻璃筒下部有多个小孔和外部相通;将筒竖立于恒温[(45.0±0.25)℃]水浴箱(100cm×70cm×50cm)中,通过向玻璃筒底垫放橡胶垫片以调节筒中水的深度,以大鼠沿筒壁站立时仅露出头部为准;每只大鼠上、下午均用该方法诱发惊厥1次,连续5天,共10次;观察惊厥的发生并记录惊厥发生的潜伏期、级别、持续时间和惊厥发生即刻大鼠的直肠温度。惊厥级别参照Jiang等的标准:0级,未发生抽风;1级,面部抽动;2级,点头;3级,前肢阵挛抽搐;4级,全身强直;5级,全身强直阵挛。

(二)中药作用机制研究

目前中药对于惊厥的干预主要集中在中药复方和中药单体有效成分的实验研究。

1. 中药复方研究 分为传统经典名方的再开发和临床验方的实验研究。如经典名方小儿牛黄清心散、安宫牛黄丸、琥珀抱龙丸、小儿至宝丹等研究。刘文娟对小儿牛黄清心散进行临床研究,观察小儿牛黄清心散预防惊厥发作和对惊厥性脑损伤的保护作用。其以发育惊厥鼠为模型,发现牛黄清心散能预防惊厥大鼠的发生,并呈剂量依赖性,可能与调节大脑皮层及海马中的Glu、GABA的表达及其介导的自发性EPSC和IPSC的平衡有关。小儿牛黄清心散呈剂量依耐性的减少戊四唑诱导的幼年大鼠惊厥后皮层和海马神经元的坏死和凋亡,主要是通过抑制炎症介质IL-1β的产生和活化实现脑保护作用。

2. 中药单体研究 如川芎嗪、全蝎乙醇提取物、钩藤生物总碱、龙胆碱等,其研究主要停留在实验研究中,应用于临床的目前主要以川芎嗪注射液为代表药物。刘利群研究发育期大鼠反复惊厥后海马IL-18、IL-1β表达及川芎嗪对其表达的影响,结果发现川芎嗪对IL-18、IL-1βmRNA及其蛋白表达较惊厥组显著下调($P<0.05,0.01$),脑含水量较惊厥组显著降低($P<0.01$),海马神经元水肿、变性坏死较惊厥组明显减轻;在川芎嗪对惊厥性脑损伤的保护作用在于通过影响核因子-κB、清除氧自由基、一氧化氮含量、降低钙超载、抑制凋亡相关基因c-fos和bcl-2的表达而实现脑保护。

(三)惊厥的作用受体或功能基因研究

惊厥以神经元异常放电为基本机制,其病理机制以神经受体和离子通道的异常或表达失调为表现。在未成熟鼠反复惊厥的研究中发现,对远期神经行为学改变和认知损害,可能与影响GABA受体亚单位α1和γ2亚单位表达相关。在复杂性热性惊厥的研究中,酸敏感离子通道1a与惊厥发作的关系受到重视,酸敏感离子通道是质子门控阳离子通道,脑缺血导致的组织酸化可激活该通道,引起该细胞钙内流而引起钙超载,阻断该通道则减少神经细胞死亡率而具有神经保护作用。在热惊厥的研究中,炎症因子也是重要方向之一,目前IL-1β被认为与热性惊厥密切相关的炎症因子之一成为研究热点,也被认为目前临床药物干预靶点之一。

(四)惊厥性脑损伤实验研究

临床和实验室研究证明,惊厥对未成熟脑造成的脑损伤相对较少。但发育期惊厥史,尤其是热性惊厥史,是否造成脑损伤,如果有其损伤程度如何,是否足以引起海马损伤以及成年期癫痫,这些问题目前还远未澄清。

Holmes等研究结果发现,尽管新生儿惊厥不能导致神经元的丢失,但他们却导致神经元回路的改变,因此增加了再次惊厥引起脑损伤的易感性。Dube等在长时间热性惊厥模型中也发现兴奋性增加的现象。那么这种损伤的病理基础究竟是什么,目前尚不得而知,值得进一步研究。

相关研究结果表明,频繁发作的高热惊厥可导致发育期大鼠海马神经元损伤和丢失,并可能引起一系列潜在的脑功能长时程改变,当其再次受到病理刺激出现惊厥时,会导致更严重的脑损伤。多次热性惊厥发作可使大鼠的行为运动能力和空间学习记忆能力受损。

目前,miRNAs与惊厥性脑损伤的研究是热点之一,在对发育期反复惊厥后大鼠海马内miRNAs表达谱进行检测,miRNAs在神经元的发育与分化过程中起到了重要作用,目前miR-204是目前研究较为广泛的一种miRNA,在血管平滑肌细胞、肝、肾、胃肠道及中枢神经系统内均有分布。但有关miR-204在中枢神经系统中的作用研究尚处于起始阶段,miR-204表达于轴突,且在远端轴突的分布远高于初级交感神经元胞体,从侧面证实其可能在维持轴突结构、功能及神经元的发育及成熟方面发挥重要作用,但目前仍缺乏相关具体机制及活体实验研究,这对未来的研究有提示意义。

(五)中医药预防热性惊厥的实验研究

尚莉丽等针对小儿回春丹对实验大鼠热性惊厥的预防作用研究,结果表明,小儿回春丹组和安定组均可明显降低实验大鼠惊厥发生率,延长惊厥潜伏期及减慢肛温上升速度($P<0.01$或$P<0.05$)。而三组间相比,差异无显著性($P>0.05$),小儿回春丹对热性惊厥具有显著的预防作用。

张信岳等观察克比奇胶囊的解热、镇静和抗惊厥等主要药效学作用。结果表明,以羚羊角粉为主药的克比奇胶囊可明显抑制细菌内毒素所致的家兔体温升高,使体温峰值明显降低,并延迟体温的达峰时间。明显减少正常小鼠和苯丙胺兴奋小鼠的自主活动,并明显延长回苏灵和尼可刹米所致小鼠惊厥的潜伏期,明显抑制尼可刹米致惊厥小鼠的死亡率。因此说明:克比奇胶囊具有明显的解热、镇静和抗惊厥作用。

四、发展思路

小儿惊风是儿科常见证候之一,虽然中西医对其有较为有效的治疗方法,但仍存在一些难点问题,故应该继续对于古代儿科经典文献进行整理和挖掘,借助现代文献数据挖掘平台,尤其重视古代术语的规范化,理清疾病演变的过程,实现古代文献和现代疾病的无缝衔接,明确急惊风和慢惊风的现代医学内涵,为现代临床和实验研究奠定文献依据。惊厥作为抽搐性疾病,以神经系统为主要类型,因此以惊厥性脑损伤的研究为主,病因、发病机制、干预措施都是研究的重点,神经元程序性凋亡、神经受体及基因表达、离子通道以及行为学、电生理学、分子机制都是研究的方向。

1. 未病先防 急惊风主症为高热、神昏、抽搐,其中高热是首发症状,较神昏、抽搐出现时间较早,因此在高热阶段即应用药,防止惊风发作。一般认为<5岁,尤其是3岁以下的儿童体温>39.5℃时,应在中医辨证治疗原发病的基础上,加用息风止惊之品,避免惊风发生。

2. 既病防变 首次高热惊厥后,约有30%~40%患儿可能再次发作,其中50%会有1次以上的多次复发,75%的再次发作常在首次发作后1年内,90%在2年内。因此,惊风后患儿是否应用药物预防,目前有两种观点。其一,认为高热惊厥前无神经系统异常,无论高热惊厥复发甚至惊厥持续症状,均不会明显增加惊厥性脑损伤的发生,故不主张随意对高热惊厥患儿长期预防性使用抗惊厥或抗癫痫药。其二,提出高热惊厥患儿智力低下和癫痫的发生率分别为正常儿童的5倍和7倍,故对频繁复发,特别是国际上提出的有"危险因素"存在的高热惊厥患儿,主张间歇短程用药或长期连续用药,以降低其复发率。然而尽管抗惊厥药和抗癫痫药对本病的防治有一定的作用,但长期服用可造成肝损害和影响患儿的认知功能,因此,依据循证医学的原则,寻求一种疗效好而毒副作用较低的预防药物乃当务之急。

3. 阐明机制、提高疗效 中医药治疗惊风与西医不同,其不单是镇静、抗惊厥,而是根据患儿热盛、肝风、脾虚、筋脉失养等证候进行辨证施治,在止惊的同时还有退热、息风、健脾、柔筋等作用。因此,通过动物实验阐明中药作用机制,对于确定中药给药时机、疗程,以及明确药物的毒副作用、判断预后等均有重要的意义。

参 考 文 献

[1] 钟炎皋. 小儿热惊厥转为无热惊厥的有关因素. 实用儿科杂志,1989,4(5):245-246.

[2] 蒋丽,蔡方成. 高热惊厥预后及防治的研究进展. 中国实用儿科杂志,1999,14(1):51-52.

[3] 郑乃智,于谭芳,解学孔. 热性惊厥的研究进展. 国际医学神经病学神经外科学杂志,2002,29(1):71-73.

[4] Chang YC, Guo NW, Wang ST, et. Working memory of school-aged children with a history of febrile convulsions: a population study. Neurology,2001,57(1):37.

[5] 金玉莲. 高热惊厥对儿童智力发展的影响. 中国临床医生,1999,27(10):41-42.

[6] 李君芳,蒋平. 综合治疗小儿高热惊厥51例临床研究. 河北医学,2003,9(3):254-256.

[7] 康玉亭,康小刚. 小承气汤保留灌肠治疗小儿高热惊厥60例. 陕西中医,2005,26(10):1041.

[8] 周戬平,土帆,李瑞林,等. 热性惊厥对大鼠行为运动及空间学习记忆的影响. 中华儿科杂志,2004,42(1):49-53.

[9] Ben-Ari Y, Holmes GL. Seizures in the developing brain: perhaps not so benign after all. Neuron,1998,21(6):1231-1234.

[10] Dube C, Chen K, Eghbal-Ahmadi M, et al. Prolonged febrile seizures in the immature rat model enhance hippocampal excitability long term. Annals of Neurology,2000,47(3):336.

[11] 尚莉丽,邓军霞,牛敏国.小儿回春丹预防热性惊厥的实验研究.安徽中医学院学报,2004,23(4):
      41-43.

[12] 张信岳,王国康,郑高利,等.克比奇胶囊解热、镇静和抗惊厥作用的实验研究.中国中医药科技,2003,
      10(3):144-145.

[13] 朱锦善.惊风学说源流与学术争鸣(一、二).中医儿科杂志,2007,3(2,3):11-13,16-20.

[14] 刘利群,毛安定,刘洁明,等.川芎嗪注射液对大鼠惊厥性脑损伤海马白细胞介素-18、白细胞介素-1β表
      达的影响.实用儿科临床杂志,2006,21(18):1258-1259

[15] 李文娟.小儿牛黄清心散对幼鼠惊厥发作及惊厥性脑损伤作用的研究.重庆医科大学,2014

[16] 刘玲娟.microRNA-204调控惊厥性脑损伤的机制研究.中南大学博士学位论文,2014.

[17] Suga S, Suzuki K, Ihira M, et al. Clinical characteristics of febrile convulsions during primary HHV-6 infection.
      Archives of Disease in Childhood,2000,82(1):62-6.

[18] Verity C M, Butler N R, Golding J. Febrile convulsions in a national cohort followed up from birth.   II--
      Medical history and intellectual ability at 5 years of age. British Medical Journal,1985,290(6478):1311-5.

[19] 郑柔,祁乐,白凤芝,等.高热惊厥患儿血钠、钾、钙、铅、糖变化的临床意义.中国实验诊断学,2008,12
      (3):407-408.

[20] 马立燕,张兰,王丽茹,等.儿童热性惊厥与血清电解质及血糖变化的关系.宁夏医科大学学报,2012,
      34(6):634-635.

(马　融)

第五节　癫　痫

　　癫痫是由多种原因引起的一种慢性、反复发作性脑部疾病,以脑内神经元反复异常放电引起突然、暂时性脑功能失常,临床出现发作性的意识、运动、感觉、精神或自主神经功能障碍为特征。中医之"痫病"或"痫证"属癫痫发作分类中的全面性强直—阵挛发作,民间俗名"羊痫风""羊吊风",而西医学癫痫病中的自主神经性发作、失神性发作、精神症状性发作等,则归属于中医学的"头痛""腹痛""呕吐""癫狂""郁证"等范畴。

　　我国小儿癫痫患病率为3‰~6‰。本病无明显的季节性,但每遇春季发作易反复或加重。通过正规抗痫治疗,癫痫控制率达75%~85%,但仍有20%~25%患儿对多种抗癫痫药(AEDs)治疗无效,成为难治性癫痫。此外,癫痫发作本身及长期应用抗痫药物均可影响患儿的认知功能及行为发育。近年来中医药在调节机体状态、减少多药耐药、协同西药抗痫及改善认知功能、提高生活质量、减少毒副作用方面显示出独特的优势。

【历代文献述要】

　　癫痫之病,中医学中最早称为痫证,见于公元前《五十二病方·婴儿病痫方》中,有"痫者,身热而数惊,颈脊强而腹大"之论。但癫、痫、痉、狂等病名界限不清,《灵枢·癫狂》"癫疾始生,先不乐,头重疼,视举目赤,甚作极已",《素问·宣明五气论》"邪入于阳则狂……搏阳则为癫疾",《素问·大奇论》"心脉满大,痫瘈筋挛。肝脉小急,痫瘈筋挛。……二阴急为

痫厥"。隋唐时期,痫始与痉分开,《千金方》养生方中首次提出"癫痫"的称谓,《诸病源候论卷四十五·小儿杂病诸候一·痫候》将本病名之曰痫,称:"痫者小儿病也。十岁以上为癫,十岁以下为痫",并指出了治疗的不同。《太平圣惠方卷第八十五·治小儿癫痫诸方》最早将癫、痫合为一个病名,指出"夫小儿癫痫者,由风邪热毒,伤于手少阴之经故也。……又云小儿在胎之时,其母卒有大惊,精气并居,则令子癫痫也。"将惊风、痫证分开论治的是《太平惠民和剂局方·卷之十·治小儿诸疾》中指出:"返魂丹,治小儿诸风癫痫,潮发痫疯,口眼相引,项背强直,牙关紧急,目睛上视……速宜服之。"而继之所收录的定命丹、八珍丹等均明确注明其适"小儿急、慢惊风"。明清以后,对癫痫的病名无争论,更多强调在癫痫的分类的细化。

病因及分类方面,表现为外感六淫邪气向内生五邪的转变,较为显著的特征是外风向内风转变;对"痰"和"瘀"邪致病的病机认识更加深入,"正虚"的地位越来越重要。《素问·奇病论》云:"帝曰:人生而有病癫疾者,病名曰何?安所得之?岐伯曰:病名为胎病。此得之在母腹中时,其母有所大惊,气上而不下,精气并居,故令子发为癫疾也。"此段论述了小儿胎中受惊引起癫痫发作的病因病机。唐宋时期以风、惊、食为主因,《诸病源候论·卷四十五·小儿杂病诸候一·痫候》说:"诸方说痫,名证不同,大体其发之源,皆因三种。三种者,风痫、惊痫、食痫是也。风痫者,因衣厚汗出,而风入为之;惊痫者,因惊怖大啼乃发;食痫者,因乳哺不节所成。然小儿气血微弱,易为伤动,因此三种,变作诸痫。"强调的外风为主,《备急千金要方·卷五上·少小婴孺方上·惊痫第三》"凡小儿所以得风痫者,缘衣暖汗出,风因入也。"明清时期对痫病的认识更加深刻,清·吴谦等《医宗金鉴·卷五·痫证门·痫证总括》将小儿癫痫分为"阴阳惊热痰食风"七型。更加重视"痰"和"瘀血"的地位,并且对"正虚"的认识更加深入。明·楼英《医学纲目·卷之十一·肝胆部眩·癫痫》所说"癫痫者,痰邪逆上也。痰邪逆上,则头中气乱,气乱则脉道闭塞,孔窍不通。故耳不闻声,目不识人,而昏眩倒仆也"。鲁伯嗣《婴童百问·卷之二·惊痫第十九问》首创瘀血致痫论,对因瘀致痫论述较为详细,他认为"血滞心窍,邪风在心,积惊成痫",提出"通行心经,调平心血,顺气豁痰"的痰瘀同治法。刘渊《医学纂要》做了明确总结"痫证……总由正气虚衰。"《幼幼集成·痫证》亦说:"夫病至于痫,非禀于先天不足,即由于攻伐过伤。"《景岳全书·癫狂痴呆》云:"癫痫证无火者多,若无火邪,不得妄用凉药,恐伤脾气以致变生他证。……不得谓癫痫尽属实邪,而概禁补剂也。"提出了治痫必先审正气强弱,虚不可攻。根据病机属性,《诸病源候论卷四十五·小儿杂病诸候一·风痫候》将癫痫分为阴痫、阳痫;按病变部位,《素问·奇病论》《灵枢·癫狂病》《素问·大奇论》将其分为"巅疾""筋癫""骨癫""脉癫""痫瘛""筋挛",《婴童百问·卷之二·惊痫》按五脏主病分为"心痫""肝痫""脾痫""肺痫""肾痫";《名医别录》则根据发作时有六畜之音而命名为"马痫""羊痫""猪痫""犬痫""鸡痫""牛痫"。此外,还有按年龄分者,如《诸病源候论·卷四十五·小儿杂病诸候一·痫候》:"痫者,小儿病也。十岁已上为癫,十岁已下为痫。"

关于治法,历代医家积累了丰富的经验,以祛邪向扶正转变,并且在扶正理论上,由补脾向多脏兼顾转变的治疗思路为主。如《五十二病方》专列"婴儿病痫方"采用"雷丸药浴"治疗小儿癫痫;《金匮要略·中风历节病脉证治第五》提出风引汤"除热瘫痫";《证治准绳·幼科·惊痫》指出:"镇惊丸治小儿一切惊痫";《医学心悟·癫狂痫》亦有"定痫丸。男、妇、小儿痫证,并皆治之。"特别是清代医家陈复正的《幼幼集成·痫证》记载了两首治疗小儿虚痫的名方,即"集成定痫丸:治小儿痫证。从前攻伐太过,致中气虚衰,脾不运化,津液为痰,偶然有触,则昏晕卒倒,良久方苏。此不可见证治证,盖病源深固,但可徐图。惟以健脾补中为主,久服痰自不生,痫自不作矣。"河车八味丸:治小儿痫证。年深日远,肝肾已亏,脾肺不足,心血耗散,证候不时举发。此证总归于虚,不可以为有余而攻逐之,致成不救。但以此丸早服,以救肝肾。"上述医家所论治法及方剂对当今中医药治疗小儿癫痫病仍有指导意义。

【病因病机研究】

一、病因病机概述

中医学认为,引起癫痫发作的病因颇为复杂,主要包括先天因素、后天因素及促发因素。先天因素主要责之于胎禀不足、胎产损伤和胎中受惊;后天因素包括顽痰内伏、惊风频发、暴受惊恐和外伤血瘀。促发因素包括感染、疲劳、睡眠不足、过度换气、情志失调、饮食异常、视觉刺激、听觉刺激等。其病位主要在心、肝、脾、肾,病机关键为痰气逆乱,蒙蔽清窍,引动肝风。癫痫反复发作,日久不愈,致脏腑虚损,脾虚则痰留难祛,肾虚则精亏髓空,痰瘀阻窍,精明失主,还可引起认知功能下降。总之,其病因病机不离风、火、惊、痰、瘀、虚等几方面。

二、病因病机新论

近年来,关于癫痫病因病机又出现了新的理论:①气血失和论:樊永平等认为气血失和是关键,血不和则肝失养,内动生风,或肝阳上亢而生风,或是肝阴不足而生风;气不和则上逆化热化火、炼液成痰,痰热火相搏、蒙闭清窍,引动肝风,发为癫痫。②三焦气化失常论:付于等认为,脑为神之所居,清窍之所在,为精髓、神明之府,三焦为气之所终始,主通行三气,经历五脏六腑,若三焦气化失司,肺不纳天阳之气,脾不生水谷之气,肾不固先天之气,诸气乏源;又气血津液升降出入通道不畅,内生风、火、湿、热诸邪及痰、瘀、浊等毒物,上扰清空,阻痹脑络以致痫。③阴阳失调论:江文等认为任何病证都可归属于阴盛阳衰和阳盛阴衰两大病理改变,癫痫发作本质是神经元异常放电,神经元兴奋(阳)与抑制(阴)失去平衡所致。阳盛阴衰时兴奋占优势,表现为部分癫痫发作和全身强直阵挛性癫痫发作,阴盛阳衰时即抑制占优势,表现为失神性癫痫发作。④郁火致痫论:陈建民提出"郁火与痰互结而痫证生"的观点,五志过极或劳倦过度可致"郁火",煎熬津液生痰,痰火郁结,上蒙心窍发为癫痫。⑤脾虚风痰瘀阻滞论:张横柳教授从六经营卫的角度思辨痫证的发病多由脾虚风痰瘀阻滞,营卫不和,出入失枢,升降失常,脏气不平,气机逆乱,阴阳气不相顺接,脑神失控而致枢机不利,营卫不和,脾气虚乃癫痫病机之本,风痰夹瘀为其病机之标。

【临证思维】

一、诊断

癫痫的诊断思路包括3个步骤:应首先判断是否为癫痫发作;若为癫痫发作,应进一步确定发作分类;尽可能明确癫痫发作的病因,为正确地治疗及判断预后提供依据。诊断依据包括以下几方面:

1. 相关病史

（1）发作史：癫痫的临床表现复杂多样，包括运动性发作、感觉性发作、自主神经性发作、精神症状性发作、复杂局灶性发作、强直-阵挛性发作、肌阵挛发作、失神发作、失张力发作、痉挛发作等，但医师很难目睹患儿发作情况，且患儿可无明显异常体征，故详细而准确的发作史对诊断非常重要。应掌握癫痫的发作性、反复性的重要特征，仔细询问起病年龄、发作时间、发作先兆、发作表现、意识状态、持续时间、发作次数、发作频率、有无诱因等。

（2）与脑损伤相关的个人史及既往史：如围生期脑损伤病史、精神及运动发育迟滞、中枢神经系统感染、热性惊厥史、颅内占位、外伤史、中毒史等。

（3）相关疾病家族史：癫痫、热性惊厥、精神病、遗传代谢病等家族史。

2. 体格检查　尤其头面部、皮肤及神经系统的检查，是否有与脑部疾病相关的阳性体征。如皮肤色素脱失斑、面部血管纤维瘤常见于结节性硬化症，皮肤牛奶咖啡斑常见于神经纤维瘤，头围明显小者常见于严重脑发育缺陷等。

3. 脑电图检查　脑电图是诊断癫痫、确定发作分类及判断预后的最重要检查手段，若脑电图中出现棘波、尖波、棘慢波、尖慢波及多棘慢波等痫性放电，有利癫痫的诊断。一般常规清醒脑电图阳性率不足40%，加睡眠等各种诱发试验可提高至70%左右，24小时动态脑电图可增至85%左右。而长程视频脑电监测中出现"临床发作"，不仅能获得发作期痫性放电图形，判断其皮质起源区，还能更好地确认发作类型。但应注意，脑电图中发现癫痫样波，还必须结合患儿临床是否有癫痫发作方可诊断，脑电图中未出现癫痫样波也不能排除癫痫的诊断。

4. 其他检查　CT和MRI可发现脑结构异常，对明确癫痫的病因有重要意义。单光子发射断层扫描和正电子发射断层扫描（PET）可检测脑血流量和代谢率，有利于癫痫灶的定位。此外，还可根据病情需要选做血生化、脑脊液、遗传代谢病筛查、基因检测、染色体检查等。

二、鉴别诊断

需要与小儿癫痫鉴别的疾病主要为发作性疾病。

1. 屏气发作　多于6~18个月起病，1~2岁发作最频，6岁以后少见。表现为受到某种刺激（如疼痛、痛苦、恐惧、发怒或受到挫折等）后即高声哭叫过度换气，随即屏气、呼吸暂停、口唇发紫、四肢强直，严重时可有短暂意识丧失及四肢阵挛。约1分钟左右全身肌肉放松，出现呼吸，神志恢复，亦有短暂发呆或立即入睡者。脑电图检查正常。

2. 婴儿手足搐搦症　多见于1岁以内婴儿及佝偻病患儿。发作时神志清楚或短暂丧失。较大婴幼儿和年长儿常表现为腕部弯曲手指伸直，大拇指贴近掌心，查体佛斯特氏征、陶瑟氏征可呈阳性。一日可发作多次，一般无发热。实验室检查血钙降低，血磷可正常或略高。脑电图正常。

3. 晕厥　由多种原因引起的急性广泛性脑供血不足致突然的短暂的意识丧失，跌倒于地，可有摔伤，严重时伴四肢抽动，数秒钟或数分钟后恢复。发作前常有精神刺激等诱因，发作时可先有出汗、苍白和视觉障碍等症状。多见于年长儿，久站后易发。脑电图无痫性放电。

4. 睡眠障碍　如夜惊、梦魇、梦游等，及睡眠中发作性的异常运动，如新生儿良性睡眠肌阵挛(BNSM)、婴儿良性睡眠肌阵挛、睡眠周期性肢体运动(PLMS)睡眠惊跳、睡眠节律性运动障碍(RMD)等。可根据发作时间、症状,并借助脑电图(尤其发作期脑电图)、多导睡眠图监测(PSG)、脑电多导睡眠录像监测(VPSG)进行鉴别。

5. 癔症 多见于年长儿,与遗传素质、家庭环境及精神因素有关。如委屈、气愤、紧张、恐惧、突然遭受不幸之事,均可导致发作。癔症性昏厥缓慢倒下,不受伤,面色无改变,瞳孔反射正常,发作后能记忆。癔症性抽搐杂乱无规律,不伴有意识丧失和二便失禁。常在引人注意的时间、地点发作,周围有人时发作加重。暗示疗法可终止癔症性发作。脑电图正常。

6. 抽动障碍 临床表现为不自主的眼、面、颈、肩、腹及上下肢肌群快速抽动,以固定方式重复出现,无节律性,入睡后消失。抽动时可伴随异常发音,如咯咯、吭吭、咳声、呻吟声或粗言秽语。抽动能受意志短暂遏制,可暂时不发作。本病呈慢性过程,有明显波动性,常因感冒诱发或加重。脑电图正常或非特异性异常。智力测试基本正常。

7. 习惯性阴部摩擦 又称交叉擦腿发作,夹腿综合征等。发作时面色红润,两腿交叉内收或互相紧贴,全身用力或下肢摩擦,但无明显抽搐,目光凝视,但神志清楚,分散注意力或从床上抱起可终止发作。脑电图正常。

三、辨证思路与方法

癫痫为发作性疾病,发作时表现多样,但就诊时多如常人,给辨证带来了一定的困难。历来临床多以病因辨证为主,近年来又有学者提出了体质辨证、脑电图辨证等新的思路与方法。

1. 病因辨证 引起癫痫的病因包括惊、风、痰、瘀、虚,其中某些致病因素亦为病变结果,因果之间互相转化,使病情复杂难愈。临床可根据患儿发作的病因、诱因、症状等进行识别。

惊痫:发病前有惊吓史,或每因惊吓诱发,发作时常伴惊叫、恐惧、惊惕不安、面色乍青乍白等精神症状者多属惊痫。

风痫:有高热惊厥史,或每因外感发热诱发,发作时以强直、抽搐等为主要症状者多属风痫。

痰痫:平素多痰,发作时喉中痰鸣、口吐痰涎,或以神识异常为主,表现为一过性失神、摔倒,手中持物坠落等症者多属痰痫。

瘀痫:有明显的产伤史或脑外伤史,发作时伴头痛,且部位固定,或女性患儿每月行经前发作,兼见舌质紫黯等证候者多为瘀血痫。

虚痫:素体脾胃虚弱或癫痫发作日久,抽搐无力,兼见神倦肢疲、纳呆便溏等症者多属脾虚痰伏;若患儿有脑发育不良病史或癫痫频发,以瘛疭抖动为主,兼见智力迟钝、记忆力差、腰膝酸软等症者,多属肾精亏虚。

近年来,有学者在此基础上,提出进一步细化病因辨证。"惊"分为先天胎中受惊与后天暴受惊恐;"痰"分痰浊阻窍、痰火上扰、痰阻气滞。"风"分外感风邪、肝风内动,"瘀"分瘀血阻窍、气滞血瘀、气虚血瘀。"虚"除脾虚痰盛、肾精亏虚外,亦常见肝肾阴虚证。

2. 体质辨证 体质与癫痫发作有一定的关系,以体质辨证为主,佐以豁痰息风法,亦可达到抗痫的目的。以神倦、流涎、纳呆、便溏、舌淡等症为主者，为脾胃气虚质；以面色㿠白、四肢不温、智力低下为主者属脾肾阳虚质；以手足心热、舌红少苔或无苔或苔花剥、脉细数为主者属肝肾阴虚质；形体肥胖，舌红，苔黄厚腻，脉滑数有力者，多属湿热体质；常年咽红、舌红、大便干者，多属肺胃热盛质。临床证实，通过对体质的调理，不但可改善机体的内环境，还可起到抗癫痫作用。

3. 阴阳辨证　以阴阳为纲进行辨证是对癫痫的再认识，早在《诸病源候论·卷四十五·小儿杂病诸候一·风痫候》即提出了阴痫、阳痫的分类，"病先身热，瘛惊啼叫唤，而后发痫，脉浮者，为阳痫，内在六腑，外在肌肤，犹易治。病先身冷，不惊，不啼唤，乃成病，发时脉沉者，为阴痫，内在五脏，外在骨髓，极者难治"。从阴阳辨证-病因辨证-阴阳辨证，是对癫痫辨证由博返约、不断深入的再认识过程，对于无证可辨的癫痫，尤其难治性癫痫，更为适用。一般起病急，病程短，癫痫发作强劲有力，伴实热表现的属阳痫；起病缓慢，病程长，迁延不愈，发作难以控制，伴虚寒表现的属阴痫。

4. 根据发作类型辨证　马融等发现，西医的发作类型与中医证候之间有一定的规律可循。如①全身强直-阵挛性发作：临床表现以抽搐伴神昏为主，为肾精亏虚、风痰瘀上扰清窍，引动肝风所致，辨证多属风痫。②失神性发作：以意识障碍为主，由脾气虚弱，运化失常，痰浊内生，偶有所触，蒙蔽清窍所致，辨证多属痰痫。③失张力性发作：以肌张力突然丧失、神识昏蒙为主要表现，辨证多属脾虚气陷。④自主神经性发作：以发作性腹痛为主者，常由脾失运化，胃失和降，痰浊内阻，气机郁滞而致；发作性头痛为主者，多因肝经风热，夹痰上攻，清窍不利而致。⑤精神症状性发作：惊叫、恐惧、激怒狂笑、妄哭，甚至毁物、打人等表现突出，为肝失疏泄，胆气逆乱，神明失守所致，辨证多属惊痫。⑥婴儿痉挛症：除发作性痉挛表现外常伴智力、运动发育迟缓，为先天禀赋不足、肾精亏虚所致。

5. 脑电图辨证　马融等发现，中医辨证分型与脑电图检测之间存在着一定的关系，对小儿癫痫的微观辨证进行了初步的探索。①实证：脑电图多以尖、棘、快波单一出现或混杂出现为主，发作多表现为强直-阵挛性发作、强直发作等，证候表现为"邪气盛""正气充"。②虚证：脑电图表现为单独慢波或以慢波为主。患儿一般素体虚弱，遇有外因触动则反复发作；或癫痫发作继于脑发育不良、颅内感染、脑病等；或癫痫反复发作日久不愈，耗损正气；或发作虽基本控制，但造成严重的认知功能障碍。此类患儿临床表现为一派"虚象"，如抽搐无力，仅为颤动、蠕动，失神呆滞、失张力等，可涉及肝、脾、肾、脑及气血阴阳的虚损。③虚实夹杂证：脑电图表现以尖-慢波、棘慢波、多棘慢波、高度失律为主或此类波与实证波、虚证波混杂交替出现。此类病人一般素体本虚，遇有外邪触动则发作不已；或素体尚佳，但因癫痫发作日久不愈，邪气未祛，正气亦伤，正虚则邪更易留滞，如此恶性循环，虚实错杂，缠绵难愈。临床表现既有风、火、痰、惊、瘀等实象，又兼肝、脾、肾等虚损。

【治疗研究】

癫痫的治疗，应分标本虚实，频繁发作者治标为主，着重豁痰、开窍、镇惊、息风、止痉。发作基本控制后以治本为主，着重调理肝、脾、肾，或健脾化痰，或益肾填精，或滋补肝肾。癫痫持续状态者须中西医结合抢救治疗。对于反复发作，单纯中药治疗效果欠佳者，可配合针灸、穴位埋线、磁刺激、西药等方法综合治疗。

本病治疗时间较长，一般在临床症状消失后仍应服药2~3年，如遇青春期可再延长

1~2年,同时须结合脑电图等理化检查,恢复正常后方可逐渐停药,切忌漏服、自行减服或停服抗痫药物,以免癫痫反复或加重。对药物治疗无效且符合外科手术指征者可行手术治疗。

一、分证论治

(一)分证论治概述

从痰、风、惊、瘀、虚等论治癫痫已基本达成共识。

1. 惊痫证 治宜镇惊安神,予镇惊丸加减。常用药:茯神、酸枣仁、朱砂、石菖蒲、远志、钩藤、天麻、胆南星、半夏、黄连、沉香。抽搐发作频繁者加蜈蚣、全蝎、僵蚕、白芍柔肝息风;夜间哭闹者加磁石、琥珀粉镇惊安神;头痛者加菊花、石决明清肝泻火。临床中因后天暴受惊恐而致者,亦可用柴胡加龙骨牡蛎汤加减;若先天胎中受惊,表现心肝火旺、痰热夹惊者,可予风引汤化裁;若病程较长并有运动及认知障碍者,可以益肾填精为主,予河车八味丸化裁。

2. 痰痫证 治宜豁痰开窍,予涤痰汤加减。常用药:石菖蒲、胆南星、陈皮、清半夏、枳壳、沉香、川芎、六神曲、朱砂、天麻、青果、青礞石。眨眼、点头发作频繁加天竺黄、琥珀粉、莲子心清心逐痰;头痛加菊花、苦丁茶疏风清热;腹痛加玄胡索、川楝子行气止痛。呕吐加代赭石、竹茹降逆止呕;肢体疼痛加威灵仙、鸡血藤祛风通络。若痰火上扰者,可予龙胆泻肝汤合礞石滚痰丸加减;若痰阻气滞者,可予疏肝理脾汤合二陈汤加减。

3. 风痫证 治宜息风止痉,予定痫丸加减。常用药:天麻、全蝎、蜈蚣、石菖蒲、远志、胆南星、半夏、青礞石、陈皮、茯苓、朱砂、琥珀、川芎、枳壳、钩藤。高热加生石膏、羚羊角粉清热息风;大便秘结加大黄、芦荟泻火通便;烦躁加黄连、山栀、竹叶清热安神。久治不愈,出现肝肾阴虚、虚风内动之象,可加用白芍、龟板、当归、生地黄滋阴柔肝止痉。若由外风引动者,可予银翘散化裁。

4. 瘀血痫 治宜活血息风,予通窍活血汤加减。常用药:桃仁、红花、川芎、赤芍、老葱、石菖蒲、天麻、羌活、黄酒。头痛剧烈、肌肤枯燥色紫加三七、阿胶(烊化)、丹参、五灵脂养血活血;大便秘结加麻仁、芦荟润肠通便;频发不止加失笑散行瘀散结。若气滞血瘀者,予血府逐瘀汤化裁;气虚血瘀者,予补阳还五汤加减。

5. 脾虚痰盛证 宜健脾化痰,予六君子汤加味。常用药:人参、白术、茯苓、甘草、陈皮、半夏、天麻、钩藤、乌梢蛇。大便稀薄加山药、扁豆、藿香健脾燥湿;纳呆食少加山楂、神曲、砂仁醒脾开胃。

6. 肾精亏虚证 治宜益肾填精,予河车八味丸加减。常用药:紫河车(研粉冲服)、生地黄、茯苓、山药、泽泻、五味子、麦冬、牡丹皮、肉桂、附子。抽搐频繁加鳖甲、白芍滋阴息风;智力迟钝加益智仁、石菖蒲补肾开窍;大便稀溏加扁豆、炮姜温中健脾。偏肝肾阴虚者,可予大定风珠加减。

(二)分证论治新说

除传统的病因分证论治外,亦有学者提出了其他分型治疗方法,代表性如:

1. 从肝论治 王伟等注重理肝气、养肝血、清肝火,分别用柴胡疏肝散、四物汤、龙胆泻肝汤化裁治疗,取得良效。

2. 体质辨治 属湿热质者,常以清利湿热为主,予三仁汤或甘露消毒丹化裁治疗;肺胃实热质者,以清泻肺胃积热为主,常予银翘散或凉膈散化裁;肝郁质者,疏肝解郁为主,予柴胡疏肝散或逍遥散化裁;脾虚质者宜健脾顺气豁痰,予六君子汤加减;肾虚质者宜益肾填精,予河车八味丸化裁。

3. 根据发作时辰论治 刘俊发现癫痫发作时辰与证型之间有一定规律,清晨6~9时发作者,多属气虚夹痰,以益气化痰为主,予补中益气汤合胆南星、京半夏、郁金、河车粉;上午10~12时发作者,多属胃热痰盛,予磁朱丸加天竺黄、生石膏、白僵蚕、紫河车粉;下午1~4时发作者,多属痰迷心窍,宜清心涤痰,药用磁朱丸加胡黄连、鲜竹沥、天竺黄、胆南星、紫河车粉、建菖蒲;夜间11~2时发作者,属肝风夹痰,予天麻钩藤汤加天竺黄、胆南星、京半夏、白芍、石决明、河车粉治疗。

4. 分期论治 蔡文玉将癫痫分为发作期与间歇期。发作期以治标为主,着重豁痰开窍、息风定痫,自拟金母定痫汤(郁金、母猪藤、天麻、钩藤、蝉蜕、僵蚕、全蝎、茯苓、远志、胆南星、天竺黄、菖蒲、珍珠母、陈皮、法半夏、甘草);间歇期宜健脾化痰、补益肝肾、养心安神,治本为重,自拟二母定痫丸(母猪藤、煅母猪毛、郁金、远志、天竺黄、胆南星、菖蒲、天麻、党参、白术、山药、茯苓、陈皮、法半夏、丹参、枸杞、麝香、甘草)。治疗20例,总有效率95%,痊愈率80%。

5. 根据西医发作类型论治 全身强直—阵挛性发作治宜益肾填精、豁痰息风、化瘀通络,常予定痫丸化裁;肌阵挛发作宜甘淡养阴,滋补心脾,可予百合麦冬汤治疗;失神性发作治宜健脾豁痰、醒神开窍,常予六君子汤加减;失张力性发作宜益气升阳,豁痰开窍,可予补中益气汤化裁;精神症状性发作治宜和解少阳、镇惊安神,常予柴胡加龙骨牡蛎汤加减;婴儿痉挛症治宜益肾填精,滋补肝脾肾,可予河车八味丸加减。

二、其他疗法

(一)中成药

1. 小儿抗痫胶囊 用于痰痫。
2. 医痫丸 用于风痫。
3. 琥珀抱龙丸 用于惊痫。
4. 白金丸 用于痰痫。
5. 羊痫疯癫丸 用于痰痫。

(二)针灸疗法

1. 体针 实证取人中、合谷、十宣、涌泉,针刺用泻法;虚证取大椎、神门、心俞、丰隆、内关。针刺平补平泻法,隔日1次。发作期取人中、合谷、内关、涌泉针刺,用泻法;休止期取大椎、神门、心俞、合谷、丰隆针刺,平补平泻法,隔日1次。百会、足三里、手三里灸治,各3壮,隔日1次。
2. 耳针 选穴:胃、皮质下、神门、枕、心。每次选用3~5穴,留针20~30分钟,间歇捻针。或埋针3~7天。用于癫痫发作频繁,难以控制者。

(三)埋线疗法

常用穴:大椎、腰奇、鸠尾。备用穴:翳风。每次选用2~3穴,埋入医用羊肠线,隔20天1次,常用穴和备用穴轮换使用。用于癫痫发作较重的患儿。

(四)经颅磁刺激

经颅磁刺激是一项新的神经生理刺激技术,高频重复经颅磁刺激(≥5Hz)可以瞬时增加大脑皮质兴奋性,而低频重复经颅磁刺激(≥1Hz)可瞬时抑制大脑皮质兴奋性。经颅磁刺激主要通过调控大脑皮质的兴奋性达到抑制癫痫发作的目的。Menkes等对经药物治疗的皮层发育不良的难治性部分癫痫患者予以低频经颅磁刺激(0.5Hz,95%运动阈值,双周刺激一回,每回100次,刺激4周),他们发现在治疗当月发作频率减少70%,发作间期放电减少77%,治疗后1个月减少47%,治疗后两个月发作次数再次增加,治疗过程中没有癫痫发作。说明低频重复经颅磁刺激可以诱发皮层内抑制。

【研究发展思路】

一、规范与标准

(一)中医诊疗指南

2012年,中华中医药学会发布了《中医儿科常见病诊疗指南》(以下简称《指南》),该指南在系统文献检索的基础上,进一步采用Delphi法对小儿癫痫的诊断、辨证、治法、方药、预防护理等方面进行了2~3轮专家问卷调查,并通过两次专家讨论会形成了专家共识,制订了小儿癫痫的中医诊疗指南,提出了小儿癫痫的诊断、辨证、治疗建议。诊断应根据临床表现,结合既往史及家族史、诱因、实验室及特殊检查等手段综合考虑,将其辨证分为惊痫证、痰痫证、风痫证、瘀血痫证、脾虚痰盛证、脾肾两虚证6个证型论治,并介绍了医痫丸、镇痫片、琥珀抱龙丸等中成药,及针灸、穴位埋线等疗法,便于推广应用。

2016年,通过文献研究进行新证据的收集、筛选、评价及分级,并经循证证据及专家共识形成推荐建议,对《指南》(2012年版)中的"癫痫"定义、诊断、辨证、治疗等内容进行了修订,按惊痫证、痰痫证、风痫证、瘀痫证、虚痫证5个证型辨证论治,并增加了预防与调护部分。

(二)中医临床路径

2011年,小儿癫痫被列为卫生部国家临床重点专科优势病种,由全国共10家小儿癫痫协作组单位,共同完成了《小儿痫病(癫痫)中医诊疗方案》(简称方案)及《小儿痫病(癫痫)中医临床路径》(简称路径)的制订。在《方案》中,将中西医诊断分列,并继续沿用《指南》的6个辨证分型,尤其增加了疗效评价标准(包括发作频率疗效评价标准及脑电图疗效评价标准),提出了疗效评价时观察时间的特殊性(宜在1年以上,并不短于患儿治疗前两个发作间隔期),及发作次数、发作持续时间、发作程度及脑电图改变情况评价相结合,疾病疗效与证候疗效评价相结合的综合评价方法。在《路径》中,明确了小儿癫痫中医临床路径标准门诊流程,尤其对进入路径标准、治疗方案的选择、标准疗程时间、证候学观察项目、门诊检查项目、完成路径标准及变异情况的分析,均做了详细的说明,并制订了路径表单。在此基础上,在癫痫协作组单位内进一步开展了临床路径的试点工作,进行了疗效评价总结,提出修订、完善建议,便于推广应用。

(三)疗效评价标准

临床疗效是中医药学生存和发展的基础。随着传统的生物医学模式向生物—心理—社会医学模式的转变,过去沿用的根据发作频率的疗效评价愈来愈显示出它的局限性。因此,寻找客观、科学、系统且体现中医药优势的疗效评定标准势在必行。马融等在分析总结大量的临床病例后提出:评价中医药治疗小儿癫痫的疗效,应注重提高中医的证据水平,建立包括发作情况、脑电图、中医证候、认知功能以及生活质量等的综合评价体系,使之既能反映中医中药的治疗效果,又能被国内外医学界所接受认可。

1.生物医学指标

(1)总疗效评定标准:参照《中药新药临床研究指导原则·第一辑·中药新药治疗痫证的临床研究指导原则》,将发作频率、持续时间与脑电图改变相结合,制订标准如下:临床痊愈:发作完全控制3年,脑电图恢复正常。显效:发作频率减少75%以上,或与治疗前发作间隔时间比较,延长1年以上未发作,脑电图改变明显好转。有效:发作频率减少50%~75%,或发作症状明显减轻,持续时间缩短1/2以上,脑电图改变有好转。无效:发作频率、程度、发作症状、脑电图均无好转或恶化。

(2)单项指标的疗效评定标准

1)发作频率疗效评定标准:显效:发作频率减少75%以上;有效:发作频率减少50%~75%;效差:发作频率减少25%~49%;无效:发作频率减少25%以下。

2)发作持续时间疗效评定标准:以观察期的最后3个月的平均发作持续时间与观察前3个月的平均发作持续时间相比较。显效:发作持续时间缩短75%以上;有效:发作持续时间缩短50%~75%;效差:发作持续时间缩短25%~49%;无效:发作持续时间缩短25%以下。

3)脑电图的疗效评定标准:脑电图积分减少率>75%为明显改善;50%~75%为改善;25%~49%为改善不显;25%以下为无改善。

2.中医证候疗效评定 中医证候疗效评价多采用量表的方式进行,根据证候总分的减分率,一般划分为4级:证候总分减少率>95%为临床控制;>70%~95%为显效;>30%~70%为有效;<30%为无效。

由于小儿癫痫发作表现多种多样,因此量表应针对小儿癫痫不同的发作类型分别制订。小儿癫痫临床研究中,判断病情轻重及评定疗效标准,可参照1992年7月国家中医药管理局全国脑病急症协作组讨论制定的《痫证诊断与疗效评定标准》。

3.认知功能的评价 由于癫痫本身及长期用药,尤其联合使用抗癫痫药后,患儿的认知功能受损,常出现记忆力减退和学习困难。神经心理学测试目前没有统一的量表,按被使用的频率,一般包括Stroop Test(字色干扰试验)、Finger Tapping Test(击指试验)、Trial Making Test(连线测验)、WAIS(韦氏智力测验)、Raven's Standard Progressive Matrices(瑞文标准推理试验)。

智商指数用《中国修订韦氏儿童智力量表》测定,智商指数提高>15%为显效;10%~15%为有效;5%~9%为效差;5%以下为无效。

4.生活质量指标的评价 生活质量是从患儿的角度出发,患儿自身的感觉和功能状态,一般包括生理功能、心理功能、社会功能和物质生活条件四方面内容。目前国外学者已开发了至少8个儿童癫痫生活质量专用量表,包括儿童癫痫自我报告式和父母代理人应答式生活质量量表、父母用儿童癫痫问卷(包括儿童发作问卷和儿童癫痫生活质量问卷)、青少年癫痫生活质量量表等,国内迄今尚无自主研发或普适国内的儿童癫痫生活质量专用量表。生活质量的疗效评定标准:根据《青少年癫痫患者生活质量量表-48》进行生活质量评分。生活质量评分提高>15%为显效;10%~15%为有效;5%~9%为效差;不足5%为无效。

二、临床研究

小儿癫痫的临床研究除辨证分型论治外,还包括以下几方面:

1. 专方治疗 临床中亦有诸多学者以专方加减治疗癫痫者,如马融等采用健脾顺气、豁痰息风之小儿抗痫胶囊治疗儿童癫痫930例,总有效率为73.8%,显著高于鲁米那对照组;以益肾填精、豁痰息风之息风胶囊治疗200例癫痫强直-阵挛性发作患儿,显效率82%,总有效率达93%,明显优于鲁米那。单人骧采用辛开苦降、交通心肾方药(白附子、细辛、黄连、生大黄、生龙牡、当归、制蜈蚣、生甘草)加减治疗癫痫患者100例,总有效率达92%。李春辉等认为癫痫病机与脏躁相似,采用加味甘麦大枣汤祛风化痰、补中缓急治疗,对证属心脾两虚、风痰闭阻者效佳。李普用加味温胆汤(陈皮、制半夏、茯苓、枳实、竹茹、石菖蒲、远志、天麻、天竺黄、秦艽、胆南星、炙甘草)为主治疗癫痫患儿46例,总有效率达到93.5%。黄运生等以柴胡疏肝汤(柴胡、桂枝、生龙骨、生牡蛎、川芎、当归、生地、白芍、半夏、黄芩、党参、钩藤、生姜、大枣、甘草)疏肝养肝、柔肝平肝、镇肝治疗癫痫,发现能明显改善癫痫的全身性及部分性发作。胡桂轩等运用归脾汤加石菖蒲、制南星、全蝎治疗小儿癫痫,疗效优于抗癫痫西药组(丙戊酸钠、苯巴比妥),总有效率达到95%。亦有学者用吴茱萸汤(吴茱萸、姜半夏、陈皮、茯苓、炙甘草、党参、生姜、大枣等)治愈自主神经性癫痫多例。针对小儿难治性癫痫,马融教授在抗痫西药的基础上,添加甘淡养阴之"百合麦冬汤",药用百合、麦冬、山药、生黄芪、茯苓、炒麦芽、陈皮、全蝎、石菖蒲、柴胡等治疗,取得了一定疗效。刘金民教授采用柴贝止痫汤(柴胡12g、天麻15g、浙贝母9g、法半夏9g、石菖蒲9g、牡蛎30g、地龙6g等),联合抗癫痫药治疗难治性癫痫复杂部分性发作,结果发现,在改善发作频率、中医症状积分上均有明显的优势,且随着疗程的延长,疗效逐渐显著,未发现任何不良反应。张彦采用左乙拉西坦联合用祛风化痰、通经开窍、清痰逐痰之定痫汤(菊花、钩藤、薄荷、胆南星、姜半夏、陈皮、茯苓、僵蚕、竹茹、天竺黄、木瓜、丝瓜络、炙甘草、淡竹叶)治疗小儿难治性癫痫116例,治疗1年后每月发作频率降低,差异具有统计学意义($P<0.01$)。

2. 专药治疗

(1)朱砂:味甘性寒,有小毒。能安神定惊、解毒疗疮,治心悸怔忡、失眠多梦、烦躁惊痫等症。朱砂含重金属汞,汞有剧毒,微量即可使机体蛋白质变性,侵害脑、心、肝、肾等。有资料表明:当人体中汞蓄积量达100mg时,即可产生中毒反应。以此计算,一般患者连服含朱砂的汤剂及制剂不宜超过7日。因朱砂在水中溶解度低,比重较大,入汤剂易沉淀于锅底,不但难以发挥效能,且易分解出游离汞,损伤脏器,故朱砂及其制剂不宜长期服用或相互并用,临床中必须掌握最佳剂量和疗程,合理配伍,中病即止。一般以每日0.5~1g(冲服)为宜,服药时间应控制在1个月之内,否则易致汞中毒。由于朱砂吸收后在肾脏、肝脏中分布最高,故肝肾功能异常者忌服朱砂及其制剂,对确需长期应用含朱砂制剂的患者,应定期检查肝肾功能。

(2)蜈蚣:性味辛温有毒,归肝经。具有辛温走窜、通经逐邪之功效,为息风镇痉、攻毒散结之要药,可与全蝎配伍治疗多种原因引起的痉挛抽搐。但由于蜈蚣含有组胺样物质及溶血性蛋白质两种类似蜂毒的有毒成分,使用剂量过大可致中毒,出现循环消化系统反应,如恶心、呕吐、腹痛、腹泻、全身无力、不省人事,心跳、脉搏减慢,频发室性期前收缩,呼吸困难、体温下降、血压下降;溶血性贫血反应,可见尿液成酱红色;过敏反应,如全身皮肤瘙痒,皮疹,甚至过敏性休克;急性肝肾功能损害等。因此使用时,应严格掌握剂量,从小量递增,入煎剂3~5g,研末吞服0.3~0.6g。使用中应注意个体差异,血虚生风者、孕妇忌服,过敏体质者慎用。并注意服药后的反应,根据病情调整剂量,确保用药安全。

（3）全蝎:性味辛平,有毒,入肝经。具有息风止痉、解毒散结、通络止痛功能。其主要有效成分蝎毒素毒性甚剧,可发生严重不良反应,如过敏反应,表现全身剥脱性皮炎、大疱性表皮坏死松解症和剧烈腹痛;循环、泌尿系统损害,出现心悸、心慌,心动过缓,血压升高继之突然下降,小便涩痛,尿少,尿蛋白等。甚至可产生呼吸系统与神经系统剧烈的毒性反应。此外,对骨骼肌、非特异性免疫和体液免疫功能均有抑制作用。故临床应严格遵循其使用范围、剂量及方法。

（4）僵蚕:味咸辛性平,具有退热、止咳、化痰、镇静、镇惊、消肿等功效,用于治疗癫痫、高热惊厥、流行性腮腺炎、呼吸道感染等症。使用时应注意:为防止异性蛋白引起过敏反应,对虫类药物过敏者慎用;僵蚕有抗凝作用,能使血小板减少,故凝血机制障碍或有出血倾向者应慎用;大剂量易引起腹胀,可能与其解痉作用有关,故应用时不宜超过20g。由于僵蚕抗惊厥作用主要为草酸铵,其代谢易产生氨,肝性脑病患者应慎用,防止加重肝昏迷。

全蝎、蜈蚣、僵蚕等虫类有毒中药疗效虽高,但毒性大,运用时应注意以下几点:①合理配伍:虫类有毒药多性猛悍,易化燥伤血,应适当配以养血滋阴之品。②注意用法:此类药物入汤剂加热易破坏其生物活性,影响疗效,宜低温炙焙或微炒研粉用或装入胶囊冲服,同时可减轻某些药物对消化道的刺激。③权衡剂量、剂型。④注意患者体质,辨明用药宜忌,随时观察用药后反应。

（5）紫河车:性味甘咸温,归心肺肾经,可温肾补精,益气养血,可治一切虚弱及气血不足之症。紫河车含有蛋白质、多肽、促性腺激素、催乳素、溶菌酶、多糖及多种矿物元素和维生素等,具有促生长、抗氧化、抗衰老、提高免疫功能等多种作用,适用于癫痫久发、正气虚损,或先天禀赋不足、脑发育不良,或后天失养、素体虚弱、免疫功能差的癫痫患儿。

（6）石菖蒲:味辛,性微温,入心肝脾经,具有化湿和胃、开窍豁痰、醒神益智之功效。临床上被广泛应用于癫痫、痰厥、热病神昏、健忘、中风失语、耳鸣、老年性痴呆等病症。王建国等用石菖蒲治疗癫痫大发作12例,均获近期治愈之良效。

（7）代赭石:味苦寒,归肝心经。具有平肝潜阳,重镇降逆,凉血止血之功效。用于头痛眩晕,呃逆呕吐,气逆喘息,吐血,衄血,崩漏。杨安婷等运用代赭石治疗小儿癫痫121例,总有效率达98.3%,优于对照组鲁米那。

三、基础研究

（一）动物模型研制

癫痫模型可分为体外模型和体内模型。

1. 体外模型　主要是用谷氨酸、海人酸处理的神经元模型和用含有低Mg^{2+}、低Ca^{2+}、高K^+的人工脑脊液处理的脑片模型。①神经元模型:常用小鼠的小脑颗粒细胞、大脑皮层细胞和海马神经元作为研究基础。比较成熟的谷氨酸兴奋性模型能引发癫痫样放电可能与兴奋NMDA受体,引起Ca^{2+}的内流有关;而海人酸模型可能兴奋AMPA受体和KA受体,引起细胞外的Ca^{2+}内流或者激钙蛋白酶和胱门蛋白酶,导致神经元的凋亡和坏死,同时诱发癫痫样放电。②脑片模型:常用动物有豚鼠、大鼠及小鼠等。有文献报道用低Mg^{2+}的人工脑脊液灌注内嗅区和海马切片,可显示三种癫痫样放电:海马出现重复短时相放电,内嗅区痫样发作放电,内嗅区迟发性重复放电。

体外模型具有以下优点:①不存在血脑屏障,易于给药及改变药物浓度,能简单、快捷、有效地研究抗癫痫药物对诱发的癫痫样放电的作用及其效果、机制及量效关系。②脑片机械稳定性好,不受体内调节系统的影响,突出实验要素,有利于实验研究及筛选抗癫痫药物。但不易得到药效学和药动学反应的总体资料,如吸收、代谢、排泄等。所以必须要结合能够反映药效和药动学资料的体内模型来进行癫痫的药物研究。

2. 体内模型

(1)急性癫痫模型:包括最大电休克(MES)模型和戊四唑(PTZ)癫痫模型。MES模型常用于模拟人类的强直阵挛发作,PTZ癫痫模型能够模拟人类的肌阵挛发作。但急性癫痫模型不能模仿人类癫痫发生发展的整个过程,更不能模拟难治性癫痫、药物抵抗性癫痫的病理生理改变过程。

(2)慢性癫痫模型:能够反映癫痫发作的发生、发展及反复发作的脑部病理生理的改变。①点燃模型包括电点燃模型和化学点燃模型,是通过反复的电和化学刺激丘脑、海马等区域,从而在脑电图及行为学上均表现为癫痫发作的特点。能够模拟人类癫痫复杂性部发作及其继发的全身性发作,及颞叶性癫痫发作,为研究难治性癫痫及药物抵抗性癫痫提供可能,但比较耗人力和时间。②持续性癫痫模型:持续地给予动物丘脑、海马高强度电刺激,或者腹腔内反复注射致痫剂量的胆碱能受体激动剂毛果芸香碱、谷氨酸受体激动剂海人酸,都能够引起癫痫持续状态的发生。但可能引起高的致死率,影响实验的观察。③自发性癫痫模型:在动物脑内埋入电极并给予持续一段时间的电刺激,或者系统给予海人酸、毛果芸香碱等致痫药物后,都可引起大脑的局限甚至广泛性损伤,引发慢性癫痫的自发性发作。

(3)遗传性癫痫模型:为研究癫痫全身性发作特别是失神发作提供了基础。WAG/Rij大鼠是用于研究遗传性癫痫失神发作的大鼠,其行为学改变、脑电图表现以及遗传特性等方面与人类癫痫失神发作极为相像,已被广泛用于研究人类癫痫失神发作。另一种遗传性模型——GAERS大鼠行为学上表现为反复的全身非抽搐癫痫发作,并伴随双眼凝视,脑电图表现为典型的对称同步棘波释放,常用于研究青春期失神性癫痫。

(4)癫痫抵抗性模型:点燃模型因能增强癫痫发作的易感性,同时能引起丘脑、海马等边缘系统结构和电生理的改变,模拟人类的颞叶性癫痫发作,为研究难治性癫痫及药物抵抗性癫痫提供了很好的模型。另外,还包括拉莫三嗪抵抗性小鼠模型、6Hz部分精神运动癫痫发作模型、颞叶持续性癫痫模型等。

(二)中药作用机制研究

中药具有整体调节、多靶点作用的优势。其作用机制包括调节神经递质失衡、抑制多体基因的过度表达、调节免疫功能及改善脑部微循环等有关。

1. 对中枢神经递质的影响　癫痫发作与中枢神经系统兴奋性氨基酸类递质(EAAs)和抑制性氨基酸类神经递质(IAAs)的平衡失调密切相关。谷氨酸(Glu)天冬氨酸(Asp)是主要的兴奋性神经递质,其含量的增高及释放的增加导致兴奋性、神经毒性作用增强。γ-氨基丁酸(GABA)是重要的抑制性神经递质,具有降低兴奋性与中枢保护作用。李新民等以角膜电刺激诱发小鼠精神运动性癫痫发作为模型,采用氨基酸自动分析仪测定法观察中药抗痫液对脑内游离GABA含量的影响。结果显示：抗痫液（太子参、石菖蒲、天麻、茯苓、陈皮、枳壳、沉香、胆南星等中药组成）可明显抑制角膜电刺激引起的小鼠脑内游离GABA含量的降低，使之趋于正常水平。而各组间谷氨酸含量无明显差别。石菖蒲可使大鼠谷氨酸（Glu）水平显著降低，GABA含量未有明显变化，天门冬氨酸（Asp）、牛磺酸（Tau）含量降低，对脑细胞具有保护作用。

2. 对多体基因的影响 经研究已证明，在生理和病理情况下，中枢神经系统都存在即刻早期基因（IEG）的表达。但在生理状态时，中枢神经系统仅存在低水平的表达。而癫痫诱导剂PTZ可引起c-fos mRNA在脑内迅速一过性表达，抗癫痫药可阻断其聚积。张丽萍等发现，PTZ点燃癫痫大鼠脑内c-fos、c-jun基因表达明显增强，草果知母汤能明显阻断其表达，并显示出良好的抗痫作用。马融等发现茸菖胶囊能良性调控c-fos蛋白在PTZ致痫鼠不同脑区的表达，显著下调其在皮层、海马的高表达，从而抑制癫痫发作后所造成的兴奋性、敏感性增强，较西药丙戊酸钠有突出的优势。此外，茸菖胶囊还能通过抑制癫痫模型组大鼠神经前体细胞增殖、新生神经细胞迁移和分化，阻止异位神经元网络的形成，及调控组蛋白乙酰化修饰及其所介导的神经元基因表达，抑制癫痫后海马神经发生，改善认知功能障碍。并能通过调控SYN和GAP-43表达，阻抑海马苔藓纤维发芽及突触重建，减缓和阻止痫性发作引起的神经元损伤，达到神经保护作用，其机制和减少海马BDNF及其受体TrkB表达，减少ERK、MEK、RSK1和CREB的表达而阻断ERK信号转导通路有关。远志可明显抑制肿瘤坏死因子α（TNF-α）和白细胞介素-1（IL-1），产生对CNS的抗炎活性，防治各种脑病。全蝎可抑制海马结构中胶质纤维酸性蛋白mRNA和PENK mRNA的过度表达，降低海马神经元的兴奋性及癫痫发作敏感性，抑制胶质细胞的增生，防止胶质瘢痕的形成，防止癫痫发作后造成的持久性脑损伤和功能丧失，并降低癫痫复发的风险。

3. 对免疫系统的调节作用 免疫功能异常和癫痫发病关系密切。①紊乱的免疫系统可以改变神经功能而引起癫痫。给动物模型脑内注射某种抗体，改变其脑内正常免疫状态可引发痫样活动。②癫痫可能影响免疫功能，导致脑细胞缺氧、缺血，甚至死亡，使中枢神经系统抗原暴露，并激活免疫系统。③免疫系统和神经系统异常，可能是一个共同的生物过程，起源于神经病理异常，包括神经元的异位。张永洛等通过对用半夏天麻白术汤的病人治疗前后外周血细胞亚群及白细胞介素2受体（IL-2R）检测，并与正常健康者比较的研究，结果表明癫痫与细胞免疫功能紊乱有关，半夏天麻白术汤对癫痫患者免疫功能紊乱具有双向免疫调节作用。

4. 对血流变的影响 现代研究证实，在癫痫发作期病灶局部血流灌注量及代谢均明显增加，而间歇期则处于灌注不足、代谢抑制的状态。这表明癫痫存在明显脑局部血流微循环障碍，即"血瘀"。而现代研究表明活血化瘀通经活络类中药可显著改善脑部血流微循环，促进抗痫药物进入病灶，有利于控制癫痫发作，如治痫灵等。王晓鹏等认为刺五加含有刺五加苷及多种有效成分，可明显抑制血管内皮素（ET）升高和降钙素基因相关肽降低，扩张血管，调节中枢神经系统的神经递质含量，增强中枢神经系统的抑制过程，产生明显的抗癫痫作用。

四、发展思路

1. 注重疗效评定标准的研究 现行的中医药治疗小儿癫痫疗效评定标准的不完善性、

模糊性导致了一些有效的中医药疗效显示度不够,治疗方法不能得以推广,影响了对外交流。存在的问题可归纳为:①中医药治疗小儿癫痫的临床报道所采用的疗效评价标准尚缺乏统一性,研究结果的可比性欠佳。②简单套用西医的疗效评价标准,难以反映中医药的自身特点和疗效优势。③目前证候相关的疗效评定标准尚不完善,甚或缺如,对证候的改善还仅仅停留在对证候诊断标准中所涵盖的症状、体征的改变上,对其他症状、体征很少涉及。④儿童正处于生长发育阶段,脑的功能也在逐渐发育,儿童癫痫与成人癫痫不能完全等同视之,因此不能将成人癫痫的疗效评价标准简单套用于儿童。⑤中医治疗小儿癫痫的疗效和研究成果的证据水平偏低,总体评价缺乏。现存的疗效评价指标多集中于发作情况和脑电图的改变,这显然不足以全面详实客观地反映小儿癫痫的动态发展过程。如何在循证医学的指导下提高中医药治疗小儿癫痫疗效的证据水平,是当前面临的难题之一。

2. 难治性癫痫治疗研究 目前经过正规抗痫治疗,约75%患者可获得满意疗效,而25%的癫痫患者即使科学地应用AEDs,发作仍难以控制而成为难治性癫痫(IE)。IE的主要特征是对多种AEDs治疗无效。多药耐药的形成使AEDs难以发挥其作用,成为IE治疗的难点,其死亡率比一般癫痫高4~7倍。临床发现,对此类癫痫患者,在西药治疗的基础上添加中药,可改善患儿的体质状态,调整机体的免疫功能,提高对西药的敏感性;并同西药一起发挥协同抗癫痫作用;还可减少或对抗西药的毒副作用,提高难治性癫痫的治疗效果。因此,摆在我们面前的重要问题就是用什么样的思路和方法进行中药逆转难治性癫痫多药耐药的研究? 难治性癫痫的证是什么? 如何研究难治性癫痫的耐药呢? 可以尝试通过对耐药性难治性癫痫的病例其中医证候特点的临床观察和研究,确立其基本病机,进而确定其治疗原则和临床用药。中医药或中西医结合治疗难治性癫痫的作用特点是多层次、多靶点、综合调节作用,考虑多药耐药机制的复杂性,单靶点的研究思路难免会存在弊端。因此,抓紧难治性癫痫多药耐药的中医理论方面的研究和对临床有效中药方剂的研究,依据中医理论进行科学、合理的实验设计,也许可使难治性癫痫多药耐药逆转的研究在中医药领域有所突破。

3. 抗痫增智的研究 癫痫,尤其强直-阵挛性发作患儿,约50%伴有认知功能障碍,儿童的认知功能涉及智力、记忆力、理解力、注意力等方面。癫痫儿童的认识障碍主要取决于脑损害程度及长期服用抗癫痫药物。前者又与起病年龄、发作类型及发作严重程度密切相关,遗传和环境因素也有一定的作用。此外,癫痫患儿的社会心理问题备受关注。我国学者许克铭对8岁以上的癫痫患儿调查中发现,88%的患儿存在不同程度的情绪障碍,35%有严重的焦虑、抑郁和羞辱感,90%对发作有不同程度的恐惧感。癫痫儿童的行为问题主要表现为性格多变、固执、多动、冲动、强迫行为、攻击性行为等。因此,按WHO关于健康的新概念,癫痫治疗的最终目的不单要控制发作,同时还要提高患儿的生活质量,而改善认知和行为是提高生活质量的重要环节。

"以人为本"是中医治疗的特色之一,中医药通过整体调节、辨证施治,不但可有效地控制癫痫,还能改善认知功能,达到抗痫与益智并举。另外,通过改善人体脏腑、气血功能和整体功能活动,还能提高人体对社会和自然环境适应能力,缓解病人紧张情绪,舒张心理压力,有效地提高生活质量。因此,充分发挥中医药特色优势,研究开发有效中药新药,在抗痫的同时注重改善认知功能,提高生存质量,具有重要的现实意义。

4.多学科交叉的研究 随着对儿童癫痫的研究深入和细化,我们对儿童癫痫的深度和广度进行了扩展,越来越多学者将目光向儿童癫痫的交叉学科关注,或者借助多学科协作进行研究。这也符合癫痫的本质特点,癫痫是多种诱因导致的一种临床症候群,其病因是多方面的。同时儿童癫痫具有年龄阶段性。因此从单纯的神经内科学角度认识和治疗癫痫是不全面的,临床疗效也是受限制的。如月经性癫痫,癫痫合并抽动症、多动症,癫痫合并心理障碍,神经影像学的深入,尤其功能影像学的发展等,我们需要借助妇科、心理科、康复科、影像科等多学科的协助才能达到最佳的临床效果,在治疗的同时,我们需要研究多学科交叉点的共性和区别,进一步上升为理论高度。

参 考 文 献

[1] 马融,张喜莲.小儿癫痫的辨证分型与脑电图检测的关系——附320例分析.北京中医,2001,20(5):10-12.

[2] 马融.小儿癫痫病的辨证与辨病治疗.中华实用医学研究,2006,2(3):77.

[3] 马融,李少川,李新民,等.抗痫胶囊治疗小儿癫痫930例临床观察.中医杂志,2002,43(4):279-280.

[4] 马融,张喜莲.息风胶囊治疗小儿癫痫强直—阵挛性发作200例临床观察.中医杂志,2004,45(5):363-365.

[5] 马融,戎萍,魏小维.小儿定风汤剂治疗小儿原发性癫痫强直—阵挛性发作(痰热夹惊证)30例临床观察.中医杂志,2008,49(5):424-427.

[6] 刘俊.浅谈癫痫发病时辰与辨证治疗的关系.实用中医药杂志,2005,21(8):503.

[7] 王小亮.癫痫病因病机探讨.黑龙江中医药,2013,42(3):8-10.

[8] 井蓉琳,张喜莲.马融教授运用百合麦冬汤治疗儿童难治性癫痫验案举隅.四川中医,2015,33(2):155-156.

[9] Menkes DL, Gruenthal M. Slow-frequency repetitive transcranial magnetic stimulation in a patient with focal cortical dysplasia. Epilepsia,2000,41(2):240-242.

[10] 张丽萍,贺娟,翟双庆,等.草果知母汤在阻断PTZ点燃癫痫模型中对脑内c-fos、c-jun mRNA表达的影响.中国中西医结合杂志,2000,20(8):606-608.

[11] 马融,戎萍,李新民.中医药治疗小儿癫痫疗效评定标准体系的研究.天津中医药,2006,23(2):98.

[12] 马融,胡思源.儿科疾病中医药临床研究技术要点.北京:中国医药科技出版社,2012.

[13] 马融.重视增智在儿童抗癫痫治疗中的作用.江苏中医药,2007,39(9):3-4.

[14] 马融,韩新民.中医儿科学.第2版.北京:人民卫生出版社,2012.

[15] 桂永浩.小儿内科学高级教程.北京:人民军医出版社,2011.

[16] 宋晓静.石菖蒲在癫痫治疗中的作用机制研究进展.中国实用医药,2014,9(8):256-257.

[17] 石瑜,邓艳春.石菖蒲抗癫痫作用及其机制的研究进展.中国新药杂志,2012,21(4):385-389.

[18] 刘晓亚,房丹.中药全蝎药理作用研究进展.内蒙古中医药,2014,33(14):114-116.

[19] 黄华,丁伯平.钩藤生物碱对中枢神经系统的药理作用研究进展.现代药物与临床,2013,28(5):806-810.

[20] 汤丽鹏.癫痫动物模型的研究进展.中山大学研究生学刊(自然科学.医学版),2011,32(2):38-45.

[21] 杨常泉,马融,闫景瑞.茸菖胶囊对戊四唑点燃模型大鼠海马BDNF及其受体TrkB表达的影响.天津中医药,2013,30(7):423-426.

[22] 杨常泉,王伟,马融.茸菖胶囊对癫痫后认知障碍幼年大鼠神经发生的影响.中医杂志,2013,54(4):

321-325.

[23] 刘妍,陈文强,黄小波. 癫痫病的中医药经方治疗及辨证论治概述. 北京中医药,2011,30（8）: 638-640.

[24] 陈晓薇. 张横柳教授辨治癫痫经验介绍. 新中医,2008,40（2）: 9-10.

[25] 聂莉媛,鄢泽然,张青,等. 柴贝止痫汤添加治疗难治性癫痫复杂部分性发作的临床研究. 环球中医药,2015,8（1）: 13-18.

[26] 张彦. 左乙拉西坦联合定痫汤治疗小儿难治性癫痫116例临床疗效观察. 医学信息,2009,22（12）: 1121-1122.

（马　融）

第六节　脑 性 瘫 痪

脑性瘫痪（简称脑瘫）是一组持续存在的中枢性运动和姿势发育障碍、活动受限症候群,这种症候群是由于发育中的胎儿或婴幼儿脑部非进行性损伤所致。脑瘫的运动障碍常伴有感觉、知觉、认知、交流和行为障碍,以及癫痫及继发性肌肉骨骼问题。根据脑瘫临床症状和体征的描述,属于中医"五迟五软五硬"和"胎怯"范畴。

据世界卫生组织报道,脑瘫患病率为1‰～5‰,其中发达国家在2‰左右,我国脑瘫发生率在1.8‰～4‰。脑瘫的发病与早产、低出生体重、窒息和黄疸等因素关系密切。早产和低出生体重构成脑瘫前两位最重要的危险因素,占脑瘫发生率的70.2%。此外,脑瘫作为一组持续存在的运动和姿势发育障碍及活动受限的症候群,常伴有一种或多种其他功能障碍或合并症,最常见的有智力障碍、癫痫、语言障碍、视觉障碍、听觉障碍、吞咽障碍和行为异常等。也可发生继发性肌肉萎缩、挛缩和骨、关节的变形或脱位等损伤。近年来中医配合现代康复不仅在纠正异常姿势、增加肌力、降低肌张力及缓解关节活动受限等方面效果显著,而且在改善合并症、提高生活质量、缩短康复疗程等方面显示出独特的优势。

【历代文献述要】

古医籍中无脑瘫病名的记载,根据临床症状本病可归属于中医"五迟五软五硬""胎怯"等范畴。对于五迟,作为正式病名提出,是清代吴谦等编著《医宗金鉴·幼科杂病心法要诀》,作者将历代诸家有关迟证的论述归纳在一起,并以"五迟"之病冠称:"小儿五迟之证,因父母气血虚弱,先天有亏,致儿生下筋骨软弱,行步艰难,齿不速长,坐不能稳,要皆肾气不足之故",分立迟、行迟、发迟、齿迟、语迟。关于五软的病名,宋代以前的医书未见专题论述,多数医家将其纳入"胎弱""胎怯"或迟证等疾病中综合论述。"五软"的描述最早见于宋代的《幼幼新书·卷第三》,"小儿五软不治: 手软、项软、脚软、腰软、背软。"元代曾世荣《活幼心书·五软》中始见"五软"的名称,并指出"头、项、手、足、身软,是名五软",并与"胎弱""胎怯"和"迟证"等疾病加以区分。以后诸多医家论述"五软"的内容亦不尽相同。如在《医宗金鉴·幼科心法要诀》中"谓头项软、手软、足软、口软、肌肉软"。而清代《幼幼集成·卷四》则谓头项软、身体软、口软、肌肉软、手足软"等。虽论述不一,但都离不开头、项、手、足、肌肉、口这几部分。"五硬"的名称,首载于明代《婴童百问·卷三》"五硬则仰头取气,难于动摇,气壅疼痛,连胸膈间,手脚心如冰冷而硬,此为风症难治",把头颈硬、胸膈硬、手硬、脚硬和心腹硬称为五硬;古代医籍对五硬的内容论述虽不尽一致,但亦基本按上述病的分类而称之;清代《幼幼集成·卷四》则把手硬、脚硬、腰硬、肉硬、颈硬名为五硬。

在病因病机方面,小儿脑瘫存在先天不足及后天失养两大方面。先天不足多是指胎儿禀赋不足或受不良刺激而言。《医宗金鉴·幼科杂病心法要诀》:"小儿五迟之症,多因父母气血虚弱,先天有亏,致儿生下筋骨软弱,行步艰难,齿不速长,坐不能稳,皆肾气不足之故。"《活幼心书·卷中》则对五软的先天病因介绍得比较清楚:"戴氏论五软症,名曰胎怯"清《幼幼集成·头项囟证治》:"有小儿生下颈便软者,胎气不足也,由禀父母之肾元虚败。"《幼幼集成·胎病论》把胎怯归结为父母年迈与孕妇多产,与西医学脑瘫的病因叙述一致:"胎怯者……非育于父母之暮年,即生于产多之孕妇。成胎之际,元精既已浇漓,受胎之后,气血复难长养,以致生来怯弱"。

后天失调是指幼儿因护养失宜,饮食不调;或疾病缠绵,治理不当;或药害影响,或跌仆损伤,致脏腑功能不调,气血虚损,百脉宗筋失其濡养而发病。《医宗金鉴·幼科杂病心法要诀》:"又足少阴为肾之经,其华在发,若少阴之血气不足,即不能上荣于发……又有惊邪乘入心气,至四五岁尚不能言语者。"《仁斋小儿方论·杂证》:"骨者髓之所养,小儿气血不充,则髓不满骨,故软弱而不能行。"《保婴撮要·卷三》云:"手足软者,脾主四肢,乃中州之气不足,不能营养四肢,故肉少皮宽,饮食不为肌肤也……。"或如《证治准绳·幼科》指出:"此或伤寒或吐或泻,乘虚邪毒,透入肝脉,热邪所侵,足致令筋软长或手足软而不能举,或项颈软而不能举者。"《保婴撮要·卷三·五硬》则把手足痉挛归结为先天肝肾不足:"若手拳挛者,禀受肝气怯弱,致两膝挛缩,两手伸展无力……足拳挛者,禀受肾气不足,血气未荣,脚趾拳缩,不能伸展。"《保婴撮要·卷三》也指出了五硬的病机:"五硬者,仰头取气,难以动摇,气壅作痛,连于胸膈,脚手心冷而鞭,此阳气不营于四末也。"

关于内外治法,古代医集文献的记载,对于五迟五软五硬的治疗主要以药物为主。除了药物口服,对于五迟的治疗还有一些外治法,如《小儿卫生总微论方·五气论》:"小儿自小至五岁,不能行者,灸两足踝各三壮。"五迟以补肾养气为主要治法,用药多以地黄丸加减,《医宗金鉴·幼科心法要诀》:"小儿禀来气血虚,筋骨软弱步难移,牙齿不生发疏薄,身坐不稳语言迟。加味地黄为主治,补中益气继相医,邪乘心气菖蒲好,血虚发迟苣胜宜。"《幼幼集成·胎病论》:"地黄丸……或禀质不足,解颅失音,五迟五软,肾疳肝疳。凡肝肾不足之证,皆宜用此,以滋化源,其功不能尽述。"

古籍行文中五软治疗体现"治痿独取阳明"的思想,明代《保婴撮要·五软》:"夫心主血,肝主筋,脾主肉,肺主气,肾主骨,此五者皆因禀五脏之气,虚弱不能滋养充达,故骨脉不强,肢体痿弱,源其要总归于胃。盖胃水谷之海,为五脏之本,六腑之大源也。"主张使用"补中益气汤,以滋化源。头项手足三软,兼服地黄丸",其意乃主因先天五脏之气虚弱,后天气血生化之源乏源,阳明气血虚少,难以营运精微物质至经脉之中,又致五脏失养,肌肉失充。《医宗金鉴·五软》:"五软禀赋不足证,头项手足口肉肌,地黄丸与扶元散,全在后天调养宜",治疗以滋化脾胃辅以补益肾精,五软治疗均以此为要。

五硬的治疗则体现"抑木扶土"的原则,《保婴撮要·卷三》:"经曰:脾主四肢。又曰:脾主诸阴。今手、足冷而硬者,独阴无阳也,故难治。若肛筋青急者,木乘土位也,急用六君、炮姜、肉桂、柴胡、升麻,以复其真气。……此症从肝脾二脏受病,当补脾平肝。"另外,不少医家从"风"来治疗五硬,《幼科指南·杂证门》:"阳气不营于四末而成五硬。……重者以小续命汤疏其风为良,轻者乌药顺气散调其气应验。若遇肝木乘脾,食少气弱者,加味六君子汤,内外交治,其妙无竟。"胎怯的治疗则以健脾理气为主。《幼幼集成·胎病论》:"胎怯者……若后天调理得宜者,十可保全一二。调元散助之。"

【病因病机研究】

一、病因病机概述

中医学认为小儿脑瘫主要原因为患儿先天禀赋不足。《灵枢·海论》说:"脑为髓之海",脑髓充实,方能职司神明。产前孕母将养失宜,损及胎儿,导致小儿先天肾精不充,脑髓失养;或产时及产后因素导致瘀血、痰浊阻于脑络,而致脑髓失其所用。促发因素包括感染、疲劳、睡眠不足、过度换气、情志失调、饮食异常、视觉刺激、听觉刺激等。脑瘫的发病与肝、脾、肾关系密切,病机关键为三脏功能失调则损伤脑髓,导致本病发生。若脑瘫日久不愈,致脏腑虚损,肝肾精血不足,则脑髓空虚,出现智力发育迟缓。脾肾两亏则筋骨、肌肉失养,出现头项软弱不能抬举,吸吮或咀嚼困难。总之,本病大多属虚证,其病因病机不离脏腑虚损。若血瘀痰阻,脑窍闭塞,亦可见虚实夹杂证。

二、病因病机新论

随着中医临床康复认识和观察的深入,脑瘫病因病机又出现了新的理论:①肝强脾弱论:肝主筋,脾主肌肉四肢,脾胃虚弱,土虚木亢,肝木亢盛,则出现肢体强直拘挛,肢体强硬失用,烦躁易怒。木旺又乘土,致使脾土更虚,导致肌肉瘦削等症,病情缠绵难愈,形成恶性循环。②痰瘀阻滞论:痰湿内盛,蒙蔽清窍,则见智力低下;病程迁延,络脉不通,瘀阻脑络,气血运行不畅,脑失所养,则毛发枯槁,肢体运动不灵,关节僵硬。③脾虚风痰瘀阻滞论:脾虚痰湿不化,痰湿内阻络脉,则关节强硬、屈伸不利、动作延迟,智力落后、言语不利、呆傻愚钝;风痰内阻络脉,则肢体抽搐痉挛,癫痫。④血瘀内阻论:其一责之于先天禀赋不足气血不充而成瘀,其二责之于小儿脏腑娇嫩,形气未充,气血受损后而致血瘀形成。气血运行不畅,络脉不通,则自出生后,反应迟钝,肌肤甲错,毛发枯槁,口流痰涎,吞咽困难,肢体运行不灵,肌肉软弱,动作不自主,或有癫痫。⑤气血不足:先天气血不足,致气血不调气化不利,不能滋养肢体,则肢体痿弱无力,头项、手、足软。

【临证思维】

一、诊断

脑性瘫痪的诊断思路包括认真询问病史和体格检查,遵循脑瘫的定义,一般可建立正确诊断。

1.脑性瘫痪的诊断标准为4项必备条件及2项参考条件。

(1)必备条件:①中枢性运动障碍持续存在;②运动和姿势发育异常;③反射发育异常;④肌张力及肌力异常。

(2)参考条件:①引起脑性瘫痪的病因学依据;②头颅影像学佐证(磁共振、CT、B超)。

2. 正确诊断需注意以下几点 ①引起脑性瘫痪(简称脑瘫)的脑损伤为非进行性;②引起运动障碍的病变部位在脑部;③症状在婴儿期出现;④有时合并智力障碍、癫痫、感知觉障碍及其他异常;⑤除外进行性疾病所致的中枢性运动障碍及正常小儿暂时性的运动发育迟缓。脑性瘫痪的异常运动模式是持续存在的,运动和姿势发育异常、反射发育异常说明脑损伤发生于发育中的脑,是脑性瘫痪的特征。

3. 辅助检查诊断脑瘫主要根据临床表现,辅助检查以影像学及电生理学为主,必要时还可以选择其他辅助检查

(1)头颅MRI: 对确定脑瘫的病理类型、病因及损伤时间有重要意义,其改变与脑瘫类型、出生胎龄、病因及损伤时间密切相关,且MRI检查阳性率与年龄成反比。国外学者根据MRI表现与CP患儿的病因、出生胎龄的关系将头颅MRI分为以下几种类型: ①早产儿类型脑损伤: 包括脑室周围白质(periventrieularleucomalacia, PVL)、出血后脑软化;②足月儿类型脑损伤: 包括皮质—皮质下梗死、皮质下白质软化、多发囊性脑软化、基底节丘脑损伤;③先天发育畸形: 包括巨脑回畸形、小脑回畸形、灰质异位、脑穿通畸形、先天性小脑发育不良;④无法分类: 包括脑萎缩、大脑中动脉梗死、半侧脑萎缩等。脑性瘫痪患儿MRI的影像改变主要表现为脑白质病变,弥漫性或局灶性脑萎缩和先天发育畸形。临床研究中发现不同类型脑瘫的MRI异常表现各有特点,痉挛型双瘫以脑室周围白质软化症(PVL)为主;偏瘫型多为单侧脑损伤,亦可见双侧损害;四肢瘫表现为广泛、弥漫、双侧脑损伤;不随意运动型脑瘫表现为基底病变或PVL,共济失调型脑瘫表现为先天性小脑发育不良。

(2)头颅CT: 能帮助早期发现脑内病变,其检出率高,且年龄越小,异常率越高。脑瘫头颅CT异常以脑白质发育不良、脑室扩大、变形、脑软化症为主,同时也有蛛网膜下腔增宽、脑积水、脑萎缩、脑皮质发育不良、脑穿通畸形、胼胝体发育不良或缺如、脑裂畸形、巨脑回等表现。

(3)脑电图: 对于早期发现脑瘫患儿是否伴有癫痫具有重要意义。

二、鉴别诊断

1. 单纯运动发育落后或一过性的运动障碍 如竖头、翻身、独坐、爬、跳跃等粗大运动相对滞后;小儿正常发育过程中出现的姿势误认为异常姿势,如足尖点地,拇指内收、头背屈、上肢背伸、下肢交叉等症状,与脑瘫的区别是将来运动可以正常化,没有明显的异常姿势。

2. 婴儿脊髓性进行性肌萎缩 为常染色体隐性遗传病,出生时一般情况尚可,患儿智力正常,大多数患儿于3~6个月后出现,对称性肌无力,肌张力低下,腱反射减低或消失等。本病呈进行性,无力情况逐渐加重,可与脑瘫患儿鉴别,脊髓MRI和肌电图可协助诊断。

3. 脑白质营养不良 为常染色体隐性遗传性疾病,1~2岁发病前运动发育正常。发病后,症状呈进行性加重,表现为步态不稳,语言障碍,视神经萎缩,最终呈去大脑强直。

三、辨证思路与方法

1. 脏腑辨证和经络辨证 脑性瘫痪患儿进行辨证时,以往多从虚而论,随着对脑性瘫痪认识的加深,本病也可为虚实夹杂证。多数学者认为脑瘫的发病与脾肝肾三脏关系最

为密切,在此基础上再详辨各脏的气血阴阳。肝肾精血不足,脑髓空虚,出现痴呆、失语、失听、失明、智力发育迟缓等症状;筋骨失养,则出现肢体不自主运动,关节活动不灵,手足徐动或震颤,动作不协调等症状。先天禀赋不足,肾精亏虚,后天脾胃运化功能失司,则筋骨、肌肉失养,可出现头项软弱不能抬举,口软唇弛,吸吮或咀嚼困难,肌肉松软无力等症状。脾胃虚弱,土虚木亢,肝木亢盛,则出现肢体强直拘挛,肢体强硬失用,烦躁易怒;木旺又乘土,致使脾土更虚,则见肌肉瘦削等症。痰湿内盛,蒙蔽清窍,则见智力低下;病程迁延,络脉不通,瘀阻脑络,气血运行不畅,脑失所养,则毛发枯槁,肢体运动不灵,关节僵硬。

2.体质辨证　脑瘫患儿从总体上可辨识为偏颇体质,不同的体质基础影响着脑瘫患儿康复过程中的病情变化,并最终影响着预后。如患儿容易反复出现感冒等疾病,为偏颇体质伴肺气虚质;如患儿易患厌食、泄泻等疾病,为偏颇体质伴脾气虚质,及时根据患儿不同阶段的体质特点,予中医药方法进行调理,可达到促进早日康复的目的。

3.头颅MRI影像辨证　根据临床研究,痉挛型脑瘫中室周白质损伤(PWMI)多见的临床类型是双瘫及偏瘫,证属肝强脾弱,多表现出肌肉阵发强直僵硬,颈项强直,刺激后加重,伴言语吞咽困难,面色萎黄,肌肉瘦削,食欲不振、腹胀便溏、情绪急躁易于激惹哭闹、面红目赤等。不随意运动型主要表现为基底节、丘脑异常高信号以及PWMI,证属阴虚风动,多表现出手足徐动,不自主动作增多,难以意志控制,甚至伴有舞蹈动作,当进行有意识和目的的运动时,表现为不自主、不协调和无效的运动增多,肌张力变化不定,有时扭转痉挛强直,步履蹒跚,平衡较差。有的颜面肌肉、发音和构音器官受累而流涎、表情异常、言语和吞咽障碍等,常伴有烦躁、夜卧不宁、手足心热。

【治疗研究】

小儿脑瘫康复治疗的关键在于早发现、早干预、早诊断、早治疗,重视早期康复治疗,特别是出生后3~9个月的阶段内的康复治疗,即中医辨证、推拿、针灸与西医体能运动训练、技能训练、语言训练等相结合,纠正患儿异常姿势,促进正常运动发育,力求患儿全面的康复。

一、分证论治

(一)分证论治概述

1.肝肾亏虚证　治宜滋补肝肾,强筋健骨,予六味地黄丸合壮骨丸加减。常用药:熟地黄、山萸肉、山药、龟板、白芍、干姜、陈皮、泽泻、牡丹皮、黄柏、知母、茯苓。失明者,加桑椹子、沙苑子或羊肝食疗养肝明目;失语者,加远志、郁金、石菖蒲化痰开窍。

2.脾肾两亏证　治宜健脾补肾,生肌壮骨,予以补中益气汤合补肾地黄丸加减。常用药:黄芪、白术、人参、陈皮、当归、升麻、柴胡、熟地黄、山萸肉、山药、泽泻、牡丹皮、茯苓、甘草。元气不足而哭声无力者,加人参或太子参健脾益气;口干者,加石斛、玉竹滋养胃阴;大便秘结者,加当归、火麻仁润肠通便。

3.肝强脾弱证　治宜柔肝健脾,益气养血,予以缓肝理脾汤加减。常用药:人参、白术、陈皮、扁豆、白芍、茯苓。肢体强直,加黄精、当归、伸筋草、透骨草养血柔肝;食欲欠佳,加焦山楂、鸡内金健脾消食。

4. 痰瘀阻络证 治宜涤痰开窍,活血通络,予以通窍活血汤合二陈汤加减。常用药:半夏、陈皮、茯苓、桃仁、赤芍、红花、川芎。语迟,听力障碍者,加菖蒲、郁金豁痰开窍;发迟者,加何首乌、肉苁蓉补肾生发;四肢痿软者,加桂枝温经通络;口角流涎者,加益智仁温脾摄唾;气虚阳衰者,加肉桂、附子益气温阳;脉弱无力者,加五味子、麦冬益气养阴。

(二)分证论治新说

1. 从体质论治 儿童体质的特点在脑瘫的发病学上具有重要意义,小儿的体质状况是发病的基础,是疾病发生的内因。有学者将脑瘫患儿体质分为5型:异禀质伴脾虚质、异禀质伴积滞质、异禀质伴热滞质、异禀质伴湿滞质、异禀质伴心火偏旺质。然后根据患儿不同的体质,给予中药辨体调理、穴位按摩、艾灸等中医治疗。异禀质伴脾虚质:穴位按摩以脾俞、足三里为主穴,穴位敷贴予黄芪、白术打粉醋调敷脾俞、足三里、关元等穴,艾灸则选用脾俞、足三里、关元诸穴;异禀质伴积滞质:穴位按摩以脾俞、足三里、中脘为主穴,穴位敷贴予厚朴、白术打粉醋调敷脾俞、足三里、中脘等穴;艾灸则选用脾俞、足三里、中脘诸穴;异禀质伴热滞质:穴位按摩以天枢、上巨虚、足三里为主穴,穴位敷贴予栀子、白术打粉醋调敷天枢、上巨虚、足三里等穴;异禀质伴湿滞质:穴位按摩以脾俞、足三里、水分、天枢为主穴,穴位敷贴予苍术、厚朴打粉醋调敷脾俞、足三里、水分、天枢等穴,艾灸则选用脾俞、足三里、水分、天枢诸穴;异禀质伴心火偏旺质:穴位按摩以神门、大陵、下巨虚为主穴,穴位敷贴予连翘、黄连打粉醋调敷神门、大陵、下巨虚等穴。

2. 从经络辨证论治 小儿脑瘫在经络辨证论治过程中,以治痿独取阳明为主要处方取穴。如《素问·痿论》篇曰:"阳明者,五脏六腑之海,主润宗筋,宗筋主束骨而利机关也。冲脉者,经脉之海也,主渗灌谿谷,与阳明合于宗筋,阳明揔宗筋之会,会于气街,而阳明为之长,皆属于带脉,而络于督脉。故阳明虚则宗筋纵,带脉不引,故足痿不用也。"脑瘫患儿见四肢痿弱无力,立迟,行迟等表现者,可从"治痿独取阳明"扩展到三阳经,以达到治疗作用。

3. 从五腧穴论治 小儿痉挛型脑瘫中医辨证为肝强脾弱证者,可采用从五腧穴论治,采用输合配穴抑木扶土法。如《难经六十四难》云:"阴井木,阳井金;阴荥火,阳荥水;阴输土,阳输木;阴经金,阳经火;阴合水,阳合土"。《灵枢·邪气藏府病形》曰:"荥输治外经,合治内府。"中医认为肝属木,藏血,在体合筋;脾属土,在体合肉。采用输合相配针灸疗法,以五输穴的五行特性为指导,通过抑木扶土的原理,选用输穴与合穴治疗,从而使肝邪气外泄,脾正气内充,即所谓"阴平阳秘,精神乃治"。

二、其他疗法

(一)推拿治疗

采取按、揉、捏、拿等手法作用于患肢。肌张力较高时手法宜轻柔;肌力较低时手法宜重。应用摇、扳、拔伸等手法改善肌腱的挛缩,使患肢尽量恢复于功能位。在推拿过程中配以点按穴位,头部取头维、百会、四神聪等穴;手部取阳溪、曲池和肩贞等穴;足部内、外翻分别取丘墟、太溪、商丘、昆仑等穴;背部的督脉、夹脊穴及膀胱经两条侧线多用叩脊法、点脊法和捏脊法等手法。通过推拿可促进血液的循环,缓解痉挛,增强肌力,降低肌张力。

(二)针灸治疗

1. 体针 智力低下,取百会、四神聪、智三针;语言障碍,取通里、廉泉、金津、玉液;颈项软瘫,取天柱、大椎、列缺;流涎取上廉泉、地仓;吞咽困难取廉泉、天突;上肢瘫取肩髃、曲池、手三里、三间;下肢瘫取环跳、足三里、阳陵泉、悬钟;腰部软瘫取肾俞、腰阳关;剪刀步取髀关、风市;尖足取解溪、太白;足内翻取丘墟、昆仑、承山外1寸;足外翻取商丘、太溪、承山内1寸;二便失禁取上髎、次髎、中极、关元等穴。根据肢体瘫痪部位不同,分别针刺华佗夹脊穴的不同节段。肌力低下患儿,针刺后加艾灸。

2.头针 形式多样,有头针标准化方案、靳三针、焦氏头针、汤氏头针等。多取百会、四神聪、神庭、风池、本神、脑空、脑户、风府及哑门等,此外参照神经生理学原理,选择性刺激头部相对应运动区,平衡区,足运感区,语言一、二、三区,感光区,智力区、晕听区、视区、能区。对语言障碍、智力障碍、粗大运动功能恢复都有积极作用。

3.灸法 借助火的温和热性以及药物的功效,通过经络穴位的作用,温通气血,扶正祛邪,可以改善脑瘫患儿的运动功能、营养状况;也可以调整脑瘫患儿的胃肠道功能和免疫功能;改善脑瘫患儿的睡眠状况。

(三)中药熏洗法

在中医药基础理论的指导下,将中药煎煮后,先利用蒸气熏蒸,再用药液淋洗、浸浴全身或局部患处的一种治疗疾病的方法,属于中医的温热疗法。中药熏洗后患儿全身放松,可以减轻推拿及功能训练时的痛苦,有利于各种疗法的实施。中药熏洗多采用活血化瘀,通经活络的药物,常用药有:当归、牛膝、伸筋草、透骨草、木瓜、红花、黄芪、川芎、白芍、杜仲、防风、鸡血藤、赤芍等;主要针对3岁以下痉挛型脑瘫患儿。不仅对痉挛型脑瘫患儿肌张力及关节活动度均有改善,并且对脑瘫患儿的异常姿势反射及运动功能有改善作用。

【研究思路发展】

一、规范与标准

(一)中医诊疗指南

2012年中华中医药学会发布《中医儿科常见病诊疗指南》对小儿脑瘫的诊断、辨证、治疗提出了建议。2014年第十三届全国小儿脑瘫康复学术会发布了《脑瘫指南及定义、分型、诊断标准修订》。诊断应根据临床表现,结合既往史及家族史、诱因、实验室及特殊检查等手段综合考虑,将其辨证分为肝肾亏损证、心脾两虚证、痰瘀阻滞证、肝强脾弱证、脾虚痰盛证、脾肾虚弱证5个证型论治,以及推拿按摩,针灸,中药熏蒸等康复疗法。

(二)中西临床路径

脑瘫中医临床路径是明确了中西医诊断和代码,并继续沿用临床常用的5种辨证分型,规范临床治疗方案的选择,引进了客观的疗效评价标准。在《脑性瘫痪中医临床路径》中,明确了标准住院流程,尤其对进入路径标准、治疗方案的选择、标准疗程时间、住院检查项目、完成路径标准及变异情况的分析,均做了详细的说明,并制订了路径表单。脑瘫的病因很复杂,且康复的难度也很大,现在还没有较为统一的康复规范,各个地区都是使用多种方法综合治疗。现代医学使用物理因子、运动疗法等进行治疗,可以增强患儿的运动功能;传统的医学方法多将中医护理、康复合为一体,使用外治、内治、食疗等方法进行综合治疗,可以最大限度地调动患儿的生理功能,与西医学康复方法是互相促进的;而中西医结合临床路径是将这两者结合起来而形成的一种诊疗规范,使医护人员在诊疗时有一个参考的规范,这样也就提高了工作效率,避免医疗操作出现过多的偏差,同时也为患者减少住院费用,减轻患者经济负担,提高康复效果,让患者能够获取最优质的护理和诊疗,而这也是符合成本效益的一个新医护模式,因此本治疗模式值得在临床上推广使用。

(三)疗效评价

1. 异常姿势改变程度 参照粗大运动功能评价量表及主要异常姿势的改变,将疗效分为显效、有效、无效三个等级:显效:治疗后比治疗前分数较前进步≥10分或提高15%以上,异常姿势明显改善;有效:治疗后比治疗前分数提高10分以下或疗效提高1%~14%,异常姿势减轻;无效:治疗后比治疗前分数没有提高或分数减少,异常姿势无改变或加重。

2. 量表评估 粗大运动发育量表(GMFM);肌力的评定(MMT肌力分级标准);肌张力的评定(新Ashworth量表)。

二、临床研究

脑瘫的临床研究以专方为主,且专方多为熏洗方,如:一项多中心临床研究对痉挛型脑瘫患儿进行中药熏洗,药物组成:当归、川芎、黄芪、鸡血藤、伸筋草、透骨草、白芍、木瓜、牛膝、炙甘草,分别于每次熏洗前、后对患儿进行肌张力评级,同时对髋关节被动屈曲角度、膝关节被动屈曲角度进行测量,评定中药熏洗前后患儿肌张力改善情况、关节活动度的改善情况,结果对熏洗后肌张力、髋关节、膝关节的改善情况进行即刻疗效分析,其总有效率分别达80%、83.3%、86.7%,说明患儿经熏洗后的即刻疗效较好;熏洗后肌张力评分明显较及熏洗前降低($P<0.01$),髋关节、膝关节被动屈曲角度(即刻屈曲角度)较熏洗前增加($P<0.05$)说明经熏洗后患儿肌张力以及髋关节、膝关节活动度改善情况明显优于熏洗前。应用中药熏洗能够在短时间内降低痉挛型脑瘫患儿的肌张力,增加关节活动度,为推拿及功能训练打下良好基础,减轻患儿康复训练中的痛苦。脑性瘫痪多由先天不足或后天失养导致肾精不足、髓海不充、脑失所养所致。痉挛型中的肝强脾弱证多以肝肾亏虚、无以制阳、肝阳偏亢,同时合并后天脾虚为主要病机。另一项随机对照临床研究,对照组采用针刺、推拿、运动训练治疗,治疗组在对照组治疗的基础上增加中药熏洗(药物组成:白芍、黄芪、鸡血藤、透骨草、炒白术、当归、怀牛膝、木瓜、柴胡、伸筋草、炙甘草),疗程为1个月。入组前后分别进行精细运动功能评估。治疗组精细运动功能改善情况明显优于对照组($P<0.05$),中药熏洗可肝脾双调,使肝主筋、脾主肌肉四肢的功能得健,从而改善脑瘫患儿运动功能。

三、基础研究

(一)动物模型研制

动物的选择是脑瘫模型制作成功与否的前提条件。因此模型动物的选择应考虑到所制作模型的稳定性、可重复性及与人类疾病的相似性和可比较性。目前,国内外报道的脑瘫动物模型包括鼠、兔、羊等,其中因鼠类神经解剖与人类极为接近、大小合适、比较经济,且其脑体积小便于脑组织病理变化和生化改变的观察而应用较多。

1. 胆红素及脂多糖(LPS)等神经毒素诱导的动物模型 此类模型按造模时间可分为产前及产后。①产前:感染致早产所引发的神经病理改变类似于脑瘫。方法多为母体腹腔或宫腔内反复注射LPS,使体内产生炎症因子,通过刺激其他细胞因子及NO合成、中性粒细胞浸润、黏附分子的表达、破坏胶质细胞,在发育尚未成熟的脑组织内引起白质损伤。②产后:此类模型是将胆红素、甲基汞、三硝基丙酸等外源性神经毒性物质或活性氧物质注入模型动物脑、腹腔或全身,致中枢神经系统受损引发CP。游离胆红素作用于星形胶质细胞和小胶质细胞,产生炎症应答反应,释放致炎因子如TNF-α、IL-1、IL-6等,导致细胞外谷氨酸积聚、细胞凋亡等,未分化细胞对高胆红素血症尤其敏感。

2. 缺血缺氧的动物模型 新生鼠缺血缺氧后出现的神经病理特征与人类的表现类似,此类模型制作的方法是将动物置于极度缺氧环境中一定时间制成CP模型。Weiss使小鼠从出生后第4天到第34天全天处于亚致死性的缺氧环境中,结果小鼠出现脑室扩大、脑白质减少、胶质细胞增生、皮质下白质选择性损伤等与早产导致的脑损伤相似的病理改变,模型动物于出生后75天仍表现为行为学明显异常。

3. 神经毒素联合缺血缺氧的动物模型 Audrey等设计幼鼠脑池内注射LPS 5μg/只,联合颈内动脉结扎和低氧环境制作脑瘫模型,结果明显加重缺血缺氧所致的幼鼠脑组织损伤;Girard等在孕鼠体内注射LPS致宫内感染联合出生后缺血缺氧的造模方法复制脑瘫模型,结果大鼠运动功能明显异常(包括自主性和强迫性运动),并且造成双侧大脑半球的皮质、皮质下及其附近白质、豆状核、黑质损伤。此类模型相对其他类模型制作方法更为全面的体现CP的多病因联合致病的特点,从病因学角度能更全面地反映CP的病理生理过程。

(二)中药作用机制研究

1. 对脑损伤后一氧化氮合酶(NOS)的作用 脑损伤后一氧化氮合酶(NOS)释放增加,舒筋健脑颗粒可以降低血液中NOS水平,通过抑制增高的NOS表达,减轻脑组织细胞的损伤。

2. 对痉挛性脑瘫血清细胞因子的影响 TNF-α是免疫-神经-内分泌网络调节的主要分子之一,生成过度的TNF-α表现明显的神经细胞毒性,通过非神经元细胞的调节起作用。研究发现CP患儿血浆TNF-α含量明显高于正常组,且其升高幅度与运动障碍有关。脑瘫康复胶囊通过抑制脑损伤后炎性细胞的释放,使血清中TNF-α的含量降低,从而减轻免疫损伤,缓解肌肉痉挛,降低肌张力。

四、发展思路

1. 注重疗效评定标准的研究 现行的中医药治疗小儿脑瘫疗效评定标准的不完善性、模糊性导致了一些有效的中医药疗效显示度不够,治疗方法不能得以推广,影响了对外交流。存在的问题可归纳为:①中医药治疗小儿脑瘫的临床报道所采用的疗效评价标准尚缺乏统一性,研究结果的可比性欠佳。②简单套用西医的疗效评价标准,难以反映中医药的自身特点和疗效优势。③中医治疗小儿脑瘫的疗效和研究成果的证据水平偏低,总体评价缺乏。

2. 合并症治疗研究 中医在治疗脑瘫上具有明显的优势,且取得了可喜的成就,具有疗效快、远期效果佳、不良反应小等优点。不仅对运动障碍、肌力异常有较好的效果,同时对并发的流涎、听力障碍、智力障碍、斜视等都有积极的作用。所以在当今的脑瘫研究不仅应该着眼于传统疗法对于主要症状的缓解,同样需要深入研究合并症,才能更好地治疗患儿,减轻患儿痛苦,提高生存质量,拓宽脑瘫研究的领域。

3. 多学科交叉的研究 随着对小儿脑瘫的研究深入和细化,我们对小儿脑瘫的深度和广度进行了扩展,越来越多学者将目光向小儿脑瘫的交叉学科关注,或者借助多学科协作进行研究。这也符合脑瘫的本质特点。小儿脑瘫是一组临床症候群,其病因是多方面的,因此从单方面角度去认识和治疗小儿脑瘫是不全面的,临床疗效也是受限制的。随着诊断标准,评定标准的逐渐进步,我们需要借助心理科、康复科、影像科等多学科的协助才能达到最佳的临床效果,在治疗的同时,我们需要研究多学科交叉点的共性和区别,进一步上升为理论高度。

参 考 文 献

[1] 李晓捷. 实用小儿脑瘫康复治疗技术. 北京: 人民卫生出版社,2009.

[2] 李艳国,刘芸,唐学兵. 脑性瘫痪的研究进展. 按摩与康复医学,2012,3(9): 21-22.

[3] 胡楠楠,王雪峰. 五迟五软五硬与脑性瘫痪. 中国中西医结合儿科学,2009,1(2): 153-155.

[4] 马丙祥,张建奎,任燕. 中医古籍对脑性瘫痪的认识. 河南中医,2010,30(5): 512-513.

[5] 黄伟,王雪峰. 基于现代文献的小儿脑性瘫痪中医证型分布规律研究. 中国中医药信息杂志,2010,17(6): 100-101,109.

[6] 王雪峰,胡晓丽. 中医对小儿痉挛型脑瘫(肝强脾弱证)的探析. 中医儿科杂志,2005,1(2): 6-7.

[7] 王勇. 脑瘫中医辨证思路刍议. 中华中医药杂志,2012,27(1): 202-204.

[8] 蔡淑英. 刘振寰教授从瘀论治小儿脑性瘫痪经验. 中医儿科杂志,2015,11(3): 3-5.

[9] 李晓捷,唐久来,马丙祥,等. 脑性瘫痪的定义、诊断标准及临床分型. 中华实用儿科临床杂志,2014,29(19): 1520.

[10] 王明杰,邹建勋,雷新军,等. 脑性瘫痪的MRI特征. 医学影像学杂志,2010,20(5): 621-623.

[11] 朱登纳,王军,牛国辉. 389例脑性瘫痪的误诊、漏诊及过度诊断原因分析. 中国康复理论与实践,2010,16(12): 1183-1185.

[12] 李诺,刘振寰. 应用中医体质分型治疗脑性瘫痪的临床研究. 中医儿科杂志,2014,10(4): 49-53.

[13] 王莹,王海宝,余永强,等. 儿童脑性瘫痪MRI特征与临床表现的相关性. 安徽医科大学学报,2014,49(10): 1452-1455.

[14] 于荣,侯梅,孙殿荣,等. 痉挛型脑性瘫痪MRI研究. 中国康复理论与实践,2007,13(4): 386-388.

[15] 马丙祥,冯刚. 推拿按摩疗法在小儿脑瘫康复中的临床应用与实验研究. 中国康复医学杂志,2004,19(12): 947-949.

[16] 刘菁,鲍超,朱毅. 针刺治疗小儿脑瘫文献计量分析. 中国康复,2012,27(1): 40-41.

[17] 陈雅琴,王雪峰. 中药熏洗治疗小儿脑性瘫痪研究进展. 中国中西医结合儿科学,2010,2(5): 426-428.

[18] 陈静. 中药熏蒸对脑瘫患儿肌张力关节活动度的影响. 中国实用神经疾病杂志,2007,(10)7: 104-105.

[19] 胡莹媛. 小儿脑性瘫痪的康复. 中国康复理论与实践,2003,9(4): 193-196.

[20] 刘振寰,钱旭光,辛晶. 中西医结合临床路径在脑性瘫痪康复中的作用. 中西医结合儿科学,2011,3(4): 315-317.

[21] 李恩耀. 中西医结合临床路径对脑瘫康复的临床影响分析. 中国中医基础医学杂志,2013,19(6): 665-669.

[22] 王雪峰,贾广良,胡晓丽,等. 中药熏洗对痉挛型脑瘫患儿肌张力几关节活动度改善情况的临床观察. 中华中医药学刊,2008,26(9): 1849-1851.

[23] 高青铭,闫炳仓,赵宁侠,等. 中药熏洗改善痉挛型脑瘫肝强脾弱证患儿精细运动功能46例. 陕西中医,

2011,32(5): 555-556.

[24] Weiss J, Takizawa B, McGee A, et al. Neonatal hypoxia suppresses oligodendrocyte Nogo-A and increases axonal sprouting in a rodent model for human prematurity. Exp Neurol,2004,189(1): 141-149.

[25] Coumans ABC,Middlanis J,Gamier Y,et al. Intracisternal application of endotoxin enhances the susceptibility to subsequent hypoxic-ischemic brain damage in neonatal rats. Pediatric Reserch,2003,53: 770-775.

[26] Girard S, Kadhim HN, Sarret P, et al. Developmental motor deficits induced by combined fetal exposure to lipopolysaccharide and early neonatal hypoxia/ischemia: a novel animal model for cerebral palsy in very premature infants. Neuroscience,2009,158(2): 673-682.

（王雪峰）

第十一章 肾系疾病

第一节 肾病综合征

肾病综合征是由国外学者Hriction于1932年提出的用以概括肾小球疾病的一组症状群。其病因及发病机制迄今尚未完全明了,多数学者认为是一组由多种原因引起的肾小球基底膜通透性增加,导致血浆内大量蛋白质从尿中丢失的临床综合征,具有大量蛋白尿、低蛋白血症、高脂血症、不同程度水肿的临床特征。临床上根据病因可分为先天性、原发性和继发性肾病三大类。本节所讨论的小儿原发性肾病综合征多属于中医学水肿病范畴,常见于阴水,与肺、脾、肾三脏病变关系最为密切。

原发性肾病综合征是儿科常见病,在泌尿系统疾病中其发病率仅次于急性肾炎而位居第二位。国外资料表明16岁以下人口中每年有(2~7)/10万新病例发生。我国虽然尚缺乏类似报告,但1982年据20省市调研,其患病率占泌尿系内科疾病住院患儿的21%;1992年据24省市的类似分析,其患病率占泌尿系内科疾病住院患儿的31%,似有增多趋势。本病任何年龄均可发病,但以学龄前儿童为多见,3~5岁为发病高峰,学龄前儿童以微小病变型为多见,非微小病变型以学龄儿童为多见。男性患病明显占优势,男、女之比约为3.7∶1。

近年来,西医学采用加大激素剂量和延长激素疗程,或应用免疫抑制剂的方法明显提高了疗效,但激素和免疫抑制剂的毒副作用亦随之明显上升。单纯中医药疗法对于改善临床症状、增强体质、减轻西药副作用、巩固疗效、减少复发等方面均有一定的优势,但是临床报道显示其长期降低蛋白尿的效果不够理想。近年来,雷公藤的临床应用明显提高了中医药治疗本病的疗效,但雷公藤的不良反应须引起临床重视。中西医结合治疗可以扬长避短,优势互补,临床上不仅能显著提高疗效,减少复发次数,减轻激素及免疫抑制剂的毒副作用,亦能调节机体免疫功能,促进机体的阴阳恢复平衡而提高临床疗效,因而被国内外学者所认同。

【历代文献述要】

小儿水肿在中医历代文献中有诸多不同的称谓。最早记载见于马王堆古墓出土的《五十二病方》,书中提到"肿囊"的症状和治疗。《素问·阴阳别论》曰:"三阴结,谓之水。"提出"水"的病名。汉代张仲景首次提出"水气病",其《金匮要略》特设"水气病脉证并治"一篇。隋代巢元方《诸病源候论·小儿杂病诸候·肿满候》曰:"小儿肿满……其挟水肿者,即皮薄如熟李之状也。"首次提出小儿水肿的病名。宋代《小儿卫生总微论方·肿病论》进一步明确小儿水肿是小儿肿病之一，曰："小儿肿病有二，一者气肿……二者水肿，因上焦烦渴，饮水无度，脾胃虚而不能约制其水，肾反乘脾，土随水行，上附于肺。肺主皮肤，脾主四肢，故水流走于四肢皮肤而作肿也，甚则肾水浸浮于肺，则生大喘，为难治也。"现代多数学者认为小儿时期发生的水肿主要涉及西医学肾小球肾炎和肾病综合征两类疾病。

《素问·宣明五气》说："下焦溢为水。"水肿是因水而肿的病证，"水"是水肿病名的雏形。《素问·水热穴论》中提出"水病"病名："帝曰：肾何以能聚水而生病？曰：肾者，胃之关也，关门不利，故聚水而从其类也。……故水病下为胕肿、大腹，上为喘呼不得卧者，标本俱病。"《素问·逆调论》云："不得卧，卧则喘者，是水气之客也。夫水者，循津液而流也。肾者水藏，主津液，主卧与喘也。"可见水气与水、水病均是同一病症，只是名称略异而已。汉代张仲景对水气病的分类、症状、脉象、治则、方药均有详细论述，从病因脉证上分为风水、皮水、正水、石水、黄汗等；又按五脏的证候分为心水、肝水、脾水、肺水、肾水。可谓水肿辨证论治之滥觞，为后世辨治水肿奠定了基础。隋代巢元方《诸病源候论·水肿病诸候·大腹水肿候》云："夫水肿病者，皆由荣卫痞涩，肾脾虚弱所为。"至此，水肿作为中医病名一直沿用至今。

关于病因病机，《素问·至真要大论》篇谓："诸湿肿满，皆属于脾。"认为脾失健运是发生水肿的重要原因。隋代巢元方对小儿水肿有专篇论述，如《诸病源候论·小儿杂病诸候·肿满候》说："小儿肿满，由将养不调，肾脾二脏俱虚也。肾主水，其气下通于阴；脾主土，候肌肉克水。肾虚不能传其水液，脾虚不能克制于水，故水气流溢于皮肤，故令肿满。"宋代钱乙《小儿药证直诀·肿病》说："肾热传于膀胱，膀胱热盛，逆于脾胃，脾胃虚而不能制肾，水反克土，脾随水行，脾主四肢，故流走而身面皆肿也，若大喘者重也。"指出本病不仅有脾虚肾虚的一面，而且有肾热的一面，并初步描述水邪凌心犯肺的变证。朱丹溪在前人的基础上，认为水肿不外阴阳两端，其《丹溪心法·水肿》谓："若遍身肿，烦渴，小便赤涩，大便闭，此属阳水。先以五皮散或四磨饮，添磨生枳壳，重则疏凿饮。若遍身肿，不烦渴，大便溏，小便少，不赤涩，此属阴水。宜实脾饮或木香流气饮。"明辨阴水与阳水的区别，临床执简驭繁，为后世所推崇。清·陈守真则进一步认为小儿阴水病性属寒属虚，如《儿科萃精·水肿门》说："小儿阴水，因脾肾虚弱而成，脾虚不能制水，肾虚不能主水，以致外泛作肿，内停作胀。"说明水肿皆由脾肾之虚所致。《景岳全书·杂证谟·肿胀》说："凡水肿等证，乃肺脾肾三脏相干之病，盖水为至阴，故其本在肾；水化于气，故其标在肺；水惟畏土，故其制在脾。今肺虚则气不化精而化水，脾虚则土不制水而反克，肾虚则水无所主而妄行。"故水肿一证，主要是肺脾肾三脏功能失调，水液运化障碍而引起，涉及脏腑虽多，但其本在肾，这对水肿的诊治提供了重要理论依据。瘀血致肿早在《金匮要略·水气病脉证并治》就提及，曰："经有血，血不利则为水。"清·唐容川继承和丰富了仲景思想，其《血证论·肿胀》认为："又有瘀血流注，亦发肿胀者，乃血变成水之证。""瘀血化水，亦发水肿，是血病而兼水也。"此类水肿的治疗可加"琥珀、三七、当归、川芎、桃仁、蒲黄，以兼理血。斯水与血源流俱治矣"。说明水血本为同源，水血可交互为患，水病可致血瘀，血瘀亦可导致水肿，血气水三者相互影响。

在治疗方面，汉唐以前主要以攻逐、发汗、利小便为大法，如《素问·汤液醪醴论》曰："平治于权衡，去菀陈莝，微动四极，温衣，缪刺其处，以复其形。开鬼门，洁净府，精以时服，五阳已布，疏涤五脏，故精自生，形自盛，骨肉相保，巨气乃平。"所提出的"开鬼门""洁净府""去菀陈莝"成为后世治疗水肿的三大治疗法则，至今仍为临床所沿用。后世医家根据《黄帝内经》的立论,通过长期的临床实践,形成了一整套治疗水肿的理、法、方、药,除逐水、发汗、利尿外,尚有健脾、补肾、温阳、清热解毒、活血化瘀等法,使水肿病的治法日趋完善。如《幼科发挥·脾所生病·肿病》所说:"凡肿自上起者,皆因于风,治在肺,宜发散之。肿自下起者,因于肾虚,宜渗利之,所谓洁净府,是利其小便也。"《证治汇补·水肿》云:"治水之法,行其所无事,随表里寒热上下,因其势而利导之,故宜汗、宜下、宜渗、宜清、宜燥、宜温,六者之中,变化无拘。"可见水肿部位不同,其病因病机、治法方药均可不同,这对临床辨证论治具有指导意义。《素问·针解》云"水肿必血瘀,瘀行水易退"。《仁斋直指方》提出活血化瘀法治疗水肿,创立了桂苓汤等活血利水方剂。水肿的饮食宜忌对其预后至关重要,为此诸多医家强调要慎于口味,要低盐、少盐饮食,如《万氏家藏育婴秘诀·肿病证治》谓:"饮食之忌,惟盐酱薤鲜湿面,皆味咸,能助水者,并他生冷毒物,亦宜戒之,恐伤脾胃,重则半载,轻则三月。须待脾胃平复,血气充实,然后于饮食中施以少炒盐徐徐投之,不至骤吃咸物,则肿自不再作。"对水肿病的护理、康复具有指导意义。

【病因病机研究】

一、病因病机概述

禀赋不足,久病体虚,外邪入里,致使肺、脾、肾三脏亏虚,是小儿原发性肾病综合征发病的主要病因。肺脾肾三脏功能虚弱,气化、运化功能失常,封藏失职,水液输布紊乱,水湿停聚,精微外泄则是本病的主要发病机制。病初偏于邪盛,多与风、湿、热、毒、瘀有关;病至后期,肺、脾、肾俱虚,精微外泄,肾络瘀阻,转以正虚为主,肾虚尤著。在整个病变过程中,以脾肾功能失调为中心,阴阳气血不足为病变之本,外邪、水湿、血瘀为病变之标。表现为正气虚弱为本,邪实蕴郁为标,属于本虚标实、虚实夹杂之病证。

1. 肺脾肾三脏亏虚　人体水液的正常代谢,水谷精微输布、封藏,均依赖肺的通调、脾的转输、肾的开阖及三焦、膀胱的气化来完成,若肺脾肾三脏虚弱,功能失调,水液输布失常,泛滥肌肤则为水肿;精微不布、封藏不密而下泄则见蛋白尿。《景岳全书·肿胀》说:"凡水肿等证,乃肺脾肾三脏相干之病。盖水为至阴,故其本在肾;水化于气,故其标在肺;水惟畏土,故其制在脾。今肺虚则气不化精而化水,脾虚则土不制水而反克,肾虚则水无所主而妄行。"可见本病之标与肺相关,其本则在脾与肾。在疾病早期或水肿期,常表现为肺脾气虚,在疾病后期或频繁复发期则多出现脾肾气虚或脾肾阳虚。

2. 湿邪内停为患　本病的关键病理因素是湿邪为患,湿邪不仅是损伤人体正气、阻碍气机运行的主要因素,同时又进一步伤阳、化热,成瘀,是推动疾病发生发展的重要病理环节。湿邪与脾肾两虚之间互为因果,是肾病水肿发生的关键所在。肾病水湿内停、郁久化热而成湿热;或肾病日久,尿中精微流失过多,阳损及阴,使真阴亏虚,虚热内生,热与湿互结而成湿热;更有因长期应用激素而助火生热,易招致外邪热毒入侵,致使邪热与水湿互结。湿热久结,难解难分,致使气机壅塞、水道不利,进一步加重病情,而使病情反复,迁延难愈。

3. 血凝络伤瘀滞　血瘀是导致肾病发病及缠绵难愈的又一重要病理因素。肾病以水肿为主要表现,而水与血、气本不相离,水病可致血病,而血瘀亦可导致水肿,血、气、水三者相互影响,互为因果,血瘀存在于肾病发生发展的全过程。精不化气而化水,水停则气阻,气滞则血瘀；阳气虚衰，无力推动血液运行，血行瘀阻，或气不摄血，血从下溢，离经之血留而不去；或脾肾阳虚，温煦无能，日久寒凝血滞，均可导致血瘀；病久不愈，深而入络，脉络瘀阻；阴虚生火，灼伤血络，血溢脉外，停于脏腑之间而成瘀；阴虚津亏、热盛血耗，使血液浓稠，流行不畅而致瘀；因虚或长期应用激素使卫外不固，易感外邪，外邪入侵，客于经络，使脉络不和、血涩不通，亦可成瘀。

二、病因病机新论

①肝失条达论：三焦总司人体气机，既是水液升降出入通道，又是气化场所。肝喜条达、疏泄，疏通三焦气机，肝的疏泄功能正常，则气机调畅，升降适宜，三焦通利，水液代谢正常；若肝失疏泄，气机不畅，三焦不利，导致津液输布代谢障碍，产生水湿停留；水湿停聚又阻碍气机，加重三焦水道闭塞，致使水邪泛溢而成水肿。②肝脾不和论：肝主疏泄，脾主运化，若肝失疏泄，木不疏土，或木旺乘土，脾失健运，不能运化水湿，水湿停聚；反之脾失健运，水湿停滞，气机受阻，亦可致肝失疏泄。所以，两者往往互为因果而成水肿之证。③肾虚血瘀论：肾与血在生理上密切相关，肾有藏血、运血的生理功能，肾藏精，为原气之所系，肾精是脏腑功能活动的物质基础，而原气是脏腑活动、气血运行的原动力。在病理上，即肾虚必兼血瘀，瘀血加重肾虚。若肾气不足，不能推动血行，血运迟缓，可致气虚血瘀；若肾精不足，血液、津液生成乏源，因"血为气之母"，气随之亦虚，气血亏虚，不能推动气血运行，血即因之而瘀；若肾阳虚，阳虚不能温煦血脉，寒滞经脉，血受寒则凝；若肾阴虚，阴虚生热，血受热则煎熬成瘀，或热迫血溢于脉外亦可致瘀。瘀血形成之后，阻滞于脉络，则血运不畅，新血不生，脏腑经络失于荣养，导致各脏器功能衰退，进一步加重肾虚。因此，肾病综合征患儿存在中医辨证"肾虚血瘀"的病理改变，肾虚血瘀是导致本病发生发展的重要病理因素和基本发病机制，贯穿于疾病的始终，肾虚为本，血瘀是标，两者相互影响，互为因果。④热毒瘀阻论：水肿为水停为患的病症，水湿是初期的主要病理产物，水停不化，酿生湿热，湿热互结又可聚而成毒；水滞脉络，气机不利，血行不畅则瘀血内生，形成湿、热、毒、瘀交织为患的病理局面，同时进一步损伤脏腑之气，使气血水液运行更加滞涩。故热、毒、瘀既是病理产物，又是致病因素，三者交织为患，是疾病缠绵难愈的病机所在。

【临证思维】

一、诊断

1. 临床表现

（1）起病缓慢，各种感染可以诱发。

（2）浮肿可轻可重，呈凹陷性水肿，严重者可以出现浆膜腔积液，腹部及大腿内侧皮肤可出现紫纹。

（3）可出现蛋白质营养不良及营养不良性贫血，可有生长发育迟缓。

（4）常并发各种感染，以呼吸道感染为常见，其次为皮肤感染、泌尿道感染及腹膜炎等。

（5）可并发低钠、低钾、低钙血症。

（6）有的病例可以发生低血容量性休克或出现意识不清，视力障碍，头痛，呕吐及抽搐等脑病症状（肾上腺危象）。

（7）有的病例可以发生动脉或静脉血栓,以肾静脉血栓形成最为常见,可出现血尿和腰酸等症状。

（8）少数病人可出现肾小管功能障碍,表现为低磷性佝偻病、肾性糖尿病、氨基酸尿和酸中毒等。

2. 实验室检查

（1）尿常规检查: 尿蛋白定性多在+++以上,24小时尿蛋白定量>50mg/(kg·d),并持续2周以上,可见透明管型、少数颗粒管型,肾炎性肾病常见镜下血尿,易见细胞管型。

（2）血清总蛋白及白蛋白降低,白蛋白<30g/L,常低至10~20g/L。血清蛋白电泳,白蛋白比例减少,α_1-球蛋白正常或降低,α_2-球蛋白、β-球蛋白和纤维蛋白相对值和绝对值增高,γ-球蛋白多见降低; IgA和IgG水平下降,IgM和IgE水平增高。

（3）血清胆固醇>5.7mmol/L(220mg%)。

（4）血沉增快。

（5）大部分病例血清补体C_3水平正常,少部分(肾炎型)血清补体C_3水平降低,尿补体C_3增高。

（6）部分病例可有轻重不等的肾功能障碍和氮质血症。

（7）部分病例尿纤维蛋白降解产物(FDP)增高,单纯型多表现为低分子蛋白尿,肾炎型则为中、高分子蛋白尿。

（8）高凝状态检查: 大多数患儿存在不同程度的高凝状态,血小板增高,血小板凝聚率增加,血浆纤维蛋白原增加,尿纤维蛋白降解产物(FDP)增高。

（9）肾穿刺活检: 有条件的应做肾穿刺活检,以确定病理诊断。

3. 原发性肾病综合征的诊断标准

（1）大量蛋白尿: 1周内3次尿蛋白定性(+++)~(++++),或随机或晨尿尿蛋白/肌酐(mg/mg)≥2.0; 24小时尿蛋白定量≥50mg/kg。

（2）低蛋白血症: 血浆白蛋白低于25g/L。

（3）高脂血症: 血浆胆固醇高于5.7mmol/L。

（4）不同程度的水肿。以上4项中以1和2为诊断的必要条件。

4. 临床分型　依据临床表现可分为以下两型:

（1）单纯型肾病综合征: 只有上述表现者。

（2）肾炎型肾病综合征: 除以上表现外,尚具有以下4项之一或多项者: ①2周内分别3次以上离心尿检查RBC≥10个高倍镜视野(HPF)并证实为肾小球源性血尿者; ②反复或持续高血压(学龄儿童 ≥130/90mmHg,学龄前儿童 ≥120/80mmHg; 1mmHg=0.133kPa),并除外使用GC等原因所致; ③肾功能不全,并排除由于血容量不足等所致; ④持续低补体血症。

5. 肾病综合征复发与频复发

（1）复发: 连续3天,晨尿蛋白由阴性转为(+++)或(++++),或24小时尿蛋白定量≥50mg/kg,或尿蛋白/肌酐(mg/mg)≥2.0。

（2）频复发: 指肾病病程中半年内复发≥2次,或1年内复发≥3次。

6. 病理分型　根据肾脏穿刺活组织检查,其病理可分为微小病变(MCNS)、系膜增生性肾炎(MsPGN)、局灶节段性肾小球硬化(FSGS)、膜性肾病(MN)、膜增殖性肾炎(MPGN)、毛细血管内增生性肾炎(EnPGN)、其他未分类。小儿原发性肾病可呈以上多种病理类型的改变,但以微小病变型最为多见,常表现为对皮质激素敏感,但容易复发;非微小病变型多表现为对皮质激素部分敏感或耐药。

二、鉴别诊断

小儿肾病综合征临床根据病因分为先天性、原发性和继发性肾病三大类。先天性肾病指由遗传因素引起者;原发性肾病综合征是指由原发性肾小球疾病引起者,占小儿时期NS总数的90%;继发性肾病是指继发于其他疾病或由特定病因引起者,如药物介导性肾病综合征,由过敏、中毒、免疫反应引起的肾病综合征,由细菌、病毒、寄生虫等感染引起的肾病综合征,肿瘤及遗传所致的肾病综合征,结缔组织、过敏性紫癜等系统性疾病、糖尿病淀粉样变等代谢性疾病引起的肾病综合征等,在成人肾病的1/3和儿童的1/10可由上述病因继发。临床上需要排除先天性肾病和继发性肾病之后,才能诊断为原发性肾病综合征。根据有无血尿、高血压、肾功能不全和低补体血症的临床表现,分为单纯型和肾炎型。同时把激素耐药、激素依赖和频繁复发者统称为难治性肾病。对临床诊断有困难或治疗无效的患者应进行肾穿刺活体组织检查以明确病理诊断,按病理变化可分为微小病变性、系膜增殖性、膜性、膜增殖性及局灶硬化性等。

三、辨证思路与方法

小儿原发性肾病综合征的中医辨证思路常采取辨病与辨证相结合的方法,在辨病的基础上进行辨证论治。首先要明确标本虚实之主次,本证以正虚为主,有肺脾气虚、脾虚湿困、脾肾阳虚、肝肾阴虚及气阴两虚之不同;标证以邪实为患,有外感、水湿、湿热、血瘀及湿浊之差异。病变早期水肿较甚,以标实为主,需辨风热、湿热、湿毒、气滞、水停、血瘀之偏颇;疾病后期水邪退却,尿蛋白持续不消,病变重在脾肾两虚,临证要明辨气虚、血虚、阳虚、阴虚之不同。本病以正气虚弱为本,邪实蕴郁为标,本虚和标实互相影响、相互作用,即肺脾肾三脏正气虚弱易感外邪、生湿、化热、致瘀而使邪实;水湿、湿热和瘀血反过来又进一步耗伤脏腑之气,使正气更虚,因此常表现出虚实寒热错杂、病情迁延不愈的特点。在肾病不同阶段,标本虚实主次不一,或重在正虚,或重在标实,或虚实并重。

(一)辨本证与标证

1. 本证

(1)肺脾气虚证:全身浮肿,面目为著,小便减少;面黄身重,气短乏力,纳呆便溏;自汗易感,或有上气喘息、咳嗽。舌淡胖,苔薄白,脉虚弱。

(2)脾虚湿困证:肢体泛肿,小便短少;面色萎黄,倦怠乏力,纳少便溏,或兼腹胀、胸闷、四肢欠温。舌淡胖,苔薄白,脉沉缓。

(3)脾肾阳虚证:全身明显浮肿,按之深陷难起,腰腹下肢尤甚,小便短少不利;面白无华,畏寒肢冷,神疲倦卧;可伴有胸水、腹水,纳少便溏,恶心呕吐。舌质淡胖或有齿痕,苔白滑,脉沉细无力。

(4)肝肾阴虚证:浮肿或重或轻;头痛头晕,面色潮红,心烦躁扰,口干咽燥,手足心热,目睛干涩或视物不清,痤疮,失眠多汗,舌红苔少,脉弦细数。

(5)气阴两虚证:面色无华,神疲乏力,汗出易感,或有浮肿,头晕耳鸣,口干咽燥或长期咽痛,咽部黯红,手足心热。舌稍红,苔少,脉细弱。

2. 标证

(1)外感风邪证:发热,恶风,无汗或有汗,头身疼痛,流涕,咳嗽,或喘咳气急,或咽痛乳蛾肿痛,苔薄脉浮。

(2)水湿内停证:全身广泛浮肿,肿甚者可见皮肤光亮,可伴见腹胀水鼓,水聚肠间,漉漉有声,或见胸闷气短,心下痞,甚有喘咳,小便短少,脉沉。

(3)湿热内蕴证:皮肤脓疱疮、疖肿、疮疡、丹毒等;或口苦口黏,口干不欲饮,脘闷纳差等;或小便频数不爽、量少、有灼热或刺痛感、色黄赤混浊、小腹坠胀不适;或有腰痛、恶寒发热、口苦便秘;舌红苔黄腻,脉滑数。

(4)瘀血阻滞证:面色紫黯或晦黯,眼睑下发青、发黯,皮肤不泽或肌肤甲错,有紫纹或血缕,常伴有腰痛或胁下有癥瘕积聚,唇舌紫黯,舌有瘀点或瘀斑,苔少,脉弦涩。

(5)湿浊停聚证:纳呆,恶心或呕吐,身重困倦或精神萎靡,水肿加重,舌苔厚腻,血尿素氮、肌酐增高。

(二)按水肿程度分期辨证

1. 水肿期 多见于疾病的初期或后期,病变早期水肿较甚(激素治疗前),临床表现脾虚湿困型为主,多兼有标实表现,标实证需明辨风邪、湿邪、血瘀、气滞、水停之偏颇;病变后期水肿甚者,临床常以脾肾阳虚为主。

2. 水肿消退期 常见于疾病的中后期,临床表现以肾虚为主,临证应区别气血阴阳之不同,主要以肝肾阴虚、脾肾气虚、脾肾阳虚为主。在激素治疗的诱导期常表现为肝肾阴虚,治宜补益肝肾、滋阴清火;在激素治疗的撤减期多表现为脾肾气虚或脾肾阳虚,治宜健脾益肾或温补脾肾。

(三)按激素用量分期辨证

1. 激素诱导期 大剂量激素治疗期间临床常表现为肝肾阴虚,阴虚火旺,治宜补益肝肾、滋阴清火。

2. 激素撤减期 激素减至中等剂量以下时,患者常表现为食欲下降或食后饱胀等脾肾气虚证,治宜健脾益肾。

3. 激素停药期 在激素减至维持量或停药时,患者阳虚症状逐渐明显,表现为脾肾气虚或脾肾阳虚的证候,治宜健脾益肾或温补脾肾。

(四)按尿蛋白分期辨证

1. 大量蛋白尿期 常见邪盛正虚的水肿期或复发期,治宜祛邪扶正,祛邪重在疏风、清热、利湿、活血,扶正重在健脾益肾,临证根据病情灵活选用。

2. 少量蛋白尿缠绵期 多见激素抗药或激素依赖的病人,治疗重在益肾运脾,佐以活血化瘀,兼夹外邪时,要积极主动地祛邪以扶正。

3. 尿蛋白转阴期 常见缓解期和恢复期病人,治疗重在益肾活血,临证配合其他方法灵活施治。

(五)按水肿与激素用量相结合的分期辨证

1. 有水肿的激素诱导初期 采用祛邪,改善症状的方法,适用于水肿严重阶段,此时需足量激素以诱导缓解,而患儿风热湿毒等实邪正盛,加之大量激素治疗,常常阻碍气机,导致水湿难消、水肿加重,故应大剂中药先祛邪以减轻症状,意在调整内环境,为激素最大限度地发挥治疗作用创造条件,从而提高机体对激素的正效应。常用治法如利水消肿、祛风宣肺、清热解毒、活血化瘀等。

2. 水肿消退的激素诱导期 激素足量治疗后期,多数患儿尿多肿消,尿蛋白减少或转阴,但实邪未尽,常见咽红、苔腻、纳差等症,治疗宜在祛邪的基础上佐以益气健脾之品。对激素部分敏感或激素抗药的患儿,尿蛋白转阴缓慢,伴有乏力懒言,纳差舌淡等阳虚症状,治宜温补肾阳,以提高激素的敏感性。激素足量应用后期,临床多表现为面红口干、兴奋多语、头晕或头痛、烦热盗汗、血压高、满月脸等阴虚火旺症状,治当滋补肝肾,泻火纠偏,以减轻激素的副作用,使机体恢复阴阳平衡。

3. 无水肿的激素撤减期 激素维持量及将要停药期间,多数患儿病情稳定,临床少有症状,部分患儿因大量外源性激素对下丘脑—垂体—肾上腺皮质轴的长期反馈性抑制,致使肾上腺皮质处于抑制性萎缩状态,皮质醇分泌减少甚至停止,一旦激素减少或停用,极易引起肾病复发,临床常见面色苍白、乏力怕冷、纳差舌淡、少气懒言、易感外邪等脾肾气虚或脾肾阳虚之证,治当扶正为主,重在补益脾肾,佐以祛邪,以防邪侵病复。

【治疗研究】

小儿肾病综合征临床表现为本虚标实,虚实夹杂之证。本虚以肺、脾、肾及气、血、阴、阳不足为主,标实则以水湿、湿热、湿毒、瘀血为主。在治法上根据临床的不同辨证而随证变化,或以补虚为主,佐以祛邪; 或以祛邪为先,辅以扶正; 或攻补兼施。

一、分证论治

(一)分证论治概述

1. 本证

(1)肺脾气虚证: 治宜健脾益气,宣肺利水,方选防己黄芪汤合五苓散加减。常用药: 汉防己、黄芪、白术、茯苓、猪苓、泽泻、车前子、桂枝等。浮肿明显加五皮饮以利水行气; 伴上气喘息、咳嗽者加麻黄、杏仁、桔梗宣肺止咳; 常自汗出易感冒者重用黄芪,加防风、牡蛎以益气固表。

(2)脾虚湿困证: 治宜健脾益气,渗湿利水,方选防己茯苓汤合参苓白术散加减。常用药: 汉防己、黄芪、人参、茯苓、白术、桂枝、薏苡仁等。水肿明显,尿量少者加生姜皮、大腹皮、车前子化湿利水; 若腹胀胸闷者加厚朴、槟榔燥湿理气; 脘闷纳呆者加枳壳、木香、陈皮理气消积。

(3)脾肾阳虚证: 治宜温肾健脾,通阳利水,偏肾阳虚者用真武汤合加减。常用药: 制附子、干姜、黄芪、茯苓、白术、桂枝等。偏脾阳虚者,实脾饮加减。常用药: 制附子、干姜、黄芪、白术、草果、厚朴等。形寒肢冷者加菟丝子、仙灵脾等以增温肾之力; 水湿重者加五苓散以通阳利水。

(4)肝肾阴虚证: 治宜滋补肝肾,养阴清热,方选知柏地黄丸加减。常用药: 熟地黄、山药、山茱萸、牡丹皮、茯苓、泽泻、知母、黄柏等。肝阴虚突出者,加用沙参、沙苑子、菊花、夏枯草养肝平肝; 肾阴虚突出者,加枸杞子、五味子、天冬滋阴补肾。

(5)气阴两虚证: 治宜益气养阴,方选参芪地黄丸加味。常用药: 太子参、黄芪、生地黄、山茱萸、山药、茯苓、泽泻、牡丹皮、麦冬等。气虚突出者重用黄芪,加白术增强益气健脾之功;

阴虚偏重者加玄参、怀牛膝、枸杞子以养阴；阴阳两虚者,加益气温肾之品,如仙灵脾、肉苁蓉、菟丝子、巴戟天等阴阳双补。

2. 标证

(1)外感风邪证：外感风寒治宜疏风散寒,宣肺利水,方选麻黄汤加减。常用药：麻黄、桂枝、杏仁、防风、甘草等。外感风热治宜疏风清热,宣肺利水,方选银翘散加减。常用药：金银花、连翘、牛蒡子、薄荷、荆芥、蝉蜕、桔梗等。无论风寒、风热,伴有水肿者,均可加五苓散以宣肺利水；伴乳蛾肿痛者,可加板蓝根、山豆根、冬凌草清热利咽。若风邪闭肺者,属风寒闭肺用小青龙汤或射干麻黄汤加减以散寒宣肺；属风热闭肺用麻杏石甘汤加减以清热宣肺。

(2)水湿内停证：治宜益气健脾,利水消肿,方选五皮饮加减。常用药：大腹皮、生姜皮、桑白皮、陈皮、茯苓皮、车前子。脘腹胀满者加厚朴、莱菔子、槟榔行气消胀；胸闷气短,喘咳者加麻黄、杏仁、苏子宣肺降气。

(3)湿热内蕴证：治宜清热利湿,上焦湿热,五味消毒饮加减。常用药：金银花、菊花、蒲公英、紫花地丁、天葵子、黄芩、黄连、半枝莲。中焦湿热,甘露消毒丹加减。常用药：黄芩、茵陈蒿、滑石、藿香、厚朴、白蔻仁、薏苡仁、车前子、猪苓。下焦湿热,八正散加减。常用药：通草、车前子、萹蓄、滑石、栀子、大黄、连翘、黄柏、金钱草、半枝莲。

(4)瘀血阻滞证：治宜活血化瘀,方选桃红四物汤加减。常用药：桃仁、红花、当归、生地黄、丹参、赤芍、川芎、党参、黄芪、益母草、泽兰。尿血者选加仙鹤草、蒲黄炭、旱莲草、茜草、参三七凉血止血；瘀血重者加水蛭、三棱、莪术破血逐瘀。

(5)湿浊停聚证：治宜和胃降浊,化湿行水,方选温胆汤加减。常用药：半夏、陈皮、茯苓、生姜、姜竹茹、枳实、石菖蒲。若呕吐频繁者,加代赭石、旋覆花降逆止呕；若舌苔黄腻、口苦口臭之湿浊化热者,可选加黄连、黄芩、大黄解毒燥湿泄浊；若湿邪偏重、舌苔白腻者,选加苍术、厚朴、生薏苡仁燥湿平胃。

(二)分证论治新说

1. 脾肾气虚证 全身水肿,倦怠乏力,尿少色淡,脘腹胀满,大便溏薄,纳差,面色萎黄,易感冒,多汗,面色晦黯,舌淡胖有齿痕,苔薄白或腻,脉沉细或弱。治宜健脾益肾,通阳利水,方选金匮肾气丸加减。常用药：熟地黄、山药、山茱萸、牡丹皮、茯苓、泽泻、桂枝、菟丝子、仙灵脾等。

2. 肾虚血瘀证 全身水肿,倦怠乏力,尿少色淡,腰膝酸冷,面色晦黯,舌淡紫黯,或有瘀点瘀斑,苔薄白,脉沉细。治宜益肾活血,方选六味地黄丸合桃红四物汤加减。常用药：生地黄、山药、山茱萸、牡丹皮、茯苓、泽泻、桃仁、红花、当归、赤芍、川芎、黄芪等。

3. 肝失条达证 全身浮肿,胸胁胀闷窜痛,烦躁太息,口苦咽干,目涩,舌红紫苔黄,脉弦紧。治宜疏肝行气,利水消肿,方选柴胡疏肝散加减。常用药：柴胡、陈皮、川芎、枳壳、白芍、香附、车前草、泽泻、大腹皮、茯苓皮、甘草等。

4. 肝脾不和证 全身浮肿,情志抑郁或烦躁易怒,胸胁胀闷窜痛,纳少腹胀,便溏不爽,倦怠乏力。治宜疏肝健脾,方选逍遥散加减。常用药：柴胡、当归、白芍、白术、茯苓皮、车前草、太子参、甘草等。

二、其他疗法

（一）中成药

1. 肾康宁片　用于肾阳虚弱，瘀水互结证。
2. 肾炎消肿片　用于脾虚湿困证。
3. 六味地黄丸　用于肝肾阴虚证。
4. 强肾片　用于阴阳两虚兼血瘀者。

（二）外治疗法

1. 消水膏　大活田螺1个，生大蒜1片，鲜车前草1根。将田螺去壳，用大蒜瓣和鲜车前草共捣烂成膏状，取适量敷入脐孔中，外加纱布覆盖，胶布固定。待小便增多，水肿消失时，即去掉药膏。用于轻度水肿者。
2. 逐水散　甘遂、大戟、芫花各等量，共碾成极细末。每次1~3g，置脐内，外加纱布覆盖，胶布固定。每日换药1次，10次为1疗程。用于治疗水肿。

（三）饮食疗法

1. 饮食要求水、盐　严重水肿和高血压患儿，可短期实行严格限制水、盐的摄入，以减慢水肿增长的速度，切勿长期忌盐，长期忌盐不但可降低食欲，还可引起低钠血症的危险，且易在应激状态下发生急性肾上腺危象。活动期病例供盐1~2g/d。蛋白质摄入1.5~2g/（kg·d），以高生物价的动物蛋白为宜。在应用糖皮质激素过程中每日应给予维生素D400U及适量钙剂。

2. 食疗方药
（1）黄芪炖母鸡：炙黄芪120g，嫩母鸡1只（约1000g）。将鸡去毛及内脏，纳黄芪于鸡腹中，文火炖烂，放食盐少许，分次食肉喝汤。用于肺脾气虚证。
（2）黄芪杏仁鲤鱼汤：生黄芪60g，桑白皮15g，杏仁15g，生姜3片，鲤鱼1尾（约250g）。将鲤鱼去鳞及内脏同上药一起煎煮至熟，去药渣食鱼喝汤。用于脾虚湿困证。
（3）黄芪山药粥：炙黄芪60g，山药、茯苓各20g，莲子、芡实各10g。共煮为粥，送服五子衍宗丸。用于脾肾两虚证。
（4）鲫鱼冬瓜汤：鲫鱼120g，冬瓜皮60~120g。先将鲫鱼去鳞，剖去肠脏，与冬瓜皮同煎，炖汤不放盐，喝汤吃鲫鱼。用于肾病各种水肿及蛋白尿。

【研究发展思路】

一、规范与标准

（一）中医诊疗指南

2012年，中华中医药学会发布了《中医儿科常见病诊疗指南》（以下简称《指南》），提出了小儿肾病综合征的诊断、辨证、治疗建议。诊断应根据临床表现和实验室及肾穿刺活检等综合考虑，将其辨证分为本证标证，本证分为肺脾气虚、脾虚湿困、脾肾阳虚、肝肾阴虚和气阴两虚五个证型，标证分为外感风邪、水湿内停、湿热内蕴、瘀血阻滞、湿浊停聚五个证型。并介绍了雷公藤多苷片、肾炎消肿片、济生肾气丸、金匮肾气丸等中成药。

（二）疗效判断标准

1. 近期疗效判断 ①激素敏感型：以泼尼松足量[2mg/（kg·d）或60mg/（m²·d）]治疗≤4周尿蛋白转阴者。②激素耐药型：以泼尼松足量治疗>4周尿蛋白仍阳性者。③激素依赖型：指对激素敏感，但连续两次减量或停药2周内复发者。

2. 远期疗效判断 ①基本痊愈：完全缓解，停止治疗>3年无复发。②完全缓解：血生化及尿检查完全正常。③部分缓解：尿蛋白阳性<（+++）。④未缓解：尿蛋白≥（+++）。

（三）症状评级标准

根据Stanghellini标准按症状轻重分为四级：0分：无症状。1分：偶有症状但不明显，不影响日常工作生活。2分：症状较为常见，轻度影响日常工作生活。3分：症状严重，频繁出现，且影响工作及生活。

（四）中医临床疗效判定标准

1. 完全缓解 证候完全消失，尿蛋白及红细胞转阴，尿蛋白定量持续<0.20g/d，肾功能恢复/保持正常，血清白蛋白恢复，血总胆固醇、三酰甘油基本正常，3个月以上。

2. 部分缓解 证候基本消失，其半定量积分值减少≥75%，尿蛋白及红细胞较治疗前减少≥50%，尿蛋白定量持续<1.0g/d，肾功能恢复/保持正常，血清白蛋白、总胆固醇、三酰甘油基本正常，3个月以上。

3. 有效 证候明显好转，其半定量积分值减少≥50%，尿蛋白及红细胞较治疗前减少≥25%，尿蛋白定量持续在1.0~2.0g/24h，血清肾功能、白蛋白、总胆固醇、三酰甘油与治疗前比较有改善，3个月以上。

4. 无效 未达到上述标准。

二、临床研究

小儿肾病综合征的临床研究除辨证分型论治外，还包括以下几方面：

1. 专方治疗 中西医结合治疗小儿肾病综合征可以提高疗效，早已被临床所认可。目前认为，应用激素、细胞毒药物时，配合中医辨证论治，可以减轻其毒副作用和减少复发，远期疗效稳定。王秀珍等用激素配合中医辨证治疗小儿原发性肾病综合征58例，中医辨证分为脾肾阳虚型、阴虚火旺型、阴阳两虚型、脾肾气虚型和肝肾阴虚型，结果基本治愈47例，总有效率达98.3%。郑健等应用激素配合中药肾康灵治疗小儿FRNS30例，结果治疗组在治疗后0.5年、1年、2年的复发率分别为16.67%、26.67%和33.33%，明显低于对照组的50%、63.33%和73.33%（$P<0.05$或$P<0.01$）。同时治疗组在治疗6个月后血NF-κB、血和尿的TXB2、6-keto-PGF1α、血浆皮质醇、CD_4/CD_8比值、24小时尿蛋白定量、血清Alb、Ch、TG等均恢复正常，与对照组比较差异显著（$P<0.05$或$P<0.01$）。李新民等以肾病合剂配合强的松治疗儿童单纯型肾病综合征68例，结果治疗组1年复发率为14.3%，对照组为59.3%（$P<0.01$）。患儿治疗前血清皮质醇、IgG、IgA及CD_3、CD_4、CD_4/CD_8、红细胞C_{3b}受体花环率均明显低于健康组（$P<0.01$或$P<0.05$）；治疗6个月后，治疗组上述指标均明显上升，与健康组比较无显著差异。范定光等用中西医结合与肾上腺皮质激素对比治疗小儿原发性肾病综合征118例，分为中西医结合治疗组60例，西医对照组58例，对照组应用肾上腺皮质激素常规剂量，治疗组配合中药治疗，给予扶正祛邪，温补肾阳，活血化瘀，消肿利尿中药。远期治疗结果：对照组基本治愈25例，完全缓解15例，部分缓解6例，未缓解4例，肾功能减

退6例,死亡2例;治疗组基本治愈51例,完全缓解6例,部分缓解3例,统计学处理有显著差异($P<0.01$)。

2. 专药治疗

黄芪、当归:黄芪具有补中益气健脾胃的功效,即可减少或防止发生补肾中药滋腻碍胃的副作用,也能改善肾脏供血,清除自由基,减少蛋白尿,改善肾功能,调节免疫,增强患者机体抵抗力,避免患者因反复感染而导致病情加重。研究证实黄芪可以明显提高大鼠血浆白蛋白水平,使增高的血脂水平恢复到正常范围,并可明显改善肾小球滤过率和尿钠排泄。黄芪和当归能明显减轻肾功能恶化和组织学损伤,与血管紧张素转化酶抑制剂(ACEI)阻抑肾纤维化和肾功能恶化的作用相似,但这种肾保护作用不是通过抑制肾内血管紧张素水平,而是与抑制肾脏转化生长因子β1(TGF-β1)和骨桥蛋白(OPN)的过度表达、减少单核及巨噬细胞浸润及肾固有细胞活化有关。这一研究结果为临床上应用ACEI辅以中药黄芪或当归治疗慢性肾脏疾病提供了理论依据。

此外,补益肝肾的中药墨旱莲、女贞子具有调节机体免疫的作用;丹参、益母草、水蛭、川芎不仅具有降低血纤维蛋白原的作用,同时还具有改善肾脏供血、调节免疫、抑制血小板凝集、消除自由基的作用;泽泻具有利尿、降血脂、降血糖、降压作用。

三、基础研究

(一)模型研制

1. 阿霉素肾病(AN)模型 阿霉素肾病模型自80年代初国外报道以来,目前已广泛应用于肾病综合征的实验研究。郑健等按5.5mg/kg剂量一次性尾静脉注射ADR(用生理盐水配成0.2%溶液),AN模型表现为大量蛋白尿,血浆白蛋白降低,病理类似微小病变型肾病(MCNS)。张悦等予大鼠行左肾摘除术后第7天尾静脉注射ADR,药量为4mg/kg,术后第49天重复注射阿霉素溶液2mg/kg体重,复制成大鼠肾纤维化模型。

2. IgA肾病模型 刘小平等采用黏膜免疫复合物法复制成大鼠IgA肾病模型,先隔日口服含0.1%牛血清白蛋白(BSA)的酸化水,6周后给予1%BSA缓冲液尾静脉注射,每日1次,连续3天,8周后,复加尾静脉注射葡萄球菌肠毒素B(SEB),每周1次,连续3周。造模成功后大鼠病理结果提示:肾小球见到局灶、节段系膜细胞增多(1~4个),系膜基质明显增生,相应的肾小球系膜区增宽,毛细血管襻开放,腔内充满红细胞,肾小球基底膜无增厚,球囊(-)。肾小管上皮细胞颗粒变性,间质及小管均无明显病变。肾小球系膜区见IgA++,IgG+,C_3++广泛沉积。

3. 膜性肾病(MN)模型 黄谷香等予每只大鼠使用1mg C-BSA,加入0.5ml PBS中,与等量的弗氏不完全佐剂混匀成乳白色悬液,在大鼠双侧腋下、腹股沟作多点皮下注射。预免疫1周后,每次每只大鼠尾静脉注射C-BSA 2.5mg(溶于1ml pH 7.4 PBS 中),每周3次,共3周。模型组NF-κB p65和NF-κB mRNA表达量显著增加。

(二)中药作用机制研究

1. 免疫抑制作用 刘旭生等应用加味阳和汤治疗难治性肾病综合征,研究结果表明:加味阳和汤具有降低尿蛋白,降血脂,提高血清蛋白,改善血液流变学异常,减轻肾脏病理损伤的作用,其作用与强的松相仿。郑健等应用中药肾康灵能显著地提高AN大鼠的血清白蛋白、降低胆固醇和甘油三酯,能显著减轻肾脏局部的病理损害,改善毛细血管充血状态,促使管腔通畅,血栓消除,足突修复,抑制系膜和基质增生,保护肾小管-间质功能。这可能与益肾活血中药肾康灵能减轻肾脏局部免疫介导和非免疫介导的系膜和上皮细胞损害,改善肾脏局部的血液动力学和血管通透性,减轻系膜细胞的增殖及系膜基质的增多,从而减少蛋白尿,提高血浆白蛋白水平,减轻肝脏合成白蛋白负担,减少脂质的生成有关。

2. 降血脂作用　潘西芬等在常规应用大剂量激素疗法的基础上,加用中药芪泽汤口服,治疗后患者满月脸、向心性肥胖等副作用明显减低,血脂降低,血纤维蛋白原明显降低。还有资料表明,黄芪当归合剂不仅有类似普伐他汀的降低血清总胆固醇和甘油三酯作用,还能降低血清低密度脂蛋白和载脂蛋白T_3水平,且较他汀类降脂药的降脂作用更强、更持久,在显示其降脂作用的同时,肾脏病理损伤明显减轻且功能有所改善。

3. 免疫调节作用　近年来,国内有学者运用分子生物学等方法观察当归补血汤对肾病综合征蛋白代谢的影响,发现该方能显著增加大鼠血浆白蛋白水平,且在富蛋白饮食基础上,使肾病综合征大鼠肝脏白蛋白mRNA表达上调,促进白蛋白合成。临床观察显示黄芪、当归可纠正肾病综合征患者蛋白质代谢紊乱,并通过促进患者蛋白质净合成,提高其血浆蛋白水平,从而改善肾病综合征患者机体状况。这一结果为难治性肾病综合征的研究拓宽了思路。中医药治疗小儿肾病可明显减少激素及免疫抑制剂的副作用,能调节机体免疫功能,改善病情及预后,减少复发次数。益肾药如生地黄、仙灵脾、菟丝子等可提高补体水平并增强机体细胞免疫功能,这对减少肾病并发感染起重要作用,并具有拮抗外源性糖皮质激素对下丘脑—垂体—肾上腺皮质轴的反馈抑制,保护肾上腺皮质功能,有助于减少机体对激素的依赖,减少肾病复发及延长缓解期的作用。清热凉血、清热解毒、利水渗湿药不仅能降低尿蛋白、减轻浮肿,现代药理研究证实这几类药具有抗过敏、抗病原微生物、调整机体免疫功能等作用。丹参、牡丹皮、当归、赤芍等活血化瘀药具有抗凝、促进纤溶、抑制血小板聚集和血栓形成、改善微循环,增加肾脏血流量,提高肾脏肌酐和自由水清除率,抗炎、抗纤维化,降血脂,提高机体的耐缺氧能力,并能增强免疫功能。

4. 抗凝作用　肾实质内的淤滞是肾病发展过程的重要环节,在各证型治疗过程中,如有高凝状态的临床特点,应注重活血祛瘀中药的使用。桃红四物汤对实验性肾炎肾内血小板活化因子、血栓素B_2具有明显的抑制作用,可通过多种机制减轻肾炎蛋白尿和保护肾功能。动物实验发现,全蝎可减少大鼠膜性肾小球肾炎蛋白尿,抑制白介素1活性,并扩张肾毛细血管,抑制血栓形成及炎症细胞因子释放,从而减轻肾脏病理变化;丹参可增加cmyc蛋白表达而诱导细胞凋亡,从而抑制狼疮肾炎患者肾成纤维细胞增殖,这些研究结果为难治性肾病综合征活血祛瘀中药的使用奠定了实验基础。

四、发展思路

小儿肾病综合征是儿科泌尿系的常见病、多发病之一,常因各种影响因素转为难治性肾病(简称RNS),占原发性肾病综合征的30%~50%。医学界围绕RNS的发病机制进行多学科研究,在越来越多的领域里有新的发现,而就RNS的病因与发病机制而言,目前尚未完全明了,这使得临床治疗该病缺乏特异性和明确方向。近年来西医采用加大激素剂量和延长激素疗程,或应用免疫抑制剂的方法,虽然能明显提高疗效,但激素和免疫抑制剂的毒副作用亦随之明显升高。雷公藤制剂治疗小儿原发性肾病综合征已经20多年,目前已成为原发性肾病综合征治疗的常规用药,甚至被认为可以替代激素治疗系膜增殖性肾小球肾炎等,可作为维持疗法长期用药。但是,近年来雷公藤制剂对儿童的不良反应引起临床的广泛关注。中西医结合治疗可以扬长避短,优势互补,因能明显提高临床疗效而被国内外学者所认同。目前主要围绕原发性肾病综合征患儿的频繁复发和激素耐药这两个难题为主线,从临床免疫学、分子生物学、蛋白质组学、代谢组学及NEI网络等层面开展临床和实验研究,探索中西医治疗PNS的有效途径,充分发挥中医辨证施治的灵活性,继承发扬中医药理论的特色和优势,汲取其他科学门类新成就、新技术,创新研究手段,围绕中医药防治难治性肾病综合征的基础和临床研究,进行多区域、多中心临床实验和基础研究,从中医药理论更深层次上探究和阐明难治性肾病综合征发生发展的本质和规律及其防治对策,开展中医证的客观化、标准化研究,探讨中医证的实质和内涵及其诊断标准,总结和分析名中医治疗本病的临床经验和学术思想,产生新观点、新疗法、新的学术思想,并科学应用循证医学等方法学开展中医临床思维模式和中医辨证与西医病理分类及现代科学客观指标等微观辨证的相关性研究,不断优化中西医结合诊疗方案和评价体系,以期达到提高临床疗效,减少肾病复发,减轻激素及免疫抑制剂副作用的目的。

参 考 文 献

[1] 何伟春,邢昌赢,孙彬,等. CD2AP和-actinin-4大鼠阿霉素肾病模型中的表达. 南京医科大学学报(自然科学版),2006,26(11):1005-1008.

[2] 鲁盈,杨汝春,张迎华,等. 白三烯受体拮抗剂对阿霉素肾病大鼠肾间质炎症的影响. 医学研究杂志,2008,37(6):44-46.

[3] 郑健,吴群励,林青,等. 益肾活血中药肾康灵干预阿霉素肾病大鼠的药理研究. 中国中西医结合肾病杂志,2004,5(10):574-577.

[4] 郑健,廖国华,王智,等. 小儿频繁复发性肾病中医证型与病理类型的相关性分析. 福建中医学院学报,2005,15(1):1-3.

[5] 张悦,李靖,刘克剑,等. 抗纤灵对阿霉素肾病大鼠Smads信号通路分子的影响. 中国中西医结合肾病杂志,2007,27(12):1094-1098.

[6] 刘小平,胡顺金,方琦. 大鼠IgA肾病模型的建立及血清中IL-6、FN、NO的检测. 中国比较医学杂志,2008,18(1):5-8.

[7] 陈洁,孙建平. 氯沙坦和百令胶囊对马兜铃酸肾病小鼠肾间质纤维化过程的干预研究. 中国中西医结合肾病杂志,2008,9(5):440-442.

[8] 黄谷香,刘瑞洪. 重楼对膜性肾病大鼠肾脏核转录因子-κB活化及Ⅳ型胶原表达的影响. 中国中西医结合肾病杂志,2008,9(1):29-31.

[9] 高志卿,张宾,张俊,等. 尿酸性肾病大鼠肾组织中TGF-β1 CTGF mRNA的表达变化及补肾活血方对其影响. 中华中医药学刊,2007,25(9):1931-1933.

[10] 刘旭生,王桦,黄春林,等. 加味阳和汤对阿霉素肾病综合征大鼠模型的药效学研究. 广州中医药大学学报,2000,17(4):337-341.

[11] 潘西芬,李俊芳,孟海红,等. 肾病综合征激素治疗中应用中药芪泽汤对血纤维蛋白原的调节作用. 中国中西医结合肾病杂志,2008,9(2):172.

[12] 王海燕,李惊子,潘缉圣,等.中药黄芪当归合剂对肾病综合征肾损伤的保护作用及对代谢紊乱的影响.北京大学学报(医学版),2002,34(5):542-552.

[13] 中华中医药学会.中医儿科常见病诊疗指南.北京:中国中医药出版社,2012.

（郑　健）

第二节　尿　血

尿血,又称溺血、溲血。凡小便中混有血液或伴有血块夹杂而下称尿血。随出血量的多少不同,小便可呈淡红色、鲜红色、茶褐色或伴血块夹杂而下,临床可单独出现,不伴任何症状;也可兼见水肿、少尿或尿频、发热等全身症状。易反复发作,迁延难愈,属于中医学"血证"范畴。

本病西医学称血尿,指尿液中含有超过正常量的红细胞。仅在显微镜下发现红细胞的称为镜下血尿;尿液呈"洗肉水"色、"咖啡样"或血样甚至有凝块者称为"肉眼血尿"。中医古籍所讲的尿血是指肉眼血尿,而现代中医学则将镜下血尿也包括在内,且多属无症状性血尿的范畴。

尿血是儿科临床常见的一个症状,可发生于任何年龄和季节,见于多种疾病的过程中,其中绝大多数血尿来自泌尿系疾患,尤其多见于各种类型的肾小球肾炎、泌尿系感染、泌尿系各类型损伤及畸形、泌尿系结石、特发性高钙尿等。此外肾结核、泌尿系肿瘤、药物性肾损害以及全身性疾病(如过敏性紫癜、系统性红斑狼疮、流行性出血热、钩端螺旋体病)等均可出现血尿症状。

【历代文献述要】

关于小儿尿血的论述,早在《黄帝内经》即有记载,称之为"溺血""溲血",如《素问·气厥论》云:"胞移热于膀胱,则癃,溺血。"《素问·四时刺逆从论》云:"少阴……涩则病积溲血。"而在《金匮要略·五脏风寒积聚篇》则明确提出了尿血的病名,曰"热在下焦者,则尿血。"另有"小便血"之名,如《诸病源候论·小儿杂病诸候·小便血候篇》所言"心主于血,与小肠合。若心家有热,结于小肠,故小便血也。"此处所述的小便血,亦即尿血。此外,中医古籍中记载的"溺血""溲血""小便血"等病名也是指尿血而言,而且所述多为肉眼血尿。

尿血的发生,历代医家多认为因"膀胱有热"及"心热下移小肠"所致,其病位在肾与膀胱。如《素问·气厥论》的"胞移热于膀胱"和《金匮要略》的"热在下焦",论述了下焦膀胱有热而致尿血;在《诸病源候论·小儿杂病诸候·小便血候篇》中则论述了心火与尿血的关系:"心主于血与小肠合,若心家有热,结于小肠故小便血也。"《证治准绳·幼科·诸失血证》也指出:"溺血者,盖心主血,与小肠相合,血之流行,周遍经络,循环脏腑,若热聚膀胱,血渗入脬,故小便血出也。"《太平圣惠方·治尿血诸方》在上述论点的基础上,又指出了风邪入于少阴也能引起尿血:"夫心主于血,与小肠合,若心脏有热,积蓄不散,流于小肠,故小便血也。下部脉急强者,风邪入于少阴,则小便出血,尺脉微而芤,亦尿血也。"另外,《医学心悟·尿血》中认为尿血的原因除了"心主血,心气热,则遗热于膀胱,阴血妄行而溺出焉"外,还提到"肝主疏泄,肝火盛,也令尿血"。《证治准绳·杂病·诸血门》又提出五脏病变均可以出现尿血,并指出尿血的产生并非拘于心肾两脏,"所尿之血,岂拘于心肾气结者哉?推之五脏,凡有损伤妄行之血,皆得之心下崩者,渗于胞中;五脏之热,皆得如膀胱之移热者,传于下焦。"并认为五脏病变能产生尿血的主要机制是"肺金是肾水之母,持之通调水道,下输膀胱,若肺有郁热,妄行之血从水道入于脬中,而出现尿血。脾土是胜水之贼邪,水精不布,则壅成湿热,陷下伤于水道,肾与膀胱俱受其害,害则阴络伤,伤则血散入尿中而溲血。肝属阳,主生化,主疏泄,主藏血;肾属阴,血闭藏而不固,必渗入尿路中而溺血"。明确指出五脏有热皆可致尿血,非仅心肾也,实为后世医家广开思路。

关于小儿尿血的治疗,早在《千金要方·尿血》就列方十三首,记载了治疗尿血的最早一批方剂,如车前草汤、血余炭末等方药,至今仍不失为治疗尿血的有效方剂。《太平圣惠方·治尿血诸方》收载了治疗尿血的方剂生干地黄散等十余首方剂,简朴有效。《幼幼集成·诸血证治》也记载:"小儿尿血,乌梅烧灰存性,研为细末。每次一钱,米饮调下。"《小儿药证直诀》所载的导赤散,即对"心热下移小肠"所致尿血而设。《证治准绳·幼科·诸失血证》针对引起尿血原因的不同提出了不同的方药:"然小儿多因胎中受热,或乳母六淫七情,浓味积热,或儿自食甘肥积热,或六淫外侵而成,若因母食浓味者,加味清胃散。怒动肝火者,加味小柴胡汤。忧思郁怒者,加味归脾汤。禀父肾燥者,六味地黄丸。儿有积热,小便出血者,实热,用清心莲子饮,虚热,用六味地黄丸。"《丹溪治法心要》更中肯的认为"溺血属热、血虚",提出了实者可下,虚者可补的治疗法则,为后世治疗尿血有一定的指导意义。

【病因病机研究】

一、病因病机概述

引起尿血病因分为外感和内伤两端,病位在肾与膀胱,同五脏皆有关系。常见的病因有外感、湿热、正虚及血瘀等因素。尿血的发生与热邪的关系最为密切,热邪伤络是尿血产生、诱发或加重的因素。不论外感风热、湿毒及疮毒均可伤于太阳经脉,内传阳明,结于下焦,致邪热伤及膀胱血络,迫血妄行,使血不归经,溢于水道,而发生尿血,其多为实热;而阴虚火旺,气阴两伤,虚火迫血妄行所致尿血者则为虚热。正如《证治汇补·溺血》指出:"是溺血未有不本于热者,但有各脏虚实之不同耳。"可见,热邪是尿血发生的关键因素。脏腑虚损也是导致尿血发生及病程迁延的一个重要因素。因正气虚,既易感受外邪,又易使湿热邪气留恋,致使气血失调,气滞血瘀,从而形成热、瘀、虚互为因果的病理状态。尿血病理性质为本虚标实、虚实夹杂,以脾肾亏虚为本,以湿热与血瘀为标。因其虚实夹杂,外感内伤互为发病因素,故使血尿反复发作,而病久则易化湿成瘀,更致病情缠绵难愈。

二、病因病机新论

近年来,对于其病因病机的新观点主要有以下几个方面的论述。①湿热论:湿热之邪深蕴胶着于肾脏,难以消散,是肾性血尿反复迁延难愈的根本原因。湿热之邪易弥漫滞留三焦,上焦伤肺则肺气失于宣降,湿热之邪循经入里,下注膀胱,血络为热所迫,络伤血溢而尿血;湿热之邪滞脾碍胃,脾失健运,中气不足,统摄无力,血不循经,流于膀胱,发为尿血;湿热之邪困阻肝胆,肝经郁热,深入血分而发为尿血;湿热下注,膀胱湿热,热盛伤络,破血妄行,则小便涩痛有血。湿热致病,缠绵难愈,阻遏气机,妨碍血行,血脉不畅,形成瘀血。瘀血阻络,血不归经,溢于脉外;或瘀血蕴久化热,热毒更盛,迫血妄行,又加重血尿。②瘀血论:认为瘀血贯穿肾性血尿病程始终,其产生的原因常可因虚致瘀、因湿致瘀、出血致瘀、病邪致瘀、久病致瘀,由于久病造成机体正虚邪恋,而瘀血为邪实部分,再加上气虚不能行血,湿邪阻滞,血行不畅,最终导致瘀血阻络,血不循经,而出现尿血不止。现代研究也证明,肾性血尿的产生与免疫介导,肾小球基底膜的损伤,肾脏血液动力学的改变,微循环障碍及炎症反应形成的肾脏局部增殖、硬化有很大的关系,而这些病理上的变化,常在瘀血中体现出来。③肾虚血瘀论:有学者认为肾虚血瘀是儿童单纯性血尿发生与发展的重要病理因素和发展机制。肾虚必兼血瘀,瘀血又加重肾虚。不论肾阴、肾精虚亦或肾气、肾阳虚皆可导致血瘀的发生;而瘀滞脉络,则新血不生,脏腑经络失于荣养,导致各脏器功能衰退,进一步加重肾虚。认为儿童单纯性血尿中,肾虚为本,血瘀是标,两者可相互影响,互为因果。④虚瘀互结论:认为肾阴受损,相火内动,灼伤阴络,或渗血日久,下焦离经之血成瘀,瘀热相搏,滞涩肾络,更伤肾阴,又因肾主水,湿热极易相合,又可伤阴,加重原有的阴虚,阴虚生内热,迫血妄行故尿血,而湿、虚、瘀互结,更使病情复杂,则血尿迁延,反复难愈。⑤肝郁论:慢性肾脏病患者往往因久治难愈,耗血伤神,木失条达,疏泄无权,气滞不畅,血行瘀阻,或气郁化火,迫血妄行。肝主藏血,有贮存和调节血量的作用,肝不藏血,可发生各种血证;肝藏血,肾藏精,精血同源,相互化生,肾精亏虚,水不涵木,可致肝阳上亢,肝风内动。

【临证思维】

一、诊断

1. 血尿的诊断标准正常人尿中红细胞仅为每高倍视野0~3个,多来源于下尿道。血尿是指尿液中红细胞数超过正常含量,分为镜下血尿和肉眼血尿。

(1)镜下血尿:仅在显微镜下发现红细胞增多者称为镜下血尿。镜下血尿的检查方法和诊断标准目前尚未统一,常用标准有:①离心尿(10ml中段新鲜尿,1500转/分,离心沉淀5分钟),取其沉渣一滴置载玻片上于高倍镜下观察,RBC≥3个/HP;②尿沉渣红细胞计数>8×10^6/L(8000/ml);③尿Addis计数RBC>50万/12小时,并3次以上才有病理意义。

目前常用的尿液分析仪(试纸法)检测尿潜血,其原理是利用血红蛋白的氧化性与试纸的呈色反应来进行半定量分析。但当尿中存在还原物质(如维生素C>50mg/L),可呈假阴性;若尿中存在游离血红蛋白、肌红蛋白和过氧化酶等物质时可呈现假阳性。且健康人1.8%~5.8%尿分析潜血阳性,故尿潜血与镜检往往不平行,不能作为诊断血尿的依据,仅能用作筛查,血尿确诊尚需靠镜检。

(2)肉眼血尿:尿液呈"洗肉水"色或血样甚至有凝块者称为"肉眼血尿"。肉眼血尿的颜色与尿液的酸碱度有关,中性或弱碱性尿颜色鲜红或呈洗肉水样,酸性尿呈浓茶样或烟灰水样。一般当尿红细胞>2.5×10^9/L(1000ml尿中含0.5ml血液)即可出现肉眼血尿。

2. 排除假性血尿　假性血尿可见于：①红色尿，尿中某些代谢产物及药物如卟啉尿、酚红、氨基比林等均可使尿呈红色，新生儿尿中排出较多的尿酸盐时也可呈红色，某些食物或蔬菜中的色素也可致红色尿。潜血试验及镜检红细胞均阴性。②血红蛋白尿及肌红蛋白尿，如阵发性睡眠性血红蛋白尿等。潜血阳性，但镜检阴性。③非泌尿道出血，如阴道或下消化道出血混入、月经污染。

3. 血尿定位　小儿血尿病因复杂，涉及的病种范围很广，诊断的关键是确定肾小球性及非肾小球性血尿，这有利于血尿来源的定位和进一步明确诊断。可结合病史、体检、伴随症状及相关实验室检查综合分析。

（1）肾小球性血尿：指血尿来源于肾小球，一般多见于：①原发性肾小球疾病，如急性、慢性及迁延性肾小球肾炎，急进性肾炎，肾病综合征，IgA肾病。②继发性肾小球疾病，如系统性红斑狼疮、紫癜性肾炎、乙型肝炎病毒相关性肾炎。③遗传性肾小球疾病，如遗传性肾炎（Alport综合征）、薄基底膜肾病（家族性良性血尿）。④剧烈运动后一过性血尿。

（2）非肾小球性血尿：包括：①血尿来源于肾小球以下泌尿系统：a. 泌尿道急性或慢性感染。b. 肾盂、输尿管、膀胱结石。c. 结核。d. 特发性高钙尿症。e. 特发性肾出血（左肾静脉受压或胡桃夹现象）。f. 先天性尿路畸形如肾囊肿、积水、膀胱憩室、输尿管囊肿。g. 先天性肾血管畸形如动静脉瘘、血管瘤。h. 药物所致肾及膀胱损伤如环磷酰胺、磺胺、庆大霉素。i. 肿瘤、外伤及异物。j. 肾静脉血栓。②全身性疾病引起的出血，如血小板减少性紫癜、血友病。

4. 判断血尿来源

（1）肉眼观察：黯红色尿多来自肾实质或肾盂，鲜红色或带有血块者常提示非肾小球性疾患出血，血块较大者可能来自膀胱出血，尿道口滴血可能来自尿道。

（2）尿三杯试验：在患儿持续排尿过程中，用三只玻璃杯分别收集初、中、终各段尿液，然后进行血尿检查。初段血尿见于尿道疾病；终末血尿见于膀胱颈、三角区、后尿道及前列腺疾病；全程血尿则提示肾脏、输尿管及膀胱疾病。

（3）尿常规检查：血尿伴大量蛋白>++时考虑病变在肾小球，尿沉渣中如发现管型、特别是红细胞管型多为肾实质病变；血尿伴大量尿酸、草酸或磷酸盐结晶者要除外高钙尿症、结石。

（4）尿红细胞形态检查：近年来，国内外均采用相差显微镜及扫描电镜观察尿红细胞形态变化，认为当尿中红细胞出现形态变化和伴有血红蛋白丢失时，即变形的红细胞为主时，为肾小球性血尿。其机制一般认为，肾单位血尿是红细胞被挤压穿过病变的肾小球基膜受损和通过肾小管时受到管腔内渗透压、pH及代谢物质（脂肪酸、溶血卵磷脂及胆酸等）作用，而发生外形及大小等的变化；当尿红细胞形态基本正常均一的，即为非肾小球性血尿，该均一红细胞血尿是尿路血管破裂出血造成，因而红细胞形态正常。此法鉴别血尿来源的符合率很高。因上述条件所限，近年来国内许多单位又开展用普通光镜油镜头观察尿沉渣瑞氏染色涂片的红细胞形态变化，代替相差显微镜和扫描电镜，其结果一致，临床诊断符合率均在95%左右。一般评价标准为：严重变形红细胞，环状、芽胞、穿孔>30%以上称为肾小球性血尿、<15%时考虑为非肾小球性血尿。应注意：①选择有经验的人员进行，尽量避免因技术水平影响结果。②尿中红细胞<8000个/ml及尿比重<1.016时结果不可靠。

二、鉴别诊断

尿血主要表现为镜下血尿，甚或肉眼血尿，需要与以下疾病相鉴别。

1. **血淋** 血淋与尿血均以小便出血为主证，血淋同时伴小便滴沥涩痛或疼痛难忍，而尿血则多无疼痛，或仅有轻度胀痛感。两者鉴别要点在于疼痛的有无。正如《丹溪心法·溺血》指出："溺血，痛者为淋，不痛者为尿血。"

2. **石淋** 又称砂淋，为淋证之一。石淋和尿血均有小便出血，但石淋尿中常夹有砂石，且小便艰涩或刺痛，或排尿突然中断，或见小腹拘急或腰腹绞痛，尿出砂石则痛止。

3. **外伤尿血** 因跌打或器械检查引起血络受伤所致血尿，一般外伤治愈，血尿即停，较少复发。

三、辨证思路与方法

因小儿尿血病因有外感、内伤等多种因素，病机复杂；血尿日久，迁延不愈则可致多脏腑同时受累；小儿又具有自身的生理病理特点，从而使尿血中医辨证论治更显困难。目前，临床辨证尿血多采用八纲辨证、病因辨证与脏腑辨证相结合的方法。近年来，也有医家采用辨病与辨证相结合，将尿血分为肾小球性血尿和非肾小球性血尿，并进一步辨证分析。

1. **病因辨证** 引起尿血的原因有外感内伤之分。由外感所致的尿血，以邪热为主，发病急骤，初起多见恶寒发热等表证；由内伤所致的尿血，一般起病较缓慢，先有阴阳偏盛、气血亏虚或脾肾虚衰的全身症状，其后表现尿血。外感尿血属实证，内伤尿血多属虚证。

（1）风邪犯肺：多见于急性肾小球肾炎或IgA肾病（反复血尿型）。多发为肉眼血尿，也可仅表现为镜下血尿，临床以伴风热表证为特点。

（2）热结膀胱：多见于急性尿道感染。临床以起病急、小便短赤、尿急、尿频或伴发热、舌红苔黄腻等湿热蕴结下焦证候为特点。

（3）热毒迫血：以尿色鲜红，伴发热口渴、烦躁、皮肤疮毒，或伴各种急性出血等热毒炽盛证候为特点。

（4）阴虚火旺：多见于急性肾炎恢复期，或慢性肾小球疾病（隐匿性肾炎、IgA肾病、紫癜性肾炎等）反复发作或迁延不愈病例。临床以尿血反复，伴咽干咽红、手足心热、舌红少苔等阴虚内热证候为特点。

（5）气阴两虚：多见于多种肾小球疾病的恢复期或慢性期。临床以尿血反复不愈，自汗，易感冒，潮热盗汗，伴咽干、咽红，手足心热等气阴两伤证候为特点。

（6）邪热留恋：少量血尿迁延不愈，形体尚实，舌红苔黄或黄腻，脉细。本证多见于急性肾炎恢复期、隐匿性肾炎、单纯血尿等。镜下红细胞常在（+）左右，面红，纳可，无明显临床自觉症状。

（7）瘀血内阻：多有外伤跌仆，或久病不愈史。临床以尿血夹有血块，腹痛拒按，或有包块，舌质黯，有瘀斑瘀点为特点。

2. **虚实辨证** 尿血之实证皆由"火"所致，虚证则有阴虚、气虚、脾虚、肾虚之分。凡起病急骤，尿色鲜红，尿道有灼热感，伴恶寒发热、口苦咽干、舌红、苔黄腻、脉弦数或浮数者，多属实证；若病程日久，尿色淡红、腰膝酸软、潮热盗汗、面红口干，或面色萎黄、倦怠无力、舌淡或淡红、苔薄白、脉细数或细弱者,多属虚证。外伤血瘀属实证;久病瘀阻乃属虚实夹杂证。

3.脏腑辨证　尿血的病位在肾与膀胱,同五脏皆有关系,正如清·李用粹在《证治汇补·溺血》中所言:"溺血未有不本于热者,但有各脏虚实之不同耳。或肺气有伤,妄行之血,随气化而下降胞中,或脾经湿热内陷之邪,乘所胜而下传水府,或肝伤血枯,或肾虚火动,或思虑劳心,或劳力伤脾,或小肠结热,或心胞伏暑,俱使热乘下焦,血随火溢。"

(1)心经郁热证:多见于急性肾小球肾炎、IgA肾病等。为心经郁热,下移小肠,热灼脉络而致,以尿血热赤,伴见口舌生疮,心烦不寐为特点。

(2)脾不统血证:多见于慢性肾小球疾病、凝血异常等引起的尿血。临床以镜下血尿日久不愈伴面色萎黄,体倦乏力,纳呆便溏等脾气虚弱证候为特点。

(3)肾气不固证:多见于慢性肾炎、肾结核、肾下垂等病。临床以病程较长,小便色淡红或清,血尿时轻时重,平素以镜下血尿为主,劳累后加重,伴神疲乏力,头晕耳鸣,腰脊酸痛为特点。

4.病证结合辨证　近年来,尿血的传统辨证与辨病相结合,宏观与微观相结合的研究正在深化。中医对不同病因、不同病理类型尿血之辨证论治规律的研究日渐深入,尤其对各种类型的肾小球肾炎尿血的辨证论治积累了丰富经验,临床实践证明确有一定疗效,对临床研究尿血确有一定参考价值。如急性肾炎,发病初期以实为主,多为湿热蕴结型;恢复期则以正虚为主。紫癜性肾炎、IgA肾病,早、中期因邪毒内侵、化火动血、内伤肾阳,故以阴虚火旺型多见。肾病综合征患者大量应用激素期间以阴虚火旺型多见,在疾病后期及慢性肾炎患者,则以脾不统血、脾肾两虚多见。

【治疗研究】

小儿尿血的治疗应遵"急则治其标、缓则治其本"的原则,针对病因,结合证候之虚实,病情之轻重而辨证施治。疏风清热、清热利湿、滋阴降火、补益脾肾,佐以止血为治疗尿血的基本大法。暴热实热当清热利湿,凉血止血;阴虚火旺当滋阴降火,凉血止血;脾胃虚弱当补脾益气,补肾固摄。临证当注意的是:实证忌用收涩与滋腻,虚证不宜用寒凉克伐。

一、分证论治

(一)分证论治概述

1.风邪犯肺证　治宜疏风宣肺,清热止血,予越婢加术汤加减。常用药:麻黄、生石膏、白术、金银花、连翘、白茅根、生地黄、小蓟、甘草、生姜、大枣。发热加生石膏、葛根解肌清热;咽喉肿痛加山豆根、牛蒡子、板蓝根利咽消肿;咳嗽者加桑白皮、黄芩清肺止咳;若发病于盛夏伏暑,加益元散、黄连以清暑热;血尿明显加旱莲草、仙鹤草凉血止血。

2.热结膀胱证　治宜清热利湿,凉血止血,予八正散加减。常用药:萹蓄、瞿麦、关木通、车前子、滑石、大黄、生栀子、灯心草、甘草梢。内热盛者,加知母、黄柏、龙胆草以清利下焦之热;尿血量多者,加地榆炭、蒲黄、藕节、琥珀以凉血止血而不留瘀;少腹胀痛者,加延胡索、川楝子、小茴香以理气止痛;腰部酸痛者,加杜仲、续断以补肾健腰;小便频数短少涩痛者,加紫花地丁、蒲公英、淡竹叶以清热利尿。

3.热毒迫血证　治宜泻火解毒,凉血止血,予黄连解毒汤合犀角地黄汤加减。常用药:

黄芩、黄连、黄柏、山栀、水牛角、生地黄、牡丹皮、赤芍、紫草。口干喜饮者配玄参、麦冬、石斛以养阴生津;气阴两亏,神疲乏力者加太子参、麦冬、五味子以益气养阴;若病久瘀血内阻,尿血夹有血条,小便淋沥不爽者加猪苓、白茅根、白花蛇舌草清热解毒,凉血止血。本证若属皮肤疮毒所致者,可用五味消毒饮加减(蒲公英、紫花地丁、野菊花、牡丹皮、车前草、大小蓟、白茅根)。

4. **阴虚火旺证** 治宜滋阴降火,凉血止血,予知柏地黄丸加味。常用药:熟地黄、山萸肉、怀山药、茯苓、泽泻、牡丹皮、知母、黄柏、旱莲草、大蓟、小蓟、藕节、蒲黄。若尿血经久不愈,排尿不畅者,可配用琥珀末、车前子、花蕊石以利水通淋,活血化瘀;咽干加玄参、麦冬、芦根以养阴生津;心烦不寐者加黄连、桂心以交通心肾;低热缠绵,颧红盗汗者加银柴胡、地骨皮以滋阴清热;腰膝酸软者加川断、狗脊、女贞子、旱莲草以调补肝肾。

若肾阴虚,火不甚旺,且无实邪者,可用理血汤治疗。方中阿胶、山药补肾阴;白头翁性寒,凉血而有固脱之力,清肾脏之热而止尿血;茜草、海螵蛸化凝滞;龙骨、牡蛎固涩化滞;芍药滋阴清热和血。如有实邪则不宜固涩,以防留邪。

5. **气阴两虚证** 治宜益气养阴,凉血止血,予生脉散合车前叶汤。常用药:党参、麦冬、五味子、车前叶、阿胶、茜草、红花、黄芩、地骨皮。盗汗者加黄芪、浮小麦、煅牡蛎、糯稻根以益气固摄敛汗;若同时伴有肺痨,应以肺肾兼顾,合月华丸以增加滋阴润肺的功能;肾精亏虚者加龟版、鳖甲、冬虫夏草、杜仲以填精补肾;津伤口渴者加鲜生地、玄参、天花粉、川石斛以养阴生津;虚烦不寐者加酸枣仁、首乌藤、黄连、肉桂以安神;低热不退者加重清热退蒸之品,如青蒿、鳖甲、银柴胡、蒸百部等。

6. **邪热留恋证** 治宜清热凉血,予小蓟饮子加味。常用药:小蓟、大蓟、藕节炭、蒲黄、滑石、关木通、竹叶、栀子、生地黄、当归、甘草。邪热重者加金银花、连翘、薄荷清上以达下;瘀重者加茜草、三七祛瘀止血。

7. **瘀血内阻证** 治宜行滞化瘀,活血止血,予血府逐瘀汤加减。常用药:桃仁、红花、赤芍、牛膝、当归、生地黄、枳壳、柴胡、川芎、甘草。因外伤所致的尿血,可服用七厘散以活血散瘀;若尿血量多者,加茜草根、侧柏叶以凉血止血,三七、琥珀以行瘀止血;若瘀阻不通者加冬葵子、生蒲黄以化之;少腹癥积者加牡蛎、夏枯草、丹参、三棱、莪术、浙贝母以祛瘀散结。

(二)分证论治新说

除上述分证论治外,亦有学者从其他辨证分型的角度治疗本病,代表性如:

1. **从脏腑辨证论治** 董廷瑶自创清金滋水汤采用清上滋下法,治疗肺热炽盛,劫伤津液导致小儿急性肾炎血尿,取得较好疗效;马居里认为心经郁热,下移小肠膀胱可引起血尿,运用小蓟饮子加减治疗,疗效颇佳;金厚如在治疗脾虚气弱尿血时,常选用真武汤、外台茯苓饮、实脾饮加以详细辨证治疗;徐仲才治疗急性肾炎后气血两亏,中气下陷不能摄血引起的血尿,运用补中益气汤化裁治疗疗效亦佳。

2. **从湿热辨证论治** 如刘弼臣教授创立鱼腥草汤,并根据血尿量的多少不同而合猪苓汤、小蓟饮子或牛膝四物汤等治疗湿热邪毒蕴结血尿。倪珠英自拟六金汤,从湿热辨证治疗小儿结石性尿血等,均取得了较好的疗效。鲁艳芳认为湿热之邪常贯穿于整个病程之中,湿邪困阻脏腑,湿性黏滞,致尿血缠绵难愈。各类脏腑湿热证所致尿血可统一辨证为下焦湿热。《金匮要略·五脏风寒积聚病篇》中也说"热在下焦者则尿血",临床可再根据各脏腑侧重不同,加以辨证治疗。

二、其他疗法

（一）中成药

1. 银翘解毒丸　用于风热犯肺证。
2. 血尿胶囊　用于膀胱湿热证。
3. 昆仙胶囊　用于肾性血尿如紫癜性肾炎、IgA肾炎血尿的膀胱湿热证、肾气不固证。
4. 清宁丸　血尿辨证无明显虚象者均可配合使用，对大便干结、舌苔黄腻者适用。
5. 三七总苷片　用于血尿缓解期及恢复期气虚血瘀者。
6. 黄葵胶囊　用于膀胱湿热证。
7. 冬虫夏草制剂　本类制剂有百令胶囊、金水宝胶囊、至灵胶囊、宁心宝等，也可用冬虫夏草原药，并可酌选红枣、太子参、杞子等同煮。适用于慢性肾性血尿者，不建议对急性肾炎、紫癜性肾炎的急性期的血尿使用。

（二）针灸疗法

1. 体针　三阴交、肾俞、血海、气海、复溜，取1~3穴，每日一次，留针15分钟，治肾气不固尿血；行间、中极、劳宫为主穴，配穴阴陵泉、小肠俞治心火内动，下焦湿热尿血；足三里、隐白、关元为主穴，配穴脾俞、膈俞、肾俞、三阴交治脾肾不固，气血虚弱尿血。
2. 耳针　取肾、膀胱、内分泌、脾点1~2穴，埋针3~5天；尿血伴有结石者，取肾、输尿管、膀胱、交感、神门，经电脉冲耳穴治疗，再用王不留行籽贴压耳穴，使结石出而尿血止。

【研究发展思路】

一、规范与标准

因尿血并非单一独立疾病，故缺乏统一的规范标准研究，既往肾小球性血尿临床研究报道虽较多，但相关中医诊疗指南仅见于IgA肾病。至2016年中医儿科才首次制定并发布了小儿血尿的临床诊疗标准。

（一）中医临床诊疗指南

《中医儿科临床诊疗指南·小儿尿血》项目首次于2016年8月完成制订，该指南由国家中医药管理局协南京中医药大学立项，河南中医学院第一附属医院承担。中华中医药学会组织成立了中医儿科临床诊疗指南专家指导组，成立了小儿尿血项目工作组，开展了文献研究、三轮专家问卷调查、专家论证会、同行征求意见、临床评价（方法学质量评价、临床一致性评价）等工作，并在项目工作组多次系统分析研究的基础上，按照中医临床诊疗指南编写规则，形成了《中医儿科临床诊疗指南·小儿尿血（制订）》的草案，包括：名称、范围、术语和定义、诊断、辨证、治疗、预防和调护，以及参考文献和说明等部分。指南辨证分为实证与虚证，其中实证分风热犯肺证、心火亢盛证、膀胱湿热证、瘀血内阻证4型；虚证分脾不统血证、肾气不固证、阴虚火旺证3型。并确立了"急则治其标、缓则治其本"的治疗原则，针对病因，结合证候之虚实而辨证论治。实证尿血当以祛邪为主，在疏风清热、清心泻火、清热利湿或活血化瘀的基础上佐以凉血止血，勿见血止血；虚证尿血则以扶正为主，在健脾、益气、养阴的基础上，配合凉血止血、摄血止血，见血勿忘止血。

IgA肾病中医诊疗指南于2011年12月完成。本指南根据循证医学的原则，在系统分析国外指南制作方法和指南评价方法的基础上,将其与中医学的特点相结合,通过临床问题的分解、文献检索、文献评价与证据形成、证据评价与推荐建议形成、指南草案书写、专家评审、草案修改、统审组统审等步骤,完成了指南的撰写。指南提出了IgA肾病的中医诊断标准,包括病名诊断、中医辨证分型标准。中医病名诊断以症状或病机诊断为主,其中以血尿为主症者,诊为尿血;依据国内文献有关IgA肾病的主要中医证型分布,结合学会的辨证分型及专家意见,将IgA肾病分为:风热犯肺证、下焦湿热证、气阴两虚证、肝肾阴虚证、脾肾气虚证及瘀血阻络证6个证型辨证,并提出了中医辨证要点,以及本病的干预、管理和相关推荐意见,可供临床参考。

(二)中医临床路径

儿科尚无血尿、IgA肾病的临床路径,中医内科的肾风(IgA肾病)临床路径可以作为参考。该路径提出IgA肾病的中、西医诊断标准,参照"国家中医药管理局'十一五'重点专科协作组肾风(IgA肾病)诊疗方案"提出本病的6个证型,包括三个基本证候:气阴两虚证、脉络瘀阻证、风湿内扰证;三个合并证候:风热扰络证、湿浊犯脾证、下焦湿热证。明确了IgA肾病中医临床路径标准住院流程,尤其对进入路径标准、治疗方案的选择、标准疗程时间、证候学观察项目、入院检查项目、完成路径标准及变异情况的分析,均做了详细的说明,并制订了路径表单。虽然本路径包括儿童患者,但由于儿童的生理、病理、病因等特点与成人有异,因此临床并不能完全照搬,应结合患儿具体情况辨证,选择合适的治疗方案。

(三)疗效评定标准

参照1988年《中药新药治疗慢性肾炎的临床研究指导原则》。

1. 疾病综合疗效判定标准

临床痊愈:临床症状体征基本消失;尿常规RBC数正常,或尿沉渣RBC计数正常;尿蛋白转阴性,24小时尿蛋白定量正常;

显效:临床症状体征大多消失;尿常规RBC减少≥2个+/HP或减少至"+"以下,或尿沉渣RBC计数减少≥40%;尿蛋白减少≥2个+/HP或尿蛋白减少至"+"以下,或24小时尿蛋白定量减少≥40%;

好转:临床症状体征减轻;尿常规RBC减少<1个+/HP或减少至"+",或尿沉渣RBC计数减少<40%;尿蛋白减少<1个+/HP或尿蛋白减少至"+",或24小时尿蛋白定量减少<40%;

无效:临床表现与实验室检查均无改善或加重。

2. 尿红细胞疗效判定标准

临床痊愈:尿常规RBC数正常,或尿沉渣RBC计数正常;

显效:尿常规RBC减少≥2个+/HP或减少至"+"以下,或尿沉渣RBC计数减少≥40%;

好转:尿常规RBC减少<1个+/HP或减少至"+",或尿沉渣RBC计数减少<40%;

无效:尿RBC数日无减少或增加。

3. 中医证候疗效判定标准

临床痊愈:中医临床症状、体征消失或基本消失,证候积分减少≥80;

显效:中医临床症状、体征明显减少,证候积分减少≥70;

好转:中医临床症状、体征好转,证候积分减少≥30;

无效:中医临床症状、体征明无改善甚或加重,证候积分减少<30。

注:计算公式:[(治疗前积分−治疗后积分)/治疗前积分]×100%。

二、临床研究

1. 专方治疗　辨证论治仍是中医治疗尿血的基本方法。由于尿血的病因复杂，各家所观察的病种有异，故分型、立法、组方亦有区别，可作为临床研究参考。如丁樱认为尿血的病机特点体现在"热、虚、瘀"三个方面，根据本病的病因病机，在辨证分型的基础上，擅用清热止血颗粒（基本方：生地黄、牡丹皮、赤芍、墨旱莲、三七、小蓟、茜草、丹参等）加减治疗，疗效颇佳。王瑞道用自拟方治疗小儿肾性血尿有独到之处，疗效甚好，基本方组成生地黄、补骨脂、益母草、白茅根、紫草、茜草、仙鹤草等。陈路自拟补肾活血汤，药用生地、白术、黄芪、女贞子、旱莲草、白茅根、滑石、阿胶、红花、丹参、白花蛇舌草、茜草、菟丝子等，4周为1个疗程。治疗结果：显效12例，占24%；好转35例，占70%；无效3例，占6%，总有效率94%。杨光成用单味荔枝草治疗小儿急性肾炎血尿，治疗组：荔枝草60g，煎药取汁300ml，每服1剂，分2次口服。对照组：口服血尿安胶囊，每次4片，每日3次。两组均嘱注意休息，避免剧烈运动。两组每周做离心尿光镜检查及牛包华氏计算盘行红细胞计数1次，每2周作位相镜检尿畸形红细胞计数1次，血免疫球蛋白异常、血补体C_3降低者每月复查1次。治疗前后检查1次肝肾功能及心电图，治疗1个月后进行疗效评定。临床观察表明，荔枝草对急性肾炎血尿有较好疗效，且无毒副作用，适合长期服用。另有，贾士安等中医分型辨证治疗45例肾小球性血尿患者，取得很好疗效，其中风热入肾型，以清热利咽汤加减；湿重于热型，治以宣气利湿，化浊清热，方以三仁汤合四苓散加减；肾阴亏虚型，治以滋肾凉血，化瘀通络，方以六味地黄丸加减；对脾肾气虚型，治以补益脾肾，清利止血，方以五子衍宗丸加减。李贵满用自拟方药血尿停（基本方组成太子参、黄芪、白术、淫羊藿、黄柏、紫珠、赤芍、柴胡、草薢）治疗原发性肾小球性血尿36例疗效甚好，有效率90%。

2. 专药治疗　中医药治疗血尿有自身的优势，在药物的选择与应用上需注意辨病与辨证的有机结合，针对不同的血尿类型选取不同的方药加减。在辨证论治的基础上可选择经药理研究证实有效的止血尿药。

（1）小蓟：《重订严氏济生方》小蓟饮子君药。甘、苦、凉，归心、肝经。本品功善凉血止血，为治疗尿血属下焦实热证的常用药物。《医学衷中参西录》曰："鲜小蓟根，性凉濡润，善入血分，最清血分之热，凡咳血、吐血、衄血、二便下血之因热者，服着莫不立愈。"入煎剂不可久煎，宜保其新鲜之性。常用剂量4.5~9g。多项研究显示，小蓟止血有效成分是绿原酸及咖啡酸，主要通过使局部血管收缩，抑制纤溶而发挥止血作用。

（2）参三七：《医学衷中参西录》化血丹君药。甘、微苦、温，入肝、胃经。本品功善祛瘀止血，活血止痛。三七止血的功效颇为显著，且有"止血不留瘀，祛瘀不伤正""生打熟补"的特点，对各型小儿尿血均可应用，在血尿治疗中应用甚广，尤其肉眼血尿。实验研究表明该药低浓度对血管有收缩作用，高浓度可扩张血管，能升高血小板，通过促使血小板聚集、变形，释放ADP、血小板因子Ⅲ和钙离子等物质而达到止血作用，一般生用有较强的止血作用。常用剂量3~9g，多研粉冲服，每次1~1.5g，每日2~3次。

（3）地锦草：又称斑地锦，味辛、性平，具有清热解毒、活血、止血、利湿的功效。《本草纲目》曰："主痈肿恶疮，金刃扑损出血，血痢、下血、崩中，能散血止血。利小便。"古之本草未言地锦草有祛风之功效，但细究之，该药味辛善行，又可清热活血，止血养血。现代诸多药理研究表明：①斑地锦中含多种抗菌成分，不同成分抗菌谱和抗菌能力不同，具有较强的消炎抗菌作用；②可减轻化学毒物对肝、肾等引起的严重损害，其效果优于维生素C，具有显著保护肝肾作用；③有快速缩短凝血时间的作用，快速增加血小板数量，并能随给药时间的延长血小板数量也不断增加，具有明显的止血及抗纤溶作用，但无抗凝作用；④有很强的清除和抑制自由基的抗氧化作用，增强免疫和造血功能。

三、基础研究

（一）模型研究

建立尿血动物模型的目的，是为深入研究尿血的发病机制以及探讨药物的疗效原理奠定实验治疗基础，从而探讨该类型血尿的发病机制、本质，为小儿尿血的防治提供理论和实验依据。目前，以血尿为主的肾脏及其他疾病的动物模型，除IgA肾病外，国内外尚未见有报道。目前国外所用的自发性IgA肾病模型是由具有血清高浓度IgA的ddY小鼠选择性交配而衍生的具有自发性IgA肾病倾向的HIGA鼠系。方法是选取3~4月龄的具有血清高浓度IgA的ddY小鼠进行交配，繁衍到第12代时，HIGA鼠系在10~60周龄时具有异常高浓度IgA，但不足之处是尿的蛋白含量并不高（1~3g/L），且从未有过血尿。国内研究者所用的IgA肾病动物模型主要是采用诱发的实验型IgA肾病，主要有下列几种方法：①利用口服免疫原+肝脏切除+免疫佐剂，此实验术后死亡率明显增高。我们在预实验中也曾采用此方法，结果6只大鼠有3只死亡，死亡率高达50%；②葡萄球菌肠毒素+口服免疫原+免疫佐剂，葡萄球菌肠毒素是外毒素，毒性大，易引起机体损害；③腹腔注射CCl4引发的IgA肾病模型，此模型虽然有高强度的IgA沉积，但肝脏功能损害严重，常伴有肝细胞坏死变性和假小叶生成。汤颖等对以往的造模方法加以改进：①联合应用LPS+BSA+CCl4作为造模方法，LPS是免疫佐剂，毒性较外毒素葡萄球菌肠毒素弱，不宜对动物机体造成损害，引起动物死亡；②将口服免疫原BSA的剂量比既往加大1倍，改为400mg/kg，隔日1次；③CCl4由以往的腹腔注射改为皮下注射，且剂量减少至诱导肝纤维化剂量的1/3，尽可能减少对肝脏的损害，CCl4常规诱导肝纤维化的剂量为50%（体积比）。通过以上改良，模型组IgA在肾脏组织有较强沉积，操作起来更方便和安全，不易引起腹腔感染和动物死亡。

其他有代表性的研究：①天津中医药大学报道，采用口服牛血清蛋白（BsA）与葡萄球菌肠毒素B（SEB）复合感染的方法，建立了以镜下血尿为特征的小鼠实验IgA肾病改进模型，并用清热利湿、活血止血中药治疗该模型，结果表明，此类中药能减轻该模型的镜下血尿。②山西中医研究所对益肾汤（当归、赤芍、川芎、红花、桃仁、益母草、板蓝根、银花、白茅根、紫花地丁）的研究和北京一院的"肾炎化瘀汤"（当归、川芎、赤芍、桃仁、红花、益母草）对动物实验性肾炎的疗效探讨表明，活血化瘀能提高肾血流量，改善肾脏血液循环，促进纤维组织的吸收等作用。③北京中医药大学应用扶正固本中药薄盖灵芝治疗小鼠实验性IgA肾病，结果发现治疗组肾小球系膜区IgA沉积、系膜增生反应等病变与对照组相比均较轻，提示薄盖灵芝有调节免疫系统的功能，对IgA肾病有治疗效果。

需要指出的是目前各种IgA肾病动物模型尚存在着一些问题，特别是与人类IgA肾病还存在一定的差距，可见IgA肾病动物模型不能直接代替肾小球性血尿动物模型，故研制有代表性的肾小球性血尿动物模型方案是目前根据肾小球性血尿的病因和发病机制进行实验治疗、分析药物疗效原理的关键环节。研究证明，系膜病变在肾小球性血尿的基础疾病中占有50%以上；有学者认为，研制肾小球性血尿动物模型遵从树状发散方式，可以优先考虑从系膜病变动物模型着手进行复合造模,探究中药复方和拆方、单方对系膜病变所致肾小球性血尿的作用机制的影响。

（二）中药作用机制研究

1. 抑制系膜增生的研究　丁樱教授针对"尿血"病阴虚兼湿热、血瘀证候较多,以养阴清热、活瘀止血为治法,并根据多年的临床经验精选药物研制成了清热止血颗粒,该方由生地、水牛角粉、知母、当归、旱莲草、生蒲黄、虎杖、三七、甘草等组成。药理学研究表明,本药具有抑制肾小球系膜细胞增生的作用。临床观察表明本药对临床以血尿为主要表现,病理以系膜增生为主要表现的肾小球肾炎具有良好的治疗效果。

血尿安胶囊是一种主要由肾茶、小蓟、白茅根、黄柏等组成的中草药复方制剂。肾茶水溶性提取物可使严重病变的肾小管上皮细胞损害减轻,肾小球结构破坏减少,完整肾小球数目增加。部分学者观察了血尿安胶囊治疗肾小球性血尿的临床效果,发现其对反复发作性肉眼血尿较持续性镜下血尿疗效好,系膜毛细血管内增生性肾炎的临床效果较其他病理类型好,具有清热利湿、凉血止血功效,有改善肾小球微循环、减轻免疫反应炎症介质产生的作用。

2. 改善机体免疫功能的研究　杨氏等在常规治疗的基础上,加用自拟中药汤剂:荆芥、防风、山栀子、蝉蜕、银花、连翘、黄芩、猪苓、侧柏炭、紫草、茜草、马勃等,治疗隐匿性肾炎单纯性血尿26例,结果提示该方剂具有清热解毒、凉血止血功效,能降低肾小球性毛细血管通透性、减轻免疫反应炎症介质的产生及肾脏损害,可显著改善机体免疫功能。

陈氏等采用自拟方血尿停方治疗原发性肾小球性血尿36例,并与西药常规治疗的34例按就诊先后顺序随机对照观察,表明治疗组疗效明显优于对照组,且急性肾炎疗效最好,认为血尿停有益气化瘀、清热利湿、凉血止血功效,可减轻肾小球炎症,改善毛细血管通透性,减轻免疫反应炎症介质的产生及肾脏病理损害,提高免疫功能。

3. 中药抗炎研究　某些肾小球疾病血尿往往因上呼吸道感染反复加重,在选择清热解毒方药时,宜用银翘散加减。据研究,金银花、连翘、板蓝根、黄芩等对病毒、某些球菌如溶血性链球菌、肺炎双球菌有较强的抗菌作用。而清下焦湿热多选用对大肠杆菌有效的黄柏、蒲公英等清热之品。此外,白茅根、滑石、白花蛇舌草等药,现代药理证实均有抗炎作用,有利于清除体内抗原,减少免疫复合物形成的作用。

4. 改善微循环的研究　西医学认为,当肾脏受到侵害时,肾脏原发性损害所致的肾小球局灶性血管内凝血而形成循环障碍,肾小球基底膜缺血缺氧,改变了基底膜通透性,使原来难以透过的大分子血细胞混入尿液而出现血尿。这些与瘀血阻于脉络,使血不能循其常道,血不归经与尿液并出膀胱而加重血尿的中医理论有许多共同之处。国内也报道通过检测血流变指标发现患者多有血黏度增高,运用中医活血化瘀法治疗后,随着高黏血症的改变,病情也得到缓解,从而提示了"微观瘀血症"的存在。近年来,应用低分子量肝素治疗肾脏病,川芎嗪在降血脂,改善高凝状态,减轻肾小球损伤及保护肾功能等方面显示出明显的优越性。更进一步说明活血化瘀法应用于小儿肾脏病的重要性。现代药理研究表明:红花、丹参不仅可活血化瘀,还具有抑制肾脏成纤维细胞增殖,从而减轻肾脏病变之意,有效防止肾小球硬化,间质纤维化的发生。

四、研究发展思路

1. 辨证分型规范化研究 有关小儿尿血的文献很多,但所报道的治疗方案各不相同。有的用经验方,有的用古方加减,有的自拟辨证分型标准,标准很不一致,以致难以对各自实施的治疗经验和水平进行科学评估,从而为临床研究与推广应用带来了诸多不便。因此,进行中医辨证的普遍规律及方法学研究,制定标准化、切实可行的中医辨证分型方案,通过单病种质量管理,在确定肾活检病理分型分级,建立对部分常见症状、体征的定位、定性/定量临床判定标准,以中医证候宏观辨证结论与微观辅助诊断等多项指标相结合的方法,作为系统评价疾病证候的诊断依据,是建立证候信息规范化、客观化分析及疗效评价标准的基础性工作。

2. 将中医治疗与现代研究相结合 小儿血尿的中医辨证治疗,虽有不少的宝贵经验,但因血尿的病因复杂,其机制研究仍是基础及临床研究工作中的一个难题。目前有关血尿的实验研究甚少。要提高血尿的诊断及治疗水平,必须结合现代科学技术,宏观与微观相结合,同时要注意对病因、病位、病性及其与证候类型、治法方药的关系,使血尿的临床研究有所突破。探求尿血各证型的客观指标变化,寻找宏观辨证与微观变化之间的关系,已成为当前临床研究的重要课题。

3. 重视有效药物的开发与应用 目前诸多学者根据自身临床经验和用药习惯选方用药,尽管有些方剂有效率达80%以上,但值得推广应用的较少。目前关于小儿尿血的治疗大法,如扶正固本、活血化瘀、清热解毒利湿、凉血止血等已成为共识,故将来应该努力提高有效中药的筛选力度,尽快研发出更多、更好的有效新药,以彰显中医药治疗的优势,辨证施治,平衡机体状态,调节免疫功能,从而稳定炎性因子水平,达到减轻肾脏损伤的目的,满足小儿尿血患者要求。

4. 中西医结合治疗具有广阔的前景 探索适合于儿童的中西医结合治疗方案及有效方剂是今后更好地改善患儿临床症状,有效延缓肾损害进程的迫切需要。对儿童进行早期有效的干预将大大改善成人期预后,对于减轻患者家庭和社会的经济负担具有重要而深远的意义。中西医结合,辨证与辨病相融,取长补短,将成为儿童尿血治疗的理想途径。

参 考 文 献

[1] 易著文. 实用小儿肾脏病手册. 北京:人民卫生出版社,2005:38-42.

[2] 黄建萍. 小儿血尿的诊断思路. 实用儿科临床杂志. 2000,15(2):116-118.

[3] 吴群励,翁端怡. 郑健教授益肾活血法治疗儿童单纯性血尿探析. 中国中西医结合肾病杂志,2004,5(12):688-689.

[4] 田甜,刘平夫. 刘平夫教授治疗肾性血尿经验. 吉林中医药,2007,2(4):12-13.

[5] 王海云,刘南燕,赵润栓. 从肝论治慢性肾小球肾炎血尿体会. 河北中医,2006,28(3):193-194.

[6] 魏金花,郑健. 活血化瘀法治疗小儿血尿探析. 中医儿科杂志,2005,1(2):53-55.

[7] 刘杰文,齐淑玲. 血瘀证实质和活血化瘀药物作用机理的研究. 中医药通报,2003,2(1):2-9.

[8] 刘兴烈,刘敏雯,刘旭生. 中医药治疗原发性肾小球性血尿的研究思路探讨. 陕西中医,2006,27(12):1538-1542.

[9] 曹式丽,杨洪涛,何永生. 系膜增生性肾炎血尿的临床辨治方案探讨. 中国中西医结合肾病杂志,2005,6（5）:291-292.

[10] 峁冰,丁樱,张红敏,等. 血尿停冲剂加S-9对肾小球系膜细胞凋亡及bax和bcl-2表达的影响. 深圳中西医结合杂志,2003,13(1):15-17.

[11] 郭伟,李宁,马居里. 加味小蓟饮子治疗肾性血尿的经验. 黑龙江中医药,2010,39(4):20-21.

[12] 董幼祺. 董廷瑶治疗小儿急性肾炎的经验. 中医文献杂志,2001,19(2):35-36.

[13] 肖国琼,金庆荣,李桂茹. 金厚如儿科临床经验集. 北京:人民卫生出版社,2008:41.

[14] 贾士安,宋英香,崔光云. 辨证治疗肾小球性血尿45例. 山东中医杂志,2003,22(6):343-344.

[15] 陈路德,李贵满,金晓微,等. 血尿停治疗原发性肾小球性血尿36例临床对照观察. 中国中西医结合肾病杂志,2003,4(7):407-408.

[16] 吕贵东. 王瑞道治疗小儿肾性血尿的经验附45例临床疗效分析. 实用中医内科杂志,1997,11(2):33.

[17] 汤颖,娄探奇,成彩联,等. 实验性IgA肾病模型的改进. 中山大学学报(医学科学版),2006,27(2):184-187.

[18] 都修波. 丁樱教授小儿肾性血尿证治经验. 中国中医药现代远程教育,2013,11(7):80-81.

[19] 朱万青,黄伟,王雪峰. 小儿尿血的中医辨证论治探讨. 中国中西医结合儿科学,2012,4(4):291-293.

[20] 沈颖,周楠. 中西医结合治疗儿童IgA肾病现状与展望. 实用儿科临床杂志,2012,27(5):321-323.

[21] 闫平,姚晓燕,任翠铮,等. 中医辨治肾性血尿研究进展. 河南中医,2015,35(2):437-439.

[22] 聂莉芳,徐建龙,余仁欢,等. IgA肾病中医临床实践指南概览. 中国中西医结合肾病杂志,2013,14(7):565-567.

（丁　樱）

第三节　尿　频

尿频是以小便频数为特征的疾病,是儿科临床的常见病。一年四季均可发病,多发于学龄前儿童,尤以婴幼儿时期发病率较高。从性别看,女孩发病率高于男孩。本病经过恰当治疗,大多预后良好。但若迁延日久,则反复发作,影响小儿身心健康。

尿频属中医淋证的范畴,多属于热淋证,即西医之泌尿系感染。泌尿系感染是常见的小儿泌尿道疾病,是由于肾盂、输尿管、膀胱、尿道受细菌感染而引起的炎症病变,临床以尿频、尿急、尿痛、排尿困难或伴发热、恶寒为主要表现。

【历代文献述要】

尿频之病,中医学中最早称为淋证,多属于中医热淋证。早在《黄帝内经》中已论述,见于《素问·六元正记大论》:"小便赤黄甚则淋。"《素问·脉要精微论》亦云:"水泉不止者,膀胱不藏也。"《金匮要略·消渴小便不利淋病》篇指出:"淋之为病,小便如粟状,小腹弦急,痛引脐中。"说明诸病而致的淋证是以小便频急,淋沥不尽,尿道涩痛,小腹拘急,痛引腰腹为主要临床表现的一类病证。隋唐时期多将尿频混于淋证中论述,如《诸病源候论》《备急千金要方》等。从宋代的儿科专著《幼幼新书》已将小儿尿频与淋证分节论述,说明对尿频的认识已较深入。

关于病因病机,早在《黄帝内经》中即有论述,如《灵枢·口问》曰:"中气不足,溲便为之变。""阳明司天,初之气,小便黄赤,甚则淋。"《诸病源候论·淋病诸候》认为:"诸淋者,由肾虚而膀胱热故也,肾虚则小便数,膀胱热则水涩,数而且涩,则淋沥不宣,故之为淋有石淋、劳淋、血淋、气淋、膏淋。"《诸病源候论·小儿杂病诸候·小便数候》云:"小便数者,膀胱与肾俱有客热乘之故也,肾与膀胱为表里,俱主水,肾气下通于阴,此二经既受客热,则水气涩,故小便不快而起数也。"中医认为淋证是"五脏不通,六腑不和,三焦营卫耗失"导致的复杂病机。《诸病源候论·淋病诸候》曰:"诸淋者,膀胱热故也。"说明淋证是一种以膀胱湿热为标,肾虚为本的疾病,同时也说明了"湿热"是淋证主要病理因素,"肾虚"是淋证根本病因,肾与膀胱气化失司、水道不利为基本病机。

关于治法,历代医家积累了丰富的经验,早在汉代张仲景《金匮要略》就提出了"淋家不可发汗"的治疗原则。唐代孙思邈在《备急千金要方》记载治淋方剂53首,如石韦散等。朱丹溪在"肾虚而膀胱生热"观点基础上,还重视心与小肠病变与淋证发生的关系,提出"执剂之法,并用流行滞气,疏利小便,清解邪热。其于调平心火,又三者之纲领焉。心清则小便利,心平则血不妄行"的治疗原则。张景岳则认为淋证与"积蕴热毒"有关,对淋证的治疗提倡"凡热者宜清,涩者宜利,下陷者宜升提,虚者宜补,阳气不固者宜温补命门"的随证施治原则。

【病因病机研究】

一、病因病机概述

尿频其证小便淋沥不断,涩痛不甚,遇劳即发。可因湿热蕴结膀胱,精化为浊,膀胱失约,开合失常;或心火炽盛,下移膀胱;或素体肝肾阴虚,或热病之后肝肾阴液耗伤,阴亏不足,上不能济心火,下不能潜阳,虚火内生,虚火下移膀胱,膀胱约束无力而致;或病延日久,耗伤气阴,或阴伤及阳,而为气阴两虚;或脾肾气虚,脾虚运化无力,升清无能,清气不能上输于肺而布全身,导致水津不布而下行,而肾气虚膀胱气化失常,约束无力而致尿频发生。病初湿热蕴结膀胱多为实证,病久由实转虚,邪气湿热未尽,正气受损脏腑虚弱,多为正虚邪恋的虚实夹杂证。病变关键部位在肾与膀胱。肾主水,与膀胱相表里,膀胱的气化主要靠肾气主司,凡各种原因,只要能导致肾气不足,则使膀胱气化失司,尿频乃生。

二、病因病机新论

近年来,关于小儿尿频病因病机又有进一步的认识:①心火肝郁论:聂莉芳认为尿频的病机,除了应注重肾与膀胱的虚实寒热之外,同时不可忽视辨析心、肝两脏。心与小肠相表里,心热下移于小肠,则可见小便赤,故淋之为病;亦与肝气是否调畅有着密切的关系,临床上女性患病较为多见,是因情志不遂,肝郁气滞,湿热化火,而引发本病。②三焦湿热论:韦俊等治疗120例小儿泌尿系感染观察中发现,中医辨证属三焦湿热型比例(9.2%)占居第二,仅次于湿热蕴结型(67.5%)。三焦湿热型除有尿频、尿急等症状外,伴有全身困乏、头痛、口不渴、胸闷、腹胀满、纳呆、舌苔腻或黄腻,舌质淡,脉象滑数。治宜宣利三焦,清化湿热。方用三仁汤或甘露消毒饮化裁加减。

【临证思维】

一、诊断

1. 病史　有外阴不洁或湿热外侵、湿热内蕴传于下焦的病史。

2. 症状　起病急,年长儿以小便次数频数,淋沥涩痛,或伴发热,腰痛为特征。小婴儿局部排尿刺激症状不明显,仅表现为发热、拒食、呕吐、泄泻等全身症状,有些表现为排尿哭闹,尿布有分泌物及异味。

3. 实验室检查　①尿常规:清洁尿中段尿常规检查白细胞增多或见脓细胞,如尿离心沉渣中白细胞>5个/HP,即怀疑泌尿道感染。②尿培养:清洁中段尿细菌培养、菌落计数及药物敏感度测定:革兰阴性杆菌菌落计数$\geqslant 1.0 \times 10^5$/ml者有诊断意义;$1.0 \times 10^4 \sim 1.0 \times 10^5$/ml为可疑;$< 1.0 \times 10^4$/ml大多为污染。经导尿或膀胱穿刺行尿培养,如菌落计数$> 1.0 \times 10^4$/ml者即有诊断意义。革兰阳性球菌菌落计数100~1000/ml即应考虑感染。③血常规:白细胞计数可正常或升高。

临床反复泌尿道感染,应做静脉肾盂造影、泌尿道系B超、CT扫描、X线造影以明确泌尿系有无先天性或获得性畸形。

二、鉴别诊断

1. 白天尿频综合征(即神经性尿频)　多发生在婴幼儿时期,醒时尿频,次数增多,甚至数分钟一次,入睡消失。反复发作,精神、饮食正常,尿常规检查正常,无其他痛苦。

2. 石淋　石淋以小便淋沥,尿流突然中断,或尿有砂石,以尿血为特征。B超可有阳性发现。

三、辨证思路与方法

临床以脏腑寒热虚实辨证为主。临证时应首先辨明尿频的类别,明确病变的脏腑;其次要审察证候的虚实寒热,可以从有无尿痛来辨虚实,尿频初期多属实证、热证,治宜清热泻火,利湿通淋为主;尿频后期多属虚实夹杂,治疗应以滋阴补肾为主,佐以清热利湿通淋。

1. 病因辨证

(1)膀胱湿热:出现小便频数,灼热刺痛,小婴儿小便急迫,哭闹不安者多属膀胱湿热。

(2)心火炽盛:出现小便频急,灼热刺痛,尿色黄赤甚则尿血,少腹拘急,口舌生疮,心烦失眠,面色红赤,口渴欲饮冷,大便秘结属心火炽盛。

(3)肝肾阴虚:病程较久,出现小便淋沥,色黄短赤,五心烦热,颧红咽干,夜寐不安,伴低热盗汗,腰膝酸软,目眩耳鸣者多属肝肾阴虚。

(4)气阴两虚:病势缠绵,时轻时重,尿频淋沥,腰膝酸痛,面色苍白,神疲乏力,气短懒言,伴五心烦热,失眠,潮热,盗汗者多属气阴两虚。

(5)脾肾气虚:病程日久,小便频数,淋沥不尽,尿色混浊,神倦乏力,面色萎黄,纳差,小腹坠胀,腹痛绵绵,大便稀溏,甚则出现畏寒怕冷,手足不温,眼睑浮肿者多属脾肾气虚。

2.虚实辨证

（1）实证尿频：多因外感湿热邪毒或环境潮湿、粪便污染引起，表现为小便频数,尿道口微红,烦躁易怒,睡眠不安,舌质红,苔黄,脉滑数有力等症。

（2）虚证尿频：因先天禀赋不足或后天失养导致脾肾亏虚为主。除尿频外,多伴有面色萎黄,形神疲惫,多静少动,汗多纳少,便溏溲清,甚则畏寒怕冷,腰膝酸软,舌淡,脉弱等症。

3.寒热辨证

（1）热证尿频：热证因外感所致者,多表现为小便频数,尿道口微红,食欲不振,腹胀便秘,舌质红,苔黄腻,脉滑数等症。

（2）寒证尿频：寒证多由脏腑虚弱、脾肾气虚所致,多见小便频数,面色不华,便溏溲清,手足不温,舌尖嫩红,苔淡苔薄白,脉细无力等症。

【治疗研究】

尿频的治疗,疾病初期,正盛邪实,正邪搏结,以清热利湿通淋为主。疾病迁延不愈反复发作,导致正气不足,气阴两伤或脾肾气虚,形成虚实兼杂之证,治以益气养阴或健脾补肾,佐以祛邪化湿。临床要分析辨别正邪孰轻孰重,治疗要注重祛邪不伤正,养阴不助湿。

近年来,有学者在此基础上,提出重视三焦辨治,认为尿频特别是在急性期证属三焦湿热者占多数,治法宜采用宣利三焦,清化湿热之原则。

一、分证论治

（一）分证论治概述

小儿尿频的治疗,应分寒热虚实,实证、热证以清热利湿为主,侧重解毒、通淋、清心、泻火。寒证、虚证以温阳滋补为主,侧重益气、温肾、健脾、滋阴。对于反复发作者,单纯中药治疗效果欠佳者,可配合针灸、推拿、外治等方法综合治疗。

1.膀胱湿热证　治宜清热解毒,利湿通淋。予八正散加减。常用药：车前子、萹蓄、瞿麦、滑石、大黄、甘草、栀子、淡竹叶。尿痛重者加牛膝、海金沙、琥珀粉利水通淋；血尿者,加大蓟、小蓟、白茅根、茜草凉血止血。

2.心火炽盛证　治宜清心泻火,导赤通淋。予导赤散加减。常用药：地黄、甘草梢、黄连、黄芩、滑石、淡竹叶。尿道刺痛者,加琥珀粉、海金沙利水通淋；口渴喜饮者,加芦根、麦冬生津止渴；烦躁不安者,加栀子、莲子心清心除烦；血尿者,加白茅根凉血止血；腰痛者,加续断、牛膝补肝肾。

3.肝肾阴虚证　治宜滋阴降火,利湿通淋。予知柏地黄丸加减。常用药：熟地黄、山茱萸、山药、知母、黄柏、石韦、伏苓等。小便频数者,加萹蓄、瞿麦、白茅根清热利尿；心烦不得眠者,加酸枣仁、柏子仁、天冬养心安神；潮热盗汗者,加地骨皮、煅龙骨、煅牡蛎清虚热止汗。

4.气阴两虚证　治宜益气养阴,利湿通淋。予六味地黄丸合四君子汤加减。常用药：熟地黄、山茱萸、山药、泽泻、牡丹皮、茯苓、人参、白术、萹蓄、瞿麦、甘草等。腰膝酸软者,加续断、桑寄生健脾补肾；心烦夜寐不安者,加酸枣仁、合欢皮滋阴安神；腰痛、舌质瘀黯者,加益母草、红花活血化瘀；平日易感冒者，加黄芪、防风益气固表。

5. 脾肾气虚证　治宜健脾补肾，利湿通淋。予缩泉丸加味。常用药：乌药、益智仁、山药、白术、薏苡仁、淫羊藿、石韦等。尿液混浊者，加茯苓、车前子健脾利湿；夜尿增多者，加覆盆子、桑螵蛸、海螵蛸补肾固涩；畏寒怕冷、四肢不温者，加附子、肉桂温补肾阳。

（二）分证论治新说

除上述的病因分证论治外，亦有学者提出了其他分型治疗方法。①临床分湿热邪盛耗气伤阴与气阴两伤湿热留恋两型论治：丁樱认为根据本病病理演化过程中湿热之邪与气阴亏虚的主次关系，临床分湿热邪盛、耗气伤阴与气阴两伤、湿热留恋两型，从病程上可分为急性期与慢性期，急性期治疗不彻底或经常反复发作，超过5个月则转为慢性期。故在急性期以祛邪为主，临床用药黄芩、白芍、炒槟榔、制大黄、车前草、通草、益母草、甘草。慢性期以扶正为主，选用四君子汤加黄芪、山药、菟丝子、肉苁蓉、巴戟天、枸杞等；脾肾阴虚，常用六味地黄丸、二至丸、左归饮加减化裁。同时将清热解毒法、利湿法、活血化瘀法贯穿治疗始终，认为活血化瘀法不仅适于慢性期，同时适用于疾病全过程，用药如当归、川芎、红花、桃仁、赤芍、丹参、益母草等，能达到助气化、通脉络、治淋沥、利小便的功效。可明显缓解膀胱刺激征，提高疗效，同时对于消除血尿，防止疾病复发也有明显的作用。②治疗小儿尿频分为三法：刘晓鹰等认为治疗尿频一是清除湿热法，治疗重在清利下焦，八正散治之，临证常加冬葵子、土茯苓、苦参、黄柏等药以助清利之力，尿中伴见红细胞者，加漏芦、连翘、儿茶以清热解毒，凉血祛湿。二是泻脾利湿法：湿热源于中焦脾胃，宜运脾化湿，常用泻黄散加减，使土实则湿无所生，湿热去而病不复返。三是活血化瘀法：根据尿频日久，呈反复发作的特点，其湿热留连耗气伤阴，气血虚而行滞，气滞则血瘀，临床表现为尿频时发时止，尿检间断异常，易感冒，或纳少消瘦，常用中药益母草、当归、泽兰、桃仁、红花、川芎、鸡血藤、生山楂等。③中西医结合治疗思路：袁美凤认为小儿尿路感染中医临床辨证论治除常规治疗外，由于尿道致病性大肠杆菌对尿道上皮细胞具特异性黏附作用，避免了尿流的冲洗，使之得以生长、繁殖并产生炎症，是尿路感染的重要致病因素。同时由于耐药菌株不断出现，致尿路感染反复发作，久病不愈，故单纯抗菌已难以满足临床治疗需要，另一方面，小儿机体免疫力低下，又使该病反复发作、久病不愈。因此杀灭病原菌、抑制大肠杆菌的黏附、提高机体的免疫力是防治本病的三个重要环节，也是中医临床治疗研究的主要方向。故此提出了中西医结合治疗思路：运用中医药治疗，特别是清热解毒类药物能全面调动机体对感染的防御能力，但其抗菌作用一般较弱，若把中西药二者结合起来配合运用，常能取得理想的疗效；针对反复发作的泌尿系感染，急性期用西药控制感染后，可用中药巩固疗效。由于中药可以改善细菌对抗菌药物的敏感度，对耐药菌株感染的病例，联合或交替运用中、西药治疗，既可减少细菌的耐药性，又减少了抗生素的副作用；对于慢性泌尿系感染及体弱患儿，在西药抗感染治疗的同时，配合应用滋补肝肾、养阴清热、培补脾肾等法扶正固本可提高疗效。④内外合治法：刘宝厚治疗小儿尿频采用内服、外洗加强治疗的方法，因小儿对疾病的耐受程度与成人不同，为加强疗效，配合外用熏洗方，使药物从局部迅速吸收，直达病所。药用苦参、败酱草、蛇床子、蒲公英、黄柏水煎，温热熏洗外阴部，每晚1次。临床应用可促进症状的缓解，增强疗效。

二、其他疗法

（一）中成药

1. 八正片　用于膀胱湿热证。
2. 复方石韦片　用于膀胱湿热证。
3. 三金片　用于膀胱湿热证。
4. 知柏地黄丸　用于肝肾阴虚证。
5. 金匮肾气丸　用于脾肾气虚证。

（二）推拿疗法

1. 按揉膀胱俞、肾俞、肺俞、太溪、阳陵泉、三阴交。适用于实证。
2. 揉按关元、中极、气海、水道、足三里、三阴交；掌擦腰背部。适用于虚证。
3. 揉丹田200次，摩腹20分钟，揉龟尾30次，学龄期儿童可用擦法，横擦肾俞、八髎。适用于脾肾气虚证。

（三）针灸疗法

1. 主穴　委中、下髎、阴陵泉、束骨。配穴：小便灼热刺痛加曲池；尿血加血海、三阴交；少腹胀满加曲泉；寒热往来加内关；腰痛加耳穴，取肾、腰骶区。适用于实证。
2. 主穴　委中、阴谷、复溜、照海、太溪。配穴：腰背酸痛加关元、肾俞；多汗补复溜、泻合谷；尿频尿痛加中极、阴陵泉；低热、盗汗加中脘、照海；形寒肢冷、大便稀薄加关元、肾俞。适用于虚证。

（四）中药外治

1. 坐浴　金银花30g，蒲公英30g，地肤子30g，艾叶30g，赤芍15g，通草6g，苦参10g，蛇床子10g。布包水煎，温水坐浴，每日1~2次，每次15~20分钟。用于治疗尿频、尿急、尿痛。适用于膀胱湿热证。
2. 外洗　用于外阴部感染、局部红肿或溃烂者，野菊花30g，金银花30g，黄柏15g，苦参15g，车前草30g。煎汤，温洗局部，每日3次。适用于实证。

【研究发展思路】

一、规范与标准

（一）中医诊疗指南

2012年，中华中医药学会发布了《中医儿科常见病诊疗指南》，制订了小儿泌尿道感染（尿频）中医诊疗指南，提出了小儿泌尿道感染的诊断、辨证、治疗建议。适用于18周岁以下人群泌尿道感染的诊断和治疗。

2016年，国家中医药管理局、中华中医药学会进行了《中医儿科常见病诊疗指南·泌尿道感染》修订工作，通过文献研究进行新证据的收集、筛选、评价及分级，并经循证证据及专家共识形成推荐建议，对《指南》（2012年版）中的诊断、辨证、治疗等内容进行了修订，按膀胱湿热证、心火炽盛证、肝肾阴虚证、气阴两虚证、脾肾气虚证5个证型辨证论治，并增加了预防与调护内容。该指南提出了小儿泌尿道感染的诊断、辨证、治疗、预防和调护建议；适用于18周岁以下人群泌尿道感染的诊断和防治；适合中医科、儿科、泌尿科等相关临床科室医师使用。

（二）疗效评价标准

1. 总疗效评定标准　参照《中医病证诊断疗效标准》热淋诊断疗效标准。标准如下：①治愈：症状、体征消失，尿常规正常，中断尿细菌培养3次阴性。②好转：症状减轻、体征及尿常规有改善，中断尿细菌培养或为阳性。③未愈：症状及尿常规均无变化。

2. 检查指标疗效评定　参照中国中西医学会肾病专业委员会2003年在第七届全国中西医肾病学术会议上形成的"肾脏病诊断、治疗和疗效标准规范性建议"。①见效：治疗后复查细菌尿阴转。②治愈：完成抗菌药物疗程后，细菌尿阴转。在停止抗菌药物后1周和1个月再追踪复查1次，如没有细菌尿，或虽有细菌尿，但仅为重新感染，则可认为原先的尿感已治愈。③治疗失败：在治疗后仍持续有细菌尿或在追踪期间内复发。

3. 细菌学疗效评定　依据卫生部1993年颁发的《抗菌药物临床研究指导原则》，按致病菌的清除、部分清除、未清除、替换和再感染5级进行评定：①清除：疗程结束后细菌培养无致病菌生长；②部分清除：原培养两种以上致病菌中至少一种未清除；③未清除：疗程结束后原致病菌依然存在；④替换：疗程结束后原致病菌清除，但培养出新的致病菌，无感染临床表现，无需进行治疗；⑤再感染：经治疗原有细菌清除，再度感染其他细菌，需要给予治疗。根据清除的病例数计算细菌转阴率。

4. 中医证候疗效评定　中医证候疗效评价多采用量表的方式进行，根据证候总分的减分率，一般划分为4级：①临床治愈：中医临床症状、体征消失或基本消失，症状积分减少≥95%；②显效：中医临床症状、体征明显改善，症状积分减少≥70%；③有效：中医临床症状、体征均有好转，症状积分减少≥30%；④无效：中医临床症状、体征均无明显改善，甚或加重，症状积分减少不足30%。

目前中医治疗小儿泌尿系感染的临床报道虽多，但采用随机、对照方法者较少，进行药物实验研究亦较少，诊断与疗效的判断标准也不统一，影响了疗效的评价。当务之急，是要制定中医药治疗标准模式与规范及中医疗效判断标准。今后如能严格按照科研原则，通过临床及实验研究，筛选开发出疗效确切、使用方便的新药，则中医药治疗尿频的优势可得到进一步发挥。

二、临床研究

1. 专方治疗　宋炜等认为泌尿道感染初期宜清热利湿通淋为法，以八正散、苦参通淋方或白花蛇舌草汤（白花蛇舌草、白茅根、连翘、六一散等）为主方加减。

温永洪认为泌尿道感染主要病机在于膀胱湿热，其治疗原则应当通淋除湿、清热解毒，选用自拟清淋汤，以鱼腥草、蒲公英、黄芩、大青叶、金银花清热解毒；车前子、滑石清热、渗湿利窍；茜草、槐米清热凉血，有血尿可止血而不留瘀，无血尿则先安未受邪之地，防患于未然。

纪艳认为小儿时期机体柔嫩，气血未足，脾胃薄弱，肾气未充，五脏六腑的形和气都相对不足，禀赋不足，肾气未充，故见尿频而清长，或有轻微涩痛，腰痛绵绵，下腹坠胀，气短倦怠，食少便溏，舌质淡，苔薄白，脉沉细无力。治以健脾补肾，淡渗利湿，常用方有黄芪益气汤合参苓白术散。肝肾阴虚热灼下焦证症见尿频，色黄而混浊，或排尿涩痛尿少，腰部酸痛或五心烦热，午后尤甚，心烦口干，夜寐不宁甚至盗汗。治以补肝益肾，滋阴清热，方用知柏地黄汤合杞菊地黄丸合二至丸。

徐方镇认为小儿泌尿道感染后期本虚标实,小便混浊呈乳白色,夹有凝块或有滑脱之物,面色㿠白。治法宜攻补兼施,治以补肾健脾,升清降浊,方选六味地黄丸合四君子汤加减。

2. 专药治疗

（1）白花蛇舌草: 性寒,味苦甘,归肝脾膀胱经,具有清热解毒、利湿消肿、活血化瘀之功效。主治淋证、水肿、尿浊、血尿等肾脏疾病及湿疹、疮疡、黄疸等其他疾病。近年来研究显示,其复方入药应用治疗肾系疾病,如肾炎、肾病综合征、尿路感染,疗效较佳。白花蛇舌草性寒,味甘苦,入膀胱经,具有清热利湿之效。故在辨证施治的基础上,使用白花蛇舌草能取得较好疗效。脾胃虚寒者慎用。现代药理研究发现,白花蛇舌草主要的化学成分有黄酮类、蒽醌类、萜类、甾类、二醇类、多糖等多种化学成分,具有抗炎、抗氧化、免疫调节等药理作用。白花蛇舌草具有提高网状内皮系统的吞噬功能,可刺激网状内皮细胞增生,增强吞噬细胞的活力,有较强的抗感染作用。

（2）土茯苓: 性味甘、淡,归肝、肾、脾、胃经,具有清热利湿、泄浊解毒之功效。主治淋证、泄泻、尿浊、血尿、痛疸及湿疹、疮疡等其他疾病。肝肾阴虚者慎用。

（3）栀子: 性味苦、寒,归心、肺、三焦经,具有清热利湿、凉血解毒之功效。主治湿热黄疸、热淋涩痛及湿疹、痈肿疮毒等疾病证。本品苦寒伤胃,脾虚便溏者慎用。

（4）海金沙: 性味甘、咸、寒,归肝、肾、脾、膀胱、小肠经,具有利尿通淋、利水消肿之功效。用治诸淋涩痛、湿热水肿等证。肾阴亏虚者慎用。

（5）瞿麦: 性味苦、寒,归心、小肠经,具有利尿通淋、破血通经之功效。用治热淋涩痛、血脉瘀阻等证。肾阴亏虚者慎用。

（6）石韦: 性味甘、苦、微寒,归脾、膀胱经,具有利尿通淋、凉血止血之功效。常用于治疗淋证、血热出血等证。

（7）金钱草: 性味甘、咸、微寒,归肝、胆、肾、膀胱经,具有利尿通淋、利湿退黄、解毒消肿之功效。用治石淋、热淋、湿热黄疸、痈肿疔疮。

三、基础研究

（一）动物模型研究

刘世巍利用致病性大肠杆菌菌株建立尿路感染小鼠模型。首先在对UPEC耐药谱、毒力基因分析基础上,筛选出高致病性、多重耐药UPEC201菌株,感染Balb/c小鼠。用乙醚进行麻醉,固定,从膀胱注入100μl的大肠杆菌菌液,形成尿路感染小鼠。再进行UPEC尿路感染造模:用6~8周龄小鼠60只,随机选取其中50只,以高剂量（$1×10^9$cfu）的菌量,从尿路感染后的第三天,无菌条件下取全部小鼠的尿液,10倍稀释后涂布平板,根据细菌生长结果,明确小鼠是否成功感染,涂板阳性的小鼠为感染造模成功的小鼠。

中医尿频的动物模型的建立,既要符合中医理论,又要反映中医治疗的疗效机制。目前西医尿频的动物模型难以反映中医的病机病因,也因此缺乏理想的中医尿频动物模型,使中医尿频的治疗研究受到一定的限制,同时实验研究方面也欠缺,特别是关于治疗耐药菌感染及尿频反复发作方面中医治疗机制研究欠缺。因此建立反映中医治疗机制的动物模型及规范的临床研究,是今后研究有待提高的方面,也是适应中医药效学研究的需要。

（二）中药作用机制研究

1. 抗感染作用　张晓斌、汤海波、胡玉梅等选择年龄1~12岁首发泌尿系感染患儿80例,据尿细菌培养结果,选择大肠埃希菌及肺炎克雷伯等革兰氏阴性杆菌感染的泌尿系感染患者68例,随机分为治疗组、八正合剂组及对照组。对照组依据尿培养及药敏实验给予单纯敏感抗生素阿莫西林克拉维酸钾治疗10天;八正合剂组单纯给予八正合剂治疗10d;治疗组给予敏感抗生素阿莫西林克拉维酸钾与八正合剂联合治疗7天。所有病例均于停药后随访3个月。3组治疗结果比较,八正合剂组治疗10天治愈率为69.6%,较对照组治愈率95.5%低($P<0.05$),但3个月复发率较对照组明显下降($P<0.05$);而治疗组7天治疗与对照组10d治疗的治愈率差异无统计学意义($P>0.05$),但3个月复发率较对照组也明显下降($P<0.05$)。敏感抗生素加用八正合剂治疗效果优于单用敏感抗生素,可减少抗生素的应用总量,提高疗效。

2. 抗炎、免疫机制研究 张晓斌、汤海波、胡玉梅等相关研究证实八正合剂具有清热、利尿、通淋功效,八正合剂源于宋朝《太平惠民和剂局方》中的八正散,由萹蓄、瞿麦、车前子、大黄、木通、滑石、栀子、甘草等中药组成。八正合剂的功效体现在较强的利尿作用和增加尿液流量冲洗、清除细菌方面,同时在常用剂量下可抑制大肠杆菌P纤毛与尿路黏膜上皮受体结合黏附于尿路。研究表明:①八正合剂能够通过降低毛细血管通透性,抑制炎症水肿,从而缓解尿道水肿的程度,增加尿量,排出细菌,抑制炎症,具有较好的抗炎、抗菌、镇痛和改善局部血液循环的作用。②该有关实验还证实八正合剂抗尿路感染作用与其增强巨噬细胞吞噬作用有关。对大肠杆菌内毒素所致家兔发热及角叉菜胶所致大鼠足跖炎性肿胀、疼痛均具有一定抑制作用。说明八正合剂对肿胀、发热、疼痛等炎症反应有抑制作用,特别是对尿路压力异常刺激炎症局部所引起的疼痛反应有较强的缓解作用。研究结果提示,八正合剂治疗小儿泌尿系感染的作用机制可能是通过抑制细菌经尿路上行引起感染,进而减轻肿胀、发热、疼痛等炎性反应症状,增加尿量,有效提高致病菌清除率,消除临床症状,特别是对感染后期的治疗、症状改善及降低复发率效果显著。

四、发展思路

近年来,中医药治疗小儿尿频的临床研究已经日益深入,进行了大量的临床观察。结果证实中医药治疗小儿尿频具有良好的效果。特别是中医药在治疗小儿尿频反复发作、耐药菌感染方面具有独特优势。中医药治疗小儿尿频的治疗大法,如清热利湿、化湿通淋、活血化瘀、健脾益肾等已成共识。但大多数研究仅限于临床疗效总结,欠缺运用循证医学模式的多中心、大样本的临床规范研究。并且中医药治疗小儿尿频药效学研究较少,且相关动物模型的有关研究亦不足,因此成为深入开展实验研究,筛选有效药物及治法的瓶颈。应进一步开展对中医历代文献的现代研究,不断完善小儿尿频的中医诊断疗效标准。研究中医药治疗小儿泌尿系感染的机制,特别是发挥中医药治疗耐药菌及反复感染的治疗优势,是今后研究的思路。

参 考 文 献

[1] 管志伟,任献青. 丁樱教授治疗小儿泌尿系感染经验撷菁. 中国中医急症,2009,18(3):397-398.

[2] 陈汉华. 袁美凤治疗小儿尿路感染的临床经验. 辽宁中医杂志,2009,36(11):1847-1848.

[3] 张燕,徐建龙,孙红颖,等. 聂莉芳教授运用加味导赤汤治疗尿道综合征经验. 中国中西医结合肾病杂志,2013,14(8):663-665.

[4] 韦俊,赵秀云,韦星,等. 中西医结合治疗小儿泌尿系感染120例. 陕西中医,2000,21(8):337-338.

[5] 中华医学会儿科学分会肾脏病学组. 儿童常见肾脏疾病诊治循证指南(试行)(七):泌尿系感染诊断治疗指南. 中华儿科杂志,2010,48(11):814-816.

[6] 刘晓鹰,刘军. 倪珠英辨治小儿尿频经验. 中医杂志,2002,43(1):21-22.

[7] 李永新. 刘宝厚教授诊治小儿泌尿系感染经验. 中医儿科杂志,2012,8(6):1-2.

[8] 中医儿科常见病诊疗指南. 北京:中国中医药出版社,2012:97-99.

[9] 中医病证诊断疗效标准. 北京:南京大学出版社,1994:42-43.

[10] 肾脏病诊断与治疗及疗效标准专题讨论纪要. 中国中西医结合肾病杂志,2003,4(6):355-357.

[11] 阚红卫,杨士友. 中药治疗尿路感染的研究进展. 中国医药导报,2008,5(30):18-19.

[12] 肖景霞,翟文生. 小儿泌尿系感染现代文献研究. 中国民族民间医药,2011,(14):65-66.

[13] 顿艳芳,刁娟娟. 白花蛇舌草在小儿常见肾脏疾病中的应用. 湖南中医杂志,2015,(3):141-142.

[14] 刘世巍. 扶正清热利湿法防治再发性尿路感染的临床与实验研究及病原学分析. 中国中医科学院,2012:121-122.

[15] 张晓斌,汤海波,胡玉梅,等. 敏感抗生素与八正合剂联用治疗小儿泌尿系感染的疗效观察. 河北医药,2013,35(10):1569-1571.

(郑 军)

第四节 遗 尿

遗尿俗称尿床,是指5周岁以上的小儿睡眠中小便经常自遗,醒后方觉的一种病症。正常小儿1岁后白天已逐渐能控制小便,随着年龄增长,经脉渐盛,气血渐充,脏腑渐实,意识渐开,排尿的控制与表达能力逐步完善。5岁以后睡眠中已能自主控制小便,若仍尿出不觉,即为遗尿症。本病易造成孩子睡眠不足,长期遗尿可使学习成绩下降,性格孤僻,心理自卑,精神抑郁等,严重影响患儿身心健康与生长发育,同时也增加家庭的精神及生活负担。

近年来,据国外调查统计,小儿各年龄组的发病率为10%~15%;国内资料表明,5岁以上的发病率为5%~13.5%,在校小学生的平均发病率为10.77%。男性多于女性,约1.5∶1。本病虽以每年15%的比例自愈,但约0.5%~2%的患儿遗尿症状可持续至成年期。

目前国内外对本病多采用去氨加压素和遗尿报警器作为一线治疗方法,对部分儿童遗尿有效。中医药治疗小儿遗尿,在不影响儿童夜间睡眠,毒副作用小,调节机体状态等方面有着独特优势。

【历代文献述要】

古时将遗尿称为遗溺,早在《灵枢·本输》中就有"三焦者……入络膀胱,约下焦。实则闭癃,虚则遗溺"的记载。《灵枢·九针》也有"膀胱不约为遗溺"的描述。小儿遗尿的较早文献记载见于《诸病源候论·小儿杂病诸候·遗尿候》:"遗尿者此由膀胱有冷,不能约于水故也。"并将睡眠中尿出不觉称为尿床。在《诸病源候论·小便病诸候·尿床候》中又说:"夫人有于睡眠不觉尿出者,是其禀质阴气偏盛,阳气偏虚者,则肾与膀胱俱冷,不能温制于水,则小便多,或不禁而遗尿。"可见尿床是遗尿的别称。

在病因病机方面,认为遗尿的主要病机是肾气不足、膀胱虚寒,随肾气渐充有自愈倾向,亦有因湿热郁结等实热而得者。《诸病源候论·小儿杂病诸候·遗尿候》说:"足太阳为膀胱之经,足少阴为肾之经,此二经为表里。肾主水,肾气下通于阴。小便者,水液之余也。膀胱为水液之府,既冷气衰弱,不能约水,故遗尿也。"《张氏医通·遗尿》也说:"膀胱者,州都之官,津液藏焉。卧则阳气内收,肾与膀胱之气虚寒,不能制约,故睡中遗尿。"提出膀胱虚寒是遗尿的主要病机。膀胱虚寒有先天不足所致,亦有因过服冷药或外邪入胞引起,正如《太平圣惠方·小儿遗尿诸方》说:"夫小儿遗尿者,此由脏腑有热,因服冷药过度,伤于下焦,致膀胱有冷,不能制于水故也。"遗尿一症亦可因湿热郁结而得,如《证治汇补·遗溺》所说:"水潴于膀胱而泄于小肠。若心肾亏损,肠气衰冷,传送失度,必具遗尿之患。又挟热者,因膀胱火邪妄动,水不得宁,故不禁而频来。"也有因习惯不良而至,如《景岳全书·杂证膜·遗溺》说:"其有小儿从幼不加检束而纵肆常遗尿,此惯而无殚,志意病也,当责其神,非药所及。"

随着年龄增长、体质改善,也有不治或稍加治疗而愈者。这类随着年龄增长逐渐自愈的遗尿往往是轻症遗尿。《景岳全书·杂证膜·遗溺》说:"梦中自遗者,惟幼稚多有之,其气壮而自固,或少出调理可愈,无足疑也。"指出遗尿有自愈倾向。关于治法,历代医家积累了丰富的临床经验,从温补肾气、固泉缩尿的从肾论治,向肺脾肾多脏兼顾的治疗思路转变。《仁斋小儿方论·遗尿证治》说:"其水出而不禁,谓之遗尿。睡中自出,谓之尿床,此皆肾与膀胱俱虚而挟冷所致也,用鸡肠散。"鸡肠散方一直为民间所习用。《景岳全书·杂证膜·遗溺》说:"凡治小便不禁,古方多用固涩,此固宜然。然固涩之剂不过固其门户,此亦治标之意而非塞源之道也。盖水虽利于肾,而肾上连肺,若肺气无权,则肾气终不能摄,故治水者必须治气,治肾者必须治肺,宜以参、芪、归、术、桂、附、干姜之属为之主,然后相机加以固涩之剂为之佐,庶得治本之道而源流如度,否则徒障狂澜,终无益也。余制有巩堤丸方治,无论心脾肺肾之属皆宜以此为主治。"提出以巩堤丸方温补肺脾肾。

【病因病机研究】

一、病因病机概述

遗尿多与肺脾肾三脏及膀胱、三焦功能失调有关,其中尤以肾气不足,膀胱虚寒为多见。先天禀赋不足和后天肺脾肾失养,调摄不当,均可导致膀胱失约,发生遗尿;心火太盛、肝火内扰及夹热夹湿亦可导致肾失封藏,膀胱开合失司,而发生遗尿。

1. 肾气不足,下元虚寒   肾为先天,职司二便;膀胱主藏尿液,与肾相为表里。尿液能贮藏于膀胱而不漏泄,是靠肾气的固摄;尿液能排出体外,则是靠肾的通利。肾的开阖主要靠肾的气化功能来调节。肾气不足,无以温养,可致下焦虚寒,气化功能失调,闭藏失司,不能约束水道而遗尿。先天肾气不足,体质虚寒的患儿多属此证。

2. 肺脾气虚,气不摄津   肺主通调水道,敷布津液,下输膀胱;脾主运化水湿,喜燥恶湿而能制水。肺脾二脏共同维持正常水液代谢。若肺虚治节不行,脾虚失于健运,气虚下陷,不能固摄,水道制约无权,决渎失司,膀胱不约,津液失藏而致遗尿,即所谓上虚不能制下。

气属阳,夜属阴。阳气虚而阴气盛,故夜间尿出而不觉。

3. 心肾失交,梦中自遗　心主神明,内寄君火;肾主水液,内藏相火。水火相济则心有所主,肾有所藏。若外感热病或情志郁结化火,心火独亢,或久病失调,伤及肾阴,可致心肾失交,水火不济,膀胱失约而成遗尿。本证患儿睡眠较深,难以唤醒或醒后神志朦胧,易见夜梦纷纭,梦中小便自遗。

4. 肝经郁热,下注内迫　肝主疏泄,调畅气机,通利三焦,疏通水道,肝之经脉循阴器抵少腹。若肝经郁热,肝失疏泄,三焦水道通利失司,或湿热循经下迫膀胱,则膀胱约束不利发为遗尿。

此外,尚有不良习惯而成者。若自幼缺乏教育,没有养成良好的夜间主动起床排尿习惯,或3岁以后仍用纸尿裤,任其自遗,也可导致遗尿。

二、病因病机新论

1. 脊柱隐裂论　由于部分遗尿患儿特别是久治不愈的患儿,经腰骶部摄片后发现有脊柱隐裂,因而认为脊柱隐裂与遗尿有一定的因果关系。但也有虽见隐裂而无遗尿的病例。这可能与隐裂部位与隐裂后对马尾神经根的压迫变性的影响程度有关。随着患儿年龄及体重的增长,隐裂处的纤维、脂肪等软组织突向椎管内,隐裂边缘的骨质增生,隐裂处的粘连带牵拉,长期受累后引起神经变性,使隐裂部位的神经传导受阻,在睡眠状态下难以传导到中枢,唤起排尿。中医学认为脊柱部位正是督脉的循行部位。俞景茂认为督脉总督一身之阳,脊柱隐裂,督脉失畅,阳气不得通达,膀胱失约,不知不觉之中遗尿。导致脊柱隐裂的原因是先天性的,与先天禀赋肾气不足有关。导致肾不能主骨生髓,开阖失利而遗尿。

2. 睡眠过深论　遗尿患儿大多睡眠较深,不易唤醒,失去对排尿的警觉。因此若使睡眠变浅、易觉醒,当患儿受到膀胱充盈的刺激或在此之前就容易自醒,或易被唤醒,从而避免遗尿。近年来的研究发现中枢神经系统中控制膀胱收缩和感受膀胱充盈及收缩的两个独立中枢的发育延迟与儿童遗尿有关。消除其中任何一个发育延迟,遗尿就会消失。对遗尿症患儿做睡眠脑电图检查和多导生理仪描记,发现患儿尿床都发生在睡眠的前三分之一阶段。在脑电图上出现高波的δ波发放。孩子在深睡中尿床,很难将其唤醒,并对尿床经过完全无记忆,说明睡眠过深与遗尿有一定的关系。

3. 遗传因素论　近年来研究证明遗尿患儿有明显的家族倾向,这与先天禀赋有关,肾主先天,先天不足,肾气亏损,不能固胞缩泉而致遗尿。研究发现双亲中有一人幼时遗尿,则有44%的下一代小儿遗尿;双亲都有遗尿,则有77%的下一代小儿遗尿。双胞胎有很高的一致性。研究发现致病基因(ENURI)位于13号染色体的长臂上,使常染色体显性遗传。最近研究发现染色体8q,10q,12q为"候选区域"。

4. 脾胃积热论　随着生活水平的提高与物质生活的改善,吴芳等认为脾胃积热所致实热型遗尿的发病率显著上升。父母溺爱,肥甘过度,煎炸炙煿食品过量,积滞内生损伤脾胃,阳气被遏,生湿化热;若身居卑湿多热之地,气候闷热潮湿,人处其间,湿热之邪直犯中焦,上焦之气不降,下焦之气不升,湿热交蒸,弥漫三焦,下移膀胱而致遗尿。兼见小便黄而量少,夜间磨牙,眠中多梦语,神志朦胧等症,还常见口臭,大便干结,舌红,苔厚腻等胃肠积热诸症。此类遗尿若湿热得行,积热得下,三焦通利则愈。

5. 火热蒙窍论 遗尿一症多数医家责之于脾肾阳虚,但若兼见白天活动不休,晚上睡后迷糊,不易唤醒,唤醒后神识不清,口干喜饮,大便干燥,小便黄,舌质红、苔黄厚微腻、脉滑数有力,此乃阳明胃火上炎,火热之邪蒙闭清窍,心火不能下达于肾,肾水失于闭藏所致。以清热泻火、养阴润燥、开窍醒神为治。

【临证思维】

一、诊断

临床上诊断需进行详细的病史采集、体格检查和必要的辅助检查,以除外其他潜在疾病引起的遗尿,如泌尿系统疾病、神经系统疾病、内分泌疾病等。其诊断要点如下:

1. 发病年龄5岁以上,睡眠中不自主排尿。

2. 每周至少2次出现症状,并持续3个月以上。

3. 尿常规及尿培养无异常。

二、鉴别诊断

1. 尿失禁 为清醒时小便不能约束而漏出,不分寤寐,不论昼夜,出而不禁,裤裆常湿,多见于老年人,若见于小儿,多因先天发育不全、脑病后遗症或尿道畸形。

2. 尿频(神经性尿频) 其特点是患儿在白昼尿频,尿量不多,入睡时消失,不尿床,尿常规检查正常。

3. 热淋(尿路感染) 排尿时有尿频、尿急、尿痛等症,白天清醒时也急迫难耐而尿出,尿常规检查有白细胞或脓细胞可资鉴别。

三、辨证思路与方法

遗尿的辨证重在辨别其寒热虚实与脏腑病位。虚寒者多,实热者少,肺脾肾不足者多,肝经湿热者少。虚寒者病程长,体质弱,尿频清长,每夜必遗,或一夜数遗,舌质淡,苔薄滑,或舌边有齿痕,舌体胖嫩,脉象细或沉迟,兼见面白神疲,纳少乏力,肢冷自汗,大便溏薄,反复感冒,生长发育迟缓等症。实热者病程短,体质尚壮实,尿量少,黄臊,舌质红,苔黄,脉弦滑,兼见面红唇赤,性情急躁,头额汗多,磨牙夜惊,睡眠不宁,大便干结等症。虚寒者多责之于肺脾肾,实热者多责之于肝。

脏腑辨证

(1)肾气不足,下元虚寒:症见每晚尿床1次以上,小便清长,面色苍白少华,神疲乏力,智力较同龄儿稍差,肢冷畏寒,舌淡,苔白滑,脉沉无力。本证的特点是遗尿日久,次数较多,兼见虚寒诸症。

(2)肺脾气虚,膀胱失约:症见尿频而量多,经常感冒,动则多汗,面色少华,神疲乏力,食欲不振,大便溏薄,舌质淡红,苔薄白,脉沉无力。

(3)心肾失交,神志失宁:症见夜寐不宁,多梦乱语,烦躁叫扰,梦中遗尿,尿出后仍全然不觉,白天多动少静,难以自控,或五心烦热,形体较瘦,舌质红,苔少少津,脉沉细而数。

(4)肝经郁热,移于下焦:症见小便黄而量少,性情急躁,或夜间磨牙,面赤唇红,口渴饮水,甚或目睛红赤,舌质红,苔黄薄,脉数弦。

【治疗研究】

依据虚则补之、寒则温之、实则泻之、热则清之的原则,下元虚寒者,治以温肾固涩;脾肺气虚者,治以益气固胞;心肾失交者,治以清心宁神,交通心肾;肝经湿热者,治以清利疏泄。不宜见遗治遗,早用收涩。除药物内服外,针灸推拿等治疗也具有较好的疗效。

一、分证论治

(一)分证论治概述

1. 肾气不足,下元虚寒 治宜温补肾阳,固摄止遗,予菟丝子散加减。常用药:菟丝子、肉苁蓉、附子、五味子、牡蛎。伴有寐深沉睡不易唤醒者,加炙麻黄以醒神;兼多郁热者适加栀子、黄柏兼清里热。

2. 肺脾气虚,膀胱失约 治宜补肺健脾,固摄小便,予补中益气汤合缩泉丸加减。常用药:党参、黄芪、白术、甘草、陈皮、当归、升麻、柴胡、乌药、益智仁。寐深难以唤醒者,加麻黄、石菖蒲以醒神;纳呆者加鸡内金、焦山楂、焦神曲消食开胃;多汗加煅龙骨、煅牡蛎收敛止汗。

3. 心肾失交,神志失宁 治宜清心滋肾,安神固脬,予导赤散合交泰丸加减。常用药:生地、竹叶、黄连、肉桂、通草、甘草。五心烦热者加五味子、酸枣仁、牡丹皮清热除烦;嗜寐难醒者加石菖蒲醒神。

4. 肝经郁热,移于膀胱 治宜清利湿热,泻肝止遗,予龙胆泻肝汤加减。常用药:龙胆草、黄芩、栀子、通草、车前子、泽泻、柴胡、生地、甘草。舌苔黄腻者,加黄柏、滑石清利湿热;目睛红赤加菊花、夏枯草以清肝热。

(二)分证论治新说

1. 温壮督脉说 与脊柱隐裂相关的遗尿,可以用温壮督脉的方法,此法并非针对脊柱隐裂而拟,但脊柱隐裂为先天肾气不足之征。肾主骨,肾虚则骨弱,治疗重在温肾壮骨,疏通督脉。若五脏元真通畅,膀胱开阖有度,遗尿可愈。

2. 醒神通窍说 睡眠过深,难以唤醒,或虽已尿出,褥被冷湿也难以觉醒。此时的治疗应采用醒神通窍法,使睡眠变浅,易呼醒易觉醒,但又不至于失眠。与国外研制的"尿湿报警器"原理一致。

3. 清热消积说 因脾胃积热导致的遗尿,以清利下焦湿热为主,引邪热从小便而出,大便而下。健脾之中兼以清热利湿,此法不失为治疗遗尿症的另一蹊径。

4. 通利三焦说 三焦主持水道,司理气化。水液入胃,通过三焦气化和决渎的作用,将其吸收,从皮肤、口鼻、膀胱等排出体外。不断吸收,不断排泄,吐故纳新,保持人体的新陈代谢。三焦功能失调,水液排泄紊乱,如脾不散津,则水液不能上腾而口鼻干燥;上焦不能开发则水液不能充身泽毛而面容憔悴,肌肤干燥无汗,卫外不固而易感冒、咳嗽。胡天成等认为治疗遗尿当升举中焦,开发上焦,温煦下焦,使三焦各司其如雾、如沤、如渎之职而收止遗之功。

5. 调和阴阳说 《素问·阴阳应象大论》说:"阴平阳秘,精神乃治","阴在内,阳之守也"。若阴得不到阳的固摄,则阴不能内守而遗尿。与成年男子遗精同一机制。故其治法可从调和阴阳着手。遗尿也系阴阳不能平秘之证。故症见夜梦纷纭,梦中尿出,平时易感,多动少静,此乃阴阳失调,阳浮阴弱之证。黄煌等拟用《伤寒论》桂枝加龙骨牡蛎汤方治疗小儿遗尿。

6. 基础治疗说 积极的生活方式指导是儿童夜遗尿治疗的基础,某些夜遗尿儿童仅经生活方式、生活习惯的调整,夜遗尿症状便可消失。对于小年龄儿、遗尿对生活影响小的儿童可首先进行基础治疗,且基础治疗贯穿夜遗尿治疗的全过程。基础治疗包括调整作息习惯,建立奖励机制,记录排尿日记,养成良好的排尿、排便习惯,养成日间规律排尿(每日4~7次)、睡前排尿的好习惯,部分家长可尝试闹钟唤醒。同时,建议多食用纤维素丰富的食物,每日定时排便,对伴有便秘的患儿应同时积极治疗便秘。

二、其他疗法

(一)中成药

1. 缩泉丸 用于肺脾气虚证。

2. 桂附地黄丸 用于下元虚寒证。

3. 五子衍宗丸 用于下元虚寒证。

4. 补中益气丸 用于肺脾气虚证。

5. 龙胆泻肝丸 用于肝经湿热证。

(二)针灸疗法

1. 体针 主穴取百会、神门、关元、气海、肾俞、膀胱俞、三阴交。下元虚寒证加命门、太溪;肺脾气虚证加肺俞、脾俞;心肾不交证加内关、心俞;肝经郁热加行间、中极。

2. 耳针 取皮质下、神门、内分泌、肾、肺、脾。

3. 针刺夜尿点(掌面小指第2指关节横纹中点处),每次留针15分钟,隔天1次,7天为1疗程。

(三)推拿疗法

1. 揉丹田200次,摩腹20分钟,揉龟尾30次,较大儿童可用擦法,横擦肾俞、八髎,以热为度。

2. 补脾土、肾水各800次,推气关300次,揉百会50次。

每天1次,7天为1疗程。

(四)药物外治

五倍子、何首乌各30g,研末用醋调敷于脐部,以纱布覆盖,每晚一次,连用3~5次。

【研究发展思路】

一、规范与标准

(一)中医诊疗指南

2012年,中华中医药学会发布了《中医儿科常见病诊疗指南》(以下简称《指南》),该指南在系统文献检索的基础上,进一步采用Delphi法对遗尿症的诊断、辨证、治法、方药及多种疗法等方面进行了2~3轮专家问卷调查,并通过两次专家讨论会形成了专家共识,制订了遗尿症的中医诊疗指南,提出了遗尿症的诊断、辨证、治疗建议,将其辨证分为下元虚寒证、肺脾气虚证、心肾不交证、肝经湿热证4个证型论治,并介绍了缩泉丸、桂附地黄丸等中成药,及针灸疗法、穴位注射、捏脊疗法、贴敷疗法、行为疗法等多种疗法。

（二）疗效评价标准

临床疗效是中医药学生存和发展的基础。随着传统的生物医学模式向生物—心理—社会医学模式的转变,过去沿用的根据发作频率的疗效评价愈来愈显示出它的局限性。因此,寻找客观、科学、系统且体现中医药优势的疗效评定标准势在必行。

1. 总疗效评价标准　参照《中医病证诊断疗效标准》。将遗尿次数与觉醒程度相结合,制定标准如下:治愈:经治后未再遗尿。好转:遗尿次数减少,睡眠中能叫醒排尿。未愈:遗尿无变化。

2. 中医证候疗效评价标准　参照《中药新药临床研究指导原则》。中医证候疗效评价多采用量表的方式进行,根据证候总分的减分率,一般划分为4级。痊愈:中医临床症状、体征消失或基本消失,证候积分减少＞95%;显效:中医临床症状、体征消失或基本消失,证候积分减少＞70%;有效:中医临床症状、体征消失或基本消失,证候积分减少＞30%;无效:中医临床症状、体征均无明显改善,甚或加重,证候积分减少不足30%;[(治疗前主症积分−治疗后主症积分）÷治疗前主症积分]×100%。

二、临床研究

1. 专方治疗　临床上有许多学者运用专方治疗遗尿取得了一定的疗效。吴芳等认为脾胃积热型的遗尿要占遗尿病人总数的40%,除见睡中尿床,尿黄量少,夜间龄齿外,还见口臭、舌红、苔黄腻、大便干结等胃肠积热症,采用自主研究开发的"热遗停"汤剂(含知母、黄柏、山栀、丹皮、石菖蒲、薏苡仁、鸡内金、山药、枳壳、陈皮)并与遗尿汀胶囊对照。结果显示,"热遗停"汤剂治疗的总有效率为86.6%,显著高于对照组,且价廉、安全、无不良反应。

康妍萌等用五脏并治法基本方治疗小儿遗尿症30例,方中益智仁合桑螵蛸、菟丝子温肾培元,金樱子、覆盆子固胞止遗,莲子、芡实、山药健脾化湿,麻黄宣肺降气通调水道,山栀、菖蒲、远志清心醒神,白芍柔肝。全方温肾健脾宣肺宁心疏肝,五脏并治标本兼顾。结果随访一年未复发20例,遗尿次数减少1/2以上,易呼醒排尿者8例,未愈2例。

夏玮用温下升中开上汤治疗小儿遗尿症38例,用菟丝子、补骨脂、益智仁、桑螵蛸温煦下元而缩泉,山药、太子参、黄芪、甘草补益中焦而升脾,麻黄、杏仁开发上焦而宣肺,结果痊愈18例,好转16例,未愈4例,总有效率89.4%,与遗尿汀对照有显著性差异。

2. 专药治疗

（1）麻黄:入肺与膀胱经,其性辛温,能通阳化气,宣降肺气,通调水道,可使膀胱气化得以恢复,开阖有度,遗尿可止。现代研究证实麻黄具有较强的兴奋作用,而遗尿是由于大脑皮质缺乏夜间排尿的警觉性。因而在温肾固涩的处方中加入麻黄以醒脑开窍,可明显提高疗效。现代药理研究认为麻黄中所含麻黄素为拟肾上腺素药,有α、β受体兴奋作用,口服易吸收,并可通过血脑屏障,故中枢作用较明显,能提高大脑皮质的兴奋性,使睡眠深度减弱。当患儿受到膀胱充盈的刺激或在此之前,就容易自醒,或被唤醒,从而避免了遗尿。

（2）桑螵蛸:味咸甘,性平。有补肾助阳,固精缩尿的作用。可治疗肾虚引起的小便频数、遗尿。桑螵蛸是遗尿症的专药,有标本兼顾之妙,是《本草衍义》桑螵蛸散中的君药。实验研究桑螵蛸具有抗利尿作用,离体实验还发现,桑螵蛸复方制剂能显著增强家兔尿道括约肌收缩力,并抑制膀胱平滑肌的自动节律性收缩,同时可使平滑肌松弛,基础张力降低;对Kcl引起的离体膀胱平滑肌的收缩具有一定的抑制作用。

(3)补骨脂:温补肾阳而缩尿,为治疗遗尿的要药,可作单方应用,也可入汤剂中。《仁斋小儿方论·遗尿证治》将补骨脂一味炒为末,热汤调下,专治虚寒遗尿。药理研究表明补骨脂具有雌激素样作用,实验研究表明,补骨脂多糖对应激状态及正常小鼠机体体液免疫有增强作用。

三、基础研究

(一)动物模型研制

遗尿一症在动物实验中遇到的困难首先是难以造模。要造成睡眠中小便不知不觉尿出的动物模型几乎不可能。是否可以用别的指标验证药物的疗效?为此学者们作了许多探索。较为可行的有:①从小鼠前肢上举次数和活动时间对照观察药物对小鼠自发活动的影响;②用翻正反射消失持续时间,来观察对戊巴比妥钠的协同作用;③用代谢笼法观察小鼠、大鼠排尿活动,测量5小时内的总尿量,排尿次数和每次排尿间隔时间,用以说明药物对大小鼠膀胱尿液潴留的耐受能力;④观察家兔离体膀胱逼尿肌条和括约肌环活动的影响,验证药物对逼尿肌兴奋性的抑制作用与括约肌的兴奋作用,从而说明对膀胱潴留尿液能力的影响;⑤用氢化可的松法制作大鼠肾阳虚证模型。

(二)中药机制研究

1. 对中枢神经系统的作用 林浩杰等通过观察不同剂量组复方遗尿冲剂,对催眠小白鼠睡眠潜伏期及催眠时间的影响,并用遗尿丁生理盐水作为对照组,研究复方遗尿冲剂对小白鼠中枢神经系统的药理作用。结果显示复方遗尿冲剂大中剂量组明显缩短小白鼠睡眠时间,对其入睡潜伏期无明显影响。复方遗尿冲剂能明显提高小白鼠自主活动次数。结论复方遗尿冲剂有提高中枢神经系统兴奋性的作用,从而提高对背髓排尿中枢的抑制作用,使患者减少被动遗尿或使其清醒后主动排尿。

2. 抗利尿作用 吴清和等研究了缩泉丸对正常大白鼠、水负荷大白鼠和水负荷小白鼠的尿量的影响,缩泉丸对正常大白鼠24小时尿量与生理盐水组比较,差异无显著性。但缩泉丸和脑垂体后叶素对水负荷大白鼠均有显著的抗利尿作用,缩泉丸组与脑垂体后叶素组比较,总尿量差异无显著意义,与生理盐水组比较,1小时、4小时以及总尿量均有非常显著性差异。缩泉丸对水负荷小白鼠具有抗利尿作用,与生理盐水组比较,差异有显著性。

3. 对内分泌免疫功能的影响 操红缨等研究缩泉丸对肾阳虚多尿大鼠内分泌及免疫功能的影响,结果表明缩泉丸能够调节肾阳虚多尿大鼠的内分泌及免疫功能。

近年来侧重于精氨酸加压素(AVP)夜间分泌不足、膀胱功能障碍、睡眠觉醒障碍、基因定位诸方面,研究出诸如麻黄、桑螵蛸、补骨脂等的作用机制,从病因治疗到辨证治疗上有所新发现。

四、发展思路

1. 注重综合治疗方法效果研究 对小儿遗尿的治疗目前大多采用药物口服及针灸推拿等疗法,对于行为训练和心理治疗尚不够重视,应将中医药辨证论治与行为训练、心理治疗很好地结合起来,形成综合治疗方案,开展规范化综合治疗效果评价研究,为遗尿治疗取得更好的疗效寻找新途径。

2. 加强中医药疗效的作用机制研究 目前对中医药治疗小儿遗尿的临床报道多见,但其疗效作用机制的相关报道较少。遗尿的发病机制十分复杂,目前认为,中枢睡眠觉醒功能和膀胱联系的障碍是单症状性夜遗尿的基础病因,而夜间抗利尿激素分泌不足导致的夜间尿量增多和膀胱功能性容量减少是促发夜遗尿的重要病因。中医药疗效在觉醒功能、抗利尿激素分泌、尿渗透压改变、尿动力学改变、尿液AQP2水平变化等方面的作用及相关性,值得研究与探讨。

参 考 文 献

[1] 王晓红,张亚荣. 121例儿童遗尿的相关因素调查及中医辨证. 山东中医药杂志,2007,26(8):526-528.

[2] 吴芳,姚敏华. 热遗停汤剂治疗脾胃积热所致实热型小儿遗尿的临床观察. 中国中医药杂志,2007,32(15):1572-1574.

[3] 徐正莉,吴力群,陈爱兰. 从湿热论治遗尿. 四川中医,2007,25(4):22-23.

[4] 刘延祥,吴力文. 吴力文教授从脾肾论治小儿遗尿的经验. 中医儿科杂志,2007,3(2):1-2.

[5] 俞景茂,周苏珍,王光利. 遗尿停治疗遗尿症的临床观察. 中医杂志,1993,(7):421-422.

[6] 康妍萌,夏立红,陈玮. 五脏并治法治疗小儿遗尿30例. 辽宁中医杂志,2005,32(8):797.

[7] 夏玮. 温下升中开上汤治疗小儿遗尿症38例观察. 实用中医药杂志,2005,21(10):591.

[8] 吴清和,李育浩,陈淑英,等. 缩泉丸的药理学研究. 新中医,1991,(12):49-50.

[9] 操红缨,吴清和,黄萍,等. 缩泉丸对肾阳虚多尿大鼠内分泌及免疫功能的影响. 中药新药与临床药理,2009,7(4):323-326.

[10] 操红缨,吴清和,黄萍,等. 缩泉丸对肾阳虚多尿大鼠尿BUN、CR、NO^+、K^+和CL^-离子浓度的影响. 中医药临床杂志,2009,4(2):117-118.

[11] 中国儿童遗尿疾病管理协作组. 中国儿童单症状性夜遗尿疾病管理专家共识. 临床儿科杂志,2014,32(10):970-975.

(陈 华)

第五节 性 早 熟

性早熟是小儿临床最常见的内分泌疾病之一。目前国内国际比较公认的标准认为凡男孩9岁以前、女孩8岁以前出现性发育征象,称为性早熟。古代中医学中无性早熟相关的确切描述和病名,故中医学采用性早熟为病名。

由于不同国家、种族及地区间的生长发育资料评估的差异,儿童性早熟的发病率在0.38%~1.7%左右。随着社会经济、环境的进步与改变,本病发病率有逐步提高的趋势。性早熟的发生率女孩明显高于男孩,其中,中枢性性早熟(真性性早熟)的发生率男孩与女孩比率约为1/23~1/5。春夏季节就诊的儿童明显多于秋冬季节。

【历代文献述要】

我国古代医籍无性早熟的相关病名,但对于正常儿童生长发育和青春期发育启动及成熟的一般规律曾有相当准确的论述。《素问·上古天真论》云:"女子七岁,肾气盛,齿更发长。二七而天癸至,任脉通,太冲脉盛,月事以时下,故有子。""丈夫八岁,肾气实,发长齿更。二八,肾气盛,天癸至,精气溢泻,阴阳和,故能有子。"

月经初潮,标志者青春期的到来。月经的产生,是女子发育到成熟的年龄阶段后,脏腑、天癸、气血、经络协调作用于胞宫的生理现象。"月经"之名首见于晋代王叔和《脉经》。李时珍《本草纲目·妇人月水》中指出:"女子,阴类也。以血为主,其血上应太阴,下应海潮,月有盈亏,潮有朝夕,月事一月一行,与之相符。故谓之月信、月水、月经。经者,常也,有常轨也。"

天癸,男女皆有,系影响人体生长、发育和生殖的一种阴精。马弦台注释《黄帝内经·素问》云:"天癸者,阴精也。盖肾属水,癸亦属水,由先天之气蓄积而生,故谓阴精为天癸也。"天癸虽禀受于父母先天之气,但要在肾气渐盛的前提下,在特定的年龄阶段才能蓄积而生,发挥其作用。肾为天癸之源,天癸至,则月事以时下;天癸竭,则月经断绝。

古医家认为儿童体质不同而致月经来潮早晚不同。禀赋旺、营养良好的女孩则月经可适时而至或提前,若禀赋怯、营养较差的女孩则月经相对延后。《沈氏女科辑要笺正·经水》云:"二七经行,七七经止,言其常也,然禀赋不齐,行止皆无一定之候。"又如《冯氏锦囊秘录·女科精要》云:"凡女人禀赋旺,则十三岁即行;禀赋怯,则逾二七。"又《本草纲目·论妇人月水》曰:"女子二七天癸至,七七天癸绝,其常也。有女十二、十三而产子,如褚记室所载平江苏达卿女十二受孕者。"

古医书无性早熟治法的相关记载,但有幼儿带下病治疗的记载,其所采用的中医理法方药,与现代儿童性早熟的治疗,有一定的关联。《沈氏女科辑要》引王孟英云:"带下,女子生而即有,津津常润,本非病也。"白带虽生而即有,但要在发育开始成熟才明显增多。如《杏轩医案·方氏女孩带下·罕见之证》记载:"邻村方氏女,年才四岁,其目抱负,前舍求治,予问何疾,曰带下。问疾何时起,曰女夜遗溺,常以帛垫卧,旧春晨起晒帛,乍见白物,以为偶然,后频下不已,渐觉面黄肌瘦,饮食减少。今经一载,时发时止。附近求医,皆言未见之证。予曰:此先天禀弱,脾虚挟湿故也,但童禀未充,早泄诚非所宜。令夜服地黄丸、早服参苓白术散,匝月而效。半载后疾复发,令守原方服愈。嗣后不闻消息,及阅怡堂散记,载一七岁幼女患此证,虽已治愈,后出室怀孕,一产即脱,亦夭之由也。方氏女孩得无类此。"文中提及4岁幼女带下,未提及乳房发育情况,不能确定是否性早熟,但只有青春期发育接近成熟,才会有白带增多的表现,后文中所提7岁幼女出室怀孕,显然与性早熟有关。

【病因病机研究】

一、病因病机概述

性早熟的病因主要涉及肾、肝二脏。内因责之患儿存在禀赋差异,如部分患儿属阴虚内热体质,或痰湿体质;外因则由于患儿长期营养过剩,偏嗜食膏粱厚味等。

小儿乃稚阴稚阳之体,阳常有余,阴常不足,若体质特异,或加之饮食多乳酪或血肉有情之品,过培肾气,气有余便是火,阴阳失衡,肾阴不足,无以制火,则相火早炎。小儿"肝常有余",若情志过甚,肝火偏旺,肾虚肝亢,水不涵木,肝经湿热蕴结,郁而化火则烦躁易怒;湿热熏蒸于上则面部痤疮,流注于下则带下增多。

二、病因病机新论

随着社会的发展,现代社会出现了一些古代所没有的新的病因,后天环境改变、饮食失衡等因素致病成为性早熟研究的新热点。①环境影响论:随着社会进步及工农业科技发展,全球变暖,人工光照时间延长,生活节奏改变,环境内分泌干扰物污染等,加之各种媒体信息及其他诱因,骄奢淫逸等尤其是涉性内容过早接触,改变了生活的环境。年幼小儿脏腑娇嫩,阳既未充,阴亦不足,属稚阴稚阳之体,各种不良因素,均可诱导患儿肾元精气过早充盛,天癸早现。②痰湿阻滞论:若患儿长期营养过剩,偏嗜膏粱厚味血肉有情之品,多坐少动,则易致痰湿阻滞、痰热内生,耗阴动火,相火妄动,导致性征早现,冲任失调,甚至天癸早至。③禀赋缺陷论:极少部分患儿或因先天禀赋不足或遗传缺陷,致阴阳平衡失调,如先天性甲状腺功能低下及先天性肾上腺皮质增生等,又长期失治;或后天外伤跌仆,或外感时邪热毒,或损伤脑髓,瘀血痰湿内生,甚至凝聚成瘤,伤阴动火,阴阳失衡可诱发早熟。

【临证思维】

一、诊断

性早熟的诊断参照中华人民共和国卫生部发布的《性早熟诊疗指南(试行)》(2010卫办医政发(195)号),以及中华中医药学会儿科分会《中医儿科常见病诊疗指南》中"性早熟"。

性早熟的年龄诊断一般采用女孩8岁前、男孩9岁前出现性征发育,属于性早熟的范畴。同时需要判定是同性性早熟还是异性性早熟。分类按下丘脑—垂体—性腺轴功能是否发动分为两大类:中枢性性早熟(即促性腺激素释放激素GnRH依赖性、真性)和外周性性早熟(非GnRH依赖性、假性)。以前的第三类不完全性性早熟(部分性、青春期发育变异)现在归为中枢性性早熟的变异,包括单纯性乳房早发育、单纯性阴毛早现和孤立性早潮。

第二性征提前出现是所有性早熟的必备条件,然后结合骨龄,B超测定子宫、卵巢的大小,性激素检测等辅助手段协助诊断,中医辨证分型则根据不同的中医证候辨证进行诊疗。

二、鉴别诊断

性早熟诊断确定后必须尽可能进行病因诊断,除外颅内病变、肾上腺或卵巢、睾丸肿瘤等器质性病变,然后鉴别中枢性或外周性性早熟。

1. 单纯性乳房早发育 以前归类于部分性性早熟,现归属于真性性早熟的一种变异状态,女孩大多发病于4岁以前,可单侧或双侧乳腺发育,多数可自行缓解,部分反复发作可转为中枢性性早熟,一般无骨龄增速,性激素增高不明显,GnRH兴奋试验FSH可有增高。

2. 单纯性阴毛早现 需要与先天性肾上腺皮质增生症鉴别,男女均可发病,多见于女孩,好发于6岁左右,除阴毛外,无其他性成熟的表现。患儿的生长和骨龄正常或轻度增速。体内脱氢异雄酮水平增高达到青春期早期,系由于肾上腺功能过早成熟所致。

3. 外周性性早熟 常见于误服含雌激素的药物、食物或接触含雌激素的化学品或化妆品。女孩常有不规则阴道出血,乳头、乳晕色素沉着,且与乳房发育不对称。女孩有阴道出血还要注意与外伤、处女膜损伤破裂和阴道异物等相鉴别。同时须注意除外器质性病变。GnRH兴奋试验可以帮助鉴别中枢性或非中枢性性早熟。

三、辨证思路与方法

由于性早熟属于一类复杂病因的疾病,病因复杂不同,诊治方法不同,故必须辨病与辨证相结合。临床上,首先需要通过各种检查,排除器质性病因引起的性早熟。占中枢性性早熟女性80%以上的特发性性早熟,又称体质性性早熟以及部分性性早熟,是中医药治疗的主要对象。

1. 病因辨证

(1)肾虚火旺证: 症见女孩提前出现乳房发育,阴道分泌物增多,阴唇发育,色素沉着,月经来潮;男孩提前出现睾丸增大,阴茎增粗,可有阴茎勃起,有胡须,喉结,阴囊皮肤皱褶增加着色,变声,甚至有夜间遗精。多伴有怕热、盗汗、五心烦热、便秘、舌红或尖红少苔,脉细数。

(2)肝经郁热证: 男女性征发育同上,可伴有胸闷不舒、乳房胀痛、心烦易怒、口臭、痤疮、便秘、舌红苔黄或黄腻,脉弦数或弦细数。

(3)痰湿阻滞证: 男女性征发育同上,兼见多食肥甘,体胖少动,大便干结,舌体胖大和(或)舌苔厚腻,脉弦滑或濡。

2. 辨病结合辨证 部分假性性早熟和单纯性乳房早发育和真性性早熟患儿早期,阴虚、肝郁或痰湿等中医证候表现不明显,甚至宏观辨证无证可辨,则要根据病史询问如饮食和生活习惯,结合临床经验,详细询问病史,辅助检查,可按照肾虚火旺证或肝郁或痰凝轻症辨证。典型的、快速进展型的真性性早熟,或者发病持续1年以上的患儿,多表现肾虚火旺证、肝经郁热证的证候表现。部分肥胖患儿性早熟,存在痰湿(热)阻滞的证候。

3. 体质辨证 性早熟的发病机制与体质禀赋的差异有一定的关系。小儿体质禀受于父母,由于先天、胎内或出生后喂养不同,有些患儿素体偏阴虚内热,有些患儿本身为偏肥胖的痰湿或湿热体质,有些患儿先天为肝火旺体质,这些偏颇体质患儿较之常体质小儿,外界诱因更易于导致体内阴阳不平衡,相火妄动,天癸提前。

4. 虚实辨证 性早熟的辨证需注意辨别其虚实。虚者为肾阴不足,肾阳偏亢;实者或肝经郁热,肝郁化火;或脾虚痰湿,气滞血瘀,累及肾之阴阳平衡失调而发病。性早熟早期年幼患儿,属稚阴稚阳,遇诱因易致一过性阴阳失调,相火暂动,系肾阴不足,相火妄动轻症。部分患儿随年龄增长,形气渐充,气血阴阳调和,大部分可逐渐平复。部分患儿长期营养过剩,过食膏粱厚味,或体禀阴虚内热体质,肾阴虚相火旺持续存在,多肝肾阴虚,相火妄动,或夹痰、或夹湿、或夹火、或夹瘀,多为虚实夹杂或纯为实证。

【治疗研究】

中医治疗性早熟讲究辨病结合辨证。对于临床多数真性性早熟早期,轻型或缓慢变化型,可采用单独中医辨证治疗方案并随访;对于少数患儿属于中枢性性早熟重型或快速进展型适用促性腺激素释放激素类似物(GnRHa)治疗。由于性早熟的治疗疗程较长,需要根据在疾病发展不同阶段采用不同的治疗方案,并需要注意中西医治疗方案有无副反应,随时进行适当调整。

一、分证论治

(一)分证论治概述

临床一般将性早熟分为肾虚火旺证、肝经郁热证和痰湿(热)阻滞证三型,前两型最常见,是近年来最公认的证候分型。

1. 肾虚火旺证　治宜滋阴降火,予知柏地黄丸加减。常用药:熟地黄、山茱萸、黄柏、知母、牡丹皮、生麦芽。五心烦热可加莲心清心除烦;盗汗可加地骨皮、玄参清虚热止汗;阴道分泌物多可加椿根白皮清利湿热。

2. 肝经郁热证　治宜疏肝清火,予丹栀逍遥散加减。常用药:柴胡、八月札、白芍、当归、生地黄、牡丹皮、栀子。乳房胀痛明显可加香附、郁金行气解郁止痛;带下色黄量多可加黄柏、龙胆草清利湿热;口臭可酌加黄连清胃热。

3. 痰湿阻滞证　治宜滋阴降火、化痰散结。予自拟化痰散结方加减。常用药:茯苓、炒白术、浙贝母、生牡蛎、知母、黄柏、玄参、穿山甲、莪术、牡丹皮、生麦芽。乳房胀痛、急躁易怒可加夏枯草、瓜蒌皮清肝泻火;带下清稀加苍术、薏苡仁健脾渗湿;带下黄臭加黄柏、龙胆草清热利湿。

(二)分证论治新说

除传统的辨证分型外,结合病情轻重变化可采用辨病结合辨证分型论治。

1. 缓慢变化型　患儿一般病程较短,病情较轻,乳房Tanner分期多为B2期,B超检查子宫一般无明显增大、卵巢有轻度增大、卵泡轻度增大、E2水平亦较低,GnRH兴奋试验LH峰值<12IU/L,骨龄比实际年龄稍有提前小于2年,一般患儿临床预后较好,甚至不加治疗,对患儿的最终身高影响也不大,但随着病程进展,部分患儿可出现快速发育的倾向,第二性征迅速进展,转化为快速进展型的性早熟。

患儿多属于肾虚火旺证、轻型,早期甚至部分患儿中医证候表现不明显,也有医者认为也有患儿存在肝郁或痰湿轻症证候表现,可按轻症辨证处理。

2. 快速进展型　此类患儿往往病程较长,病情较重,乳房Tanner分期大于B2期,B超检查子宫卵巢明显增大、卵泡明显增大、E2水平>20μg/L,GnRH兴奋试验LH峰值>12IU/L,骨龄比实际年龄提前大于2年。这类患儿若不经治疗,大多数在乳房发育后较短时期就会出现月经初潮(甚至1年左右),一般骨骺成熟明显加速,骨龄提前,生长潜力受到影响,甚至部分患儿最终身高不足150cm。

一般此类患儿多存在肾虚火旺或肝经郁热或痰湿阻滞表现,若不治疗,会提前发育成熟如女孩初潮,男孩遗精等,甚至影响成年身高,需要积极治疗。部分患儿中医辨证早期证候表现不明显,但随病程进展,中后期多明显出现或肾虚火旺或肝经郁热典型证候,部分患儿各种证候可兼见。

二、其他疗法

（一）中成药

1. 知柏地黄丸　用于性早熟肾虚火旺轻证。
2. 大补阴丸　用于性早熟阴虚火旺证。
3. 丹栀逍遥丸　用于性早熟肝经郁热证。

（二）外治法

耳穴贴压法　此为中医儿科常见病诊疗指南推荐的外治法，但支持文献较少。取交感、内分泌、肾、肝、神门、脾。先将耳郭用75%酒精消毒，以探棒找阳性反应点，然后将带有王不留行的胶布贴于阳性反应点处，手指按压，使耳郭有发热胀感。每日按压5次，每次5分钟，1周换贴1次，两耳交替。

【研究发展思路】

一、规范与标准

（一）中医诊疗指南和路径

2012年，中华中医药学会发布了由儿科分会牵头完成的《中医儿科常见病诊疗指南》，2014年在该指南基础上根据最新进展进行了指南的释义。该指南在系统的文献检索基础上，建立初步的儿童性早熟诊断、辨证、治法、方药及预防护理的标准问卷，采用Delphi法，通过3轮专家问卷调查及2论专家讨论会，达成了专家共识，制定了儿童性早熟的中医诊疗指南，提出小儿性早熟的诊断、辨证分型、治疗建议。中医辨证分型常见阴虚火旺证、肝郁化火证、湿热内蕴证，前两型较常见，后一型常为兼证，可进行相应辨证论治，并介绍了相关中成药治疗及耳穴敷贴。

2011年，儿童性早熟被列为国家临床重点专科优势病种，由全国13家儿童性早熟协作单位共同完成了《性早熟中医诊疗方案》及《性早熟中医临床路径》（简称路径）的制订。其中提出了疗效评价时观察时间（6月~1年）以及疗效的中西医结合评价方法。明确了儿童性早熟中医临床路径标准门诊流程，尤其对进入路径标准、治疗方案的选择、标准疗程时间、证候学观察项目、门诊检查项目、完成路径标准及变异情况的分析，均做了详细的说明。

（二）疗效评价标准

2011年根据国家中医药管理局医政司2011年出版的《24个专业105个病种中医诊疗方案（试行版）》中"儿科中医诊疗方案"，涉及儿童性早熟的疾病诊断、辅助检测方法、中医证候诊断、治疗方案、疗效评价等内容较全面。尤其是疗效评价的标准和方法无论是中、西医以前均未公开发表过相关行业标准。

其中疗效评价指标实际上是针对中枢性性早熟，不适用于外周性及部分性性早熟。术语是否"痊愈"应该为"控制"或"未控制"。"身高龄"的提法欠妥，应该是治疗前后骨龄及年龄的差值比较（$\triangle BA/\triangle CA$）；所列出激素水平测定未标明方法，GnRH激发试验标准根据临床不同试剂有一定差异。一般LHRH注射30分钟达最高值，LH/FSH一般0.6以上即考虑中枢性性早熟，LH/FSH介于0.6至1之间考虑非快速进展型性早熟，若大于1则考虑快速进展型性早熟等。

二、临床研究

性早熟的中医药治疗除采用病证论治、分证治疗外,国内多数业者按照对病机的不同理解,多数采用经验方为主的治疗方法,但循证医学证据等级高的文献极少。

滋肾清肝方:时毓民等80年代初在国内首先报道采用中医治疗性早熟的案例。总结名老中医顾文华主任经验,采用滋阴降火法治疗儿童性早熟取得初步成效,基本方:知母、黄柏、生地黄、牡丹皮、泽泻、夏枯草、炙龟板、龙胆草、甘草,麦芽;每日1剂,煎汤分2次服,患儿阴虚火旺证候好转同时,乳房发育等性征明显改善。何丽等介绍已故名老中医徐蔚霖治疗儿童性早熟的经验,以滋肾阴、清肝火法为主治疗儿童性早熟,基本方:柴胡、黄芩、八月札、天花粉、牡丹皮、丹参、知母、生牡蛎、潼蒺藜、白蒺藜、郁金、鬼箭羽、绿萼梅。加减:兼心火旺加焦栀子;脾气虚加白术、白芍,白豆蔻等。

俞建等则进行了初步的循证医学的研究,采用多中心、随机、双盲、双模拟对照实验的方法,比较滋阴泻火中药早熟Ⅱ号(院内制剂由生地黄、玄参、牡丹皮、泽泻、知母、黄柏、炙龟板粉等组成)与疏肝理气中药逍遥丸治疗女童性早熟的临床疗效。患儿随机分为治疗组(早熟Ⅱ号)、对照组(逍遥丸);双盲、双模拟给药。132例病儿完成所有随访。结果:两组患儿用药前后比较,治疗组患儿对乳核指数、乳房Tanner分期、中医证候积分减少程度优于对照组($P<0.01$);B超检查子宫、卵巢容积、卵泡大小,治疗组控制程度均优于对照组($P<0.01$);骨龄改变比较,两组无显著统计学差异($P>0.05$)。结论:治疗女童性早熟,滋阴泻火中药早熟Ⅱ号疗效优于疏肝理气中药逍遥丸。

清肝解郁方:叶进等报道用中药抗早颗粒治疗女童性早熟46例,其中显效16例,有效20例,总有效率78.26%。治疗后女童临床症状改善明显,治疗前后FSH、LH无明显变化,而E2水平明显降低,对女童乳房、子宫、卵巢、骨龄等临床指征也有明显好转。药用陈皮、制半夏、茯苓、知母、黄柏、生地、丹皮、夏枯草、生山楂、枳壳。

健脾化痰通络方:对于肥胖伴有性早熟患儿,赵鋆等报道采用早熟精简方(制半夏、茯苓、山慈菇、黄柏、甘草等6味)与抗早2号方(制半夏、陈皮、茯苓、山慈菇、三棱、海藻、昆布、生麦芽、知母、黄柏、柴胡、甘草)比较治疗儿童性早熟的疗效,疗程6个月,结果两组治疗有效率分别为86.7%与83.3%。陈永辉等报道采用化痰清热散结方:化橘红、茯苓、龙胆草、牡丹皮、知母、泽泻、炙鳖甲、皂角刺,治疗82例女童特发性性早熟,随访6月,其中医证候评分、乳房大小、B超卵泡直径及子宫卵巢容积均较前明显改善,性激素水平也有不同程度下降。

三、基础研究

(一)动物模型研制

国内外近十年有关性早熟的研究很多,但是,由于对于人及动物青春期开始发育的始动因素及相关机制至今仍在研究中,目前尚无真正国际公认的性早熟动物模型,国内外一般动物实验研究均是参考以下方法建立动物模型。

1. 达那唑诱导真性性早熟模型 1993年,日本学者报道采用达那唑诱导青春期性发育提前的动物模型,并且在国内得到重复,现在是国内应用最广的模型。

2. 中枢性GnRH脉冲给药造模 国外有报道采用外源性给予GnRH,模仿人类青春期GnRH脉冲的性早熟动物模型以及采用兴奋性氨基酸(EAAs)受体激动剂N-甲基-DL-天冬氨酸（NMA）诱导雌性大鼠真性性早熟模型的报道,但是目前重复模型成功不多。

3. 食蟹猴染毒法造模　2012年有报道蔡德培等采用环境类激素（壬基酚及双酚A）染毒法诱导雌性哺乳动物食蟹猴造成EED诱导性早熟模型,并且在模型上初步验证了滋阴泻火中药的疗效。

（二）中药作用机制研究

对中医"肾主生殖"本质的研究发现: 中医理论中的肾与下丘脑—垂体—性腺轴的功能密切相关。复旦大学及附属儿科医院科研团队对滋阴泻火中药治疗性早熟的机制进行了长期的基础研究,初步揭示了滋阴泻火中药的多靶点性。

1. 滋阴泻火方可以抑制下丘脑GnRH合成、分泌及其受体表达　下丘脑兴奋性氨基酸递质可促进GnRH分泌,而抑制性氨基酸可降低GnRH分泌。滋阴泻火方可使雌性大鼠下丘脑内侧视前区兴奋性氨基酸递质门冬氨酸和谷氨酸的释放减少,抑制性氨基酸递质γ氨基丁酸和β内啡肽释放明显增加,下丘脑GnRH基因表达水平下降,内侧视前区GnRH脉冲式释放频率及幅度均显著降低,GnRH合成和分泌减少,从而引起垂体LH、FSH分泌减少,生殖器官及性征发育受抑制。滋阴泻火方还可下调雌性大鼠垂体GnRH受体mRNA,降低垂体对GnRH的反应,抑制垂体分泌促性腺激素,最终起到延缓青春期发育的作用。

2. 滋阴泻火方可以调节下丘脑Kiss-1/kisspeptin表达量　Kiss-1基因编码产物kisspeptin是青春期启动的关键蛋白,它与GnRH神经元上受体结合后,可刺激GnRH分泌,促进青春期启动和性腺发育成熟。研究发现: 滋阴泻火方可降低达那唑诱导的雌性性早熟模型大鼠下丘脑内Kiss-1的mRNA表达量,并降低下丘脑弓状核（ARC）、视前区（preoptic area, POA）和室周核（periventricular nucleus, PeN）中kisspeptin阳性细胞数量,从而减少kisspeptin对GnRH的兴奋作用,对HPG轴起到抑制作用,进而延缓青春期发育。

3. 滋阴泻火方可下调下丘脑NKB/NK3R的表达　神经激肽B（neurokinin B, NKB）下丘脑一种兴奋性神经肽,是继kisspeptin之后发现的又一对GnRH脉冲式分泌起到关键调控作用的因子。NKB在下丘脑弓状核与kisspeptin存在共表达,通过与GnRH神经元上的受体NK3R结合,可以激活GnRH的脉冲式分泌,促进青春期发育。研究表明: 滋阴泻火下调达那唑诱导的雌性性早熟模型大鼠下丘脑弓状核（ARC）和内侧视前区（mdial preoptic area, MPOA）中NKB/NK3R mRNA和蛋白的表达,降低NKB/NK3R系统对HPG轴的兴奋作用,从而延缓青春期发育。

4. 滋阴泻火方可以拮抗EEDs的拟雌激素活性　儿童处于快速生长发育的阶段,对环境内分泌干扰物EEDs的敏感性高,是儿童性早熟重要的致病因素,部分EEDs具有显著的拟雌激素活性,可以与雌激素受体结合,发挥雌激素效应。滋阴泻火方可以抑制雌性大鼠卵巢内由EEDs壬基酚和双酚A诱导合成的CYP11A1、CYP19al和StAR关键酶的表达,降低体内雌激素合成,从而拮抗EEDs的拟雌激素效应。同时,滋阴泻火方可以下调经壬基酚和双酚A染毒的雌性大鼠卵巢上雌激素受体的表达,降低卵巢对EEDs的敏感性,减缓由EEDs造成的青春发育提前。

四、发展思路

1. 中医证型的标准化和疗效评定的标准化　性早熟的临床表现主要是性征和性器官的

发育,临床上,性征分型有半定量的分型标准Tanner分期,中医证型经过多年的研究,基本定位三型,但其中相关的中医证候组成有些采用的是成人或大年龄青少年才能表述的主观证候,与儿科临床特点不相适应,虽然在2009年曾经过德尔菲法达成初步专家共识,但是,指南其中仍存在一些证型是符合还是单独的争议,对于痰热互结或湿热互结证型是单独存在还是上述二型的兼证仍存在争议。借用模糊数学的思路,建立性早熟的中医辨证模型也是研究的方法之一。

国家中管局发表的《24个专业104个病种的中医诊疗方案及中医临床路径》试行版中存在许多缺陷,尤其儿童性早熟的诊断和疗效评估标准有不专业的内容,需由长期诊疗相关疾病的专家及专业人员参与进行修订。

2. 循证医学等级高的临床研究 在临床流行病学专家的参与下,设计符合伦理,临床可行的多中心、随机化、对照,尽量采用双盲双模拟设计,也可对于某种特定证型采用循证医学的设计,是今后中医儿科临床研究的方向,虽然困难,但只有向该方向努力,完成循证医学等级高的临床研究,才能得到医学界的广泛认可。

3. 中医药治疗快速进展型真性性早熟 中医药治疗儿童性早熟对于发病早期,对于临床占多数的非快速进展型的性早熟疗效较好。但是,对于临床上,病情较重,骨龄超前明显的快速进展型的性早熟则不如西药促性腺激素释放激素拟似剂GnRHa作用强大。但临床研究发现,长期应用GnRHa对于患儿生长轴、甲状腺轴有一定的抑制,同时影响部分患儿体内脂肪代谢,可致肥胖。如何利用中医药双向调节,多靶点作用的优势,配合西药治疗,做到增效"减毒",减少GnRHa等的副作用,更好地促进性早熟患儿的健康成长,是今后研究的方向之一。

参 考 文 献

[1] 中华中医药学会. 中医儿科常见病诊疗指南. 北京: 中国中医药出版社,2012: 107-111.

[2] 中华人民共和国卫生部. 性早熟诊疗指南(试行)[卫办医政发(195)号]. 中国儿童保健杂志,2011,19(4): 390-392.

[3] 国家中医药管理局医政司. 性早熟中医诊疗方案24个专业105个病种中医诊疗方案(试行版). 2011:501-503.

[4] 时毓民,曹莲华,陆瑛. 滋阴泻火法治疗女童性早熟症. 辽宁中医杂志,1981,(1): 31.

[5] 汪受传,俞景茂. 中医儿科临床研究. 第1版,北京,人民卫生出版社,2009: 362-375.

[6] 俞建,时毓民,汪永红,等. 中医药治疗女童性早熟68例随机双盲对照试验. 中医杂志,2005,46(7): 516-519.

[7] 何丽,景晓平. 徐蔚林治疗儿童性早熟经验及用药特色. 上海中医药杂志,2014,48(10): 12-13.

[8] 叶进. 中药抗早颗粒剂治疗女童性早熟46例. 辽宁中医杂志,2007,34(4): 435-436.

[9] 赵翌,朱敏华,沈健. 早熟方治疗痰热互结型女童性早熟的临床研究. 上海中医药杂志,2012,46(6): 29-31.

[10] 陈永辉,凌科,高晓林,等. 早熟中药方治疗特发性性早熟女童临床疗效. 中国实用方剂学杂志,2013,19(17): 324-327.

[11] 朱琳,蔡德培. 由环境内分泌干扰物引致食蟹猴性早熟疾病模型建立及滋阴泻火中药治疗干预的实验研究. 中国中西医结合杂志,2012,32(12): 1679-1683.

[12] 蔡德培,陈伯英,庄振杰. 滋阴泻火中药对下丘脑GnRH的合成、分泌及其调节机制的影响. 中国中西医

结合杂志,2001,21(8):595-598.

[13] 俞建,吴家敏,杨毅,等. 滋阴泻火方对青春期大鼠性腺轴相关基因的影响. 上海中医药杂志,2003(6):48-50.

[14] 田占庄,赵宏,陈伯英. 滋阴泻火中药对性早熟模型大鼠促性腺激素释放激素及其受体mRNA表达的影响. 中国中西医结合杂志,2003,23(9):695-698.

[15] 俞建,吴家敏,杨毅,等. 滋阴泻火中药对中枢生长相关基因的影响. 中国医药学报,2004,19(1):15-17.

[16] Sun Y, Perry GN, Tian ZZ, et al. Effects of nourishing "Yin"-removing "Fire" Chinese herbal mixture on hypothalamic kisspeptin expression in female precocious rats. J Ethnopharmacol,2010,127(2):274-79.

[17] Wang S, Liting Z, Tian ZZ, et al. Effect of nourishing "Yin"-removing "Fire" Chinese herbal mixture on hypothalamic NKB/NK3R expression in female precocious rats. Evid Based Complement Altemat Med,2014, ID217424:1-8.

[18] 孔元原,蒋明玉,蔡德培. 滋肾阴泻相火中药对环境内分泌干扰物染毒大鼠生殖器官雌激素受体表达的影响. 中国中国西医结合杂志,2010,30(3):312-316.

[19] 孙艳艳,黄蓉,俞建,等. 200例青春期启动提前女童中医证候的临床调查. 中国中西医结合杂志,2012, (6):770-773.

[20] Yuanyuan, LIN, Yuanyuan XUE, Jian YU, et al. A quantification model of Traditional Chinese Medicine syndromes in children with idiopathic precocious puberty and early puberty. Journal OfTraditional Chinese Medicine,2013,33(5):630-636.

[21] 薛媛媛,林燕燕,俞建,等. 性早熟女童中医证候、证型分布规律的研究. 中国中西医结合儿科学,2013, (6):481-483.

(俞 建)

第十二章　新生儿疾病

第一节　胎　怯

胎怯，又称"胎弱"，是以胎儿娩出形体瘦小，脏腑形气不充为主要表现的新生儿疾病。西医的低出生体重儿与本病相似，包括足月小样儿和早产儿，二者皆以体重低不足2500g为特点，其中足月小样儿胎龄在38~42周，早产儿胎龄＜37周，又称未成熟儿。

据国内外相关报道，低出生体重儿的头围、身长、体重增长和智力发育皆缓于正常新生儿，且男婴比例高于女婴。如在母体妊娠期间进行早期干预，可以降低低出生体重儿的出生率和宫外生长缓慢的几率。我国随着医疗水平的提高，1996年后低出生体重儿数量开始明显下降，但其仍是婴儿死亡的重要因素之一；1996—2013年，低出生体重儿年均下降率为6.14%，其中，早产或低出生体重儿死亡在婴儿死亡中所占比例年均为22.6%。

北宋钱乙首次将之命名为"胎怯"。中医认为本病的预防及治疗应先后天调补相结合，采取多种预防及治疗手段，改善患儿的脏腑功能，促进其生长发育，减少胎怯的发生。

【历代文献述要】

宋代已有关于胎怯的明确记载，钱乙《小儿药证直诀·胎怯》"生下面色无精光，肌肉薄，大便白水，身无血色，时时哽气对哕，目无精彩。"

关于胎怯产生的原因病机，历代医家认为与禀赋的父母生殖之精关系密切，《幼科发挥·胎疾》："夫男女之生，受气于父，成形于母。故父母强者，生子亦强；父母弱者，生子亦弱。""小儿初生至周岁有疾者，皆为胎疾……有因父母禀受所生者，胎弱、胎毒是也。胎弱者，禀受于气之不足也。"《婴童类萃·小儿初受气论》："小儿在母腹中，受其精气而成形。"《婴童类萃·受胎论》："……其踰十月而生者为大过，其七八月而生者为不及。大过者气血阴之有余，不及者，血气养之不足也。"直接指出，胎儿的孕育情况受父母身体健康因素的影响。《幼幼集成·胎病论》："非育于父母之暮年，即生于产多之孕妇。"认为胎怯患儿多见于其母有高龄、多产的情况。《活幼口议·议胎中受病诸证一十五篇》称胎怯为鬼胎，记载道："鬼胎者，乃父精不足，母气虚羸，滋育滋沫之不及，护爱安存之失调，方及七八个月以降生，又有过及十个月而生者。初产气血虚羸，降诞艰难，所言鬼者，即胎气怯弱，荣卫不充，致子萎削语。犹如果子结实之时，有所阴籍，不到灌溉，为物褊小，其形猥衰，无有可爱，如此之谓。"对于本病的病因病机阐述比较详细，对后世在研究本病的预防及调护方面具有深刻意义的指导作用。

关于本病的辨证,《幼科发挥·胎疾》提供了关键的理论依据:"胎弱者,禀受于气之不足也。子于父母,一体而分。如受肺之气为皮毛,肺气不足,则皮脆薄怯寒,毛发不生,手足如削。受肝之气为筋,肝气不足,则筋不束骨,机关不利。受肾之气为骨,肾气不足,则骨软。此胎禀之病,当随其脏气求之。"

关于胎怯的治疗,中医强调以"调补先后天,培补脾肾"为主,《景岳全书·小儿则上·看小儿寿夭法》:"生儿怯弱,必须以药扶助之。……又当看小儿元气厚薄,厚者十无一失,薄者十无一生。然其中有死者,有不死者,则以病之所生有真伪也。凡怯弱者,宜专培脾肾为主。"强调胎怯治疗以求本为原则,并根据病情逐步分析,分述了脾肾调补注意情况。《活幼心书·五软》:"戴氏论五软证,名曰胎怯。……治法用调元散、补肾地黄丸渐次调养,日久乃安。"

对于本病的预后,《幼幼集成·胎病论》云:"若后天调理得宜者,十可保全一二,调元散助之。"从其理论思想和药物选取来看,比较强调脾胃运化功能在胎怯患儿治疗预防中的作用,并以脾胃的健康状况评估病情的预后。表明本病应治疗与调护并重,才能更好地提高临床疗效,减少胎怯的发生和帮助胎怯患儿更好地适应环境健康成长。

【病因病机研究】

一、病因病机概述

中医认为,胎怯为胎儿宫内供养不足所致,故其发病机制以先天禀赋不足为主,与脾肾关系密切,并可致五脏亏损。肾主藏精,为先天之本,主骨生髓;脾为后天之本,主运化水谷精微,先后天不得相互资助,脏腑功能濡养不足,则气血津液匮乏。

1. 肾精薄弱　精为生命的原始物质,胎儿禀受父母先天之精。父母身体健康,则先天之精充足,故胚胎发育健全;若父精不足,母气虚羸,则影响胚胎的健康发育,从而造成胎怯的形成。

2. 脾肾两虚　胎儿在母体宫内生长发育,若母体出现严重的妊娠反应,或其他原因,如环境、精神、情绪等因素引起的脾胃不适,化生水谷精微不足,无力供养胎儿,容易造成胎盘不稳、胎儿先天不足、生长受限而形成胎怯。胎儿娩出后,因脏腑功能柔弱无力,脾胃虚弱不能运化乳食而提供机体能量,肾精虚弱无以促进机体生长发育。

3. 五脏亏虚　肾为先天之本,脾为后天之本,脾肾两虚,先后天亏损,脏腑功能滋养不足,气血津液输布无力,筋肉骨髓供养不利,则肌肉不生,骨骼不长,皮弱不禁风寒,毛发生长迟缓且少光泽。总之,先后天失调,各脏腑功能濡养不足,全身代谢受损而致五脏虚亏表现。

二、病因病机新论

现代研究提出,造成胎怯的众多因素中首先应考虑先天因素。而造成胎儿先天不足的因素有很多,常见如胎前因素,各种原因导致的父母生殖之精薄弱,或母亲有流产、多产、高龄、吸烟、饮酒等既往史,均可影响宫内胚胎发育,导致胎怯的产生。如妊娠期间,孕妇调养不慎,饮食起居生活不良,或不合理用药,或情绪不稳,或受惊吓等,均可以直接和间接地影响到宫内胎儿的生长发育,最终造成胎怯的形成。

现代临床调查研究发现,早产儿与妊娠高血压综合征、羊水过多或胎盘早剥等因素关系密切。根据国外进一步研究表明,低出生体重儿的发生与染色体排列畸形有关,因此非常强调孕妇产前染色体诊断检查的重要性。并且有研究表明,在新生儿出生6个月以内的生长关键期,血管内皮依赖性舒张功能作用明显。这一系列关于胎怯病因的研究发现,为该疾病的进一步预防和治疗提供了有力的理论指导。

【临证思维】

一、诊断

1. 病史　多有早产、多胎、孕妇体弱、疾病等造成先天不足的各种病因,或羊水污染,胎盘、脐带异常等病史。

2. 临床表现　以新生儿出生时体重低下,身材短小,可伴反应力低下,气弱声低,吸吮无力,筋迟肢软等全身各脏腑虚弱的多种临床表现。一般出生体重<2500g,身长<46cm。

二、鉴别诊断

1. 胎怯与低出生体重儿

胎怯: 中医以疾病发生的时期及虚弱症状为特点进行命名,临床主要症状包括形瘦体小、体质薄弱,不同程度的脏腑功能虚损表现。

低出生体重儿: 以胎儿娩出时体重低于2500g为唯一诊断条件。

虽然,低出生体重儿与胎怯患儿有西医与中医病名之异,但在临床上,并不仅仅局限于新生儿的体重是否小于2500g,而是根据新生儿具体情况决定是否采用胎怯的诊断及治疗。

2. 早产儿和足月小样儿　临床上低出生体重儿常见的有足月小样儿和早产儿两种。

足月小样儿: 是指胎龄在38~42周,体重<2500g,皮肤脆薄弱、毳毛稀疏或无,头发少之可数,无光泽,胎脂少,可有耳软骨发育,并可见耳舟,指(趾)甲已达到指(趾)端。

早产儿: 是指胎龄未满37周,体重<2500g,身长少于46cm,皮肤薄弱,或者可见皮肤发亮水肿,可见毳毛(或)较多、头发细弱少光泽,胎脂较多,耳壳软骨发育不良、耳舟轮廓不清,指(趾)甲多未达到指(趾)端。

三、辨证思路与方法

胎怯的辨证以脏腑辨证为主。肺主气司呼吸,肺气虚弱则气弱声低,卫外肌表皮肤脆弱,毛发细碎缺少光泽;心主血,心气虚弱者,易出现面色黄萎,唇淡爪白,虚里搏动数而无力;肝主疏泄和藏血,肝气虚弱,则易经筋失于濡养,关节不利而运动不灵活;脾主运化,脾气虚弱,则运化不利,水谷精微生化无源,易致肌脆肉薄,形体瘦弱,变生疾病;肾为先天之本,主人体生长和发育,肾精亏虚,则骨弱,生殖器官发育迟缓,肾气封藏受损,气之升降受纳不固,呼吸深浅失控,而出现呼吸浅快,甚至出现呼吸困难的现象。本病肾精薄弱证为最常见证型,以形瘦体小,囟门迟闭,头发稀黄无光泽,耳壳薄软,哭声低弱,骨软肢弱,肌肤脆弱,可伴有先天性畸形或缺损,指纹淡为主要表现。主要由于先天父母生殖之精薄弱,元阳未充所致。其次为脾肾两虚证,临床主要表现为小儿少哭闹,哭声无力,或泪少,多卧少动,四肢肌肤不温,肉少皮薄,吸吮无力,易溢乳,吐乳,饮食物不易消化,容易出现腹部胀满,腹泻,多夹有不消化物,严重者可出现而皮肤发亮水肿,指纹淡。

【治疗研究】

胎怯多采用脏腑辨证论治,肾脾两虚为其关键病机,培补脾肾为治疗之本。肾精薄弱证以益肾填髓、温补肾阳为主;脾肾两虚证则以益气养血、温阳助脾为主;可配合使用补肺益气、滋肝强筋、养心安神等治法。临证根据患儿情况,随证加减用药,补益助运双向调节,并注重胎怯患儿护理,以更好地提高患儿治疗疗效。合并症病情重时,先治合并症为要。

一、分证论治

(一)分证论治概述

1.肾精薄弱证　治宜补益肾气、填精养胎,以寿胎丸加减。常用药:桑寄生、巴戟天、菟丝子、白术、人参、山药、阿胶等。伴有哭闹夜不安,可加用石菖蒲、远志、煅龙骨、煅牡蛎等养心安神。

2.脾肾两虚证　治宜培补肾阳、温肾补脾,以右归丸加减。常用药:肉桂、附子、枸杞子、熟地黄、山茱萸、山药等。如伴有乳食不消,可加炒莱菔子、神曲、麦芽等助运健脾。

(二)分证论治新说

1.五脏分证论治　胎怯因先天禀赋不足,后天调养不周,而出现一系列虚弱之象,其病理机制虽主要关乎先后天脾肾之虚,但从中医整体观来看,疾病的发生发展并非独一脏,从五脏辨证,分证而论,更能体现胎怯的证候特征群,小儿具有肺脾肾三脏常不足和心肝有余的生理特点。五脏分证可以更好地将脏象学说与小儿生理特点相结合,更全面地认识胎怯的形成和发展。

2.从脾论治　人体先天以肾为本,后天以脾为本。小儿生理脾常不足、肾常虚,胎怯患儿因禀受父母生殖之精不足,相对于正常新生儿,肾虚表现更明显。胎儿娩出后不再通过脐带获取母体供给的养分,需即刻进食乳食以维持自身需求,但脾胃功能发育尚弱,难以消化乳食,故有小儿脾常不足之象。胎怯患儿因已有先天不足,肾为阴阳之本,脾失先天固护,运化更弱,先后天不能相互资助以协调机体功能,故胎怯患儿的治疗用药须注重健脾助运的作用,脾能主运化,则乳食能消,水谷精微濡养机体周全,则肢强肉长,胎怯才能得到控制和治愈。临床常用的健脾助运药物有人参、熟地黄、白芍、陈皮、炒白扁豆、炙甘草等。如伴有声低气弱懒言,可加用炙黄芪、党参;如伴有便溏,可加入五味子、肉豆蔻。

3.从气虚血瘀论治　张建平从免疫病理学角度对胎盘进行观察,发现胎盘免疫复合沉积物与胎儿宫内生长迟缓有关,尤其与胎盘绒毛内血管及胎盘蜕膜血管关系紧密。胎怯因先天禀赋父母生殖之精不足,母体调养失宜,致脏腑功能受损,气血生成不足,气虚运行血液无力,血液瘀滞,宫内胎盘发育不全,胎儿能量供给受阻,易导致胎萎不长而形成胎怯。王若光认为,胎萎不长虽表现为气弱血虚,但就病机而言,血瘀应贯穿始终,主张治疗胎儿宫内发育迟缓宜益气化瘀,如大补元气的人参、黄芪,养血活血之丹参,或以四物汤加菟丝子、黄芩、白术补肾养精,行气活血。马云珍认为胎萎不长本在气血虚弱,但血瘀标主,主张治疗祛瘀生新,则气生血长,才能满足宫内胎儿需求。以当归饮补气养血活血,药物组成有当归、川芎、阿胶、白术,既助运母体新陈代谢,又调节胎儿血液运行,改善营养。气虚血亏者加用黄芪、熟地黄,腰酸冷痛者加用巴戟天、覆盆子治疗。

二、其他疗法

(一)中药注射剂

1. 生脉注射液　用于气微欲绝者。

2. 参附注射液　用于阳气虚衰者。

(二)敷贴疗法

1. 麝香、肉桂、黄芪、白芍、熟地黄、白术各15g,共研细末,姜汁调敷于肚脐上,每日一次,适用于脾虚型。

2. 补骨脂、桑寄生、杜仲、菟丝子、枸杞子各15g,共研细末,姜汁调后涂敷于肚脐上,每日一次,适用于肾虚型。

(三)推拿疗法

选取足三里、公孙、脾俞,拇指按揉各5分钟,上脘、中脘穴手掌心摩腹各5分钟,手法宜轻快柔和。适用于本病之气血虚弱型。

(四)艾灸疗法

取命门、肾俞、关元、足三里、神阙穴,每穴可灸至30~60壮,或用艾条悬灸,或用温灸器灸法,每穴灸1小时。

(五)西医治疗

1. 维持足够的通气和换气功能,维持正常的血气,保持呼吸道通畅,低流量给氧6~8小时,及时处理肺部病变;

2. 维持正常的心率和血压,维持血糖在正常的高值,维持心率、血压在正常范围,HIE患儿常合并有心肌损伤,若出现心音低钝,心率减慢(<120次/分钟),或皮肤颜色苍白、肢端发凉等早期休克的表现,可给予多巴胺或用多巴酚丁胺静脉滴注。

【研究发展思路】

一、规范与标准

(一)中医诊疗指南

2012年中华中医药学会发布了《中医儿科常见病诊疗指南》(以下简称《指南》),指南制订时在系统文献检索的基础上,采用Delphi法对胎怯的诊断、辨证、治法、方药、预防护理等方面进行了2~3轮专家问卷调查,并通过专家论证会形成专家共识,最后制订了指南,给出了胎怯的诊断、辨证、治疗建议。指南指出,胎怯的诊断应结合病史,包括是否有多产、多胎、孕妇体弱、孕妇疾病等造成先天不足的各种病因,以及羊水污染,胎盘、脐带异常等病史。临床表现为胎儿娩出时体重低下,身小体瘦,或伴有反应迟钝,声音低弱,吸吮无力,肌肉薄弱,筋迟肢软等。指南将胎怯的辨证应分为常证和变证,常证包括肾精薄弱证,脾肾两虚证和五脏亏虚证3个证型,变证包括肺气虚弱证和元阳衰微证两个证型。治疗遵循培补脾肾的原则,辨证施用中药,并可辨证选用六味地黄口服液、参麦注射液、参附注射液等中成药及运用推拿疗法治疗。同时,《指南》建议对极低出生体重儿(体重<1500g)还应在新生儿重症监护室

进行监护和管理,强调胎怯儿的护理与治疗同样重要,如保暖、合理喂养、皮肤护理、预防感染等护理方法,早产儿的喂养母乳应添加母乳添加剂,或以早产儿配方奶为宜,对于不欲乳的患儿,建议早期积极进行干预治疗,如鼻饲或胃管喂养,或静脉营养支持治疗。

（二）疗效评价标准

临床积极有效的治疗,不仅是提高患儿的成活率,更重要的是减少合并症的发生,提高患儿的生活质量。因此,有必要建立具有客观性、科学性、系统性并可供中医临床参考的疗效评定标准。

新生儿神经测查法包括行为能力、被动肌张力、主动肌张力、原始反射和一般估价。总共20项,每项分为0分、1分、2分三个分度,总分40分,评分小于35分者为异常。本检测方法适用于足月新生儿和胎龄满40周的早产儿,是目前国内外应用较为普遍的一种检测新生儿神经能力的方法。在预防和治疗胎怯的过程中,可以借助此检测方法评估治疗效果,以进一步验证中医中药在本疾病中运用的可行性与有效性。

二、临床研究

胎怯的临床研究除辨证分型论治外,还包括以下几方面:

1. 专方治疗　临床中亦有学者以专方治疗胎怯。汪受传等运用补肾健脾法,研制助长口服液(人参、紫河车、鹿角片、麦芽等)。研究显示,治疗组运用助长口服液治疗后,患儿1月、2月、3月时的主要生长发育指标如体重、身长、头围、胸围、上臂围等均显著高于对照组($P<0.01$)。随访3~4年,治疗组的体重仍明显高于对照组($P<0.05$)。

2. 专药治疗

（1）紫河车: 味甘、咸,性温,入肺、肝、肾经,有补肾益精、养血益气之功。为虚损、羸瘦等证要药。现代药理研究表明,紫河车含有丰富的蛋白质、糖、钙、维生素、激素、酶类、细胞因子、氨基酸等。胎怯儿每日剂量0.3~0.5g。

（2）人参: 性平,味甘、微苦。归脾、肺、心经。具有大补元气、补脾益肺、生津、安神益智的功效。用于本病,效专而力宏。现代药理研究发现,人参能调节中枢神经系统的兴奋过程和抑制过程的平衡,可以有效缓解疲劳,促进蛋白合成,增强免疫力和体质。偏阳气虚者用红参;偏气阴虚者用生晒参或西洋参;胎怯儿每日剂量,汤剂1~3g,入散剂0.1~0.3g。

（3）鹿茸: 味甘、咸,性温,归肾、肝经。具有壮阳、补精髓、强筋骨等功效,常用于虚弱、神经衰弱等症。主治肾虚、羸瘦、神疲、畏寒、筋骨痿软、久病虚损等症。胎怯儿每日剂量0.1~0.3g。

（4）黄芪: 味甘,性微温。归肺、脾经。具有健脾补中、益卫固表、敛疮生肌、利尿的功效。用于气虚乏力,食少便溏,中气下陷,久泻脱肛,便血崩漏,表虚自汗,痈疽难溃,久溃不敛,血虚萎黄等症。现代药理实验表明,黄芪含有黄酮、皂苷类、多糖等成分,具有促进中性粒细胞及巨噬细胞的吞噬功能和杀菌能力的作用,能刺激细胞的增殖,增强外周血淋巴细胞活性,兴奋呼吸,增强细胞免疫,调节机体免疫机制。

三、发展思路

胎怯虽在古代医籍中早有记载,但直至20世纪90年代才开始对本病的中医药治疗进行临床和实验研究。结果表明,具有调补先后天作用的健脾补肾中药,能促进胎怯患儿的后天生长发育,并有望达到正常同龄儿童的生长发育水平。

中医强调治病求本,胎怯患儿具有先天禀赋不足的特点,而中药在调补先后天方面具有独特的优势。通过文献检索可知,目前关于本病的临床和理论研究较少,有待进一步加强。

中医将胎儿宫内生长发育迟缓称为"胎萎不长"。根据一些中医药临床治疗宫内生长发育迟缓的报道,其形成原因是多方面的,如孕妇被动吸烟、孕期不合理用药、孕妇营养不良等因素,皆可影响宫内胎儿生长。如能结合现代先进的辅助检查手段,充分发挥中医药优势,尽早对本病进行预防和干预,其发展前景值得医学界进一步探讨。

参 考 文 献

[1] 汪受传,俞景茂.中国儿科临床研究.北京:人民卫生出版社,2014:376-384.

[2] 田园,于广军,姚国英,等.上海市0~6岁低出生体重早产儿体格发育状况调查和分析.中国儿童保健杂志,2015,23(2):133-136.

[3] Hanson C, Sundermeier J, et al. Preterm infants with severe extrauterinegrowth retardation(EUGR)are at high risk of growth impairment during childhood. Nutr Clin Pract. 2011,26(5):614-624.

[4] 汪受传,姚惠陵,王明明.胎怯病因病机探讨—附200例新生儿调查分析.辽宁中医杂志,1995,22(1):1-2.

[5] 汪受传,姚惠陵,孙树恒,等.补肾健脾法治疗胎怯的临床研究.中国医药学报,1996,11(2):13-16.

[6] 姚惠陵,汪受传,张志辰,等.论低出生体重儿肾脾两虚的体质特点.中医药研究,1995,(1):14-15.

[7] 汪受传,王明明,姚惠陵.胎怯肾脾两虚证与内分泌激素等关系的研究.中医药研究,1996,23(3):100-101.

[8] 中华中医药学会.中医儿科常见疾病诊疗指南.北京:中国中医药出版社,2012:167-169.

[9] 桂永浩,申昆玲.儿科学.北京:人民卫生出版社,2014:72-79.

[10] 汪受传,姚惠陵.胎怯辨证论治探析.南京中医学院学报,1994,10(4):5-6.

[11] 姚惠陵,汪受传,王明明,等.补肾健脾法促进低出生体重儿生长发育的机理探讨.南京中医药大学学报,1995,11(5):34-35.

[12] 黄美凌,陈丽萍,林冰清,等.中医按摩对早产儿生长发育及高胆红素血症影响的研究.中国实用护理杂志,2005,21(8):1-3.

[13] 黄美凌,陈丽萍,林冰清,等.中医按摩对早产儿生长发育及硬肿症影响的研究.国外医学·护理学分册,2005,24(10):621-623.

[14] 王桃,吴文坚,余冰,等.新生儿神经行为测定对评估早产儿脑损伤的应用价值分析.临床合理用药杂志,2013,6(19):128-129.

[15] 汪受传,姚惠陵,王明明.助长口服液治疗胎怯的临床及实验研究.中医杂志,2000,41(12):737-738.

(薛 征)

第二节 胎 黄

胎黄以婴儿出生后皮肤、面目出现黄疸为特征,因与胎禀因素有关,故称"胎黄"或"胎疸"。西医学中的"新生儿黄疸"与本病相似。

新生儿黄疸是新生儿期的常见病,多见于早产儿、多胎儿及素体虚弱的新生儿,我国

50%的足月儿及80%的早产儿均可出现。新生儿黄疸有生理性和病理性之分,既可是新生儿期的暂时现象,也可是某些疾病的表现之一,约占新生儿期所患疾病的30%~50%。其中病理性黄疸包括新生儿溶血性黄疸、肝细胞性黄疸、阻塞性黄疸等胆红素增高的一系列疾病,严重者可引起胆红素脑病(核黄疸),损害中枢神经系统,遗留后遗症或导致死亡。

近年来,中医学对本病的研究不断深入,采用中药口服、灌肠、药浴及抚触等多种方法治疗,提高了疗效,降低了病死率。而且对胎黄证候学、临床有效中药作用机制及动物实验模型的建立等的进一步研究,都取得了飞跃的发展。

【 历代文献述要 】

我国古代文献中最早将胎黄之症称为"胎疸",并首见于隋代《诸病源候论》。《诸病源候论·胎疸候》中有记载:"小儿在胎,其母脏气有热,熏蒸于胎,至生下小儿,体皆黄,谓之胎疸也。"对胎疸的病因、症状已有论述,提出其病因为"其母脏气有热,熏蒸于胎",其症状为"体皆黄",明确指出胎疸的原因与胎孕因素有密切关系,同时亦简略地描述了其证候。而元代儿科医家曾世荣所著《活幼心书·黄证》中说:"有婴孩生下便见遍体俱黄,惟两目弦厚如金色,身发肚热,名曰胎黄。"明确提出了胎黄这一病名,并详细描述了胎黄的症状。

历代文献对胎黄的论述大多集中在对症状、病因及辨证论治等方面的描述上。如《幼科全书·胎疾》中指出:"凡小儿生下遍身面目皆黄,状如金色,身上壮热,大便不通,小便如栀子汁,乳食不思,此胎黄也。"这段文献实际上是对"阳黄"病证的描述,明确提出了胎黄的症状除皮肤黄疸外,还伴有尿黄、大便不通、食奶差等表现。《证治准绳·幼科·胎黄》对胎黄的病因进行了论述,指出:"小儿生下遍体面目皆黄,状如金色,身上壮热,大便不通,小便如栀汁,乳食不思,啼哭不止,此胎黄之候,皆因乳母受湿热而传于胎也。"在前人记载的皮肤黄疸、尿黄、大便不通、食奶差等症状外,进一步指出还可伴有精神躁扰、烦哭等症,更提出了胎黄的病因为乳母孕期感受湿热,内传于胎而成。而《金匮要略·黄疸病脉证并治》云:"黄家所得,从湿得之。"归纳了湿邪是产生黄疸的主要病因。《婴童百问》则进一步充实了辨证论治的内容,提出茵陈汤、茵陈五苓散等。如《婴童百问·黄疸》说:"……又有初生而面身黄者,胎疸也。诸疸皆热,色深黄者是也。若淡黄兼白者,胃怯不和也。茵陈汤、栀子柏皮汤、犀角散、连翘赤小豆汤主之。通治黄疸,茵陈五苓散尤为稳也。"

古代医家还论述了阴黄的证候特点,提出了以温脾温肾为主的治疗法则。如《临证指南医案·疸》所言:"阴黄之作,湿从寒水,脾阳不能化热,胆液为湿所阻,渍于脾,浸淫肌肉,溢于皮肤,色如熏黄。"《医宗金鉴·卷五十四·黄疸门》说:"阴黄多缘转属成,脾湿肾寒两亏生,温脾茵陈理中治,温肾茵陈四逆灵。"还有人对阴黄"邪伏膜原"的病因论进行了论述。膜原外通肌肉,内近胃腑,为三焦之门户,实一身之半表半里。正如《温疫论·原病》说:"邪……内不在脏腑,外不在经络,舍于夹脊之内,去表不远,附近于胃,乃表里之分界,是为半表半里,即《针经》所谓横连膜原是也。"吴又可还指出:"此邪不在表,汗之徒伤表气,热亦不减;又不可下,此邪不在里,下之徒伤胃气,其渴愈甚。""因邪气盘踞于膜原,内外隔绝,表气不能通于内,里气不能达于外,单用茵陈姜附汤难能散寒利湿退黄。槟榔能消能磨,除伏邪,为疏利之药……厚朴破戾气所结;草果仁辛烈气雄,除伏邪盘踞。三味协力,直达其巢穴,使邪气溃败,速离膜原,是以为达原也。"故现代有人认为邪伏膜原致黄的实质可能是湿热病邪遏阻于肝内胆管、胆总管并外溢于肌肤所致。

此外,对小儿瘀积发黄的病机理论也有论述。《张氏医通·黄疸》中:"诸黄虽多湿热,然经脉久病,不无瘀血阻滞也。"指出小儿禀赋不足,脉络阻滞,或湿热蕴结肝经日久,气血郁阻,可致瘀积发黄。《婴童百问》《医宗金鉴》《张氏医通》所述的证候分类与目前临床因湿热熏蒸而导致的阳黄、寒湿阻滞而导致的阴黄、脉络瘀积而导致的瘀黄认识均基本一致。

《儿科萃精》还对胎黄在症状上的轻重之别进行了论述,列举了治疗药物,并总结出新生儿用药应剂量小,药味少的特点,如《儿科萃精·初生门》说:"初生胎黄。真按:微黄只用茵陈蒿、猪苓、泽泻、生甘草四味。深黄只用茵陈蒿、细生地、赤苓、滑石、生甘草、灯心六味足矣,不必多剂。"这些论述目前在临床上仍具有一定的指导意义。

此外,由于湿热化火,迫邪入营,黄疸迅速加剧,并出现烦闹哭叫、两目上视、肢紧,甚则正气衰竭,化源欲绝的现象,称之为"胎黄动风"或"急黄虚脱"之症。清代夏禹铸《幼科铁镜》中还记载了因生后脐部处理不当,感受湿热毒邪,引起抽搐身黄的"脐风发黄"等证候。

【病因病机研究】

胎黄发生的原因很多,主要为胎禀湿蕴,如湿热郁蒸、寒湿阻滞,久则瘀积发黄。胎黄的病位在肝胆、脾胃,其病机主要为胎禀脾胃湿热,脾运不健未能输化,郁结于里,熏蒸肝胆,以致胆汁外泄,透发于外;或先天禀赋不足,脾阳虚弱,湿浊内生;或生后为湿邪所侵,湿从寒化,可致寒湿内蕴,肝失疏泄,胆汁外溢;或小儿禀赋不足,脉络阻滞,或湿蕴不解,肝脉郁阻,气滞血瘀,可致瘀积发黄。若热毒炽盛,黄疸可迅速加深,湿热化火,热毒炽盛,热极生风,可出现神昏、抽搐之胎黄动风之证;若患儿禀赋虚弱,湿热炽盛,正气不支,正不胜邪,气阳虚衰,则可出现胎黄虚脱之证。

【临证思维】

一、诊断

1.《实用新生儿学》第4版拟定的新生儿病理性黄疸诊断标准为生后24小时内出现黄疸,血清胆红素浓度>102μmol/L(6mg/dl);足月儿血清胆红素浓度>220.6μmol/L(12.9mg/dl),早产儿>255μmol/L(15mg/dl);血清结合胆红素>26μmol/L(1.5mg/dl);血清胆红素每天上升>85μmol/L(5mg/dl);黄疸持续时间较长,超过2~4周,或进行性加重。

2. 根据卫生部《中药新药临床研究指导原则》(第一辑)拟订的黄疸中医诊断标准为:

(1)症状:目黄、身黄、尿黄,伴有纳差、呕恶、腹胀、身重、倦怠等。

(2)实验室检查:①血清总胆红素>17μmol/L。②尿胆红素、尿胆原均阳性。③直接胆红素测定>3.4μmol/L。④丙氨酸转氨酶(ALT)、γ-谷氨酰转肽酶(γ-GT)、碱性磷酸酶(AKP)均可增高。

凡具备(1)及(2)中①、②、③中之一项,即可诊断。

二、鉴别诊断

胎黄首先要区别生理性黄疸和病理性黄疸。

1. 生理性黄疸 大部分新生儿在生后第2~3天出现黄疸,第4~6天达高峰。足月儿在生后2周消退,早产儿可延迟至3~4周消退。在此期间,小儿一般情况良好,不伴有其他临床症状。足月儿血清胆红素低于220.5μmol/L（12.9mg/dl），早产儿低于256.5μmol/L（15mg/dl）。

2. 病理性黄疸　黄疸出现早（生后24小时内）、发展快（血清胆红素每天上升＞85μmol/L或每小时上升＞8.5μmol/L）、程度重（足月儿血清胆红素＞220.6μmol/L，早产儿＞255μmol/L）、消退迟（超过2~4周）或黄疸退而复现。新生儿病理性黄疸的发生与早产、低出生体重、缺氧、酸中毒、败血症、颅内出血等诸多因素有关。新生儿溶血症、先天性胆道畸形、胆汁淤阻、婴儿肝炎综合征、败血症等均可引起病理性黄疸。足月儿间接胆红素超过307.8μmol/L（18mg/dl）可损害中枢神经系统，引起胆红素脑病，遗留后遗症。

三、辨证思路与方法

胎黄应先以八纲辨证辨其阴阳，再论病因辨证。若起病急，病程短，肤黄色泽鲜明，舌苔黄腻者，常由湿热引起，表现为湿热并重或热重于湿为阳黄；若起病较缓慢，黄疸色泽晦黯，便溏色白，舌淡苔腻者，常因寒湿和脾阳虚弱引起，或由阳黄失治转化而来，表现为寒湿阻滞伴有虚寒之象为阴黄；若黄疸日久不退，肝脾明显肿大，腹壁青筋显露，为瘀积发黄，也为阴黄。临床应注意观察黄疸之色泽、大便颜色、精神、食欲等症状，并结合西医学检测手段，如血清胆红素、肝功能及肝胆超声等相关检查，综合判断病情之轻重。

（一）辨常证与变证

1. 常证

（1）湿热郁蒸证：面目皮肤发黄，色泽鲜明如橘，哭声响亮，不欲吮乳，口渴唇干，或有发热，大便秘结，小便深黄，舌质红，苔黄腻。本证为阳黄证，起病急，全身症状及舌象均表现为湿热壅盛之象是其特征。辨证要领为面目皮肤发黄，色泽鲜明如橘，伴有湿热之象。

（2）寒湿阻滞证：面目皮肤发黄，色泽晦黯，精神萎靡，四肢欠温，纳呆，大便溏薄色灰白，小便短少，舌质淡，苔白腻。本证往往起病缓，病程长，预后较差。临床表现为阴黄，虚寒之象明显。其辨证要领为面目皮肤发黄，色泽晦黯，伴有寒湿之象。

（3）瘀积发黄证：面目皮肤发黄，持久不退，颜色逐渐加深，晦黯无华，右胁下痞块质硬，肚腹膨胀，青筋显露，或见瘀斑、衄血，唇色黯红，舌见瘀点，苔黄。此证病程较长，并逐渐加重，属阴黄证。除皮肤黄疸色泽晦黯无华外，还具有有形瘀积的病理变化和临床表现。辨证要领为面目皮肤发黄，色黯无华，肚腹膨胀，右胁下痞块质硬等。

2. 变证

（1）胎黄动风证：黄疸迅速加重，巩膜和全身皮肤深度黄染，嗜睡、惊叫、神昏、抽搐，可伴贫血、发热等，舌质红，苔黄腻。辨证要领为黄疸迅速加深，伴抽搐、昏迷等，相当于西医学的新生儿胆红素脑病（核黄疸），是由于过高的非结合胆红素透过血脑屏障，使基底核等处的神经细胞黄染所致。此证往往在阳黄重症的基础上发生，病情危重，来势急骤，易发生于极低出生体重儿。故对极低出生体重儿及其他高危儿应密切检测，积极预防本病的发生。

（2）胎黄虚脱证：黄疸迅速加重，伴面色苍黄、浮肿、气促、神昏、四肢厥冷、胸腹欠温，舌淡苔白。本证为黄疸危重，关键在于阳气虚衰，而不是邪气亢盛。辨证要领为黄疸迅速加重，伴面色苍黄、浮肿、气促、神昏、四肢厥冷、胸腹欠温等阳气虚衰欲脱的危候。

（二）症状辨证

杨燕等曾对161例婴儿肝炎综合征患儿的临床症状进行聚类分析，发现身黄、目黄、食欲不振、腹膨隆、腹壁青筋暴露、肝脏质地、舌质、大便颜色等症状可作为胎黄的辨证参考指标；

同时,这些指标在胎黄不同证候中的权重是不同的,说明了胎黄的证候分类存在严格的数学逻辑,具有一定的规律性和科学性。同样,在临床研究中还发现,不同证候婴儿CMV肝炎同一治疗方案(中药组或西药组)的疗效比较存在统计学差异,也说明了婴儿CMV肝炎患儿证候分类存在各自的生物学特性,这种生物学特性在一定程度上影响了临床疗效。

(三)实验室指标辨证

赵骞等在临床研究中发现,婴儿肝炎综合征患儿中医证型的特点与实验室客观指标之间存在一定的相关性,CMV肝炎以湿热内蕴证为主,胆道闭锁以气血瘀滞证为主;婴儿肝炎综合征病程初期以湿热内蕴证为主,随着病程增加,逐渐转为脾虚湿困证或气血瘀滞证;实验室指标中丙氨酸氨基转氨酶、总胆红素、直接胆红素、间接胆红素、球蛋白、白蛋白/球蛋白、总胆汁酸、谷氨酰转肽酶、凝血功能等对证候判断具有重要参考意义。

(四)代谢组学辨证

杨燕等搜集符合诊断标准的婴儿CMV肝炎湿热内蕴证组患儿20例,同时搜集20例正常婴儿设为正常组,分别采集两组的血浆和尿样,采用超高效液相色谱-二维线性离子阱质谱联用仪检测两组样本,利用主成分分析和正交偏最小二乘法进行统计分析,筛选潜在的差异性代谢物,分析差异代谢物的代谢通路,探求婴儿CMV肝炎湿热内蕴证的本质。结果发现,两组血浆上、下层样本的代谢模式存在18个明显差异的代谢物,尿液存在8个显著差异物,主要表现为鞘脂代谢、甘油磷脂代谢及组氨酸代谢紊乱。

【治疗研究】

胎黄以利湿退黄为治疗大法,并根据病因的不同有所侧重。湿热郁蒸证宜清热利湿退黄;寒湿阻滞证宜温中化湿退黄;瘀积发黄证宜化瘀消积退黄。胎黄动风证宜平肝息风,清热退黄;胎黄虚脱证宜大补元气,温阳固脱。

由于新生儿脾胃薄弱,故治疗中须顾护后天之本,不可过用苦寒之剂,以防败胃,克伐正气。同时应结合疾病诊断及证候,采用口服中药汤剂、口服液、颗粒剂等,配合药物灌肠、抚触及推拿等外治法多种方法辨证施治,并适当采取中西医结合治疗。

一、分证论治

(一)分证论治概述

1. 常证

(1)湿热郁蒸证:治宜清热利湿退黄,以茵陈蒿汤加减。常用药:茵陈蒿、栀子、大黄、泽泻、车前子、黄芩、金钱草。若热重加虎杖、龙胆草清热泻火;湿重加猪苓、茯苓、滑石渗湿利水;呕吐加半夏、竹茹和中止呕;腹胀加厚朴、枳实行气消痞;血瘀加丹参、桃仁、红花、赤芍活血化瘀;若大便通利,可减少大黄的用量;属病毒感染者,加蒲公英、垂盆草、败酱草、夏枯草清热解毒。本证病情进一步发展,湿热化火,发热烦躁者,可合用犀角散以清热解毒,凉血退黄。

(2)寒湿阻滞证:治宜温中化湿退黄,以茵陈理中汤加减。常用药:茵陈蒿、干姜、白术、党参、薏苡仁、茯苓、甘草。若寒盛者,加附片温肾化湿;湿盛者,加茯苓以健脾渗湿;肝脾肿大,络脉瘀阻加三棱、莪术活血化瘀;腹胀、呕吐加陈皮、半夏、生姜理气止呕;食少纳呆加神曲、砂仁行气醒脾;面目晦黯,舌质紫黯加川芎、丹参活血化瘀。

(3)瘀积发黄证:治宜化瘀消积退黄,以血府逐瘀汤加减。常用药:柴胡、郁金、枳壳、桃仁、当归、赤芍、丹参。若大便干结加大黄通腑；皮肤瘀斑、便血加牡丹皮、仙鹤草活血止血；腹胀加木香、香橼皮理气；胁下痞块质硬加穿山甲、水蛭活血化瘀。

2. 变证

（1）胎黄动风证：治宜平肝息风、清热退黄，以羚角钩藤汤加减。常用药：羚羊角粉、钩藤、天麻、茵陈蒿、生大黄、车前子、石决明、川牛膝、僵蚕、栀子、黄芩。若热炽风盛用羚羊角粉、天麻加强平肝息风之力；便血可加地榆、槐花清热凉血止血；肌衄加茜草、藕节等凉血解毒。如发生本证，应辨病与辨证相结合，中西医结合治疗。

（2）胎黄虚脱证：治宜大补元气、温阳固脱，以参附汤合生脉散加减。常用药：人参、附子、干姜、五味子、麦冬、茵陈蒿、金钱草。本证属急危重症，应及时采取光疗、换血、支持对症等综合抢救措施加以救治。

（二）分证论治新说

1. 清肝化瘀法　裴学义根据本病早期以黄疸为主、恢复期以转氨酶升高为主的临床特点及预后、转归，认为婴儿CMV肝炎的病机本质在于"热""湿""瘀"夹杂，提出了以清利肝胆湿热为主，活血化瘀、理气疏肝为辅，同时顾护脾胃的学术观点与理论。在遣方用药上立足"清""利""化"，将治疗分为清肝利胆、化瘀降酶两个阶段，摸索出"清肝利胆方"和"化瘀降酶方"两个经验方剂。其中"清肝化瘀方"药用青黛、紫草、紫花地丁、生薏米、败酱草、土茯苓、贯众、马齿苋、生铁落、白花蛇舌草、丹参、泽兰等以祛湿解毒，活血通络，疏肝散结，多年应用于临床，取得了满意疗效。

2. 清热解毒护肝法　感染是新生儿黄疸常见的病因之一，可直接破坏血细胞造成溶血而出现黄疸；其毒素可抑制肝细胞内酶参与胆红素代谢的活力，使胆红素排泄障碍而引致血中胆红素升高。清热解毒的药物如黄芩、板蓝根、金银花、垂盆草等有广谱抗菌作用，可起到控制感染、消退黄疸、保护肝脏的作用。同时，新生儿肠肝循环特殊，肠壁吸收胆红素增加，是发生黄疸的主要原因之一。采用清热解毒类药物，加快粪中胆红素排出体外，对减少肠肝循环也将起到一定的作用。

3. 甘寒利湿法　有人认为胎黄患儿绝大多数属阳黄范畴。既往的茵陈蒿汤及其系列方剂中，苦寒之品居多，既易伤胃，又易伤阳，对稚阴稚阳的新生儿来说，容易矫枉过正，故可改用甘寒利湿组方治之。常用药有茅根，其甘寒入膀胱经，能清热利尿、利湿退黄疸。李时珍在《本草纲目·第十三卷草部二》谓之："茅根甘能除伏热，利小便，故能治疗黄疸，世人因微而忽之。"张山雷在《本草正义·卷之二·草部山草类下》中曰："白茅根寒凉而味甚甘，能清血分之热而不伤于燥，通利小水，导瘀热之黄疸，皆寒通泄之实效，然其甘寒之力，清泄肺胃尤有专长。"本品甘而不腻膈，性寒而不碍胃，利尿而不伤阴，利水退黄又无损伤脾胃及伤阴之弊。

4. 疏肝活血法　根据"黄疸必伤血，治黄要活血"的原则和新生儿"脏腑娇嫩"及"成而未全，全而未壮"的生理特点，治疗新生儿黄疸还可以疏肝活血为立法，方中除活血化瘀药外，还可加用疏肝理气和胃之品，有助于清除黄疸，如炒麦芽。《医学衷中参西录·二论药》云其"虽为脾胃之药，而实善舒肝气。"

5. 补益气血法　由于小儿脏腑娇嫩，形气未充，五脏六腑成而未全，全而未壮。黄疸病程迁延，气血虚弱，面色苍白者，当补益气血、扶正祛邪，治疗宜以健脾益气之四君子汤贯穿始终，使脾土健运而固本。

6. 重视肝脾肾　新生儿黄疸的脏腑病位在肝脾肾。肾在下焦为先天之本，孕母受邪则必损肾元,肾不可谓不重要。但肝脾在中焦,一主血,一主湿;一主气,一主运;一喜条达,一喜燥恶湿。肝气条达,血归其脏;脾气健运,水湿运化,则湿无所存,热无所聚,寒无所凝,瘀无所生,则虽有黄,亦随生随消,无以致病,当可自愈。而肝气郁结,脾失健运,则必致疾从内生,诸症四起。故肝脾肾中,肝脾更为重要。因此,从其病因入手,从调肝脾入手是治疗新生儿黄疸的关键。

二、其他疗法

(一)中成药

1. 茵栀黄口服液(颗粒) 用于湿热毒邪内蕴证。
2. 清肝利胆口服液 用于湿热内蕴证。
3. 紫雪丹 用于胎黄动风证。

(二)灌肠疗法

小儿直肠黏膜血管丰富,直肠静脉和乙状结肠静脉与下腔静脉相连,直肠给药后药物吸收快,可不经肝脏代谢而直接进入血液循环发挥作用,提高药物的疗效。小肠下段生成的胆素原有10%~20%可被肠黏膜重吸收,再经肝门静脉入肝,重吸收的胆素原大部分以原形再排入胆道,构成肠肝循环;直肠滴入药液后肠管蠕动增加,能促进肠道内的胆红素迅速排出,减少胆红素重吸收,达到退黄目的,减轻肝损害。曾有报道以茵陈15g、栀子10g、大黄6g、白芍10g、白术10g、茯苓10g、郁金10g配方颗粒剂37℃温水溶成15ml,每天1剂直肠滴注,疗程3~5天,用于湿热郁蒸证。直肠滴注时患儿宜取侧卧位,臀部略抬高,滴速约为10~20滴/分钟,保留药液2小时以上。

(三)推拿疗法

胆红素脑病后遗症患儿见肢体瘫痪,肌肉萎缩者,可用推拿疗法,每日或隔日1次。方法:在瘫痪肢体上以㨰法来回㨰5~10分钟,按揉松弛关节3~5分钟,局部可用搓法搓热,并在相应的脊柱部位搓㨰5~10分钟。

(四)药浴治疗

水疗能使迷走神经兴奋性增加,胃泌素和胰岛素分泌增多,可增加婴儿的哺乳量,促进消化吸收,加快胎粪排泄,减少胆红素的吸收,促进黄疸消退。有报道将中药退黄洗剂(由茵陈、山栀子、大黄、鸡内金、麦芽等十五味中药组成)500ml加入10L温水中,调节水温至38~40℃。喂奶后1小时进行药浴,每天1次,每次15~20分钟,连用3天。

(五)抚触疗法

人体体表的特定部位与其内脏器官系统存在着密切的对应关系。抚触可刺激背部皮神经反射性引起脊髓排便中枢兴奋,从而加快胎粪排出。

【研究发展思路】

一、规范与标准

(一)中医诊疗指南

2012年,中华中医药学会发布了《中医儿科常见病诊疗指南》(以下简称《指南》),并于2014年对《指南》进行了修订。修订后的《指南》在系统文献检索的基础上,进一步采用

Delphi法对胎黄的诊断、辨证、治法、方药、预防护理等方面进行了两轮专家问卷调查,并通过专家讨论会、外部专家评价及不同地域12个评价单位的一致性评价,制订了胎黄的中医诊疗指南(评价稿),修订了胎黄的诊断、辨证和治疗建议。诊断应根据临床表现,结合既往史及家族史、实验室及特殊检查等手段综合考虑,将其辨证分为湿热郁蒸证、寒湿阻滞证、瘀积发黄证、胎黄动风证、胎黄虚脱证5个证型论治,并介绍了茵栀黄口服液(颗粒)、清肝利胆口服液等中成药及药物灌肠、药浴等疗法,推广于临床。

(二)中医临床路径

2011年,胎黄被列为卫生部国家临床重点专科的优势病种,由全国12家胎黄病协作组成员单位,共同完成了《胎黄病(黄疸)中医诊疗方案》(简称方案)及《胎黄病(黄疸)中医临床路径》(简称路径)的制订。在《方案》中,将中西医诊断分列,并继续沿用《指南》的3个常证分型,提出了包括黄疸等症状、体征及肝功能等实验室检查的疗效评价标准及疾病疗效与证候疗效评价相结合的综合评价方法。在《路径》中,明确了胎黄病(黄疸)中医临床路径标准门诊、住院流程,尤其对进入路径标准、治疗方案的选择、标准疗程时间、证候学观察项目、门诊检查项目、完成路径标准及变异情况的分析,均做了详细的说明,并制订了路径表单及评价量表。在此基础上,在胎黄病协作组成员单位中开展了临床路径的实施工作,进行疗效评价总结,提出修订、完善建议,便于推广应用。

(三)疗效评价标准

根据《中医病症诊断疗效标准·中医儿科病证诊断疗效标准》及临床特点制定。①痊愈:皮肤、巩膜黄疸症状及体征消失,肝脏大小、质地正常,血清胆红素、肝酶恢复正常。症状积分减少≥90%。②显效:皮肤、巩膜黄疸症状及体征明显改善,肝脏明显缩小,质地好转,血清胆红素、肝酶明显好转,症状积分减少<90%,且≥60%。③有效:皮肤、巩膜黄疸症状及体征好转,肝脏大小、质地略有好转,血清胆红素、肝酶略有下降,症状积分减少<70%,且≥30%。④无效:皮肤、巩膜黄疸症状及体征无改善,肝脏大小、质地、血清胆红素、肝酶等均无变化,甚或加重,症状积分减少<30%。(注:症状积分减少率=(治疗前积分−治疗后积分)÷治疗前积分×100%)

二、临床研究

1. 专方治疗 近年来中医药及中西医结合治疗胎黄(新生儿黄疸)的临床报道频多,证实了中医药治疗本病的优势。如裴学义等按阳黄、阴黄辨证治疗婴儿黄疸150例,分别治以清热化湿、疏肝利胆(茵陈蒿、生麦芽、金钱草、穿肠草、通草、生黄柏)及健脾化湿、调畅气机(茵陈蒿、茯苓、生麦芽、金钱草、白术、穿肠草、通草、黄柏),并随证加减。结果:痊愈109例(72.7%),好转41例(27.3%)。肖挹认为婴儿肝炎综合征当责之于肝脾,其病机为脾阳受损湿阻,胆液溢于肤表,治疗的关键在于温补脾阳、散寒化湿、利胆退黄,采用茵陈桂枝汤化裁(桂枝7g、干姜3g、茵陈蒿10g、龙胆草6g、黄芩6g、田基黄9g、生栀子6g、滑石6g、金钱草9g、车前子9g、太子参9g、焦白术9g、白茯苓9g、三棱6g、莪术6g、路路通8g、夏枯草9g、牡丹皮8g),临床疗效显著。王小稳在常规组治疗方案(口服清肝利胆口服液、苯巴比妥、维生素B、维生素C,调节肠道正常菌群,必要时给予白蛋白及抗感染治疗)的基础上加用黄芪颗粒5g,1日2次,口服,结果观察组AST和ALT明显下降,观察组和对照组ALT复常率差异有显著性,考虑原因可能与黄芪具有抗病毒、促进肝细胞的再生和病变肝细胞的修复、调节免疫功能状态有关。郝国珍等用中药敷贴涌泉穴联合西药治疗婴儿肝炎综合征40例,并与疗效2组40例比较。治疗组用自制中药(茵陈蒿、栀子、黄芩各1份等药组成)约5g,加凡士林调膏敷贴涌泉穴,1日1次,外盖纱布,贴胶布固定,顺时针按揉30次,早晚各1次,14天为1个疗程,同时合用西药抗生素、肾上腺皮质激素及能量合剂静脉点滴,对巨细胞病毒IgM阳性者加用更昔洛韦。疗效2组40例,用抗生素、肾上腺皮质激素及能量合剂静脉点滴,每日1次,另口服鲁米那,14天为1个疗程。结果治疗组治愈21例(52.5%),总有效率为92.5%,平均治愈时间为11.2天;疗效2组治愈17例,平均治愈时间为13天。经统计学处理,两组的总有效率及治愈率均有显著性差异($P<0.05$)。

2. 专药治疗

(1)茵陈:是治疗黄疸的有效中药,是《伤寒论》茵陈蒿汤的君药,其性微寒而味微苦、微辛,归脾、胃、肝、胆、膀胱经。《本草经疏·卷之七·草部上品之下》:"茵陈,其主风湿寒热、邪气热结,黄疸,通身发黄,小便不利及头热,皆湿热在阳明、太阴所生病也。苦寒能燥湿除热,湿热去,则诸证自退矣,除湿散热结之要药也。"新生儿常用剂量为5~10g/d。

(2)栀子:味苦,性寒,归心、肝、肺、胃、三焦经。《本草通玄·山栀》:"仲景多用栀子茵陈,取其利小便而蠲湿热也。"栀子能降低血清胆红素含量,但与葡萄糖醛酰转移酶无关,因此可认为栀子提取物对肝细胞无毒性作用。婴幼儿常用剂量为2~4g/d。

(3)虎杖:味苦、酸,性微寒,归肝、胆经。在本病中应用,取其活血散瘀、清热、利湿、解毒之功。婴幼儿常用量为5~8g/d。虎杖和鸡血藤均为活血祛瘀药,但二者作用有别。鸡血藤味甘、性温,兼有补血功效,活血祛瘀兼血虚证最为相宜;虎杖苦寒,能凉血祛瘀,宜用于血热而有瘀滞及热病神昏者。虎杖、姜黄、莪术均为活血祛瘀之品,用治血凝气滞之证,惟虎杖药性偏寒,能凉血解毒,可用于疮疡肿毒。

三、基础研究

(一)动物模型研制

成功的中医证候动物模型应该既符合中医的传统理论,又能够从病因、症状、体征、实验指标以及中药治疗反证等方面,模拟出疾病的特点(如身黄、目黄、尿黄等黄疸相关脉症,饮食不节、湿热内阻、湿从寒化、肝失疏泄、胆汁外溢等病因病机)以及病理生理机制(如高胆红素血症、肝细胞损害、转氨酶升高等)。

近年来复制的中医证候动物模型多是采用化学方法,使动物的某些组织或器官产生功能损害或改变,从而模拟人体的疾病或临床证候。张赤志等采取实验大鼠大黄灌胃18天,于第19天给予α-萘异硫氰酸酯(ANIT)的方法复制阴黄证动物模型,并用茵陈术附汤以方测证。结果发现阴黄模型组的谷丙转氨酶、谷草转氨酶、碱性磷酸酶、总胆汁酸、总胆红素均较正常对照组明显增高($P<0.05$),经茵陈附术汤治疗后,谷丙转氨酶、谷草转氨酶、碱性磷酸酶、总胆汁酸、总胆红素均较阴黄模型组明显下降($P<0.05$),表明采用大黄与α-萘异硫氰酸酯(ANIT)的方法复制的阴黄证动物模型具备脾胃虚寒、免疫力低下的特点,并且存在持续高胆红素血症。

目前高胆红素动物模型常见的有静脉注射胆红素溶液,或利用基因缺陷动物模型Gunn大鼠建立高胆红素血症模型,或利用磺胺类药物促使脑组织胆红素浓度升高,应根据其不同特点,对新生儿高胆红素血症提供研究指导依据。

（二）中药作用机制研究

近年来随着中医药临床及实验研究的不断深入,中医药抗CMV感染的作用机制研究已取得一定成果。

杨燕等探讨了中药验方"清肝化瘀方"对HCMV感染后的人胚肺成纤维细胞（human embryonic lung fibroblast, HEL）增殖、凋亡及周期的改变,并与更昔洛韦进行比较,结果发现:清肝化瘀方、更昔洛韦药物血清均可较好地促进HCMV感染后的HEL增殖,抑制感染后的HEL凋亡,二者差异无统计学意义（$P>0.05$）,即清肝化瘀方可在一定程度上具有与更昔洛韦同样良好的促细胞修复的作用。

姜宏的实验表明中药热毒清（金银花、鱼腥草、大青叶、蒲公英）具有抗病毒及提高机体免疫功能作用,使用热毒清干预CMV感染细胞,能明显抑制CMV引起的细胞病变;定量RT-PCR的检测结果表明,热毒清干预后感染细胞CMV晚期mRNA表达水平明显下降。

刘明等进行了体外抑制CMV作用研究,通过药物细胞毒性实验、药物抗病毒实验,证明了中药复方四妙解毒汤（黄芪90g,金银花60g,丹参60g,生草15g,黄连10g,蜂胶粉0.9g）具有明确的抗CMV作用。

彭春仙等采用体外实验探讨了中药白菊花抗巨细胞病毒（CMV）诱导的HEL细胞凋亡作用及其可能的分子机制,结果:不同浓度的白菊花能够提高CMV诱导的HEL细胞的存活率,降低凋亡百分比,且高浓度组作用最为显著,呈现出明显的剂量依赖关系;白菊花可降低Caspase-3、6、7、9和NF-κB的蛋白表达,且随着浓度的升高,蛋白的表达量表现出逐渐减少的趋势,且高浓度作用组最为明显。说明白菊花对CMV诱导的HEL细胞凋亡有不同程度的抑制作用,其机制可能与抑制细胞中凋亡相关蛋白Caspase-3、6、7、9和NF-κB信号传导通路的激活有关。

王喜军等通过血清药物化学研究方法,确立了茵陈蒿汤的药效物质基础,即有效成分为6,7-二甲氧基香豆素。他们在茵陈蒿汤口服给药后,利用3D-HPLC方法对血清样品进行分析,结果表明:6,7-二甲氧基香豆素（6,7-dimethylesculetin, DME）及茵陈色原酮（Capillarisine）以原型被吸收入血,而且茵陈色原酮的量仅为6,7-二甲氧基香豆素的1/200,因而认定6,7-二甲氧基香豆素为茵陈蒿汤的主要有效成分。

四、发展思路

1. 细化临床研究指标设计　下述临床研究指标设计可供参考。

（1）病情分级:①黄疸部位及程度Ⅰ级:皮肤和（或）巩膜轻度黄染;Ⅱ级:皮肤、巩膜中度黄染;Ⅲ级:皮肤、巩膜重度黄染。②胆红素浓度:Ⅰ级:大于正常高限5倍以内;Ⅱ级:大于正常高限10倍以内;Ⅲ级:大于正常高限10倍以上。③肝脏大小及质地:Ⅰ级:肋下<3cm,质软;Ⅱ级:肋下<5cm,质中;Ⅲ级:肋下>5cm、质中,或肋下<5cm、质硬。④肝酶:Ⅰ级:大于正常高限2倍以内;Ⅱ级:大于正常高限5倍以内;Ⅲ级:大于正常高限5倍以上。

（2）疗效评定条件:①用药后观察期内黄疸部位及程度分级减少1级以上。②用药后胆红素浓度减少1级以上。③用药后肝脏大小及质地缩小1级以上。④用药后丙氨酸转氨酶降低1级以上。

2. 深化疗效评价研究　在疗效评价研究中曾发现,仅从研究结束时各观察指标的综合结果来评价疗效,并不能为临床提供详细的资料,即中医药对哪些主症的恢复有优势,优势在哪。汪受传等在"十五"国家科技攻关计划项目"中医药治疗病毒性肺炎疗效评价方法"研究中,采用生存分析法对各主症进行中西医疗效比较。结果发现,疗程结束时一些指标的组间比较有显著差异,另一些却没有。但这些指标的结局虽然相同或相近,其起效时间却不一样。如果只在疗程结束时进行指标评价,则不能客观反映出治疗方案的起效时间,即不能客观反映疗效。如发热,疗程结束时大部分患儿均已退热,两组间比较无显著性差异,但实验组的起效时间却显著早于对照组($P<0.01$),显示了良好的中医药优势所在。这种动态评价临床疗效的方法同样适用于胎黄病等疾病的临床研究,以更为客观地反映疗效。

3. 深入开展证候及基础研究　　近年来,关于成人慢性乙型肝炎及肝硬化的证型客观化和本质研究获得了较快的进展,但在儿科方面尚缺乏对胎黄不同证型的各项客观指标状态及变化的掌握。中医证型的研究发展趋势在于细化分型、发现规律、多因素分析,探讨理化指标与中医证型的内在关系,尝试着将更多的理化检验结果引入到证型的属性判断和转归的预测中。胎黄的证型研究可借鉴成人肝病的研究经验,根据中医辨证论治理论,充分利用现代科技手段,从病因病机、病理生理着手,通过大样本临床调查和统计学分析,确定本病常见的证候类型及各证型的辨证要点、理化检查指标的特点,从而逐步建立起胎黄的中医辨证规范。

肝脏是人体内最大的代谢器官,肝病涉及多种激素、糖、蛋白质、氨基酸、脂质代谢功能紊乱等。代谢组学研究起步伊始,就在肝脏疾病的早期诊断、疗效评估、中医证候研究等方面发挥了重要作用。代谢组学技术因其能找到表征人体病理状态的生物标记物,揭示中医证候的本质,实现宏观(证)与微观(生物标记物群)的结合,提高临床疗效等优点,已成为目前中医证候研究的重要手段之一。

但至今为止,中西医的分子学、证候学研究主要集中于乙型肝炎、肝癌、肝硬化、肝移植等,对非嗜肝病毒,如CMV所致肝炎的研究仍是空白,因而难以认识和阐述本病的中医证候实质。要解决上述瓶颈问题,必须把中医药学传统理论与现代生命科学的新理论和新技术结合起来,引入系统生物学的思路和方法。

综上所述,中医药对胎黄病的研究包括病因病机学、证候学、辨证论治、机制研究等方面均取得了良好的进展,体现出中医药辨治本病的特色与优势。但对胎黄病的研究仍存在不少问题:如迄今临床上胎黄病的内涵、证型分类、疗效评价标准、方法均缺乏统一及规范;文献证据等级及改良Jadad量表评分均较低;许多行之有效的方剂仍缺乏大样本、多中心的临床规范研究;药效药理及药物作用机制研究浅显;剂型改革缺乏等,均阻碍着胎黄病研究的发展,亟需进一步加以探索。

参 考 文 献

[1] 邵肖梅,叶鸿瑁,丘小汕. 实用新生儿学. 第4版. 北京: 人民卫生出版社,2011: 901-905.

[2] 中华人民共和国卫生部. 中药新药临床研究指导原则(第一辑). 1993: 118.

[3] 赵骞,杨燕. 161例婴儿肝炎综合征症状与舌象指纹聚类分析. 辽宁中医药大学学报,2013,15(6): 154-156.

[4] 赵骞,杨燕,舒静. 婴儿肝炎综合征中医证候学研究. 北京中医药,2010,29(8): 575-577.

[5] 舒静,闫慧敏,杨燕. 婴儿肝炎综合征辨证分型临床观察. 北京中医药,2010,29(11): 813-816.

[6] 田萌萌,杨燕. 婴儿CMV感染及CMV肝炎的中医药诊治进展. 中国中西医结合儿科学,2015,7(1):7-9.

[7] 刘丽莹,梁智江,伍月红. 甘寒利湿组方治疗新生儿生理性黄疸. 广东药学,2001,11(6):51-52.

[8] 周峰然. 加味茵陈蒿汤灌肠治疗新生儿黄疸50例临床疗效研究. 山东医学高等专科学校学报,2015,37(2):113-116.

[9] 农志飞,潘利忠,王丹谊. 胎黄的概念、病因病机及治法探讨. 中医儿科杂志,2012,8(6):11-13.

[10] 幺远,胡艳. 裴学义从肝论治儿科疾病. 北京中医药,2011,30(10):740-743.

[11] 董岩,王新芳,崔长军,等. 茵陈蒿的化学成分和药理作用研究进展. 时珍国医国药,2008,19(4):874-876.

[12] 张赤志,曾浩,程良斌. 阴黄证动物模型的建立及其意义. 中国中医基础医学杂志,2000,6(7):43-46.

[13] 杨李,吴德,唐久来. 新生儿高胆红素血症动物模型研究进展. 中国比较医学杂志,2015,25(9):78-80.

[14] 田萌萌,杨燕,王学江,等. "清肝化瘀方"含药血清对人巨细胞病毒感染后人胚肺成纤维细胞病变及增殖的影响. 北京中医药,2015,34(10):816-819.

[15] 姜宏,闻良珍,陈素华. 孕期人巨细胞病毒活动性感染诊断、治疗及致病机制系列研究. 医学研究杂志,2007,36(1):68-69.

[16] 刘明. 四妙解毒汤体外抑制人巨细胞病毒作用研究. 山东中医药大学学报,2000,24(4):307-308.

[17] 彭春仙,王剑超. 白菊花抗CMV诱导的HEL细胞凋亡作用及其机制研究. 放射免疫学杂志,2010,23(1):22-24.

[18] 王立强,苗立成,王喜军. 茵陈蒿汤的最新研究进展及临床应用. 中国中医药信息杂志,2001,8(4):23-25.

[19] 魏聪,吴以岭. 代谢组学及其在中医药现代化研究中的应用. 疑难病杂志,2009,8(11):698-700.

[20] 王广基,查伟斌,郝海平,等. 代谢组学技术在中医药关键科学问题研究中的应用前景分析. 中国天然药物,2008,6(2):89-97.

[21] 田鸿芳,高树中,马玉侠. 近十年中医证候的代谢组学研究进展. 成都中医药大学学报,2013,36(2):99-102.

[22] 王芹芹,张芳梅,王喜军. 基于代谢组学的中医证候本质研究进展. 世界科学技术-中医药现代化,2011,13(3):541-545.

（杨 燕）

第三节 新生儿硬肿症

新生儿硬肿症也称为新生儿寒冷损伤综合征或新生儿冷伤,是新生儿期常见临床综合征之一,多发生在寒冷季节或并发于重症感染、颅内出血、窒息缺氧、早产及低出生体质量儿,主要表现为低体温、皮肤硬肿及多脏器功能损害。临床上按皮肤硬肿面积占全身百分数分为轻、中、重度,且硬肿面积与病情及预后关系密切,各器官功能损害越大,病情越重,病死率越高。硬肿多为对称性,包括皮脂硬化和水肿两种变化,累及的多发部位顺序是小腿、大腿外侧、整个下肢、臀部、面颊、上肢乃至全身,其中以小腿和大腿外侧较易发生。新生儿硬肿症约95%发生在产后48小时内,多发于产后7天内的早产儿。严重低体温、硬肿症可继发肺出血、弥散性血管内凝血（DIC）及多器官功能衰竭而致死，病死率可高达13.8%~37.7%，是新生儿危重症之一。中医学中的"胎寒""五硬"等病证与本病较为相似。

现代中医学对本病的研究正不断深入，临床采用中药口服、药浴、推拿、药物外敷、激光穴位照射等多种方法治疗，大大提高了疗效，降低了病死率，中药药理药效研究也有了较深入的发展。

【历代文献述要】

硬肿症是现代病名，我国古代没有明确的"硬肿症"病名记载，但有不少与本病相关的疾病记载，主要见于"胎寒""五硬"等病证之中。如《普济方·婴儿初生门》曾对胎寒的病因、症状进行了描述："凡小儿胎中受寒于脏，伤动胞胎，生下不能将护，再伤风外。其候面色青白，四肢逆冷，手足颤动，似大人寒疟，或口噤不开，乃胎寒之候也。"五硬一名，首见于明代鲁伯嗣的《婴童百问·五硬》："五硬则仰头取气，难以动摇，气壅疼痛连胸膈间，脚手心如冰冷而硬，此为风症难治。"指出了本证头颈动摇不便，肌肤冰冷而硬的临床特点。而《保婴撮要·卷三·五硬》对五硬的症状、病机及预后都进行了详细描述："五硬者，仰头取气，难以动摇，气壅作痛，连于胸膈，脚手心冷而鞕，此阳气不营于四末也。经曰：脾主四肢。又曰：脾主诸阴。今手、足冷而硬者，独阴无阳也，故难治。"五硬之五，指发硬的部位，各医家所指不完全一致，现代则将其归纳为头项硬、口硬、手硬、足硬、肌肉硬五类。

关于病因病机及病证方面，隋代《诸病源候论·小儿杂病诸候·胎寒候》已对胎寒的病因、症状有所记载，指出其病因是"小儿在胎时，其母将养取冷过度，冷气入胞，伤儿肠胃"。《普济方·婴儿初生门》说："凡小儿胎中受寒于脏，伤动胞胎，生下不能将护，再伤风外。其候面色青白，四肢逆冷，手足颤动，似大人寒疟，或口噤不开，乃胎寒之候也。"不但明确本病的内因是胎中受寒、外因是生下伤风，而且提出了其证候特点是"面色青白，四肢逆冷"等虚寒证象。古代医家对于胎寒的病因为先天脏腑虚寒、后天伤风中寒，证候显示一派虚寒症状的认识，与硬肿症的病因病机特点是基本一致的。两者的区别在于，古代对于胎寒症状的描述，只强调其面色青白、四肢逆冷，没有明确其有肌肤硬肿的特点，这是与硬肿症不一致之处。《保婴撮要·卷三·五硬》分析其病机及预后："此阳气不营于四末也。……今手、足冷而硬者，独阴无阳也，故难治。"由此可见，五硬已有肌肤冰冷而硬的记载，与硬肿症的临床主症基本相符，病机关键在于阳气虚衰也与硬肿症一致，只是关于硬肿的好发及先后部位尚不太明确，硬而见"肿"也未见确切记载。

由上述分析可以看出，中医古籍中记载的胎寒、五硬，与硬肿症的病因、病机、证候基本相符。但由于时代背景不同，中西医学体系不一，医家观察的角度、命名方式有别，严格说来，中医病名胎寒、五硬与西医病名硬肿症较为接近，但也有一定的区别，二者不可完全等同。

【病因病机研究】

一、病因病机概述

初生小儿本为稚阴稚阳之体，尤其早产儿、多胎儿先天禀赋不足，阳气虚弱，失于温煦，此为本病发病的内因。小儿初生，特别是早产儿，若护养保暖不当，感受寒邪，或冒受他邪，气血运行失常，此为发病之外因。亦有部分患儿由于感受温热之邪而发病。本病的病变脏腑在脾肾,阳气虚衰、寒凝血涩是本病的主要病机。

(一)感受寒邪

《诸病源候论·小儿杂病诸候·胎寒候》指出:"小儿在胎时,其母将养取冷过度,冷气入胞,伤儿肠胃。"寒为阴邪,最易伤人阳气。先天禀赋不足之小儿,或先天中寒,或后天感寒,寒邪直中脏腑,伤脾肾之阳;或者生后感受他病,阳气受损,致虚寒内生。寒凝则气滞,气滞则血凝血瘀,产生肌肤硬肿。同时,脾阳不振,水湿不化,则见水肿;寒侵腠理,肺气失宣,肌肤失调,皮肤硬肿加重。

(二)肾阳虚衰

由于先天禀赋不足,阳气虚弱;或寒邪直中脏腑,脾肾阳气损伤。阳气虚衰,不能温煦肌肤,营于四末,故身冷肢厥。阳虚则内寒,寒凝则气滞血瘀,致肌肤僵硬,肤色紫黯。严重者血络瘀滞,血不循经而外溢。阳气虚极,正气不支,直致阳气衰亡,可见气息微弱,全身冰冷,脉微欲绝之危症。

(三)感受温热之邪

少数患儿因感受温热之邪,毒热蕴结,耗气伤津,阴液不足,血脉不充,血受煎熬,运行涩滞,气血流行不畅,亦可致肌肤硬肿。此即如《医林改错·膈下逐瘀汤所治之症目》所云:"血受寒则凝结成块,血受热则煎熬成块。"皆可形成硬肿。

总之,感受寒邪与肾阳虚衰是硬肿症发病的两大主要病因。感受寒邪是外因,肾阳虚衰是内因;外因是诱因,内因是主因。通常情况下,内因、外因相合而引起发病。因此,小儿硬肿症的发病,病变脏腑在脾肾,阳气虚衰、寒凝血涩是其主要病机,血瘀是其病理改变,又是肌肤硬肿的直接原因,所谓"寒邪伤阳气,阳虚生内寒",就形成了硬肿症病机演变的相辅相成的两个方面。

二、病因病机新论

①血瘀论:新生儿硬肿症的病因病机除感受寒邪、肾阳虚衰、感受温热之邪外,近十年来血瘀论受到广泛重视。感受寒邪,或寒邪直中脏腑,寒凝则气滞血瘀;或感受温热之邪,铄炼津液,阴津不足则气滞血瘀,故血瘀既是寒凝、热结的病理产物,又是硬肿症的直接成因。②寒冷损伤论与热炼血瘀论:一直以来,学术界及临床研究普遍认为本病多因感寒致病,故在寒冷季节和北方地区多见,又与阳气虚衰密切相关,故多见于胎怯儿。所以,寒冷损伤为主要致病因素,低体温的程度及持续时间将决定硬肿的预后。然而,自20世纪90年代以来,随着我国围生医学的飞速发展,产房温床和设施的完善,使硬肿症的主要病因发生了明显的变化,寒冷已不是现阶段硬肿症的主要病因。通过对近10年来温热地区新生儿硬肿症的发病情况及临床特征的研究发现,本病在温热地区也属常见病、多发病,温热地区轻、重度的发病均未受气温影响,各季节轻、重度患儿发病人数也基本持平。所以,热炼血瘀的病因病机值得重视。温热地区的新生儿硬肿症主要病因可以从患儿感染、休克和肺出血等因素进行关注,无季节性。③感染论:感染导致机体微循环障碍、缺氧和酸中毒,以及使机体耗能过多,代谢功能降低,体温调节功能障碍等而导致硬肿症。重症感染也是导致硬肿症并发多器官功能衰竭(MSOF)的高危因素。感染所致硬肿,多可从热炼血瘀认识,重症患儿也与邪热耗气伤阴,甚至阴竭阳脱有关。④早产论:早产儿硬肿症在春夏秋冬各个季节的病例中所占有的比例无明显差别,并不因气温的升高而减少。同时,随着早产未成熟儿的存活率大大提高,

也相应地增加了硬肿症的发生率。临床观察到,新生儿越不成熟,发生硬肿的可能性越大,且硬肿越重。其病机以阳气虚衰为主。

【临证思维】

一、诊断

根据《实用新生儿学》第4版新生儿硬肿症诊断标准如下:

1. 病史 有发病处于寒冷季节、环境温度过低或保温不当史;或有严重感染、窒息、产伤等所致的摄入不足或能量供给低下史。

2. 临床表现 早期哺乳差、哭声低、反应低下。病情加重后,体温(肛温或腋温)<35℃,严重者<30℃。硬肿为对称性。多器官功能损害;早期心率减慢、微循环障碍,严重时休克、心力衰竭、DIC、肺出血、肾衰竭等。

3. 实验室检查 根据需要检测动脉血气,检测血糖、钠、钾、钙、磷、尿素氮或肌酐,进行心电图、胸部X线摄片检查等。

4. 临床分度 本症分轻、中、重度,分度及评分标准见表12-1。

表12-1 新生儿硬肿症诊断分度、评分标准

评分	体温(℃)	肛—腋温差	硬肿范围(%)	器官功能改变
0	≥35	正值	<20	无明显改变
1~3	<35	0或正值	20~50	明显改变
4	<30	负值	>50	功能衰竭

总分0分属轻度,1~3分为中度,4分以上为重度。测肛温应前臂紧贴胸部8~10分钟。硬肿范围按烫伤面积估算:头颈部20%,双上肢18%,前胸及腹部14%,背及腰骶部14%,臀部8%,双下肢26%。

二、鉴别诊断

1. 新生儿水肿 全身或局部水肿,但不硬,皮肤不红,无体温下降。全身水肿原因可有先天性心脏病、心功能不全、新生儿溶血、低蛋白血症、肾功能障碍、维生素B_1或维生素E缺乏等。局部水肿有时见于产道挤压所致。

2. 新生儿皮下坏疽 常有难产或产钳产史。多发生于身体受压部位(枕、背、臀)以及受损部位。病变局部皮肤发硬,略红肿,迅速蔓延。病变中央转为软化,呈黯红色。逐渐坏死,形成溃疡,可融合成大片坏疽。

三、辨证思路与方法

本病临床主要从虚、实、寒、瘀辨证。寒证全身欠温,僵卧少动,肌肤硬肿,是多数患儿共同的临床表现。寒证又有外寒、内寒之分。内寒证即阳气虚衰的虚寒证候,外寒证即寒邪外袭的中寒证候,故本证乃内外相合的虚实夹杂证。证候表现兼具以上两证的临床特点,只是有所侧重而已。本病实证以外感寒邪为主,有保温不当史,体温下降较少,硬肿范围较小,感于邪热者无季节之分;虚证以脾肾阳气虚衰为主,常伴胎怯,体温不升,硬肿范围大,病情多数偏重;血瘀证在本病普遍存在,各证均可见到,即阳虚血瘀、寒凝血涩、热炼血黏,故证候表

现也是相兼而见。

（1）寒凝血涩证：全身欠温，四肢发凉，反应尚可，哭声较低，肌肤硬肿，难以捏起，硬肿多局限于臀、小腿、臂、面颊等部位，色黯红、青紫，或红肿如冻伤，指纹紫滞。本证为轻症，多系气候寒冷，保温不当，体弱小儿中寒而致，先天不足，阳气薄弱，复感外寒，硬肿部位比较局限。

（2）阳气虚衰证：全身冰冷，僵卧少动，反应极差，气息微弱，哭声低怯，吸吮困难，面色苍白，肌肤板硬而肿，范围波及全身，皮肤黯红，尿少或无，唇舌色淡，指纹淡红不显。其证多因胎怯患儿，禀受薄弱，元阳衰微，阴寒内盛，加之护理保暖不当而产生。本证病情危重，多发生在低出生体重儿。阳气虚衰，血脉瘀滞，硬肿范围大，全身症状重。可因阳气无力御邪而致发生肺炎，或因虚寒而血脉失于统摄导致肺出血。

（3）热毒蕴结证：少数患儿表现为本证，症见发热烦躁，面红气粗，肌肤硬肿紫红，小便短赤，鼻窍出血，舌红苔黄等。本证因新生儿为稚阴稚阳之体，如遇感染，热毒蕴结于内，很易伤阴，使阴液枯耗，则肌肤硬肿紫红。

【治疗研究】

本病治疗大法是温阳散寒，活血化瘀。根据临床证候不同，阳虚者应温补脾肾，脾肾阳气恢复则寒邪不易入侵；寒甚者宜散寒通阳，寒邪驱散则阳气通达；血瘀者宜行气活血，气行血行则瘀滞可散。分证治法：阳气虚衰证益气温阳，通经活血；寒凝血涩证温经散寒，活血通络；热毒蕴结证清热解毒，活血化瘀。治疗中可采取多种途径给药，内服、外敷兼施。复温疗法在所必用。

一、分证论治

（一）分证论治概述

1. 寒凝血涩证　治宜温经散寒，活血通络，予当归四逆汤加减。常用药：桂枝、细辛、当归、芍药、通草、红花、川芎、桃仁、丹参。寒甚者加制附子、艾叶、干姜温阳散寒；硬肿甚者加用郁金、鸡血藤行气活血化瘀；气虚者加用人参、黄芪补气。气虚血瘀显著者，用补阳还五汤。精神萎靡，口吐白沫，呼吸不匀，加白僵蚕、法半夏、石菖蒲、郁金化痰开窍。

2. 阳气虚衰证　治宜益气温阳，通经活血，予参附汤加减。常用药：人参、制附子、巴戟天、肉苁蓉、桂枝、细辛、红花、当归。若阳气衰微甚者可加鹿茸粉，每日0.3~0.5g吞服，以增强补肾温阳之力。阳虚水肿明显者，配合使用真武汤、五苓散，有温阳化气行水之功。口吐白沫，呼吸不匀加僵蚕、石菖蒲、胆南星化痰开窍。血瘀明显者加桃仁、赤芍活血化瘀；小便不利加茯苓、猪苓、生姜皮利水消肿。

3. 热毒蕴结证　治宜清热解毒，活血化瘀，予黄连解毒汤加减。常用药：黄连、黄芩、黄柏、栀子。该方均系苦寒之品，易伤脾胃，特别对新生儿，应中病即止。硬肿重者加用丹参活血祛瘀、凉血养血；阴伤者加用麦冬养阴生津。

（二）分证论治新说

1. 益气活血论治　新生儿血液中红细胞多且易凝聚，血流缓慢，血流量减少而易发生瘀滞，导致组织缺氧，毛细血管壁损伤，渗透性增加而发生硬肿。故应以益气活血、温肾通阳法治之。《医林改错·论小儿抽风不是风》言："元气既虚，必不能达于血管，血管无气，必停留而瘀。"故应重用补气药推动活血化瘀之力。

2.局部活血化瘀论治　硬肿症患儿无论其证候类型,大多表现为臀、小腿、臂、面颊等部位的肿胀,全身硬肿者少。故有人提出除采用全身辨证施治外,应给与局部活血化瘀治疗,如采用局部推拿、按摩、药浴及药物涂抹等。

二、其他疗法

(一)药物外敷法

外敷法可改善微循环,促进棕色脂肪产生热反应增加,并能活血化瘀消肿,配合血管活性药可调整体液的重新分配和增加心脏泵血功能。王春娟在常规治疗基础上,采用维生素E按摩硬肿皮肤,附红油膏(制附子5g,红花15g,肉桂6g,丁香9g,川芎15g,透骨草15g,凡士林)外敷硬肿处,并与单纯常规治疗组进行对照,发现治疗组患儿硬肿完全消退时间、体温恢复时间、住院时间均明显低于对照组。维生素E按摩及附红油膏外敷能显著改善新生儿硬肿症症状和体征,适合临床应用。

(二)中药泡浴疗法

将洗净的新鲜芫荽、韭菜各500g放置于高13cm、直径30cm的塑料盆中,加少量温开水,用手充分揉搓至烂后,再加入40~42℃的温开水3000~4000ml。室温保持在26~28℃,把患儿放入盆中,用芫荽、韭菜渣,轻擦硬肿部位皮肤约10~15分钟,擦洗完毕,用柔软干净毛巾擦干后,置于婴儿培养箱内,每日治疗2次,4天为1疗程。

(三)推拿及抚触疗法

抚法、摩法、搓法可理气和中,舒筋活血,散寒化瘀,兴奋皮肤末梢神经,扩张毛细血管,使血液向周身回流,改善皮肤温度。按摩既可促进中药有效成分的吸收,又经摩擦产热减少因体温下降而凝固的脂肪,使结缔组织软化,增加末梢血管的血流量,有效消除肢冷症状,使水肿和硬肿较快消退。临床常用万花油推拿硬肿部位,万花油含红花、独活、三棱等20味药,功效为消肿散瘀,舒筋活络。双下肢硬肿明显者用抚、摩法,整个下肢似硬橡皮状者用抚、搓法。有学者用伸筋活血汤联合系统抚触疗法,与传统局部按摩法进行对照,结果发现差异有显著性($P<0.01$),表明伸筋活血汤联合系统抚触疗法治疗新生儿硬肿症能明显提高疗效。

(四)艾灸疗法

用艾条在硬肿局部温灸,简便易行,切合实用。

(五)氦氖激光照射治疗

主穴取足三里、丰隆、飞扬,配穴按病区邻近取环跳、巨髎、肩髃,随证加减。每穴3分钟,每日1次。

【研究发展思路】

一、规范与标准

(一)中医诊疗指南

2012年,中华中医药学会发布了《中医儿科常见病诊疗指南》(以下简称《指南》),该指南在系统文献检索的基础上,采用Delphi法对新生儿硬肿症的诊断、辨证、治法、方药、预防护理等方面进行了两轮专家问卷调查,并通过专家讨论会的论证,制订了新生儿硬肿症的中医诊疗指南,提出了新生儿硬肿症的诊断、辨证和治疗建议。诊断应根据临床表现,结合既往史及生产史、实验室检查等手段综合考虑,将其辨证分为寒凝血涩证、阳气虚衰证2个证型论治,并介绍了复方丹参注射液等中成药及复温、中药泡浴等疗法,推广于临床。

(二)疗效评价标准

①显效: 体温于12小时内恢复正常,硬肿于3天内全部消退,哺乳及反应良好;②有效: 体温于24小时内恢复正常,硬肿于3~5天内全部消退,哺乳及反应尚可;③无效: 体温于24小时内未恢复正常,硬肿于5天后才逐渐消退,且哺乳及反应欠佳或病情加重甚至死亡。

二、临床研究

1. 专方治疗

艾军等将复方丹参注射液每次2ml加入葡萄糖注射液10ml后静点,每日1次,观察4天。治疗27例,显效18例、有效7例、无效2例,总有效率92.6%。康文昭采用温经活血膏(川乌、草乌、肉桂、桂枝、生姜、丁香、当归、红花、川芎、赤芍,共研细末,过筛,用凡士林调成软膏)外敷,每日换药1次,治疗57例,治愈52例,治愈率91.2%。陆传宝以益气温阳法(方用人参、黄芪、茯苓、桂枝、附片),补气利水法(方用人参、炒白术、甘草、茯苓、泽泻、黄芪、猪苓、五味子),益气活血法(方用人参、黄芪、肉桂、炙甘草、木通、赤芍、川芎、当归),治疗100例,治愈89例,死亡11例,治愈率89%,病死率11%。

2. 专药治疗

(1)人参: 人参味微苦,性微温,归肺、脾、心、肾经,能补元气、扶正祛邪、通血脉、破坚积、生津、安神,是补虚扶正要药。《药性论·人参》曰:"主五脏气不足,五劳七伤,虚损瘦弱,吐逆不下食,止霍乱烦闷呕哕,补五脏六腑,保中守神。消胸中痰,主肺痿吐脓,冷气逆上,伤寒不下食,患人虚而多梦纷纭,加而用之。"婴儿常用剂量为3~6g/d。

(2)附子:《本草经读·附子》云:"附子,味辛、甘,气温,性热,其火性迅发,无所不到,故为回阳救逆第一品药。"归心、脾、肾经,可回阳救逆,温脾肾,散寒止痛。婴儿常用剂量为1~3g/d。附子有毒,对极低体重儿应酌减用量,并应熟制久煎。

(3)鹿茸: 鹿茸味甘、咸,性温,归肝、肾经,有生精补髓、益肾助阳、强筋健骨等功效。凡阴虚阳亢者,血分有热,胃火炽盛或肺有痰热以及外感热病者均禁用。婴儿常用剂量为0.3~0.6g/d。

(4)川芎: 为血中气药,味辛,性温,归肝、胆、心包经,可活血化瘀、行气开郁。婴儿常用剂量为1.5~3g/d。

三、基础研究

(一)模型研究

纵观近十余年的文献报道,对新生儿硬肿症的研究多限于临床,动物实验报道较少,更缺乏公认的动物模型。

根据新生儿硬肿症的临床表现,属于中医学"胎寒""五硬",其病因病机为阳气虚衰、寒凝血涩,可以借用阳虚证、血瘀证动物模型。阳虚证动物模型创建于20世纪60年代,至今已涉及心阳虚、肺阳虚、脾阳虚、肾阳虚,以及两证相兼和部分病证结合的阳虚模型,为阳虚形成与治疗机制的研究创造了条件。目前国内提出模拟阳虚证动物模型可用冰水游泳、注射肾上腺素、注射右旋糖酐的方法进行探索,其中对血液流变学相关指标改变的比较,大分子右旋糖酐致血瘀证较好,而冰水反复刺激导致寒凝血瘀证较符合血瘀证发生发展的临床与理论。

关于实验室检测指标,据报道肺阳虚的检测指标涉及免疫学、血液流变学、分子生物学及病理学等;心阳虚涉及心肌酶谱、心功能检测、血小板各项指标、病理组织学等方面,也有人提出血小板功能变化可作为心阳虚的检测指标;脾阳虚涉及自由基、脂质过氧化,以及细胞信号转导中系统活性变化相关的指标;肾阳虚的研究较早且多,重点在下丘脑—垂体—靶腺轴功能改变相关的一些指标,如血清皮质醇下降等,已经成为比较公认的指标。

血瘀证动物模型是血瘀证的生物学基础及活血化瘀疗法研究的重要技术平台。目前,血瘀证的动物模型有三类,一类是采用物理、化学、自然衰老等方法,模拟中医认识的血瘀证的致病因素,如外伤、寒凝、气滞、气虚、阴虚、阳虚、离经之血及衰老等,制成的血瘀证动物模型,此类属病因模型。二类是采用手术方法,模拟西医学的血管病理,如血管阻塞、内皮损伤、微循环障碍和血液病理生理如血液流变学和血流动力学障碍等,制成的血瘀证动物模型,此类属病理或病理生理模型。三类是采用物理、化学、手术等方法,模拟中医血瘀证临床表现,此类属生物表征模型。

病因模型大概有11种:包括外伤血瘀证、气滞血瘀证、寒凝血瘀证、热毒血瘀证、痰浊血瘀证、气虚血瘀证、血虚血瘀证、阴虚血瘀证、阳虚血瘀证、出血留瘀证、自然衰老血瘀证。其中寒凝血瘀证动物模型的原理是根据中医"寒独留则血凝泣,凝则脉不通寒则凝,凝则成瘀,故寒邪导致寒凝血瘀"的理论,采取冰袋冷冻而造成的。阴虚血瘀证动物模型的原理是根据中医"血受热则煎熬成块","阴虚之甚者,其周身血脉津液皆就黏稠"的理论,以氟氢考的松和肾上腺素使大鼠处于阴虚火旺状态。阳虚血瘀证动物模型的原理是根据中医"阳气虚衰则脉道拘急,血行不畅而寒凝血瘀"的理论,低温冷冻法而造成的。

(二)中药作用机制研究

1. **改善微循环及抗凝作用** ①丹参具有改善微循环及血液流变性作用。可使聚集的红细胞部分解聚,使毛细血管网开放数增多,血流加快;可增加兔球结膜和肠系膜微血管网的交叉点数,并使血乳酸含量下降,改善微循环的血液灌流及侧支循环的建立。临床应用于血瘀患者可使全血与血浆黏度下降,红细胞电泳加快,改善心肌缺血,保护心肌,对心肌缺血的实验动物,可使心肌损伤明显减轻(含超微结构检查),使冠状动脉每分钟平均血流量改善,继而使左心室舒张功能损害减轻。能改善缺氧动物的氧分压和血氧饱和度,改善缺氧后心肌乳酸代谢,抑制钙离子向细胞内流,保护心肌。还可抑制血小板聚集,降低血小板黏附性,促进纤维蛋白原溶解,对抗血栓形成,抑制凝血及纤溶系统的失衡,明显改善DIC状态。②橘皮、藏红花、当归、肉桂、丁香、川芎、乌梅、丹参等中药具有行气、理气、活血散瘀、温经通络等功效,可使局部微循环得到改善,血管内血流量增加,以加快硬肿消退时间。③川芎主要成分川芎嗪,能改善微循环,扩张血管,增加脑动脉、冠脉及体肢血流量;抑制血小板聚集,降低全血黏度,使红细胞电泳加快,降低纤维蛋白原,抑制血栓形成;能增强机体免疫功能。

2. **兴奋垂体、肾上腺皮质系统作用** ①人参能加快神经冲动的传导,增强条件反射强度;能作用于垂体,兴奋垂体肾上腺系统,增强对有害刺激的抵抗力,提高动物对低温或高温耐受力;能使心脏收缩力加强;促进糖、蛋白质、脂肪代谢;少量人参使末梢血管收缩,血压轻度上升并能刺激造血器官,增强造血功能。有报道用高丽参3g炖水30ml,鼻饲注入治疗硬肿症，1日1次，连用3日，治愈率86.7%，平均复温时间为11.3小时，硬肿消退时间为3.6日。②附子含乌头碱，其分解产物有一定镇痛作用，能增强心肌收缩力、消炎等。实验还证明附子有改善全身循环及兴奋垂体、肾上腺皮质系统的作用。

3. 抗氧化作用 丹参具有抗氧化、清除具有细胞毒性的氧自由基作用，抑制脂质过氧化反应对机体组织细胞的损害，并可保护肝肾，增强免疫力。

四、发展思路

多年来，运用温阳散寒，活血化瘀法治疗新生儿硬肿症已取得了较好的疗效，中药、中西医结合治疗的显效率、有效率高于单纯西药组。中医药治疗本病的思维方法是正确的。

但应当提出的是，随着新生儿硬肿症的发病因素的改变及发病率的降低，目前对新生儿硬肿症的研究仍处于低水平重复状态。文献报道的证据等级及改良Jadad量表评分均较低；缺乏大样本、多中心的临床规范研究；缺乏规范的外治法应用研究；缺乏与之对应的动物模型；缺乏药效药理及药物作用机制研究等。因此，发现临床热点、难点，并采用现代科学手段加以研究，深入揭示中医药治疗新生儿硬肿症的优势，将推动本病研究水平的提高。

参考文献

[1] 邵肖梅，叶鸿瑁，丘小汕. 实用新生儿学. 第4版. 北京：人民卫生出版社，2011：901-905.

[2] Zeb A, Rosenberg RE, Ahmed NU, et al. Risk factors for sclerema neonatorum in preterm neonates in Bangladesh. Pediatr Infect Dis J, 2009, 28(5): 435-438.

[3] 王建华，庄泽吟，陈秋阳. 近十年温热地区新生儿硬肿症与感染的关系研究(附462例报告). 海南医学，2007，18(6)：60-61.

[4] 邓濒. 关于温热地区新生儿硬肿症病因的探讨分析. 中国医学创新，2015，12(14)：110-112.

[5] 蔡丽杰，孙建梅. 新生儿硬肿症的危险因素探讨. 中国妇幼保健，2006，21(11)：1519-1521.

[6] 于海英，吴新宇. 早产儿及低出生体重儿发生硬肿症的护理干预. 中国乡村医药杂志，2011，18(12)：67-68.

[7] 王春娟. 附红油膏外敷治疗新生儿硬肿症42例. 中外医学研究，2016，14(20)：112-123.

[8] 肖霞. 芫荽、韭菜水外洗佐治新生儿硬肿症的效果观察. 护理实践与研究，2006，3(2)：34-35.

[9] 王沁. 伸筋活血汤联合系统抚触疗法治疗新生儿硬肿症疗效观察. 时珍国医国药，2013，24(7)：1691-1692.

[10] 尹军祥，田金洲，王永炎. 三种血瘀证动物模型的比较及评价. 中国中医基础医学杂志，2007，13(6)：438-440.

[11] 卢文丽，方肇勤. 阳虚证动物模型诊断指标与评析. 上海中医药杂志，2005，39(4)：42-46.

[12] 田金洲，王永炎，徐意，等. 血瘀证动物模型的种类、评价与研究. 北京中医药大学学报，2006，29(6)：396-400.

[13] 邓平兰，韦红. 丹参制剂治疗新生儿硬肿症临床应用概况. 现代医药卫生，2014，30(5)：710-712.

[14] 任青，蒋敬荟，张勇军，等. 川芎嗪注射液对新生儿硬肿症血胱抑素的影响. 中国中西医结合杂志，2016，36(8)：908-911.

（杨 燕）

第四节 新生儿肺炎

新生儿肺炎临床以不哭、不乳、精神萎靡、呕吐白沫、呼吸不规则,甚至皮肤苍白、末梢发绀、抽搐等全身症状为主,肺部体征多不典型。新生儿肺炎是新生儿期最常见的疾病之一,也是新生儿死亡的重要原因。该病属中医学之"乳嗽""百晬内嗽"等范畴。

据世界卫生组织(WHO)统计,目前全世界范围内每年约有200万新生儿死于该病,其死亡率占全球5岁以下儿童病死率的26%。我国新生儿肺炎亦居国内新生儿死因的前列。

本病虽变化快、死亡率高,但若能及时诊断,大部分患儿仍能够痊愈。目前临床多以中西医结合的方法治疗,以达到缩短疗程、减少并发症等目的。

【历代文献述要】

新生儿肺炎是西医学病名,中医学文献对本病没有专门记载,根据其病因、症状、处方用药等记载,散见于"初生不乳""初生不啼""乳嗽""百晬嗽""百日内嗽""胎嗽"及"肺炎喘嗽""肺风痰喘"等病证中。明朝《婴童百问》有云:"百晬内嗽,次名乳嗽。"《幼科发挥·肺所生病》:"小儿初生至百日内嗽者,谓之百晬嗽。……此名胎嗽。"秦景明《幼科金针》云:"搐鼻不嚏者""不哭不乳"。

病因病机方面,早在南宋《小儿卫生总微论方·难乳论》中已提出:"儿初生时,拭掠口中秽血不及,咽而入腹,则令儿心腹痞满,短气促急,故口不能吮乳饮之也。"《幼幼集成·百晬嗽论》:"或乳汁过多,吞咽不及而呛者,或啼哭未定,以乳哺之,气逆而嗽者。"《万氏家藏育婴秘诀·咳嗽喘各色证治》:"因乳多涌出,吞咽不及而错喉者,或因啼哭未定,以乳哺之,气逆呛出者。"皆认为是秽毒、乳汁不及清除,入口犯肺所致。明朝时又认识到了出生后外感风寒也是病因之一,如《万氏家藏育婴秘诀·咳嗽喘各色证治》指出:"或因出胎之时,暴受风寒;或因浴儿之时,为风所袭,或因解换褓裳,或出怀喂乳,皆风邪自外入者也。"

关于治法,历代医家积累了丰富的经验。如《婴童百问》有云:"百晬内嗽,次名乳嗽,实难调治,亦属恶症也,当审虚实而施焉,实者散之,虚则补之。"为新生儿肺炎提出了总治则。具体治法上,《幼科发挥·肺所生病》:"痰多者,宜玉液丸;肺虚者,阿胶散主之。"《幼幼集成·百晬嗽论》则主张:"先用荆防败毒散二小剂,母子同服,服完止药。"秦景明《幼科金针》提出当以下痰、泻肺、通腑为治。至于新生儿肺炎的预后,《婴童百问》《幼科发挥》等书中均认为是"恶候""最为难治"。

【病因病机研究】

一、病因病机概述

本病发生的原因有内外之别。外因是感受风邪,吸入秽浊,或胎毒内传;内因是先天禀赋薄弱,形气未充,不耐外邪,或因早产难产损脏耗气、或母孕期严重妊娠反应、营养欠佳,或胎期患病,胎儿宫内发育不良。病机主要为邪气犯肺,导致肺气不利,肺失清肃。小儿脏腑娇嫩,形气未充,卫外功能不固,加之调护不周,易为外邪所侵,影响肺气的宣发与肃降,致使肺气闭塞。病位主要在肺，但初生婴儿肺脏稚嫩，他脏亦显不足，邪气犯肺，轻者肺气失调，见气息不匀、口吐白沫，重者肺气欲绝，见呼吸微弱。气滞血瘀见面色青灰、发绀。脾胃气衰则不乳、腹胀。心气虚衰则精神萎靡，声弱不啼。肝风内动则见抽搐。病至后期脾肾阳衰，则见肢厥脉微，反应淡漠。

二、病因病机新论

近年来，关于新生儿肺炎病因病机又出现了新的理论：脾虚痰湿说。王丹谊认为新生儿肺炎少见咳嗽，反多以口吐泡沫、吃奶减少、拒奶、吐奶为主症，与"脾常不足"关系密切。脾为后天之本，气血生化之源，主运化，小儿的生长发育所需的气血津液，全赖脾胃源源不断地运化水谷，化生精微以补充滋养。但新生儿脾胃娇弱，气血未定，整个消化系统发育尚未完善，功能尚不健全，故在外易为六淫所侵，在内易为饮食所伤。脾虚健运失职，则水湿停滞，结而成痰。先哲云："脾为生痰之源，肺为贮痰之器"，痰的生成是由于脾常不足，痰之汇聚是由于肺气不宣，故新生儿肺炎主要是脾虚痰湿所致。

西医根据发病原因，分为吸入性肺炎和感染性肺炎两大类，可以单独发生，也可同时并存，以感染性肺炎多见。吸入性肺炎多因吸入胎粪、羊水等引起，也可因吞咽反射不成熟、吞咽动作不协调、食管反流或唇腭裂等因素引起乳汁或分泌物吸入引起。感染性肺炎可发生在宫内、分娩过程中或出生后，多由细菌、病毒、霉菌等不同的病原体引起；分娩过程中以杆菌感染较多见，或因断脐不洁发生血行感染；出生后感染可经呼吸道途径且与呼吸道感染患者接触有关，也可经血行感染，血行感染通常为病原体随血液进入肺而致肺炎，通常为败血症的一部分。近年来由于低出生体重儿、早产儿、新生儿呼吸窘迫综合征等需要插管、机械通气的患儿增多，医源性感染患儿也有上升趋势，其病原体以金黄色葡萄球菌、大肠埃希菌多见。

【临证思维】

一、诊断

（一）相关病史

1. 胎粪吸入性肺炎　常见于足月儿和过期产儿，多有胎儿宫内窘迫、羊水胎粪污染及出生窒息史。

2. 感染性肺炎　出生前感染可有孕妇妊娠晚期感染史或胎膜早破史；出生时感染可有产程中吸入被病原菌污染的产道分泌物或断脐不洁史；出生后感染多因密切接触者有呼吸道感染史，或患儿有其他部位感染史及接受过侵入性操作史。

（二）临床表现

1. 胎粪吸入性肺炎　患儿可有气促、呻吟、鼻翼煽动、皮肤发绀和三凹征，胸廓隆起，两肺呼吸音减低，可闻及湿啰音。重者可并发气漏或持续性肺动脉高压。

2. 感染性肺炎　患儿可有呼吸频率增快、呼吸困难或呼吸暂停、鼻煽、面色青紫、口吐白沫、严重者伴有吸气三凹征、黄疸、肝脾肿大、抽搐、昏迷等。听诊两肺呼吸音改变，可闻及干啰音、水泡音。

（三）辅助检查

1. 常规检查

（1）胎粪吸入性肺炎

1）血常规中白细胞增高提示合并细菌感染。

2）血生化及电解质紊乱提示病情严重。

3）血气分析可有不同程度的低氧血症、酸中毒（呼吸性、代性或混合性）等。

4）X线检查表现为多样化、肺野密度增高，可见粗颗粒或片状、团块状、云絮状阴影，或呈阶段性肺不张，伴肺气肿。重者可发生纵隔积气或气胸。

（2）感染性肺炎

1）外周血白细胞计数升高，中性粒细胞比例升高，血沉增快、C反应蛋白（CRP）升高提示细菌感染，沙眼衣原体感染者嗜酸性粒细胞增多，弓形虫、部分巨细胞病毒感染者红细胞与血小板可降低。

2）气道吸出物涂片及培养或血培养可明确病原菌；血中或可检出病原体特异性IgM或抗原。

3）重症患儿血气分析血pH下降、PaO_2降低、$PaCO_2$升高；血生化和电解质可异常。

4）细菌性肺炎者胸部X线片以支气管肺炎为主，可见两肺纹理增粗，边缘模糊，有斑片状或斑点状阴影，以两下肺多见。病毒性肺炎者胸片以间质性肺炎为主，肺纹理增多增粗，有网状阴影与小结节状阴影，可伴有肺气肿等。

2. 其他检查

（1）超声检查：心脏彩色多普勒超声可确定新生儿持续性肺动脉高压的存在。

（2）有条件时可作病毒或病原体分离，用对流免疫电泳、乳胶凝集实验、酶联免疫吸附测定、放射免疫测定、聚合酶链反应等方法快速正确地作出病原学诊断。

二、鉴别诊断

1. 新生儿呼吸窘迫综合征 以早产儿多见，无明显的羊水或胎粪污染史及吸入史。胸部X线呈肺野透亮度减低及支气管充气征象，无肺气肿表现。

2. 新生儿湿肺 多见于足月儿，无羊水污染史及吸入史，症状轻，病程短。胸部X线片显示肺纹理增粗呈放射状，肺野内广泛斑点阴影，肺泡、叶间或胸膜腔可有少量积液，连续拍片恢复迅速。

3. 新生儿肺透明膜病 临床表现为进行性呼吸困难、青紫和呼吸衰竭。X线检查显示两侧肺野透明度普遍性减低，内有均匀的细小颗粒和网状阴影。支气管则有充气征，充气的支气管延伸至节段或末梢支气管，类似秃枝分叉的树枝。

4. 新生儿肺不张 临床表现为阵发性青紫，呼吸不规则和呼吸暂停。但青紫在啼哭和吸氧后明显改善。X线表现为肺不张处呈片状或扇形阴影，重者可见心肺和气管移向患侧。

5. 胎粪吸入综合征 常与产时感染性肺炎合并存在，两者不易严格区别。前者有宫内窘迫、羊水污染史，出生后即出现呼吸困难。胸部X线片表现为肺纹理增粗、斑点状阴影或肺气肿。后者可有体温波动，气道分泌物培养阳性，胸部X线呈小灶性或斑片状阴影。

6. 先天性心脏病 孕母常有妊娠期病毒感染史。体检心前区可闻及收缩性或（和）舒张期杂音。二维超声心动图可明确诊断。

7. 膈疝 出生后即出现阵发性呼吸急促及发绀，但腹部凹陷，患侧胸部呼吸音减弱甚至消失，闻及肠鸣音。胸部X线见患侧胸部有充气的肠曲或胃泡影及肺不张时可明确诊断。

三、辨证思路与方法

本病辨证主要根据感邪的性质、临床表现、患儿体质等情况进行辨证。

（一）病因辨证

1. 风寒闭肺证　症见口吐白沫,喉间痰鸣,咳嗽无力或不咳嗽,鼻翼煽动,点头呼吸,哭声低微,面白无华,口周微绀,四肢发凉,舌淡苔白,指纹浮红。临床以口吐白沫,点头呼吸,四肢发凉,面白无华,舌淡苔白为特征。

2. 风热闭肺证　症见气促鼻煽,喉中痰鸣,发热,咳嗽,咽部红赤,口吐白沫,不思吮乳,舌红苔黄,指纹紫。临床以咳嗽气促,咽部红赤,舌红苔黄,指纹紫为特征。

3. 邪毒闭肺证　症见高热或体温不升,呼吸浅快,鼻翼煽动,口吐白沫,啼哭无力,面色灰黯,咳嗽,烦躁不安,唇干不润,舌红苔薄黄,指纹淡紫。临床以呼吸浅快,烦躁不安,口吐白沫,面色灰黯为特征。

4. 气虚血瘀证　症见不哭,不乳,精神萎靡,反应淡漠,面色苍白或青灰,口唇指甲紫绀,呼吸浅快或不规则,双吸气或呼吸暂停,四肢厥冷,腹胀,舌淡紫少苔,指纹紫黯。临床以呼吸浅快或不规则,双吸气或呼吸暂停,面色苍白或青灰,四肢厥冷,唇周青紫为特征。

5. 肺脾气虚证　症见轻微咳嗽,喉中痰鸣,吮乳乏力,神情倦怠,面色㿠白,唇舌淡,苔薄白,指纹淡滞。临床以疾病后期,喉中痰鸣,吮乳乏力,神情倦怠,面色㿠白为特征。

（二）虚实辨证

从病史、患儿体质、临床症状等方面综合辨别。新生儿单纯表现为实热壅肺者少见,往往表现兼有虚象或以虚证为主。不乳、呼吸浅促为气虚; 不啼为肺气衰败; 唇干舌红少尿为阴伤; 反应淡漠、面色苍白、四肢厥冷为阳衰。

（三）轻重辨证

新生儿肺炎病情有轻重之分,轻者仅有口吐白沫,食乳减少,重者颜面青紫,不啼不乳,四肢欠温,腹胀,甚而抽搐。新生儿肺炎多表现为重症,即使疾病初期病情尚轻,稍有不慎,亦可迅速转变为重证。

【治疗研究】

新生儿肺炎的治疗,以宣肺止咳化痰为总原则。根据病因、病性及轻重的不同,采用相应的治疗方法。实证者宜宣肺、开肺; 虚实夹杂者,在宣肺解毒的同时应予扶正; 病至后期,肺脾两虚者应健脾益气。初生之儿,体质柔弱,病情变化迅速,在治疗过程中,还必须时时顾护扶助正气。目前临床多采用中西医结合的方法治疗,以减少并发症的发生。

一、分证论治

（一）分证论治概述

1. 风寒闭肺证　治宜疏风散寒、扶正宣肺,以三拗汤合生脉散加味。常用药: 麻黄,杏仁,甘草,桔梗,陈皮,人参,麦冬,茯苓,五味子。表寒重加荆芥,防风疏风散寒; 痰多加莱菔子,半夏肃肺化痰; 喘憋加葶苈子,紫苏子降气止喘; 咳甚加紫菀,百部宣肺止咳; 正气不虚去人参、麦冬。

2. 风热闭肺证　治宜疏风清热、化痰宣肺,以麻杏石甘汤加味。常用药:麻黄,杏仁,炙甘草,生石膏,黄芩,鱼腥草,党参。热甚加山栀,黄芩苦寒清热;痰多加紫苏子,海浮石降气化痰;咳甚加枇杷叶,桑白皮清肺止咳;口干舌燥加玄参,生地黄养阴生津。

3. 邪毒闭肺证　治宜宣肺化痰、清热解毒,以宣肺散合射干汤加减。常用药:黄芩,射干,紫菀,麻黄,款冬花,茯苓,甘草等。唇干烦躁加麦冬,白芍养阴生津;咳嗽加杏仁,桔梗宣肺止咳;热重加金银花,金荞麦清热解毒;气息短浅加人参益气;末梢发绀加丹参,红花活血化瘀;黄疸加茵陈,山栀,车前子清热利湿;腹胀加枳实行气;神昏加郁金,菖蒲开窍;抽搐加僵蚕,钩藤息风止痉。

4. 气虚血瘀证　治宜益气生脉、通阳活血,以生脉散加味。常用药:人参,麦冬,五味子,黄精,茯苓,桔梗,桂枝,桃仁,黄芩等。肢端青紫加红花,丹参活血化瘀;腹胀加枳壳行气消胀;抽搐加白僵蚕,钩藤息风止痉;昏迷加菖蒲,郁金醒神开窍。

5. 肺脾气虚证　治宜健脾益气、培土生金,以人参五味子汤加减。常用药:人参,茯苓,炒白术,炙甘草,五味子。咳嗽甚加紫菀,款冬花宣肺止咳;汗多加黄芪,防风益气固表;痰多加陈皮,半夏健脾化痰。

(二)分证论治新说

除了常用的辨证分型外,一些医家又从其他方面丰富充实了本病的证型。

1. 根据病程论治　何芳等人根据病程,头三天服第一方(麻黄,杏仁,金银花,鱼腥草,苏子,葶苈子,五味子,黄芩,桃仁)。伴有黄疸者加茵陈,黄连,黄柏;发热较高者加生石膏。后四天服第二方(芦根,生薏苡仁,桃仁,冬瓜仁,桔梗,败酱草,鱼腥草,红花,丹皮,金银花)。

2. 分期论治　柳州铁路局中心医院儿科将新生儿肺炎分为初中期(一般型)、极期重型期和恢复期三期。并指出新生儿肺炎初中期(一般型)用新肺Ⅰ号(金银花、苏叶、玉竹、麻黄、杏仁、连翘、黄芩、枇杷叶、菊花、甘草,加水煎成15ml,加糖浆适量,分三次服);极期重型仿肺炎Ⅲ号(麻黄、杏仁、生石膏、知母、生地、丹皮、广水牛角、黄连、黄芩、银花、桔梗、竹叶、甘草适量)加减;恢复期仿肺炎Ⅱ号(麦冬、沙参、金银花、桑白皮、地骨皮、百合、枇杷叶、茯苓、怀山药、玉竹、甘草)加减。

二、其他疗法

(一)穴位敷贴

外敷散　用天花粉、黄柏、黄芩、乳香、没药、生大黄、桃仁、山栀、白芷等各等分,研细过筛,取上药约20g左右,以食醋调成糊状,外敷胸或背部(交替外敷),每日换药一次。适用于新生儿肺炎伴有湿啰音。

(二)推拿疗法

按摩前额和拇指按揉督脉、足太阳膀胱经诸穴各15~20次,捏脊3~5次;胸部沿肋弓角边缘或自中脘至脐向两旁分推2分钟,腹部用掌心和指腹按顺时针方向轻揉20~30次;以掌心对脐、叠掌,按顺时针方向绕脐揉腹2分钟;按揉足三里20~30次。

【研究发展思路】

一、规范与标准

疗效评价标准

1. 生物医学指标

（1）参照《实用新生儿学·新生儿肺炎》根据临床症状改善情况及X线胸片的结果综合判断，制定疗效判断标准具体如下：①显效：经治疗，临床症状消失，X线胸片示肺部弥漫渗出性改变明显吸收好转；②有效：临床症状明显改善，X线胸片示胸部少量片状或条索状影；③无效：临床症状无改善，X线胸片阴影无明显改变。

（2）参照国家中医药管理局《中医病证诊断疗效标准·新生儿肺炎》，疗效标准如下：①治愈：症状与体征消失，X线复查肺部病灶吸收。②好转：症状与体征减轻，X线复查肺部病灶有改善。③未愈：症状与体征无改善，或恶化。

2. 中医证候的疗效评定　参照《中药新药临床研究指导原则》，根据临床症状、体征改善情况及疗效指标[疗效指标（n）=（治疗前积分–治疗后积分）/治疗前积分×100%]，制定疗效判断标准具体如下：①治愈：临床症状、体征消失或基本消失，n≥95%。②显效：临床症状、体征明显改善，70%≤n<95%。③有效：临床症状、体征均有好转，30%≤n<70%。④无效：临床症状、体征无明显改善，甚或加重，n<30%。

二、临床研究

新生儿肺炎的临床研究除辨证分型论治外，还包括以下几方面：

1. 专方治疗　临床中亦有诸多学者以专方加减治疗新生儿肺炎。如胡淑霞以银翘生脉散（金银花、连翘、人参各6g，陈皮3g，麦冬、五味子各4g）为基本方辨证治疗新生儿肺炎；赵佐兴在常规治疗基础上加用五虎汤合葶苈大枣泻肺汤加减治疗新生儿支原体肺炎痰热闭肺证；王超用华盖散治疗新生儿细菌性肺炎（风寒闭肺证）；姜月清治婴儿不乳之秽浊郁积证，用清热导赤饮以逐痰、清热、通便。常用药：姜黄连1.5g、大黄0.5g、桃仁1.5g、枳壳0.5g、槟榔0.5g、赤芍1g、木通1g、竹叶0.5g。柳州铁路局中心医院儿科用金苏玉甘饮治疗新生儿肺炎。常用药：金银花3~6g，苏叶1.5~3g，麻黄0.6~0.9g，杏仁0.9~1.5g，连翘、黄芩、枇杷叶各3g，甘草1.5g。王丹谊用三拗汤合二陈汤加减治疗痰湿壅肺型的新生儿肺炎。

2. 专药治疗

（1）鱼腥草：性微寒，味苦。归肺经、膀胱经、大肠经，能清热解毒、排脓消痈、利尿通淋，主治肺热喘咳，肺痈吐脓等证。其主要成分为鱼腥草素（癸酰乙醛）挥发油，有较强的抑菌、灭病毒以及增强机体免疫力之用，还能缓解支气管痉挛而止咳平喘。

（2）穿心莲：味苦，性寒。归心、肺、大肠、膀胱经，能清热解毒、凉血、消肿、燥湿，主治感冒发热，咽喉肿痛等。其有效成分穿心莲内酯，与琥珀酸酐反应后被制成中成药穿琥宁注射液，但有报道称穿琥宁常见的不良反应为过敏，占其不良反应的45.7%，这可能与穿琥宁加入到常用输液中不溶性微粒的显著增加有关。临床使用应以200~300mg加入250ml液体中，2次/天，静滴给药，最好避免高浓度的一次性静滴给药。

（3）川芎：味辛，性温。归肝、胆、心包经，能活血行气、祛风止痛。其有效提取成分四甲基吡嗪通过有效改善肺组织的缺血缺氧情况来促进炎症的吸收。

三、基础研究

（一）动物模型研制

新生儿肺炎模型根据其病因可以分为吸入性肺炎模型与感染性肺炎模型。

1. 吸入性肺炎模型　主要是将人类胎粪经气管导管注入10~12天仔猪或成年兔的肺内建立吸入性肺炎的模型。该法简便，可出现明显的肺损伤及全身炎症反应，但是不能完全模拟胎粪吸入综合征所导致的肺动脉高压等表现，有一定局限性。

2. 感染性肺炎模型　感染性肺炎模型研究少有特别针对新生儿肺炎所设，但新生儿肺炎与普通感染性肺炎也有一定的相似之处，因此新生儿肺炎模型可根据感染的肺炎病原体不同参考普通的感染性肺炎模型，具体报道如下：

（1）金黄色葡萄球菌肺炎模型：罗明晶等将C57BL/6J小鼠经乙醚麻醉后，经鼻给予40μl浓度2×108cfu/ml的金葡菌悬液，建立了普通的金黄色葡萄球菌肺炎模型。单绍臣用适宜浓度的金黄色葡球菌L型菌液，由尾静脉注射接种，建立了金黄色葡球菌L型致间质性肺炎动物模型。但如今随着大量广谱及超广谱抗生素的应用，金葡菌耐药肺炎日益增多，而至今仍未发现稳定性耐药菌模型的相关报道。

（2）呼吸道合胞病毒（RSV）肺炎模型：对豚鼠鼻腔接种呼吸道合胞病毒悬液，分别于接种后6、14天取肺组织进行光镜与电镜检查，并用组织培养法分离病毒，阳性结果通过免疫荧光法鉴定，建立呼吸道合胞病毒感染的豚鼠动物模型。该法最适宜用来研究RSV感染引起的急性作用及RSV感染后气道的慢性炎症改变与气道反应性变化。不足之处是豚鼠缺少近交品系及检测、定量豚鼠免疫球蛋白、细胞类型、细胞因子等试剂。

（3）肺炎支原体肺炎模型：采用滴鼻的方法滴入100μl含有$1×10^7$ccu/ml的肺炎支原体菌液，可建立小鼠肺炎支原体肺炎模型。

（二）中药作用机制研究

中药具有整体调节、多靶点作用的优势。其对新生儿肺炎的作用机制包括抗感染、增强免疫力、改善呼吸功能及改善心肺微循环等。

1. 抗感染作用　有报道显示，在新生儿肺炎病原学检测中，以细菌和病毒感染为主，其中细菌处于主导地位，且以革兰阳性球菌为主。杨娜等研究后认为，因胎膜早破至新生儿感染的血液中病原微生物，以革兰阳性球菌为主，其次是革兰阴性杆菌。在国外，呼吸道合胞病毒（RSV）感染是新生儿呼吸道病毒感染最重要的病原体，在新生儿病毒感染肺炎中占81%。但事实上即使是非感染性的吸入性肺炎也应使用抗生素以防止继发感染。研究显示，多种清热解毒药配伍后，能直接抑杀病原微生物，这与清热解毒药能抑制细菌呼吸和糖代谢中间产物的氧化和脱氧，抑制蛋白质和核酸的合成，降低细菌中镁的含量，阻止细菌细胞壁的合成有关。

2. 调节机体免疫功能作用　机体免疫可分为固有免疫和适应性免疫两大类。固有免疫主要依赖固有免疫细胞如单核细胞、粒细胞、NK细胞、树突状细胞。适应性免疫中CD_4^+、CD_8^+T细胞是免疫系统的核心，CD_4^+/CD_8^+比值降低提示机体免疫功能处于抑制状态。溶菌酶作为一种碱性球蛋白，是一种专门作用于微生物细胞壁的水解酶，主要破坏革兰氏阳性菌。

有报道,清热解毒类中药可对复杂的细胞因子网络进行协调,使之不至于过度分泌细胞因子或炎症介质,从而改善了炎症和组织损害。炎琥宁主要是由穿心莲叶中提取的有效成分,即穿心莲内酯与虎珀酸酐反应所得穿心莲内酯琥珀酸钾钠盐的灭菌制剂。研究证明,它能促进中性粒细胞、巨噬细胞的吞噬能力,加强体液免疫能力,还能促进CD_4、CD_8水平,提高血清中的溶菌酶活性。鱼腥草的主要成分为鱼腥草素(葵酰乙醛)挥发油,能提高血和痰中溶解酶的活力,以及血清备解素的水平,从而增强机体的免疫功能。此外,尚有研究显示,补益类中药能促进非特异性免疫反应,增强血中白细胞的吞噬作用;兴奋网状内皮系统;促进细胞和吞噬细胞的吞噬功能,迟发超敏反应的效应,并与IL-2有协同作用。人参有抑制Th2、兴奋Th1型反应的Th1型诱导作用,且能保持肺组织和促进肺部炎症的消退,增强了动物对PA肺部感染的抵抗力。人参提取物体内外试验中均发现其提高巨噬细胞的吞噬能力,并增强NK细胞活性。人参可显著促进外周血PMN的化学发光作用,且该PMN发光作用与肺部病变呈负相关,而这些改变可能与细胞因子分泌水平改变有关。

3. 改善呼吸系统功能作用　研究表明,化痰止咳平喘类中药可增加气管支气管纤毛运动,促使呼吸道分泌物排泄增加,祛痰排菌,明显地具有抗炎性渗出,降低血管通透性,促使炎性屏障形成的作用。

4. 改善微循环作用　活血化瘀类中药除本身具有抑制病原微生物生长、解毒消炎的作用外,还能够降低血液黏稠度,使聚集的红细胞解聚,加快微循环流速;能增加组织器官供血,提高组织从微循环中摄取氧的能力;能降低毛细血管的通透性,促使感染过程终止,有利于组织的修复。有报道认为川芎嗪注射液:①有效地阻抑缺氧性肺血管收缩和缺氧性肺血管重建,预防缺氧性肺动脉高压形成,从而阻止心力衰竭等并发症的发生。②可促进PGI2合成,抑制TXA2的生成和释放,从而调节缺氧时TXA2/PGI2的平衡失调,发挥扩张肺血管作用,增加毛细血管开放数目,降低肺动脉压,改善肺及细支气管的微循环,促进炎症的吸收。③抑制血小板聚集,保护正常红细胞变形能力,降低血液黏度,改善微循环,故适用于高黏滞综合征的重症肺炎患者。复方丹参能改善血流黏滞的倾向,改善微循环,进而能减轻气道黏膜水肿,具有促进炎症消退,保护呼吸道上皮及脑、心、肺等重要器官的功能。

四、发展思路

1. 辨证发展思路的研究　目前对新生儿肺炎的辨证治疗多局限在病因辨证、脏腑辨证方面,辨证思路较单一,既未充分发挥传统的中医辨证特色,又未结合现代新的诊疗技术加以创新。今后应首先对新生儿肺炎的病因病机进行深入挖掘,同时借鉴西医对其的研究认识及通过现代诊疗技术的应用来完善中医对其的认识,进而拓展其辨证思路,丰富其辨证规律,从根本上改善中医药治疗该病的现状。

2. 完善规范与标准的研究

(1)注重诊疗指南及临床路径的研究:现行的中医药治疗新生儿肺炎经验有限,理法方药不够完备,中医临床路径标准门诊流程,尤其对进入路径标准、治疗方案的选择、标准疗程时间、证候学观察项目、门诊检查项目、完成路径标准及变异情况的分析更是鲜有研究报道,因此缺乏对新生儿肺炎科学的诊疗指南及临床路径,仍难以有效指导临床。

(2)注重疗效标准的研究:目前中医药治疗新生儿肺炎疗效标准存在的问题可归纳为:①中医药治疗新生儿肺炎的临床报道所采用的疗效评价标准尚缺乏统一性,研究结果的可比性欠佳。②简单套用西医的疗效评价标准，难以反映中医药的自身特点和疗效优势。③目前证候相关的疗效评定标准尚不完善，甚或缺如，对证候的改善还仅仅停留在对证候诊断标准中所涵盖的症状、体征的改变上，对其他症状、体征很少涉及。④新生儿正处于生长发育阶段，肺的功能也在逐渐发育，新生儿肺炎与小儿肺炎不能完全等同视之，因此不能将小儿肺炎的疗效评价标准简单套用于新生儿。⑤中医治疗新生儿肺炎的疗效和研究成果的证据水平偏低，总体评价缺乏。现存的疗效评价标准多集中于发病情况和疗效指标的改变，这显然不足以全面详实客观地反映新生儿肺炎的动态发展过程。如何在循证医学的指导下提高中医药治疗新生儿肺炎疗效的证据水平，也是当前面临的难题之一。

3. 加强动物模型的研究　现今学术界对新生儿肺炎动物模型的造模缺乏针对性，尤其缺乏结合中医药治疗的新生儿肺炎动物模型的研究。临床上，新生儿肺炎病情传变快，治疗不当极有可能致死，因此开展相关的动物模型的研究尤其开展病证结合的动物模型的研究就有很大的意义。

4. 拓展临床治疗的研究　古代新生儿存活率低导致医家对新生儿肺炎的认识不足，现代医学的发展使新生儿的存活率大大提高的同时也暴露了现代中医药治疗新生儿肺炎难以独当其面的问题。目前关于新生儿肺炎的临床和理论研究明显不足，已有报道还存在文献质量低下等问题，具体表现在对本病专方专药的研究力度不够深入，多数方药的治疗只是作为西药的辅助治疗手段存在等。即使现已报道出的有效方药也还缺乏全面系统的大样本多中心随机对照研究，研究质量有限，难以满足循证医学的需求。因此进一步开展中医药治疗新生儿肺炎的相关研究既能弥补现今医学界治疗该病疗效低下的不足，又能对中医学在新生儿肺炎领域的发展做出贡献。

参 考 文 献

[1] 王超. 华盖散佐治新生儿细菌性肺炎(风寒闭肺证)的临床观察. 长沙: 湖南中医药大学, 2015.

[2] 赵佐兴. 五虎汤合葶苈大枣泻肺汤加减治疗新生儿支原体肺炎痰热闭肺证40例疗效观察. 中医儿科杂志, 2015, 11(3): 18-21.

[3] 王丹谊. 从痰湿论治新生儿肺炎. 中国中西医结合儿科学, 2015, 7(1): 10-11.

[4] 何卫东. 中药治疗新生儿肺炎并发症之腹胀. 光明中医, 2010, 25(2): 286-587.

[5] 张宁. 中西结合治疗新生儿肺炎46例疗效观察. 中华当代医学, 2006, 4(3): 62.

[6] 罗明晶. 忍冬藤注射液对金黄色葡萄球菌肺炎小鼠的保护作用. 长春: 吉林大学, 2012.

[7] 单绍臣. 金黄色葡萄球菌L型致间质性肺炎动物模型的建立. 中国微生态学杂志, 2002, 14(1): 23-24.

[8] 王雪欣, 钱元恕. 小鼠肺炎克雷伯菌感染对血清肿瘤坏死因子-α和胸腺细胞凋亡的影响. 中华微生物学和免疫学, 2003, 2(8): 636-639.

[9] 赵振江, 赵瑞斌, 姚泽忠. 建立幼龄SD大鼠肺炎克雷伯杆菌肺炎模型的一种新方法. 中国现代医生, 2009, 47(5): 22-23.

[10] 李倬哲, 介明, 何礼贤, 等. 粒细胞减少大鼠铜绿假单胞菌肺部感染模型的建立及炎症反应研究. 中华结核和呼吸杂志, 2001, 24(11): 674-678.

[11] 李斌, 朱冬青, 于红, 等. 建立铜绿假单胞菌肺部感染动物模型的两种方法. 第二军医大学学报, 2012, 33(8): 829-832.

[12] 阮世冲. 白细胞减少性鲍曼不动杆菌肺炎大鼠模型的构建及相关研究. 广南方医科大学, 2011.

[13] 田曼,李桦,赵德育,等.呼吸道合胞病毒感染豚鼠动物模型的建立.江苏医药,2002,28(2):103-105.

[14] 施毅,印洁,詹化文,等.肺炎衣原体肺炎小鼠模型的建立与实验研究.中华结合和呼吸杂志,2001,24(10):592-595.

[15] 刘晓红,辛德莉,侯安存,等.小鼠肺炎支原体肺炎模型的建立及组织病理学评分方法的应用.重庆医学,2004,33(9):1338-1339.

[16] Yoder BA. Effects of antenatal colonization with ureaplasmaurealyti-cum on pulmonary disease in the immature baboon. Pediatr R es,2003,54(6):797-807.

[17] 李军,庞龙滨,李哲,等.经皮气管穿刺法建立家兔白色念珠菌肺炎动物模型.山东医药,2005,45(4):23-24.

[18] 张建.免疫抑制状态下新西兰大白兔肺部真菌感染模型建立的研究.第二军医大学,2008.

[19] 杨娜,刘敬,黄俊谨,等.胎膜早破致新生儿感染的病原学分析.中华全科医师杂志,2012,11(3):199-201.

[20] 谢宝芳,马本宽,王玉琢.炎琥宁佐治新生儿肺炎临床观察.社区医学杂志,2004,2(4):65.

[21] 李秋玲.新生儿细菌性肺炎外周血自然杀伤细胞的临床意义.福州:福建医科大学,2013.

[22] 宋志军,Johansen HK,Faber V,等.不同剂量的人参水提液皮下注射对大鼠慢性绿脓杆菌性肺炎模型的影响.中国中西医结合杂志,1998,18(9):546-549.

[23] 李国庆,魏洪伟,薛慧敏.α-细辛脑注射液雾化吸入辅助治疗新生儿肺炎45例临床观察.中国医药指南,2005,3(2):1-2.

[24] 史静,陈新,战美丽,等.复方丹参注射液佐治新生儿重症肺炎31例疗效观察.新医学,2007,38(3):187-188.

（薛　征）

第十三章 传 染 病

第一节 麻 疹

麻疹是由外感麻毒时邪(麻疹病毒)引起的,临床以发热、咳嗽、鼻塞流涕、泪水汪汪、口腔两颊近臼齿处可见麻疹黏膜斑、周身皮肤按序泛发麻粒样大小的红色斑丘疹、疹退时皮肤有糠屑样脱屑和色素沉着斑为特征的一种急性出疹性传染病。因疹点如麻粒,故现在中西医均称为麻疹,中医还有"麻子""痧子""疹子""温疹""籽疹""麸疮""糠疮""疹疹"等病名。

麻疹传染性较强,是一种严重危害小儿身体健康的急性呼吸道传染病,曾被古人列为儿科四大要证之一。患者是唯一传染源。病毒主要存在于感染者的呼吸道,借助于空气飞沫以呼吸道传播为主,密切接触者亦可经过污染病毒的手传播。多见于6个月~5岁的小儿,一年四季均可发生,但以冬春季节为多见,且常可引起流行。暴发流行时常无明显季节性。自1965年我国开始实施麻疹减毒活疫苗进行预防接种以来,麻疹的流行规律及临床特征与以前有所不同,发病年龄主要集中在15岁以上、8月龄以下儿童,发病人群主要集中于农村及城市流动人口,临床非典型麻疹病例及并发症增多。麻疹若能及时治疗,合理调护,疹点按期有序布发,则预后良好。若年幼体弱,或感邪较重者,可发生变证,甚至危及生命。

中医药治疗本病积有数千年的经验,对预防也具有独特的优势,大量临床研究报道证实,采用中医药治疗能明显改善症状,缩短病程,减少逆证、重症、并发症的发生。今后,应继续加强相关基础理论的研究,特别是应加强麻疹的发病、演变及证治规律、规范化治疗方案、预防措施以及疗效机制等的研究,以期麻疹的中医药防治水平迈上一个新的台阶。

【历代文献述要】

麻疹在古代称为"麻"或"麻证",对"麻"病名最原始的解释出自元代滑寿所著《麻疹全书》。如《麻疹全书·岁气论》说:"麻字无疾,披麻即麻,如麻之一片,以形名病,内中不言脉象,因此证童稚最多",在此之前,如《黄帝内经》之"丹胗",《伤寒杂病论》之"阳毒",以及《诸病源候论》《备急千金要方》《外台秘要》之"瘾疹""发斑""赤斑""赤疹""丹疹"等的记载,因文字简略,描述不详,只能认为包括了麻疹在内。

病因方面,金元以前的医家大多持胎毒、或胎毒时邪说。前者以陈文中为代表,如《小儿痘疹方论·论受病之由》："夫小儿在胎之时,乃母五脏之液所养成形也,其母不知禁戒,纵情厚味,好啖辛酸,或食毒物,其气传于胞胎之中,此毒发为疮疹。"后者则以钱乙为代表,如《小儿药证直诀·疮疹候》说："面燥腮赤,目胞亦赤,呵欠顿闷,乍凉乍热,咳嗽嚏喷,手足梢冷,夜卧惊悸多睡,并疮疹证,此天行之病也。""小儿在胎十月,食五脏血秽,生下则其毒当出,故疮疹之状,皆五脏之液。"自金元时代起,随着对麻疹认识的不断深入,多数医家开始认识到时行邪气致病的重要性,因而不再坚持胎毒致病说。如《幼科全书·原疹赋》说:"疹虽毒结,多带时行。气候暄热非令,男女传染而成。"《婴童百问·麻症水痘》说:"汤氏云:凡小儿斑疮之候,乃天行时气,热不能解,蕴积于胃,而胃主肌肉,毒气熏发于肌肉,状如蚊子所啮,乃成斑毒也。"《痘疹会通·麻疹辨疑赋》说:"麻非胎毒,皆带时行,气候暄热,传染而成。"这与西医学的认识是基本一致的。

诊断方面,宋代钱乙《小儿药证直诀·疮疹候》首先描述了麻疹的临床特征,指出:"初起之候,面燥腮赤,目胞亦赤,呵欠顿闷,乍凉乍热,咳嗽嚏喷,手足梢冷,夜卧惊悸多睡。"《伤寒总病论·斑痘疮论》认识到麻疹与天花不同,说"热毒内盛,攻于脏腑,余气流于肌肉……此病有二种,一则发斑,俗谓之麻子,其毒稍轻;二则豌豆,其毒最重,多是冬温所变。"《麻证全书·胎色论》有类似麻疹黏膜斑的描述。如:"舌生白珠,累累如粟,甚则上腭牙龈,满口遍生。"《奇效良方·疮疹论·论疮痘初出证》进一步认识到:"舌上如有粟米样,定知三日发交瘥。"《麻科活人全书·初潮认症》:"认麻须细看两耳根下,颈项连耳之间,以及背脊之下至于腰间,必有三五红点,此即麻之报标。"《证治准绳·幼科·麻疹》:"以火照之,遍身如涂朱之状,此将出之状。"皆是前人在诊断麻疹方面的经验总结。

关于治疗,钱乙《小儿药证直诀·疮疹候》认为:"疮疹属阳,出则为顺。"治疗上应"有大热者,当利小便;有小热者,宜解毒。"即以清热解毒为原则。《景岳全书·麻疹诠》《麻科活人全书》《幼科要略·痧疹》均持此观点。而陈文中《小儿痘疹方论·论痘疹治法》则认为:"治痘疹之法,与痈疽无异。若邪气在里而实热者,用前胡枳壳散;元气怯而虚热者,用参芪四圣散;虚弱者,用紫草木香汤;虚寒者,用参芪内托散;虚寒内脱者,用木香散;若邪气在表而实热者,用麻黄甘葛汤。"综观其所用药物,多以温补见长。此外,陈氏还特别指出:"凡痘疹热渴,切不可与瓜、柿、蜜水等冷物,及清凉饮、消毒散等药,恐伤脾胃,则腹胀喘闷,寒战咬牙而难治。"《幼科铁镜·麻证》亦强调托毒透发。以钱乙为代表的主"寒凉"与以陈文中为代表的主"温热"的学术观点,为麻疹提供了全面的辨证论治方法。

【病因病机研究】

一、病因病机概述

中医学认为,引起小儿麻疹的原因,既有外因也有内因。外因责之于感受麻毒时邪,内因责之于脏腑娇嫩,正气不足,抗病能力低下。肺主皮毛开窍于鼻,脾主肌肉开窍于口。麻毒时邪由口鼻而入,内犯肺脾,正气奋起抗争,邪毒外泄肌肤,皮疹按序透发,则发为麻疹。其病变部位在肺脾二经。蕴郁肺脾,外泄肌肤为其主要病机。若感邪较重,或正气虚弱,或失于调治,病情进一步发展,则可累及肺、心、肝等脏,出现邪毒闭肺、邪毒攻喉、邪陷心肝等逆证,危及生命。

二、病因病机新论

关于麻疹的病因病机还有其他理论: ①卫气营血论: 麻毒时邪属温热疫疠之邪,其发病及传变过程符合卫气营血演变规律。吴文斌认为麻毒由口鼻而入,先伤肺卫,致肺气失宣,卫阳郁遏,故出现肺卫表证; 邪毒由表不解,化热内传,蕴郁肺胃,气分热盛,正气奋起抗争,祛邪外出,达于肌肤,故按序布发皮疹; 若邪毒化火,燔灼营血,营热炽盛,血络被灼,营阴耗伤,则见身热夜甚、疹点紫黯,甚或吐血衄血、神昏抽搐等。麻疹后期,常因邪去正伤,阴津亏耗而表现肺胃阴伤证候。②毒滞血瘀论: 麻毒时邪,由表及里,窜营入血,毒滞血瘀,毒瘀互结,从血络而出,外泄肌肤,则发麻疹。施贻杰等认为麻疹在发病过程中如果正虚不能托邪外出,或因邪盛化火内陷,或风寒外束,常易导致血运不畅,可见麻疹透布不顺,疹色紫黯,或融合成片,并伴高热、烦躁、谵语,甚则神昏、抽搐等。故麻疹为病,无论何期、何症,均存在血瘀之变。③脏腑分证论: 苗晋认为小儿时期肺脾常不足,且肺主气司呼吸,开窍于鼻,脾为后天之本,开窍于口,故麻毒时邪从口鼻而入,首犯肺脾两脏。若疹多伴有小便赤涩,则累及责之于膀胱; 若疹多伴有大便稀溏,则责之于胃与大肠; 若疹多伴抽搐、惊惕,则责之于胆腑; 高热不退则责之于心; 疹出不畅则责之于肾,故麻疹病变部位主要在肺脾,可累及心、肝、肾、胃、胆、大肠、小肠等脏腑。

【临证思维】

一、诊断

麻疹诊断要结合病史、症状体征、实验室检查综合确定,其诊断依据为:

1. 易感儿,在流行季节,有麻疹接触史。潜伏期大多为10~14天。

2. 典型麻疹,临床表现分为3期。①疹前期(初热期): 持续2~4天。表现为发热、眼结膜充血、畏光、流泪、流涕、喷嚏、咳嗽等卡他症状,两侧颊黏膜可见0.5~1mm直径大小的白色斑点,周围有红晕,为数不一,此为麻疹黏膜斑。同时伴精神萎靡、食欲不振、腹泻、呕吐等症状。②出疹期(见形期): 持续3~5天。一般于发热3~4天后出疹,初见于耳后、发际,依次向面、颈、躯干蔓延,约2~3天内遍布全身,最后达手足心、鼻准部。皮疹初为淡红色斑丘疹,直径2~5mm不等,随着皮疹增多,颜色加深,融合成不规则片状,但疹间皮肤色泽正常。③疹回期(收没期): 出疹后3~4天。高热开始下降,全身情况好转,皮疹按出疹顺序逐渐隐退,出现糠麸样脱屑并见淡褐色的色素沉着,在2~3周完全消失。

3. 其他类型麻疹 ①轻症麻疹: 多见于在潜伏期内接受过丙种球蛋白或成人血注射者,或<8个月的体内尚有母亲抗体的婴儿。发热低,上呼吸道症状较轻,麻疹黏膜斑不明显,皮疹稀疏,病程约1周,无并发症。②重症麻疹: 发热高达40℃以上,中毒症状重,伴惊厥、昏迷。皮疹融合呈紫蓝色者,若伴有黏膜出血,如鼻衄、呕血、咯血、血尿、血小板减少等,称为黑麻疹,可能是DIC的一种形式; 若皮疹少,色黯淡,常为循环不良表现。此型患儿死亡率高。③无疹型麻疹: 注射过麻疹减毒活疫苗者可无典型黏膜斑和皮疹,甚至整个病程中无皮疹出现。此型诊断不易,只有依赖前驱症状和血清中麻疹抗体滴度增高才能确诊。④异型麻疹: 为接种灭活疫苗后引起。表现为高热、头痛、肌痛,口腔无麻疹黏膜斑,皮疹从四肢远端开始延及躯干、面部,呈多形性,常伴水肿及肺炎。国内不用麻疹灭活疫苗,故此类型少见。⑤成

人麻疹：与儿童麻疹不同处主要表现在肝损害发生率高；胃肠道症状多见，如恶心、呕吐、腹泻及腹痛；骨骼肌肉痛，包括关节和背部痛；麻疹黏膜斑存在时间长，可达7天，眼部疼痛多见，但畏光少见。

4. 严重病例可并发肺炎、喉炎、脑炎、肝损害、DIC等。

5. 实验室检查　①血常规检查：前驱期白细胞总数正常或降低。②细胞学和病毒抗原检查：取鼻咽部吸取物、鼻咽拭子、尿液沉渣、脱落细胞涂片，经特殊处理后可见多核巨细胞、嗜酸性包涵体和麻疹病毒抗原。③血清抗体检测：血清麻疹IgM抗体在急性期发病后3天即可检出，5~20天阳性率最高。恢复期（病后2~4周）IgM抗体滴定度如大于4倍增长，有诊断价值，可作回顾性诊断。

由于疫苗接种、丙球、血清及激素等药物的应用，常使皮疹表现不典型，透发不按顺序，甚至无皮疹，临床还发现许多顺证麻疹亦不按序发疹，应多加注意。

二、鉴别诊断

需要与幼儿急疹、风疹、猩红热相鉴别（表13-1）。

表13-1　麻疹、幼儿急疹、风疹、猩红热鉴别诊断表

病名	麻疹	幼儿急疹	风疹	猩红热
潜伏期	6~21天	7~17	5~25天	1~7天
初期症状	发热，咳嗽，流涕，泪水汪汪	突然高热，一般情况好	发热，咳嗽，流涕，枕部淋巴结肿大	发热，咽喉红肿化脓疼痛
出疹与发热的关系	发热3~4天出疹，出疹时发热更高	发热3~4天出疹，热退疹出	发热1/2~1天出疹	发热数小时至1天出疹，出疹时热高
特殊体征	麻疹黏膜斑	无	无	环口苍白圈，草莓舌，帕氏线
皮疹特点	玫瑰色斑丘疹自耳后发际、颜面、颈部、躯干、四肢，3天左右出齐。疹退后遗留棕色色素斑、糠麸样脱屑	玫瑰色斑疹或斑丘疹，较麻疹细小，发疹无一定顺序，疹出后1~2天消退。疹退后无色素沉着，无脱屑	玫瑰色细小斑丘疹自头面、躯干、四肢，24小时布满全身。疹退后无色素沉着，无脱屑	细小红色丘疹，皮肤猩红，自颈、腋下、腹股沟处开始，2~3天遍布全身。疹退后无色素沉着，有大片脱皮
周围血常规特征	白细胞总数下降，淋巴细胞升高	白细胞总数下降，淋巴细胞升高	白细胞总数下降，淋巴细胞升高	白细胞总数升高，中性粒细胞升高

三、辨证思路与方法

对于麻疹辨证，历代医家多遵循分期辨证、卫气营血辨证、脏腑辨证、顺逆辨证等思路与方法。

1. 辨常证与变证

（1）常证—分期辨证

疹前期：以肺卫表证（发热恶寒、鼻塞流涕、咳嗽喷嚏）、麻相（两目红赤、泪水汪汪、畏光羞明）和麻疹黏膜斑（发热第2~3天口腔两颊黏膜红赤，贴近白齿处可见针尖大小灰白色疹点，周围绕以红晕）为主要特征。

出疹期：以肺胃热盛（热势持续、壮热、烦躁口渴、咽红肿痛、便秘溲赤、舌红苔黄）及典型皮疹（发热3~4日后于耳后、发际、颈项、头面、胸腹、四肢按序布发麻粒大小红色斑丘疹，稠密、紫红，）为主要特征。

疹回期：表现为肺胃阴伤证，以出疹后3~4日发热减退，皮疹依次渐回，皮肤可见糠麸样脱屑和色素沉着，神宁疲倦，纳食增加，口干少饮，舌红少津为特征。

（2）变证—脏腑辨证

麻毒闭肺：为麻疹合并肺炎变证。除麻疹特点表现皮疹融合、稠密、紫黯或见瘀斑、疹出不畅、乍出乍没外，兼见邪毒闭郁肺气之征象（壮热烦躁，咳嗽气急，喘憋鼻煽，呼吸困难，喉间痰鸣，口唇紫绀，便秘溲赤，舌质红绛等）。临床以高热不退、咳嗽气急、喉间痰鸣、鼻翼煽动，疹出不畅或疹稠紫黯为特征。

麻毒攻喉：为麻疹合并急性喉炎变证。除见皮疹融合、稠密、紫黯或瘀斑等麻相外，兼见高热不退，咽喉肿痛或溃烂，吞咽不利，声音嘶哑，咳声重浊如犬吠，喉间痰鸣，喘憋，呼吸困难，胸高胁陷，面唇紫绀，烦躁不安等证候。临床以咽喉肿痛，咳声如吠，声音嘶哑，吸气困难，疹稠紫黯为特征。

毒陷心肝：为麻疹合并脑炎变证。除见皮疹融合、稠密、紫黯或见瘀斑等麻相外，兼见高热不退，烦躁不安，神昏谵妄，四肢抽搐，喉间痰鸣，舌紫绛，苔黄燥起刺，脉弦数等证候。临床以高热、神昏、抽搐、皮疹稠密紫黯，舌质红绛为特征。

2.卫气营血辨证

（1）邪犯肺卫证：见于麻疹初期。以发热恶寒、鼻塞流涕、咳嗽喷嚏、舌红、苔薄白或薄黄、脉象浮数或指纹浮紫等肺卫表证为特征。

（2）毒在气营证：见于麻疹出疹期。以高热持续、起伏如潮、烦躁不安、口渴引饮、舌质红绛、脉数有力等气营两燔证，伴典型皮疹为特征。

（3）肺胃阴伤证：见于麻疹疹回期。以热势减退或低热起伏、咳嗽痰少、胃纳增加、舌红少津、脉细数或指纹淡红等肺胃阴伤证，伴疹退脱屑、有色素沉着为特征。

3.脏腑辨证　麻疹病变部位主要在肺脾两经，可累及肺、心、肝等脏腑。在肺，顺证疾病初期可见发热恶寒、咳嗽喷嚏、鼻塞流涕等肺卫表证，疾病恢复期可见咳嗽痰少、咳声嘶哑、舌红少津等肺阴损伤；逆证可见咳嗽气促、喉间痰鸣、鼻翼煽动、口唇发绀等麻毒闭肺证。在心，顺证可见高热口渴、烦躁或嗜睡；逆证可见神志昏迷，甚则谵妄。在肝，逆证可见惊惕、抽搐。

4.顺逆辨证　麻疹以外透为顺，内传为逆，若素体亏虚，或麻毒炽盛，或护理不当，或失治误治，致麻毒内陷，变生危候，故临证应辨顺逆：①麻疹透发，透齐为顺，早没为逆；②麻疹色泽，红润为顺，紫黯为逆；③以汗而辨，微汗为顺，无汗或多汗为逆；④麻疹咳嗽，疹前以咳为顺，疹后久咳为逆；⑤大便辨之，通调为顺，泄泻为逆。

【治疗研究】

麻疹的治疗以透疹达邪，清凉解毒为要。麻为阳毒，以透为顺、以清为要，所以麻疹治疗以"麻不厌透""麻喜清凉"为基本法则。麻疹透疹要按病程的不同阶段灵活应用。初热期麻毒郁表,应侧重解表,以使麻毒由表而解。解表常取辛散之品,但勿过于辛散,特别是辛温药物要慎用,以免辛温助热化火,辛散耗伤阴液;出疹期麻毒炽盛,应侧重解毒清热,以直折其热,助疹外达,但不可过用苦寒,以免伤脾败胃,耗损正气而致麻毒内陷。对疹透不畅者,亦需扶正以透疹;收没期毒退正伤,虚多邪少,宜扶正为主,兼清余邪,但不可过于滋腻,以免滞邪碍脾,变生痰浊。逆证仍以透疹、解毒、扶正为基本治则,出现逆证时,应早期、及时配合宣肺开闭、利咽消肿、开窍息风之法。口服中药困难者,可采用中药注射剂治疗。对逆证单纯中药治疗不理想者,则需及时采用中西药物联合救治。

一、分证论治

(一)分证论治概述

1. 常证

(1)邪犯肺卫证(疹前期):治宜辛凉透表,清宣肺卫,予宣毒发表汤加减。常用药:升麻、葛根、荆芥、防风、薄荷、连翘、前胡、牛蒡子、桔梗、甘草、竹叶、芫荽、通草、枳壳。发热咳嗽者加金银花、浙贝母清热化痰;咽喉疼痛、乳蛾红肿者加射干、马勃清利咽喉;潮热有汗、精神疲倦、恶心呕吐、大便稀溏者加藿香、佩兰解表化湿;面色苍白、四肢欠温者加太子参、葛根扶正透疹。

(2)邪入肺胃证(出疹期):治宜清凉解毒,透疹达邪,予清解透表汤加减。常用药:桑叶、菊花、金银花、连翘、牛蒡子、蝉蜕、西河柳、葛根、升麻、紫草根、甘草。壮热烦渴者加栀子、石膏、知母清热泻火;皮疹稠密、疹点红赤、紫黯成片者加牡丹皮、红花清热凉血;咳嗽气粗、喉间痰鸣者加黄芩、桑白皮、葶苈子、鱼腥草清肺化痰;神识昏沉者加石菖蒲、郁金化痰开窍;壮热抽搐者加羚羊角粉、钩藤清热息风;齿衄鼻衄者加藕节炭、仙鹤草、白茅根凉血止血;疹稀色淡者,加黄芪、太子参益气透疹。

(3)阴津耗伤证(疹回期):治宜养阴益气,清解余邪,予沙参麦冬汤加减。常用药:沙参、麦冬、玉竹、桑叶、白扁豆、天花粉、甘草。潮热盗汗,手足心热者加地骨皮、银柴胡、白薇清退虚热;纳食不香者加山药、炒谷芽、炒麦芽健脾开胃;大便干结者加瓜蒌仁、火麻仁润肠通便;神倦自汗者加太子参、五味子益气养阴。

2. 变证

(1)麻毒闭肺证:治宜宣肺开闭,清热解毒,予麻杏石甘汤加减。常用药:麻黄、杏仁、生石膏、甘草、前胡、黄芩、虎杖、芦根。频咳痰多者加浙贝母、天竺黄、鱼腥草清肺化痰;咳嗽喘促者加桑白皮、葶苈子泻肺平喘;皮疹稠密、疹色紫黯、口唇发绀者加丹参、紫草、桃仁活血化瘀;大便干结、舌质红绛、苔黄起刺者加大黄泻火通腑,急下存阴。

(2)麻毒攻喉证:治宜清热解毒,利咽消肿,予清咽下痰汤加减。常用药:玄参、射干、甘草、牛蒡子、金银花、板蓝根、葶苈子、全瓜蒌、浙贝母、荆芥。咽喉肿痛者加服六神丸清利咽喉;大便干结者加大黄、玄明粉泻火通腑。若出现喉梗阻者应采取综合措施加以救治。

(3)毒陷心肝证:治宜清营解毒,平肝息风。予羚角钩藤汤加减。常用药:羚羊角粉、钩藤、桑叶、菊花、茯神、竹茹、浙贝母、鲜生地、白芍、甘草。痰涎壅盛者加石菖蒲、胆南星、郁金、鲜竹沥清热化痰开窍;腹胀便秘者加大黄、玄明粉清热通腑;壮热不退、神识昏迷、四肢抽搐者可选用紫雪丹、安宫牛黄丸清心开窍、镇惊息风;如皮疹骤没、面色青灰、汗出肢厥者用参附龙牡救逆汤加味,急予固脱救逆。

(二)分证论治新说

麻疹的分型治疗皆以分期论治结合常证、变证为主,有些临床医家还提出了自己的观点,如黄调钧教授的分阶段论治。黄教授在麻疹分期的基础上,结合自身对麻疹的认识将其分为三个阶段:第一阶段,从开始发热至出疹中期,治疗以疏风清热、宣毒透疹为主,药用薄荷、金银花、连翘、牛蒡子、芦根、葛根、蝉蜕、苦杏仁、黄芩等;第二阶段,出疹中期至疹点出透,治疗以清肺解毒,佐以宣透为主,药用薄荷、金银花、连翘、牛蒡子、苦杏仁、黄芩、川贝母、瓜蒌、前胡等;第三阶段,疹点出透到收没,治疗以滋阴润肺为主,药用生地、麦冬、玄参、沙参、苦杏仁、黄芩、知母等。

二、其他疗法

(一)中成药

1. 双黄连口服液　用于邪犯肺卫证和邪入肺胃证。
2. 六神丸　用于邪毒攻喉证。
3. 连花清瘟颗粒　用于麻毒闭肺证。
4. 安宫牛黄丸　用于邪陷心肝证。
5. 醒脑静注射液　用于邪陷心肝证。

(二)中药熏洗

1. 麻黄、芫荽、浮萍各15g,黄酒60ml。加水适量,煮沸,让蒸汽漫布室内,再用毛巾蘸取温药液,敷擦头面、胸背、四肢。用于麻疹初热期或出疹期,皮疹透发不畅者。

2. 西河柳30g,荆芥穗、樱桃叶各15g。煎汤熏洗。用于麻疹初热期或出疹期,皮疹透发不畅者。

(三)推拿疗法

1. 疹前期　推攒竹、分推坎宫、推太阳、擦迎香、按风池、清脾胃、清肺经、推上三关。
2. 出疹期　拿风池、清脾胃、清肺金、水中捞月、清天河水,按揉二扇门,推天柱。
3. 疹回期　补脾胃、补肺金、揉中脘、揉脾胃俞、揉足三里。

(四)针灸疗法

针刺法　取肺俞、大椎、曲池。疹前期加合谷、列缺;出疹期加尺泽、足三里;咳嗽喘促,痰鸣声响加膻中、丰隆;咳声嘶哑加少商、内庭;神昏加人中、印堂、神门。每日1次,连续2~3天,施用泻法,每次留针15~20分钟。

【研究发展思路】

一、规范与标准

(一)中医诊疗指南

2012年,中华中医药学会发布了《中医儿科常见病诊疗指南》(以下简称《指南》),该指南在系统文献检索的基础上,进一步采用Delphi法对18岁以下人群的麻疹的诊断、辨证、治法、方药等方面进行了专家问卷调查,并通过专家讨论会形成了专家共识,制订了麻疹的中医诊疗指南,提出了小儿麻疹的诊断、辨证、治疗建议。诊断应根据临床表现、实验室检查,结合流行病史综合考虑,将其分为常证和变证,常证以按出疹前后分为邪犯肺卫证(即疹前期)、邪入肺胃证(即出疹期)、阴津耗伤证(即疹没期),变证按累及脏腑分为邪毒闭肺证、邪毒攻喉证、邪陷心肝证,共6个证型进行论治,并介绍了小儿肺热咳喘口服液、双黄连口服液、小儿羚羊散、安宫牛黄丸、热毒宁注射液、醒脑静注射液等中成药,及熏敷疗法,便于推广应用。

（二）疗效评价标准

参照《中华人民共和国中医药行业标准-中医病证诊断疗效标准ZY/T001.1-94》:

治愈:麻疹如期回没,咳嗽消失,体温恢复正常。有逆证者,症状、体征均消失。好转:麻疹虽回,但发热未清,咳嗽未除。有逆证者,症状、体征改善。未愈:麻疹透发不顺,高热不退,出现逆证恶化者。

二、临床研究

小儿麻疹的临床研究除辨证分型论治外,还包括以下几方面:

1. 专方治疗　临床中有诸多学者以专方加减治疗麻疹,如李兴海等采用清热解毒、解表透疹之透疹汤联合复合辅酶治疗麻疹135例,与穿心莲内酯静滴联合复合辅酶组进行对照,治疗组总有效率90.37%,对照组总有效率77.2%,治疗组疗效优于对照组($P<0.05$),提示透疹汤联合复合辅酶治疗麻疹,疗效满意,无严重不良反应,值得推广。陈必全等采用清热解毒、透表豁痰、消炎止惊之儿童回春颗粒治疗小儿麻疹60例,与利巴韦林静滴对照组进行对照,结果显示治疗者总有效率91.67%,对照组75.44%,治疗组疗效优于对照组($P<0.05$),治疗组在退热时间、皮疹持续时间、咳嗽和咯痰缓解时间、腹泻消退时间,白细胞复常时间及住院天数均较对照组缩短。杨铁骊采用清肺凉膈、透疹解毒之凉膈清肺汤治疗麻疹44例,与西医常规治疗42例进行对照,虽然两组总疗效比较无明显差异($P>0.05$),但治疗组在发热消退时间、皮疹消退时间方面与对照组比较具有显著性差异($P<0.01$)。唐建萍等采用解表透疹,止咳利咽之宣毒发表汤治疗小儿麻疹60例,与西医对照组20例观察比较,结果显示两组总有效率无差异($P>0.05$),治疗组在退热时间、皮疹出齐时间、出疹消退时间等方面均优于对照组($P<0.05$)。马敏君等采用辛凉透疹、清热解毒之清热透表汤配合西医常规处理治疗小儿麻疹肺炎83例,与西医常规处理对照组83例进行对比,结果显示治疗组总有效率98.80%,对照组总有效率92.77%,差异有统计学意义($P<0.05$),治疗组患儿在热退、疹退、肺部啰音消失、胸片复常以及病程方面优于对照组,差异有统计学意义($P<0.05$),提示清热透疹汤治疗麻疹合并肺炎能缩短疗程,提高临床疗效和治愈率。

2. 专药治疗

（1）大黄:味苦、性寒,归脾、胃、大肠、肝、心包经。具有清热泻火、凉血解毒、逐瘀通经、泻下攻积等功效。李文娟等经实验证明大黄乙醇提取物,主要成分有大黄酚苷、大黄酸苷、大黄素甲醚苷等,不仅具有直接杀灭病毒的作用,对于吸附细胞表面和进入细胞内的病毒也有明显的抑制生物合成作用,其抗麻疹病毒的机制可能是药物改变了病毒的表面结构从而阻断病毒对受体细胞的吸附,或者是药物对细胞膜结构或功能产生了改变,或者药物进入细胞后对病毒核酸复制过程产生了干扰,也可能是阻断了病毒蛋白的表达。常用量5~15g/d。脾胃虚弱者慎用。

（2）紫草:味甘、咸,性寒,归心、肝经。具有清热凉血,活血,解毒透疹等功效。主治斑疹、丹毒、麻疹、痈肿等症,为儿科痘疹要药。《本草纲目》云:"紫草,其功长于凉血活血,利大小肠。故痘疹欲出未出，血热毒盛，大便闭涩者用之，已出而紫黑便闭者亦可用。若已出而红活，及白陷大便利者，切宜忌之。"其主要有效成分含紫草素、二甲基戊烯酰紫草素、二甲基丙烯酰紫草素等。目前虽然没有实验研究证实紫草具有直接杀灭麻疹病毒的作用，但是可能通过抑制麻疹病毒在宿主细胞内复制，增强T细胞、巨噬细胞的活性，提高机体免疫力，或是抗自由基活性等几个方面发挥抗病毒的作用。常用量5~10g/d。脾虚便溏者忌服。

三、基础研究

（一）动物模型研制

胡卫江等报道，通过遗传操作，使外源基因在体内稳定遗传的转基因动物体系在病毒学研究中有广泛的运用前景。Harrat等表达麻疹病毒受体基因的转基因小鼠中发现：表达CD46基因的细胞可支持麻疹病毒的复制，但不同的细胞种类对于MV感染的敏感性不同。转基因小鼠肺、肾细胞培养物允许MV感染，并在细胞中检测到病毒特异的mRNA和释放的病毒颗粒，激活的T、B淋巴细胞可以支持MV的复制、转录病毒RNA并产生新的感染颗粒。来自非转基因小鼠的淋巴细胞不能支持MV的复制，而激活的非转基因小鼠的B淋巴细胞则可支持MV的表达。这提示麻疹病毒除了CD46外还有另外的受体。转基因小鼠模型已用于病毒基因结构和功能、免疫机制、致病以及癌变机制等研究中，为病毒包括麻疹病毒研究提供了新的动物模型。

（二）药效学研究

易世红等观察双黄连治疗麻疹疗效，由金银花、连翘、黄芩组成的双黄连粉针剂，有效成分为绿厚酸、连翘酸和黄芩苷，具有广谱抗菌及较强的抗病毒作用，能避免麻疹病毒所致的细胞固缩和细胞单层不完整至完全脱落，治疗麻疹比病毒唑有更好的疗效，可缩短发热及出疹时间，减少并发症，且治疗期间未发现明显的不良反应。

尤立平等用清开灵口服液治疗麻疹，取得满意疗效。清开灵是在温病名方"安宫牛黄丸"的基础上开发的中药制剂，主要成分为胆酸、牛黄、水牛角、黄芩苷、金银花、栀子等，药理研究表明其有解热、镇静、抗惊厥及免疫调节作用，对病毒、细菌引起的上呼吸道感染、高热有明显疗效，对肝损伤有保护作用。能减轻、缓解麻疹中毒症状，促进皮疹顺序出透、消退，缩短病程，使麻疹病毒导致的血白细胞总数下降恢复正常以及促进肝损害恢复等，可以作为临床以气分、营分和血分热证为特征麻疹的首选药物。

药理研究表明痰热清注射液具有抗病毒、抑菌、免疫调节、抗炎、清热、解毒、镇静、止痉等作用，效果与强力抗生素（罗氏芬）及病毒唑、头孢菌素类联合治疗后疗效相似，对肺炎链球菌、乙型溶血性链球菌、金黄色葡萄球菌、嗜血流感杆菌有抑制作用，张永标等研究发现该药既可预防麻疹并肺炎，也可治疗麻疹并发肺炎，还避免了滥用抗生素造成细菌变异、耐药菌株增加、菌群失调等情况发生，在退热、消除症状体征、缩短病程等方面效果明显，对麻疹的治疗及预防并发症方面疗效确切，且无明显副作用。

麻疹合并喉炎，除病毒因素外，细菌感染也不可忽视，尤其金黄色葡萄球菌较多见。朱秀群等研究发现，牛膝甘草汤对麻疹并发的喉炎效果明显。实验证实牛膝对小血管有明显的一时性扩张作用，尤其对会厌附近软组织更为明显，从而使局部血供充盈，促进炎症吸收，解除喉部水肿，还对金黄色葡萄球菌有抑制作用，并能活化巨噬细胞，以增强吞噬作用；甘草对平滑肌痉挛有缓解作用，具有抗炎及抗变态反应的作用。牛膝、甘草可改善局部微循环，使血供充盈,促进炎症吸收,解除喉部水肿所致的阻塞现象,可有效治疗喉炎,避免气管切开,能提高治愈率,缩短住院天数,且无副作用。

IL-6能促进B细胞增殖、分化和分泌抗体,TNF-α参与炎性反应和免疫应答,在急性期感染早期增高,抵御各种病原微生物的感染。IL-6、TNF-α在麻疹初期异常增高,麻疹治愈时恢复正常,是反映麻疹轻重和病情转归的重要指标之一。缪锋等研究发现,防风通圣散治疗麻疹,7天内治愈率及治疗7天时IL-6、TNF-α下降优于单纯西医治疗。

四、发展思路

根据近代关于中医中药治疗麻疹的研究,细胞因子在病毒免疫中作用较多,细胞因子对有效控制病毒感染有重要作用,因而T细胞亚群、IL-2、IL-4、IL-5、IL-6、IL-8、IL-10、IL-12、IL-1B以及TNF-α等可作为临床研究观察指标。

以中医药为主治疗麻疹,在改善症状、缩短病程、减少并发症等方面均疗效显著。但随着麻疹发病情况的变化,非典型麻疹病例多见,发病年龄主要集中在15岁以上、8月龄以下儿童,中医药对这方面的研究还很不够,需要加强针对这些发病特点新情况的临床研究,以使中医药治疗麻疹的宝贵经验更好地应用于当今临床。同时,进行古今相关文献整理,突出关键指标,研制动物模型,发现作用靶点及机制,深入揭示中医药治疗麻疹的优势,方能将中医药对于本病的防治进一步引向深入。

参 考 文 献

[1] 吴文斌. 麻疹的中医药治疗. 浙江中西医结合杂志,2009,19(2):101.

[2] 施贻洁. 活血化瘀药在儿科临床的应用. 新中医,2002,34(4):66.

[3] 苗晋. 麻疹的辨证论治. 陕西中医函授,1984,(3):43.

[4] 罗翌,李继强,严夏,等. 清气凉营法治疗成人麻疹出疹期临床初探. 四川中医,2005,23(7):66.

[5] 秦亮. 王玉玲治疗麻疹"五顺五逆"的经验. 黑龙江中医,1990,(4):4.

[6] 黄纤寰. 黄调钧老中医治疗麻疹经验介绍. 新中医,2013,45(12):190.

[7] 陈运生. 小儿麻疹辨治概要. 江西中医学院学报,2002,14(4):55.

[8] 中华中医药学会. 中医儿科常见病诊疗指南. 北京:中国中医药出版社,2012.

[9] 国家中医药管理局. 中医病证诊断疗效标准2012版. 北京:中国医药科技出版社,2012.

[10] 李兴海,于成文,孟晨鑫,等. 透疹汤联合复合辅酶治疗麻疹随机平行对照研究. 实用中医内科杂志,2015,29(3):65.

[11] 陈必全,杨志,孙子发. 儿童回春颗粒治疗小儿麻疹的疗效观察. 中国处方药,2014,12(10):26.

[12] 杨铁骊,李丽蓉. 凉膈清肺汤治疗麻疹44例. 浙江中医杂志,2011,46(5):334.

[13] 唐建萍,郑海. 宣毒发表汤治疗小儿麻疹60例. 实用中医内科杂志,2004,18(6):532.

[14] 马敏君,李喜梅. 清热透疹汤治疗小儿麻疹肺炎83例. 山东中医杂志,2009,28(8):534.

[15] 李文娟,宋艳艳,王志玉. 大黄乙醇提取物体外抗麻疹病毒作用实验研究. 济宁医学院学报,2014,37(6):389.

[16] 侯盼飞,江新泉,赵英会. 紫草的抗病毒作用研究进展. 泰山医学院学报,2007,28(3):239.

[17] 易世红,王放,王丽萍,等. 双黄连粉针剂体外抗病毒药效学研究. 白求恩医科大学学报,2001,27(5):490.

[18] 尤立平,白彦萍,杨顶权,等. 38例成人麻疹临床证候分析及清开灵口服液疗效观察. 北京中医药大学

学报,2003,26(1):77.

[19] 张永标,刘智勇,梁彩倩,等. 痰热清注射液对成人麻疹的治疗及免疫调节作用. 中国中医急症,2006,15(11):1231.

[20] 朱秀群. 中西医结合治疗麻疹合并喉炎68例. 河南中医学院学报,2003,18(2):55.

[21] 缪锋,王小英. 防风通圣散对麻疹患者血清中相关细胞因子的影响. 中国中西医结合杂志,2006,26(7):654.

(李燕宁)

第二节 水 痘

水痘是由外感水痘时邪(水痘—带状疱疹病毒)引起,临床以发热、皮肤黏膜分批出现皮疹,丘疹、疱疹、结痂同时存在为特征的一种小儿常见发疹性时行疾病。目前本病中西医均称为水痘,中医还有"水花""水疱""水疮"之称。

本病传染性较强,从发病前1~2天至疱疹结痂为止,大约7~8天,都有很强的传染性。传染源为水痘患者及隐性感染者,主要通过空气、飞沫经呼吸道传播,也可通过接触病人疱疹内的疱浆而感染。病毒对外界抵抗力较弱,因此间接传播机会不多。未接受过水痘疫苗接种的小儿普遍易感,约90%的患儿在10岁以内发病,高峰为6~9岁儿童。本病在冬春季节发病率最高,其他季节也可发生。预后一般良好,一次感染后大多可获终身免疫,很少有第二次感染者。中医药治疗本病能显著地改善症状、缩短病程,可以直接抑制水痘—带状疱疹病毒,抑制其在细胞的吸附、穿入、增殖和复制,并且能使患儿的体液免疫功能和细胞免疫功能得到明显改善,提高机体抗病毒能力。

【历代文献述要】

水痘病名最早见于《小儿卫生总微论方·疮疹论》,书中提到"其疮皮薄,如水疱,破即易干者,谓之水痘"。《古今医统大全·痘疹泄秘》首次对水痘与天花进行了鉴别,说:"痘出稠密如蚕种,根虽润顶面平白。摸不碍指,中有清水者,此由热毒熏蒸皮肤而为疹子。大者曰水痘,非痘疮也。"《证治准绳·幼科·水痘》也说:"小儿痘疮有正痘与水痘之不同……其疮皮薄如水泡,破即易干,而出无渐次,白色或淡红,冷冷有水浆者,谓之水痘。……亦与疹子同,又轻于疹,发热一二日而出,出而即消,易出易靥。"

病因方面,表现为由胎毒学说向时行疫邪学说的转变。明代以前的医家多认为本病是由内蕴胎毒所致,如《小儿痘疹方论·论受病之由》说:"五脏六腑秽液之毒,发为水泡疮。"《儒门事亲·小儿疮丹瘾疹旧蔽记》说:"儿之在母腹也,胞养十月,蕴蓄浊恶热毒之气,非一日,及岁年而后发,虽至贵与至贱,莫不皆然。轻者稀少,重者稠密,皆因胞胎时所感。浊恶热毒之气有轻重。"也有持胎毒并天行时气者,如《小儿药证直诀·疮疹候》说:"疮疹证,此天行之病也。"又说:"小儿在胎十月,食五脏血秽,生下则其毒当出。故疮疹之状,皆五脏之液。"至明清,随着对水痘认识的不断深入,许多医家开始崇尚时行疫邪学说,并对胎毒学说提出质疑,如《证治准绳·幼科·痘疹溯源》说:"痘疹之发,显是天行时气,廛市村落,互相传染,轻则俱轻,重则俱重,虽有异于众者,十之一二而已,岂可概谓胎毒哉?"《张氏医通·婴儿门下·水痘》说:"水痘者,色淡浆稀,故曰水痘;色赤者,曰赤痘。将发之时,亦皆发热,由红点而水泡,有红盘,由水泡脓泡而结。但水痘则皮薄色娇,赤痘则红润形软,总不似正痘之根窠圆净紧束也,且见点起发灌浆结痂,止于五六日之间,其邪气之轻浅可知,皆由风热郁于肌表而发。"《医宗金鉴·痘疹心法要诀·水痘》则认为:"水痘皆因湿热成。"

关于治法,历代医家多崇尚祛风清热、利湿解毒。《景岳全书·麻疹诠》说:"水痘亦有类伤寒之状,身热二三日而出者,或咳嗽、面赤,眼光如水,或喷嚏,或流涕,但与正痘不同,易出亦易靥,治以清热解毒为主。"《证治准绳·幼科·水痘》指出:"水痘,此表证,发于腑也。亦与疹子同,又轻于疹,发热一二日而出,出而即消,易出易靥,不宜燥温,但用轻剂解之,麦汤散主之,羌活散、消毒饮、麦煎散俱可服,又当服大连翘汤以解之。"从其所列方剂如麦汤散、麦煎散、羌活散、消毒饮、大连翘汤组成看,均有祛风清热,利湿解毒之效,提示可用该法来治疗水痘。而《保婴撮要·水痘麻痘》则立升麻葛根汤治疗水痘,说"水痘多属表邪,或发热引饮,小便赤涩者,当用升麻葛根汤。"该方具有凉血解毒透疹功效,是治疗水痘病的常用方剂。《幼幼集成·水痘露丹证治》说:"水痘似正痘,外候面红唇赤,眼光如水,咳嗽喷嚏,涕唾稠粘,身热二三日而出。明净如水泡,形如小豆皮薄。痂结中心,圆晕更少,易出易靥。温之则痂难落而成烂疮,切忌姜椒辣物,并沐浴冷水,犯之则成姜疥水肿。"指出了水痘的治疗调护注意事项。

【病因病机研究】

一、病因病机概述

中医学认为,本病的发病原因既有内因,也有外因。内因责之于脏腑娇嫩,形气未充,抗病能力低下;外因责之于感受水痘时邪。水痘时邪由口鼻或皮毛而入,内犯于肺脾,致肺气失宣,脾失健运,水湿内停,水湿与邪毒相搏,外泄肌肤,出现水痘布露时,则发为水痘。其病变部位主要在肺脾两经。邪蕴肺脾,透发肌肤为其主要病机。若邪毒炽盛或素体虚弱,病情进一步发展,则可累及肺、心、肝等脏,出现邪毒闭肺、邪陷心肝等变证。

二、病因病机新论

1. 内外合邪论　阎志欣认为水痘发生有内因、外因之分,二者相互作用,对疾病发生、发展及转归起着重要作用。脾胃为水谷之海,主四肢肌腠。小儿脾常不足,运化不济,加之乳食不知自节,若喂养不当,乳食伤脾,脾失健运,水湿内停,郁久化热,湿热内蕴,复因调护失宜,感受时邪,时邪与内湿相搏,外泄肌肤,疱疹布露,则发为水痘。

2. 毒发阳明论　徐江认为小儿神识未开,乳食不知自节。若调护失宜,喂养不当,恣食肥甘厚味,蕴积生热;或过用辛热香燥之品,火热内生,蕴于阳明。阳明主四肢肌肉,为水谷之海、多气多血之腑。阳明热盛,热郁湿阻,湿热互结,蒸迫营血,外泄肌肤,则发为水痘。

3. 风湿热邪论　小儿脏腑娇嫩,形气未充,卫外功能未固,加之寒暖不知自调,若调护失宜,则易为外邪所侵。孙谨臣认为水痘系外感风湿热时行邪毒,由皮毛或口鼻而入,蕴于肺胃。肺主皮毛,胃主肌腠。风湿热时行邪毒蕴郁肺胃,走窜血络,蒸盛于外,出现斑、丘、疱疹、结痂依次演变者,则发为水痘。

【临证思维】

一、诊断

水痘诊断要结合病史、症状体征、实验室检查综合确定,其诊断依据为:

1. 多于冬末春初发病,有水痘接触史,发病年龄2~10岁为最多,6个月以下婴儿及成人患病较少。潜伏期2~3周。疾病初起有发热、流涕、咳嗽、不思饮食等症状,热势大多不高。

2. 典型水痘皮疹

(1)分批出现红色斑丘疹,迅速发展成清亮小水疱,3~4天水疱结痂,在疾病高峰期可见丘疹、新旧水疱和结痂同时存在。

(2)皮疹呈向心性分布,有瘙痒感。

(3)口腔、结膜、生殖器等处可见黏膜皮疹,易破溃成浅溃疡。

3. 重型水痘

(1)多发生在恶性病或免疫力低下的患儿。

(2)出疹1周后体温仍可达40~41℃。

(3)皮损呈离心性分布,偶有出血。

(4)在第1周末可发生暴发性紫癜,伴坏疽。

4. 先天性水痘

(1)孕母患水痘: 妊娠早期感染可使胎儿患多发性畸形,如肢体萎缩、皮肤瘢痕、头小畸形。

(2)自主神经受累: 括约肌功能失调,肠梗阻或Horner综合征。

(3)眼异常: 包括白内障、小眼球、脉络膜视网膜炎。

(4)患儿常在1岁内死亡,或留有严重智力落后、癫痫。

5. 病毒分离 水痘疱疹液接种于人胎羊膜组织培养可分离病毒,单纯—免疫荧光法检测病毒抗原,敏感性高于传染培养法。

6. 血清学检查 用抗膜抗体荧光试验(FAMA)、免疫黏附血凝试验(IAHA)或EILSA法测抗体,在出疹1~4天后出现,2~3周滴度增加4倍以上可确诊。

7. 新鲜水疱底部刮取物瑞氏染色找到多核巨细胞和核内包涵体,可迅速诊断。

二、鉴别诊断

1. 水疥(丘疹样荨麻疹) 一种过敏性皮肤病,多由昆虫叮咬引起,好发于夏秋季节。水疱长如纺锤形,疱壁较坚突,不易压破,有些可表现为透亮的大疱,多伴明显瘙痒。皮疹的分布呈“离心性”,即多分布于四肢,头面躯干部较少见,口腔黏膜无受累。常有过敏史,易反复出现,无发热、咳嗽等上呼吸道感染征象。

2. 脓疱疮 多发于夏秋季节,病程长短不一,多反复发作。因葡萄球菌或链球菌感染引起。疱疹多分布在小腿、手臂、颜面等皮肤外露部位,疱内有脓,破后凹陷成窝,干后结痂。无传染性。

3. 手足口病 多见于5岁以下儿童,一年四季均可发生,夏秋季节高发。发热1~2天或发热同时,在口腔及手足部发生疱疹,少数可累及臀、臂、腿等处,呈离心性分布。疱疹呈圆形或椭圆形扁平凸起,如米粒至豌豆大,质地坚硬,多不破溃,内有混浊浆液,疱疹按长轴方向沿掌、跖、趾和手背边缘呈线样排列。口腔疱疹多发生在硬腭、颊部、唇内及舌部,破溃后形成小溃疡。约1周左右溃疡逐渐愈合,手足疱疹干缩消退,疹退后无瘢痕及色素沉着。传染性较强。

三、辨证思路与方法

水痘属于中医温病范畴,辨证时多遵循卫气营血的辨证方法,也可因累及脏腑不同采用脏腑辨证法,或皮疹出现前后采用分期辨证法。

1.卫气营血辨证 根据皮疹的疏密、大小、色泽、疱浆清浊以及伴随证候区别卫气营血的不同。

(1)邪伤肺卫:发热轻微,或无热,鼻塞流涕,喷嚏,咳嗽,1~2天后皮肤出疹,疹色红润,疱浆清亮,根盘红晕不明显,点粒稀疏,伴有痒感,舌苔薄白,脉浮数。

(2)毒炽气营:壮热烦躁,食欲不振,口渴欲饮,面红目赤,口舌生疮,痘疹分布稠密,根盘红晕较著,疹色紫黯,疱浆混浊,或伴有牙龈肿痛,大便干结,小便黄赤,舌苔黄糙而干,舌质红绛,脉洪数。

2.脏腑辨证 水痘病变部位主要在肺脾两脏,若邪毒炽盛或素体虚弱,病情进一步发展,可累及心肝。

(1)邪郁肺卫证:水痘症状轻,伴有肺卫表证。

(2)毒蕴肺胃证:水痘症状重,伴有毒炽肺胃、气分热盛的证候。

(3)邪陷心肝证:重证水痘患儿出现高热不退,头痛呕吐,烦躁不安,神识不清,嗜睡昏迷,狂躁谵语,两目上视,口噤项强,四肢抽搐,甚或角弓反张,舌质红绛,舌苔黄厚,脉细数,指纹紫。

(4)邪毒闭肺证:重证水痘患儿出现壮热不退,咳嗽气急,喘促鼻煽,喉间痰鸣,胸高胁满,张口抬肩,口唇青紫,烦躁不安,口渴喜饮,溲赤便结,舌质红,苔黄腻,脉滑数,指纹紫滞。

3.分期辨证 根据水痘出现前后的临床表现不同进行分期辨证。

(1)前驱期:表现为邪犯肺卫,以肺卫表证为主要证候。

(2)出疹期:表现为湿毒蕴结,以气分证伴水痘的典型症状为特征,又有热偏重、湿偏重的不同。

(3)疹后期:表现为正虚邪恋,以阴虚血燥、邪热留恋为特征。

【治疗研究】

本病治疗以清热解毒利湿为基本法则。清热宜分清表热、里热,表热宜辛凉宣散,里热宜根据在气、营、血分之不同,分别施以清气泄热、清营透热、凉血解毒等法。祛湿也要根据湿邪在表、在里不同,而分别采用芳香化湿、淡渗利湿之法。此外,还要视湿与热孰轻孰重而治疗有所侧重,目的是使邪热得清,水湿得化,则水痘自除。

一、分证论治

(一)分证论治概述

1.常证

(1)邪伤肺卫证:治宜疏风清热,利湿解毒,予银翘散加减。常用药:金银花、连翘、淡竹叶、荆芥、牛蒡子、桔梗、薄荷、车前子、滑石、甘草。咳嗽有痰者加杏仁、浙贝母宣肺化痰;咽喉肿痛者加板蓝根、马勃清热解毒利咽;疱疹痒甚者加白鲜皮、地肤子祛湿止痒。

(2)毒炽气营证:治宜清气凉营,解毒化湿,予清胃解毒汤加减。常用药:升麻、黄芩、黄连、石膏、牡丹皮、生地黄、紫草、赤芍、栀子、车前草。口舌生疮,大便干结者加生大黄、全瓜蒌通腑泻火;口干唇燥,津液耗伤者加麦冬、芦根养阴生津。

2.变证

(1)邪陷厥阴证:治宜清热解毒,镇惊开窍,予清瘟败毒饮加减。常用药:石膏、知母、黄连、黄芩、栀子、连翘、生地黄、牡丹皮、紫草、大青叶、钩藤、羚羊角。高热烦躁神昏者加安宫牛黄丸清热解毒安神;神昏痉厥者加紫雪丹息风止痉;神昏谵语痰盛者加至宝丹芳香开窍。

(2)邪毒闭肺证:治宜清热解毒,开肺化痰,予麻杏石甘汤加减。常用药:炙麻黄、杏仁、桑白皮、石膏、葶苈子、紫苏子、黄连、黄芩、栀子、紫草、牡丹皮、甘草。热重者加虎杖、连翘清热解毒;咳重痰多者加浙贝母、天竺黄、瓜蒌清热化痰;腹胀便秘者加生大黄、玄明粉通腑泄热;喘促、面唇青紫者加丹参、赤芍活血化瘀。

(二)分证论治新说

1.从"阳明"论治 以清解阳明为主,健脾消食通腑为辅,可使脾胃复健,湿去邪孤,毒随疹泄,以达疾病康复之目的。

2.从"心包络"论治 《医学真传·痘》云:"其毒从阴出阳,由下而上,冲击心包,从心包而走经脉,从经脉而出皮肤。"基于上述认识,对水痘患儿采用清心解毒、泻火利尿法,选择入心经及走经脉的药物,如连翘、山栀、黄芩、淡竹叶、灯心草等治疗,每可取得较好疗效。

二、其他疗法

(一)中成药

1.双黄连口服液 用于邪伤肺卫证。

2.黄栀花口服液 用于毒炽气营证。

3.小儿肺热咳喘口服液 用于邪毒闭肺证。

4.至宝丹 用于邪陷心肝证。

5.醒脑静注射液 用于邪陷厥阴证。

(二)涂敷疗法

1.黄连膏涂搽于疱疹局部,1日1~2次。用于疱疹成疮,或干靥而痛者。

2.青黛适量,布包,扑撒于疱疹局部,1日1~2次。用于水痘瘙痒,疱疹破溃者。

3.青黛、黄柏各30g,生石膏、滑石各50g,共研细末,和匀,拌香油适量,调搽患处。若疱疹破溃者,可直接将药粉散于患处,1日3次。

【研究发展思路】

一、规范与标准

(一)中医诊疗指南

2012年,中华中医药学会发布了《中医儿科常见病诊疗指南》(以下简称《指南》),该指南在系统文献检索的基础上,进一步采用Delphi法对小儿水痘的诊断、辨证、治法、方药、预防护理等方面进行了2轮专家问卷调查,并通过两次专家讨论会形成了专家共识,制订了小儿水痘的中医诊疗指南,提出了小儿水痘的诊断、辨证、治疗建议。诊断应根据接触史、临床表现、实验室检查等手段综合考虑,将其分为常证和变证,其中常证分为邪伤肺卫证、邪炽气营证,变证分为邪陷心肝证、邪毒闭肺证和毒染痘疹证,共5个证型进行论治,并详细介绍了黄栀花口服液、热毒宁注射液、清开灵注射液等口服及静脉使用的中成药,及中药洗浴疗法,便于推广应用。

(二)疗效评价标准

参照《中华人民共和国中医药行业标准——中医病证诊断疗效标准ZY/T001.1-94》:

治愈: 疱疹全部结痂,干燥,体温正常,无合并皮肤感染;

未愈: 发热不退,或有合并皮肤感染。

二、临床研究

小儿水痘的临床研究除辨证分型论治外,还包括以下几方面:

1. 专方治疗　临床中有许多学者以专方加减治疗水痘者,如林丹薇等采用辛凉解表、清热解毒之银翘散治疗儿童水痘86例,治疗组总有效率为100%,在退热时间和止疹时间均短于利巴韦林颗粒对照组,具有统计学意义($P<0.05$)。骆强采用疏风清热、解毒祛湿之银花解毒口服液治疗儿童水痘80例,治疗组总有效率达95%,与利巴韦林颗粒对照组总有效率80%比较具有统计学意义($P<0.05$)。邓元将采用疏风散热、化湿解毒之防风通圣散治疗儿童水痘80例,其中观察组治愈率65%,总有效率95%,明显高于对照组47.5%和87.5%,在主要症状皮疹消退时间和发热消退时间上明显短于对照组,具有统计学意义($P<0.05$)。阎志欣等采用疏散表邪、宣经俞、柔项强之葛根汤治疗水痘33例,治疗组总有效率100%,对照组总有效率90%,治疗组在体温恢复正常时间、皮疹结痂时间、皮损消失时间方面明显短于对照组,具有统计学意义($P<0.05$)。江英采用阿昔洛韦联合透邪清热、解毒祛湿之利湿解毒汤加减治疗水痘病人107例,治疗组总有效率100%,明显优于对照组,两组比较有统计学意义($P<0.05$)。全少华采用阿昔洛韦联合用清热解毒、祛湿止痒之苦参煎剂治疗儿童水痘100例,治疗组总有效率94%,对照组总有效率86%,两组之间差异具有统计学意义($P<0.05$)。孙世玲等采用清热解毒、消肿止痛、凉血消斑之六神丸加大青叶煎剂治疗水痘患儿40例。治疗组显效34例,好转4例,无效2例,总有效率95.0%;对照组显效24例,好转7例,无效8例,总有效率79.5%。两组之间治疗效果经统计学处理有显著性差异($P<0.05$)。据现代药理研究,六神丸中的蟾酥有局部麻醉作用,可止痒,尤其蟾毒作用最强,比可卡因大90倍;牛黄有镇静作用且能显著提高巨噬细胞的吞噬功能;麝香具有抗炎及增强机体免疫的作用;冰片有抑菌、防腐生肌作用;大青叶具有抗病毒、抗菌、解热和增强免疫的作用。故两药混合外涂治疗水痘有效。此疗法较其他治疗简便、经济、无痛苦、无毒副作用,具有退热快,止痒迅速,疗效高,疗程短等优点。

2. 专药治疗

(1)紫草: 味苦、性寒,入心包络、肝经,功能清热解毒,凉血活血。《本草纲目·紫草》谓: "其功长于凉血活血,利大小肠。故痘疹欲出未出,血热毒盛,大便闭涩者宜用之,已出而紫黑便闭者亦可用。" 故为治本病之要药。常用剂量为: 6~12g/d。体虚便溏者慎用。

(2)牛蒡子: 性味辛苦、凉,入肺、胃经。功能疏散风热,宣肺透疹,消肿解毒。《本草经疏·牛蒡子》说:"用以治瘾疹、痘疮,犹获奇效。"现代实验研究表明,本品具有抗菌、抗病毒、抗炎及免疫调节等作用。常用剂量为: 6~9g/d。体虚便溏者慎用。

（3）徐长卿: 性温味辛,无毒,入肝、胃经。功能祛风除湿、利水活血、止痛止痒、解毒。现代研究表明本品具有镇痛、镇静、抗菌、抗炎、抗氧化等作用。徐宏峰等研究发现徐长卿具有抑制水痘—带状疱疹病毒复制的作用,且抑制病毒复制作用随药物质量浓度增加而增强,与具有抗水痘—带状疱疹病毒复制作用的阿昔洛韦比较,虽然抑制病毒作用略弱,但还是具有直接杀伤和抗病毒吸附的作用,并且细胞毒性小。常用剂量为: 3~10g/d。

三、基础研究

（一）动物模型研制

本病的病原体为水痘—带状疱疹病毒,存在于患儿的呼吸道分泌物、血液及疱疹浆液中。易感儿初次感染后引起水痘,再次感染或患水痘后病毒未被清除,在神经节中潜伏,一旦毒力再现即表现带状疱疹。水痘—带状疱疹病毒（VZV）是一种α-疱疹病毒,它在人类可引起水痘与带状疱疹两种常见疾病。VZV具有高度的种属特异性,其自然感染仅仅发生于人与大猩猩,因此建立一种合适的水痘—带状疱疹病毒感染动物模型具有一定的困难。但在过去的近20年里,仍然建立了许多该疾病的动物模型,为VZV感染机制的研究与抗病毒药物的筛选做出了极大的贡献。在此对已经建立的VZV感染模型做简单介绍:

1. 灵长类动物模型 猴类是带状疱疹病毒研究的一种较好的实验动物。实验证实,肺是该病毒复制的主要场所,肺组织中存在病毒抗原,并表现为肺炎的症状。经血清学和限制性内切酶分析证实,从感染的肺组织中分离培养出的病毒,与人的VZV相同。这种模型的建立对于抗病毒药物与活的重组疫苗及带状疱疹其他方面的研究均具有重要的意义。猴水痘病毒感染非人灵长类动物,可以产生一种疱疹样疾病。各种报道证实,灵长目动物猴水痘病毒（SVV）感染与人类水痘—带状疱疹病毒相似。这种相似性表明利用灵长类动物感染作为水痘发病机制与病毒潜伏模型是较合理的。

2. 豚鼠模型 豚鼠模型已广泛应用于水痘—带状疱疹的研究。有报道,幼豚鼠对于已经在胚胎细胞中适应过的VZV病毒是敏感的。经鼻腔或皮下接种后,病毒在鼻咽中复制,此时可检测到病毒血症,同时有特殊的体液抗体产生,而且通过实验证实了VZV在不同豚鼠之间的传播。无毛豚鼠VZV模型已经应用于抗VZV病毒药物的研究。

3. 大鼠模型 这种模型为以下研究提供了有用的工具: ①导致病毒潜伏感染的分子水平的机制。②免疫系统在特殊的细胞免疫中以及在病毒潜伏感染的整个过程中所起的作用。③突变病毒的神经趋向性。④抗病毒药物的效果。病毒基因组、选择性病毒基因转录以及在脊神经节中至少有一种病毒蛋白的长期存在是VZV潜伏感染的特征。有人对病毒mRNA的表达与潜伏期蛋白表达进行研究,其实验结果与在人类的发现十分相似。

4. 小鼠模型 一种用于研究VZV潜伏感染的小鼠模型。实验结果表明,在小鼠中VZV是通过血液与神经细胞传播,并形成一种潜伏感染。

（二）中药作用机制研究

1. 抗病毒研究 李丽嫱等通过对丹参酮治疗小儿水痘的疗效观察,治疗组口服丹参酮,对照组用利巴韦林。结果显示: 丹参含有脂溶性非醌类成分丹参隐酮,对多种细菌及病毒有抑制作用,此外还有增强免疫的作用。丹参酮胶囊是从中药丹参中提取的有效成分丹参隐酮,有抗细菌、抗炎、调节免疫及内分泌的作用,现代药理学研究表明丹参具有增加冠脉流量,改善微循环,抗血栓,抗炎,抗菌等作用,与中医理论中丹参有相似之处。本试验显示治疗组的皮损恢复较快,说明丹参酮对水痘带状疱疹病毒有较好的疗效,这可能与丹参酮对抗组胺,减少炎性渗出,抑制细胞的趋化有关。

2. 抗水痘—带状疱疹病毒的免疫机制研究　水痘—带状疱疹病毒感染后宿主产生体液免疫和细胞介导免疫应答,水疱性皮疹出现后1~3天,血清中不能检出水痘—带状疱疹病毒抗体,通常当能检出病毒糖蛋白和核衣壳蛋白时,已诱生IgG、IgM和IgA抗体。最初的水痘—带状疱疹病毒特异性IgG抗体主要为IgG_3亚型,具有中和病毒的作用。几年来对水痘-带状疱疹病毒的细胞介导免疫机制研究已取得较大进展,并显示其重要性。自然感染水痘病毒和接种减毒活疫苗,都可刺激机体产生识别水痘—带状疱疹病毒糖蛋白gpI-V及立即早期基因62(IE62)的产物,即立即早期/被膜(tegument)蛋白的T淋巴细胞。通过对水痘—带状疱疹病毒T细胞增生测定,可检测病毒特异性细胞介导免疫是否存在,以及由病毒引起的临床病症是否发生,或预测其预后状况的指标。从疫苗接种后原发细胞毒性T淋巴细胞应答的分析表明,gp I和IE62均为早期应答的重要靶位。这些病毒蛋白的CD_4^+和CD_8^+介导的细胞毒T淋巴细胞(CTL)识别,可用自然感染和疫苗接种所诱导的免疫进行测定,从而了解其持久性中药具有整体调节、多靶点作用的优势。

四、发展思路

目前,中医药治疗水痘的基础及临床研究工作已取得了较大的进展,在改善症状、缩短病程及减少并发症等方面均优于单纯西药治疗。但也应看到仍缺乏深入的基础研究,许多治疗只停留在临床观察阶段,中医复方发挥疗效的有效成分、作用方式、途径和靶点尚不清楚,药效学研究开展不足,影响了对中医药疗效机制的深刻认识和药物的开发应用。今后应规范辨证分型,统一诊断、疗效标准,加强中医药疗效机制研究,阐明中医药治疗水痘的作用机制,寻求有效的单验方和特异性药物,探索不同给药途径。同时,对于本病变证的研究资料还很少,需要加强中医、中西医结合水痘变证治疗方案的研究,使中医药治疗水痘的水平跨上一个新台阶。今后的研究应集中在预防和抗病毒新药研究方面,水痘减毒活疫苗已开始使用,不良反应少,接种后可预防发病。水痘减毒活疫苗的普遍应用及抗病毒新药的面市,将大大减少发病率,提高临床疗效。

参 考 文 献

[1] 张美芳,徐汉卿,董晓慧.香菊流浸膏对水痘—带状疱疹病毒抑制作用的实验研究.中国皮肤性病学杂志,1996,10(2):70.

[2] 王芃,解砚英,王元书,等.中药大黄抗病毒作用的实验研究.山东医科大学学报,1996,34(2):166.

[3] 孙浩.孙谨臣老中医诊治小儿水痘的经验.中国临床医生,2001,29(4):19.

[4] 林玉珠.银菊板蓝根汤治疗小儿水痘86例.新中医,2001,33(1):65.

[5] 徐江.自拟清痘饮治疗水痘30例疗效观察.江苏中医,1995,16(11):17.

[6] 郭长劳,高履勋.小儿水痘的诊断治疗.中国实用儿科杂志,2001,11(16):651.

[7] 张美芳,董岩.金银花黄芪溶液抑制水痘带状疱疹病毒作用的实验研究.齐鲁医学杂志,2003,6(18):156.

[8] 陈志慧.水痘的免疫预防.中国疫苗和免疫,1998,4(2):110.

[9] 中华中医药学会.中医儿科常见病诊疗指南.北京:中国中医药出版社,2012.

[10] 国家中医药管理局.中医病证诊断疗效标准2012版.北京:中国医药科技出版社,2012.

[11] 林丹薇,周琳.银翘散加减治疗儿童水痘临床观察.新中医,2015,47(4):183.

[12] 骆强.银花解毒口服液治疗水痘疗效观察.中医临床研究,2013,18(5):74.

[13] 邓元将.防风通圣散加减治疗水痘80例临床观察.内蒙古中医药,2015,(1):23.

[14] 阎志欣,赵艳,宋春霞.葛根汤加味治疗成人水痘33例.河南中医,2015,35(3):545.

[15] 江英.利湿解毒汤结合阿昔洛韦治疗水痘52例体会.中国中药杂志,2010,35(2):240.

[16] 全少华.苦参煎剂外洗治疗儿童水痘100例.陕西中医,2011,32(3):278.

[17] 孙世玲,赵锦强.六神丸加大青叶煎剂治疗水痘40例.儿科药学杂志,2002,8(4):60.

[18] 徐宏峰,张耕,王富乾,等.徐长卿6个提取部位体外抗水痘带状疱疹病毒作用研究.中国药房,2014,25(39):3659.

（李燕宁）

第三节 手 足 口 病

手足口病是感受手足口病时邪引起的,临床以手足掌跖、臀部及口腔疱疹,或伴发热为特征的一种小儿常见急性发疹性传染病。手足口病为西医学病名,一般将其归属中医学"时疫""温病""湿温"等范畴。

本病传染性较强,传染源为患者及病毒携带者。病毒主要存在于感染者的唾液、疱疹液及粪便中,以消化道传播为主,早期也可经呼吸道或接触患者疱疹液及污染的物品而感染。任何年龄均可发病,但以婴幼儿发病率最高,4岁以内发病者约占发病总人数的85%~95%。一年四季均可发生,尤以夏秋季节为多见。本病预后一般良好,感染后对同型病毒能产生较持久的免疫力,再次受同型病毒感染者极少。引起手足口病的病毒主要为肠道病毒,在我国以柯萨奇病毒A组16型(CoxA16)和肠道病毒71型(EV71)多见,其中肠道病毒71型(EV71)感染者较易发生肌阵挛、脑炎、急性弛缓性麻痹、心肺衰竭、肺水肿等严重并发症,甚或引起死亡。西医缺乏特效治疗药物,主要采取对症处理等。中医药治疗本病具有一定的优势,临床采用中医药辨证治疗,可明显减轻症状,缩短病程,减少并发症。

【历代文献述要】

手足口病是现代新发现的出疹性传染病,古代文献中无明确记载。古代医籍中有关"湿温""疮疹"等的大量论述,对于我们从中医学角度认识本病有一定的借鉴价值。例如《小儿药证直诀·疮疹候》说:"其疮出有五名:肝为水疱,以泪出如水,其色青小;肺为脓疱,如涕稠浊,色白而大;心为斑,心主血,色赤而小,次于水疱;脾为疹,小次斑疮,其主裹血,故赤色黄浅也。"提出疮疹有多种,因病变脏腑不同而有异。《万氏家传痘疹心法·顺逆》则进一步指出脓疱、疹、水疱的发病各有时令,病情轻重不一,以水疱相对最轻,如"夫四毒之发,各有其时,脓疱最酷,疹次之,水疱又次之。"此外,因本病常发于夏秋季节,长夏初秋,暑湿当令,天暑下迫,地湿上蒸,人居其中,最易为暑湿所伤,《温热经纬·卷四》云:"既受湿又感暑也,即为湿温",又说:"暑湿热疫诸疾,皆能外发痛疮"。故本病亦当归属"湿温"之列。

病因方面,临床医家看法不同,主要有三种观点:一是强调内因致病。如《幼幼新书·得病之源》所言:"婴儿五脏未定,虽微喜怒嗜欲之伤,风雨寒暑,饮食居处,易以生患。"薛生白《湿热病篇·始恶寒》云:"湿热乃阳明太阴同病也,此皆先有内伤,再感客邪,非由腑及之谓。若湿热之证,不夹内伤,中气实者,其病必微。或有先因于湿,再因饥劳而病者,亦属内伤夹湿,标本同病。然劳倦伤脾为不足,湿饮停聚为有余,所以内伤外感孰多孰少,孰实孰虚,又在临证时权衡矣。"因此有医家认为,手足口病的病因主要为小儿自身正气不足,加之喜食甘甜厚味,致脾胃受损,湿热内蕴。二是外感时邪疫毒,即外因致病。如《诸病源候论·小儿杂病诸候·头面身体诸疮候》云:"脏腑热甚,热气冲发皮肤,而外有风湿折之,与气血相搏,则生疮。甚状初赤起瘭,后乃生脓汁,随瘥随发。"三是内外因共同作用而发病。如《奇效良方·论热毒所起之由》云:"热毒伏于脏腑,则蒸于肌肤而成疮疹,非热毒则不能出,或感四时非节之气,或感外寒,相搏于荣卫,邪气盛则实……其热至极,动脏腑之热而成疮疹也。"

关于治疗,钱乙提出了宜用温凉平剂的原则,并主张调护时要注意避受风冷,如《小儿药证直诀·疮疹候》说:"此天行之病也。唯用温凉药治之,不可妄下及妄攻发,受风冷。"《丹溪心法·痘疮》则进一步认识到:"疮疹所发,从里出表,盖毒根于里,若下之,则内气一虚,毒不能出,而返入焉,由是,土不胜水黑陷者有之。毒发于表,若汗之则营卫一虚,重令开泄,转增疮烂,由是,风邪乘间变证者有之。"故强调"调护之法,首尾俱不可汗下,但温凉之剂兼而济之,解毒和中安表而已。"《温热经纬·卷五》以甘露消毒丹作为治疗夏季湿温时疫之主方,用于本病湿热蕴蒸,尤其是偏于湿热困遏者颇为适宜。上述医家所论治法及方剂对当今中医药治疗手足口病有很强的指导意义。

【病因病机研究】

一、病因病机概述

中医学认为,引起小儿手足口病的原因包括外因和内因两个方面。外因责之于感受手足口病时邪;内因责之于小儿脏腑娇嫩,卫外功能低下。时邪疫毒由口鼻或皮毛而入,蕴郁肺脾。肺失通调,脾失健运,水湿内停,与毒相搏,外透肌肤,上熏口咽,出现手足肌肤、口腔黏膜部疱疹,则发为手足口病。本病的病变部位主要在肺脾二经,可累及心肝。毒蕴肺脾,外透肌肤为其主要病机。若感邪较重,或素体不足,邪盛正衰,邪毒化火,内燔气营,出现邪陷心肝,或是邪毒留滞不去,内舍于心,出现邪陷心肺,危及生命;或是湿热流注经络,出现湿热伤络,留下后遗症。

二、病因病机新论

近年来,关于手足口病病因病机又出现了新的理论:①卫气营血论:手足口病时邪属温热疫疠之邪,其发病及传变过程符合卫气营血演变规律。陈建等认为手足口病疫邪初经口鼻而入,首侵肺卫,进而与内蕴脾胃湿热相互搏击,出现卫气同病,少数患者因体虚、邪盛,或治疗不当，则邪毒入里，燔灼气营，外泄肌肤，发展为气营两燔，或若病情进一步发展，血热炽盛，耗伤阴血，累及心、肝等脏，则可出现痉、厥、闭、脱等各种重危症状。②湿温病机论：本病按其发病特点，可归属湿温病范畴。李伟伟等认为手足口病系外感湿热疫毒，致卫表被遏，肺气失宣；湿热内蕴，心经火盛，内外交争，心经之火上蒸口舌，脾胃湿热熏蒸四肢，循经而发为疱疹；若体虚或邪盛，毒邪未能及时祛除，耗气伤阴，可出现内闭外脱，或是邪毒逆传心包，内陷厥阴等危象。③五脏分证论：聂凡等通过手足口病的传变规律将其概括为"温邪外感，首犯太阴，顺传脾肺，逆传心肝"，提出病变部位与肺、脾、心、肝四脏关系最为密切。时邪疫毒无论从皮毛或口鼻而入，皆可内犯于肺脾，致肺失宣肃，脾失健运，水湿内停，与毒相搏，上蒸口舌，外达四末，热郁为疹，湿聚成疱，疱疹显露于口舌、手、足部，则发为本病。若感邪重，邪毒炽盛，化火内陷者，则可出现心经、肝经证候。

【临证思维】

一、诊断

手足口病诊断要结合病史、症状体征、实验室检查综合确定，其诊断依据为：

1. 流行季节，病前1~2周有与手足口病患者接触史。常见于学龄前儿童，婴幼儿多见。

2. 临床表现

（1）普通病例表现：急性起病，发热，口腔黏膜出现散在疱疹，手、足和臀部出现斑丘疹、疱疹，疱疹周围可有炎性红晕，疱内液体较少。可伴有咳嗽、流涕、食欲不振等症状。部分病例仅表现为皮疹或疱疹性咽峡炎。多在1周内痊愈，预后良好。部分病例皮疹表现不典型，单一部位或仅表现为斑丘疹。

（2）重症病例表现：少数病例（尤其是小于3岁者）病情进展迅速，在发病1~5天左右出现脑膜炎、脑炎（以脑干脑炎最为凶险）、脑脊髓膜炎、肺水肿、循环障碍等，极少数病例病情危重，可致死亡，存活病例可留有后遗症。①神经系统表现：精神差、嗜睡、易惊、头痛、呕吐、谵妄甚至昏迷；肢体抖动，肌阵挛、眼球震颤、共济失调、眼球运动障碍；无力或急性弛缓型麻痹；惊厥。查体可见脑膜刺激征，腱反射减弱或消失，巴氏征等病理征阳性。②呼吸系统表现：呼吸浅促、呼吸困难或节律改变，口唇紫绀，咳嗽，咳白色、粉红色或血性泡沫样痰液；肺部可闻及湿啰音或痰鸣音。③循环系统表现：面色苍灰、皮肤花纹、四肢发凉，指（趾）发绀；出冷汗；毛细血管再充盈时间延长。心率增快或减慢，脉搏浅速或减弱甚至消失；血压升高或下降。

3. 实验室检查

（1）普通病例：血常规白细胞总数正常或偏低，血生化、血糖、血气、脑脊液大多正常。

（2）危重病例：血常规白细胞明显升高，血生化、血糖、血气、脑脊液大检查出现不同程度改变。

4. 其他检查　危重病例多有胸部X线、颅脑磁共振、脑电图、心电图异常。

5. 本病流行时应进行病原学检查以明确致病病毒。

（1）CoxA16和EV71等肠道病毒特异性核酸阳性或分离到肠道病毒。咽、气道分泌物、疱疹液、粪便阳性率较高。

（2）急性期与恢复期血清CoxA16和EV71肠道病毒特异性中和抗体有4倍以上的升高。

二、鉴别诊断

1. 水痘　多见于6~9岁儿童,冬春两季高发。表现为发热,皮肤分批出现皮疹,丘疹、疱疹、结痂同时存在,疱疹呈椭圆形,大小不一,内含水液,澄清透明,周围有红晕,有痒感,呈向心性分布,躯干多,四肢较少。痂盖1~2周脱落,不留瘢痕。病毒分离和血清检查有助诊断。

2. 疱疹性咽颊炎　由柯萨奇A组病毒感染引起,夏秋季节发病率高,多见于5岁以下小儿。起病较急,常突发高热、咽痛、流涎、头痛,体检可见软腭、腭垂、舌腭弓、扁桃体、咽后壁等口腔后部出现灰白色小疱疹,周围红赤,1~2天内疱疹破溃形成溃疡,疼痛明显,伴流涎、拒食、呕吐等,皮疹很少累及颊黏膜、舌、龈以及口腔以外部位皮肤。

3. 口蹄疫　需先有当地牲畜口蹄疫发生或流行,并有与病畜接触机会,或饮用病畜污染而未加热的奶等感染关系。潜伏期2~18天,以3~8天为常见。发病具有全身中毒症状及局部疱疹、溃疡损害两大特征。

三、辨证思路与方法

手足口病属于中医温病范畴,病变脏腑累及肺、脾、心、肝,辨证时多遵循卫气营血方法。近年来又有学者提出了分期辨证、按病情辨证等新的思路与方法。

1. 卫气营血辨证

(1)邪犯肺脾证:见于手足口病的初期。以肺卫表证伴手、足、口、臀散在丘疱疹,疱浆少而透明为特征。

(2)毒在气营证:见于手足口病的极期。以气营两燔证伴手、足、口、四肢及臀部疱疹,稠密色黯,疱浆混浊为特征,又分为偏气分、偏营分以及气营并重的不同证候。

(3)气阴两伤证:见于手足口病的恢复期。以余热未尽、气阴耗伤证伴疱疹渐次结痂愈合为特征,又有偏阴伤与偏气伤不同证候。

2. 分期辨证

手足口病根据病程可分为表证期、里证期、坏证期和恢复期。

(1)表证期:相当于手足口病出疹期,主要表现为发热,手、足、口、臀等部位出疹,可伴有咳嗽、流涕、食欲不振等症状;

(2)里证期:在发热、皮疹稠密、色黯浆混的同时,出现精神差、嗜睡、易惊、呕吐、烦躁、肢体抖动、急性肢体无力、颈项强直等脑膜炎、脑炎、脊髓灰质炎样综合征、脑脊髓炎症状体征;

(3)坏证期:在高热、皮疹稠密、色黯浆混的同时,出现心悸不安,呼吸急促,口唇紫绀,咳粉红色泡沫痰或血痰,冷汗淋漓,皮肤发花,四肢厥冷等症状;

(4)恢复期:体温正常,或低热起伏,疱疹减退,神疲乏力,唇干口燥,食欲不振,舌淡红,苔少或薄腻,脉细。

3. 按轻重辨证　手足口病根据临床表现不同可分为轻症、中症和重症。

(1)轻症:多属邪犯肺脾。手足口病症状轻,无热或热势不高,皮疹分布稀疏,疹色红润,疱浆清亮,根盘红晕不著,伴有肺卫表证。

(2)中症:多属湿热内蕴。手足口病症状重,身热持续,疱疹分布稠密,疹色紫黯,疱浆混浊,根盘红晕显著,伴有湿热内蕴的证候,临证时需辨清湿重、热重、还是湿热并重。

（3）重症:多属湿热蕴盛,燔灼气营。在高热持续不退,疱疹稠密,甚则成簇,疹黯浆混的同时,出现神昏抽搐,或是胸闷心悸,烦躁不宁,频咳气急,吐泡沫样痰等症状。

【治疗研究】

本病治疗以清热祛湿解毒为基本原则。早期外邪由口鼻或皮毛而入,重在疏散外邪,因小儿脾胃薄弱,时行邪毒总属温热阳毒,故遣方用药解表不可过于耗散。进而湿热内蕴,重在清热解毒祛湿,清热解毒不可过于寒凉,祛湿不可峻利温燥,应中病即止,以免耗气伤阴,损脾败胃,冰伏邪气。后期气阴亏虚,血脉瘀滞者,又当益气养阴、活血通脉,用药不可过于滋腻,以免影响脾胃功能。疾病过程中必须密切注意变证的发生,一旦出现变证,须中西医结合抢救治疗。

一、分证论治

（一）分证论治概述

1. 邪犯肺脾证 治宜宣肺解表,清热化湿,予甘露消毒丹加减。常用药:金银花、连翘、黄芩、薄荷、白蔻仁、藿香、石菖蒲、滑石、茵陈蒿、板蓝根、射干、浙贝母。恶心呕吐者加苏梗、竹茹和胃降逆;泄泻者加泽泻、薏苡仁祛湿止泻;高热者加葛根、柴胡解肌退热;肌肤痒甚者加蝉蜕、白鲜皮祛风止痒;若发热、口渴、恶心呕吐、泄泻、舌红苔黄者合葛根黄芩黄连汤解表清里,化湿和中。

2. 毒在气营证 治宜清气凉营,解毒祛湿,予清瘟败毒饮加减。常用药:黄连、黄芩、栀子、连翘、生石膏、知母、水牛角、生地黄、赤芍、牡丹皮、桔梗、玄参、甘草、竹叶。偏于湿重者去知母、生地黄,加藿香、滑石、石菖蒲清热利湿;大便秘结者加生大黄、玄明粉泻热通便;腹胀满者加枳实、厚朴理气除胀;口渴喜饮者加麦冬、芦根养阴生津,烦躁不安者加淡豆豉、莲子心清心除烦;瘙痒重者加白鲜皮、地肤子祛风止痒。

3. 气阴两伤证 治宜益气健脾,养阴生津,予生脉散加味。常用药:党参、白术、山药、麦冬、五味子、玉竹。余邪留恋,低热反复者加地骨皮、青蒿滋阴退热;食欲不振者加焦山楂、焦神曲、炒麦芽和胃消食。

（二）分证论治新说

近年来,有一些学者提出了新的分型治疗方法,代表如下:

1. 分阶段论治 马羽萍等把手足口病分为三个阶段:普通病例病程的第一阶段,处于表证期,中医证候主要归类为温热夹湿,郁阻肺卫证,治宜轻清宣泄,配合芳香化湿,予银翘散化裁;普通病例病程的第二阶段,处于里证期,中医证候主要归类为肺脾湿热证和湿热郁蒸证。肺脾湿热证,治宜清热解毒,化湿透邪,予甘露消毒丹化裁,湿热郁蒸证,治宜清气凉营,解毒化湿,予清瘟败毒饮化裁;重症病例中医证候主要归类为热毒动风证,治宜解毒清热,息风定惊,予羚羊钩藤汤化裁。

2. 脏腑论治 卢有亮等认为手足口病涉及心、肺、脾等多脏,又以脾为中心。根据寒热虚实不同,分为脾胃湿热、湿热并重型,治疗以祛邪为主,治宜清热利湿解毒;脾虚湿聚型,治疗以健脾为主,治宜健脾化湿、理气和中;心脾蕴热、阴虚火旺型,此型在急性期多表现为风邪犯肺、心脾蕴热,治宜清热解毒,凉血祛湿;在恢复期多表现为脾胃失运、阴虚火热,治宜清热解毒,凉血祛湿。

3. 分期论治 王雪峰等把手足口病分为前驱期、发疹期、恢复期。前驱期多为风热表证,采用清热解毒、疏风解表法,予银翘散加减; 发疹期采用清热除湿法,予清瘟败毒饮加减; 恢复期采用滋阴运脾除湿法,予沙参麦冬汤合四君子汤加减。

4. 体质从化论治 杨华升等认为手足口病的发病、临床转归与感染者体质密切相关。手足口病时邪具有热、湿之邪致病特点,侵袭人体后其转归与体质从化有很大关系,"实则随阳化、随燥化而归阳明,虚则随阴化、随湿化而归太阴"。危重症从阳化风,从阳明胃传于上焦心肺,发为神昏、喘脱,甚则咳粉红色血水者死不治; 从阴化湿,表现为口噤、四肢牵引拘急、痿证等。治疗上从热化则早用通腑泄热,从湿化则早用祛湿通络。

二、其他疗法

(一)中成药

1. 小儿热速清口服液 用于邪犯肺脾证。
2. 黄栀花口服液 用于湿热毒盛证。
3. 热毒宁注射液 用于湿热毒盛证。
4. 安宫牛黄丸 用于邪陷心肝证。

(二)涂敷疗法

1. 西瓜霜涂搽于口腔内疱疹、溃疡局部,1日1~2次。用于手足口病口腔疱疹,或破溃处。
2. 冰硼散吹敷口腔疱疹处,1日1~2次。用于手足口病口腔疱疹,或破溃处。
3. 康复新液喷于咽颊部,每次2喷,1日3次。用于手足口病口腔疱疹,或溃疡处。

(三)中药熏洗

苦参20g、蛇床子15g、徐长卿20g、地肤子20g,装入纱布袋后,倒入1000ml开水,置于中药熏蒸仪中,先熏蒸5分钟,然后将剩余药液外洗患部,1天2次。

(四)点灸法

主穴:大椎、肺俞、曲池、尺泽、关元、气海、足三里、三阴交。发热加风池、少商; 咽痛加合谷、天突; 皮疹或疱疹加血海、少商、商阳。使用点灸笔隔药纸每穴点灸24次,以局部皮肤红润为度,每天2次。适用于手足口病普通型。

【研究发展思路】

一、规范与标准

(一)中医诊疗指南

2012年,中华中医药学会发布了《中医儿科常见病诊疗指南》(以下简称《指南》),该指南在系统文献检索的基础上,进一步采用Delphi法对18岁以下人群的手足口病的诊断、辨证、治法、方药等方面进行了专家问卷调查,并通过专家讨论会形成了专家共识,制订了手足口病的中医诊疗指南,提出了手足口病的诊断、辨证、治疗建议。诊断应根据接触史、临床表现、实验室检查等手段综合考虑,将其分为常证和变证,其中常证分为邪犯肺脾证、湿热毒盛证、心脾积热证,变证分为邪陷心肝证、邪伤心肺证、邪毒侵心证、湿热伤络证,共7个证型进行论治,并详细介绍了清热解毒口服液、小儿热速清口服液、黄栀花口服液、蒲地蓝消炎口服液、安宫牛黄丸、热毒宁注射液、喜炎平注射液等中成药,及灌肠、漱口、针灸疗法,便于临床推广应用。

（二）疗效评价标准

1. 综合疗效评定标准 参照《现代中医儿科学》制定标准如下：

（1）治愈：手足及躯干部皮疹消退,口腔疱疹或溃疡愈合,无发热、鼻塞、咳嗽等症。

（2）有效：口腔溃疡减轻,手足及躯干皮疹明显消退,其他症状得到改善。

（3）无效：皮疹消退不明显,发热不退或合并皮肤及口腔感染。

2. 中医证候疗效评定 中医证候疗效评价多根据《症状体征分级量化标准》,按照尼莫地平法分级,分为痊愈（减少率≥95%）、显效（减少率≥70%）、有效（减少率≥30%）、无效（减少率<30%）。

二、临床研究

小儿手足口病的临床研究除辨证分型论治外,还包括以下几方面：

1. 专方治疗 临床中有诸多学者以专方加减治疗手足口病,如杨璞叶等采用清热化湿、凉血解毒之连紫汤直肠滴入治疗小儿手足口病60例,与干扰素组、连紫汤口服组对照,显效率分别为78%、58%、47%,有效率分别为19%、35%、45%,总有效率优于对照组,提示连紫汤直肠滴入疗法优于干扰素和连紫汤口服给药方法且无明显副作用。曲宝慧等采用清热解毒、宣肺育阴、凉营透疹之柴芩石膏汤口服,配合西医常规综合治疗手足口病患者102例,与单纯西医常规综合治疗手足口病患者107例进行对照,结果显示治疗者总有效率优于对照组（$P<0.01$）,在体温复常时间、再次发热峰值个数、布洛芬用药次数方面均优于对照组（$P<0.01$）,治疗组住院天数优于对照组（$P<0.05$）,治疗组未见转化为危重型的病例,未发现不良反应和副作用,对照组8例转化为危重症,提示柴芩石膏汤对手足口病退热作用确切,可减少危重症发生,缩短治疗时间,减少患者费用。张静等采用清气凉营,解毒利湿之甘露消毒丹联合利巴韦林静滴治疗危重型手足口病患儿60例,与单纯应用利巴韦林静滴进行对照,结果显示治疗组总有效率93.3%,对照组75%,两组比较差异有统计意义（$P<0.05$）,治疗组在发热、皮疹、口腔疱疹消退时间,精神、食欲好转时间明显短于对照组,差异均有统计意义（$P<0.05$）。何胜尧等采用清泄心脾,泻火解毒之加味泻黄散治疗小儿手足口病普通型67例,与对照组62例观察比较发现,治疗组总有效率95.5%,对照组89.2%,差异有统计学意义（$P<0.05$）,治疗组在退热时间、皮疹消退时间、疱疹消退时间等方面均优于对照组（$P<0.01$）。成汉坤采用疏风清热、宣肺透疹、解毒化湿之清解透表汤配合常规治疗小儿手足口病患儿45例,与常规治疗进行对比,结果显示治疗组总有效率95.56%,明显优于对照组62.22%,差异有统计学意义（$P<0.01$）,治疗组患儿体温恢复时间、疱疹愈合时间、住院时间及皮疹消退时间少于对照组,差异有统计学意义（$P<0.05$）。

2. 专药治疗

（1）贯众：味苦、性寒,归肝、脾经。具有清热解毒、凉血止血等功效。实验证明贯众对柯萨奇A组病毒不但有直接灭活作用,而且对于吸附于细胞表面和进入细胞内的病毒都有抑制作用。贯众有小毒,主要作用于消化系统和中枢神经系统,大剂量时可损害视神经,引起失明,大脑白质也可受损。常用量4.5~9g/d。脾胃虚寒者慎用。

（2）穿心莲：味苦、性寒,归心、肺、大肠、膀胱经。具有清热解毒,凉血消肿,燥湿等功效。其主要有效成分是穿心莲内酯磺化物,实验研究证实穿心莲内酯磺化物治疗EV71动物模型效果显著,可抑制感染细胞的病变,对感染乳鼠体重、生存率、症状缓解有明显的保护效果,可抑制感染乳鼠脑和肌肉的病毒复制,降低乳鼠组织中炎性因子水平,提高免疫细胞水平,减轻病理损伤程度。常用量6~9g/d。脾胃虚寒者慎用。

（3）大黄:味苦、性寒,归脾、胃、大肠、肝、心包经,具有泻下攻积、清热泻火、凉血解毒、逐瘀通经等功效。通过在EV71感染的人横纹肌肉瘤细胞的不同时间点加入大黄提取物芦荟大黄素,通过空斑减数实验观察抗EV71病毒作用,研究结果显示芦荟大黄素与人横纹肌肉瘤细胞预处理能抑制EV71复制,通过诱导α干扰素的表达发挥抗病毒作用。常用量3~9g/d。脾胃虚寒者慎用。

（4）黄连:味苦、性寒,入心、肝、胃、大肠经。具有清热燥湿、泻火解毒等功效,用于治疗手足口病具有显著疗效。现代研究发现,黄连有抗柯萨奇病毒作用,可作为湿热毒盛证的首选药。常用量3~6g/d。体虚者慎用。

（5）白鲜皮:味苦、性寒,入肺、脾、胃经。具有清热燥湿、祛风解毒等功效。《药性论·白鲜皮》言:"治一切热毒风,恶风,风疮,疥癣赤烂。"实践证明,本品用治手足口病也有较好的疗效。常用量9~15g/d。脾胃虚寒者忌服。

三、基础研究

（一）动物模型研制

手足口病动物模型可分为小鼠模型和非人灵长类模型。

1. 小鼠模型　①将驯化毒株通过静脉、髓内、腹腔等感染途径接种1~7日龄的小鼠建立的EV71感染模型,可出现病毒血症,并且可以致死,然而在中枢神经系统病毒滴度较低,不能模拟人类感染的临床表现。②非肥胖型糖尿病/重度联合免疫缺陷转基因小鼠（NOD/SCID）模型,由于其NK细胞活性较低,相较于正常小鼠可以更长时间感染EV71病毒,因此可以作为EV71病毒感染模型。尽管能够利用这种模型研究疫苗接种后的体液免疫反应等,IFN受体缺陷小鼠还是不能够模拟人类EV71感染后的神经和心肺重症。③向小鼠体内导入人类的EV71病毒受体将是获得高效模仿人类EV71感染的小鼠模型的有效手段。日本两个研究组报道的EV71病毒的两种受体,包括P-选择素糖蛋白配体1（PSGL-1）和清道夫受体B2（SCARB2）,已在细胞水平被证明,而且通过原核注射转入SCARB2受体后建立的转基因小鼠模型已被证明能够更好地模拟EV71在人类中的感染,并且其感染特性具有可遗传性,从而能够获得更稳定的实验结果。

2. 非人灵长类模型　食蟹猴和恒河猴等非人灵长类在通过口服、皮下接种或脊髓、脑内接种等方式均可感染EV71。通过髓内或者静脉接种EV71,食蟹猴除了表现出病毒血症,还可出现震颤、共济失调和脑水肿等症状。也有研究尝试通过口服方式建立EV71感染的食蟹猴模型,血液中病毒滴度也见升高,并且经组化分析,脊髓、脑干、小脑皮层、齿状核和大脑中均有病毒抗原表达,证明了EV71对中枢神经系统的侵染。但它仍缺乏心力衰竭和肺水肿的表现,而这些在EV71感染人类中正是重要的致死原因。由于非灵长类模型的成本较高,其在EV71致病机制研究和疫苗评估中的应用受到限制。

（二）中药作用机制研究

1. 体外抗病毒研究　实验表明传统中药显示出直接或间接的抗病毒活性,且药源广泛。

Chiang等利用人纤维原细胞培养病毒,使用XTT法测定升麻葛根汤(SMGGT)细胞毒性。结果表明,无论是提前给予还是病毒感染后给予,SMGGT均有显著抑制EV71病毒引起细胞病变的作用。初步作用机制研究提示,SMGGT能抑制病毒的黏附和入侵。在其发挥作用中,既没有病毒诱导的干扰素产生,也没有原发性的干扰素产生,因此推断SMGGT具有直接的抗病毒活性,并非通过干扰素介导。贺又舜等用甘露消毒丹煎剂进行体外抗病毒试验,分别观察甘露消毒丹全方、甘露消毒丹残Ⅰ方(藿香、白蔻、薄荷、石菖蒲)、甘露消毒丹残Ⅱ方(黄芩、连翘、射干、川贝、茵陈蒿、滑石、木通)、甘露消毒丹加味方(全方加板蓝根、大青叶)对柯萨奇病毒的抑制指数及对TCID50的影响,结果表明四者均能抑制柯萨奇病毒在培养细胞内的复制,甘露消毒丹全方水煎液对柯萨奇病毒(Cox-B2、B3、B4)在培养细胞中的增殖量有明显的抑制作用。除此之外单味中药如贯众、紫花地丁、大黄、板蓝根、黄芪等具有明显的抗柯萨奇病毒A16、柯萨奇病毒B1、B3、B4的作用。

2. 对免疫系统的调节作用 实验研究证明清热解毒药与芳香化浊药物具有较强的抗病毒作用。其机制除了直接抗病毒外,还可以通过以下三方面发挥作用:①通过提高干扰素(IFN)的效价来增加抗病毒作用。②刺激细胞分泌白介素-2(IL-2)。IL-2主要是受抗原与T细胞受体结合的刺激之后由辅助T细胞分泌的T细胞生长因。IL-2同淋巴细胞上的IL-2受体结合导致这些细胞增生,增强淋巴因子分泌,提高其他生长因子膜受体的表达。IL-2对T细胞的这些生物效应扩展到巨噬细胞、激活的B细胞、天然杀伤细胞(NK)、LAK细胞等,从而发挥抗病毒等一系列的治疗作用。③通过增强NK活性,以发挥抗病毒效应。NK对靶细胞的杀伤活性虽无特异性,但对病毒感染细胞有一定的识别作用。一般在病毒感染早期,病毒诱导产生的IFN可激活和诱导NK细胞活性,阻止病毒的扩散和增殖。

四、发展思路

目前西医对手足口病无特异的治疗方法,临床主要是对症治疗。发热时可以用温水擦浴等物理降温,也可以给予安乃近滴鼻或口服退热剂等。口腔疱疹可用盐水擦拭口腔,外用西瓜霜喷剂或双料喉风散。手足疱疹可以外涂龙胆紫,手足丘疹可以外涂炉甘石洗剂等。但有严重合并症病例,则应采用中西医结合方法积极治疗。

中药治疗手足口病,无论是辨证论治,还是固定方剂加减治疗,疗效显著,无明显副反应,本病流行期间给易感儿口服抗病毒中药煎剂,可有效防止流行。但也存在一些问题:①手足口病的诊断标准尚不明确,在流行期,有些非典型病例只有感冒症状而无皮疹及口腔黏膜疹,容易漏诊误诊,需借助流行病学以及实验室方法辅助诊断。②临床疗效判定标准不统一,横向缺乏可比性。今后应规范对本病的诊疗标准,以利对本病的临床观察及科研,从而更好地发挥中医治疗的优势。③现有文献报道亦多为临床总结或经验总结,缺乏前瞻性研究和理论探讨,总结中部分结论带有推测性。④对其并发症研究不够。近两年,EV71流行引起的肌阵挛、脑炎、急性弛缓性麻痹、心肺衰竭、肺水肿等严重并发症的临床报道还少,亟待加强研究。⑤患儿患本病后易出现拒食、流口水、哭闹不寐等症,要注意患儿的休息和护理,常规用具要消毒。综上所述,中医药防治小儿手足口病通过不同的治法,作用于诸多环节,有一定的优势,但对其严重并发症的辨证论治方法还需要积累经验,加强研究。

参 考 文 献

[1] 陈建,王晓鸣,陈婉姬,等. 从湿热论治儿童手足口病的回顾性队列研究. 中华中医药杂志,2000,(6):19.

[2] 李伟伟,余婧,韩娟,等. 从湿温病论治小儿手足口病. 辽宁中医杂志,2009,36(12):2109.

[3] 聂凡,李惠涓,袁虹,等. 手足口病证治规律的初步探讨. 深圳中西医结合杂志,2011,21(6):329.

[4] 中华人民共和国卫生部. 手足口病诊疗指南2010. 国际呼吸杂志,2010,30(24):1473-1475.

[5] 张士卿,张弢. 从中医运气学说谈小儿手足口病的发病与治疗. 中医儿科杂志,2009,5(5):1.

[6] 马羽萍,郭雅玲,康立,等. 手足口病1155例中医临床特征分析. 环球中医药,2012,5(3):206.

[7] 卢有亮,林暄,张泽钦. 中医从脾论治小儿手足口病. 光明中医,2009,24(4):722.

[8] 王雪峰. 手足口病的中医药预防与治疗. 中国实用儿科杂志,2009,24(6):421.

[9] 杨华升,杨薇,李娜,等. 体质从化理论在诊治手足口病中的应用. 环球中医药,2012,5(4):247.

[10] 张国梁,李泽庚,尚莉丽,等. 手足口病局部用药治疗概况. 中医药临床杂志,2010,22(7):585.

[11] 汪希珂,刘征. 康复新液佐治小儿手足口病疗效观察. 中国误诊学杂志,2009,9(6):1313.

[12] 杨映,黄建亭,黄建群. 中药熏洗联合穴位贴敷佐治小儿手足口病140例临床观察. 中医儿科杂志,2015,11(3):60.

[13] 杨骏,储浩然,程红亮,等. 点灸治疗小儿手足口病普通型临床研究. 中医药临床杂志,2013,25(6):491.

[14] 中华中医药学会. 中医儿科常见病诊疗指南. 北京:中国中医药出版社,2012年.

[15] 江育仁,朱锦善. 现代中医儿科学. 上海:上海中医药大学出版社,2005.

[16] 杨璞叶,任晓芳,孔阳,等. 连紫汤直肠滴入治疗小儿手足口病59例. 陕西中医,2013,34(7):783.

[17] 曲宝慧,杨朝晖,秦承志,等. 柴芩石膏汤治疗Ⅱ期手足口病退热疗效观察. 山东中医杂志,2015,34(5):341.

[18] 张静,李春丽,侯红丽. 甘露消毒丹加味治疗危重型手足口病患儿60例疗效观察. 中医儿科杂志,2015,11(2):34.

[19] 何胜尧,吴仙娜,李秀兰,等. 加味泻黄散治疗小儿手足口病疗效观察. 内蒙古中医药,2015,(5):30.

[20] 成汉坤. 清解透表汤治疗小儿手足口病的疗效观察. 中医临床研究,2015,7(8):60.

[21] 杨洁,刘萍,武晓玉. 5种中药提取物体外抗病毒药效学研究. 军医进修学院学报,2007,28(5):375.

[22] 刘江宁,张连峰. 人肠道病毒71型动物模型研究进展. 中国实验动物学报,2010,18(3):85.

[23] Chang JS, Wang K C, Chiang L C. Sheng-Ma-Ce-Cen-Tang inhibited enterovirus 71 infection in human foreskin fibroblast cell line. J Ethnopharmacol,2008,119:104.

[24] 贺又舜,伍参荣,赵国荣,等. 甘露消毒丹对柯萨奇病毒体外抑制作用的实验研究. 中国中西医结合杂志,1998,18(12):737.

[25] 贺又舜,赵国荣,胡建中,等. 甘露消毒丹对小鼠IFN、NK及IL-2影响的研究. 中国实验方剂学杂志,1999,5(3):9.

（李燕宁）

第四节　流行性腮腺炎

　　流行性腮腺炎是由腮腺炎时邪(腮腺炎病毒)引起的呼吸道传染病。临床以单侧或双侧耳下腮部漫肿疼痛为特征,中医学称本病为"痄腮"。我国在《传染病防治法》中将流行性腮腺炎列为丙类传染病。全国2010—2012年流腮报告发病率分别为22.3963/10万、33.8863/10万、35.5897/10万,3年的报告发病率均位居当年法定传染病报告发病率的前6位,丙类传染病的前3位。目前世界上已有100多个国家与地区将腮腺炎减毒活疫苗列入国家免疫规划。由于疫苗的使用,流行性腮腺炎发病率明显下降。本病一年四季均可发病,4~7月和11月至次年1月为发病高峰。任何年龄均可发病,但以学龄前及学龄期儿童为多见,2岁以下小儿很少罹患,无免疫力的成人也可发病。年龄分布<15岁流腮病例分别占当年总病例数的91.58%、90.93%、90.27%。5~7岁发病率分别为186.32/10万、312.10/10万、310.37/10万。

本病传染性较强,易在儿童集体机构发生流行。流行性腮腺炎患者及隐性感染者为本病传染源。主要通过空气飞沫传播,唾液污染食物、食具和玩具也可以传播。感染后可获持久免疫力。本病大多预后良好。年长儿可见睾丸肿痛(男孩并发睾丸炎)、少腹疼痛(女孩并发卵巢炎);年幼体弱儿发病,可并见神昏、抽搐(并发脑炎),病情多危重。

本病属病毒传染性疾病,目前缺乏有效抗病毒西药,故西医学对本病的治疗主要是对症治疗。中医中药对本病主要以辨证论治与内外兼治结合,具有明显的疗效,且副作用少,在促进消肿、减轻疼痛、治疗并发症方面均有明显的优势。

【历代文献述要】

本病中医称"痄腮",首见于金代窦杰《疮疡经验全书·痄腮》:"痄腮,毒受在耳根、耳聤,通于肝肾,气血不流,壅滞颊腮,是风毒症。"不仅提出了病名,并对痄腮的确切部位、病因及发病机制进行了论述,为后世医家认识本病奠定了基础。在历代医书中还有鹭鸶瘟等不同的病名。明代王肯堂《证治准绳·疡医·发颐》指出:"或问腮脸生毒何如? 曰: 此名腮颌发,肌肉浮而不着骨者名痄腮,俱属阳明风热所致。"清代高秉钧《疡科心得集·辨鹭鸶瘟耳根痛异证同治论》说:"夫鹭鸶瘟者……生于耳下,或发于左,或发于右,或左右齐发。初起形如鸡卵,色白濡肿,状若有脓,按不引指,但酸不痛,微寒微热,重者或憎寒壮热,口干舌腻。初时则宜疏解,热甚即用清泄,或夹肝阳上逆,即用息风和阳。此证永不成脓,过一候自能消散。"以上论述明确地指出了痄腮的临床特征,并且指出永不成脓是痄腮的特点,这也是本病与发颐的主要区别所在。

关于痄腮的病因病机,隋代巢元方《诸病源候论·小儿杂病诸候·马痹候》谓:"风热毒气客于咽喉、颌颊之间,与气血相搏,结聚肿痛。"元代曾世荣《活幼心书·明本论·风毒》说:"毒气蓄于皮肤,流结而为肿毒……多在腮颊之间,或耳根骨节之处。"明代陈实功《外科正宗·杂疮毒门·腮》说:"腮乃风热,湿痰所生,有冬温后天时不正感发传染者多。"明代吴又可《广瘟疫论·表证·耳旁肿》指出:"时疫耳旁肿,乃少阳风热。"清代高秉钧《疡科心得集·辨鹭鸶瘟耳根痛异证同治论》:"夫鹭鸶瘟者,因一时风温偶袭少阳,脉络失和。"提出了痄腮的病因、病机、病位,至今仍指导儿科临床。

历代关于痄腮治法方药的论述也非常丰富。如金代李杲立"普济消毒饮"(《东垣试效方》)一方,一直沿用至今。明代陈实功《外科正宗·杂疮毒门·腮》说:"两腮肿痛,初发寒热,以柴胡葛根汤散之,外敷如意金黄散。"清代雷丰《时病论·温病》说:"温热之毒,协少阳相火上攻,耳下硬肿而痛……速当消散……宜内服清热解毒法。"清代何廉臣《重订广温热论·温热总论·论暑热兼症疗法》其六兼毒云:"温毒痄腮及发颐初起咽痛喉肿,耳前后肿,颊肿,面正赤;或喉不痛,但外肿:甚则耳聋,口噤难开,俗名大头瘟、虾蟆温者是也。加减普济消毒饮主之,或用代赈普济散,一日五六服,或咽下,或含漱最效……若热毒炽盛,神昏谵语者,必须清凉解毒,芳香宣窍,如伍氏凉血解毒汤、费氏清火解毒汤之类,加瓜霜紫雪丹主之……此症凡用疏散,须防化燥,必佐苦寒甘凉以清火救津也。凡用清凉,须防冰伏,必佐活血疏畅,恐凝滞气血也。"唐代孙思邈《华佗神医秘传·华佗外科秘传》华佗治疰腮神方云:"腮间突然肿起,系属风热之症。可用野菊花叶捣烂,四周敷之,其肿自消,或以蜗牛同面研敷之,亦有效。"

【病因病机研究】

一、病因病机概述

引起流行性腮腺炎的原因为感受腮腺炎病毒,中医学认为是风温邪毒从口鼻而入,病变部位在足少阳胆经和足厥阴肝经。由于口鼻乃肺胃之门户,足阳明胃经起于鼻之交頞中,从鼻出循鼻外入上齿,还出夹口,下承浆,循颊车,至耳前,与胆经相合;足少阳胆经起于目外眦(瞳子髎穴),上抵头角,下耳后,出耳前,络肝属胆。风温邪毒由口鼻而入于肺胃,蕴结少阳经脉,气血壅滞不散,则耳下腮部肿痛。

(一)邪犯少阳

风温邪毒从口鼻而入,首犯肺卫。肺卫失宣,卫阳郁遏,故初起可见发热、恶寒、头痛、咽痛等肺卫表证。耳下腮部为足少阳胆经循行之处,邪入少阳,致使少阳经脉失和,气血郁滞,运行不畅,凝聚局部则腮部疼痛,甚至咀嚼不便;风温邪毒壅阻少阳经脉,以致表里失和,开合失司,则恶寒发热;足少阳之脉起于目外眦上行至头角,邪郁不解,可伴有头痛。若热毒较重,由表入里,壅阻少阳之络,则壮热烦躁、腮肿坚硬。

(二)热毒壅盛

若感邪较重,或素体虚弱,正不胜邪,邪从火化。毒热炽盛,壅阻少阳经脉,气血凝滞,则致腮部胀甚疼痛,坚硬拒按,张口咀嚼不便;热毒炽盛,则高热不退;邪热扰心,则烦躁不安;热毒内扰脾胃,则致纳少,呕吐;热邪伤津,则致口渴欲饮,尿少而黄。

手足少阳相通,又少阳与厥阴互为表里,若热毒炽盛,则内陷手足厥阴,热极生风,神明扰乱,出现高热、抽搐、昏迷;足厥阴肝经,起于足大趾内侧大敦,循腿之内侧上行,绕阴股,入毛中,过阴器,抵少腹,与足少阳胆互为表里。若邪毒循经下行,积热郁滞,可致少腹疼痛,睾丸肿痛;又足厥阴之脉布两胁,循少腹,邪入脘腹,而致脘腹疼痛。

由于受邪轻重不同,所以病情转归有异,受邪轻者,仅温毒在表,邪易外达。受邪重者,则温毒入里,热毒蕴结,若热毒炽盛,则内陷心肝;邪毒移于肝经,则引睾窜腹。

二、病因病机新论

近年来,关于流行性腮腺炎的发病提出了新的理论:张轩等根据中医五运六气理论,利用北京地区1990—2004年15年间的流行性腮腺炎发病数据和1987—2004年18年间的气象数据,进行Spearman相关分析和多元逐步回归分析。结果发现流行性腮腺炎发病与当年及前三年的气候变化均具有相关性,在一定程度上验证了运气理论,尤其是"三年化疫"理论中关于传染病发病与前期气候相关的论述。

【临证思维】

一、诊断

流行性腮腺炎的诊断思路包括3个步骤：应首先判断有否腮腺肿大并发热；若有腮腺肿大并发热，应进一步确定腮腺肿大的特点；尽可能确定流行性腮腺炎的病情，为正确地治疗及判断预后提供依据。诊断依据包括以下几方面：

1. 病史　未接种流行性腮腺炎疫苗；发病前2~3周有接触史。

2. 临床表现　发病初期可有发热、头痛、咽痛。腮腺以耳垂为中心非化脓性肿大，向前、后、下方扩大，边缘不清，表面皮肤不红，触之疼痛，有弹性感。常一侧先肿大，对侧亦可出现肿大。同侧腮腺管口可见红肿，或同时有颌下腺、舌下腺肿大。腮腺局部胀痛和感觉过敏，张口或咀嚼时更明显。可并发脑膜脑炎、睾丸炎、卵巢炎、胰腺炎等。

3. 实验室检查

（1）血常规检查：血白细胞总数正常或稍增高，淋巴细胞相对增高。

（2）血清和尿液中淀粉酶测定：90%患儿早期血清和尿淀粉酶增高。淀粉酶增高的程度常与腮腺肿胀程度相平行。无腮腺肿大的脑膜炎患者，血和尿中淀粉酶也可升高。血脂肪酶增高有助于胰腺炎的诊断。

（3）病原学检查：从患儿唾液、脑脊液、尿或血中可分离出腮腺炎病毒。用ELISA法检测患者血清中腮腺炎病毒特异性IgM抗体，可以早期快速诊断，用于1个月内未接种过腮腺炎减毒活疫苗者。用PCR技术检测腮腺炎病毒RNA，可明显提高可疑患者的诊断率。疑有脑膜脑炎者可做脑脊液检查。

二、鉴别诊断

1. 化脓性腮腺炎　本病多见于成人，腮腺肿大多为一侧；局部疼痛剧烈，拒按，红肿灼热明显；成脓时局部有波动感，按压腮部可见口腔内腮腺管口有脓液溢出；无传染性，常继发于猩红热、伤寒等细菌感染性疾病之后；血白细胞总数及中性粒细胞增高。化脓性腮腺炎属于中医"发颐"的范畴，所谓"颐"的部位是指下颌、面颊、腮一带的部位，其部位比腮要广泛得多，故发颐应包括了西医学的化脓性腮腺炎、齿槽囊肿、下颌骨髓炎。正如《医宗金鉴·外科心法要诀·发颐》所云："此证又名汗毒……由伤寒发汗未尽，或疹形未透，壅积而成……肿痛日增，势必溃脓。"

2. 其他病毒性腮腺炎　流感病毒、副流感病毒、巨细胞包涵体病毒、艾滋病毒等都可引起腮腺肿大，对再次发生腮腺炎的病例，应作抗体测定，如为阴性，应考虑其他病毒引起的腮腺炎，可依据病毒分离加以鉴别。

3. 急性淋巴结炎　耳前、颈部、颌下淋巴结炎，有时易与腮腺炎、颌下腺炎相混淆，应注意鉴别。急性淋巴结炎属中医学的"痰毒"范畴，其部位不以耳垂为中心，以颌下臖核肿大为主，肿胀的性质以边缘清楚、质地坚硬、红肿热痛、可化脓，有急性中耳炎、头面或扁桃体炎等原发感染病灶，腮腺管口无红肿，周围血常规白细胞总数及中性粒细胞增高。

三、辨证思路与方法

疹腮为外感温热病的一种,具有外感热病的一般特点,耳下腮部漫肿疼痛伴发热是其最基本的临床特征。临证时须根据主诉与接触史,结合全身症状,以经络辨证为主,根据全身及局部症状,以区别常证、变证。常证以少阳经脉病变为主,有轻、重之别。轻证属温毒在表,以轻微发热、恶寒、咽痛、腮部肿胀略痛、触之不硬为特点;重证因热毒炽盛,蕴结于内,故初起即见高热烦躁、头痛呕吐、口渴引饮、腮部肿痛剧烈、触之坚硬、张口困难等;变证病在少阳、厥阴两经,临床表现除腮部肿痛外,属邪陷心肝者,伴见高热、神昏、项强、肢抽等;属邪毒内窜睾腹者,则见睾丸肿痛,或脘腹、少腹疼痛等。此外尚应根据病程、全身症状、腮肿程度以辨别邪正消长情况而定各期(邪盛初期、极期、恢复期)辨邪正消长盛衰,邪盛初期病程较短、腮肿初起,邪盛极期腮肿明显,恢复期腮肿逐渐消退。

(一)辨常证与变证

1. 常证

(1)温毒在表证:轻微发热恶寒,一侧或两侧耳下腮部漫肿疼痛,触之痛甚,咀嚼不便,或有头痛、咽红疼痛、纳少,舌质红,苔薄白或薄黄,脉浮数。本证见于疹腮初起,或感邪较轻者。以轻微发热,耳下腮部肿痛,咀嚼不便,全身症状不著为特征。

(2)热毒蕴结证:高热,一侧或两侧耳下腮部漫肿胀痛,范围大,坚硬拒按,张口咀嚼困难,或有烦躁不安,面赤唇红,口渴欲饮,头痛呕吐,咽红肿痛,颌下肿块胀痛,纳少,尿少而黄,大便秘结,舌质红,舌苔黄,脉滑数。本证为疹腮重证,由邪毒化火,热毒炽盛,蕴结于里所致。以高热、烦躁、口渴、头痛、耳下腮部漫肿疼痛,坚硬拒按,张口咀嚼困难为特征。

2. 变证

(1)邪陷心肝证:高热不退,耳下腮部漫肿疼痛,坚硬拒按,头痛项强,烦躁,呕吐剧烈,神昏嗜睡,反复抽搐,舌红,苔黄,脉弦数。本证由热毒壅盛,内陷厥阴所致。以腮部漫肿疼痛加重,高热、头痛、呕吐、项强、嗜睡,甚或神昏、抽搐为特征。

(2)毒窜睾腹证:腮部肿胀或腮肿渐消时,一侧或双侧睾丸肿胀疼痛,或脘腹疼痛,少腹疼痛,痛时拒按,或伴发热、呕吐,溲赤便结,舌红,苔黄,脉数。本证由邪毒内窜足厥阴肝经所致。以腮部肿胀或消退后,出现睾丸肿胀疼痛,或少腹、脘腹疼痛为特征。

(二)辨轻证与重证

(1)轻症:见于流行性腮腺炎初期,有发热、全身不适、纳差、恶心等症,即是邪犯于表又迫于里的证候,邪毒不解壅结少阳经络则见耳垂为中心的腮部肿胀热痛。

(2)重症:见于流行性腮腺炎除上述症状体征外,突然出现壮热、头痛项强,舌红绛,或可出现睾丸肿痛或神昏惊厥等变证。

【治疗研究】

一、分证论治

(一)分证论治概述

本病治疗以清热解毒,软坚散结为基本法则。温毒在表以疏风清热为主,热毒蕴结以清热解毒为先,但总须注重疏利少阳经脉。无论轻证、重证,都应佐以软坚散结之品,以期邪散毒解,壅滞疏通,肿消痛止之目的。出现变证者,又当施以开窍息风、清肝泻火、活血通络等法。本病治疗在内服药物的同时,配合外治疗法,有助于腮部肿胀的消退。常证温毒在表证疏风清热,散结消肿;热毒蕴结证清热解毒,软坚散结;变证邪陷心肝证清热解毒,息风开窍;毒窜睾腹证清肝泻火,活血止痛;毒结少阳证清泄热毒,和解少阳。

1. 温毒在表证　治宜疏风清热,消肿散结,予柴胡葛根汤加减。常用药:柴胡、黄芩、牛蒡子、葛根、金银花、连翘、板蓝根、夏枯草、赤芍、桔梗、甘草等。腮肿较著者,加丹参、青皮活血行气散结;咽喉红肿明显者,加马勃、玄参、射干清热利咽;纳差、呕吐明显者,加竹茹、陈皮清热和胃;表证明显者,加羌活、苏叶以解表。

2. 热毒蕴结证　治宜清热解毒,散结软坚,予普济消毒饮加减。常用药:柴胡、黄芩、黄连、连翘、升麻、板蓝根、蒲公英、挂金灯、玄参、夏枯草、陈皮、桔梗等。热盛者,加生石膏、知母、龙胆草清热泻肝;大便秘结,邪热炽盛者,加大黄、玄明粉通腑泄热,引邪外达;腮部肿胀甚,坚硬拒按者加海藻、昆布、牡蛎软坚散结,赤芍、牡丹皮凉血解毒,活血消肿。本证虽热毒炽盛,亟当清解,但须防冰伏遏邪。

3. 邪陷心肝证　治宜清热解毒,息风开窍,予清瘟败毒饮加减。常用药:栀子、黄连、连翘、板蓝根、生地黄、生石膏、牡丹皮、赤芍、玄参、钩藤、僵蚕、甘草等。加服紫雪丹清热息风、醒神开窍。头痛剧烈者加用龙胆草、石决明清肝泻火;恶心呕吐甚者加竹茹、代赭石降逆止呕;神志昏迷加服至宝丹;热甚者加羚羊角、黄连清热泻火;腮肿较著者,加夏枯草、郁金、地龙疏通壅滞;神昏明显者,加石菖蒲、郁金化痰开窍。

4. 毒窜睾腹证　治宜清肝泻火,活血止痛,予龙胆泻肝汤加减。常用药:龙胆草、栀子、黄芩、黄连、蒲公英、醋柴胡、川楝子、荔枝核、延胡索、桃仁、赤芍、青皮等。睾丸肿痛明显者,加青皮、乌药、延胡索、莪术理气消肿、活血止痛;伴见鞘膜积液者,加萆薢、车前子以利湿消肿;腹胀、少腹疼痛、便秘者,加大黄、枳壳、木香理气通腑;热盛者,加蒲公英、紫花地丁清热消痈;睾丸肿硬难消者,加胆南星、大贝母、炙百部化痰散结,牡蛎、昆布软坚散结,僵蚕、莪术、三棱活血通络。本证邪壅足厥阴肝经,热毒下窜,气血结聚,重在清泄肝胆、疏通经脉,以祛邪毒结滞,适当配以散结消肿之品,则毒散、经脉通畅,自然会达到消肿止痛之目的;热毒下窜,当用泽泻、车前子等分利之品顺势导邪外出。若睾丸坚硬难消者,乃属痰瘀结聚而成,当以活血消瘀、化痰软坚散结为主,适当配以疏通经络之品,使气行血行、气化痰化,有利于结聚之消退。女孩少腹胀痛者治同此法。

(二)分证论治新说

1. 和解少阳、清热解毒法　本病的病因系外感风温时毒之邪,内有积热蕴结,两者互结壅阻少阳经脉,郁而不散,结于腮部。采用和解少阳、清热解毒之法多以柴胡为少阳经主药,轻清升散疏邪透表,使半表之邪得从外宣;用黄芩清少阳之火使半里之邪得从内彻;半夏开痰结,散浊气;连翘、蒲公英、生甘草清热解毒,消痈散结;板蓝根、赤芍清热凉血消肿;桔梗为诸药之舟楫载之上行。和解少阳、清热解毒法的应用可使退热天数明显缩短,体温下降较平稳,缩短病程、减少并发症。

正如陆子贤《六因条辨·斑疹条辨》所说:"东垣制普济消毒饮,最为得当。其用芩、连苦寒降火,升、柴辛凉升阳,犹恐芩、连之苦寒直入肠胃,俱用酒炒,借以上行,且合升降之机,而成不易之法。更兼薄荷大力祛风,连翘、元参清热,蓝根、马勃解毒,桔梗、甘草载之上行,僵蚕引之入络。观此大方有巧手,非深于仲圣之心法者,不能臻此妙境也。"

2. 清热息风、活血散结法　腮腺炎系风温邪毒袭于少阳,络脉失和,风邪郁结于腮部而出现肿胀、疼痛。故以清热息风,活血散结法以达通络消肿止痛之功。

二、其他疗法

(一)敷贴疗法

1. 冰硼散　取本品3g,用少量冷开水拌湿后,敷于腮腺肿胀处,包扎固定,2日换药1次。对初起者能控制肿胀,已肿者可减轻肿胀疼痛,促使症状早日消退。

2. 六神丸　取本品6~8粒研细,用醋调成糊后外敷患处,1日数次。用于本病腮部肿胀者。

3. 双黄连粉针剂　取本品适量,加适量鸡蛋清调均涂敷患处,外用纱布包扎固定,1日换药2次,3天为1疗程。用于本病腮部肿胀者。

4. 如意金黄散　取本品适量,用醋调成糊状,外敷肿胀处,1日1次。用于本病腮部肿胀者。

5. 仙人掌外敷　取仙人掌鲜品适量,去刺,捣烂成糊状,外敷于患处,1日2次,当药汁蒸发干燥后及时更换新鲜药汁再敷。用于本病腮部肿胀者。

(二)壮医药线点灸

取角孙、翳风、颊车、列缺、合谷、风池、大椎穴,局部梅花穴(即按局部肿块的形状和大小,沿其周边和中心选取的一组穴位,呈梅花形)及耳尖穴。睾丸肿胀者加曲泉、太冲。医者右手拇、食指持药线的一端,露出线头1~2cm,将此线头在酒精灯上点燃,如有火焰则吹灭之,使线头有火星即可。随即将此火星对准穴位,每点灸一下即为1壮,每穴灸2壮。一般对腮腺一侧肿块采用梅花形点灸,即在肿块范围内点灸5~8壮,患侧耳尖点灸1壮,如双侧病则点灸双侧。1日灸1次,3日为1个疗程。用于本病腮部肿胀者。

(三)针刺合穴位注射

疼腮穴(耳垂下3分处),单侧发病取患侧穴位,两侧发病取双侧穴位,选用30号1寸毫针,常规消毒后,快速刺入穴位,深约5分,得气后,用泻法行针2~5分钟起针。

穴位注射药物:柴胡注射液2ml。取穴:曲池。常规消毒后,用5号针头刺入穴内,上下缓慢提插,得气后回抽无血,将药物缓慢注入。用于本病腮部肿胀者。

【研究发展思路】

一、规范与标准

(一)中医诊疗指南

2012年中华中医药学会发布了《中医儿科常见病诊疗指南》(以下简称《指南》),该指南在系统文献检索的基础上,进一步采用Delphi法对疼腮的诊断、辨证、治法、方药、预防护理等方面进行了2~3轮专家问卷调查,并通过两次专家讨论会形成了专家共识。2014年国家中医药管理局设立了《2014年中医药部门公共卫生服务补助资金中医药标准制修订项目》,由中华中医药学会,在中医临床诊疗指南制修订专家总指导组和儿科专家指导组的指导、监督下通过文献检索、文献评价及文献总结,两轮专家问卷调查,专家论证会,专家质量方法学评价和临床一致性评价,形成新的《中医儿科临床诊疗指南·流行性腮腺炎》修订稿,本指南提出了流行性腮腺炎的诊断、辨证、治疗、预防和调护建议。诊断根据病史、临床表现、实验室检查与鉴别诊断等方面综合考虑,辨证分为邪犯少阳证、热毒蕴结证、邪陷心肝证、毒窜睾腹证、毒结少阳证5个证型论治,并介绍了中成药,药物外治,针灸等疗法,适合中医科、儿科、传染病科等相关临床医师使用。

(二)中医临床路径

2012年,痄腮(流行性腮腺炎)被列为国家中医药管理局重点专科第三批优势病种,由全国中医儿科协作组完成了《痄腮(流行性腮腺炎)中医诊疗方案》(简称方案)及《痄腮(流行性腮腺炎)中医临床路径》(简称路径)的制订。在《方案》中,将中西医诊断分列,证候诊断分为邪犯少阳证与热毒壅盛证,增加了疗效评价标准,根据腮部疼痛、肿块范围、腮肿部位、颌下腺或舌下腺肿大以及发热的情况提出了《痄腮症状体征量化积分表》。在《路径》中,明确了痄腮(流行性腮腺炎)中医临床路径标准门诊流程,尤其对进入路径标准、治疗方案的选择、标准疗程时间、证候学观察项目、门诊检查项目、完成路径标准及变异情况的分析,均做了详细的说明,并制订了路径表单。在此基础上,在痄腮(流行性腮腺炎)协作组单位内进一步开展了临床路径的试点工作,进行了疗效评价总结,提出修订、完善建议,便于推广应用。

(三)疗效评价标准

对本病的疗效评定方法研究比较缺乏,《中医儿科病证诊断疗效标准》(ZY/T001.4-94)对痄腮的疗效主要从体温、腮肿及有无并发症进行评定,但缺乏客观、科学、系统且体现中医药优势的疗效评定标准,2012年国家国医药管理局重点专科的临床路径中增加了疗效评价标准,根据腮部疼痛、肿块范围、腮肿部位、颌下腺或舌下腺肿大以及发热的情况提出了《痄腮症状体征量化积分表》,对评价疗效的客观性方面有了初步的进展。

二、临床研究

流行性腮腺炎的临床研究除辨证分型论治外,还包括以下几方面:

1. **专方治疗**　应用中医药或中西医结合治疗流行性腮腺炎的临床报道较多,证实了中医药对于本病的良好疗效。不少临床研究结果表明,在对于流行性腮腺炎的治疗方面,中医药有着明显的特色和优势。

吕晓武等通过临床对照研究,观察采用自拟两样膏(组成:大黄、黄连、黄柏、大青叶、乳香、五倍子、没药、樟脑、冰片、麝香、胆矾、芒硝等)的中医内外合治的优化方案,从症状缓解、并发症、治愈时间、治疗成本等方面综合分析。将160例流行性腮腺炎患儿随机分为A、B、C、D4组(每组40例),A组给予利巴韦林和炎琥宁静脉滴注治疗,B组在A组治疗的基础上加普济消毒饮加减口服,C组在B组治疗的基础上加两样膏外敷腮腺肿大处,D组采用普济消毒饮加减口服加两样膏外敷。结果D组治疗后在主要症状、并发症、治愈时间及治疗费用等方面,综合比较优于其他各组。口服中药普济消毒饮加减合并局部外用两样膏贴敷治疗流行性腮腺炎,具有临床疗效好、实用经济的特点。

张朝霞用贴敷青黛膏(方药组成:青黛、乳香、没药、琥珀、松香、樟脑、冰片、黄蜡),配合口服双黄连口服液治疗,进行临床对照研究。结果组用药3天后有效率。治疗组疗效明显优于对照组,组间比较有显著差异($P<0.05$),青黛膏治疗流行性腮腺炎有显著疗效。

孙树松等自创的中药外用膏剂，药物组成以蒲公英为主，配以冰片、樟丹等药。对108例腮腺炎患者进行疗效观察，对照组患者采用抗病毒治疗，静滴利巴韦林，辅以抗炎、退热、补液等对症治疗，并口服抗病毒口服液等清热解毒的中药制剂。观察组患者在对照组的基础上加用公英膏外敷治疗，2天换药1次，治疗6~14天后比较两组的临床疗效。结果观察组发热、精神不振、食欲减退等一般症状消失时间为（2.75±1.25）天，对照组为（5.25±1.75）天，差异具有统计学意义（$P<0.01$）；观察组患者腮腺肿胀、疼痛消退时间为（5.25±2.25）天，对照组为（9.25±3.75）天，差异具有统计学意义（$P<0.01$）。表明在常规治疗的基础上加用公英膏治疗痄腮可促进疾病转归，加快临床症状缓解或消失，值得临床推广应用。

葛安麒治疗流行性腮腺炎从肝胆论治，属邪热入胆，壅阻脉络者，治以清解胆热，和胃降逆，用小柴胡汤加减；属肝胆湿热，疏泄失常者，治以清胆泻肝，用龙胆泻肝汤加减；属肝风枭张，邪陷心肝者，治以清肝息风，解毒凉血，选羚角钩藤汤加减；属胆热肝郁，痰热聚结者，治以清肝化痰，理气散结，方选黄连温胆汤加减。

陈大毅提出，痄腮应以六经辨证结合脏腑辨证分型治疗。毒犯肺卫型治以清热解表，散瘀消肿，方选普济消毒饮加减；蕴热胆胃型治以清热解毒，散瘀消肿，方选板蓝消毒汤（板蓝根、蒲公英、黄芩、夏枯草、连翘、芦根、大黄、藿香）；邪传肝经型治以清热解毒，清肝消肿，方选黄连清热汤（黄连、龙胆草、大青叶、玄参、荔枝核、川楝子）；邪传心包型治以清热解毒，息风止痉，方选普济消毒饮加知母、僵蚕、天麻等。

尹蔚萍等采用平行对照、随机单盲的设计，观察由重楼、南板蓝根、冰片、蒲公英等中药组成，具有清热解毒、消肿散结功效的热毒清片，研究痄腮温毒在表证的临床疗效和用药安全性。所选病例为痄腮温毒在表证，实验总病例为90例，按就诊顺序，随机分为实验组60例和对照组30例。结果：实验组总有效率为96.67%，对照组总有效率为86.67%，两组疗效经统计学处理$P<0.05$，有显著性差异，实验组疗效优于对照组。"热毒清片"治疗流行性腮腺炎疗效确切，未发现明显毒副作用，服用方便，值得临床推广应用和保护。

周优树等观察蒲地蓝消炎口服液联合阿昔洛韦治疗小儿流行性腮腺炎38例，研究结果表明，治疗组在平均退热天数、腮腺炎肿痛消失天数、平均治愈天数较利巴韦林组短，其治愈率及总有效率明显高于利巴韦林组，临床疗效满意。蒲地蓝消炎口服液为蒲公英、紫花地丁、板蓝根、黄芩四味中药材的提取液，方中4味中药均有清热解毒之功效，且蒲公英消痈散结，紫花地丁活血消肿，板蓝根凉血，黄芩泻火燥湿，诸药合用清热解毒、活血凉血、利湿，使表里之邪透泄而愈。现代药效学研究证实：蒲公英、紫花地丁、板蓝根、黄芩均有较广的抗菌作用，并且蒲公英和板蓝根有一定的抗病毒作用。

李成宾等探讨普济消毒饮加减治疗流行性腮腺炎疗效。采用内服普济消毒饮加减治疗流行性腮腺炎78例（治疗组）并与口服西药阿昔洛韦片治疗78例（对照组）做比较，判断分析结果。结果治疗组痊愈64例（占82.05%），显效8例（占10.26%）好转4例（占5.12%），无效2例（占2.56%）；对照组痊愈59例（占75.64%），显效4例（占5.12%），好转8例（占10.26%）无效7例（占8.97%）。治疗组与对照组之间的疗效差异有统计学意义（$P<0.01$），治疗组疗效优于对照组。结论普济消毒饮治疗流行性腮腺炎疗效显著。

洪旭平等采用大柴胡汤配合西药治疗小儿流行性腮腺炎并发急性水肿型胰腺炎40例，结果：两组疗效比较，治疗组40例，痊愈38例（95%），好转2例（5%）。对照组39例，痊愈15例（38.5%），好转24例（61.5%）。两组痊愈率与好转率比较差异有显著性（$P<0.01$）。两组退热时间比较，治疗组40例，退热时间为（3.35±1.11）天；对照组退热时间为（7.45±0.83）天。

谭忠友等观察热毒宁注射液联合外敷如意金黄散治疗儿童流行性腮腺炎的疗效，将144例符合纳入标准的小儿流行性腮腺炎患儿随机分为治疗组78例和对照组66例，对照组患儿静脉点滴利巴韦林治疗，观察组患儿给予热毒宁注射液联合如意金黄散外敷治疗，7天为1个疗程，记录退热时间、腺体肿胀消退时间、腺体疼痛消退时间，评价两组临床疗效。结果治疗组总有效率为94.9%，对照组为81.8%，差异具有统计学意义（$\chi^2=7.624$，$P<0.05$）；治疗组和对照组的退热时间分别为（3.57±1.42）天和（5.81±1.67）天（$t=3.823$，$P<0.05$）；治疗组和对照组的腺体肿胀消退时间分别为（6.57±1.83）天和（8.73±2.29）天（$t=3.621$，$P<0.05$）；治疗组和对照组的腺体疼痛消退时间分别为（4.85±1.97）天和（8.12±1.37）天（$t=5.286$，$P<0.01$）。研究表明热毒宁注射液联合如意金黄散外敷治疗儿童流行性腮腺炎疗效显著，使用安全，值得临床推广使用。

范敏勇等为评价痰热清注射液治疗流行性腮腺炎合并脑膜脑炎的临床效果，将经脑电图和脑脊液检查确诊的84例流行性腮腺炎合并脑膜脑炎患儿随机分为痰热清注射液治疗组和对照组。治疗组42例，在退热、降低颅内压及肾上腺皮质激素对症及支持治疗的基础上加用痰热清注射液治疗，疗程3~7天。对照组42例，在基础治疗上加用利巴韦林注射液，疗程3~7天。结果，痰热清注射液能明显缩短患儿的热程和退热时间（$P<0.05$），头痛、呕吐、腮腺肿大的消失时间、脑膜刺激征消失时间痰热清注射液组明显短于对照组，差异均有统计学意义（$P<0.05$）。研究结果证明痰热清注射液治疗流行性腮腺炎合并脑炎疗效肯定，抗病毒、退热、消肿作用确切，可作为治疗流行性腮腺炎合并脑膜脑炎的常规药物使用。

2. 专药治疗

（1）黄芩：系《东垣试效方》普济消毒饮中的君药，性味苦、寒，归肺、胆、脾、大肠、小肠经。具有清热燥湿，泻火解毒的功效。可用于湿温发热、胸闷、口渴不欲饮，以及湿热泻痢、黄疸及热病高热烦渴，或肺热咳嗽，或热盛迫血外溢以及热毒疮疡等病证。用于流行性腮腺炎病位在上，宜用酒制黄芩，因酒制黄芩入血分，并可借黄酒升腾之力，作用于上焦肺热及四肢肌表之热；同时，因酒性大热，可缓和黄芩的苦寒之性，以免伤及脾阳而酿生它疾。一般用量5~10g。

（2）柴胡：为治疗流行性腮腺炎多种方剂中的主要药物，其味苦、性微寒，归肝、胆经。有和解表里，疏肝、升阳的功效。常用于寒热往来、感冒发热等症。在治疗本病邪犯少阳、症见寒热往来者，宜用生柴胡，并常与黄芩等药配用，能起到引药上行直达病所发挥疏解少阳的作用。但是，由于柴胡发汗力较强，小儿的体质特点又多为阴常不足，肝常有余，故量宜小，若阴虚火旺及气机上逆者忌用或慎用。一般水煎服时剂量以3~6g为宜。

（3）龙胆草：味苦性寒。入肝、胆、膀胱三经。有清热燥湿，泻肝胆火的功效。也为治疗流行性腮腺炎常用药之一，常于本病并发睾丸炎时加用龙胆草以泻肝经湿热。用量3~6g，煎服或入丸散，或适量外用。但龙胆草为大寒之品，泻火力强，易伤阳气。用量过大或使用不当会产生损伤脾胃伤及正气等不良反应，故素体脾胃虚寒者忌用。

三、基础研究

张培影等报道,用清开灵注射液治疗流行性腮腺炎脑炎取得满意疗效。现代实验研究证实:该药有促进脑水肿及坏死脑组织吸收的作用,能明显降低大鼠实验性脑组织中脂质过氧化物(TPO)的含量,有清除自由基的作用。研究还证实清开灵不仅明显抑制ET引起的发热反应,而且还明显抑制ET引起的cAMP含量的增多,当ET发热时,清开灵可直接作用于体温调节中枢,达到解热效应。

邓文龙等对疟腮常用处方银翘散进行实验研究。结果表明:银翘散对大鼠蛋清性脚肿有显著的抗炎作用;对小鼠腹腔巨噬细胞吞噬异物的能力有显著的促进作用;对天花粉所致小鼠被动皮肤过敏有明显的抑制作用。说明银翘散具有较强的解热、抗炎、抗过敏功效,为该方治疗疟腮提供了实验依据。

四、发展思路

本病的中医药治疗已显示出较好的疗效,临床研究证明中医药治疗流行性腮腺炎是一种患者易于接受、易于推广的疗法。尤其是近年来外治法在本病的治疗中发挥着愈来愈重要的作用。但就目前本病的研究状态来看,仍存在着疗效标准不一、重临床、轻机制探讨的倾向。现行的中医药治疗流行性腮腺炎的疗效评定标准缺乏客观,导致了一些有效的中医药疗效显示度不够,如:①中医药治疗流行性腮腺炎的临床报道所采用的疗效评价标准尚缺乏统一性,研究结果的可比性欠佳。②简单套用西医的疗效评价标准,难以反映中医药的自身特点和疗效优势。③目前证候相关的疗效评定标准尚不完善,甚或缺如,对证候的改善还仅仅停留在对证候诊断标准中所涵盖的症状、体征的改变上,对其他症状、体征很少涉及。④中医治疗流行性腮腺炎的疗效和研究成果的证据水平偏低,总体评价缺乏。如何在循证医学的指导下提高中医药治疗流行性腮腺炎疗效的证据水平,是目前面临的难题之一。因此,如何采用多途径的研究方式,在临床研究中优化治疗方案,在实验研究中从深层次揭示中医治疗本病的机制,是今后一个阶段需要研究解决的课题。

参 考 文 献

[1] 胡咏梅,郝利新,王华庆.中国2010-2012年流行性腮腺炎流行病学特征分析.中国疫苗和免疫,2014,(2):127-131.

[2] 张轩,贺娟.北京地区1990年-2004年流行性腮腺炎发病与气象因素的相关性研究.中华中医药杂志,2014,29(5):1740-1745.

[3] 孙树松,毛海,汤素芹,等.公英膏外敷治疗疟腮临床疗效观察.亚太传统医药,2014,10(18):93-94.

[4] 吕晓武.普济消毒饮配合腮肿两样膏治疗流行性腮腺炎120例.中外医疗,2010,(4):111.

[5] 张朝霞.青黛膏治疗流行性腮腺炎临床研究.中医学报,2012,27(4):501-502.

[6] 葛安麒.流行性腮腺炎从肝胆分型论治.陕西中医,1985,6(3):119.

[7] 陈大毅.流行性腮腺炎135例中西医疗效观察.新中医,1986,(3):21.

[8] 周优树,王银玉,张林贵.蒲地蓝消炎口服液联合阿昔洛韦治疗小儿流行性腮腺炎38例.中国中医药现代远程教育,2014,12(1):54-55.

[9] 李成宾,侯静静,冯芬.普济消毒饮加减治疗流行性腮腺炎78例.光明中医,2014,29(8): 1657-1658.

[10] 洪旭平,程丽辉,吴丹,等.大柴胡汤配合西药治疗小儿流行性腮腺炎并发急性水肿型胰腺炎40例.中国中医药现代远程教育,2013,11(19): 55-55.

[11] 谭忠友,秦弦,向迎春,等.热毒宁注射液联合外敷如意金黄散治疗儿童流行性腮腺炎的临床疗效观察.中医药信息,2015,32(2): 97-99.

[12] 尹蔚萍,朱瑛,夏杰.热毒清片治疗流行性腮腺炎的临床研究.云南中医学院学报,2006,29(1): 34.

[13] 范敏勇,雷招宝,聂爱华,等.痰热清治疗流行性腮腺炎伴脑膜脑炎的临床研究.中国药师,2008,11(7): 829.

[14] 赵霞,秦艳虹,董盈妹,等.中医儿科临床诊疗指南·流行性腮腺炎(修订).中医儿科杂志,2017,13(10): 1-3.

（王力宁）

第五节　流行性乙型脑炎

流行性乙型脑炎(简称乙脑)是由流行性乙型脑炎病毒引起的急性中枢神经系统传染病,临床表现以发病急骤、高热、头痛、呕吐、项强、神昏、痉厥为主要特征。本病属中医学"暑温"范畴,依据其临床表现,又有"暑风""暑痉""暑厥"等病名。暑风者则见手足搐搦而动;暑痉以颈强、角弓反张为名;暑厥以兼见手足逆冷为主。

乙脑发病年龄绝大部分集中在14岁之前,其中以5岁前儿童为主,故该年龄段应成为重点关注的对象;乙脑的发病有明显的季节性特点,多数集中在每年的7、8、9三个月,正值"后夏至日为病暑"的时令。

乙脑经蚊媒介传播,一旦感染本病,发病急骤,传变迅速,病情凶险。轻者尚能顺利康复,重者常可危及生命或留下严重后遗症,故本病的发病特点可用"急、重、危、残"四个字来概括。

由于普遍接种乙脑疫苗预防,乙脑发病率已明显下降,多以散发为主,基本无流行趋势。我国于20世纪50年代起开始有乙脑病例统计,60年代初期发病率以逐年上升为特点,60年代末到70年代中期发病率维持在较高水平,70年代后期发病率出现下降趋势,虽然每4~5年出现一次流行高峰,但由于流行性乙型脑炎疫苗的广泛推广使用,总体呈下降趋势;2004—2010年全国共报告乙脑病例33687例,死亡病例1280例,病死率为3.80%。统计2004—2010年各月乙脑的发病及死亡例数,无论是乙脑的发病例数,还是死亡例数都存在明显的季节性集中趋势。发病及死亡例数均在每年的5月开始上升,至8月前后达到高峰,10月以后回落至流行前的水平,乙脑的死亡时间也存在明显的季节性集中趋势。综合影响乙脑流行的各种因素,必须采取相关的预防和控制措施,如开展爱国卫生运动,清洁环境,防蚊、灭蚊,切断传播途径,但最重要的还是提高适龄儿童的乙脑疫苗接种率,建立有效的免疫屏障。

中医学对本病治疗积累有丰富的经验,尤其是中西医结合疗法在控制病情、减轻症状、降低死亡率、减少后遗症发生等方面较单一疗法有明显优势。中医药治疗乙脑的基础研究也取得了显著的进展,为中医药治疗本病展现了广阔的前景。

【历代文献述要】

流行性乙型脑炎为西医学的病名,根据本病的发生季节及临床证候,属于中医学温病中"小儿暑温"的范畴。小儿暑温一名较早见于《温病条辨·暑温》,该书记载:"小儿暑温,身热,卒然惊厥。"指出了本病证的命名和证候特点。根据暑温的临床表现的不同,在古代医籍中尚有"暑风""暑痉""暑厥"等名称。如《医宗金鉴·幼科心法要诀·暑风》说:"暑风抽搐似惊风,烦渴汗热便黄红";《温病条辨·解儿难·小儿痉病瘛病共有九大纲论》说:"暑痉,按俗名小儿急惊风者,惟暑月最多";《医宗金鉴·幼科心法要诀·暑厥》说:"暑厥昏眩不知人,气虚挟痰上冲心。"

叶天士《幼科要略·受热厥逆》云:"夏令受热,昏迷若惊,此为暑厥,即热气闭塞孔窍所致。其邪入络,与中络同法,牛黄丸至宝丹芳香利窍可效。"

吴鞠通在《温病条辨·解儿难·小儿痉病瘛病共有九大纲论》中以"小儿急惊"来论述本病,云:"暑痉……神识不清者,即用清营汤加钩藤、丹皮、羚羊角;神昏者兼用紫雪丹、牛黄丸等;病势轻微者,用清络饮之类。"对暑痉不同证候的辨证治疗提出了有效的治疗方法。

《温病条辨·解儿难·小儿痉病瘛病共有九大纲论》云:"夏月小儿身热、头痛、项强无汗,此为暑兼风寒者也。"

由上可见,"暑风"是指手足搐搦而动,"暑痉"以项强或角弓反张为名,均是指暑热亢盛引动肝风之证。"暑厥"者必见手足逆冷,是指暑热直犯心包,起病即见神昏肢厥者。小儿暑温包括许多夏季所患身热、神昏、抽搐等热性病证。其发病季节与主要临床表现与乙型脑炎有共同之处。故流行性乙型脑炎属于中医学的暑温范畴,其论述对于流行性乙型脑炎的辨证论治具有重要的指导价值。

【病因病机研究】

一、病因病机概述

流行性乙型脑炎的病因包括内外因。外因为感受暑温疫毒而致病。暑为夏季主气。《素问·六元正纪大论》说:"在天为热,在地为火,其性为暑。"暑温邪毒传播于夏季,是本病发生的主要外因。气候炎热,蚊虫叮咬,则邪毒由皮毛袭入而发病。

内因小儿脏腑娇嫩、形气稚弱、卫外不足,不能耐受暑、湿、热三气的侵袭与发泄,暑温疫毒侵袭小儿,则极易为患。又由于小儿神气怯弱、脏腑娇嫩,一旦感受暑热疫毒,常因正不胜邪,导致起病急骤。正如《温病条辨·解儿难·小儿痉病瘛病共有九大纲论》中提出:"小儿肤薄神怯,经络脏腑嫩小,不奈三气发泄。邪之来也,势如奔马,其传变也,急如掣电。"一旦感触,暑温邪毒从肌表而入,则迅速传变。

小儿暑温,其病理机转不越卫、气、营、血之间的传变规律。邪毒首犯卫分,卫气被郁,皮毛开合失常,可见肺卫症状。邪在气分,为邪由卫分传入,或径入气分,暑邪在气分主要在阳明,"夏暑发自阳明"。暑多夹湿,因每年气候的酷热和潮湿的外界环境不同,在临床表现上有偏热与偏湿的不同。邪在营分,为邪由气分传入,也可内窜心营,此即"暑喜归心"。邪在血分,暑热火毒炽盛,燔灼血分,热扰心神,阴伤血躁动风,耗血动血。

小儿暑温的病机又始终不离热痰风的演变与转化。本病急性期以高热、抽风、昏迷为主症,是热、痰、风的典型证候。热证,在病初为卫表郁热,继而内犯为里热,循气、营、血分传变;痰证,因热炼津液而生,无形之痰蒙蔽心神、有形之痰壅于肺咽;风证,外风初郁于表,继则因邪热化火动风、邪陷心肝生风。急性期热、痰、风三者相合肆虐。急性期过后,邪势减而气阴耗伤,证候转为以虚为主或虚实夹杂,仍不离热、痰、风之证候。恢复期、后遗症期之热证,由于热伤阴液而内生虚热,或卫阳亏损、营阴失藏,营卫不和而生热;痰证由于急性期痰蕴未消,热未清者痰火内扰,热已消者痰浊内蒙;风证或因风窜络脉气血痹阻,或因热伤气阴血燥风动。

二、病因病机新论

西医学认为本病的病原体为流行性乙型脑炎(简称乙脑)病毒,属核糖核酸病毒,主要侵犯中枢神经系统,传染性强。感染的途径主要是皮肤。病猪、蚊虫是主要传播媒介,通过蚊虫在动物中传播。本病夏秋季流行,与蚊虫的孳生时间有关。蚊虫吸吮病猪血后,病毒在其体内繁殖,当人被带有乙脑病毒的蚊虫叮咬后,病毒经皮而入血循环,产生病毒血症。显性感染者病毒进入中枢神经系统,在细胞内繁殖引起广泛性炎症,出现相应证候;隐性感染者因机体产生免疫力而终止于病毒血症期,不出现中枢神经系统症状。潜伏期一般4~21天。

根据本病的临床证候表现,卫、气、营、血传变反映了本病初期、极期的病机演变规律,热、痰、风则可归纳初期、极期、恢复期、后遗症期全程的病机特点。所以,目前普遍认为,应当将卫、气、营、血和热、痰、风两者结合,才能全面认识本病的病机特点和演变转化规律。

【临证思维】

一、诊断

流行性乙型脑炎的诊断思路包括3个步骤:本病的发生有明显的季节性特点及流行性特点,故应根据发病的季节及流行特点进行判断是否可能发生本病;若明确为流行性乙型脑炎,应进一步根据起病的病程及表现判断病情的分期;根据患儿的意识状态、发热及抽搐等表现判断病情的轻重程度,为正确地治疗及判断预后提供依据。诊断依据包括以下几方面:

1. 本病具有明显的季节性,发生于夏至以后到立秋以前这段时间,即七、八、九三个月。

2. 分期表现

(1)初期:起病大多急骤,初期发热无汗,头痛呕吐,嗜睡或烦躁不安,婴儿可见囟门隆起,颈有抵抗或强直,可见抽搐。

(2)极期:多数患儿发病第3天后进入极期,出现持续高热,嗜睡昏迷,频作抽搐。极重型患者还可出现邪毒内闭、气阳外脱的变证,产生脑疝、呼吸衰竭等危症。

(3)恢复期:病程10天后,多数进入恢复期,身热渐降,神志渐清,抽搐由减轻至停止,逐渐痊愈。部分患儿仍可有不规则发热、意识障碍、吞咽困难、四肢僵硬、失语、失明、耳聋等症状。

(4)后遗症期:少数患儿发病1年后仍有智力障碍,躁扰多动,肢体瘫痪,癫痫发作等,称为后遗症期。

3. 神经系统检查　患儿肌张力增强，有不同程度的脑膜刺激征及锥体束征。

4. 实验室检查　①血常规检查：白细胞总数多在5日内增高，一般在（10~20）×10^9/L，中性粒细胞增至80%以上。②脑脊液检查：早期压力增高，白细胞计数多在（50~500）×10^6/L，分类以淋巴细胞为主（早期以中性粒细胞为主），蛋白轻度增高，糖与氯化物正常。③补体结合试验：乙型脑炎病后2~5周内阳性；血凝抑制试验发病5天后出现阳性，第2周达高峰。

5. 临床分型

（1）轻型：体温不超过39℃，可有轻度嗜睡、头痛、呕吐，神志始终清楚，无抽搐及呼吸困难，无颅内压增高及脑膜刺激症状。病程一般在1周左右，无后遗症。

（2）普通型：多数乙脑患儿发热39~40℃，有头痛、呕吐等颅内压增高的表现，有明显嗜睡或半昏迷，可有抽搐，脑膜刺激征明显，病理反射阳性。病程多在10天左右，一般无后遗症，部分病例在恢复期仍有轻度精神神经症状。

（3）重型：持续40℃以上高热，昏迷、抽搐伴持续性肢体强直，颅内压增高和脑膜刺激征明显，有明显的呼吸困难和缺氧表现。病程多在两周以上，多数病例有后遗症。

（4）极重型：持续发热40~41℃，持续或反复惊厥，深度昏迷，四肢强直，中枢性呼吸衰竭，多痰导致上呼吸道阻塞。死亡率达50%以上，存活者均留有后遗症。

二、鉴别诊断

需要与流行性乙型脑炎鉴别的疾病包括夏季的高热、抽搐、意识障碍的疾病。

1. 疫毒痢　多发生在夏秋季节，是感受湿热疫毒的急性肠道疫病。该病起病急骤，常在解脓血黏液便前先有突然高热、迅速昏迷、抽搐的表现，更易内闭外脱，但无脑膜刺激征及其他神经系统阳性体征，生理盐水灌肠或肛拭取粪便，可见脓血便，镜下检查可见大量脓细胞、白细胞、红细胞，而脑脊液检查无变化。

2. 高热惊厥　发病无明显季节性，多见于6月~3岁小儿，惊厥发生多在发热疾病初期的体温骤升时，多为一次惊厥，抽搐呈全身性，持续时间较短，一般1~3分钟抽搐停止，抽搐停止后意识正常，无脑膜刺激征及其他神经系统定位体征，一般预后良好。2周后脑电图检查正常。常有既往类似病史与家族史。

3. 出现脑膜刺激征及其他神经系统阳性体征时，与中枢神经系统其他感染性疾病鉴别。

（1）化脓性脑膜炎：多见冬春季节，急性起病，发热、头痛、呕吐，流行性脑膜炎常有皮肤瘀斑，脑脊液呈混浊脓性，白细胞计数明显升高，中性粒细胞超过80%以上，糖及氯化物降低，培养及涂片可找到病原菌。

（2）结核性脑膜炎：发病无季节性，起病较隐匿而缓慢，可有明显脑膜刺激征，脑脊液压力高，外观多呈毛玻璃样，静置24小时后有薄膜形成，白细胞增多，以淋巴细胞为主，糖及氯化物降低，蛋白含量中度增高，脑脊液中PPD-IgM、IgG阳性，培养出抗酸杆菌。既往有结核病史或密切接触史。

（3）腮腺炎脑炎：多发于冬春季节，有流行病接触史，血清淀粉酶升高，血清流行性腮腺炎特异性抗体IgM阳性。

分析辅助检查结果：脑脊液检查是否符合"乙脑"病的改变，大便常规检查有无异常，血常规中白细胞计数是否有升高,血清特异性抗体是否阳性等。

4. 与暑湿、湿温、中暑鉴别

(1)暑湿:暑湿虽多发生在夏季,但其初起以寒热、身痛等邪郁卫表的证候为主要表现,气分病变部位较广泛,可郁在少阳,或困阻中焦,或弥漫三焦,均有不同程度的脘痞、呕恶、苔腻等湿邪内蕴症状,虽有暑伤津气证候,但不及暑温明显。

(2)湿温:湿温多发生于夏秋季节,由感受湿热病邪所致,起病较为缓慢,初起以恶寒、身热不扬,头重痛,身重肢倦,脘痞苔腻等邪遏卫气的湿重热轻证候为主要表现;病变过程有湿热化燥伤阴与湿盛困阻阳气的不同转归;湿温以病势缠绵,脾胃为病变中心,邪多留恋气分,发热难退,病程较长为特征。

(3)中暑:中暑亦是夏季常见暑病,由猝中暑热或感受暑热秽浊之气所致,以猝然昏倒、不省人事或突然烦躁神昏为主要表现。本病和暑温之暑入心营证候颇为相似。两者的区别在于中暑乃突然神昏肢厥,经妥善处理,神志较易苏醒。暑温之暑入心营,多为暑热病邪由气分深入所致,神昏不如中暑猝然,其恢复亦较困难。

三、辨证思路与方法

1. 卫气营血辨证　由于流行性乙型脑炎的起病急骤,传变迅速,卫气营血证之间的传变界限难以严格划分,临床上不可拘泥固守卫气营血传变规律的界限,常常是卫气或气营或营血同病。从发病时间、症状、体征上看:邪在卫气为病之初期;气营两燔、邪入营血为病之极期;邪恋正虚则说明疾病进入了恢复期和后遗症期。因此,分期与分型,二者均表示了疾病发展的进程,只是中医分型比西医分期更为具体、全面地概述了疾病邪气盛衰及正气强弱的状态、疾病的转归和预后。

(1)邪犯卫气证:突然发热,微恶风寒,或但热不寒,头痛项强,无汗或少汗,常伴恶心呕吐,神烦或嗜睡,舌质偏红,舌苔薄白或黄,脉象浮数或洪数。临床以突然发热、头痛项强、嗜睡或烦躁不安、恶心呕吐为特征。暑邪多夹湿,故本证又当分清湿重、热重,热偏重者以高热、烦渴、溲黄、苔黄、脉数为主,湿偏重者以胸闷、呕吐、便溏、苔腻、脉濡为主。

(2)邪炽气营证:壮热不退,头痛剧烈,呕吐频繁,口渴引饮,颈项强直,烦躁不安,或神昏谵语,四肢抽搐,喉间痰鸣气粗,呼吸不利,大便干结,小便短赤,舌质红绛,舌苔黄腻,脉数有力。临床以高热、头痛、烦躁、呕恶、神昏、抽搐、舌质红绛为特征。邪炽气营证系流行性乙型脑炎邪盛极期,热、痰、风三证俱在。

(3)邪入营血:发热起伏不退,朝轻暮重,神识昏迷,神志昏沉或躁扰,手足拘急,两目上视,口噤项强,反复抽搐,牙关紧闭;伴小便短赤,便秘燥结,胸腹灼热,唇舌干燥,甚或出现吐衄、皮肤斑疹;舌质红绛,脉细弦数。临床以身热夜甚、昏迷不醒、反复抽搐、各种出血症状、舌质紫绛为特征。本证除热、痰、风证外,还伤阴动血。

邪在气营、营血为临床病情最严重时,极易出现内闭外脱的危象,甚则死亡。

(4)正虚邪恋证:为病至后期,正气耗伤,余邪留恋不去,热、痰、风不尽,出现阴虚内热、痰蒙清窍及虚风内动等不同证候。

1)阴虚内热证:低热不退、日轻暮重,或呈稽留或不规则发热,两颧潮红,消瘦盗汗,手足心灼热,虚烦不宁,时有惊惕,咽干口渴,大便干结,小便短少,舌质红绛或起红刺,舌苔光剥,脉象细数。

2）痰蒙清窍证：意识不清，痴呆失聪，吞咽困难，喉间痰鸣，或狂躁哭闹，或虚烦不眠，舌苔腻，脉濡滑。

3）虚风内动证：时有抽搐，手足震颤，或肢体拘挛或强直；虚烦疲惫，面色潮红，手足心热，形体消瘦，大便干结，舌绛少津、苔光剥，脉细弦数。

4）痰火内扰证：嚎叫哭吵，狂躁不宁，手足躁动，或虚烦不眠，精神异常，神识不清，面红目赤，声高息粗，咽喉干燥，口渴欲饮，舌质红绛，舌苔黄腻，脉数有力。

5）风邪留络证：肢体强直瘫痪，或震颤拘挛，关节僵硬，或有角弓反张，或有癫痫发作，面色萎黄，形瘦神怯，舌苔薄白，脉细弦。

2. 微观辨证　本病初起邪犯卫表，病势尚浅时，脑脊液多数尚未见明显改变；邪热入里，出现气、营、血分证时，脑脊液可有明显改变，白细胞计数显著升高。因此，脑脊液中白细胞计数显著升高可作为本病急性期表、里分证的客观指标之一。

【治疗研究】

本病治疗以清暑解热、豁痰开窍、息风镇惊为基本原则。根据病期不同，具体治法有别。初期邪犯卫气，治宜清解暑热，透表散邪，夹湿者佐以芳香化湿，使邪从外泄；极期邪在气营、营血，热、痰、风交炽，治宜清气泄热、清营凉血，佐以豁痰开窍、息风镇惊；恢复期、后遗症期正虚邪恋，治宜益气养阴，退热涤痰，搜风通络，并积极配合针灸、推拿等，以促进恢复，减少后遗症的发生。

由于本病为感触暑温时邪疫毒而致，治疗时还应注意以下几点：①暑多夹湿，常有湿热兼证，故治疗时宜佐以淡渗利湿之品。用药时注意清热不碍湿，除湿不伤阴；②暑必伤气，病至恢复期，脏腑气阴耗伤，经络筋脉失养，致虚风内动，故除清热化痰息风外，还应益气养阴。

由于乙脑发病急骤，传变迅速，往往起病即可邪热直趋气营，甚则营血并见，化热动风生痰。重者可因痰热内盛、阴阳离决而发生死亡。部分患儿瘥后因痰热留于心包络，机窍不利而后遗痴呆、失语、耳聋等症，亦可因风痰留滞经络、筋脉不利而呈手足拘挛、强直甚或瘫痪等后遗症。因此，治疗应多途径给药，如静脉滴注、鼻饲与直肠给药等，对于极期病重者，宜配合西医抢救治疗，可为及时治疗争取时间。

一、分证论治

（一）分证论治概述

1. 初期、极期（急性期）

（1）邪犯卫气证：偏卫分证治宜祛暑解表，予新加香薷饮加减，常用药：香薷、连翘、金银花、淡豆豉、扁豆花、厚朴。胸闷作呕，舌苔白腻加用白蔻仁、藿香、佩兰、竹茹化湿和胃，降逆止呕；表证明显加荆芥、鲜荷叶、西瓜翠衣、菊花解暑透热；颈项强直加葛根、僵蚕、蝉蜕解痉祛风。偏气分证治宜清热解暑，予白虎汤加减，常用药：石膏、知母、大青叶、黄芩、玄参、钩藤、僵蚕、竹茹、藿香、生甘草。湿邪偏盛证常用甘露消毒丹加减。腹满苔腻加苍术、厚朴、佩兰燥湿除满化浊；神疲嗜睡重，重用菖蒲、加郁金化浊开窍醒神；热盛便秘加大黄、全瓜蒌通腑泄热，或用凉膈散表里双解。

（2）邪炽气营证：治宜清气凉营，涤痰镇惊，予清瘟败毒饮加减。常用药：生石膏、水牛角、生地黄、知母、牡丹皮、黄连、黄芩、菖蒲、大青叶、甘草。头项疼痛,叫扰不安加杭菊花、僵蚕、蔓荆子解热止痛;呕吐频繁加生姜、竹茹和胃止呕;高热神昏谵语合安宫牛黄丸或至宝丹清热解毒,清心开窍;抽搐频繁加羚羊角粉、钩藤、僵蚕,合安宫牛黄丸或紫雪丹清热镇惊;喉间痰鸣,烦躁谵语加天竺黄、鲜竹沥,合猴枣散化痰开窍;高热,腹胀,便秘,加生大黄、玄明粉泻火通腑;口干唇燥,小便短赤,加用鲜生地、芦根、西瓜汁清暑生津。面白肢厥,呼吸不利加独参汤益气固脱;汗出如珠,脉微欲绝用参附龙牡救逆汤以回阳救逆。

(3)邪入营血证:治宜凉血护阴,开窍息风,予犀角地黄汤合增液汤加减。常用药:水牛角、牡丹皮、赤芍、板蓝根、鲜生地、玄参、麦冬、竹叶心、连翘。高热不退加龙胆草、黄连、知母清热泻火;频繁抽搐加羚羊角、钩藤、全蝎清热息风止痉;喉间痰鸣,神志模糊加天竺黄、菖蒲、矾郁金化痰开窍;昏迷不醒加服安宫牛黄丸清心开窍。如暑温疫毒深重,正不胜邪,突然出现面灰,四肢厥冷,冷汗淋漓,呼吸微弱,脉微细欲绝等内闭外脱危候,急予独参汤或参附龙牡救逆汤,益气回阳,救逆固脱,或用参附注射液静脉滴注。

2. 恢复期、后遗症期

(1)阴虚内热证:治宜养阴清热,予青蒿鳖甲汤合清络饮加减,常用药:青蒿、地骨皮、鳖甲、玄参、生地黄、知母、牡丹皮、鲜芦根、丝瓜络、西瓜翠衣。大便秘结加瓜蒌仁、火麻仁润肠通便;虚烦不宁加胡黄连、莲子心清心除烦;惊惕虚烦加钩藤、珍珠母平肝潜阳,安神除烦。

(2)痰蒙清窍证:治宜豁痰开窍,予涤痰汤加减,常用药:胆南星、半夏、天竺黄、菖蒲、陈皮、郁金、枳壳、瓜蒌皮。四肢抽搐加全蝎、蜈蚣、僵蚕镇惊息风;痰浊内盛,秽毒内闭,昏迷深重,舌苔白腻者,合用苏合香丸芳香辟秽,解毒开窍。

(3)痰火内扰证:治宜涤痰泻火,予龙胆泻肝汤加减,常用药:龙胆草、栀子、黄芩、天竺黄、胆南星、青礞石、当归、生地黄、白芍、甘草。躁扰不眠,加生龙骨、磁石、远志安神定志;狂躁不宁加黄连、朱砂清心镇惊安神。

(4)虚风内动证:治宜滋阴息风,予大定风珠加减,常用药:阿胶、生地黄、麦冬、白芍、鸡子黄、龟板、鳖甲、珍珠母、牡蛎、地龙、红花。低热不退加青蒿、地骨皮清退虚热;肌肤甲错加桃仁、当归活血祛瘀;消瘦便结阴虚重加女贞子、玄参、何首乌滋补肝肾之阴;面色萎黄,神疲乏力加黄芪、太子参益气健脾扶正;抽搐重加天麻、钩藤、全蝎息风镇惊。

(5)风邪留络证:治宜通络搜风,予止痉散加味,常用药:蕲蛇(或乌梢蛇)、全蝎、蜈蚣、僵蚕、地龙、当归、生地黄、白芍、红花、鸡血藤、黄芪、党参。角弓反张加葛根、钩藤舒筋活络;癫痫发作加羚羊角粉、胆南星、天麻、钩藤息风定痫。

(二)分证论治新说

逐秽通里法也称"通利法""下法"。因乙脑起病急骤,传变迅速,卫分症状殊难确诊,就诊时多呈气营相兼,或气血两燔之候,只要没有表证,而温邪已渐入里,出现高热神昏、躁狂风动,或有腹满便结者,宜通利逐秽,"急下存阴",使邪有出路,秽滞既去,邪热可以迅速挫降,这是直接关系到预后好坏的关键问题。使用下法的目的在于驱逐热邪,保存阴液,故并非必用于便秘者,但有热极似火,或热盛动风证候,即可应用下法。下后往往体温渐退,抽搐减轻,神志转清。这种防微杜渐,先证而治的治法,可以缩短疗程,防止脑水肿、脑疝的形成。

关于下法的应用:暑温邪在气营,里热充斥,耗伤阴液,可致燥屎内结,腑气不通,而出现便秘,此时治疗当以急下存阴为要,然而暑温应用下法不宜使用大、小承气汤,因为方中均有枳实与厚朴,这两味药均为辛燥之品,更易损伤阴津,而调胃承气汤中有大黄苦寒攻下,芒硝咸寒泄热,软坚润燥,甘草和中,均无温燥伤阴之弊,凉膈散中除用调胃承气攻下,还有薄荷兼泄表热。

二、其他疗法

(一)中药成药

1. 牛黄千金散、清开灵颗粒 用于邪炽气营证。

2. 神犀丹 用于邪炽气营或邪入营血证。

3. 苏合香丸 用于痰蒙清窍证。

4. 安宫牛黄丸 用于乙脑极期热毒炽盛者。

5. 紫雪丹 用于乙脑极期抽搐频繁者。

6. 至宝丹 用于乙脑极期昏迷较重者。

7. 清开灵注射液 用于急性期各证。

8. 参附注射液 用于阳气暴脱的厥脱证。

(二)针灸疗法

1. 体针

(1)急性期主穴取:百会、风府、风池、大陵、后溪、涌泉、气海。用泻法,据证情可留针20分钟至4小时不等。高热加曲池、大椎、委中,委中以三棱针点刺出血,余穴用凉泻法,留针20分钟;昏迷加十宣、印堂,均刺血,气海以艾条雀啄灸,直至神志清醒;抽搐加水沟、身柱、合谷、太冲,用泻法,持续运针至搐止,并留针2~4小时以防复发;呼吸衰竭可深刺会阴、涌泉两穴,并大幅度捻转提插,持续运针15~20分钟;循环衰竭以艾条灸百会、气海两穴,使局部皮肤起小泡,内关穴,取平补平泻法,持续运针15~20分钟;尿潴留加关元、曲骨、三阴交,其中关元可透曲骨穴,反复施以泻法,亦可应用震颤法,取三阴交穴,平补平泻法,须针至有尿感后出针。治疗间隔视病情而定,轻者每日2~3次,重者6小时1次。原则上在第1次针刺体温下降后,再施第2次针灸治疗。

(2)恢复期、后遗症期对于痰蒙清窍狂躁不宁者,取水沟、大椎、风府、内关、神门、丰隆;对于智力障碍、痴呆者,取心俞、肝俞、神门、丰隆、百会、风池、内关;对于吞咽困难者,取天突、廉泉、合谷、内庭;对于语言障碍者,取哑门、廉泉、风池、风府、下关、涌泉、照海;对于尿闭者,取中极、阴陵泉;对于二便失禁者,取关元、太溪;对于肢体震颤者,取大椎、手三里、间使、合谷、阳陵泉、悬钟;对于上肢瘫痪者,取曲池、肩髃、外关、大椎、合谷;对于下肢瘫痪者,取环跳、风市、足三里、委中、丘墟、昆仑、绝骨、阳陵泉。针用平补平泻,强刺激不留针,1日1次。

2. 头针:对于后遗症期患儿可配合头针,可调节经气、通经活络。瘫痪者取顶颞前斜线、顶旁1线、顶旁2线;语言障碍者取颞前线、顶颞前斜线下2/5;肢体不自主运动者取枕下旁线、顶颞后斜线。1日1次,每次20~30分钟。

(三)推拿疗法

1. 急性期高热抽搐 掐天庭,掐人中,掐老龙,掐端正,掐二人上马,掐精宁,掐威灵,捣小天心,拿曲池,拿肩井,拿委中,拿昆仑。1日1~2次,连续1~2日。

2. 急性期神识昏迷 清心经,清肺经,清肝经,推上三关,退六腑,清天河水,按天突,推天柱,推脊,按丰隆。1日1次。

3.恢复期面瘫　先以双手掌摩其前额、眼周、颊部,两侧同时进行,后以患侧为主;继以双手中指分别揉按两侧风池、头维、太阳穴;后以右拇指依次按揉患侧印堂、鱼腰、阳白、太阳、四白、下关、颊车、地仓、迎香等穴,至明显的酸胀得气感;再用拇、食指捏拿眼外角、口角3次。沿以上线路在面部反复施术2~3遍。最后双手推抹头部两侧,拿风池,捏提肩井,按揉双风池、合谷,点按背部风门、膈俞,结束治疗。1日1次,7~10日1疗程。

4.恢复期肢体瘫痪　先由大椎开始,沿脊柱向下,用擦法反复操作5遍;后按揉肝俞、膈俞、胆俞、脾俞、肾俞至得气;再用擦法由上至下,至强烈热感;后由肩部开始,擦肩部、按揉上肢内外侧、点肩井、天宗、曲池、手三里、合谷;下肢用擦法由臀部向下行到膝上,点按环跳、风门、阳陵泉、昆仑穴;最后依次摇动肩、肘、腕关节,捻指并加以拔伸,摇髋、膝、踝关节。1日1次,7~10日1疗程。以舒筋通络,行气活血,促进肢体功能恢复。

5.后遗症期　对于关节强直、肢体瘫痪者,常用擦、揉、推、运、拿瘫痪肢体相关经穴和部位,每次20~30分钟。对于意识不清者,可清心经、清肝经、推上三关、退下六腑、大清天河水、按天突等;对于语言蹇涩者,可拿风池、拿哑门;对于吞咽困难者,可按天突、拿风池、拿风府,每日1次。

(四)给药途径的选择

1.静脉滴注　清开灵针剂具有改善脑水肿、提高中枢神经细胞对缺氧的耐受性、改善血循环、化痰开窍醒神的作用。且采用静脉给药,具有方便、迅速、易于接受的特点,值得推广。

2.鼻饲给药　乙脑极期患儿常处于昏迷状态,通常用鼻饲管插入以输注营养,同样可以通过鼻饲管注入中药汤剂治疗,在临床上应用十分方便。

3.直肠保留灌肠或点滴中药煎剂　主要依赖药物溶于直肠分泌液中,然后通过黏膜而被吸收,吸收后的药物约50%~70%通过直肠中静脉、下静脉和肛管静脉绕过肝脏,直接进入大循环,从而避免"肝首过消除效应"。还有一部分药物吸收后,经过直肠上静脉,经门静脉进入肝脏代谢后再循环到全身。此外,直肠淋巴系统也是直肠吸收药物的另一途径。因此,中药直肠给药对服中药煎剂不便尤其是危重病症儿的治疗中可发挥重要的作用。

(五)西医疗法

1.对症治疗　主要针对患者的临床表现采用退热、止惊、降低颅内压、纠正呼吸衰竭等对症治疗,同时注意保证液体和能量的供给。

2.抗病毒治疗　目前仍缺乏有效抗病毒药物,可试用利巴韦林10~15mg/(kg·d),静脉滴注,用3~8日;干扰素及干扰素诱导剂可抑制病毒繁殖,其临床实用价值有待进一步观察。

3.免疫增强剂　转移因子、胸腺素、免疫核糖核酸,对症状有改善作用。

4.改善脑营养代谢　应用能量合剂、胞二磷胆碱、脑活素、FDP、氨酪酸等,均可促进脑代谢、改善脑功能,作为辅助治疗。高压氧治疗有利于脑功能的恢复。

【研究发展思路】

一、规范与标准

2012年7月,中华中医药学会发布了《中医儿科常见病诊疗指南》(以下简称《指南》),该指南在系统文献检索的基础上,进一步采用Delphi法对小儿流行性乙型脑炎的诊断、辨证、治法、方药、预防护理等方面进行了专家问卷调查,并通过两次专家讨论会形成了专家共识,制订了小儿流行性乙型脑炎的中医诊疗指南,提出了小儿流行性乙型脑炎的诊断、辨证、治疗建议。诊断应根据临床表现,结合发病季节、临床表现及家族史、诱因、实验室及特殊检查等手段综合考虑,将其辨证分为初期、极期的卫气同病证、气营两燔证、热入营血证、内闭外脱证以及恢复期、后遗症期的阴虚内热证、营卫不和证、痰火内扰证、痰蒙清窍证、气虚血瘀证、风邪留络证等10个证型论治,并介绍了小儿羚羊散、紫雪、琥珀化痰镇惊丸、安宫牛黄丸等中成药,及推拿、针灸及灌肠疗法,便于推广应用。

二、临床研究

徐晋文等对喜炎平注射液治疗172例流行性乙型脑炎患者进行了临床观察,其中随机研究组90例,队列研究组82例。随机分为2组,治疗组86例乙脑患者在与对照组86例相同的综合治疗及护理基础上用喜炎平注射液治疗,其中小儿10~15mg/(kg·d)加入5%葡萄糖注射液或氯化钠注射液100~200ml稀释后静脉滴注,滴速为每分钟20~30滴,日1次;成人1日250~500mg,日1次,加入5%葡萄糖注射液或氯化钠注射液200~250ml稀释后静脉滴注,连用15d。结果随机研究治疗组的降温、平均昏迷、平均缓解抽搐时间、平均住院天数均比对照组短,且恶化和后遗症较少,疗效明显优于对照组($P<0.05$),结论喜炎平注射液是目前治疗乙脑的有效方法之一,值得推广应用。

刘雁等采用临床对照研究方法,将45例流行性乙型脑炎患儿随机分为两组,对照组25例予综合治疗,治疗组20例在综合治疗基础上加用热毒宁注射液及中药灌肠,观察中药灌肠结合静脉滴注热毒宁注射液对流行性乙型脑炎的疗效,结果表明治疗组在症状、体征、后遗症疗效方面的有效率明显高于对照组,研究结果中药灌肠结合静脉使用中药针剂可提高流行性乙型脑炎的疗效。

侯小兰报道用石氏醒脑开窍法针刺治疗流行性乙型脑炎30例,治疗组在一般治疗的基础上,同时配合醒脑开窍法,基本主穴:水沟、内关、三阴交。辅穴:极泉、尺泽、委中、合谷。10次为1个疗程,每疗程间隔1周。结果患儿的精神神经症状改善天数为2~15天,对照组为7~30天,治疗组精神神经症状改善明显优于对照组。小儿大脑正处于发育旺盛阶段。针刺调整了经络气血和脏腑功能,使脑细胞的功能得以恢复和代偿,达到治疗目的。因此,针刺作为一种方便易行的方法,具有其他疗法不可替代的优点:①可以提高乙脑康复率;②可缩短康复时间。乙脑病死率为5~10%,极重型病死率可高达30%,后遗症达20%~30%不等,通过观察,针灸治疗本病越早效果越好。

三、基础研究

药理研究证明安宫牛黄丸具有抗惊厥与解热作用,该药能对抗苯巴胺对小鼠的兴奋作用,明显延缓小鼠戊四氮性阵挛发作,降低惊厥和死亡率。说明对大脑皮层有抑制作用,对生命中枢有一定的保护作用。此外,尚有抗士的宁惊厥作用。本方对细菌毒素引起的家兔发热有明显解热作用,给药后1小时与对照组相比有显著性差异。

刘志勇等观察柴石退热颗粒对流行性乙型脑炎模型乳鼠行为学及细胞因子的影响,分析其保护作用及可能机制。将SPF级乳鼠随机分为假手术组,模型组,柴石退热颗粒低剂量组[5mg/（kg·d）]、中剂量组[10mg/（kg·d）]、高剂量组[20mg/（kg·d）]、利巴韦林注射液组[5mg/（kg·d）]，术前15d开始灌胃给药，每天1次，假手术组及模型组用等体积的生理盐水替代；末次给药1小时后，采用Longa改良法建立乳鼠乙脑模型，检测柴石退热颗粒对神经功能学评分，脑组织感染体积及含水量，脑组织肿瘤坏死因子-α（TNF-α）、白细胞介素-1β（IL-1β）、IL-10等指标的影响。结果发现，与模型组比较，柴石退热颗粒预处理能够使乳鼠神经行为学症状明显改善（$P<0.05$），感染区体积比及含水量也均有不同程度的降低；柴石退热颗粒低剂量、中剂量、高剂量均能降低脑组织TNF-α和IL-1β的表达，增加IL-10的表达，与模型组比较，差异具有统计学意义（$P<0.05$）。证实柴石退热颗粒具有保护乳鼠感染细胞因子损伤的作用，该作用与其抑制炎症因子的产生有关。

四、发展思路

中医药在防治小儿乙脑方面积累有丰富的经验，急性期可选择中医治疗加西医对症处理，提高临床效果疗效，恢复期、后遗症期的中医药多种疗法配合使用更具优势。目前乙脑多为散发病例，轻症、不典型病例增多，开展中医防治乙脑的证治规律及临床特点研究，对本病的早期诊断、规范治疗，进一步提高治愈率、减少或减轻后遗症有着重要的意义。此外基于标准化的中医药对流行性乙型脑炎的疗效评价研究也有待深入。

参 考 文 献

[1] 郭海强,曲波,丁海龙,等.2004~2010年我国流行性乙型脑炎发病及死亡的季节性分析.中国媒介生物学及控制杂志,2011,22（3）:243-244,272.

[2] 孟军,杨进业,吴秀玲,等.广西1992~2006年流行性乙型脑炎流行特征分析.中国热带医学,2007,7（8）:1422.

[3] 侯小兰.醒脑开窍法针刺治疗流行性乙型脑炎30例.实用中医内科杂志,2007,21（6）:88.

[4] 江育仁.从热痰风三证探讨流行性乙型脑炎的治疗规律.江苏中医,1961,（9-10）:11.

[5] 王明明.江育仁教授从热痰风论治乙脑经验.中国中医急症,1999,8（4）:169-170.

[6] 杨冬明.中西医结合抢救极重型流行性乙型脑炎呼吸衰竭93例.中西医结合实用临床急救,1997,4（3）:120.

[7] 王立群.针刺治疗小儿病毒性脑炎的对比观察.针灸临床杂志,1997,13（11）:11.

[8] 刘鑫,周金桔,张洪波.针刺任督脉为主治疗乙脑后遗症30例.中国针灸,1995,（6）:7.

[9] 徐晋文,董梦久,刘志勇,等.喜炎平注射液治疗流行性乙型脑炎临床观察.南京中医药大学学报,2012,28（5）:434-436.

[10] 刘雁,过建春,万虎,等.中药灌肠为主的中医方案治疗流行性乙型脑炎的临床分析.中华中医药学刊,2011,29（6）:1248-1249.

[11] 刘志勇,孟毅,常学辉,等.柴石退热颗粒对流行性乙型脑炎模型乳鼠行为学及细胞因子的影响.中医学报,2016,31（220）:1345-1348.

（王力宁）

第六节 百 日 咳

百日咳主要是由百日咳杆菌引起的一种严重急性呼吸道传染病,临床上表现为阵发性痉挛性咳嗽,咳嗽终末有深长的鸡鸣样吸气性回吼声和呕吐。中医称百日咳为"顿咳",根据咳嗽特征又名"顿呛""顿嗽""鹭鸶咳",因其具有传染性的特征,故又称"天哮呛""疫咳"。

百日咳一年四季均可发生,但以冬春季节为多。5岁以下小儿最易发病,年龄越小病情大多越重,10岁以上则较少罹患。本病病程较长,若不及时治疗,可持续2~3个月以上。由于实施百日咳疫苗的免疫接种,其感染率和病死率大大下降。据世界卫生组织(WHO)统计报道,全世界每年仍有3500万的百日咳患者,高达29.4万的儿童死于百日咳及其并发症,且90%的病例来自不发达国家和发展中国家。我国由于疫苗接种,发病率有所下降,由20世纪70年代初的100/10万~200/10万,降至90年代的1/10万以下。但是,近年来由于无细胞百日咳疫苗(APV)功效逐渐减弱、传播方式转变、百日咳杆菌变异及对抗生素耐药等因素,其发病率有增加趋势。尤其是近20年来很多地方出现"百日咳再现"甚至暴发,因此采取有效措施进一步提高百日咳的治疗水平,为患儿减轻痛苦、提高生活质量具有重要意义。中医药治疗百日咳疗效确切,据有关文献报道,中医治疗百日咳治愈率可高达83%,具有较完整的辨证思维与治疗体系,无论是在治未病调节机体状态方面,还是在疾病急性发作期方面都显示出独特的优势。

【历代文献述要】

百日咳在中医学中属于"顿咳"的范畴,又称之为"顿呛""天哮咳""顿嗽""疫咳""鹭鸶咳"等。《本草纲目拾遗·卷九中·禽部》:"顿咳,从小腹下,逆上而咳,连嗽数十声,少住又作,甚或咳发必呕,牵掣两胁,涕泪皆出,连月不愈。"高世宗《医学真传·咳嗽》曰:"咳嗽俗名曰呛,连咳不已,谓之顿呛。顿呛者,一气连呛二、三十声,少则十数声,呛则头倾胸曲,甚则手足拘挛,痰从口出,涕泣相随,从膺胸而下应于少腹。"明代秦景明称其为"天哮",在《幼科金针·卷上·天哮》论曰:"盖因时行传染,极难奏效,其症嗽起连连,而呕吐涎沫,涕泪交流,眼胞浮肿,吐乳鼻衄,呕衄睛红。"明代沈时誉称此病为"顿嗽",指出其病程较长,在《治验·顿嗽》云:"最难速愈,必待百日后可痊。"该病又有"疫咳"之称。患儿每阵咳后,伴有水鸡啼样吸气声,且颈项伸引,形如鹭鸶,故又称为"鹭鸶咳"。又由于此病病程牵连数月,百日后可愈,故又得名"百日咳"。

本病由外感时行疫疠邪气,夹痰交结气道,深蕴肺络,以致肺失肃降,肺气上逆,则咳逆上气、引吐痰涎。疫毒从口鼻进入人体,初起郁卫束肺而有外感表证。肺郁化热烁津为痰,痰性黏稠,集聚气道阻碍肺气宣降,气机不畅上逆作咳,待咳驱痰出气机通畅而后止。由于小儿顿咳延时较长,病变常涉上、中、下三焦,而导致肺失宣肃,脾失健运,肝失条达,三脏受累,而导致顿咳之特有临床表现。《素问·咳论》中指出:"久咳不已,三焦受之……此皆聚于胃,关于肺,使人多涕唾而面浮肿,气逆也。"沈金鳌《幼科释谜·卷四·咳嗽哮喘》云:"有一症,咳嗽至极时,顿呕吐,乳食与痰俱出尽,方少定,此名风痰壅盛,肝木克脾土。"指出本病病因病机乃风痰壅盛,邪犯于肺,累及肝脾。

本病初期,其治法与风邪犯肺同,明《幼科金针·卷上·天哮》曰:"其症嗽起连连,而呕吐涎沫,涕泪交流,眼胞浮肿,吐乳鼻血,呕衄睛红,治法降火清金,清痰驱风。"明代沈时誉在《治验·顿嗽》云:"时医到手,束手无策。"则是指痉挛性咳嗽而言。顿咳痉咳期治疗,前贤医家不乏从肝论治,如张洁谷:"嗽而两胁痛者,属肝经,用小柴胡汤……咳而呕苦水者,属胆经,用黄芩半夏生姜汤。"《薛氏医案》:"小柴胡汤治肝火侮肺,嗽时两胁痛甚。"《小儿卫生总微论方·咳嗽论》:"款肺散治小儿风壅痰盛,咳嗽气急,壮热颊赤,昏愦呕吐,面目浮肿,饮食减少。"《素问·五脏生成》篇:"咳嗽上气,厥在胸中,过在手阳明、太阴。"指出咳嗽上气是肺与大肠的病变。《素问·五常政大论》:"病在上,取之下。"指出治咳宜从胃肠,寓上病下取之意。《温热经纬·卷四·陈平伯外感温病篇》王孟英按:"温热为阳邪,火必克金,故先犯肺,火性炎上,难得下行,若肺气肃降有权,移其邪由腑出,正是病之去路。"指出治疗应泻腑以肃肺。

【病因病机研究】

一、病因病机概述

中医学认为,本病的病因是外感时行邪毒,邪毒侵入肺系,与痰交结气道,导致肺失肃降,气逆作咳。小儿时期肺常不足,易感时行外邪。病之初期,时行邪毒由口鼻而入,侵袭肺卫,肺卫失宣,肺气上逆,而出现外感咳嗽症状,病性有寒热之别。继而疫邪化火,痰火胶结,气道阻塞,肺失清肃,气逆上冲,而咳嗽加剧,以致痉咳阵作,痰随气升,待痰涎吐出后,气道稍得通畅,咳嗽暂可缓解。咳嗽病位在肺,日久必累及他脏。犯胃则胃气上逆而致呕吐;犯肝则肝气横逆而见两胁作痛;心火上炎则舌下生疮,咳则引动舌本;肺与大肠相表里,又为水之上源,肺气宣降失司,大肠、膀胱失约,故痉咳则二便失禁;若气火上炎,引动心肝之火,损伤经络血脉,则咯血、衄血;肝络损伤,可见目睛出血,眼眶瘀血等。病至后期,邪气渐退,正气耗损,肺脾亏虚,多见气阴不足证候。年幼或体弱小儿体禀不足,正气亏虚,不耐邪毒痰热之侵,在病之极期可导致邪热内陷的变证。若痰热壅盛,闭阻于肺,可并发咳喘气促之肺炎喘嗽;若痰热内陷心肝,则可致昏迷、抽搐之变证。

二、病因病机新论

近年来,关于百日咳的病因病机又有新的理论研究:①肺脾肝三脏失调论:吕希军认为由于小儿顿咳延时较长,病变常涉上、中、下三焦,而导致肺失宣肃,脾失健运,肝失条达,三脏受累,而导致顿咳之特有临床表现。肺为娇脏,疫毒之邪上犯,肺脏失其宣发肃降,其气上逆而为咳;小儿脾常不足,运化失司,水谷之精微化为痰液,阻滞中州,胃气上逆,而见呕吐涎沫之症;小儿肝热生风,故见痉咳之状。肺脾肝三脏失调,导致风痰相搏,阻滞气道,气机不利,则痉咳剧作。阵咳之后,痰涎呕出,肺气得宣,脾痰得出,肝火得泻,气机得畅,痉咳暂止。因肺脾肝三脏之能未复,旋即又生风火痰,气机又阻,痉咳又作。②大肠传导失司论:韦晓辉认为顿咳病机多涉及大肠。小儿为稚阴稚阳之体,易受时邪侵袭,更因脾常不足,饮食不知节制,易致宿食内滞。食滞则胃气不和,肝气上逆,腑气失调,肝胃上逆之气夹火热炎上,火邪乘肺则气逆于上而致痉咳频频。③胃气失和论:王春生认为胃气失于和降,是顿咳发病机制中的重要环节。胃气与五脏六腑相通。胃气不足则邪气来乘,脏腑之咳皆是脏腑之病变通过胃而传之于肺才表现出来的。所以说来于胃而关于肺,肺胃气逆,乃有喘咳气逆,涕唾浮肿之症。顿咳之证,其胃逆之象尤剧。④木火刑金论:郑启仲认为木火刑金,风痰相搏,其咳在肺,其制在肝。小儿肝常有余,患病极易化火生风,顿咳初感在肺,继则化热化燥,引动有余之肝火,肝火循经犯肺,火灼肺金,炼液成痰;肝热则生风,风痰相搏,痰阻气机,气机不利,则痉咳剧作。阵咳之后,痰与胆汁呕出,则肝火得泄,气机暂畅,故咳休止。肝火再逆,风痰再动,则痉咳再作,这就形成了顿咳之典型见证。⑤血热致咳:陈寄尘认为热入营血,破血妄行而致顿咳。小儿脏腑经络柔嫩,内脏精气不足,感受外邪后,风火两脏极易嚣张,从阳化热,由温化火。温者热之渐,火者热之极,而火热急迫又极易伤及营血及小儿脉络,迫血妄行,出现各种出血症状及病情昼轻夜重状况,严重者伤及心肝,出现神昏惊厥,甚至危及生命。

【临证思维】

一、诊断

1. 根据中华人民共和国卫生部制定的百日咳诊断标准(WS 274-2007),诊断标准如下:

(1)流行病学史:四季均有发病,春夏季多发,该地区有百日咳流行,有与百日咳患者的密切接触史,无预防接种史。

(2)临床表现

典型病例:阵发性、痉挛性咳嗽,持续咳嗽≥2周者。

不典型病例:婴儿有反复发作的呼吸暂停、窒息、皮肤青紫和心动过缓症状,或有间歇的阵发性咳嗽;青少年和成人具有不典型较轻症状,卡他期、痉咳期、恢复期三期症状都缩短或无明显的阶段性,而只表现持续两周以上的长期咳嗽。

(3)实验室检查:外周血白细胞计数及淋巴细胞计数明显增高。从痰、鼻咽部分泌物分离到百日咳鲍特菌。恢复期血清特异性抗体比急性期呈≥4倍增长。

2. 根据中华人民共和国中医药行业标准中的《中医儿科病证诊断疗效标准·顿咳》,诊断标准如下:

(1)典型者呈阵发性痉咳伴有回声,舌系带溃疡,目睑浮肿。

(2)本病早期可有类似感冒的表现。如咳嗽逐渐加重,日轻夜重趋势,并有接触史者,应考虑本病。

(3)发病一周后,血白细胞总数及淋巴细胞显著增高。

(4)采用咳碟法,可培养出百日咳杆菌。

二、鉴别诊断

1. 感冒　百日咳初期注意与感冒鉴别。感冒以发热、鼻塞、流涕、咳嗽为主症,无日轻夜重特点,经治表证解后其咳嗽渐止。

2. 支气管炎及肺炎　此二病有时也可有痉挛性咳嗽,但多在起病后几日内出现,咳后无鸡鸣样吸气声;肺炎患儿无淋巴细胞明显增多,肺部听诊有中细湿啰音,胸片有肺部炎性改变。

3.百日咳综合征 由副百日咳杆菌、腺病毒、呼吸道合胞病毒及副流感病毒等引起,出现类似百日咳样痉挛性咳嗽,尤其在婴幼儿,临床称为"百日咳综合征",主要依靠病原学或血清学检查进行鉴别。

4.肺门淋巴结核 肿大的肺门淋巴结压迫气管、支气管可引起痉咳,但无日轻夜重现象。有结核接触史,结核中毒症状,结核菌素试验阳性或肺部X线检查发现结核病灶等可资鉴别。

5.支气管异物 突然发生阵发性痉咳,白细胞计数不高,有异物吸入史,缺乏其他典型的百日咳症状。

6.支气管哮喘 以咳嗽、气喘、呼气延长为主症,喉间痰鸣,两肺听诊可闻及哮鸣音,伴继发感染者肺部可闻及湿啰音。

三、辨证思路与方法

1.分期辨证 百日咳辨证可按初咳期、痉咳期、恢复期分阶段辨证。初咳期分风寒、风热;痉咳期分痰火、痰浊;恢复期分气虚、阴虚。

（1）初咳期:微热,喷嚏,咳嗽逐渐加重,昼轻夜重。偏于风寒者,伴恶寒,痰稀色白,舌苔薄白,脉浮紧;偏于风热者,伴咽红,痰稠不易咯出,舌苔薄黄,脉浮数。

（2）痉咳期:咳嗽阵作,昼轻夜重,咳时面红耳赤,涕泪交流,咳后回吼,甚至吐出乳食痰液后,痉咳方可暂停。剧咳时可见痰中带血丝,甚则鼻衄或结膜下出血,可见舌系带溃疡。痉咳痰黄稠难咯、目赤鼻衄、舌红为痰火伏肺;痉咳痰稀色清易咯、舌淡质润苔白为痰浊阻肺。

（3）恢复期:形体虚弱,咳声低微,痰多稀白,纳呆便溏,神疲乏力。舌质偏淡,苔薄白,脉沉有力,为脾气亏虚;形体虚弱,干咳少痰,两颧发红,手足心热,夜寐盗汗。舌质偏红,少苔,脉细数无力,为肺阴亏虚。

2.病位辨证 百日咳的病位主要在肺,可累及肝、胃、大肠、膀胱,重者可内陷心肝。其变证以肺炎喘嗽多见,表现为发热、咳嗽、喘促,称为顿咳喘,内陷心肝表现为神昏抽搐,称为顿咳风。

【治疗研究】

顿咳的治疗,一般分期论治,初咳期以辛温散寒宣肺、疏风清热宣肺为治法;痉咳期着重泻肺涤痰降逆,痰火者清热化痰,痰浊者温化痰浊,同时根据所犯诸脏分别予以降胃、平肝、泻火、凉血、利尿。恢复期以养阴润肺、益气健脾为治法。变证者,痰热闭肺则宜清热解毒,宣肺化痰;痰热内陷心肝则宜清热化痰,开窍息风。本病主证虽呛咳不已,但不可妄用止涩之药,以防留邪为患。痉咳期不可早用滋阴润肺之品,以防痰火不清,病程迁延难愈。

一、分证论治

（一）分证论治概述

关于本病分期论治已达成共识。

1.初咳期（邪犯肺卫） 治以疏风祛邪,宣肺止咳,予三拗汤加味。常用药:麻黄、杏仁、甘草。偏风寒者,加苏叶、百部、陈皮辛温发散,理气化痰; 痰多色白者,加半夏、胆星、枳壳燥湿化痰,理气止咳; 偏风热者,加桑叶、黄芩、生石膏清热宣肺,化痰止咳; 痰黄而黏稠者,加葶苈子、鲜竹沥、黛蛤散清化痰热。

2. 痉咳期(痰火阻肺) 治以泻肺清热,涤痰镇咳,予桑白皮汤合葶苈大枣泻肺汤加减。常用药: 桑白皮、黄芩、浙贝母、葶苈子、苏子、杏仁、半夏、黄连、山栀。痉咳频作者,加僵蚕、蜈蚣解痉镇咳; 呕吐频频,影响进食者,加代赭石、枇杷叶、紫石英镇逆降气; 两目红赤者,加龙胆草清泄肝火; 胁痛者,加柴胡、郁金、桃仁疏肝活血; 咳血、衄血者加白茅根、侧柏叶、三七凉血止血; 呛咳少痰,舌红少苔者,加沙参、麦冬润肺止咳。邪盛正虚,发生变证时,则随证论治。痰热闭肺证,治宜开肺清热、涤痰定喘,选用麻杏石甘汤加味; 窒息紫绀时紧急予以吸痰、吸氧; 邪陷心肝证,治宜泻火化痰,息风开窍,选用牛黄清心丸、羚角钩藤汤等方。待神清搐止再继续治疗顿咳。

3. 恢复期(气阴耗伤) 治以养阴润肺,益气健脾,予沙参麦冬汤或人参五味子汤加减。沙参麦冬汤适用于肺阴耗损证。常用药: 沙参、麦冬、玉竹、桑叶、天花粉、生甘草。咳嗽时作,加桔梗、杏仁清肃肺气,化痰止咳; 干咳无痰,加百合、款冬花、生地润肺止咳; 盗汗甚者,加地骨皮、浮小麦、牡蛎清热敛汗; 声音嘶哑者,加木蝴蝶、胖大海、凤凰衣清咽开音; 大便干结者,加麻仁、全瓜蒌润燥通便。人参五味子汤适用于脾肺气虚证。常用药: 党参、茯苓、白术、甘草、生姜、红枣、五味子、麦冬。咳嗽痰多者,加川贝母、款冬花、紫菀化痰止咳; 不思饮食者,加砂仁、神曲、鸡内金助运开胃。

(二)分证论治新说

1. 经方治疗 王付将百日咳分为六型,并善用经方加减治疗: 寒毒袭肺证选用小青龙汤与葶苈大枣泻肺汤合方; 肺气虚寒证选用小青龙汤与四君子汤合方; 热毒伤肺证选用麻杏石甘汤、葶苈大枣泻肺汤与桑菊饮合方; 肺气虚热证选用麻杏石甘汤、桑菊饮与四君子汤合方; 热毒伤阴证选用麻杏石甘汤与养阴清肺汤合方; 寒毒夹热证选用小青龙汤、紫参汤与白虎汤合方。

2. 分型论治 王霞芳根据辨证分为三型: 风寒束肺型,拟三拗汤或止嗽散加味,辛温宣肺,豁痰止咳; 风热袭卫型,或邪从热化型灼津炼痰,痰热互结,拟麻杏石甘汤加味,宣肺泄热,豁痰止咳; 邪郁少阳型,拟柴胡剂调畅枢机,祛痰外出。

周慕新认为,可将百日咳分为风热型、火热型、阴虚型、肺伤夹痰饮型、血热夹痰血型五种不同证型。风热型,治以解表镇咳化痰,方用止嗽散加减; 火热型,治以泄火降逆化痰,方用加减泻白散; 阴虚型,治以养肺清润化痰,方用补肺阿胶散; 肺伤夹痰饮型,治以清热养肺化痰降逆,方用蠲饮六神汤与苏葶丸加减; 血热夹痰血型,治以润肺凉血,方用茅根汤加减治疗。

张晓库将本病分为寒痰束肺型、痰热阻肺型和气阴两虚型,并自拟顿咳汤加减治疗78例,结果总有效率94.9%,在有效的74例中,服药量少者3剂,最多24剂。

3. 从湿论治 侯树平认为本病由外感湿邪引起,据患儿症、舌、脉表现进行辨证论治。邪客卫气证: 治以化湿宣肺,方选三仁汤加减; 邪壅气道证: 治以化浊燥湿、下气止咳,方选王氏连朴饮加减; 气阴两虚证: 治以润肺益气,方选人参五味子汤合沙参麦冬汤加减。

4. 根据病情轻重论治 徐刁洲认为百日咳在临床上可分二型。轻型: 阵咳次数昼夜在

10次以下,咳嗽时可见面红、呕吐、气粗。重型:阵咳次数昼夜在10~20次以上,咳时出现面红、呕吐、气粗、喉中有鸡鸣声、涕泪交流、弯腰屈体、舌系带可见溃疡,甚则咳血、眼睑浮肿等症。在治疗上常以清热解毒,降逆止咳为主。运用百日咳方(蒲公英30g、北秦皮10g、天竺子10g、炙百部10g、炙甘草10g)加减。重型者,北秦皮剂量可增加到20g~30g,天竺子可改为15g,再加鱼腥草30g。

二、其他疗法

(一)中成药

1. 鹭鸶咳丸 用于邪犯肺卫及痰火阻肺证。

2. 二冬膏 用于恢复期肺阴不足证。

(二)针灸疗法

1. 体针 痉咳期治疗:①肺俞(双)、大椎、合谷(双)为主穴,风池(双)、风门(双)为配穴,左右捻转,徐缓刺入,每穴捻转约为1分钟即起针。②主穴取定喘、天突、肺俞,配穴取大椎、丰隆。先针定喘,后针天突,中强刺激,然后大椎穴拔火罐,痰多加丰隆穴,每日1次。③合谷、尺泽,隔日针刺1次,5次为1个疗程。④少商、商阳,点刺出血,每日1次,治疗7~10日。

2. 三棱针疗法

刺四缝疗法:常规消毒后点刺出黏液,左右手交替,治疗7~14日。用于痉咳期及恢复期。

点刺疗法:取穴为华佗夹脊穴胸1~10,肺俞。用三棱针点刺华佗夹脊穴,出血如珠,肺俞点刺拔火罐出血3~5滴。或取天突、膻中、少商穴,用三棱针点刺少商出血3~7滴,余穴出血3~5滴。1日1次,5次为1个疗程,可连续治疗2~3个疗程。炎症期(初咳期)可刺大椎出血3~5滴,痉咳期加刺列缺出血3~5滴,恢复期加刺足三里出血3~5滴。

3. 指针疗法

天突穴,方法是用手按天突穴,方向向内,当患儿吸气时手指用力按压,呼气时放松,但不离穴位。如此一按一松为一下,每次治疗40~60下为宜,上午、下午各1次。

(三)推拿疗法

取穴:逆运八卦10分钟,退六腑10分钟,推脾经5分钟,揉小横纹10分钟。1日1次,10次为1疗程。用于痉咳期。

(四)西医疗法

1. 病因治疗 大环内酯类是最常用的抗生素,如阿奇霉素、红霉素或克拉霉素(12岁以下不用),但疗效与用药早晚有关。早期治疗效果最好。痉咳出现后使用抗生素治疗作用主要是杀灭附着于鼻咽部的细菌,限制疾病的传播,缩短传染期,可缩短病程。类百日咳综合征可以根据病原学检测结果选用治疗药物。

2. 肾上腺皮质激素与高价免疫球蛋白治疗 重症患儿可用泼尼松1~2mg/kg,可减轻症状、缩短疗程。亦可选用免疫球蛋白,能减少痉咳次数和缩短痉咳期。

3. 并发症治疗 单纯肺不张可以体位引流,合并脑病出现惊厥时可以肌内注射苯巴比妥钠每次5mg/kg,或地西泮0.1~0.3mg/kg,静脉注射。出现脑水肿时静脉注射甘露醇1~2g/kg。

【研究发展思路】

一、规范与标准

（一）中医诊疗指南

参照中华人民共和国中医药行业标准中的《中医儿科病证诊断疗效标准》（ZY/T001.4-94），结合文献分析可知，中医药治疗百日咳的证候分型及临床疗效评价标准趋于统一，基本分为三个证型，即初咳期（邪犯肺卫），痉咳期（痰火阻肺），恢复期（气阴耗伤），并介绍了鹭鸶咳丸、二冬膏等中成药，及针灸、推拿、穴位注射等疗法。

（二）疗效评价标准

参照《中医病证诊断疗效标准》内"顿咳"的疗效评定标准。

痊愈：咳嗽消失，体温正常，无并发症。显效：咳嗽缓解，体温正常，但仍有间断单声咳出现。有效：体温正常，偶有顿咳发作，咳后无面色发绀、面赤。无效：症状体征无明显变化或加重。

二、临床研究

小儿百日咳的临床研究除辨证分型论治外，还包括以下几方面：

1. 专方治疗　根据百日咳病因病机不同，临床中亦有诸多学者以专方加减治疗小儿百日咳者，如百茅汤、痉咳静、麻杏代赭汤、丹七双紫麻石汤、中药百日咳合剂、顿咳汤等。

（1）百茅汤：百茅汤系天津中医药大学第一附属医院名中医李少川治疗小儿百日咳基础方。本病发作特征为痉咳，咳嗽日轻夜重，咳甚则吐，其病机为阴虚肺燥，痰火阻肺，病在肺，兼及肝脾。治疗当以清热养阴，平肝泻热，镇逆降气为主。百茅汤药物组成：百部15g，白茅根15g，浙贝母10g，前胡10g，桔梗10g，旋覆花10g，枇杷叶10g，代赭石10g，麦冬10g，水煎服200ml（4~5岁患儿用量），日1剂。共奏降逆解痉，止咳化痰之功。发热者加柴胡、青蒿；夜间痉咳明显，咳嗽数十分钟，趋向阵发者，加用钩藤以泻火平肝镇咳；咽痛、咽痒明显者加天花粉、木蝴蝶；呕吐明显，咳嗽必致吐出胃内容物方可停止者，加用竹茹、藿香；面部因咳嗽剧烈引起毛细血管破裂，出现出血点者重用白茅根。

（2）痉咳静：杨丽霞等认为，本病病位在肺，与肝有密切关系，治疗顿咳仅从肺治效果不显，还应治肝气之逆。治疗法当平肝解痉、镇咳化痰、润肺。痉咳静由蜈蚣、甘草、百部组成。

（3）麻杏代赭汤：金灿明认为此虽有时邪贼风为外因，但同时又有素体脾胃不调、痰浊内蕴的内因，强调在治肺的同时，必须重视脾胃。降胃即所以降肺，化痰即所以利肺，健脾即所以益肺。药用麻黄、杏仁、旋覆花、代赭石、清半夏、云茯苓、甘草，佐以前胡、枇杷叶、百部、鹅不食草。胸满者，可加瓜蒌；痰多可加浙贝母；大便干结者加桃仁、冬瓜仁；热壅者可加石膏；气虚者，可加人参、五味子。

（4）丹七双紫麻石汤：小儿脏腑经络柔嫩，内脏精气不足，感受外邪后，风火两脏极易嚣张，从阳化热，由温化火。温者热之渐，火者热之极，而火热急迫又极易伤及营血及小儿柔嫩脉络，迫血妄行，出现各种出血症状及病情昼轻夜重状况，严重者伤及心肝，出现神昏惊厥，甚至危及生命。针对以上病机，根据入血直须凉血散血的理论，陈寄尘自拟丹七双紫麻石汤治疗百日咳。方中药物组成：丹皮3g，三七1g，紫珠3g，紫草3g，麻黄3g，杏仁3g，地龙3g，僵蚕4g，石膏5g，生甘草1g。水煎服，每日1剂，分2次温服。痉咳频作加蜈蚣、全蝎；呕吐频繁加代赭石、半夏；咳血衄血甚加白茅根、仙鹤草；面目浮肿加车前子、滑石、薏苡仁。

（5）百日咳合剂：马敏君等治疗本病在清肺化痰同时还强调重视健脾和胃。自拟中药百日咳合剂，药物组成：百部10g，苦杏仁6g，黄芩10g，前胡6g，海浮石10g，枇杷叶6g，桔梗6g，陈皮4g，半夏4g，枳壳4g，鲜芦根10g，炒莱菔子4g，炒谷麦芽6g，甘草3g，水煎内服，3次/天，15~30ml/次。诸药合用使肺气得降，食滞得消。若痉咳频频，酌加白僵蚕、蜈蚣解痉镇咳；呕吐频作影响进食者，加代赭石降逆气；呛咳痰少，舌红少苔，加北沙参、麦冬；咯血衄血甚者，加白茅根、仙鹤草；面目水肿者，加车前子、滑石、薏苡仁。

（6）顿咳汤：张晓库认为，对本病辨证的关键在于掌握寒、热、虚、实四要素。针对本病痉咳阵作这一主症，自拟顿咳汤作为治疗本病各期的基本方，异中寓同。药物组成：百部、地龙、旋覆花、甘草。共奏肃肺镇咳化痰，清肝调气降逆之功。若风邪与寒痰相结阻肺，则加用温润苦泄、润肺止咳的紫菀、款冬花；如风邪与热痰相结阻肺，可合用清热泻火之黄芩及清化热痰之竹茹。若咳嗽日久，肺脾之气损伤时再加用养阴润肺、益胃生津的沙参、麦冬。

（7）中西医结合治疗：蒋洪燕在抗炎、抗病毒、平喘、雾化吸入的基础上，应用中药解痉止咳散，药物组成：炙紫菀、炙款冬花、炙麻黄、川贝、杏仁、苏子、白芥子、霜桑叶、地肤子、蝉蜕、板蓝根、连翘。加减：有咽部红肿加胖大海、山豆根；低热不退加鳖甲、银柴胡；痰盛加瓜蒌皮；腹胀腹泻加砂仁、怀山药。陈慧等针对不同病源序贯使用阿奇霉素或抗病毒药物，与中药百部止咳糖浆口服或贴治法（麻黄、白芥子、紫苏子、莱菔子、细辛等调制贴双侧肺俞、膏肓）进行对照研究。证明中西医结合方法治疗儿童百日咳综合征在缩短病程、方便舒适、成本—效果比等方面较单纯使用西医治疗具有一定优势。

2. 专药治疗

（1）白屈菜：性温，味辛、苦，归肺经、胃经。清肺止咳，行气止痛，利水解毒。主治百日咳、肺热咳嗽，以及脘腹疼痛、泄泻痢疾、黄疸、水肿腹水等。药理作用研究表明对平滑肌有松弛作用，同时具有明显的缓解平滑肌痉挛作用，白屈菜碱具有镇咳祛痰平喘作用，可直接作用于中枢神经系统的咳嗽中枢，有抗副交感神经和抗组胺活性。并且具有抗病原微生物作用。

（2）百部：甘苦微温，归肺经。具有润肺止咳，杀虫灭虱作用。主治新久咳嗽，百日咳，肺痨咳嗽，也可以治疗蛲虫，阴道滴虫等。药理作用研究其所含生物碱能降低呼吸中枢兴奋性，抑制咳嗽反射。对支气管平滑肌痉挛有松弛作用，强度与氨茶碱相似。并对一些致病菌、病毒有抑制作用。此外，尚有一定的镇静、镇痛作用。

（3）全蝎：辛平有毒，归肝经。具有息风镇痉，攻毒散结，通络止痛作用。主治痉挛抽搐、疮疡肿毒、瘰疬结核、风湿顽痹和顽固性偏正头痛。治疗百日咳的解毒作用主要是其能对抗百日咳杆菌的毒素而减轻呼吸道黏膜的炎症，减轻了反射性剧烈的痉咳。

（4）黄芩：苦寒，归肺、胆、脾胃、大小肠经。功可清热燥湿，泻火解毒，止血，安胎。主治：肺热咳嗽，高热烦渴、血热吐衄，痈肿疮毒等。药理作用：黄芩苷预处理后对百日咳菌所致的神经细胞损害具有保护作用，其保护作用可能与黄芩苷能减少谷氨酸和过氧化氢对离体神经细胞的损害作用有关。

（5）大蒜：辛温，归脾、胃、肺经。功效：解毒杀虫，消肿，止痢。主治顿咳、痢疾、泄泻、肺痨、痈肿疔毒、疥癣、钩虫病和蛲虫病。药理作用：大蒜有较强的广谱抗菌作用，百日咳杆菌对大蒜敏感，且大蒜挥发物具有杀菌祛痰、镇咳、止血等作用。

三、基础研究

（一）动物模型研制

百日咳模型的主要建立方式为经皮下注射与经鼻腔吸入百日咳杆菌菌株两种方式，常用动物有兔及大鼠。

1. 皮下注射　先将百日咳菌株按一定比例使用生理盐水稀释后，按一定时间间隔分次皮下注射。皮下注射的优点是易于控制菌株的摄入量，较为简单、快捷、有效地研究百日咳杆菌对实验动物的感染及其机制。

2. 鼻腔吸入　主要是在1:9三氯甲烷与乙醚混合液麻醉下，按一定时间间隔分次吸入一定量的百日咳菌株，相对于皮下注射，经鼻腔吸入的方式更接近于百日咳的真实感染情况，但与皮下注射的方式比较而言，不能准确控制实验动物对于百日咳菌株的吸入量，且该方法应用时间较短，范围较小，故较少采用。

（二）中药作用机制研究

中药治疗本病具有整体调节，多靶点作用的优势。其作用包括对呼吸中枢的调节作用，对气道痉挛的缓解作用，对黏膜分泌物的影响以及对百日咳杆菌的抑制作用。有关百日咳的中药作用机制研究如下。

1. 对呼吸中枢的调节作用　猪胆粉可作用于大脑皮层及呼吸器、循环器，起镇静、麻痹作用；冰片清凉，镇咳，镇静，能有效抑制呼吸中枢兴奋病灶。天竺子中所含的南天竺碱，具有麻痹呼吸中枢的作用，因此对阵咳有较强的抑制作用，但用量不宜过大，以免引起中毒。百部中所含的百部碱能降低呼吸中枢的兴奋作用，抑制咳嗽反射，故可用作止咳。全蝎治疗百日咳的止咳作用是抑制由于长期咳嗽刺激咳嗽中枢形成的持续兴奋灶，从而达到治疗目的。甘草含甘草黄铜、甘草次酸，有祛痰作用。甘草次酸胆碱盐皮下注射能抑制豚鼠吸入氨水所致的咳嗽发作，且对电刺激喉上神经所致的咳嗽也有明显的镇咳作用，说明其镇咳作用可能是通过中枢途径实现。

2. 对气道痉挛的缓解作用　百部所含生物碱对支气管平滑肌痉挛有松弛作用，可降低呼吸中枢的兴奋性，抑制咳嗽反射，并对一些病菌病毒有抑制作用。沙参、白前祛痰镇咳养肺，茜草具明显镇咳祛痰解痉作用，旋覆花具镇咳、抗菌消炎作用。

3. 对黏膜分泌物的影响　全蝎治疗百日咳的解毒作用主要是其能对抗百日咳杆菌的毒素而减轻呼吸道黏膜的炎症，减轻了反射性剧烈的痉咳。甘草能通过促进咽喉及支气管的分泌，使痰容易咳出，呈现祛痰镇咳作用。川贝母对呼吸、脉搏有缓和作用，及对鼻出血咳血等有止血作用，能化痰有利于肺循环。半夏可降逆消痰，抑制过多痰液分泌。

4. 对百日咳样菌的抑制作用　百日咳杆菌侵入呼吸道黏膜在纤毛上皮进行繁殖，使纤毛麻痹，上皮细胞坏死，坏死上皮、炎性渗出物及黏液排除障碍，堆聚潴留，不断刺激神经末梢，导致痉挛性咳嗽。百部对百日咳样菌有抑菌作用，所含生物碱能降低呼吸中枢兴奋性，抑制咳反射，对痉咳起到镇咳作用。也有研究表明百日咳杆菌对大蒜敏感，且大蒜挥发物具有杀菌祛痰、镇咳、止血等作用。黄芩苷预处理后对百日咳菌所致的神经细胞损害具有保护作用,其保护作用可能与黄芩苷能减少谷氨酸和过氧化氢对离体神经细胞的损害作用有关。

四、发展思路

1. 注重疗效评定标准的研究　目前尚无中医药治疗小儿百日咳的专家共识或指南,疗效评定亦无统一的标准,尽管有多篇临床研究文献,但影响研究结果的评价。因此,应在大量临床及文献研究基础上进行相关标准的制定。

2. 重视百日咳再现的应对研究　有研究认为,目前流行的百日咳菌株的黏附素、百日咳毒素及其启动子区域存在基因突变,可能是导致疫苗效力降低及或加快疫苗诱导的免疫力下降的原因。还有研究认为无细胞百日咳疫苗不能诱导永久免疫;自然感染后的免疫保护和疫苗诱导的免疫保护能力的下降是导致百日咳再现的原因。因此,进行积极应对研究是减少发病率的关键。中医药研究应注重扶助正气,避免感受疠疫之邪而发病,起到未病先防的作用。

3. 发挥中医药防治优势和特色　目前西药有以大环内酯类药物为主的治疗药物,但部分患儿存在耐药,或者由于药物的毒副作用而受到使用限制。中药治疗应在辨证论治的基础上,关注以下几方面问题: 控制痉咳,缩短病程; 改善剂型,丰富给药途径,使患儿易于接受。加强多种治疗方法的综合应用,内治法和外治法结合治疗,有效提高疾病防治水平。

参 考 文 献

[1] 邓宝澄. 百日咳中医治疗的优势与难点. 中医药信息,1996,(6): 11-12.

[2] 吕希军. 从小儿顿咳之治疗论五脏六腑皆令人咳. 内蒙古中医药杂志,2012,31(5): 36.

[3] 韦晓辉,赵坤. 中医治疗小儿顿咳的临证体会. 光明中医,2012,27(3): 447-448.

[4] 王春生. 顿咳治胃六法. 新中医,1985,(12): 45-47.

[5] 郑启仲. 论顿咳从肝论治. 山东中医药大学学报,1986,10(1): 7-9.

[6] 郑启仲,于建华,程月梅,等. 百日咳从肝论治480例的临床观察. 中医杂志,1989,(10): 24-25.

[7] 陈寄尘. 凉血化瘀法治疗小儿百日咳. 浙江中医药大学学报,2009,33(2): 199.

[8] 中华人民共和国卫生部. WS274-2007百日咳诊断标准[EB/OL] . 2007-4-17.

[9] 国家中医药管理局. 中华人民共和国中医药行业标准病证诊断疗效标准ZY/T001.1-94.

[10] 王付. 怎样分型辨治百日咳. 中医杂志,2010,51(7): 662.

[11] 张晓库. 顿咳汤治疗百日咳78例. 医学信息,2009,22(6): 1045-1046.

[12] 萧功熊,赵明科. 分期辨治小儿百日咳32例. 四川中医,2000,18(3): 40.

[13] 耿银萍,孙希焕. 白茅汤加减治疗百日咳综合征. 吉林中医药,2012,32(10): 1014-1015.

[14] 杨丽霞,李志山,徐玲. 痉咳静治疗小儿百日咳综合征43例观察. 实用中医药杂志,2010,26(2): 87.

[15] 金灿明. 麻杏代赭汤治疗小儿百日咳. 浙江中医杂志,2009,44(5): 341.

[16] 马敏君,宗艳梅. 从肺胃论治小儿百日咳. 现代中西医结合杂志,2011,20(23): 2926-2927.

[17] 张晓库. 顿咳汤治疗百日咳78例. 医学信息,2009,22(6): 1045-1046.

[18] 蒋洪燕,赵峥. 中西医结合治疗类百日咳92例疗效观察. 国医论坛,2015,30(1): 50-51.

[19] 陈慧,程燕.中西医结合治疗百日咳综合征临床观察.中国中医急症,2015,24(2):306-309.

[20] 陈庚玲,蒋泽栋.中药治疗百日咳162例.陕西中医,1988,(8):342.

[21] 任国顺.自制百咳丸治疗百日咳283例.湖北中医杂志,1982,(6):20.

[22] 曹颂昭,殷明.宣肺降气镇逆法治疗顿咳.江苏中医杂志,1986,(4):5-6.

[23] Wang K, Bettiol S, Thompson MJ, et al. Symptomatic treatment of the cough in whooping cough. Cochrane Database Syst Rev,2014,(9):CD003257.

[24] Heininger U. Pertussis: what the pediatric infectious disease specialist should know. Pediatr Infect Dis J, 2012,31(1):78-79.

[25] 任小梅.儿童百日咳96例发病特点及临床特征分析.山东医药,2016,34:79-81.

（孙丽平）

第十四章 其他疾病

第一节 过敏性紫癜

过敏性紫癜是一种常见的血管变态反应性疾病,其发病机制主要是机体对某些物质发生变态反应,导致毛细血管通透性及脆性增加,使血液外渗并伴发全身性毛细血管炎。以皮肤紫癜、消化道黏膜出血、关节肿痛和血尿、蛋白尿等肾脏损伤的症状为主要临床表现,属于中医学"血证"范畴。本病秋冬季发病较多,各年龄段均可发病,研究表明约90%患者年龄在10岁以下,平均发病年龄为6岁。流行病学研究提示,14岁以下男女发病比例大约为1.4∶1,发病率约为13.5/100000,发病有一定地域性和种族倾向,亚裔人种发病率较高。近年来,由于社会环境的改变、食物污染等因素,发病有逐年增高的趋势。

本病患儿预后多数良好,肾损害的轻重是决定预后的关键,有30%~50%患儿可出现肾损害,其肾损害80%以上发生在病初的3个月以内,少数病例发生于紫癜消退数月或数年后,偶有发生于皮肤紫癜前。皮肤紫癜的反复发作,肾损害的几率增加。轻度肾损害多能逐渐恢复,起病即表现为大量蛋白尿或肾炎反复发作的患儿,远期预后不良。此外,以腹痛为首发症状的紫癜易误诊为急腹症。目前对过敏性紫癜尚无特效治疗,多数患者难以查出明确的过敏源。糖皮质激素虽可以改善消化道及关节症状,但不能防止皮肤紫癜复发,也不能防止肾炎的发生。近年来,运用中医中药治疗本病尤其是对紫癜性肾炎的报道日益增多,对其病因病机及治疗等方面进行的探讨愈来愈深入,亦取得了较好的临床效果。

【历代文献述要】

关于病名,我国古代医籍并无过敏性紫癜的病名。但中医古籍中所记载的一些病证与此有相似之处,如《诸病源候论·患斑毒病候》中所载"斑毒",朱丹溪所提出的"伤寒发斑""温毒发斑""内伤发斑"及"阴证发斑",《外科正宗》提出的"葡萄疫"、《证治准绳·疡医》提到的"紫癜风"、《婴童百问》列出的"发斑"等;若出血明显时,如肌衄、便血、尿血等,则归属于"血证"中,本病总属中医"血证"范畴。

关于病机及证候,早在《灵枢·百病始生》有云:"阳络伤则血外溢,血外溢则衄血;阴络伤则血内溢,血内溢则后血。肠胃之络伤则血溢于肠外……"。《诸病源候论·患斑毒病候》中所载"斑毒"一病与本病较为相似:"斑毒之病,是热气入胃,而胃主肌肉,其热挟毒,蕴积于胃,毒气熏发于肌肉,状如蚊蚤所咬,赤斑起,周匝遍体。"认为斑毒的病因病机主要由热毒蕴积于胃,发于肌肤所致。南宋《小儿卫生总微论方·血溢论》首先提出"血溢"的病名,其云:"小儿诸血溢者,由热乘于血气也。血得热则流溢,随气而止。自鼻出者,为衄血。从口出者,则多为吐血,少则为唾血。若流溢渗入大肠而下者,则为便血。渗入小肠而下者,为溺血。"此虽概括了与本病相关的所有出血证候,并指出小儿诸血溢与热邪有关的病因病机。但其仅指一般的血证而言。非专指过敏性紫癜之证候。元代朱丹溪所提出的"伤寒发斑""温毒发斑""内伤发斑"及"阴证发斑"等证候,对于今之过敏性紫癜病的认识很有启发,如《丹溪心法·证属风热》说:"伤寒发斑有四,惟温毒发斑至重红赤者为胃热也,紫黑者为胃烂也。"又说:"阴证发斑,亦出背胸,又出手足,亦稀少而微红……此无根失守之火,聚于胸中,上独熏肺,传于皮肤而为斑点。"明代《婴童百问·发斑第九十五问》中也列有"发斑"一证。对于温病发斑的认识,虽也包括了多种出血性疾病,非独指过敏性紫癜一病,但其所论病机证治,与过敏性紫癜之病也有相近之处,并有一定的指导意义。陈实功《外科正宗·葡萄疫》另立"葡萄疫"一名,指出:"葡萄疫,其患多生小儿,感受四时不正之气,郁于皮肤不散,结成大小青紫斑点,色若葡萄,发在遍体头面……邪毒传胃,牙龈出血……"清代《医宗金鉴·外科心法要诀·葡萄疫》则云:"此证多因婴儿感受疠疫之气,郁于皮肤,凝结而成,大小青紫斑点,色状若葡萄,发于遍身,唯以腿胫居多。"具体指出了葡萄疫青紫斑点"唯以腿胫居多"的好发部位,与现代过敏性紫癜病的症状一致。明清时期又相继提出了"肌衄"之名,如《医学入门·肌衄》云:"血从汗孔而出者,谓之肌衄。"当出现鼻衄、便血等出血现象时,又与"衄血""便血""尿血"相关。《医林改错·通窍活血汤所治之症目》说:"紫癜风,血瘀于皮里。"认为紫癜风发病与血瘀有关。另外,有关"斑疹""发斑"的论述虽多指温病发斑,与过敏性紫癜症状以及血分热毒的病机传变等也有相似之处。

中医古籍论述该病多从热而治,用药多以辛凉为主。同时,也有凉血止血、补益脾肾、活血化瘀等论。如《丹溪心法》曰:"衄血,凉血、行血为主。"《儿科要略》曰:"若阳斑者,或由胃热,或由血沸,故病至发斑,大忌用辛温以助其热势,轻者犹可用辛凉,则参照治痧疹之法以治之,亦可通用。至于重者,则概宜寒凉之剂,以平其炎炎之势,或酌通瘀之剂,以泄其壅塞之毒,倘误用温剂,势必红斑变紫,紫斑成黑也。"《血证论》曰:"故凡血症,总以祛瘀为要。"另外,古籍文献中也多次提到本病的治疗禁忌,本病可解表,但不宜发汗,可解毒,但不宜利下。发汗,利下则恐斑毒内陷。《普济方》曰:"盖热必伤血。血热不散,谨勿妄汗。汗之重令开泄疮烂。"《医方集解》:"凡斑疹,慎不可汗,汗之重令开泄,更增斑烂;亦不可遽下,恐斑毒内陷也。"

综上所述,历代医籍关于本病的论述内容极为丰富,尽管古籍所论非独指过敏性紫癜一病,但其病机、治则等对今天认识和处理过敏性紫癜有着重要的指导价值。

【病因病机研究】

一、病因病机概述

中医学认为,内有伏热兼外感时邪为本病发生的主要原因,外邪与血分伏热互结,灼伤血络,迫血妄行,不仅致皮肤紫癜反复出现,也常使邪滞脏腑,伤及心肝脾肾。故病位在心、肝、脾、肾,除出血之外,还有相应脏器的病变。

一般认为,外感因素、饮食因素与体质因素等均可导致本病的发生。其病机为风热毒邪浸淫腠理,深入营血,燔烁营阴;或素体阴虚,血分伏热,复感风邪,与血热相搏,壅盛成毒,致使脉络受损,血溢脉外。因小儿体质稚嫩,腠理不密,易感风邪,故此病多发于小儿;小儿脾肾相对不足,发病时常见消化道及肾脏受累,如出现便血、尿血等症;因风性善变,游走不定,窜至关节,故可见关节肿痛症状。紫癜虽证在外表,但其发生发展与外感六淫之邪、气血及脏腑功能紊乱均有密切关系。一般而言,疾病初起多为实证,久则多致虚证。外邪伤络、迫血妄行、血不循经是其病理基础;血不循经,流溢脉外,致紫癜及各种出血则为其病理变化的结果;血不归经,瘀血内阻,气血及脏腑功能紊乱,是导致病程迁延,形成虚实夹杂之候的继发因素。此与西医学认为本病的发生发展与感染、饮食等外因致敏,使自身免疫功能紊乱,而有全身毛细血管炎性改变、脆性增加,血液外渗,并继发高凝状态的病因病理等认识有相似之处。

二、病因病机新论

有关过敏性紫癜的病因及影响因素较为复杂,近年提出了以下多种论点。①感受风邪论:由于小儿脏腑娇嫩,卫外不固,易感受六淫之邪,尤易外感风热之邪。风热之邪,易从火化,灼伤脉络,血不循经,渗于脉外,则出现紫癜。本病皮肤瘙痒、出没无常,关节肿痛无定处,符合"无风不作痒""风性善行而数变"的特点。现代临床研究证实,感染尤其是呼吸道感染为过敏性紫癜的第一位发病诱因。②饮食不节论:饮食不节,或食鱼虾腥腻、或食蕈类、添加剂超标食物、或中于药毒等动风之品,酿成湿热,或饮食不洁,虫聚胃肠,以致毒邪内侵,内迫胃肠,灼伤血络,迫血妄行,而出现紫癜及腹痛便血等。③"湿邪伤络"论:小儿时期有脾常不足的生理特点,脾主运化水湿,若湿热素盛,或感受湿热之邪,热毒内伏,日久郁热化毒化火动血,灼伤络脉,迫血妄行,血液溢出常道,外渗肌肤则出现紫癜,此症紫癜的特点是疹色黯,或起泡,关节周围多见,伴有关节肿胀灼热,或伴腹痛湿热下注则出现腹痛、大便异常、关节不利等症状,说明可见湿邪具有"湿性黏滞""湿性重浊""伤于湿者,下先受之"的特点。④环境因素论:室内装潢、农药及石油化工等环境污染,儿童摄入被污染的水源、食物,或经皮肤、气道等各种途径直接接触农药、洗涤剂、化学喷洒剂、塑料制品等,致毒邪内侵,内迫脏腑气血,灼伤血络,迫血妄行,而出现紫癜。⑤禀赋不足、气阴两虚论:若小儿先天禀赋不足、素有血分伏热,或疾病迁延日久,耗气伤阴,均可致气虚阴伤,病情由实转虚,或虚实夹杂。气虚则统摄无权,气不摄血,血溢于脉外;阴虚火炎,血随火动,渗于脉外,均可致紫癜反复发作。

综上所述,外感风热、异气、饮食不节、环境污染是发病的主要诱因,禀赋不足、血分伏热则是导致过敏性紫癜发病的重要内因,且是迁延不愈的关键所在。瘀血常为病情发展或反复发作的继发因素。

【临证思维】

一、诊断

(一)诊断依据

1. 皮肤紫癜多见于下肢及臀部,对称分布,分批出现,较重者累及上肢及躯干。紫癜大小不等,呈紫红色,高出皮面,可伴有荨麻疹、血管神经性水肿,严重者紫癜融合成大疱伴出血性坏死。

2. 反复阵发性腹痛,位于脐周或下腹部,可伴呕吐、便血,偶见肠套叠、肠梗阻或肠穿孔。

3. 膝、踝、肘、腕等大关节肿痛,活动受限,可单发或多发,可有关节腔积液。关节病变可呈游走性,可在数日内消失,不遗留关节畸形。

4. 病程中出现血尿和(或)蛋白尿,或伴高血压及水肿时,则诊断为紫癜性肾炎。其临床分型为:①孤立性血尿或孤立性蛋白尿;②血尿和蛋白尿;③急性肾炎型;④肾病综合征型;⑤急进性肾炎型;⑥慢性肾炎型。

5. 约半数病人毛细血管脆性试验阳性。血小板计数、出血时间或凝血时间、血块退缩时间正常,排除血小板减少性紫癜。

具有第1~4项中2项[须有第1项],同时具有第5项,可确诊本病。

(二)诊断要点

1. 本病发病前可有上呼吸道感染或服食某些食物、药物等诱因。

2. 发病较急,紫癜多见于下肢远端及臀部,分布对称,形状不一,压之退色,可伴有荨麻疹、血管神经性水肿、游走性大关节肿痛、腹痛、便血及血尿、蛋白尿等。

3. 血小板计数,出血、凝血时间,血块收缩时间均正常。

4. 应注意定期检查尿常规,可有镜下血尿、蛋白尿等肾脏损伤表现。肾组织活检可确定肾脏病变性质。

二、鉴别诊断

1. **免疫性血小板减少性紫癜** 是一种自身免疫性疾病,皮肤黏膜见瘀点、瘀斑。瘀点多为针尖样大小,一般不高出皮面,多不对称,可遍及全身,但以四肢及头面部多见。可伴有鼻衄、齿衄、尿血、便血等,严重者可并发颅内出血。血小板计数显著减少,出血时间延长,血块收缩不良,束臂试验阳性。根据皮肤紫癜的形态不高出皮肤、分布不对称及血小板计数减少,不难鉴别。

2. **风湿热** 二者均可有关节肿痛及低热,若关节肿痛出现于紫癜前者较难鉴别,随着病情的发展,皮肤出现紫癜,则易于鉴别。

3. **外科急腹症** 以腹痛为首发症状的过敏性紫癜患儿应排除外科急腹症如急性阑尾炎、肠梗阻等。急性阑尾炎主要表现为转移性右下腹疼痛,伴发热,麦氏点有压痛、反跳痛;肠梗阻在全腹或脐周阵发性绞痛的同时,伴明显腹胀,高音调肠鸣音,X线检查可见阶梯状液气平面。过敏性紫癜的腹痛虽然较剧烈,但位置不固定,压痛轻,无明显腹胀、腹肌紧张和反跳痛,可资鉴别。

此外,以皮肤紫癜为主要表现的疾病还有进行性色素性紫癜性皮病、单纯性紫癜、色素性紫癜性苔藓样皮炎、毛细血管扩张性环状紫癜等,此外血栓性血小板减少性紫癜、系统性红斑性狼疮及溶血尿毒综合征等导致的继发性皮肤紫癜,临床均应注意鉴别。

三、辨证思路与方法

过敏性紫癜的辨证,重在分清疾病表里虚实缓急。早期起病急骤,病程短,紫癜颜色鲜明者多属实,以血热为主,多为风热伤络,血热妄行,常兼见湿热痹阻或热伤胃络。而起病缓,病情反复,病程迁延,紫癜颜色较淡者多属虚,以阴虚火旺为主,也有气阴两虚或气不摄血者。瘀血阻滞则常兼见于病程的各个阶段,瘀血是重要病理因素,贯穿疾病始终,也常是加重病情的因素之一。若同时见腹痛、关节肿痛、舌质紫,往往夹气滞血瘀。

1. 病因辨证 目前临床对本病的治疗仍以传统的病因辨证分型为主。

(1)风热伤络:发热,微恶风寒,咳嗽,咽红,全身不适,食欲不振,紫癜好发于下半身,尤以下肢和臀部为多,常对称,颜色较鲜红,呈丘疹或红斑,大小形态不一,可融合成片,或有痒感,面部微肿,或可见关节痛、腹痛、便血、尿血等症,舌红,苔薄腻,脉浮数。本证的特点是有风热表证伴有紫癜。

(2)血热妄行:起病急骤,出血较重,除皮肤瘀斑成片,斑色深紫,多伴壮热,面赤,烦躁,口渴,咽干,喜冷饮,大便干燥,小便短赤,舌红绛,苔黄燥,脉弦数或滑。本证的特点是起病急骤,热毒炽盛,正盛邪实。

(3)胃肠积热:下肢皮肤满布瘀斑紫斑,腹部阵痛,口臭纳呆腹胀,或齿龈出血,大便溏,色黯红或褐紫或便下蛔虫,舌红,苔黄,脉滑。本证的特点是除皮肤紫癜外,腹部阵痛尤为突出,大便也见出血。

(4)湿热痹阻:皮肤紫癜尤多见关节周围,伴关节疼痛,肿胀灼热,四肢沉重,偶见腹痛、尿血,舌红,苔黄腻,脉滑数或弦数。本证的特点是除皮肤紫癜外,兼见关节肿胀灼热疼痛。

(5)阴虚火旺:起病较缓,皮肤紫癜时发时止,瘀斑色黯红。或紫癜已消失,伴见低热盗汗,手足心热,心烦不宁,口燥咽干,潮热盗汗,头晕耳鸣,尿血。舌红少津,脉细数。本证多见于病程较长,或见血尿和(或)蛋白尿持续不消失者。本证的特点是病程长,肾阴受损。

(6)气不摄血:紫癜色淡红或反复发作,形体消瘦,面色不华,体倦乏力,食欲不振,自汗,小便短少,便溏,或伴痛,甚或全身或下肢浮肿,舌淡,苔薄白,脉细弱或沉弱。本证的特点是起病缓慢,病程较长,紫癜色淡,反复出现,伴气血不足之象。

(7)气滞血瘀:出血反复不止,面色晦黯,皮肤紫癜色紫,或有血肿,腹痛剧烈,便血,或有关节肿痛。舌质紫黯,有瘀点,舌下脉络粗长显露,脉沉涩。本证主要特点为皮肤紫癜消退较慢,斑色紫黯,见舌紫瘀点,脉细涩等证。大多与其他证型并见,也可单独出现。

2. 病程辨证 因本病易反复发作,且当出现肾脏损害时,病程较长,可达数月~1年以上。因此有学者将本病分为急性期、迁延期辨证。

(1)急性期:急性期多为实热证,病位主要在肺卫。症见皮肤紫癜、发热、咽干咽痛,或伴有腹痛、关节痛,舌红苔薄黄、脉浮或浮滑。以风热伤络、血热妄行为主要证型,常兼见湿热痹阻或热伤胃络。

(2)迁延期:病程日久,则进入迁延期,以肝肾阴虚、脾肾气阴两虚为主要病机,常兼瘀血、外邪,病位主要在肝脾肾。表现为皮肤紫癜消退后,仅留有肾脏损伤,临床以持续或反复紫癜和(或)血尿、蛋白尿为表现。

3. 体质辨证 体质辨证为近年来儿科疾病研究的热点,有学者采用德尔菲法专家问卷调查,提出儿童2类5种中医体质标准即均衡质和不均衡(阴虚质、阳虚质、气虚质、痰湿质)。研究表明,正常儿童的中医体质以均衡质为主,过敏性紫癜儿童的中医体质以非均衡质为主,正常儿童与过敏性紫癜患儿中医体质类型分布存在显著差异,过敏性紫癜患儿的不均衡质多于正常儿童。故在平时的生活起居中,可有针对性地进行药物调节或饮食调养,预防本病再次复发或反复,起到早期预防和干预的作用。

4. 按兼证辨证 因过敏性紫癜临床表现多种多样,有学者认为采用临床表现结合病因辨证更贴合临床实际,便于临证操作。

(1)单纯皮肤型:以单纯皮肤紫癜为主要临床表现。皮肤紫癜以四肢尤以下肢伸侧、关节附近为多,其次为臀部,为对称分布、分批出现、大小不等、新旧不一、高出皮面,多为斑丘疹样紫癜,也常有渗出性红斑、荨麻疹、血疱,其表面可有坏死及溃疡,血管神经性水肿。多次发作后留下色素沉着。证候以风热伤络、血热妄行为主。

(2)关节型:紫癜出现前或后有关节痛或肿胀,多见于膝、踝、肘、手指等关节,可呈游走性,或有积液,愈后不留畸形。证候以湿热痹阻为主。

(3)胃肠型:在紫癜出现前或后有腹痛,呈发作性绞痛,可伴恶心、呕吐、便血。但无腹肌紧张及反跳痛,呈症状与体征分离现象。可因肠管不规则蠕动而诱发肠套叠。证候以热伤胃络为主。

(4)肾脏损害型:在紫癜出现后或前发生,多见肉眼或镜下血尿、蛋白尿、管型,常有浮肿、血压升高等症状。可在腹痛和关节炎等症状消失后才发生,其中以起病2~8周后发生者最多,极少在3~5个月才出现。该型可很快恢复或存在数月而痊愈,也有转为慢性肾炎,甚至很快发生肾衰竭。过敏性紫癜肾炎可分为6种类型:①孤立性血尿或孤立性蛋白尿型;②血尿和蛋白尿型;③急性肾炎型;④肾病综合征型;⑤急进性肾炎型;⑥慢性肾炎型。证候多样,初起多为热伤肾络,继而以阴虚火旺、气阴两虚为主。

(5)混合型:具备上述2种或2种以上特点。

【治疗研究】

紫癜的治疗不外祛因和消斑两方面,可标本同治,症因兼顾。实证以清热凉血为主,随证配用祛风通络、缓急和中;虚证以滋阴降火、益气摄血为主。临证须注意证型之间的相互转化或同时并见,治疗时要分清主次,统筹兼顾,活血化瘀贯穿始终。由于本病常见复发,是标证虽去而内脏功能尚未恢复之故。因此,紫癜消退后若有肾脏损害者,仍应继续调治,方能获得远期疗效。

因此,本病常用治法:风热伤络证疏风清热,凉血安络;血热妄行证清热解毒,凉血止血;胃肠积热证泻火解毒,清胃化斑;湿热痹阻证清热利湿,化瘀通络;阴虚火旺证滋阴降火,凉血止血;气不摄血证健脾益气,和营摄血;气滞血瘀证理气活血,化瘀消斑。

一、分证论治

(一)分证论治概述

1. 风热伤络证　治宜疏风清热,凉血安络,予银翘散加减。常用药:薄荷、防风、牛蒡子、连翘、栀子、黄芩、升麻、玄参、当归、赤芍、紫草。皮肤瘙痒者,加地肤子、浮萍、赤小豆、蝉蜕祛风止痒;尿血者,加藕节炭、白茅根、大小蓟、旱莲草凉血止血;关节肿痛者,加秦艽、牛膝、制乳香、制没药活血通络。若表证不著,血热已成,用清营汤加减。

2. 血热妄行证　治宜清热解毒,凉血止血,予清瘟败毒散合犀角地黄汤加减。常用药:连翘、玄参、桔梗、竹叶、石膏、知母、黄连、黄芩、栀子、水牛角、牡丹皮、生地黄、赤芍、甘草。皮肤紫癜量多者,加藕节炭、地榆炭、茜草炭、三七粉(冲服)活血止血;鼻衄量多不止者,加白茅根、茜草炭、侧柏叶凉血止血;齿衄者,加藕节散瘀止血;尿血者,加小蓟、仙鹤草收敛止血;便血者,加地榆炭凉血止血;便秘者,加大黄泻火通便;烦躁不宁,目赤者,加青黛、菊花清热除烦。热犯营血,邪陷心包,症见神昏谵语者,加服安宫牛黄丸或紫雪散清热开窍。

3. **胃肠积热证** 治宜泻火解毒,清胃化斑,予葛根黄芩黄连汤合小承气汤加味。常用药:葛根、黄芩、黄连、大黄、枳实、玄明粉。胃热盛者,加生石膏、知母清泻胃热;热毒盛者,加大青叶、焦栀子清热解毒。为缓解腹痛,加炒白芍、炒延胡索、丹参止痛;为减少出血,可加牡丹皮、地榆炭、人中白清热止血。

4. **湿热痹阻证** 治宜清热利湿,化瘀通络,予用四妙丸加减。常用药:苍术、白术、黄柏、牛膝、薏苡仁、木瓜、紫草。关节肿痛,活动受限者加赤芍、桑枝、鸡血藤、忍冬藤通络止痛;小便出血者加小蓟、石韦清热止血。若湿重肿甚,小便黄赤者,加用导赤散清心利尿。

5. **阴虚火旺证** 治宜滋阴降火,凉血止血,予知柏地黄丸加减。常用药:熟地黄、山茱萸、山药、丹皮、知母、黄柏。虚火内炽、发热明显者加青蒿、地骨皮、鳖甲养阴清热;尿血明显者,加焦栀子、白茅根、仙鹤草凉血止血。

6. **气不摄血证** 治宜健脾益气,和营摄血,予归脾汤加减。常用药:党参、黄芪、白术、红枣、当归、茯神、枣仁、龙眼肉、远志、木香。若气虚甚者,黄芪应重用。伴腹痛者,加乌梅、白芍酸敛止痛;若兼有风邪表证者,可酌加荆芥、防风、牛蒡子疏风解毒,但用量不宜大,以防化燥伤阴。

7. **气滞血瘀证** 治宜理气活血,化瘀消斑,予血府逐瘀汤加减。常用药:桃仁、红花、当归、川芎、赤芍、熟地、柴胡、白芍、枳壳、桔梗、牛膝、甘草。伴关节肿痛者,加鸡血藤、威灵仙、牛膝等通络止痛;紫癜久不消退,斑色黯者可加用香附、郁金加强行气活血之功。

(二)治法新说

目前临床研究过敏性紫癜的辨证仍以八纲辨证为主,以上辨证分型已成共识。近年来,关于过敏性紫癜三焦辨证、卫气营血辨证、早中晚期分期辨证,以及中西医结合论治等对治疗过敏性紫癜的治疗也有重要参考意义。

1. **三焦辨治** 如原晓风等认为过敏性紫癜的治疗可以从三焦辨证着手,使紫癜的辨证避免了临证分型的复杂化,同时将脏腑辨证法融入其中,治疗上采用三期分治:发病初期,治以疏风开肺,解毒通络。选用疏风解毒汤加减;极期,治以解毒除湿通络。选用除湿通络汤加减;恢复期,治以益气养阴,化瘀通络。采用益肾化瘀汤加减。

2. **卫气营血辨治** 过敏性紫癜(腹型)、过敏性紫癜肾炎及过敏性紫癜(关节型)当从营血分进行辨证。过敏性紫癜病位深在营血,感受温邪,陷入营血分之后耗伤营阴与血液,从而出现液伤津亏的病理改变。牛阳认为营分热邪是血瘀病理改变的首要因素;裴学义认为本病多为温病后期,湿热毒邪未尽,蕴郁血分,伤及经络,迫血妄行所致,属湿热血证。治疗上以清热祛湿凉血为主,以青黛、紫草、紫花地丁、赤芍、丹皮、生薏苡仁、败酱草为基本方剂,随证加减。

3. **分期论治** 孙轶秋报道认为本病早期多为风热证、血热妄行证,用消风散合犀角地黄汤或银翘败毒散合犀角地黄汤加减;中期多为血热妄行证、瘀热伤络证,治以凉血止血、解毒化瘀,方用犀角地黄汤;晚期以气阴两虚证居多,治宜滋肾清利、养阴活血、益气养血,方用知柏地黄丸合二至丸加减。刘品莉报道治疗过敏性紫癜采用辨证分期论治:初期,清热解毒、凉血止血为主,以犀角地黄汤加减;后期,补气健脾、活血化瘀。

4. **主症与次症分型论治** 丁樱认为紫癜性肾炎是临床疑难病,临证中要抓住紫癜性肾炎热、虚、瘀的主要病因病机,创立了主症与次症的辨证分型治疗体系:该体系中风热夹瘀证、血热夹瘀证突出热邪为患,区分邪热在表、在里;阴虚夹瘀证、气阴两虚夹瘀证体现后期多虚,但应区别气虚、阴虚;所有证型均兼夹血瘀,彰显血瘀在本病的重要性。治疗上以清热凉血、活血化瘀为基本治法,以生地黄、牡丹皮、赤芍、旱莲草、小蓟、茜草、丹参组成基本方剂。若见风热之症,则加用荆芥、防风、地肤子等祛风止痒之品;血热之象明显,多加用紫草、水牛角等凉血之品。重视滋阴清热,慎用益气之品,活血化瘀贯穿整个病程。在急性期除非有明显的呕血或大便出血时应短期以止血为主,在多数情况下应以活血为主、止血为辅,常用当归、丹参、藕节、大蓟、小蓟、白茅根等;病至后期,应以养血止血为主,兼顾活血,喜用丹参、白及、茜草、三七、琥珀粉等。

5. 中西医结合论治　根据患者具体情况必要时采用中西医结合的方案,取长补短,以免延误治疗时机。如紫癜性肾炎急性期表现为肾病综合征者,常使用激素联合雷公藤多苷综合治疗;对于肾脏病理改变重、新月体比例高的患者,积极使用甲泼尼龙、环磷酰胺冲击、肝素等治疗,并积极运用中药辨证,给予滋阴清热、活血化瘀等治法,降低甲泼尼龙、环磷酰胺的副作用。

二、其他疗法

(一)中成药

1. 雷公藤多苷片　用于过敏性紫癜反复不愈及紫癜性肾炎。单纯皮肤紫癜疗程2~3个月;紫癜性肾炎疗程3~6个月。

2. 肾炎康复片　用于紫癜性肾炎气阴两虚证。

3. 归脾丸　用于气不摄血证。

4. 复方丹参注射液　用于过敏性紫癜血热血瘀证及各型紫癜性肾炎。

(二)穴位注射

复方丹参注射液穴位注射。选穴:双侧足三里、三阴交、脾俞、肾俞、曲池。有活血化瘀、消除紫斑的作用。

(三)针灸疗法

1. 取合谷、三阴交、曲池、血海等为基本穴。血热妄行者加行间、大敦,阴虚火旺者加太溪、复溜,均用泻法,气虚失摄者加足三里、气海,用补法。另外腹痛呕吐加内关、中脘、天枢;关节疼痛局部加取阿是穴。

2. 纪春玲等采用针灸疗法,穴位选择为:先选曲池、足三里主穴;效果不理想时加合谷、血海;有腹痛者加刺三阴交、太冲、内关。

(四)熏洗疗法

国内多篇报道采用中药熏洗疗法辅助治疗有一定疗效,如三草汤:紫草、仙鹤草、伸筋草各30g,荆芥、防风、苦参等各15g;将上述药物装入纱布袋,置入3000ml容器中,加水煮沸后,温火煎30分钟,煮沸10分钟后煎取1500~2000ml药液,先用药热气熏蒸患儿双腿部,约5~10分钟,继用毛巾浸汁热敷局部,待药液温度降到40℃左右时,嘱患儿将双足置药液泡洗患处约15~20分钟,用无菌纱布擦干。每日1~2次,每次20~30分钟。以7天为1疗程。

(五)西医疗法

1. 抗H2受体阻滞剂　用于有荨麻疹和血管神经性水肿时,西咪替丁20~40mg/(kg·d),分2次加入葡萄糖注射液中静脉滴注;1~2周后改为口服,15~20mg/(kg·d),分3次服用,继续应用1~2周。

2. 抗血小板凝集药 阿司匹林3~5mg/(kg·d),或25~50mg/d,1日1次;双嘧达莫3~5mg/(kg·d),分次口服。

3. 抗凝治疗 本病常有纤维蛋白原沉积、血小板沉积和血管内凝血的表现,推荐使用肝素。①肝素钠剂量为100U/kg加入5%或10%葡萄糖注射液100ml中静脉滴注,1日1次,连续7~10天。②低分子肝素钙每次10U/kg,皮下注射,1日2次,连续7~10天。能明显缩短皮肤紫癜消退时间,有效降低肾脏损害的发生率。尤其适用于肾损害发生后。使用肝素制剂时,需注意检查凝血相关指标,防止出血。

4. 糖皮质激素和免疫抑制剂 急性期可缓解腹痛和关节痛,但不能预防皮肤紫癜及肾脏损害的发生,也不能影响预后。泼尼松1~2mg/(kg·d),分次口服,或用地塞米松、甲基泼尼松静脉滴注,症状缓解后即可停药。重症过敏性紫癜肾炎可加用免疫抑制剂如环磷酰胺、霉酚酸酯等。

5. 避免接触过敏源 过敏性紫癜患者常为特异性体质,应避免进食可能引起过敏的食物(如鱼、虾、蟹、海鲜、蛤、羊肉等)、避免服用可能引起过敏的药物及避开某些易过敏的环境(新装修房屋、油漆等),预防感冒,减少复发。

【研究发展思路】

一、规范与标准

(一)中医诊疗指南

中华中医药学会2012年首次发布了《中医儿科临床诊疗指南·过敏性紫癜》,该指南由国家中医药管理局协南京中医药大学立项,河南中医药大学第一附属医院承担。中华中医药学会组织成立了中医儿科临床诊疗指南专家指导组暨小儿过敏性紫癜项目工作组,开展了文献研究、三轮专家问卷调查、专家论证会、同行征求意见、临床评价(方法学质量评价、临床一致性评价)等工作,并在项目工作组多次系统分析研究的基础上,按照中医临床诊疗指南编写规则,形成了《中医儿科临床诊疗指南·过敏性紫癜(制订)》的草案,包括:名称、范围、术语和定义、诊断、辨证、治疗、预防和调护,以及参考文献和说明等部分。再经专家指导组审核后,报中华中医药学会网上开展为期一个月的公开征求意见,最终形成了发布稿。其中将紫癜辨证分为血热妄行、风热伤络、湿热痹阻、阴虚火旺、气不摄血5个证型;又将紫癜性肾炎分为风热夹瘀、血热夹瘀、阴虚夹瘀、气阴两虚夹瘀4个分型。治疗原则:疏风清热,凉血安络;清热解毒,凉血化斑;清热利湿,化瘀通络;滋阴清热,凉血化瘀;健脾益气,和营摄血。方案提出了标本同治、症因兼顾的治疗思想。介绍了雷公藤多苷片、归脾丸、荷叶丸等中成药,以及清开灵注射液、复方丹参注射液等中药注射剂,对儿童过敏性紫癜的治疗有重要的临床指导价值。

(二)中医临床路径

儿童过敏性紫癜为卫生部国家临床重点专科优势病种,《小儿紫癜(过敏性紫癜)中医临床路径》由河南中医药大学一附院儿科牵头,全国数十家小儿紫癜协作组单位共同制定完成。本路径适合于西医诊断为过敏性紫癜的患儿,参照"国家中医药管理局'十一五'重点专科协作组紫癜(过敏性紫癜)诊疗方案"。小儿紫癜(过敏性紫癜)临床常见证型包括:

风热伤络、血热妄行、湿热痹阻、阴虚火旺、气不摄血等5个证型。进入临床路径的标准包括：①第一诊断必须符合紫癜（TCD编码：BEZ240）过敏性紫癜（ICD-10编码：D69.004）的患者；②患儿同时具有其他疾病，若在治疗期间无需特殊处理也不影响第一诊断的临床路径流程实施时，可以进入路径；③出现严重腹痛、呕血、便血、肾脏损伤者，不进入本路径。另外，本路径对标准住院日、中医证候学观察项目、入院检查项目、治疗方案选择、出院标准，有无变异及其原因分析等均做出了详细说明，并制定了小儿紫癜（过敏性紫癜）中医临床路径住院表单。在此基础上，在全国小儿紫癜协作组单位内进一步开展了临床路径的试点工作，进行了疗效评价总结；2016年又进行了修订、完善，以便推广应用。

（三）疗效评价标准

1.目前对小儿过敏性紫癜中医药辨证分型的疗效评定还缺乏统一的标准，使临床对比、观察及疗效评价受到限制。2006年"十一五"国家科技支撑计划疑难疾病项目中，由河南中医药大学丁樱完成的有小儿过敏性紫癜性肾炎中医综合治疗方案的示范研究课题中，针对小儿过敏性紫癜性肾炎建立了中医辨证分型（主证、次证）及疗效判定标准，并在国内首次对本病进行了多中心、大样本、随机对照的临床研究。2014年"十二五"国家科技支撑计划"病症结合"项目中，河南中医药大学丁樱又承担了"小儿过敏性紫癜性肾炎中医阶梯治疗方案的研究"的重大课题，对小儿紫癜性肾炎依据轻重不同分型开展了中药与西药阶梯治疗的多中心、大样本、中央随机对照研究，2007年国家中医专科专病建设项目中，成立了小儿过敏性紫癜（肾炎）中医专病协作组，开展了对本病诊疗方案及疗效评价的研究。并制定了中医药治疗过敏性紫癜性肾炎的诊疗方案暨临床路径，目前已由国家中医药管理局发布并在全国推广。该课题组及专病研究组拟定的疗效评价标准如下：

2.疗效评价方法

临床治愈：皮肤紫癜、关节、腹痛症状消失，或尿常规检查蛋白转阴性，或24小时尿蛋白定量正常；尿沉渣红细胞计数正常。

显效：皮肤紫癜、关节、腹痛症状消失，尿常规检查蛋白减少2个"+"，或24小时尿蛋白定量减少≥40%；尿沉渣红细胞计数检查减少≥40%。

有效：皮肤紫癜、关节、腹痛症状减轻，尿常规检查蛋白减少1个"+"，或24小时尿蛋白定量减少<40%，尿沉渣红细胞计数检查减少<40%。

无效：临床表现与上述实验室检查均无改善或加重者。

二、临床研究

1.专方治疗

（1）小儿过敏性紫癜：近十年来，随着对本病病因病机认识的不断深入，很多临床医家从中医辨证论治出发，结合自身经验，在化裁古方的基础上自拟方药，也取得一定效果。如艾瑶华采用活血化瘀法，予桃红四物汤加减（桃仁、红花、赤芍、川芎、生地黄、牡丹皮、蒲黄、五灵脂、玄胡、甘草各10g，茜草根15g，三七末5g）治疗过敏性紫癜35例，结果痊愈19例，好转11例，未愈5例，总有效率85.71%。张士卿教授采用犀角地黄汤（水牛角、牡丹皮、芍药、地黄等）治疗本病多配伍防风、乌梅敛阴祛风以脱敏。裴胜等自拟清热解毒凉血化瘀汤加减（鲜茅根、鲜芦根、青黛、紫草、牡丹皮、赤芍、大蓟、小蓟、藕节、金银花炭）治疗本病58例，随症化裁：邪热在表、灼伤血络，加石膏、连翘、薄荷；毒邪伤里、瘀血阻络，伴肢体关节肿痛屈伸不利者,加防己、牛膝、桑寄生;伴腹痛阵作者,加白芍、甘草、乌药;伴便血者加仙鹤草、侧柏炭、三七粉;邪郁下焦,加赤小豆、莲须、山药、豆豉、芡实;久病不愈,合归脾汤加减。结果治愈42例,显效13例,无效3例,总有效率94.8%。张磊自拟祛风活血方(连翘、白茅根、荆芥、蝉蜕、徐长卿、赤芍、丹参、益母草、乌梅、生地等)治疗本病20例。腹痛者加白芍,关节疼痛者加牛膝,尿血者加小蓟、茜草,结果治愈16例,好转3例,无效1例,总有效率95%。

（2）小儿紫癜性肾炎:分析大量临床报道,治疗过敏性紫癜性肾炎的专方多以凉血活血化瘀药为主组方,具有方便、实用、疗效确切等优点。

活血化瘀法:金钟大等应用凉血化瘀通络法组方的丹芍颗粒剂(水牛角、生地黄、赤芍药、丹参、鸡血藤、小蓟、蝉蜕、甘草等)治疗32例紫癜性肾炎患儿,并设雷公藤多苷片加丹参片为对照组,其结果显示疗效显著优于对照组。

凉血补肾法:李云慧用凉血滋肾饮(荆芥、防风、金银花、连翘、生地、牡丹皮、小蓟、鲜柏叶、三七粉、茜草、鲜茅根、石斛、旱莲草)治疗30例紫癜性肾炎,总有效率为90%。

化瘀止血法:张金明等用化瘀止血汤[桃仁、红花、生地、当归、炒赤芍、炒白芍、川芎、泽兰、益母草、茜草炭、三七粉(另冲)],总有效率为97%。

益气滋肾凉血法:董宝山等采用补肾益髓、补气健脾、凉血止血、增强免疫功,用中药益血胶囊(由生大黄、生地、黄芪、何首乌、阿胶、三七、甘草等制成散剂,装入胶囊),有效率95.7%。

滋阴凉血化瘀法:丁樱教授报道血尿停颗粒联合雷公藤多苷片治疗小儿紫癜性肾炎30例。其中:男性17例、女性13例;年龄3~18岁,平均10.2岁;孤立性血尿8例,孤立性蛋白尿1例,血尿和蛋白尿21例;其中13例进行了肾穿刺活检,1例为病理Ⅰ级,10例为病理Ⅱ级,2例为病理Ⅲ级。予雷公藤多苷片1mg/（kg·d）,分3次餐后口服,最大剂量不超过60mg/d。加用血尿停颗粒剂:2~3岁20g/d、4~9岁30g/d、10~18岁40g/d。分2次早晚餐前冲服,疗程3个月。结果显示,血尿停颗粒联合雷公藤多苷片可明显改善紫癜性肾炎症状,使血尿,蛋白尿达到临床控制水平。

补虚解毒化瘀法:张岩等采用补虚解毒化瘀汤(生黄芪、党参、生地黄、赤芍、当归、黄芩、白花蛇舌草、大蓟、小蓟、丹参、茜草根)治疗36例小儿紫癜性肾炎,设28例常规西药对照组,总有效率分别为97.2%、89.3%,两组相比差异显著。

2.专药研究

（1）徐长卿:辛温,归肝,胃经。功能祛风止痒止痛、活血解毒。本品长于祛风止痒,善治湿疹、风疹、顽癣等皮肤瘙痒之症,可单味煎汤内服,亦可煎汤外洗。常用剂量3~10g。朱树宽采用徐长卿治疗过敏性紫癜,认为此药具有镇痛、镇静、抗过敏和解除肠管痉挛作用,尤其是用于腹型和关节型过敏性紫癜。

（2）丹参:苦微寒,归心、肝经。功能祛瘀止痛,活血通经。本品专入血分,清而兼补,活血祛瘀作用广泛,善治瘀血阻滞各种病症。现代药理研究表明丹参有抗过敏、抗血栓形成、降低血黏度、调节免疫及清除氧自由基等作用。常用剂量9~15g。

（3）三七:甘微苦温,入肝、胃经。功能祛瘀止血,活血止痛。本品功善散瘀止血,具有祛瘀通络、止血而不留瘀之功。现代药理研究发现,三七能扩张血管,具有抑制血小板聚集、抗凝、改善微循环,降低毛细血管通透性,调节免疫等功能。常研末吞服,每次1~1.5g。

（4）水牛角:咸寒,入心、肝、胃经。功能清热,凉血,解毒。本品为犀角替代品,专入血分,善清心肝胃三经之火而有凉血解毒之功,为治血热毒盛之要药。适用于热盛而迫血妄行的皮下血斑等多种出血。但紫癜虚证则不应使用。常用水牛角片入煎剂,剂量9~15g,或研末冲服每次1.5~3g。

(5)紫草:甘寒,入心、肝经。功能凉血活血,解毒透疹。本品为清热凉血之要药,对血热妄行所致皮肤紫癜尤为适用。常用剂量3~9g。紫草中的紫草素等能抑制毛细血管通透性,亦能抑制局部水肿,对炎症急性渗出期的血管通透性增加、渗出和水肿及增殖期炎症均有拮抗作用。章惠陵在辨证上重用紫草(15g~30g)治疗过敏性紫癜肾炎30例,并设对照组20例(即汤药同前,但不用紫草)行疗效比较。结果治疗组效果显著(P<0.05)。

(6)雷公藤:又称黄藤、黄藤木、断肠草,为卫予科植物的干燥根或根的木质部,性苦、辛、寒。有大毒。归肝、肾经。功效具有清热解毒、祛风通络、舒筋活血、除湿消肿止痛的作用。雷公藤多苷是从植物雷公藤根中提取精制而成的一种脂溶性成分混合物,既保留了雷公藤中药的免疫抑制等作用,又除去了许多毒性成分,是目前临床使用最多的雷公藤制剂。既往临床主要应用于风湿顽痹,疗疮肿毒等疾病,近些年来,随着雷公藤研究的不断深入,其在免疫性疾病中的适应证不断扩大。除少年类风湿外,目前较多用于肾脏疾病、系统性红斑狼疮、过敏性紫癜、强直性脊柱炎、皮肌炎、硬皮病、寻常型银屑病等。雷公藤多苷的优点:在发挥强大免疫抑制作用的同时,不严重损害人体正常的免疫系统监护作用,不会引起严重的感染。因此合理使用不易产生严重的不良反应。雷公藤多苷应用于小儿过敏性紫癜及紫癜性肾炎,早在1987年姜新猷、李效吾等已有报道。2002年丁樱报道雷公藤多苷对反复发作暨重症皮肤紫癜有明显疗效,对紫癜性肾炎,除急进性肾炎外的各种类型均有较好的疗效,其中尤以轻中度蛋白尿或不伴血尿、组织病理改变在Ⅲ级以下者疗效最好,对表现为肾病综合征,组织病理改变在Ⅲ级以下者也有满意效果。但对兼有小管间质中重度病变者,其疗效欠佳。2012年丁樱等在国内首次采用多中心大样本中央随机对照的方法对紫癜性肾炎血尿兼蛋白尿型患儿使用雷公藤多苷的疗效与副作用进行了研究,结果表明,愈显率达77.86%,有效率为96.47%。未发现明显不良反应。有关雷公藤多苷在儿科使用的剂量,多是沿袭成人使用的剂量与疗程,即1~1.5mg/(kg·d)3~6个月,该方法基本适用于小儿。此外也有用倍量[2mg/(kg·d)]的报道。近年临床常采用的方法是:对各种原发性、继发性肾炎的轻度蛋白尿或兼血尿则以常规剂量1mg/(kg·d)3个月进行治疗。对紫癜性肾炎、原发性肾病、IgA肾病、狼疮性肾炎的中等或大量蛋白尿者,起始剂量多用1.5mg/(kg·d)4~6周,6~8周改为1mg/(kg·d),或停药或减至0.6~0.8mg/(kg·d)维持2~3个月后渐停药。雷公藤多苷的总疗程因病情轻重不同、病理改变各异而有较大差别,一般而言,病情轻、对雷公藤多苷敏感、病情无反复的病例,其疗程在3个月左右即可。但有病情偏重、治疗反应好且无不良反应的病例则需在严密监护下适当延长疗程以巩固疗效。

雷公藤多苷的副作用也不容忽视,常见副作用有:消化系统的胃肠道反应、肝功能异常、其中以肝酶增高最常见。血液系统的急性中性粒细胞减少。性腺损伤如青春期女性患儿月经紊乱、闭经、男性的精子数量减少,多在长期应用后出现,但多为可逆行性。对学龄前及青春期前儿童性腺的远期影响,国内近年有研究报道,因雷公藤对生殖细胞的原幼细胞不介入,故对儿童影响较成人少,有待进一步研究。值得提出的是,不良反应与个体差异、剂量、疗程以及不同厂家产品有关。目前对雷公藤多苷的认识上尚存在着误区:①对药效(疗效)方面的过高评价;②因毒性(不良反应)的存在而全盘否定。期望进一步研发,制成更为高效、低毒的制剂。

3. 外治法

（1）中药熏蒸：候艳君采用中药熏蒸治疗过敏性紫癜（皮肤型）40例，随机分为治疗组和对照组各20例；治疗组为中药熏蒸+常规治疗，对照组仅采用常规治疗；中药熏蒸每次30分钟，每日1次，7次为1疗程。结果紫癜全部消退率治疗组70.0%，对照组20%。治疗组明显优于对照组；紫癜全部消退时间，治疗组较对照组明显缩短。

（2）耳穴贴压：取穴神门、交感、内分泌、皮质下、肺、心；牛文民对60例顽固性过敏性紫癜患者进行耳穴贴压加服自拟消癜灵治疗，并进行免疫学检测，另取30例正常人作对照。结果此疗法对顽固性过敏性紫癜有确切的疗效，免疫学检测显示有明显的免疫调节作用。

（3）针药结合：史江峰运用针药结合治疗60例紫癜性肾炎患儿，将患儿随机分为针灸加药物组（治疗组）和药物组（对照组），每组30例。两组均采用雷公藤多苷、双嘧达莫、维生素C治疗。治疗组在上述治疗基础上加针灸治疗，主穴：曲池、血海、委中、三阴交、太溪、中极。两组在蛋白尿及血尿转阴时间方面差异有显著性，治疗组优于对照组。

三、基础研究

（一）模型研究

目前，关于过敏性紫癜动物模型构建的报道极少且尚未被确认，因此对该病病因、发病机制、临床治疗评价和药物开发在一定程度上受到限制。

冰虹参照IgA肾病实验动物模型法建立HSP实验动物模型，选用20只昆明种雌性小鼠模型实验，只有3例小鼠出现了皮下紫癜表现，其皮肤和肾脏组织形态学变化，与HSP病人皮肤、肾脏病理改变基本一致。

张晓强等认为中医血热证与西医过敏状态具有紧密的关联；综合模拟血热证与IgA肾病实验动物模型是实现HSP模型具有人类病患高相似性和稳定可重复的关键所在，并提出了HSP模型的研制思路，根据西医学对HSP病因、病理等诸方面的认识和中医学对HSP病人体质特点的理解，首先建立中医血热证动物模型，并参照麦胶蛋白饮食抗原法的IgAN实验动物模型复合造模，持续性抗原刺激黏膜免疫系统，致BC多克隆活化，并应用经典的皮肤过敏手段建立HSP大鼠动物模型。据此所建立的HSP大鼠动物模型接近于HSP西医学研究成果，并与中西医学认识的HSP患者体质特点合拍，基本达到"病证结合，病症统一"，但相关实验未能测定大鼠血清白蛋白、球蛋白、补体等免疫指标，没有使大多数模型大鼠出现皮肤紫癜表现。

李彦宏等通过对日本大耳白兔热性药物的喂饮、腹腔注射卵白蛋白和弗氏完全佐剂生理盐水的混合液，持续抗原刺激后，耳缘静脉和背部皮内注射卵白蛋白生理盐水，激发过敏反应来构建过敏性紫癜模型。实验过程中分别进行一般症状观察；平均每天饮食、饮水量、体温、血常规、尿常规、便潜血等测量；皮肤、肾脏等脏器病理检测，并与人类疾病患者症状、实验室检查及病理改变相比较。结果，模型组兔表现为皮肤瘀斑；每天进食减少、饮水增多，体温升高；血WBC增多，RBC减少，HGB、MCHC均降低，尿蛋白、尿红细胞阳性，70%便潜血阳性；病理表现为皮下血管扩张充血、出血，真皮水肿，炎细胞浸润；肾小球局灶性慢性肾炎，囊腔蛋白渗出，血管扩张充血，系膜基质增多，系膜增厚，红细胞管型，炎细胞浸润等；关节腔淤血，结缔组织坏死，炎细胞浸润等；皮肤、IgA免疫球蛋白大量沉积等；胃黏膜出血，坏死脱落；小肠绒毛血管扩张充血，上皮细胞脱落；肺淤血，肥大细胞似有脱颗粒现象；肝灶性炎细胞浸润等，这些改变与人过敏性紫癜患者病变基本相似。根据此项研究，有望构建良好的过敏性紫癜兔模型。

（二）中药作用机制研究

1. 抗过敏作用　现代药理研究证实，黄芩、乌梅、蝉蜕、地龙、徐长卿、地肤子、白鲜皮、甘草、牡丹皮等均有抗过敏作用，其中黄芩、牡丹皮有清热抗炎、抗变态反应、降低毛细血管脆性以减少出血的作用；徐长卿、地肤子、白鲜皮、地龙有抗组胺、舒张毛细血管的作用；蝉蜕有解痉作用，对消除荨麻疹、血管神经性水肿疗效较佳；甘草还有糖皮质激素样作用。

2. 活血化瘀作用　现代药理研究证实，活血化瘀药物如丹参、赤芍、紫草、三七等具有祛瘀止血通络而不留瘀之功能；能扩张血管，改善微循环，降低毛细血管通透性，调节免疫功能，抑制或减轻变态反应性炎性损害，防止肾脏纤维组织增生。

四、发展思路

1. 防治紫癜复发及肾脏损伤发生发展的相关研究　对于顽固性紫癜，西医学认为是由于反复接触过敏源激发产生相应抗体，沉积在小血管壁，引起血管炎性改变的结果。与出现肾脏病变及预后密切相关，因每次皮疹复发都可能诱发或加重肾脏病变，导致疾病迁延不愈，甚至最后出现肾功能不全。因此，如何预防和控制皮肤紫癜复发及肾脏损伤一直是临床研究的热点、难点。西医认为适当给予抗感染治疗，消除病灶，有助于控制病情反复。糖皮质激素、抗过敏及H_2受体阻滞剂皆能在一定程度上阻止血管炎的发生，从而防止紫癜复发。但是，由于过敏性紫癜的机制并不完全清楚，上述药物作用靶点局限，对一些顽固性过敏性紫癜病人效果并不明显。因此，中西医结合防治紫癜反复及肾脏损伤已成为研究趋势，临床可根据中医学辨证施治，采取中西医结合治疗过敏性紫癜，能在改善微循环、修复病灶等多靶点上发挥作用。

2. 重视过敏性紫癜流行调查及长期随访的研究　根据过敏性紫癜文献报道数量及国家中医临床重点专科病种统计显示，各地过敏性紫癜发病明显增高，现已成为儿科临床的常见病。曾有报道其患病率5年中增加了2倍，但其范围及样本量较小，确切的有广泛代表意义的发病率尚未见有报道。故期待国内实施大范围流调协作以完成该病在国内患病率的调查。

紫癜性肾炎是过敏性紫癜的常见继发病，其发生率较高，是否出现肾脏受累及肾脏受累程度是决定过敏性紫癜预后的关键因素。临床上常通过对病例的长期随访以了解过敏性紫癜的发展转归如何，以及影响预后的可能因素，而且要观察中医药治疗过敏性紫癜对远期预后的影响必须通过长期追踪随访来实现。近年来，过敏性紫癜（紫癜性肾炎）病例的随访研究虽已开始受到关注，但文献报道仍较少，大样本的流行性调查统计数据、中医药治疗远期疗效的随访尤其是中西医严格对照治疗后的随访研究更少。因此，今后的病例随访研究应该是一个重要的研究方向，长期随访对评价病情的远期疗效、药物副作用及转归、指导临床诊疗计划的制订及提高疗效均有重大意义。但该项工作相当费时，而且需要得到患儿家长的配合，故需加强对本病的宣传教育，增加家长对本病的认识，才能较好地配合研究。中医临床工作者应当加强对该病的随访。

3. 加强过敏性紫癜辨证分型及疗效判定标准的研究　由于本病病因复杂，轻重悬殊，病程长短不一，尤其出现肾脏病变后变化各异，各位学者对病机认识不尽相同，所以辨证分型亦相对较多。因此难以比较不同研究报告中的实际疗效水平。鉴于此,今后需针对性地在统一诊断、辨证分型下,对疗效标准方面加强研究,尤其需要开展大样本、多中心、随机对照、前瞻性临床研究,在建立大数据平台基础上总结诊断治疗经验,并进一步规范辨证分型,建立统一的疗效判定标准。相信随着国家专病及科技专项研究的进一步深入,中医药治疗过敏性紫癜将有广阔的前景。

参 考 文 献

[1] 江载芳,申昆玲,沈颖,等.诸福棠实用儿科学.北京:人民卫生出版社,2015,第8版:773.

[2] 肖达民.中医药治疗过敏性紫癜的思路与方法.新中医,2001,33(12):6-8.

[3] 艾瑶华.活血化瘀法治疗过敏性紫癜的疗效观察.湖北中医杂志,2007,29(7):30.

[4] 丁樱,吴力群,黄可丹,等.血尿停颗粒剂联合雷公藤多苷片治疗小儿紫癜性肾炎30例.上海中医药杂志,2004,38(8):37-38.

[5] 丁樱.雷公藤多苷治疗小儿肾脏疾病浅识.肾脏病与透析肾移植杂志,2003,12(3):253.

[6] 尚菁,张小江.张士卿教授用犀角地黄汤治疗小儿过敏性紫癜经验.甘肃中医学院学报,2005,22(3):6.

[7] 邵莉,孙铁秋.孙铁秋治疗过敏性紫癜经验拾撷.北京中医,2007,26(11):717-718.

[8] 胡艳,幺远,柳静,等.裴学义老中医治疗过敏性紫癜经验.中国中医急症,2009,18(4):577-578.

[9] 原晓风,张慧.三焦辨证法辨证论治过敏性紫癜.中国中西医结合儿科学,2011,(1)40-42.

[10] 周晓莉.刘品莉主任医师治疗过敏性紫癜经验介绍.中医杂志,2010,55(S2):104-105.

[11] 裴胜,孙艳平.清热解毒及凉血化瘀法治疗过敏性紫癜58例.中医儿科杂志,2010,6(4):29-30.

[12] 丁樱,孙晓旭,毕玲莉,等.过敏性紫癜中医诊疗指南.中医儿科杂志,2011,7(6):1-4.

[13] 师小萌,李领娥,边莉,等.过敏性紫癜的中医病因病机与治疗.世界中医药,2012,7(6):577-579.

[14] 任献青,郑贵珍,管志伟,等.丁樱教授从热、瘀、虚辨治小儿过敏性紫癜性肾炎经验.中华中医药杂志,2013,28(12):3586-3588.

[15] 陈平,沈群.过敏性紫癜的中医研究进展.江苏中医,2015,47(3):83-85.

[16] 韩冰虹.过敏性紫癜实验动物模型和临床症状分级量化标准的探讨.哈尔滨:黑龙江中医药大学,2004:32-35.

[17] 张晓强,刘品莉,李孟芳,等.过敏性紫癜动物模型的研制思路.中华中医药杂志,2011,26(10):2319-2321.

[18] 李彦红,朱华,隋小龙,等.初步探讨过敏性紫癜兔模型的构建.中国实验动物学报,2013,21(5):36-41.

[19] 张晓强,王娟,刘品莉,等.基于中西医结合方法的大鼠过敏性紫癜模型的建立.陕西中医,2014,35(8):1093-1096.

（丁 樱）

第二节 特发性血小板减少性紫癜

特发性血小板减少性紫癜又称免疫性血小板减少症,是一种与免疫介导有关的小儿常见的出血性疾病。临床特点是皮肤、黏膜自发性出血,血小板减少,骨髓巨核细胞数量正常或增多,出血时间延长、血块收缩不良、束臂试验阳性。本病属于中医学血证范畴,中医古籍中所记载的"血证""虚劳""肌衄""紫斑"等病证,与本病有相似之处。

文献报道儿童特发性血小板减少性紫癜发病率约4/10万~5.3/10万,我国尚无发病率方面的统计报道。该病一年四季均可发生,以春季的发病率最高,约占全年的三分之一左右。发病年龄以2~8岁为多见,男女发病比例无明显差异。临床上分为急性型和慢性型两种,小儿以急性型为多,约占80%,大多数能在半年内痊愈,约有10%~20%患儿转为慢性型。西医学认为本病多与病毒感染后产生血小板相关抗体有关,治疗上经肾上腺皮质激素、丙种球蛋白输注、免疫抑制剂、切脾术等治疗后可获得疗效,但仍有11%~35%患儿对上述治疗无效,且激素和免疫抑制剂的毒副作用亦使患儿家属难以接受。小儿预后较成人为好,死亡率约为1%,主要死亡原因是颅内出血。此外,感染和外伤引起的大出血也是导致死亡的重要原因。

近年来,中医药治疗本病凸显特色优势,总有效率达81.7%,毒副作用远较激素和免疫抑制剂为小,而且中药能明显减轻激素和免疫抑制剂的毒副作用。如遇大出血危重病例,临床上常采用中西医结合治疗的方法。

【历代文献述要】

本病归属于中医学"血证""发斑""衄血""肌衄""紫斑""葡萄疫""虚劳"等范畴。如《灵枢·百病始生》云:"卒然多食饮则肠满,起居不节,用力过度则络脉伤。阳络伤则血外溢,血外溢则衄血;阴络伤则血内溢,血内溢则后血。"《医学入门·肌血衄》云:"血从汗孔出者,谓之肌衄。"《医林改错·方叙》曰:"白癜、紫癜、紫印、青记,自古无良方者,不知病源也。"《诸病源候论·小儿杂病诸候·患斑毒病候》谓:"斑毒之为病,是热气入胃,而胃主肌肉,其热挟毒,蕴积于胃,毒热蒸发于肌肉,状如蚊蚤所啮,赤斑起,周匝遍体。此病或是伤寒,或时气,或温病,皆由热不时歇,故热入胃,变成毒,乃发斑也。"《外科正宗·葡萄疫》曰:"葡萄疫,其患多生小儿,感受四时不正之气,郁于皮肤不散,结成大小青紫斑点,色若葡萄,发则遍体头面,乃为腑证。自无表里,邪毒传胃,牙根出血,久则虚人,斑渐方退。初起易服羚羊散清热凉血,久则胃脾汤滋益其内。"可见感受外邪或疫疠时邪是本病急性型的主要病因。

《素问·至真要大论》指出饮食、劳倦因素可致出血:"少阳之复,大热将至……惊瘛咳衄。"《小儿卫生总微论方·血溢论》中明确指出:"小儿诸血溢者,由热乘于血气也,血得热则流溢,随气而上,从鼻出者为衄血;从口中出者则为吐血,少则为唾血;若流溢渗入大肠而下者,则为便血;渗入小肠而下者为溺血;又有血从耳目牙缝断舌诸窍等出者,是血随经络虚处著溢,自皮孔中出也。"金元时期朱震亨认为发斑多由火热炽盛引起,如《丹溪手镜·发斑》谓:"发斑,热炽也。舌焦黑,面赤,阳毒也,治宜阳毒升麻汤,白虎加参汤。"《济生方·吐衄》亦云:"夫血之妄行也,未有不因热之所发,盖血得热则淖溢,血气俱热,血随气上,乃吐衄也。"《景岳全书·血证》认为发斑的病因即有寒毒亦有热毒:"发斑证,轻则如疹子,重则如锦纹,其致此之由,虽有数种,然总有寒毒不解而然……凡毒邪不解,郁而成热乃至液涸血枯,斑见肌表也。"《丹溪心法·斑疹》中提出胃气虚、虚火外越可致"内伤发斑","内伤斑者,胃气极虚,一身火游行于外所致。"李梴按病因将发斑分为外感、内伤、内伤兼外感三种,在《医学入门·杂病风类》中认为内伤发斑可由胃中虚火外越所致,且发斑多在手足部,云:"内伤发斑,轻如蚊迹疹子者,多在手足,初起无头痛、身热,乃胃虚火游于外也。"《三因极一病证方论·失血叙论》曰:"夫血犹水也,水由地中行,百川皆理,则无壅滞之虞。……万一微爽节宣,必致壅滞,故血不得循经流注,营养百脉,或泣或散,或下而亡反,或逆而上溢,乃有吐、衄……"此处认为多种因素造成的血瘀是导致出血的重要病因。综上所述,本病病因病机为虚实并存,"虚"多为阴虚、气虚、气阴两虚、脾肾两虚等;"实"常见热和瘀,其共同的病理变化可归纳为热、虚、瘀三个方面,热多为感受风热或疫疠时邪所致。

对本病的治疗,《景岳全书·杂病谟·血证》说:"凡治血证须知其要。而血动之由惟火惟气耳。故察火者,但察其有火无火;察气者,但察其气虚气实。知此四者,而得其所以,则治血之法无余义矣。"对于本病的辨证论治具有较好的临床指导意义。陈实功认为治疗本病可分为初起和久病两个阶段,初起治以清热凉血,久病则补益气血。

【病因病机研究】

一、病因病机概述

小儿素体正气亏虚是发病之内因,外感风热时邪及其他异气疫邪是发病之外因。本病急性期多因外感风热或疫毒之邪,热毒入侵,内扰营血,灼伤血络,迫血妄行,溢于脉外,出现皮肤黏膜紫癜或伴其他出血,多属实证。若外感四时不正之气,尤以风热邪毒入侵,酿成热毒,郁于皮肤,热伤血络,迫血妄行,溢于脉外,渗于皮下而形成紫癜。血脉受到火热熏灼,内舍血分,热迫血行,血热妄行,血从肌肤腠理溢出脉外,少则成点,多则成斑,瘀积于肌肤之间而成紫癜。慢性期常因病程迁延,气血耗伤,以致脏腑气血虚损。虚损多表现为脾气虚弱、阴虚火旺和脾肾阳虚为主。若小儿先天禀赋不足,脾气亏虚,不能统血摄血,血液不循常道,外溢肌肤形成紫癜。或疾病迁延日久,反复出血,气随血损,以致气血两虚。气虚则不能摄血,脾虚则不能统血,血失统摄,溢于肌肤而成紫癜。若反复大量出血之后,阴血耗损,精血匮乏,虚火内生;或久服温热之剂,脏腑阴阳乖张,阴不能抑阳,均可导致虚火灼络、血脉受损而成紫癜。或小儿禀赋不足,或久病迁延,气随血损,阳气日耗,伤及气血阴阳,而致脾肾虚寒,气阳两虚,真阳衰弱,精血难以化生,血脉失去温煦,阴阳不相为守,气血相互离根,血液溢于络外而致紫癜反复。

二、病因病机新论

1. 肝郁脾虚论　小儿娇惯任性,喜怒无常,情志失调,肝气郁结,气机不畅,木旺乘土,脾虚则气血生化乏源而致气虚血少;肝郁化火,则灼伤血络,血渗于皮下;肝又主藏血,血多余者藏之,不足者不从之,血液不循常道而溢于脉外,形成紫癜。肝脏既能藏有形之血,又能疏泄无形之气,以血为体,以气为用,与气血确有独特的关系。肝疏泄失常,日久可致脾失运化,脾虚无力生血、统血,而失血日久又可致心肝之火无以得养,而致虚火动血。

2. 瘀血阻滞论　本病热毒内盛,阴虚火旺,煎熬血液,致使瘀血阻络;或火盛灼伤脉络、脾虚气不摄血,则血溢脉外,瘀血阻滞脉外;或情志不舒,肝气郁结,气滞血瘀,瘀血阻络。久病耗伤气血阴阳,脏腑功能失调,气虚无力,气滞不行,血液运行不畅,造成局部血液凝滞,脉络瘀阻。本病反复迁延不愈,伤及脾肾,气血亏虚,运血无力,统血无权,脉中血液不足致血流不畅,形成瘀血,阻滞于脉道,渗于皮下。故瘀血为继发性病理改变,既是病机,又是病因。

3. 血热气虚论　一般来说,本病早期多属血热实证,火热均为阳性,最易灼伤络脉,使血流加速,迫血妄行,从而引起各种出血症。血热有实热、虚热之分,实热多为外感风热时邪燥火,虚热常见久病气血亏虚、虚火内生。本病后期,反复出血而致耗气伤血,气血两亏,阴液受损,虚热内生;或气虚不能行血、摄血,而致血溢脉外。气虚有脾气虚、脾肾气虚和气阴两虚之别,血热和气虚在疾病发展过程中又可相互转化,互为因果。

4.本虚标实论　本病乃本虚标实之证,以脾肾亏虚为本,火热血瘀为标。脾胃为水谷之海,气血生化之源;脾肾为五脏六腑、气血阴阳化生滋养之根本,血的生成又与脾肾两脏气化功能关系极为密切。脾虚既可造成统血无权,又因生血之源枯竭而致气衰血少,复因风热邪毒乘虚入侵或五志之火内生,以致血中伏火,燔灼于内,势必伤及血络,血溢脉外;肾虚则精血衰少,阴亏火旺,灼伤脉络则扰血妄行,久则阴损及阳,命门火衰,火不归元而致阴寒凝聚于下,无根之火浮炎于上,阴阳不相为守,则血行障碍,错行脉外。本病常因本虚而致邪实,病变的本质是脾肾亏虚,邪实有血热和血瘀之分,一方面由于脾肾亏损,气血不和,阴阳失调而致火热内生;另一方面由于脾肾亏损,正气不足,外来火热之邪乘虚入侵而迫血妄行。出血之后,脉外之血乃为瘀血,血脉阻滞,流行不畅,血不循经亦可发生出血或加重出血。

综上所述,本病多为本虚标实之证,病位主要在心、肝、脾、肾四脏,其主要病机为热、虚、瘀三种。其热又有虚、实之分,实热是指胃火炽盛,或肝郁化火,或感受邪毒、内伏营血;虚热是指阴虚火旺、虚火内盛。虚者脾肾两虚为主,以致血液化生不足和失于统摄;或肝肾阴虚、阴虚内热,迫血妄行。瘀由火热伤络,络伤血瘀;或气虚血瘀、瘀伤血络。故本病病因病机以虚为本,热瘀为标。病位在心、肝、脾、肾。早期多为风热伤络,血热妄行,属实证;病久由实转虚,或素体亏虚者,则多见虚证,或虚实并见,证属气虚失摄、阴虚火旺、脾肾阳虚等。然而临床病情复杂,常虚实并见。急性型由于出血量大,可见血块及皮下瘀斑,大量出血可导致气血两虚,故急性型出血后可有瘀和虚的病理因素存在。慢性型虽以虚证为主,但虚体易招外感或阴虚血少,内生火热,均可导致病情反复。临床各证中瘀血作为病理产物及病理因素,可致瘀血阻络,血不归经,反复出血,成为虚实夹杂之证。然而虚实之间,又可相互转化。血热妄行者,若出血过多,可转化为阴虚或气虚。阴虚或气虚之证,复感外邪,或温补太过,可转化为标实为主,或向火热证转化;血热、阴虚、气虚之出血,若蓄血留而不去,可停而成瘀,瘀滞日久,可化热化火;瘀血若随气逆、随火升,又可闭窍、动风,是为危候。

【临证思路】

一、诊断

1998年中华医学会儿科学分会血液学组拟定的特发性血小板减少性紫癜诊疗建议(修订草案)的诊断标准如下。

1.诊断依据

(1)血小板计数$<100 \times 10^9$/L。

(2)骨髓巨核细胞增多或正常,有成熟障碍。成熟障碍主要表现为幼稚型和(或)成熟型无血小板释放的巨核细胞比例增加,巨核细胞颗粒缺乏,胞浆少。

(3)有皮肤出血点、瘀斑和(或)黏膜出血等临床表现。

(4)脾脏无肿大。

(5)具有以下四项中任何一项:①肾上腺皮质激素治疗有效;②脾切除有效;③血小板

相关抗体（PAIg、PAC3）或特异性抗血小板抗体阳性；④血小板寿命缩短。

（6）排除其他可引起血小板减少的疾病，如再生障碍性贫血、白血病、骨髓增生异常综合征（MDS）、其他免疫性疾病以及药物性因素等。

2. 临床分型

（1）急性型：起病急，常有发热，出血一般较重，血小板数常<20×10⁹/L，病程≤6个月。

（2）慢性型：起病隐匿，出血一般较轻，血小板数常为（30~50）×10⁹/L，病程>6个月。

3. 病情诊断分级 美国临床医师通常根据临床出血严重度来进行临床分级，大概分为4种：隐性、轻度、中度、重度。

（1）隐性（Ⅰ）：无出血体征、血小板数>20×10⁹/L。

（2）轻度（Ⅱ）：皮肤瘀点、瘀斑、偶有鼻出血、不影响日常生活、血小板数在（10~20）×10⁹/L以上。

（3）中度（Ⅲ）：皮肤瘀点、瘀斑、黏膜损害出血，有时较难止血，血小板数在10×10⁹/L以上。

（4）重度（Ⅳ）：严重出血，鼻出血、黑便、黏膜出血，需要住院密切观察病情，血小板<10×10⁹/L，血红蛋白低至少于正常值20g以上。

二、鉴别诊断

本病的鉴别要点在于原发还是继发，以及和一些有类似的实验室检查及临床上长期出现瘀点、瘀斑、出血疾病相鉴别。

1. 过敏性紫癜 发病前可有上呼吸道感染或服食某些致敏食物、药物等诱因。皮肤紫癜多见于四肢，尤以下肢伸侧面多见，呈对称分布，形态多为高出皮肤的鲜红色至深红色丘疹或红斑，伴荨麻疹样反应，常兼见关节肿痛、腹痛、便血、尿血。实验室检查血小板计数、出血时间、血块收缩均属正常。

2. 继发性血小板减少性紫癜 多见于急性感染（如败血症、流行性脑脊髓膜炎、伤寒、麻疹、上呼吸道炎、粟粒型肺结核、疟疾等），因引起血小板破坏增多而致血小板减少，出现紫癜。

3. 药物反应 很多药物可以引起血小板数减少，如奎尼、奎尼丁、磺胺、磺胺类药物以及肝素，还有其他一些少见的药物，如果在用药过程中出现这种情况，应立即停用并动态观察血小板数目，如果是这些药物引起的，血小板数会在停药2~3周内上升（治疗类风湿时用的金霉素除外）。

4. 免疫性疾病 自身溶血性疾病、系统性红斑狼疮，自身溶血性疾病可主要表现为红细胞减少，可做库姆斯氏试验（Coombs' test）鉴别，系统性红斑狼疮主要是和慢性IT鉴别。系统性红斑狼疮多见于女性患者，且多伴有其他系统器官损害，如黏膜溃疡、肾脏损害等，血涂片可表现为全血细胞减少，可做核抗体测定等实验室检查。

5. 其他感染性疾病 如HIV感染、巨细胞病毒感染、单核细胞增多症、肝炎等。这类疾病有病毒感染史，同时有其他相应系统的临床表现，这些均可通过相应的实验室检查来排除。

6. 肿瘤性疾病 如慢性淋巴细胞白血病、淋巴细胞瘤，这些可以通过外周血涂片来鉴别，它们往往有淋巴细胞明显增多，而其他血细胞减少，临床上多有发热、贫血及侵犯其他器官的表现。

三、辨证思路与方法

本病辨证多以八纲辨证为纲，采取辨证与辨病相结合的脏腑辨证方式。

1. 辨虚实　一般急性型多为邪毒伤络，血热妄行之实证；慢性型多为气阴两虚、脾肾阳虚之虚证。实证者发病较急，病程常少于6个月，1~3周前常有外感史，紫癜色紫红黯瘀，出血部位以上半身为主，常伴有发热、舌红、苔黄腻、脉滑数有力。虚证者发病缓慢，病程常超过6个月，一般无上呼吸道感染病史，紫癜颜色淡红，分布以下肢为主，一般不出现口腔及舌黏膜血疱，出血量较少，贫血较重，常不发热，或有低热，舌淡红或舌尖红，苔薄或花剥，或有瘀点瘀斑，脉象细数或弱。

（1）风热伤络证：多见于婴幼儿，常在春季发病，以急性期或慢性期急性发作为多见，先有风热表证，后见皮肤紫癜，或表证与紫癜同时并见。症见皮肤瘀点、瘀斑、色鲜红，以躯干为主，或伴有鼻衄、齿衄，可伴有发热、鼻塞流涕、咳嗽、咽红等风热表证，舌质红，苔薄黄，脉浮数。

（2）血热妄行证：多见于急性型，起病较急，里热著，出血倾向较重，也可兼见表热或阳明里热证。症见皮肤瘀点瘀斑较多，色深红或紫黯，多伴有鼻衄、齿衄，兼见壮热面赤，烦躁口渴，大便干结，舌质黯红，苔黄或黄厚，脉弦数或滑数。

（3）气不摄血证：多见于慢性型，病程较长，因反复发作而现虚象。紫癜反复出现，斑色较淡，伴神疲乏力、气短、头晕目眩、面色白或萎黄、口淡、脉细弱。

（4）虚火灼络证：病程较长，多见于慢性型。在肾上腺皮质激素治疗过程中亦多见此等证候。症见皮肤紫斑时发时止，兼有鼻衄、齿衄，可伴心烦少寐，潮热盗汗，手足心热，口燥咽干，两颧潮红，舌红少苔，脉细数。

（5）脾肾阳虚证：多见于慢性型，病情反复，出血不已，或素体脾肾阳虚，或肾上腺皮质激素治疗后血小板计数升后又降，或无效而停药，日久脾肾阳虚诸证日渐显露，气血虚衰，生化乏源，迁延不已。症见皮肤瘀点，色黯淡，可有齿衄、鼻衄，伴形寒肢冷，面色白少华，神疲困倦，纳呆便溏，舌质淡，苔薄白，脉沉缓细弱。

2. 辨轻重　一般急性型较轻，慢性型较重；先见风热表证后有紫癜者较轻，未见风热表证而反复发作者较重；出血量少者轻，出血量大者重。急性型大量出血，出血严重者，可见面色苍白，四肢厥冷，汗出淋漓，脉微欲绝者，为气随血脱之危象。

3. 辨标本　急性者以邪毒为本，脏腑为标，邪毒廓清，脏腑可安；慢性者以脏腑为本，血瘀为标，脏腑气血安宁，瘀祛方能生新。

4. 辨颜色　紫癜红紫颜色鲜明，多为实证、热证；紫癜颜色淡红或黯淡，多属虚证。

5. 辨部位　本病以出血症状为主，急性期出血部位以上半身为主，常伴有鼻衄、齿衄，口腔及舌上出血，出血量较多，贫血较轻，多为热证、实证；慢性期出血常以下肢为主，一般不出现口腔及舌黏膜血疱，出血量较少，贫血较重。

6. 辨脏腑　皮肤瘀点瘀斑，伴有呕血、衄血等上部出血，兼见发热恶寒、头痛、鼻衄、脉浮，或齿衄、发热面赤、口渴饮冷、便秘尿赤等症，多系肺胃热盛；出血量多，色鲜红，兼头晕目赤，两胁胀痛，心烦易躁，舌红苔薄，脉弦数者常为肝火所致；紫癜出血量少伴有便血、尿血，皮肤紫斑色淡，时发时退，头晕神疲乏力、少气纳呆，腹胀便溏，舌淡、舌体胖大，脉濡缓，常属脾虚不统；伴头晕目眩、咽干口燥、五心烦热、盗汗，病位在肝肾，属阴亏、阴血亏虚，虚火妄动；出血量少，皮肤斑点反复发作，伴头晕耳鸣，畏寒肢冷，腰膝酸软，舌淡，脉沉细，病属脾肾阳虚。

7. 辨脉象 脉诊对血证的诊断和预后有重要的诊断意义。脉数大者为阳亢，弦数者为肝旺，细数者为阴虚，弦紧涩者为血瘀，脉浮者为失血，微细者为气虚。左弦脉数者，多为肝胆实火；右脉洪数者，多为脾胃火盛。凡脉来平缓者多提示病情尚缓，出血将止；脉来急促者，多预示病情严重，出血加剧；故脉从和缓转为急促者为病情恶化，反之，脉从急促转为和缓则预后较佳。

【治疗研究】

本病总的治疗原则为宁络止血。要针对出血主症，血热、血虚、血瘀的不同病机分别论治。在治疗过程中，止血是治疗本病的重要环节，虽是治标之策，然也是稳定病情必不可少的一步。为达到止血的目的，实热者宜清热解毒，凉血止血；虚损者宜补气摄血，滋阴凉血，补益脾肾。急性型重在廓清邪毒，使血络安宁；慢性型又需补益脾肾，使血有所生，髓有所化，精血旺盛。临证须注意证型之间的相互转化或同时并见，治疗时要分清主次，统筹兼顾。在辨证的基础上，分别采用清热解毒、凉血止血、健脾益气、固摄止血、凉血止血、温阳摄血以及化瘀止血等法。急性型实证出血，以治标为主，以祛邪止血为急法，泻火降气以宁血止血，使血循经；扶正顾本为辅，以防血去正损。慢性型，或病情缓解期，则以扶正顾本为主，扶正达邪，以活血补虚、消瘀补血为主，使瘀去血生。临床虚实证并见者，根据其病势缓急，兼顾标本，消瘀止血。

一、分证论治

1. 分证论治概述

（1）风热伤络证：治宜疏风清热，凉血安络，予银翘散加减。常用药：金银花、连翘、薄荷叶、牛蒡子、荆芥、淡豆豉、紫草、茜草、牡丹皮、生地黄。若咳嗽咽红者可加杏仁、黄芩清肺止咳；鼻衄者可加白茅根、仙鹤草、藕节炭、血余炭凉血止血；大便出血者可加苦参、地榆炭、槐花炭清热凉血，出血较重者可加阿胶珠、参三七粉益气止血。

（2）血热妄行证：治宜清热解毒，凉血止血，予犀角地黄汤加减。常用药：水牛角、生地黄、丹皮、赤芍、紫草、玄参、黄芩、生甘草。出血倾向较重，内热之象明显者，加石膏、知母以清阳明经热；齿衄、鼻衄者加白茅根、知母、栀子以凉血解毒；尿血者加藕节、大蓟、小蓟凉血止血；便血者加地榆炭、槐花炭清热凉血；腹痛者加白芍、甘草以缓急止痛。若热陷心营，邪陷心包而见神昏谵语者，可加服安宫牛黄丸或神犀丹清热醒神开窍。若出血过多，突然出现面色苍白，四肢厥冷，汗出脉微者，为气阳欲脱，急用独参汤或参附汤回阳固脱；若气阴两衰者，则用生脉散以救阴生津，益气复脉。

（3）气不摄血证：治宜益气摄血，健脾养血，予归脾汤加减。常用药：黄芪、人参、白术、当归、木香、炙甘草、生姜、大枣。肾虚精血亏损者加山萸肉、女贞子、枸杞子、桑椹、鹿角胶、菟丝子、肉苁蓉益肾填精；血热者加生地、丹皮、黄芩清热凉血；血瘀气滞者加土大黄、红花、桃仁、丹参、蒲黄行气活血；若因大量出血而见面色苍白、冷汗淋漓、四肢厥逆应急服独参汤益气固脱，病情较缓者也可用补中益气汤加味。伴白细胞下降者可用黄芪建中汤加仙灵脾、补骨脂；伴贫血者加重黄芪、当归用量。

（4）虚火灼络证：治宜滋阴清热，凉血宁络，予大补阴丸合茜根散加减。常用药：熟地黄、龟板、黄柏、知母、猪脊髓、蜂蜜、茜草、阿胶、栀子。阴虚明显者加鳖甲、地骨皮、银柴胡退虚热；盗汗明显者加煅龙骨、煅牡蛎、浮小麦收敛止汗；鼻衄、齿衄者加焦栀子、白茅根、丹皮凉血止血；兼有腰膝酸软者加二至丸滋补肝肾。若系肾阴不足，阴虚火旺者，亦可用三甲复脉汤或左归丸加减。病情日久不愈，阴损及阳，可酌用肉苁蓉、仙灵脾、巴戟天益肾温阳等。若因长期服用大量激素呈阴虚火旺之象，可用知柏地黄丸以滋阴降火。

（5）脾肾阳虚证：治宜温补脾肾，养血生髓，予右归丸加减。常用药：附子、肉桂、鹿角胶、熟地黄、山萸肉、枸杞子、怀山药、菟丝子、杜仲。若气虚者加黄芪、白术补气；阳虚者加巴戟天、肉苁蓉温阳；血瘀者稍佐参三七、丹皮、赤芍化瘀；脾虚纳呆者酌加山楂、茯苓、砂仁健脾助运。

2. 分证论治新说

（1）肝郁脾虚证：症见瘀点瘀斑，鼻衄、齿衄等，伴有情绪抑郁，胁肋胀痛，纳少腹胀，便溏不爽，或腹痛欲便、泻后痛减，舌质淡胖，苔薄，脉弦缓。治宜抑肝扶脾，疏肝理气，健脾和胃，方选柴胡疏肝散合四君子汤加减。常用药：柴胡、枳壳、白芍、当归、郁金、黄芩、太子参、白术、茯苓、甘草。肝郁化火者加牡丹皮、栀子；出血者加仙鹤草、白茅根、紫珠草；脾虚食滞者加苍术、神曲、麦芽等。

（2）肝郁火旺证：症见瘀点瘀斑，鼻衄、齿衄等，可伴见眩晕、目赤、耳鸣、心烦易怒，舌红苔白或黄，脉弦数。治宜清热疏肝，凉血止血，方选逍遥散加减。常用药：牡丹皮、栀子、柴胡、当归、白芍、茯苓、白术、蝉蜕、薄荷、紫草、茜草、白茅根等。出血量多者，选加仙鹤草、茜草、藕节等；出血不止者，可加三七粉；大量出血而见脉微细，肢厥冷，大汗出之气随血脱者，急服独参汤以益气固脱。

（3）气阴两虚证：病程迁延反复不愈，皮肤紫癜色黯淡，齿衄、鼻衄，伴气怯，形体虚浮，面色萎黄，神疲乏力，手足心热，腰膝酸软，视物昏花，口干不欲饮，舌黯红，苔少，脉细弱数。治宜益气养血，滋补肝肾，方选生脉散加味。常用药：太子参、麦冬、五味子、黄芪、白术、当归、阿胶、三七粉、藕节炭、生地、甘草等。

（4）瘀血阻滞证：疾病迁延日久，反复出血，时有皮肤瘀斑青紫，鼻衄、齿衄、便血，血色紫黯，月经量多，色黑伴血块，面色黧黑。舌紫黯有瘀斑，脉沉细涩。治宜活血化瘀，方选桃红四物汤加减。常用药：桃仁、红花、生地、当归、赤芍、川芎、三七、琥珀、蒲黄炭。出血明显者，去桃仁、红花、川芎，加紫珠草、仙鹤草、茜草；气虚明显者，加太子参、炙黄芪、山药；血虚明显者，加阿胶、丹参；瘀斑或血肿严重，舌紫黯者，加失笑散、云南白药等；脾胃虚弱，纳呆者，加苍术、白术、茯苓、谷麦芽。

（5）分期辨证说

1）急性期：起病急，病程少于6个月，常先见上呼吸道感染症状，后见针尖大小的皮内或皮下瘀点，或大片瘀斑，色鲜红或紫红，出血部位以上半身为主，分布不均，常伴有鼻衄、齿衄等，舌质红，苔薄黄或黄腻，脉浮数或滑数。治宜清热解毒，凉血止血，方选犀角地黄汤加味。常用药：水牛角、生地、赤芍、丹皮、玄参、紫草、小蓟、侧柏叶、白茅根、茜草根。

2）慢性期：发病缓慢，病程常超过6个月。一般无上呼吸道感染病史，以气阴两虚、气不摄血为主，多见于急性期失治或大量激素治疗后，临床常见皮下紫斑，斑色紫黯，伴有齿鼻衄血，面色萎黄，纳差乏力，或手足心热，舌淡红，苔少，脉细уже或数。证属气阴两虚，气不摄血，治当益气养阴止血,方选归脾汤加减。常用药:黄芪、当归、阿胶、龟板、鹿角胶、仙鹤草、三七粉、生地、丹皮、青黛、紫草、生甘草。气虚明显者加太子参、白术、大枣;阴虚明显者加鳖甲、熟地;齿鼻衄血明显者加白茅根、旱莲草、茜草。慢性迁延,瘀血表现明显,可酌加丹参、赤芍等活血化瘀之品。

二、其他疗法

1. 中成药

(1)宁血糖浆:用于气不摄血证。

(2)云南白药:用于鼻衄、齿衄、便血,兼血瘀证者。

(3)血康口服液:用于血热妄行证。

2. 针灸疗法

(1)主穴:肾腧、三阴交、血海,针刺后采用补虚泄实法,留针30分钟或电针,1日1次,半个月1个疗程。用于阴虚火旺证。

(2)主穴:脾腧、足三里、血海,针刺后采用补虚泄实法,留针30分钟或电针,1日1次,半个月1个疗程。用于气不摄血证。

(3)取穴八髎、腰阳关。艾炷隔姜灸。每穴灸4~5分钟,1日1次,半个月1个疗程。用于气不摄血证、阴虚火旺证。

3. 食疗方药

(1)旱莲草鱼鳔汤:旱莲草20~30g(布包),黄花鱼鳔50g,加水250ml,文火煮,至鱼鳔全部炖化,每日分2次热服,用于虚火灼络证。

(2)羊骨粥:生羊胫骨1~2根,敲碎,加水适量,煮1小时,去渣后加糯米适量,红枣10~20枚,煮稀粥。每日2~3次分服,用于脾肾两虚证。

(3)枸杞子15g,大枣10只,鸡蛋2只。煮熟后,食蛋饮汤,用于气阴亏虚证。

【研究发展思路】

一、规范与标准

疗效评价标准:

治愈:出血消失,血小板数>100×10^9/L,持续2年以上无复发者。

显效:出血消失,连续3次血小板数>50×10^9/L,或较原水平升高值>30×10^9/L,持续时间达2月以上者。

进步:出血减轻,血小板数有所上升,持续时间不足2月者。

无效:治疗4周未达进步标准者。

二、临床研究

小儿免疫性血小板减少性紫癜的临床研究除辨证分型论治外,还包括以下几方面:

1. 证候及诊断研究 小儿ITP中医证型诊断的客观指标研究表明,中医辨证分型的总趋势是:血小板计数健康组>气虚不摄型、阴虚火旺型>血热妄行型、瘀血阻络型;巨核细胞总计数为气虚不摄型、阴虚火旺型>血热妄行型、瘀血阻络型>健康组;幼稚巨核细胞计数为健康组＞气虚不摄型、阴虚火旺型、血热妄行型＞瘀血阻络型；颗粒巨核细胞计数为瘀血阻络型＞气虚不摄型、阴虚火旺型、血热妄行型＞健康组；血小板相关抗体PAIgG为气虚不摄型＞阴虚火旺型＞血热妄行型、瘀血阻络型＞健康组；血小板相关抗体PAIgA为阴虚火旺型、气虚不摄型、血热妄行型、瘀血阻络型＞健康组；血小板相关抗体PAIgM为阴虚火旺型、气虚不摄型＞瘀血阻络型、血热妄行型＞健康组。陈均法等应用酶联免疫吸附双抗夹心法定量检测血小板相关抗体，测定了ITP患者120例与正常对照组30例外周血血小板相关抗体，结果显示血小板相关抗体在患者血热妄行、气虚不摄、阴虚火旺、瘀血阻络4种证型及正常人之间存在一定的相关性，其在各组间的总趋势是：气虚不摄组＞阴虚火旺组＞血热妄行组、瘀血阻络组＞正常人。表明免疫指标的数值变化与中医辨证分型有一定的关系，同时亦提示中医辨证分型有其客观依据，为中西医结合治疗ITP提供了坚实的基础。

仲氏分析研究B淋巴细胞激活因子（B cell activating factor belonging to the TNF family, BAFF）表达水平对于儿童ITP诊断及其预后判断的应用价值，认为ITP患儿外周血中BAFF含量高于健康儿童，提示BAFF表达水平增强可能是ITP发病的重点诱因，BAFF含量与PAIgG、PAIgM、PAIgA含量呈正相关，与PLT计数呈负相关，BAFF含量可间接反映抗血小板抗体和血小板计数水平，可能成为诊断ITP的理想指标。同时观察到疗效相对较好的ITP患儿，初诊时血清BAFF表达水平相对较低，整体疗效与治疗前BAFF含量呈负相关，提示BAFF表达水平对预测治疗效果有很好的灵敏度和特异度，因此在患儿就诊时检测BAFF表达水平，对于客观评价患儿的病情及预后有更积极的临床价值。

2. 专方治疗　时毓民等应用益气补肾活血法为主治疗41例特发性血小板减少性紫癜，结果治愈及恢复率达73.3%，总有效率97.6%，治疗后血小板聚集功能恢复至正常，停药后随访疗效巩固。孙升等采用中药血得安颗粒治疗ITP，并与西医对照组对比分析，中药组用血得安颗粒剂（基本方：黄芪、党参、当归、阿胶、丹皮、茜草根、侧柏叶等），西药组以泼尼松常规治疗。结果治疗组总有效率91.7%，对照组75.0%，中药组明显提高患儿血小板数并降低PAIg水平。苏风哲等将70例RITP随机分为两组，治疗组予宁血1号（羊蹄根，花生衣，白茅根，紫草，紫珠草，三七粉，半枝莲，女贞子，丹参，旱莲草，山药，长春花，山慈菇）加减，对照组采用糖皮质激素、环孢素A等治疗。结果治疗组35例，显效15例，良效13例，进步5例，无效2例，总有效率为80%。对照组35例，显效2例，良效8例，进步10例，无效15例，总有效率为28.5%。

3. 专药治疗

（1）大黄：该药含有两种有效止血单体，即α-儿茶素和没食子酸，两种单体能增高血小板黏附及血小板聚集功能，使血小板和纤维蛋白原含量增加，抗凝血酶Ⅲ（ATⅢ）的活力减低而促使血液凝血；没食子酸还能增高$α_2$-巨蛋白含量，降低纤溶活性，促进血液凝固。大黄还能使受伤的局部血管收缩，有利于止血。

（2）茜草：该药有明显的促进血液凝固作用，凝血酶原时间及白陶土部分凝血活酶时间缩短。茜草的体外促进血液凝固作用是通过促进凝血活酶生成、凝血酶生成和纤维蛋白形成，可用于临床治疗各种原因所致的出血。茜草可明显地纠正肝素所引起的凝血障碍，其凝血作用可能与其抗肝素效能有关。

（3）白鲜皮：此药能缩短血凝时间，白鲜皮醇提物能明显降低小鼠出血时间和出血量，缩短小鼠凝血时间，降低小鼠毛细血管通透性，为民间用于外伤出血提供了理论依据。正常的止血过程是依靠血管、血小板和血液凝固三方面完成的,这三者又有密切关系。白鲜皮止血作用可能主要作用于血液凝固过程,亦与其使血管壁致密、毛细血管通透性降低有关。

(4)三七:三七水溶性成分三七素能缩短小鼠的凝血时间,并使血小板数量显著增加,它主要通过机体代谢、诱导血小板释放凝血物质而产生止血作用。三七止血一般生用,是因为三七素不稳定,经加热处理后易被破坏。中医认为三七是具有化瘀作用的止血药,能止血而不留瘀,因此对出血症兼有瘀滞者尤为适宜。三七皂苷Rg可明显降低实验性血栓形成,并且以剂量依赖方式抑制凝血酶诱导的血小板聚集,还可抑制凝血酶诱导的正常血压及肾性高血压大鼠血小板内游离钙浓度升高。

三、基础研究

1. 模型研究 研究者大都采用如下动物模型制备方法: 将小鼠腹腔注射抗血小板抗血清(1∶6或1∶4稀释),每次100μl,隔日1次,连续9天,制备ITP模型。

傅汝林等采用外源性抗血清建立小鼠模型,用归脾冲剂治疗,观察ITP小鼠的血小板、骨髓象、外周血常规及脏器系数等的变化,结果归脾冲剂能有效促进ITP小鼠的血小板恢复,促进骨髓巨核细胞的成熟,有效降低ITP小鼠因血小板减少、血红蛋白下降及内脏大出血导致的死亡。说明归脾冲剂治疗ITP的机制与其促进抗体清除、提高血小板水平、促进骨髓恢复、有效提高ITP小鼠的血红蛋白含量、改善出血情况等作用有关。

蒋文明等采用注射兔抗大鼠血小板血清(APS)建立了大鼠免疫性ITP模型,运用地黄止血冲剂与西药强的松对比,对大鼠实验性ITP的防治效果进行了观察。结果地黄止血冲剂和强的松均可对抗免疫反应引起的血小板下降($P<0.01$),并促进停止注射APS后血小板的恢复($P<0.05$)。且骨髓巨核细胞增生活跃,但对外周血红蛋白和白细胞无破坏作用。

刘宏潇等应用西医学免疫法腹腔注射抗血小板抗血清,结合中医苦寒泻下法灌胃番泻叶水浸剂,建立ITP脾不统血证动物模型。观察小鼠一般体征、外周血常规、血清D-木糖含量、T淋巴细胞亚群及骨髓巨核细胞计数变化,并予中药复健方加减归脾汤治疗。结果: ITP脾不统血证动物模型符合ITP疾病特点,未改变ITP疾病模型的关键指标,未影响血小板减少造模法的主要特点;同时模型小鼠出现明显脾不统血证主症及脾虚客观指标变化,经中药复健方治疗后,脾不统血证主症和脾虚指标明显改善,为中医药研究治疗ITP脾不统血证提供了较为合适的动物模型。

2. 中药作用机制研究 本病的治疗关键在于止血,根本在于增加血小板数量与提高血小板质量。诸多研究者应用中药治疗IT进行药效学研究,并明确血小板相关抗体PAIG、自身抗体GPⅡ$_b$、Ⅲ$_a$、Ⅰ$_b$,D-木糖含量、RBC-C$_3$b、RBC-IC、血小板黏附和聚集功能、T淋巴细胞亚群、甲皱微循环、骨髓巨核细胞电镜观察及骨髓巨核细胞体外培养等可作为药效学研究的客观指标。例如,秦克力用中药紫癜圣愈散治疗血小板减少性紫癜(ITP)患者,观察ITP患者治疗前后血小板计数、血小板相关抗体、T细胞亚群、白介素2(IL-2)及算受体(IL-2R)的变化,结果表明: 紫癜圣愈散能提高血小板数,明显抑制抗血小板抗体的活性,提高CD$_4$细胞、IL-2及IL-2R的表速水平,提示中药紫癜圣愈散具有免疫调控作用,一方面增强了机体网状内皮系统对外来抗原物质或体内抗原—抗体复合物的清除力,另一方面,可能是该药增强了抑制性T细胞的数量和功能,同时抑制了抗体形成细胞产生抗体的能力。刘宏潇等应用免疫法腹腔注射外源性抗血清(APS)并结合中医苦寒泻下法灌胃建立脾不统血型小鼠模型,分别运用加减归脾汤(大、小剂量)、犀角地黄汤、泼尼松治疗,观察各组小鼠外周血常规、T淋巴细胞亚群、红细胞免疫功能、脏器均重、免疫器官病理变化。结果与模型组比较,大剂量加减归脾汤能明显降低造模后小鼠死亡率,明显提升血小板,使骨髓巨核细胞数恢复正常,T淋巴细胞亚群和红细胞免疫功能改善,其免疫学机制是通过对细胞免疫和红细胞免疫功能的调节而发挥作用的。

四、发展思路

由于本病发病机制的复杂性,西医目前仍以糖皮质激素、切脾、免疫抑制、血浆置换、输注血小板、干细胞移植等方法来治疗,虽然提升血小板作用较快,但维持时间短,易反复复发,而且毒副作用大。例如糖皮质激素是目前公认的自身免疫病最有效的治疗剂之一,使用糖皮质激素治疗本病,疗效肯定,但用量多,疗程长,易复发,并有促进血小板凝集作用,因而影响疗效,部分病人甚至有激素依赖或抗药,易转为慢性期,给治疗带来更多的困难。中医学在治疗小儿特发性血小板减少性紫癜中积累了丰富的临床经验,运用其传统的自然科学理论体系及思维方法,着眼于整体观及辨证施治的临床思维,针对出血主症,本着急则治其标,缓则治其本,标本同治的原则,予以凉血、化瘀、益气、健脾等治法,不仅改善症状,尚能调节免疫功能,抑制抗血小板抗体的产生,使血小板破坏减少,血小板计数逐渐恢复正常,特别是对难治性特发性血小板减少性紫癜,中药有较好的临床疗效,并在研究辨证分型客观化、中医临床药效学中取得了突破性进展。但仍有很多很好的古籍医学文献及个人临床经验对本病的确切临床疗效未能得到充分的科学论证,也未能受到广大医学界的重视,从而影响了中医药在临床治疗中的运用及发展。但中医学在治疗本病中也存在一些不足之处:①中医治疗本病的机制及相关的实验研究报道很少。本病是自身免疫性疾病,其发病主要与机体免疫功能紊乱有关,病理免疫机制涉及体液免疫、细胞免疫及红细胞免疫系统等多个环节,但中医药治疗究竟作用于哪些环节,如何调节免疫网络使其在各种不利环境中维持自身稳定状态,需要临床免疫学微观指标的动态观察及应用动物模型进行中药药理药效研究。②临床研究表明,中医辨证治疗组显效率明显高于辨病治疗组,因此辨证论治作为中医治法精髓具有明显的优越性。现代免疫学表明,特发性血小板减少性紫癜自身抗血小板抗体的多样性和抗体作用部位的异质性提示它是一种多因素"杂源性"综合征,故目前尚无一种理想疗法可治疗全部IT患者,所以,探讨中医证型病理基础和辨证论治规律十分重要。③本病的治疗目的旨在提高血小板的数量和质量,控制出血。故在辨证论治同时,努力寻找升高血小板的有效治法和药物,是临床值得研究的课题。根据现代对中药的药理研究,可选用一些能促进血小板提升的药物,如仙鹤草、大黄、紫珠草等以提高血小板的数量和质量。辨证与辨病相结合的研究,是今后本病研究的有效途径之一。④统计中发现目前临床研究较多,而动物实验较少。中国中医科学院西苑医院已成功建立了免疫性血小板减少症小鼠模型,为开展其发病机制及药理药效学研究奠定了基础。但病证结合模型较少,应尝试建立病证结合动物模型,促进中医发病机制、中药筛选及中药免疫调控机制的探讨。⑤正确地应运现代科研方法学,合理地继承中医学传统研究方法和临证思维方法,对IT的临床有效性和安全性进行客观的评价,必将促进中医治疗特发性血小板减少性紫癜临床疗效的不断提高。

参 考 文 献

[1] 中华医学会儿科学分会血液学组. 特发性血小板减少性紫癜诊疗建议(修订草案). 中华儿科杂志, 1999,37(1):50-51.

[2] Buchanan GR, Adix L. Grading of hemorrhage in children with diopathic thrombocytopenic purpura. J Pediat r, 2002,141(5):683-688.

[3] 时毓民,吴倾众,蔡德培. 益气补肾活血法治疗儿童特发性血小板减少性紫癜及血小板聚集功能的变化. 中西医结合杂志,1991,11(1):14-16.

[4] 仲玉强,王清. B淋巴细胞激活因子表达水平在儿童特发性血小板减少性紫癜诊断及预后判断中的意义. 临床儿科杂志,2014,32(10):924-927.

[5] 傅汝林,刘为民,张雅丽,等. 归脾冲剂对免疫性血小板减少性紫癜动物模型实验研究. 中医药学刊, 2001,19(4):312-313.

[6] 蒋文明,陈大舜,邓常青,等. 地黄止血冲剂抗大鼠免疫性血小板减少作用的研究. 中国中医基础医学杂志,1998,4(9):30-33.

[7] 刘宏潇,张雅丽,田维毅. 特发性血小板减少性紫癜脾不统血证动物模型建立. 辽宁中医杂志,2002,29(9):571-572.

[8] 秦克力,史苍柏,郭玉缸,等. 中药紫癜圣愈散对特发性血小板减少性紫癜患者免疫功能影响的实验研究. 中华综合医学杂志,2001,2(3):220-221.

[9] 陈均法,庄海峰. 特发性血小板减少性紫癜免疫学改变与中医证候分型的关系. 中医药学刊,2006,24(5):890-891.

[10] 刘宏潇,张雅丽,田维毅,等. 加减归脾汤对脾不统血型ITP小鼠药效学及免疫学作用机制研究. 中国中医基础医学杂志,2002,8(5):67-69.

(郑 健)

第三节 维生素D缺乏性佝偻病

　　维生素D缺乏性佝偻病是婴幼儿时期常见的慢性营养缺乏症,系由于小儿维生素D不足,导致体内钙磷代谢失常、骨样组织钙化不良所引起的疾病。其主要临床特征为正在生长的骨骺端软骨板不能正常钙化导致骨骼病变甚至畸形。佝偻病本身就是中医的病名,古代医籍与此有关的病名还有"五迟""五软""鸡胸""龟背",亦见于"疳病""肾疳""骨疳""夜惊""汗证"等病证中。

　　佝偻病一般冬春季节发病高于夏秋季节,北方地区发病率高于南方地区。随着我国初级卫生保健体系的逐渐普及,维生素D缺乏性佝偻病发病率呈下降趋势,全国普查平均检出率从1977—1983年的40.3%下降至2005—2012年的20.3%,重症佝偻病已经很少见。但是,随着工业发展、城市空气污染、寒冷地区户外活动减少、白领孕母办公室工作光照减少又未及时补充维生素D等不良环境和生活方式的影响,城市佝偻病的发病率仍有升高。中医药防治佝偻病有着丰富的临床经验,配合中医辨证论治防治本病,与单纯补充维生素D或钙剂治疗相比,在减轻症状、提高患儿消化吸收功能方面,具有协同作用。

【历代文献述要】

佝偻病,中医最早称为"痀偻",《庄子·达生》载:"仲尼适楚,出于林中,见痀偻者承蜩,犹掇之也"。《庄子·大宗师》把龟背体征称为"曲偻发背"。

佝偻病的典型骨骼发育后遗症,如脊柱、胸骨畸形明确记载于《小儿药证直诀·龟背龟胸》。古代又曾将鸡胸或下肢偻曲变形称为"尪",如《吕氏春秋·明理》言:"盲、秃、伛、尪",与佝偻病的主要临床症状相近。《诗经》中将佝偻病的症状称之为"籧篨"与"戚施"。如《诗经·邶风·新台》云:"燕婉之求,得此戚施","燕婉之求,籧篨不鲜"。"戚施"是指驼背;"籧篨"是鸜即八哥鸟的假借,因鸟类皆突胸不可俯,故以籧篨命名。古代把鸠作为鸟的总称,籧篨又称作鸠胸,宋以后的医学著作曾称龟胸,后不断流传中又渐改称鸡胸。

佝偻病典型畸形还可见下肢的变形。"X"形腿古称"交""絜"。《山海经·海外南经》言:"交胫国""其为人交胫"。《谷梁传·昭公·昭公二十年》记载:"絜者何?曰:两足不能相过。"《神农本草经·上经》称"絜"为"躄",以"躄"作为下肢畸形,曰:"益气疗躄,小儿不能行。""O"形腿亦为佝偻病的典型下肢畸形之一,在古籍中称为"腘"。如《灵枢·通天》云:"太阴之人,其状黮黮然黑色……腘然未偻。"

隋代以后,当时医家开始提到类似佝偻病样小儿生长发育迟缓的临床表现。如隋代巢元方《诸病源候论·小儿杂病诸候》言有"齿不生候""数岁不能行候""头发不生""四五岁不能语"等候。宋代钱乙《小儿药证直诀·杂病证》提到小儿生长发育迟缓的病证:"长大不行,行则脚软,齿久不生,生则不固,发久不生,生则不黑。"宋代《太平圣惠方·小儿序论》亦记载:"小儿解颅囟大……肩息胫蹇,足交三岁不行。"元代·曾世荣在《活幼心书·五软》中最早提出"五软"病名:"爰自降生之后,精髓不充,筋骨痿弱,肌肉虚瘦,神色昏慢,才为六淫所侵,便致头项手足身软,是名五软。……婴孩怯弱不耐寒暑,纵使成人,亦多有疾。"明代鲁伯嗣《婴童百问·二十六问》中提出"五软"称谓:"五软者,头软、项软、手软、脚软、肌肉软是也。"自此后世常用五迟五软病名,其中包括了佝偻病。

对于佝偻病的病因,早在先秦时代就认识到可能与日晒偏少有关。如《吕氏春秋·重己》曰:"室大则多阴,台高则多阳,多阴则蹶,多阳则痿,此阴阳不适之患也。"《诸病源候论·小儿杂病诸候·养小儿候》曰:"天和暖无风之时,令母将抱日中嬉戏,数见风日,则血凝气刚,肌肉硬密,堪耐风寒,不致疾病。若常藏于帷帐之内,重衣温暖,譬如阴地之草木不见风日,软脆不任风寒。"清·谈金章《诚书·论行迟》云:"骨属肾,肾有亏则膝骨未成而行迟,此禀在先天者,十有一二。至若生下周岁内,重帏深闭,不见风日,与终日怀抱,筋骨未曾展舒,此后天珍惜太过,十有二三,又有离胎多病,与饮病乳,或过食肥甘,则疳症所侵,血气日惫,十有六七,缘证默维育嗣知勖。"《活幼心书·五软》中提出"五软"病因:"良由父精不足,母血素衰而得。"认识到"齿不生候""五软"均与先天禀赋不足有关。

关于佝偻病的治法,古人根据各自临床经验对佝偻病证治做出的贡献为现代中医治疗提供了有益的启迪。如明代薛铠、薛己在《保婴撮要·五软》中提出:"五软者,头颈、手、足、肉、口是也。……源其要,总归于胃。……治法必先以脾胃为主,俱用补中益气汤,以滋化源,头项手足三软,兼服地黄丸。凡此症,必须多用二药,仍令壮年乳母饮之,兼慎风寒,调饮食,多能全角。"清代陈复正在《幼幼集成·龟胸龟背证治》中提出辨证论治的经验:"凡小儿禀受真元足者,尝见其赤身裸体,当风露坐,半周之后,坐以座栏,从未闻有客风入骨,坐早劳伤,嗽久而病龟之谈。此证盖由禀父母精髓不足,元阳亏损者多有之。……但当以六味地黄丸加上桂、鹿茸救其先天,复以四君、六君之类扶其胃气。"《仁斋小儿方论·杂症·行迟证论》则提出:"骨者髓之所养,小儿气血不充,则髓不满骨,故软弱而不能行,抑亦肝肾俱虚得之,肝主筋,筋弱而不能束也。地黄丸加牛膝、五加皮(酒炙)、鹿茸。"

【病因病机研究】

一、病因病机概述

小儿佝偻病的发生既有先天因素,也有后天因素,两者可同时存在,相互影响,终致脏腑虚损、气血耗伤,筋骨肌肉失其所养而发病。先天或由孕母体质虚弱、或由先天禀赋父母精血不足,致胎元失养,出生后易致肝肾内亏、气血虚衰、筋脉失养而罹病。后天调护失宜如居处阴暗、户外活动少,或冬天出生、日照不足,小儿脏腑筋脉如阴地之草木,不得阳光之温煦,出生后乏乳早断,人工喂养,未及时添加强化食品及辅食;或小儿久病吐泻,反复罹疾,胃肠虚弱,运化无力,均可致气血生化乏源,肺脾气虚,肝肾亏虚,筋脉失养而患此疾。

病位主要在脾肾,常累及肺肝。肾乃先天之本,主骨生髓,齿为骨之余,髓之所养,故先天肾精不足,则骨失所养、骨髓不充,则颅骨软化、囟门迟闭、牙齿迟出,甚至骨骼畸形等。脾为后天之本,气血生化之源,若喂养失宜,或饮食失调,则脾失健运,水谷精微输布无权,久之则全身脏腑经络失于濡养。若肺气不足,卫外不固,则多汗,易患外感;脾虚肝失所制,肝木亢盛,则夜惊、烦躁。

二、病因病机新论

现代,佝偻病除原有病因外,随着居住环境和生活方式的变化,出现了古代所没有的新的病因。①不良环境致病论:小儿生于工业城市或矿山地区,空气污染严重,或居住高层,遮蔽阳光;或居处北方,冬天寒冷,日照减少,或城市生活,户外活动过少,少见阳光,若出生后饮食调养不当,进食假冒伪劣奶粉;均可致脏腑娇弱,肝肾亏虚,气血生化不足,筋脉失养易致本病。②孕妇不良生活方式先天致病论:白领孕妇,节奏紧张,营养失衡,居处环境封闭,吝于运动,少见阳光,致胞中胎儿营养失衡,先天禀赋虚弱,气血生化乏源,肝肾亏虚,筋脉失养,致先天性佝偻病。③疾病或药物致病论:先天发育畸形如先天性胆道狭窄或闭锁;或婴儿肝炎综合征导致严重黄疸或罹患胰腺炎、反复慢性腹泻、脂肪泻、肝肾功能不全等影响维生素D和钙磷的吸收;或因病长期服用苯妥英钠等抗惊厥药影响维生素D代谢;或因病长期服用糖皮质激素导致活性维生素D合成障碍,均可致小儿气血生化不足,肝肾亏虚、筋脉失养易致佝偻病。

【临证思维】

一、诊断

综合2008年中华医学会儿科学分会儿童保健学组及全国佝偻病防治科研协作组提出的《维生素D缺乏性佝偻病防治建议》及中华中医药学会2012年发布的《中医儿科常见病诊疗

指南》中"维生素缺乏性佝偻病中医诊疗指南"的诊断标准确定。

1. 诊断依据 根据阳光照射不足或兼维生素D摄入不足病史等高危因素、症状和体征,结合血液生化和骨骼X线改变可进行诊断。血清25-(OH)D$_3$降低是佝偻病早期诊断的较为可靠的指标。

2. 临床分期 佝偻病临床根据症状、体格检查及理化改变临床可分为4期。

(1)初期: 有多汗、烦躁、睡眠不安、夜间惊啼。多汗与室温及季节无关,常因多汗及烦躁而摇头擦枕,出现枕秃及脱发圈。还可见囟门迟闭、牙齿迟出等。初期血钙正常或稍低,血磷明显降低,钙磷乘积小于30,血清碱性磷酸酶增高。X线片可正常或钙化带稍模糊,血清25-(OH)-D$_3$下降。

(2)激期: 除早期症状加重外,还可见乒乓头、方颅、肋串珠、肋外翻、鸡胸、漏斗胸、龟背、手脚镯、下肢弯曲等骨骼改变。激期血清钙、磷均降低,碱性磷酸酶明显增高,腕部X线片见临时钙化带模糊,干骺端增宽,边缘呈毛刷状或杯口状改变。

(3)恢复期: 经治疗后,临床症状和体征逐渐减轻、消失,血生化逐渐恢复正常,恢复期X线片临时钙化带重现,骨骼改变随生长发育逐渐恢复。

(4)后遗症期: 血液生化和X线摄片皆恢复正常,临床症状消失,可残留不同程度的骨骼畸形,多见于3岁以上小儿。

二、鉴别诊断

临床需要与具有骨骼受累症状体征的其他疾病相鉴别,如先天性甲状腺功能低下、软骨发育不良、脑积水、黏多糖病等; 还需要与佝偻病体征相同但病因不同的疾病相鉴别,如低血磷抗维生素D佝偻病、远端肾小管性酸中毒、维生素D依赖性佝偻病、肾性佝偻病、肝性佝偻病等。

1. 先天性甲状腺功能低下 生后2~3月开始出现甲状腺功能不全的表现并随年龄增大明显,如生长发育迟缓、体格明显短小、出牙延迟、前囟大而闭合晚、腹胀等,与佝偻病相似,但患儿智能低下,有特殊面容,血清TSH、T$_4$测定可协助诊断。

2. 软骨发育不良 本病患儿也可见头大、前额突出、长骨骺端膨出、胸部串珠、腹大等与佝偻病相似,但本病还可有特有的四肢及手指粗短、五指平齐、腰椎前突、臀部后突等表现。骨骼X线可见特征性改变,如长骨粗短弯曲、干骺端变宽、呈喇叭口状,轮廓平齐,部分骨骺可埋入扩大的干骺端中。

3. 远端肾小管性酸中毒 患儿骨骼畸形显著、身材矮小,有代谢性酸中毒、多尿、碱性尿,除低血钙、低血磷之外,血钾亦低,血氨增高,并常有低血钾症状。

4. 抗维生素D缺乏性佝偻病 此类疾病包括肾性佝偻病、低血磷性抗维生素D缺乏性佝偻病、远端肾小管性酸中毒等,一般剂量的维生素D治疗无效,3岁后仍有明显的佝偻病活动表现,与维生素D缺乏性佝偻病具有较多的共同点,需注意鉴别。

三、辨证思路与方法

维生素D缺乏性佝偻病总属虚证,临床上中医辨证多以脏腑辨证为主。还有按病情轻重及发展阶段进行分期辨证: 初期证型为肺脾气虚,营卫不和; 激期证型为脾虚肝旺,气血不和; 后遗症期证型则多为肾虚骨弱,精血不足。

1．分型辨证

（1）肺脾气虚证：形体虚浮，肌肉松软，面色少华，纳呆，大便不调，多汗，睡眠不宁，囟门开大，头发稀疏，可见枕秃，易反复感冒，舌淡，苔薄白，指纹淡，脉细软无力。

（2）脾虚肝旺证：面色少华，头部多汗，发稀枕秃，囟门迟闭，出牙延迟，纳呆食少，坐立行走无力，夜啼不宁，易惊多惕，甚则抽搐，舌淡苔薄，指纹淡青，脉细弦。

（3）肾虚不足证：面白虚烦，形瘦神疲，纳呆乏力，筋骨痿软，立迟、行迟、齿迟、头颅方大，肋骨串珠，手镯脚镯，鸡胸龟背，下肢畸变，指纹淡紫，苔淡苔少，脉细无力。

2．分期结合分型辨证　小儿维生素D缺乏性佝偻病临床根据病情程度结合血液生化改变的分期方法已经为临床所公认，故临床也有把病情分期与中医辨证结合的方法，突出初期、激期与后遗症期的不同证候，同时结合X线片及血液生化检查结果进行分证。

（1）气血不足，脾虚肝旺证（初期）：多见于6个月以下小婴儿，烦躁夜啼、惊惕不安、纳呆多汗、枕秃齿迟，面色萎黄，舌淡苔白，指纹淡青，脉细无力。佝偻病初期骨骼变化不著而精神症状突出，属于脾虚肝旺之证。此时X线片可无异常或临时钙化带模糊变薄，干骺端稍宽，血液生化改变轻微。

（2）精血虚损，肾虚骨弱证（激期）：常见于6个月至2岁患儿。除上述症状外，可有肋骨串珠、手镯脚镯、鸡胸漏斗、下肢罗圈等骨骼畸形，舌淡、苔白、脉细无力。本证除精神神经症状外，还有明显骨骼改变。X线摄片多有临时钙化带模糊消失，干骺端增宽，边缘不整齐呈云絮状、毛刷状或杯口状，骨骺软骨加宽。血液生化检查有明显特征样变化。

（3）脾肾两虚，骨骼畸形证（后遗症期）：多见于3岁以后的小儿。常见鸡胸、龟背、"O"形腿、"X"形腿，或行走站立不稳，容易跌仆，面色㿠白、平时易感、表情淡漠、舌淡、脉细弱。本证系迁延日久的晚期，已有明显骨骼畸形后遗症，可伴有运动障碍，营养不良或贫血表现。X线检查骨骼干骺端病变消失，血液生化可恢复正常。

【治疗研究】

佝偻病以虚证为主，临床常结合病情分期，在补充维生素D的基础上，辨证分型论治，形成了相对固定的治疗方案，补充维生素D为基础治疗。在疾病初期表现为肺脾气虚和（或）脾虚肝旺证候，佐以健脾益肺，调和营卫；和（或）健脾助运，柔肝平肝；在本病激期，则在上述基础上，重点健脾补肾，填精补髓。恢复期和后遗症期则在补肾基础上，根据兼证或配健脾、或配补肺。

一、分证论治

（一）分证论治概述

1．肺脾气虚证　治宜健脾益肺，予四君子汤合归脾汤加减。常用药：党参、黄芪、白术、茯神、当归、红枣、煅龙骨、煅牡蛎。疗效不佳，肾虚汗多加菟丝子阴阳兼补；若夜惊、睡眠不宁症状明显可加炒枣仁、夜交藤养心安神；大便不实可加苍术、山药、扁豆、莲肉健脾化湿。

2．脾虚肝旺证　治宜疏肝健脾，予柴芍六君子汤加减。常用药：柴胡、炒白芍、钩藤（后下）、党参、炒白术、茯苓、陈皮、姜半夏、红枣、炙甘草。加减：可酌情加生牡蛎、苍术、龟板、鸡内金等；夜间啼哭，惊惕不安者加蝉蜕、煅龙骨疏风镇惊；汗出较多酌加生黄芪、菟丝子益气敛汗；纳呆便溏者可加焦神曲、生山楂、炒山药健脾消食。

3. 肾精不足证　治宜益肾填精，予补肾地黄丸加减。常用药：菟丝子、肉苁蓉、巴戟天、鹿角、熟地黄、五味子、远志。若汗多加煅龙骨、煅牡蛎固涩止汗；若乏力、多汗可加黄芪、党参补益中气；纳呆食少可予砂仁、陈皮醒脾开胃；夜惊烦躁可加茯神、枣仁、白芍、钩藤敛肝潜阳；智力落后可加石菖蒲、郁金开窍醒脑。

（二）分证论治新说

1. 分期结合分型治疗　从佝偻病的实际临床表现看，各个阶段分期与分型是互相穿插的，并不能截然分开。如初期虽有肺脾不足，心、肝、肾也有部分累及；激期虽以肾精不足骨骼变化证候明显，但是脾虚肝旺仍较明显；后期为后遗症，主要以肾虚骨弱的骨骼改变后遗症为主，心、肺、肝、脾的失调相对不明显。故临床上，应需要根据实际病情，灵活应用中医辨证加减。

初期脾虚气弱证以健脾益气为主，兼以补肾。如黄芪桂枝五物汤加柴胡、白芍、龟板、菟丝子；激期肾精亏损为主，宜补肾地黄丸填精益髓为主，佐以党参、黄芪、钩藤、白芍健脾疏肝；后期肾虚骨弱为佝偻病后遗症期则激期症状多数已经消失，仅留不同程度的骨骼畸形，故临床在加强康复锻炼、矫正畸形的基础上，配合内服补肾壮骨之中成药制剂缓调，如左归丸、金匮肾气丸之类。

2. 从脾肾论治　此类患儿多由于先天父母遗传致禀赋缺陷，或由于失于调养，气血耗损，积弱而成；故多用补益之法。先天不足者以补肾为主，后天失养者以调脾为先；脾肾俱虚多病情迁延，需在健脾和胃基础上，加以补肾。平素需注重调其乳食，健运脾胃，资其化源，使肾精得充，五脏得养，诸虚得复。中医认为肾主骨，临床骨骼强健无不依赖肾阴肾阳得以生长，故益精填髓，温阳壮骨是贯穿疾病治疗过程中的重要法则。

在小儿佝偻病的早期、激期和恢复期、后遗症期，均存在不同程度的"脾肾亏虚"证候，特别是在后三期比较明显，此三期一般均不同程度存在面白虚烦、多汗肢软、行走乏力、舌淡、苔少、脉细无力等肺肾亏虚表现。早期以非特异神经精神症状如多汗、夜惊、烦躁不安为主，枕秃也常并见，并可伴轻度骨骼改变，临床所见多汗，既有自汗，也有盗汗，并不能机械辨为阳虚或阴虚，实际与夜惊、烦躁一样，皆为脾气不足，气血生化乏源，导致心血不足，肝失疏泄，肾精不足。亦存在脾虚肝旺、肾精不足之征。故除了健脾疏肝益气外，也应注意补肾方法的早期应用。激期患儿除初期症状更为明显，同时有中度的骨骼改变体征，如肋串珠、手镯、肋软骨沟、鸡胸、漏斗胸、脊柱畸形等中、重度骨骼畸形等肾虚表现，若经过及时治疗，补充维生素D或钙剂，适当调养，恢复期肺脾肝肾四经证候均可减轻，X线摄片骨骼改变渐消，如临时钙化带可重新出现，血液生化恢复正常。

该型患儿的治疗方面，常规补充维生素D和钙剂往往是不够的，在各期不同阶段，灵活采用菟丝子、肉苁蓉、巴戟天、鹿角、龟板、熟地、当归等补肾填精益髓中药配合治疗，对加速骨骼改变的恢复、减少或减轻骨骼畸形的发生有很重要的作用，同时应配合康复锻炼，当然，严重的骨骼后遗症可能仍需要矫形手术。

二、其他疗法

小儿佝偻病除药物治疗外，主要在于预防和调护。临床上针灸、推拿、按摩等外治法，对改善佝偻病患儿的临床症状，也有一定辅助治疗效果。

（一）中成药

1. 龙牡壮骨颗粒　用于佝偻病肺脾气虚及脾肾亏虚证。

2. 六味地黄丸　用于小儿佝偻病脾肾亏虚证辅助治疗。

（二）敷贴疗法

将五倍子、麻黄根、煅龙骨、煅牡蛎以1∶1∶3∶3取量,加1/3量凡士林调成软膏状,每次取3~5g填入脐中,覆盖干净纱布块,胶布固定,24小时换药1次,10天为1疗程。辅助治疗佝偻病多汗。

（三）针灸疗法

1. 体针　取印堂、神门、中冲穴,每日1次,不留针,用于佝偻病初期夜啼不宁。每次取3~4穴,轻刺加灸,隔日1次。在好发季节前作预防性治疗。

2. 耳针　取心、肾、脾、皮质下、脑干,隔日1次,用于佝偻病肾虚,烦躁不宁。也可用王不留行籽贴压于上述耳穴,两侧交替进行。

3. 艾灸　灸肺俞、心俞、膈俞各3~5壮,用于佝偻病龟背治疗。

（四）推拿疗法

采用常规按摩手法,补脾胃、补肾经、揉小天心、揉中脘、摩丹田、捏脊、按揉脾俞、胃俞、肾俞、揉八髎、按揉足三里和三阴交。每天按摩1次,疗程1个月,可作为佝偻病辅助治疗。

【研究发展思路】

一、规范与标准

（一）维生素D缺乏性佝偻病防治建议

2008年,由中华儿科杂志编辑委员会发起,中华医学会儿科学分会儿童保健学组,全国佝偻病防治科研协作组共同讨论形成专家共识——维生素D缺乏性佝偻病防治建议,其中提出3岁以内婴幼儿佝偻病的防治建议。内容包括: ①预防(防治措施、系统管理、加强护理、母亲孕期预防、婴幼儿预防等方法); ②诊断(维生素D缺乏的高危因素、临床表现、鉴别诊断); ③治疗(维生素D治疗和其他治疗)。

同年美国儿科学会发布《预防佝偻病和维生素D缺乏2008指南》,基于最新的临床研究结果,提出延长补充维生素D的年龄段,小儿及青少年每日补充维生素D400U是安全的,同时建议孕妇(妊娠后期)、乳母不论什么季节均需要补充维生素D400U/天。

（二）中医诊疗指南

2012年中华中医药学会发布,《中医儿科常见病诊疗指南》,其中包括维生素D缺乏性佝偻病。该指南是通过德尔菲法多轮调查形成的专家共识。参考有不同循证医学证据等级的文献,提出佝偻病的定义、诊断、辨证分型、治疗建议。在临床常规补充维生素D及钙剂的基础上,按照肺脾气虚、脾虚肝旺、肾精亏损分证论治的方法治疗小儿佝偻病,并推荐了龙牡壮骨冲剂等临床常用中成药。

二、临床研究

由于我国初级医疗保健的普及,婴幼儿普遍添加维生素D成为常规后,佝偻病的发病率明显下降,近年已经很少有采用中医药诊疗儿童佝偻病的临床报道,所发表的杂志等级均较低。

1. 专方治疗　陈燕华观察龙牡壮骨颗粒对佝偻病的疗效,对90例佝偻病患儿随机分成两组,治疗组48例予龙牡壮骨颗粒进行治疗,对照组42例予葡萄糖酸钙口服液和维生素AD胶囊。结果:治疗组总有效率95.83%,对照组总有效率78.57%,两组比较有显著性差异。

刘召勇等报道用自制改良三甲散配合西医常规疗法治疗小儿佝偻病110例,药用:鳖甲、龟板、牡蛎、穿山甲、山茱萸、党参、鸡内金、五加皮、甘草等15味,30天为1个疗程,同时给予钙片及鱼肝油,连服30天。总治愈率85.5%,好转率12.7%。但重度佝偻病患儿17例治愈率仅47.1%,这也证明了早防早治的重要性。

陈燕萍根据名老中医朱瑞群的经验,采用用益气补肾法自制"佝1方糖浆"和"佝2方糖浆",设立西药对照组,治疗62例佝偻病患儿。中药组中脾肾不足型服用"佝1方",脾肾不足夹湿型服用"佝2方"。"佝1方"由黄芪、菟丝子、补骨脂、牡蛎、麦芽组成;"佝2方"在上方基础上加苍术、甘草。西药对照组注射维生素D_3,30万IU,连用3次;均同时加服钙剂,疗程1月。结果:治疗3个月后脾肾不足型治愈16例,好转4例;脾肾不足夹湿型治愈19例,好转3例;西药组治愈11例,好转5例,无效4例。血碱性磷酸酶>112IU/L者为阳性:脾肾不足型中阳性7例,恢复6例;脾肾不足夹湿型中阳性8例,恢复6例;西药对照组阳性7例,恢复5例。62例初诊X线检查阳性者共51例,脾肾不足型15例,脾肾不足夹湿型17例,复查24例,全部治愈;西药对照组阳性者19例,复查13例,治愈5例。两组比较$P<0.05$。以中药益气补肾法制成的"佝1方糖浆""佝2方糖浆"在主要症状体征的改善和疗效方面均优于西药对照组。

杜景春总结阎田玉教授临床经验,采用中西医结合法治疗儿童晚发型佝偻病82例。采用中药牡蛎炮制的肾骨胶囊(元素钙250mg/粒)或补骨液(元素钙20mg/ml)治疗,用量为每日补充元素钙600~1000mg,分2~3次服用。同时补充维生素D,每日3000IU,总量30~60万IU。总疗程为3~12个月,结果45例化骨核发育迟缓的患儿,治疗后3例3个月增加1个化骨核,4例0.5年增加2个化骨核,21例0.5年增加1个化骨核,其他佝偻病样改变均有不同程度的改善;治疗后血钙、血磷值较治疗前增高,ALP值则下降。3个月治愈31例(37.2%),好转51例(62.1%);6个月治愈73例(89.1%),好转9例(11.10%)。

梅琴报道治疗114例婴儿佝偻病,观察采用经络推拿联合药物方法治疗对患儿神经和骨骼系统发育的影响。对照组每日口服维生素D2000~4000U或加罗盖全0.5~2μg,治疗组则除基础治疗外按头面、胸腹、背部、四肢和臀部顺序,全身经络推拿,重点按压穴位及病变的骨骼关节,每日2次共30天,结果发现治疗组患儿身长增长、平均睡眠时间、血钙升高水平均高于对照组,而血清骨碱性磷酸酶则低于对照组,表明经络推拿联合药物方法较单纯用维生素D治疗佝偻病对患儿婴儿神经及骨骼系统发育有更好的促进作用。

2. 专药治疗

(1)牡蛎:始载于《神农本草经》,功效包括安神、平肝、软坚、收敛固涩。历代治疗佝偻病的方剂中,常配用牡蛎煅用止汗。现代化学分析发现牡蛎的化学成分主含碳酸钙,约占90%;尚含镁、铁、磷酸根、硅酸根、硫酸根、氯离子等,以及有机质和水。牡蛎经过煅烧后碳酸盐分解,产生氧化钙,活性钙系以含钙量70%的天然牡蛎的贝壳为原料,经过煅烧加工生产的易被人体吸收的白色活性钙粉。可见古人根据中医理论和临床经验所采用的牡蛎治疗小儿佝偻病的多汗等,也是有一定的现代药理学依据的。

(2)龙骨:始载于《神农本草经》,功效包括镇惊安神、平肝潜阳、收敛固涩、敛汗涩精,生肌敛疮。现代化学分析发现:龙骨的化学成分主要有碳酸钙及磷酸钙,尚含铁、钾、钠、氯、硫酸根等。龙骨、牡蛎两者功能相似,二者常相须为用。龙骨入心以镇心安神见长,但不能软坚散结,其益阴作用也不及牡蛎,阴虚发热者少用,牡蛎咸以软坚散结见长,为治疗瘰疬痰核,胁下痞硬所常用。历代治疗佝偻病的方剂中,常将煅龙骨配以煅牡蛎,二者相须为用,用于安神及固涩,为治疗佝偻病常用药物配伍。

(3)珍珠母:出自《饮片新参》,功效包括平肝潜阳、安神定惊、清肝明目。配合其他补益诸药共达补肾益肝、强筋壮骨之效。西医学证明珍珠母含碳酸钙,含量达80%~90%;亦含碳酸镁、磷酸钙、角蛋白和多种元素等。其中角蛋白中含甘氨酸、丙氨酸、苯丙氨酸、亮氨酸、丝氨酸、缬氨酸、胱氨酸、蛋氨酸、精氨酸、组氨酸、酪氨酸等20余种氨基酸,其中包括锌。锌是骨骼正常生长发育必不可少的元素之一,是碱性磷酸酶(ALP)的辅酶,参与骨矿化过程。故珍珠母也多应用于治疗佝偻病方剂中。

(4)鱼肝油:从鲨鱼、鳕鱼等的肝脏中提炼出来的脂肪,黄色,有腥味,主要含有维生素A和维生素D。常用于防治夜盲、佝偻病等。在我国,鱼肝油是中国药典所记载的古老药物,也是列入《中华人民共和国药典》的物品,因其含有丰富维生素D,为防治小儿佝偻病的参考药物,但长期服用鱼肝油需要注意防止维生素A蓄积中毒。维生素A中毒,发病缓慢,常见症状为毛发脱落、皮肤干燥、奇痒、食欲不振、脂溢性皮炎、容易激动、口角皲裂、肝脾肿大及颅压增高等症状。

三、基础研究

(一)动物模型研制

从近10年文献报道来看,维生素D缺乏性佝偻病模型国内外比较成熟。国外研究的重点是遗传、染色体异常等原因引起的佝偻病动物如维生素D受体基因敲除或一些肝肾疾病继发的维生素D缺乏动物模型。我们在研究中医药治疗维生素D缺乏性佝偻病时,以下模型可供参考。

1. 缺维生素D避光法 缺维生素D低钙饲料喂养并避光生活1月,造成Wistar幼鼠维生素D缺乏性佝偻病动物模型。缺维生素D饲料采用美国Numerof的USPNo2缺维生素D饲料配方,主要成分有:玉米粉76%,麦麸20%,碳酸钙3%,含碘食盐1%,赖氨酸0.5%及各种B族维生素,另附加新鲜麦芽每天每鼠投给10g。

2. 注射HEDP法 有人按照日本和田文夫文献描述的方法,采用28天Wistar幼鼠,每日皮下注射HEDP(1-羟基亚乙基二磷酸盐)25mg/kg,连续7天可造成Wistar幼鼠佝偻病模型。

3. AOAC(国际官方分析化学家协会)避光法 有人采用AOAC改良配方并避光(玉米粉87%、酪蛋白10%、豆油2%,精盐1%)喂养三周龄SD大鼠共7周,造成SD大鼠维生素D缺乏性佝偻病模型。

(二)中药作用机制研究

陈燕萍等采用避光及缺乏维生素D饮食制造佝偻病大鼠模型,观察了骨宝丸(龟板胶、杜仲、仙茅、山萸肉、枸杞子、黄芪、红参、怀山药等)防治佝偻病的作用,比较了治疗前后血清钙、磷、碱性磷酸酶、25-羟维生素D及骨组织形态学和骨计量学的变化,并与维生素D_3进行了比较。结果表明:骨宝丸防治佝偻病有效,特别是在提高血钙、血磷和降低血碱性磷酸酶以及促进类骨质矿化方面效果显著,但其作用机制与维生素D_3不同。

熊元君研究阿胶钙(阿胶、黄芪、牡蛎、熟地等)对由维甲酸造成的大鼠骨质疏松症防治作用。结果发现阿胶钙可增加缺乏维生素D致佝偻病模型大鼠血清钙(Ca)、磷(P)含量,降低ALP活性,升高股骨中Ca、P含量和骨密度,X光片显示:佝偻病模型动物骨质改变有明显改善。

叶维建等则采用滋补肝肾方(熟地、龟板、黄芪、鹿角胶等),研究其防治大鼠佝偻病的机制,血生化测定结果表明,滋补肝肾中药具有升高血钙、血磷和降低碱性磷酸酶(AKP)的作用,降低AKP的作用比维生素D强,在预防组比治疗组表现更为显著。

四、研究发展思路

由于维生素D和钙剂在国内外临床的广泛应用,价格低廉、疗效肯定,目前临床已经很少单独采用中医药临床治疗小儿佝偻病。2012年发布的中华中医药学会牵头的《中医儿科常见病诊疗指南》中列有维生素缺乏性佝偻病项目,所依据的文献均非常老旧。近年来,国家很少支持单独采用中药防治小儿佝偻病的临床研究项目,在国内多个省市制订的中医病证诊疗常规中甚至未列入佝偻病的项目,2011年国家中医药管理局发布的24个专业105个中医诊疗方案及临床路径中也未列入佝偻病项目。近年来,没有相关疾病的中医临床及基础实验研究的高水平文章发表。

加强专方专药的应用与研究,遵循循证医学的原则,根据统计学家的建议,可采用中西医结合的方法,按随机区组、双盲、双模拟、对照设计。争取有多中心、高水平的临床研究证据,争取国家把相关中医药治疗纳入卫生部相关的医疗保健指南中。

关于本病中药药效学研究:虽然有些中药中含有一定量的维生素D和钙,但实际元素钙及可吸收钙元素并不多。中医药预防及治疗佝偻病的药效学研究应当建立在中医治疗调控脏器功能,促进脾胃对于相关营养物质的吸收和体内利用。药代动力学研究等方面,也即从脾(主运化)、肾(主骨)的基本理论出发,研究中医药的药效学作用。

参 考 文 献

[1] 曹艳梅,刘华清,冯亚红,等.2005—2012年我国27省市3岁以内儿童佝偻病流行病学特征分析.中国儿童保健杂志,2012,20(11):1008-1010.

[2] 中华儿科杂志编辑委员会,中华医学会儿科学分会儿童保健学组,全国佝偻病防治科研协作组.维生素D缺乏性佝偻病防治建议.中华儿科杂志,2008,46(3):190-191.

[3] Wagner CL, Greer FR. the Section on Breastfeeding and Committee on Nutrition. Prevention of rickets and vitamin D deficiency in infants, children, and adolescents. Pediatrics,2008,122(5):1142-1152.

[4] 丁樱,任献青,韩改霞,等.维生素D缺乏性佝偻病中医诊疗指南.中医儿科杂志,2012,8(1):1-3.

[5] 汪受传,俞景茂.中医儿科临床研究.北京:人民卫生出版社,2009:362-375.

[6] 刘召勇.中西医结合治疗小儿佝偻病110例.中医儿科杂志,2006,2(2):42-43.

[7] 杜景春,阎田玉.中西医结合治疗儿童晚发性佝偻病82例.中国中西医结合杂志,2001,21(12):905.

[8] 陈燕华.龙牡壮骨颗粒治疗婴幼儿佝偻病的临床观察.亚太传统医药,2012,8(6):78-79.

[9] 梅琴.经络推拿联合药物治疗对佝偻病婴儿神经及骨骼系统发育的影响.西部医学,2014,26(11):1523-1525.

[10] 贾向旭,袁丽珍.佝偻病实验动物模型的建立.中国实验动物学杂志,1997,7(2):88-91.

[11] 陈燕平,陈训华,薛延,等."骨宝丸"防治佝偻病的实验研究.中国骨伤,1994,7(5):5-6.

[12] 熊元君,武嘉林,季新梅,等.阿胶钙口服液的主要药效学研究.中草药,1999,30(7):520-522.

[13] 叶维建,范定怀,郑玉涛.滋补肝肾中药预防和治疗大鼠佝偻病的实验研究.济宁医学院学报,2004,27(3):72.

（俞 建）

第四节 皮肤黏膜淋巴结综合征

皮肤黏膜淋巴结综合征又名川崎病,是一种以全身血管炎性病变为主要病理的急性发热性出疹性疾病。临床以持续发热、多形红斑、球结膜充血、颈淋巴结肿大、手足硬肿和草莓舌为特征。本病属于中医学温病范畴。

本病好发于5岁以内的小儿,男女比例为1.3~1.5：1。急性期约2周,绝大多数患儿经积极治疗可以康复,病死率为1%~2%,复发率为2%~3%,但大多数预后良好。川崎病主要累及中小动脉,尤其是冠状动脉(简称冠脉)。未经治疗的川崎病冠脉损伤的发生率高20%~25%,可致局灶性心肌缺血,部分可进一步发展为心肌梗死。川崎病的死亡原因多为心肌炎、动脉瘤破裂及心肌梗死,因此本病已成为儿童后天获得性心脏病的主要原因。部分患儿的心血管症状可持续数月至数年。

本病的病因尚未明了,目前多认为是易患宿主对多种感染病原触发的一种免疫介导的全身性血管炎,急性期存在明显的免疫失调,在发病机制上起着重要作用。中医学虽无与之对应的病名,根据其发热,起病急骤及临床表现,属中医学温病范畴,与疫疠、温毒、阳毒发斑较为接近,临床资料表明,按卫气营血的不同阶段进行辨证论治,可以明显改善临床症状,缩短病程。

【历代文献述要】

本病是病因未明的全身性血管炎综合征,1967年由日本的川崎富作医生首先描述,并命名为"皮肤黏膜淋巴结综合征"。中医学目前尚缺乏与之相对应的病名,多数学者认为皮肤黏膜淋巴结综合征的发生发展及其证候特征符合温病的特点,故属温病范畴。

中医古籍中有关斑毒、斑疹、瘰疬的记载,可用于指导对本病病因病机的认识。例如:《诸病源候论·小儿杂病诸候·患斑毒病候》云:"斑毒之病,是热气入胃。而胃主肌肉,其热挟毒蕴积于胃,毒气熏发于肌肉,状如蚊蚤所啮,赤斑起,周匝遍体。此病或是伤寒、或时气、或温病,皆由热不时歇,故热入胃,变成毒,乃发斑也。"提出病因是由外感伤寒,或感染时气或温病不解,病机为热入于内,炽于胃成毒而发斑。《诸病源候论·小儿杂病诸候·瘰疬候》云:"小儿身生热疮,必生瘰疬。其状作结核,在皮肉间,三两个相连累也。是风邪搏于血气,熰结所生也。"提出瘰疬(淋巴结肿大)的病因是风邪搏于气血。《万氏家传痘疹心法·斑疹论》说:"疹为心者,语其本也;谓疹为脾者,语其标也。语心脾而肺在其中矣。"指出斑疹的部位在心脾肺。

中医对于温病的辨证治疗原则适用于本病。例如《温疫论·发斑战汗》说:"凡疫邪留于气分,解以战汗;留于血分,解以发斑。气属阳而轻清,血属阴而重浊。是以邪在气分,则易疏透；邪在血分，恒多胶滞，故阳主速而阴主迟，所以从战汗者，可使顿解，从发斑者当图渐愈。"《温疫论·解后宜养阴忌投参术》说："凡有阴枯血燥者，宜清燥养阴汤。"《温疫论·妄投补剂论》说："孔氏曰：治疫之法，虚者辅正以祛邪，实者逐邪以安正。"《幼科类萃·疹门·疹治法》说："斑疹固有阴阳轻重之现证矣，阳证大率用托里清热化斑凉血之法。"该条文提出了治疗的注意事项与基本原则。

与本病有关的调护知识，如《温病条辨·中焦篇》说："阳明温病，下后热退，不可即食，食者必复；周十二时后，缓缓与食，先取清者，勿令饱，饱则必复，复必重也。"《温疫论·解后宜养阴忌投参术》说："大抵时疫预后，调理之剂，投之不当莫如静养，节饮食为第一。"《温疫论·前后虚实》说："至于防疫之法，虚弱之人但当上培元气，下固本根。若无邪妄散，无热妄清，是先坏其垣墙，而招寇盗之入也。"《温疫论·调理法》说："若夫大病之后，客邪新去，胃口方开，几微之气，所以多与、早与、迟与，皆不可也，宜先与粥饮，次稀粥，次与饮食。尤当循序渐进。"

【病因病机研究】

一、病因病机概述

本病的病因是外感温热毒邪，蕴于肌腠，侵犯营血所致。西医学认为本病的发病原因不清楚，有人提出为立克次体、细菌，尤其是病毒，或其他抗原（如药物等）激发人体产生的异常免疫反应所致。

温热毒邪，从口鼻而入，外犯肺卫，炽于气分，燔灼营分，动耗血分，邪热内炽，炼津为痰、灼血为瘀，充斥内外。其病以侵犯营血为甚，病变脏腑以肺胃为主，可累及心肝肾诸脏。由于小儿为纯阳之体，感受温毒阳邪，"两阳相劫"，化热迅速，是为本病发病学特点。

（一）卫气同病

外感温热邪毒，犯于肺卫，蕴于肌腠，郁遏卫表，蕴而发热。迅速入里，化热化火，阳热亢盛，内炽气分，邪入肺胃，肺咽不利，咽红咳嗽，掌跖潮红，或有泄泻，皮疹显现。

（二）气营两燔

气分淫热，熏灼营血，气营两燔，热炽三焦，动血耗血。气分热盛，壮热不退，邪毒可迅速化火，并由气及营，熏蒸营血，充斥内外而见本病的典型临床表现；营分热炽，热灼血分，则血液凝滞，热毒随营血走窜流注可见指、趾红肿；热炼痰凝，臀核阻络肿痛，可见颈部淋巴结肿大；壮火食气，热邪久羁，损气耗伤阴津，加之毒热入血即耗血动血，故在出现壮热不退的同时，即可见面色苍白、口唇青紫、胸闷、心痛等心气（阳）不足、血瘀等症。

（三）气阴两伤

病之后期，邪虽衰退，正气亦伤。因壮火伤津耗液，故本病热退后正虚或正虚邪恋，均可为气阴两伤之候。肺阴受损，则咽干唇裂，指趾端皮肤蜕皮；胃阴内伤，则口渴喜饮，舌红苔少；气虚血脉瘀滞，故疲乏少力，或见心悸胸闷，由于"肺朝百脉""宗气司呼吸贯心脉"，故气阴两伤之候以心之气阴亏损、心脉瘀滞之证最为显著。

二、病因病机新论

1. 伏气学说论　有学者提出"伏气"是本病的发病基础。认为本病的发生是由内外因综合所致。内因为正气亏虚，病邪得以入侵潜伏，外因为小儿感受热邪（如病毒感染），因小儿阳常有余,而阴常不足,故邪内伏为火邪。正如何廉臣《重订广温热论·论温热即是伏火》所述:"凡伏气温病,皆是伏火。"引发因素可由气候引发,或感时令之邪激发,或饮食不节,或过于劳累,可使正气受损,不能遏制伏邪而引发本病。病邪伏藏在肌肤和少阴心经,故发病时常见皮疹及心肌炎的表现,整个病程以心血管的病变为特点。由于邪伏少阴心经,病位深,病程长,常需长期治疗。本病初起即高热不退,一般在5天以上,咽喉黏膜弥漫性充血,眼红,唇干裂,草莓舌,一派里热炽盛之象,无表证或表证短暂。肢体及躯干出现多形性红斑、丘疹等热毒深入营血的证候。早期见手足坚实性肿胀,掌跖及指趾端潮红等热在气营的表现,后期则见指趾端蜕皮的余热未清、阴液耗伤之象。以上临床表现、发病情况、传变规律等均与伏气温病的传变、临床表现颇为吻合。因而认为该病是由于热邪内伏,各种诱因致正气受损而引发伏邪而致病。

2. 温热邪毒瘀血阻络论 认为该病的主要致病因素是温热邪毒,热毒炽盛是本病最基本的致病环节,但瘀血阻络贯穿病程的始终,本病不仅可致气营两燔,还可灼伤血络,煎血成瘀,从而导致明显的毒瘀内结之象,表现为高热、目赤、手足硬性水肿、掌跖和指趾端红斑、躯干部多形红斑、颈部淋巴结肿大等。西医学认为本病的基本病理改变为全身性血管炎。疾病初期显示小血管(包括动脉、静脉及毛细血管)及血管周围炎,经1~2周后小血管炎渐消退,以中动脉全层动脉炎为突出,管壁坏死、水肿、细胞浸润、弹力纤维及肌层断裂,可形成动脉瘤,管腔内有血栓形成。约经4~7周后,动脉炎症渐消退,出现纤维组织增生、内膜增厚,可遗留动脉瘤、血栓及狭窄。各脏器可在血管炎的基础上发生局灶性炎症及坏死。

3. 痰瘀致病说 部分学者主张皮肤黏膜淋巴结综合征按痰证、瘀证进行辨证,当属杂病范畴。本病痰瘀之邪存在整个病程中,从临床表现看,痰瘀之邪贯穿于本病的全过程。在早期,表现为持续性发热,弥漫性充血性斑疹或多形性红斑样或猩红热样皮疹,多见于躯干部,并很快就出现非化脓性颈部淋巴结肿胀,常见双侧结膜充血,口唇鲜红皲裂出血,草莓舌,3~5天内就可出现指趾末端手足硬肿,随后出现特征性指趾末端大片状蜕皮,一过性急性非化脓性颈部淋巴结肿胀,稍有压痛。此时再看舌象,舌质紫黯,舌底脉络青紫,指纹紫滞。再看实验室检查,血小板显著升高,血沉加快,血液黏稠,出现高凝状态,部分患儿出现冠状动脉病变,预后较差,甚者危及生命。其中血小板升高持续时间较长,甚至可与血沉一并作为是否停药的重要依据。由此看来,血瘀痰凝在本病的表现非常突出,因此认为,这是温热毒邪进入体内,热毒炽盛,耗伤阴津,炼津为痰,流注颈部而出现颈部淋巴结肿大;热耗营阴或痰阻气机,均可致血行不畅而致瘀血内停,出现手足硬肿、肌肤失养而致坏死蜕皮。

【临证思维】

一、诊断

因缺乏特异诊断方法,川崎病的诊断主要靠临床表现,实验室检查可以协助临床诊断。川崎病可分为典型和不典型两类。中华医学会儿科分会2007年3月讨论确定的川崎病诊断标准如下:

1. 典型川崎病 发热5天或以上(部分病例受治疗干扰发热可不足5天),具有以下5项中的4项者:①双侧球结膜充血;②口唇及口腔黏膜发红;③肢端改变(急性期表现为肿胀,恢复期表现为脱屑);④皮疹;⑤非化脓性颈淋巴结肿大。即可确诊为川崎病。如具备除发热以外3项表现并证实有冠状动脉瘤或冠状动脉扩张者,亦可诊断典型川崎病。须强调任何川崎病诊断标准并非特异,一定要除外引起各项临床表现的其他疾病。还应注意,各项临床表现并非同时出现,应动态观察,以助诊断。

2. 不完全型川崎病　发热持续不退,排除其他疾病,实验室检查有炎症反应证据存在(红细胞沉降率和C反应蛋白明显升高),虽无川崎病临床表现,应反复超声心动图检查,以了解有无冠状动脉损伤。一旦发现明确冠状动脉病变,可诊断不完全型川崎病并采用标准治疗方案。

年龄>6个月患儿,除发热5天或以上外,应具有至少2项川崎病主要临床表现,并具备炎症反应指标明显升高,在除外其他疾病时,可疑诊不完全型川崎病。

(1)川崎病面容:发热,唇红皲裂,草莓舌,眼球结膜无痛性、无分泌物性充血为本病诊断的基础条件。其中发热为最早出现的症状,体温达38~40℃,呈稽留热或弛张热,可持续1~2周,经抗生素治疗无效。

(2)手足改变:急性期表现为手和脚出现疼痛、强直、弥漫性红斑与硬性水肿;恢复期表现为指、趾端和甲床皮肤移行处出现特征性的膜状脱屑。

(3)遍布全身的荨麻疹样皮疹和多形性红斑:以躯干部为多,无疱疹及结痂,约一周左右消退,不留色素沉着。在原卡介苗接种处可重新出现红斑、疱疹、溃疡或结痂。

(4)单侧一过性颈部淋巴结急性非化脓性肿胀:一般在发热同时或发热3天内出现淋巴结肿大,前颈部最明显,常为单侧,少数为双侧,有时枕后或耳后淋巴结亦可累及。直径约1.5cm以上,质硬,不发热,不化脓,可有触痛。

(5)肛门周围皮肤的改变:包括急性期的潮红和恢复期的膜状脱屑。

(6)辅助检查:血常规检查示白细胞数、血小板数明显增多,C反应蛋白、血沉明显增加,低蛋白血症、低钠血症;尿蛋白阳性;心脏收缩期杂音和心包摩擦音;本病患儿在病程中可因冠状动脉炎伴有动脉瘤和血栓梗死而引起猝死,应早期诊断,及时治疗。超声心动图具有无痛苦、无损伤、易重复等优点,对冠状动脉的监测及时、直观、迅速、准确,不仅能对本病的早期冠状动脉改变进行诊断,而且对冠状动脉瘤的检出率可达到100%,对观察临床治疗效果及长期随访是其他影像方法无法比拟的。因此,对持续发热,全身出疹的可疑患儿,应尽早做超声心动图检查。

二、鉴别诊断

本病要注意与以下疾病鉴别。

1. 丹痧　即猩红热,好发于学龄前或学龄期儿童,于发热12~48小时之内即出皮疹,多为弥漫性细小丘疹,疹间皮肤潮红,无手足硬肿,无球结膜的改变,无冠状动脉的病变,咽拭子培养A组乙型溶血性链球菌阳性,青霉素治疗有效。

2. 药疹　其出疹与用药有关,可有一定的潜伏期,初始为躯干部散在大针帽样细小斑疹和斑丘疹,而后遍及全身。停药后皮疹变浅淡,逐渐脱屑消失。

3. 麻疹　可见渗出性结膜炎、可有麻疹黏膜斑、严重咳嗽等症,其皮疹开始于面部耳后,随着退色变得融合,遗留特征性的棕褐色色素沉着,IgM滴度明显升高。

4. 传染性单核细胞增多症　可有持续发热、淋巴结肿大,但无球结膜充血及口腔黏膜改变,四肢末端无硬肿及蜕皮。外周血白细胞分类以单核细胞及淋巴细胞为主,异形淋巴细胞达10%以上。

此外,尚需排除渗出性多形红斑、幼年型类风湿关节炎、肺炎、败血症、中毒性休克综合征等出疹性及发热性疾病。

三、辨证思路与方法

本病为温热毒邪所致,属于温病范畴,大体按卫气营血传变,故临床按卫气营血辨证。与一般温病相比,本病自始至终都贯穿着瘀血阻络之象。另外,本病属于急病重病,故应注意辨其轻重。

1. 辨卫气营血

(1)卫气同病证:本证为初发证候,发病急骤,高热持续,微恶风寒,口渴喜饮,目赤咽红,口唇泛红,颈部瘰核肿大,面部、躯干部皮疹显现,掌跖潮红或硬肿。舌红,苔薄白或黄,脉浮数微洪。

(2)气营两燔证:本证为极期证候。症见壮热不退,昼轻夜重,汗出不畅,烦躁不安,两目红赤,口唇鲜红,皲裂出血,颈部或鼠蹊部瘰核肿大,斑疹遍布,色鲜红,掌跖潮红硬肿,指趾末端蜕皮。舌质红绛苔黄燥,状如草莓,脉细数有力。

(3)气阴两伤证:本证为疾病恢复期。症见身热已退,或午后低热缠绵,神疲乏力,自汗盗汗,咽干口燥,唇焦干裂,斑疹消退,指趾端出现薄片或膜样脱屑,舌红少津,苔薄白、少苔或无苔,脉细数。

2. 辨虚实 早期邪热炽盛,症见高热持续,咽红目赤,口唇红赤,皮肤红斑等气营两燔证;邪热入里,病情进一步发展,可见口舌糜烂,皮肤斑疹,颜色深红,四肢硬肿等热毒燔灼营血之证,均为实证。后期伤津耗气,症见低热烦躁,盗汗心悸,唇焦干裂,指趾端蜕皮等症,则以虚热之证为主。

3. 辨瘀血 本病易于形成瘀血,症见斑疹色紫、手足硬肿、舌质红绛、指纹紫滞等,若是瘀血阻塞脉络,还可见心悸、右胁下痞块等多种征象。本病的基本病理改变为全身性血管炎,自始至终都贯穿着瘀血阻络征象。

4. 辨轻重 主要根据病程长短及是否有邪盛正衰、血脉瘀滞等临床见症来判断。如果持续发热超过14天以上,伴面色苍白、乏力、胸闷、心痛、口唇青紫时,则病情较重。

【治疗研究】

一、分证论治

本病治疗,以清热解毒,活血化瘀为主。初起疏风清热解毒,宜辛凉透达;热毒炽盛治以清气凉营解毒,苦寒清透;后期阴虚津伤,则养阴清热,佐以解毒,甘寒柔润。常证治法:卫气同病证辛凉透表,清热解毒;气营两燔证清气凉营,解毒化瘀;气阴两伤证养阴清热,益气活血。同时,本病易于形成瘀血,早期即应注意活血化瘀,但不可用破瘀之品,以免耗血动血。温毒之邪多从火化,最易伤阴,因此在治疗中应分阶段滋养胃津,顾护心阴,不可辛散太过。

(一)分证论治概述

1. 卫气同病证 治宜辛凉透表,清热解毒,予用银翘散加减。常用药:金银花、连翘、薄荷、青黛、牛蒡子、玄参、鲜芦根。若热势较高者用生石膏、知母直清气分大热;颈部淋巴结肿大加浙贝母、僵蚕化痰散结；手足掌底潮红加生地黄、黄芩、牡丹皮凉血化瘀；口渴唇干加麦冬、天花粉清热护津；关节肿痛加桑枝、虎杖通经活血。

2. 气营两燔证　治宜清气凉营，解毒化瘀，予清瘟败毒饮加减。常用药：水牛角、生地黄、牡丹皮、赤芍、生石膏、知母、黄芩、栀子、玄参。若大便秘结加用生大黄泻下救阴；热重伤阴酌加麦冬、鲜石斛、鲜竹叶、鲜生地甘寒清热，护阴生津；颈部瘰核明显加用夏枯草、紫花地丁清热软坚化瘀。

3. 气阴两伤证　治宜养阴清热，益气活血，予沙参麦冬汤加减。常用药：沙参、麦冬、玉竹、天花粉、生地黄、玄参、太子参、白术、扁豆。若纳呆加焦山楂、焦神曲开胃消食；低热不退加地骨皮、银柴胡、鲜生地清解虚热；大便秘结加瓜蒌仁、火麻仁清肠润燥；心悸、脉律不整加用牡丹皮、丹参、黄芪益气活血化瘀。

（二）分证论治新说

清热解毒是本病的基本治则，应贯彻始终，之所以要强调清热解毒，是因为热毒壅滞是本病的基本病理。本病可分为三期，各期又可分若干证候辨治。

1. 初期治法

（1）清热解毒，辛凉透表法：本病初起邪在卫气，单纯卫分证，病尚表浅者以清热解毒、辛凉透表为主。

（2）清热解毒，辛凉清气法：由于本病起病急骤，多数患者病初即表现为卫气同病或气分证，故当清热解毒辛凉清气。

2. 中期治法

（1）清营解毒，透热养阴法：本病中期由于温毒发疹、气营两燔，可见壮热不退，体温多在39℃以上，或身热夜甚，烦躁不宁，皮肤发疹，颈部瘰疬，唇红绛而干，甚则唇裂，目赤，四肢指（趾）掌跖红肿发硬。舌质红绛，苔花剥似草莓，脉细数、指纹浮紫或鲜红。

（2）泻火解毒，凉血救阴法：因火毒内炽、气血两燔：症见壮热不退．神情烦躁、目赤、口大渴而喜凉饮。唇红干裂、时有出血，斑疹遍体色赤，可见脱屑，指（趾）掌硬肿蜕皮、活动不灵、颈部瘰疬，关节疼痛，舌质红，苔黄糙，指纹紫滞或脉数有力。

（3）清气凉营，祛瘀散结法：若疹毒郁结、痰凝阻络，症见壮热不退．颈部瘰疬质硬疼痛，活动差，目赤，唇干裂出血，口腔黏膜红赤，指（趾）硬肿、膜状蜕皮，躯干皮疹遍布，舌质红，苔黄，脉滑数或指纹紫滞。

（4）清热解毒，醒神开窍法：症见全身灼热，神昏谵语，皮疹红斑色鲜，或昏愦不语，痰塞息粗，指（趾）肿胀活动差，舌质红绛或深绛，苔黄燥，脉数无力。代表方用安宫牛黄丸；若兼见面色苍白，汗出淋漓．四肢厥冷，脉弱无力，则为内闭外脱证，可用参附龙牡救逆汤固脱救逆。

3. 恢复期治法　本期特点是邪毒已除，热势大减。津伤或气耗为主要表现。在病程4~6周，因临床表现不同，分为以下两型。

（1）清涤余热，养阴生津法：本病后期由于热恋阴伤，可见低热留恋，夜热早凉，精神不爽，唇焦干裂。咽干口燥，食纳不香，睡眠不安，肛门、指（趾）均可见蜕皮，颈部瘰疬变软变小，舌红少津，苔少或无，脉细数。

（2）益气敛汗，养阴生津法：若气阴两伤，症见身热已退，倦怠少力，活动易汗或汗多气短，口渴喜饮，斑疹渐退，四肢明显蜕皮，颈部瘰疬变软变小，舌红不润，苔薄白，脉细软。

二、其他疗法

(一)中成药

1. 双黄连口服液　用于邪在卫气证。

2. 小儿化毒散　用于气营两燔证。

3. 生脉饮口服液　用于气阴两伤证。

4. 丹参滴丸　用于血瘀证。

5. 复方丹参注射液　用于血瘀证、血小板增多者。

6. 双黄连粉针剂　用于川崎病热象明显患者。

7. 川芎嗪注射液　用于降低血管炎病变,预防或减少冠状动脉损伤。

(二)西医疗法

1. 丙种球蛋白早期静脉输入(发病10日以内)　400mg/(kg·d),2~4小时内静脉滴入,连续4日。

2. 抗凝疗法　阿司匹林50~100mg/(kg·d),分3~4次服,连服14天,以后减至5mg/(kg·d),顿服,直至血沉、血小板恢复正常后,一般在发病后6~8周停药。

3. 如有心源性休克、心力衰竭及心律失常,应予相应治疗。

【研究发展思路】

一、规范与标准

2012年中华中医药学会发布的《中医儿科常见病诊疗指南》(以下简称《指南》),其中的《皮肤黏膜淋巴结综合征中医诊疗指南》(ZYYXH/T284-2012),制定了皮肤黏膜淋巴结综合征的诊断、辨证、治疗规范,提出了皮肤黏膜淋巴结综合征的诊断、辨证、治疗建议。诊断应根据临床表现,结合既往史及家族史、诱因、实验室及特殊检查等手段综合考虑,将其辨证分为邪在卫气证、气营两燔证、气阴两伤证可作为川崎病的基本证候分类,并介绍了中成药,药物外治、针灸等疗法,便于推广应用。

二、临床研究

临床资料表明,按照中医辨证论治的观点,分别按卫气营血的不同阶段正确地投以相应的中药,可以明显改善临床症状,缩短病程。从众多文献中可以看出皮肤黏膜淋巴结综合征的病理变化具有的特点是:发病急,传变快,卫分证阶段极短,瞬即见气营两燔证;全程伤阴明显,尤其是疾病的后期,发病后很快出现舌质红绛少津,口唇干红皲裂。由于小儿感受外邪易从阳化热化火,使温热邪毒充斥气营,病势常在气营之间徘徊,或呈气营两燔之象,耗伤阴津,最终导致内闭或外脱。按叶桂"到气方可清气,入营犹可透热转气"的法则,清气凉营,解毒救阴,是阻断病势向纵深发展的首要环节。

温热之邪多从火化,最易伤阴,因此病程中应注意滋养胃阴,顾护心阴,"存得一分津液,便有一分生机",务必以维护阴液贯穿于治疗的始终。

由于"肺朝百脉""宗气司呼吸贯心脉",故气阴两伤之候以心之气阴亏损、心脉瘀滞之证最为显著,恢复期采用益气养阴之药,可以减少及防止心脏损害的发生。又由于川崎病始终存在血瘀病机,活血化瘀药如丹参、赤芍应贯穿整个治疗的始末,以控制血小板的异常增多,降低血小板的聚集,降低血液的黏稠度,防止冠状动脉瘤,并可缩短疗程。

中医中药对本病防治已做了许多工作,取得较好成绩。在治疗方面,除采用卫气营血辨证论治常法外,在治疗早期须配合应用活血化瘀药物,是治疗中最为关键的一环,中西医结合方法治疗皮肤黏膜淋巴结综合征可明显提高疗效,在发病10天内大剂量应用丙种球蛋白静滴,并用阿司匹林使微汗出。若发汗较多,可少佐沙参、麦冬以滋阴。

王宗强将本病分为4型:发病初期,邪在卫表,治宜辛凉解表透疹,方选柴葛解肌汤加减;表邪已解,热毒内盛,壅于气分,治宜清气解毒,透泄郁热,方选凉膈散加减;邪毒化火,燔灼气血,治宜清气凉血,解毒养阴,方选清瘟败毒饮加减;邪毒已减,壮热消退,余邪未净,治宜滋阴生津,清解余热,方选竹叶石膏汤合青蒿鳖甲汤加减。

李虹将本病分为2期:急性期属气营两燔,温毒发斑型,治当清热解毒,凉血泄营,方选清营汤合白虎汤加减;恢复期,属热灼津伤,气阴两虚,治以益气养阴,活血化瘀,方选生脉散合桃红四物汤加减。

司远萍等将本病分为5型:卫气同病型,治宜清热疏风解表,以银翘白虎汤加减;气营两燔型,治宜清气凉营,以清瘟败毒饮加减;热恋阴分型,治宜清涤余热,养阴生津,以竹叶石膏汤加减;气阴两伤型,治宜益气养阴,以生脉散加减;疹毒郁结,痰凝阻络型,治宜清热解毒,活血散结,以清瘟败毒饮合消瘰丸加减。

朱盛国等辨证分3型:气营两燔证,治以清热解毒,清气凉营,选清瘟败毒饮加减;热毒瘀滞证,治以清营凉血,化瘀通络,选清营汤合通窍活血汤加减;气阴两虚证,治以益气养阴,佐以活血化瘀,选生脉散合竹叶石膏汤加减。

陈娇阳等将104例川崎病急性期患儿分为对照组72例和观察组32例。对照组确诊后立即给予大剂量丙种球蛋白静脉滴注,阿司匹林、双嘧达莫等药物口服,部分患者加用糖皮质激素;观察组在对照组基础上加用清热凉血方治疗,治疗1周后观察清热凉血法治疗川崎病急性期临床疗效。结果2组治疗后WBC、CRP、ESR水平均下降,差异有统计学意义($P<0.05$),2组间差异无统计学意义;PLT水平均上升,差异有统计学意义($P<0.05$),2组间差异有统计学意义($P<0.05$)。观察组中冠状动脉损伤(CAL)患儿治疗后WBC与CRP水平明显下降($P<0.05$);2组CAL患儿治疗前后实验室指标差值比较,差异无统计学意义($P>0.05$)。结论清热凉血方治疗川崎病急性期具有一定疗效。

三、基础研究

为探讨异种动物蛋白所致家兔免疫性血管炎的病理特点,给建立川崎病动物模型提供实验依据,有学者用牛血清白蛋白重复静脉注射复制兔的免疫性血管炎模型,以25只幼兔作为实验A组,10只成年兔作为实验B组,10只幼兔为正常对照组。分别做冠状动脉造影、冠状动脉组织病理分析和相关免疫学检查。结果经大体标本肉眼观察和冠状动脉造影证实:实验A组中有6只发现有冠状动脉扩张,实验B组均未出现冠状动脉扩张。病理检查:光镜下见实验A、B组均出现不同程度内皮细胞肿胀、坏死、内皮下组织水肿、血管壁炎性细胞浸润和弹力纤维断裂等改变,实验B组的病理改变较轻,且实验A组中冠脉扩张者比无冠脉扩张者病理损伤重;电镜检查:实验A组冠状动脉组织出现不同程度内皮细胞肿胀、坏死、脱落、染色质浓聚、平滑肌细胞轻度变性、线粒体肿胀及内质网扩大等改变。实验B组仅见内皮细胞肿胀和轻度平滑肌细胞变性。该研究首次发现用牛血清白蛋白诱导幼兔免疫性血管炎，可导致冠状动脉扩张，其病理改变与川崎病相似，可作为建立川崎病的实验动物模型方法；提供了免疫性血管炎可引起幼龄动物冠状动脉扩张的实验依据。

四、发展思路

目前，中医药疗法尚处于临床经验积累阶段，各类文献资料普遍存在着样本数不大、缺乏对照和统计学处理等不足，又无统一规范的中医疗效判定标准。所以，今后的临床研究应当在严密科研设计的基础上，增加样本数，设立对照组，并进行必要的辨证分型及疗效判定标准研究，从而提高中医药治疗皮肤黏膜淋巴结综合征的疗效，便于推广应用。目前中医治疗仍以口服汤剂为主，患儿依从性较差，影响临床疗效。因此，开展注射液、灌肠液、熏洗液、栓剂等在本病中应用是有实用价值的。

在本病的药效学研究方面，可以设计中药在清除毒素、降低炎性介质、提高机体抵抗力等方面的实验研究，也可以开展防治本病血栓形成、扩张冠状动脉、增加冠状动脉血流量等方面的研究。

参 考 文 献

[1] 陈长英,陈艾. 2007~2010年广汉市川崎病流行病学调查. 四川医学,2011,32(6):948-951.

[2] 钟芳芳,蒋利萍,沈文婷,等. STAT3基因多态性与重庆地区汉族儿童川崎病易感性的关系. 第三军医大学学报,2013,35(5):456-459.

[3] 邱志文. 以伏气学说辨证治疗川崎病. 中医研究,2005,18(8):47-48.

[4] 王林. 从痰瘀辨治川崎病. 浙江中医杂志,2004,(8):343.

[5]《中华儿科杂志》编辑委员会,中华医学会儿科学分会心血管学组,中华医学会儿科学分会免疫学组. 川崎病专题讨论会纪要. 中华儿科杂志,2007,45(11):826-830.

[6] 王宗强,薛莉强. 辨证治疗川崎病32例疗效观察. 山东中医药大学学报,2005,29(4):283-284.

[7] 李虹. 卫气营血辨证配合西药治疗川崎病39例. 陕西中医,2005,26(10):1034-1035.

[8] 司远萍,贺传芬. 川崎病的中医分类及治疗. 陕西中医学院学报,1998,21(4):21-22.

[9] 朱盛国,朱敏华,吴杰. 皮肤黏膜淋巴结综合征证治规律浅析——附33例病例分析. 上海中医药杂志,2003,37(7):25-27.

[10] 李永佳,弓艳玲,银秋菊. 川崎病的中医认识. 江西中医药,2007,38(9):10-11.

[11] 万琦,邓玉萍,鄢素琪,等. 中医中药治疗川崎病临床疗效的系统评价及Meta分析. 中国中西医结合急救杂志,2015,22(2):124-127.

[12] 张清友,简佩君,杜军保,等. 风湿热、心内膜炎及川崎病委员会,美国心脏病学会及美国儿科学会川崎病的诊断、治疗及长期随访指南介绍. 实用儿科临床杂志,2012,27(13):1049-1056.

[13] 陈娇阳,杜忠东,闫慧敏. 清热凉血法治疗川崎病急性期临床疗效观察. 北京中医药,2014,33(9):650-653.

（王力宁）

第五节　传染性单核细胞增多症

　　传染性单核细胞增多症是由EB病毒所致的急性感染性疾病，主要侵犯儿童和青少年，临床上以发热、咽喉痛、肝脾和淋巴结肿大、外周血中淋巴细胞增多并出现异型淋巴细胞等为特征。

　　本病世界各地均有发生，多呈散发性，但也间断出现一定规模的流行。全年均有发病，以秋末至初春为多。发病后可获得较持久的免疫力，再次发病者极少。患者和隐性感染者是传染源。口—口传播是重要的传播途径，飞沫传播亦有可能，偶可经输血传播。本病主要见于儿童和青少年，无明显性别差异。6岁以下小儿得病后大多表现为隐性或轻型感染，15岁以上感染者则多呈典型症状。在西医中属于传染性疾病，中医可归属于"温病"和"温疫"范畴。

　　西医尚无特效的治疗方法，主要采取对症治疗。抗菌药物对本病无效，仅在继发细菌感染时应用，抗病毒治疗可用阿昔洛韦、更昔洛韦及伐昔洛韦等药物，但其确切疗效尚存争议。中医主要是运用卫气营血理论进行辨证论治，清热解毒、活血化瘀和消痰散结法贯穿治疗的始终，在改善症状、促进化验室检查恢复正常、缩短病程等方面具有一定优势。

【历代文献述要】

　　传染性单核细胞增多症是西医学病名，中医古代文献有类似于本病症状的描述。《灵枢·经脉》云："小肠手太阳之脉，是动则病，嗌痛、颔肿。"《素问·至真要大论》云："岁太阳在泉，寒淫所胜，则凝肃惨栗。民病少腹控睾，引腰脊，上冲心痛，血见，嗌痛颔肿。"《诸病源候论·小儿杂病诸候》："风热毒气客于咽喉、颔颊之间，与气血相搏，结聚肿痛。"其他相关的证候描述还有《温病条辨·上焦篇》："温毒咽痛喉肿，耳前耳后肿，颊肿，面正赤，或喉不痛，但外肿，甚则耳聋……"《疫疹一得·疫疹条辨》记载："咽喉者，呼吸之出入，毒火熏蒸至于肿痛……"现代学者根据古籍中的记载描述，将本病归属于"温病"范畴。

　　病因病机方面，本病病因是温邪，从口鼻而入，先侵犯肺卫，结于咽喉，并内传脏腑，流注经络，伤及营血，而发为本病。古代文献中有关论述如《温热论·热论》开篇曰："温邪上受，首先犯肺，逆传心包，肺主气属卫，心主血属营……"又如《金匮要略·百合狐惑阴阳毒病脉证并治第三》："阳毒之为病，面赤斑斑如锦纹，咽喉痛，唾脓血……"陆子贤在《六因条辨·斑疹条辨第一》论述："斑为阳明热毒，疹为太阴风热……"余师愚《疫疹一得·疫病篇》认为："火者疹之根，疹者火之苗。"小儿脏腑娇嫩，形气未充，不耐瘟疫热毒侵袭，而易发生本病，且小儿为纯阳之体，则瘟疫热毒很快化热化火，发病之后表现为全身性的热毒痰瘀征象，如持续发热，咽喉肿痛溃烂，肝脾肿大及淋巴结肿大，或皮疹、发斑等，具有热程长、热势重、病情重的特点。

　　关于治法，根据病因病机，历代医家主要是运用卫气营血理论及六经辨证中的少阳病进行辨证论治，如叶天士《温热论·外感温热篇》对温病治疗的精辟论述："在卫汗之可也，到气才可清气，入营犹可透热转气……入血就恐耗血动血，直须凉血散血……"对当今中医药治疗传染性单核细胞增多症仍有指导意义。根据病变表里浅深的不同，在卫则宣肺散邪，在气则清气泄热,在营血则清营透热,凉血解毒,后期气阴两伤,则益气养阴,清有余之邪热。若痰热阻络,则清热化痰,散结通络。

【病因病机研究】

一、病因病机概述

传染性单核细胞增多症的病因是感受温热疫毒之邪,从口鼻而入,先侵犯肺卫,邪郁肺卫,而见表证。因小儿为"纯阳"之体,复因感受温热疫毒时邪,其为阳邪,两阳相劫,易化热化火内传,故卫分证短暂或卫气同病或卫分证缺如,起病即易见卫气同病或气营两燔之证。

邪毒入气营,气营两燔,灼津成痰,痰热癖结,充斥表里,见烦渴;痰阻经络则颈部臀核肿大;热毒上攻咽喉,则咽喉肿痛溃烂;热毒炽盛,气血瘀滞,腹中痞块;热邪灼津成痰,痰热闭肺,则见咳喘鼻煽;热毒夹湿,湿热蕴郁肝胆,胆汁不循常道,外溢则为黄疸;热毒内窜营血,迫血妄行,可见皮下紫癜,热毒内陷心肝,则见昏迷、抽搐。温热疫毒之邪为阳邪,最易耗气伤阴,故后期常见余邪未尽,气阴两伤。本病以气营两燔、热毒炽盛、痰热瘀结为基本病机,热毒痰癖,结于咽部,伤及脏腑,流注经络,发为本病。

二、病因病机新论

近年来,关于传染性单核细胞增多症又出现了新的理论:①热、毒、痰、瘀论:虞坚尔等认为,小儿传染性单核细胞增多症以热毒痰瘀为其病理变化的主要环节,其中热毒之邪乃致病的主要因素,而痰瘀则是病变过程的病理产物,同时又可与热毒胶结成为新的致病因素,使病情变得复杂多样。陈爱明、高洁明与之观点相同,但治疗方法和遣方用药却有不同。陈爱明等运用散结消肿、清热解毒法。高洁明认为本病的病机关键是毒热闭肺,痰阻血瘀。因此运用清热解毒、宣肺化痰、活血化瘀的治法。②热毒论:唐莉珍认为热毒是引发本病的主要病因,而小儿为稚阴稚阳之体,机体柔弱,感染热毒后,病势极易向纵深发展而出现痰核征象。故在发病的早期即清热解毒的同时,加入化痰散结、活血理气之品,以截断病邪,扭转病势。③热毒、气滞血瘀论:传染性单核细胞增多症属热毒为患,气滞血瘀并见。一方面毒邪郁肺,肺气闭阻。另一方面,邪毒为患,热搏营血,致血液黏稠,运行迟缓,血行不畅,终成瘀血内停。又由于邪热灼盛,消耗津液,导致阴伤。

【临证思维】

一、诊断

1. 流行病学史　本病分布广泛、多散发,也可小范围流行,患儿发病前可有接触史。本病全年可发,但以秋冬季为多见,好发年龄为学龄前期。

2. 临床表现　本病在小儿潜伏期较短,为4~15天,多数为10天,青年期可长达30天。发病或急或缓,半数出现前驱征兆,如全身不适、畏寒发热、疲乏、恶心呕吐、食欲减退、咽痛、淋巴结肿大、轻度腹泻等,继而出现典型症状。患者病情轻重表现不同,6岁以下儿童患者大多表现为隐性或轻型感染,15岁以上感染者则多呈典型症状,年龄越小,症状越不典型。2岁以下患儿,肝、脾、淋巴结肿大及一般症状均可不显著。一般典型症状在发病一周后可完全出现。

（1）发热：几乎见于所有患者，热型不定，体温38~40℃之间，热程1~3周，大多在1~2周左右，时伴冷感或咽喉痛、出汗。发热虽高，中毒症状多不严重。幼儿多无发热或仅低热。

（2）咽颊炎：为本病最重要的临床表现，80%以上患儿出现咽痛及咽颊炎症状，表现为咽部、扁桃体、腭垂充血肿胀，可见出血点，软腭及咽弓处有小出血点及溃疡。部分患儿扁桃体隐窝可见白色渗出物，偶可形成假膜。有些患儿可出现咽部肿胀，咽后壁淋巴滤泡增生，严重者可出现呼吸及吞咽困难。

（3）淋巴结肿大：急性肿大为本病的特征之一。全身淋巴结皆可肿大，以颌下及颈部最为显著，其次为腋下及腹股沟，直径约1~4cm，较柔韧，无粘连及明显压痛，但临床亦可见有轻度粘连的患儿。肿大的淋巴结有时可见于胸部纵隔。一般在热退后数天、数周内逐渐缩小，但消退慢者，可达数月。肠系膜淋巴结肿大时可引起腹痛。

（4）肝脾肿大：肝肿大者约占20%~62%，大多数在肋下2cm以内，还可出现肝功能异常，并伴有急性肝炎的上消化道症状，约10%出现黄疸，基本不会转变为慢性肝病或肝硬化，有报道可伴发Reye's综合征。发病一周后，可出现轻度脾肿大，肋下1~3cm，伴轻压痛，约有1‰的患儿发生脾破裂。在病程第2周因脾脏急骤增大而出现左上腹胀满及触痛时，触诊宜轻柔，避免脾破裂的发生。2~3周后脾脏逐渐缩小。

（5）皮疹：出现率低于10%，患儿在1~2周有多形皮疹，可为猩红热样、麻疹样、水疱样或荨麻疹样斑丘疹，偶见出血性皮疹。多见于躯干、前臂，皮疹大多在4~6日出现，持续一周左右消退，消退后不脱屑，也不留色素。有些皮疹常在给予氨苄西林或阿莫西林后发生，停药后皮疹会消退。亦有患者出现黏膜疹，表现为软、硬腭交界处有针尖大小的出血点，对诊断并无大帮助。

3. 并发症　重症患者可并发神经系统疾病，如脑炎、急性无菌性脑膜炎、格林—巴利综合征、周围神经炎等。在急性期可发生心包炎、心肌炎、EB病毒相关性噬血细胞综合征，约30%的患者可并发咽部继发性细菌感染。其他少见的并发症包括肺炎、肾炎、胃肠道出血、自身免疫性溶血性贫血、粒细胞减少、免疫性血小板减少性紫癜、再生障碍性贫血等，可影响预后。

4. 实验室检查

（1）血常规：早期白细胞总数可不升高或偏低，以后逐渐升高，可高达（30~50）×10⁹/L，淋巴细胞数可达60%以上，并出现异型淋巴细胞。异型淋巴细胞达10%以上或其绝对值高于1.0×10^9/L时具有诊断意义。部分患儿可有血红蛋白降低和血小板计数减少。

（2）血清嗜异性凝集试验：起病一周内，患儿血清出现IgM嗜异性抗体，冷凝集绵羊或马红细胞，一般认为1：40以上即为阳性反应，1：80以上更具有价值，经豚鼠肾细胞吸附后仍呈阳性者具有诊断价值，此抗体可持续2~5个月，学龄前儿童该试验多为阴性，但该年龄组常有较高的EB病毒特异抗体可资诊断。

（3）EBV特异性抗体检测：VCA-IgM阳性或急性期及恢复期双份血清
VCA-IgG抗体4倍以上升高是诊断EBV急性感染最特异和最有价值的血清学试验。

（4）其他：部分患儿可出现心肌酶升高、肝功能异常、肾功能异常，T淋巴细胞亚群CD_4/CD_8比值下降。

二、鉴别诊断

1. 巨细胞病毒、弓形体、肝炎病毒等所致类传染性单核细胞增多症 其症状与本病类似,但血清嗜异性凝集试验阴性,病毒分离可获巨细胞病毒,病原学检查可见弓形虫滋养体。

2. A族β溶血性链球菌感染引起的咽颊炎、扁桃体炎 血常规中中性粒细胞增多,咽拭子细菌培养可得阳性结果,且青霉素治疗有效。

3. 白血病、结核病、霍奇金病 均可有淋巴结、肝脾增大,需做骨髓象检查、淋巴结活检等确诊。

4. 传染性淋巴细胞增多症、百日咳、登革热 均可有淋巴细胞的显著增高。传染性淋巴细胞增多症,发病年龄多<10岁,2~5岁为高发,症状轻,淋巴结及肝脾一般不肿大,血常规中白细胞显著增高,约为(40~50)×10⁹/L,淋巴细胞占60%~97%,皆为成熟的小淋巴细胞。百日咳呈阵发性痉挛性咳嗽,咳嗽终末有深长的鸡鸣样吸气性吼声,病原学检查可查出百日咳嗜血杆菌。登革热,多夏秋季发病,临床表现以高热、头痛、肌肉痛和关节痛为主,检测其特异性IgG抗体,恢复期此抗体效价较急性期升高≥4倍,有助于诊断。

三、辨证思路与方法

1. 病因辨证

(1)邪郁肺卫证:发热头痛无汗或汗出不畅,咽红肿疼痛,口微渴,痰核,舌边尖红,苔薄白,脉浮数,指纹浮紫。

(2)热毒炽盛证:属咽颊炎型。壮热,心烦大渴,渴欲凉饮,面赤,多汗,咽喉肿痛,痰核肿大,斑疹隐隐,大便干结,舌质红,苔黄,脉洪数有力,指纹紫滞。

(3)痰热流注证:属腺肿型。发热日久,颈颌部及全身痰核肿大明显,咽喉肿痛,胁下痞块,舌质红,苔黄腻或白腻,脉滑数,指纹紫滞。

(4)湿热蕴滞证:两目发黄,肝脾肿大,恶心呕吐,纳呆食少,大便不实,苔白腻,脉濡数。

(5)痰热闭肺证:属肺炎型。壮热不退,咳嗽气促,痰涎壅盛,热盛者高热不退,烦躁口渴,舌红苔黄,脉数有力;痰盛者咳喘气急,喉中痰声漉漉。

(6)热瘀肝胆证:属肝炎型。发热不退,口渴心烦,恶心呕吐,身目发黄,小便短赤,纳差便结或便溏,舌质红,苔黄腻,脉弦数,指纹紫滞。

(7)瘀毒阻络证:属脑型。发病急重者,可见壮热不退,神昏抽搐;发病缓慢,可有肢体瘫痪,口眼歪斜;病程日久,舌淡脉弱者,属气虚血瘀。

(8)正虚邪恋证:低热,五心烦热,口渴纳呆,少气懒言。

2. 卫气营血辨证

(1)邪郁肺卫:此期邪热在肺卫,临床症状轻微,以畏寒发热、咳嗽咽痛、头痛不适为主要症状。

(2)肺胃气分热盛:卫分邪热不解,由表入里,化热化火,故"发热"是本期辨治的要点,症见壮热不退,口渴烦躁,咽喉红肿疼痛,甚则溃烂;颈、腋、腹股沟处浅表淋巴结肿大,以颈部为著;皮疹发斑。

(3)热陷营血:严重者热陷营血,营血受邪则发斑出血,神昏抽搐。

(4)气阴两伤:邪毒久留,耗气伤阴,表现为精神软弱、低热盗汗、瘰疬结核消退缓慢。

3.根据病变器官辨证　本病的表现复杂多样,但在主症的表现形式上往往以某一器官为主,常累及肝、肾、肺、脑等器官,构成了临床上的不同分型。

咽颊炎型(以咽颊炎、发热为主):症见发热咳嗽,咽喉红肿疼痛,甚则溃烂,伴颈部瘰疬等。

腺肿型(以淋巴结及脾肿大为主):即痰热流注证,症见发热不退,颈部及全身淋巴结肿大,肝脾肿大等。

肺炎型(以发热、咳喘为主):症见壮热烦躁,咳嗽痰喘,咽喉肿痛,淋巴结肿大等。

热型(以发热、皮疹为主):症见发热不退,皮下出疹,淋巴结肿大等。

肝炎型(以黄疸、肝损害为主):症见发热目黄,肝脾肿大明显,胸胁胀痛等。

脑型(以脑神经症状为主):发病急暴者症见壮热谵妄,颈项强直,神昏抽搐;发病缓慢者,症见肢体瘫痪,口眼歪斜,失语痴呆。

4.分期辨证

早期:邪毒在表尚未强盛,极期邪入心营,晚期邪毒伤阴,本病早期、极期,邪在卫、气、营分,属实证;本病恢复期,津伤气耗,正虚邪恋,属虚证。

初期:此期邪在肺卫,症见发热,头身疼痛,咽充血疼痛,颈部淋巴结稍肿,苔薄黄或薄白,脉数。

极期:邪毒由表入里,化热化火,可侵犯肝、脾、淋巴结等全身多个器官,症见:不规则发热,咽痛,浅表淋巴结肿大,肝脾肿大,舌红,苔黄,脉数。

恢复期:邪热久居不去,耗气伤阴或邪去正虚,症见低热,神疲乏力,肝脾淋巴结肿大回缩,舌红少苔或无苔,脉细数。

【治疗研究】

温疫毒邪是本病的主要致病因素,热毒痰瘀是基本病理特征,因此清热解毒、化痰祛瘀是本病的基本治则。根据病变表里浅深的不同,又有所侧重,在卫则疏风散表,在气则清气泄热,在营血分则清营凉血,后期气阴耗伤则益气养阴,兼清余邪。若兼湿邪夹杂,应结合化湿利湿,通络达邪。

由于本病病程较长,表现形式多样,早期诊断和治疗十分重要,应用清热解毒、化痰祛瘀的基本治法,不间断用药,除邪务尽,是防止复发、提高疗效的关键所在。

一、分证论治

(一)分证论治概述

从热、毒、痰、瘀等论治传染性单核细胞增多症已基本达成共识。

1.邪郁肺卫证　治宜疏风清热、清肺利咽,予银翘散加减。常用药:银花、连翘、薄荷、桔梗、牛蒡子、荆芥、芦根、甘草、马勃、板蓝根。咽喉肿痛,加蝉蜕、僵蚕、山豆根清热利咽;淋巴结肿大,加蒲公英、夏枯草、蚤休解毒散结;高热烦渴加生石膏、黄芩、知母清泄邪热;咳嗽痰多,加浙贝母、杏仁、前胡宣肺止咳;兼寒邪郁表,加羌活、紫苏辛温散寒;兼湿邪郁表,加藿香、苍术、厚朴、滑石化湿解表。

2.热毒炽盛证　治宜清热泻火、解毒利咽,予普济消毒饮加减。常用药:黄芩、黄连、连翘、板蓝根、牛蒡子、桔梗、玄参、僵蚕、马勃、生石膏、知母、甘草。淋巴结肿大,加蒲公英、夏枯草、浙贝母散结；大便秘结不通，加大黄、芒硝、枳实通便；咽喉红肿溃烂严重，合用六神丸，上方中加青黛、儿茶、土牛膝解毒；若热窜心肝，神昏抽搐，加羚羊角、钩藤、水牛角、人工牛黄、丹皮，合用紫雪丹、安宫牛黄丸开窍醒神。

3. 痰热流注证　治宜清热化痰、通络散瘀，予黛蛤散合清肝化痰丸加减。常用药：青黛、海蛤粉、牛蒡子、僵蚕、夏枯草、浙贝母、金银花、连翘、山慈菇、海藻、昆布、白花蛇舌草、赤芍。发热高，去海藻、昆布，加蒲公英、板蓝根、生石膏清热；胁肋胀痛，肝脾肿大，加柴胡、枳壳、三棱、莪术、丹参行气导滞；淋巴结肿硬不痛，日久不消，热势不甚，加桃仁、红花、皂角刺，减金银花、连翘、青黛，或用仙方活命饮（穿山甲、甘草、防风、赤芍、白芷、乳香、没药、归尾、浙贝母、天花粉、皂角刺、陈皮、银花）。若肝脾肿大日久不消，用血府逐瘀汤（当归、生地、牛膝、红花、桃仁、柴胡、枳壳、赤芍、川芎、桔梗、甘草），加穿山甲、皂角刺活血祛瘀。

4. 湿热蕴滞证　治宜清热解毒、行气化湿，予甘露消毒丹加减。常用药：滑石、黄芩、石菖蒲、川贝母、木通、藿香、射干、连翘、薄荷、白豆蔻、茵陈蒿、桔梗、甘草、竹叶。咽喉红肿显著，加马勃、僵蚕、板蓝根、山豆根清热解毒；皮疹显著，加升麻、紫草、丹皮畅达外邪；淋巴结肿大，加夏枯草、浙贝母、蒲公英散结消肿；高热烦渴，加生石膏、知母清热；湿偏重者可用三仁汤（杏仁、白蔻仁、薏苡仁、厚朴、法半夏、通草、滑石、竹叶），加藿香、苍术、栀子、连翘祛湿。

5. 痰热闭肺证　治宜清热解毒、宣肺涤痰，予麻杏石甘汤合清宁散加减。常用药：麻黄、杏仁、石膏、桑白皮、葶苈子、苏子、浙贝母、黄芩、连翘、甘草、桃仁、鱼腥草。高热烦渴，加知母、天花粉，重用石膏、黄芩清热；腹胀便秘，加大黄、芒硝、枳实、厚朴通便祛湿；口唇紫绀，加红花、丹参、赤芍活血通络；痰盛者，加竹沥、天竺黄、胆南星；痰黏稠加青黛、海蛤粉、皂角刺清热涤痰；淋巴结肿大，加夏枯草、蒲公英、蚤休散结消肿；咽喉肿痛，加马勃、僵蚕、板蓝根、山豆根利咽。

6. 热瘀肝胆证　治宜清热解毒、利湿行瘀，予茵陈蒿汤加减。常用药：茵陈蒿、黄芩、黄连、栀子、车前子、郁金、赤芍、大黄。茵陈蒿为退黄要药，无论湿偏重、热偏重，均可应用，且宜重用。大黄亦为退黄利胆之要药，若大便泄利则不用。热重者，加龙胆草、蒲公英、田基黄、虎杖、败酱草清热解毒；湿重者，加泽泻、滑石、金钱草、苍术、厚朴祛湿化痰；呕吐加藿香、竹茹、法半夏、生姜止呕；腹胀加厚朴、枳壳、槟榔行气化滞；纳呆者加谷麦芽、山楂、神曲消食化滞；胁下痞块疼痛，加柴胡、枳壳、桃仁、丹参、乳香行气止痛；黄疸已退，肝脾肿大长期不消者，可用血府逐瘀汤。

7. 瘀毒阻络证　急性期治宜清热解毒、化痰开窍、疏通经络，犀角清络饮加减。常用药：水牛角片（先煎）、丹皮、赤芍、生地、连翘、竹沥、石菖蒲、郁金、黄连。神昏抽搐，加羚羊角、钩藤、石决明，合用安宫牛黄丸、紫雪丹开窍醒神。病程日久者，治宜清利湿热、活血通络，加味二妙丸加减。常用药：黄柏、苍术、川牛膝、木瓜、木通、薏苡仁、蚕沙、忍冬藤、草薢、赤芍、当归尾。上肢加桑枝、羌活、姜黄通络；下肢加独活、桑寄生；口眼歪斜加僵蚕、全蝎、白附子牵正；肢体震颤瘛疭，或肢体筋脉拘急，合用大定风珠缓急通络。气血亏虚者，治宜益气活血、祛瘀通络，补阳还五汤加减。常用药：黄芪、当归、桂枝、赤芍、川芎、丹参、红花。失语痴呆者，可用菖蒲丸，常用药：人参、石菖蒲、麦冬、远志、川芎、当归、乳香、丹参、益智仁。

8. 正虚邪恋证　治宜益气生津，兼清余热，佐以通络化瘀。气虚邪恋，用竹叶石膏汤加减，常用药：竹叶、石膏、人参、麦冬、茯苓、神曲、牡蛎、甘草、玄参、连翘、夏枯草。气虚甚，易汗出，加黄芪补气；心悸加龙骨、五味子敛阴；肝脾肿大加桃仁、丹参活血。阴虚邪恋，用青蒿鳖甲汤加减,常用药:青蒿、鳖甲、知母、生地黄、丹皮、栀子、连翘、玄参、麦冬。大便干结加火麻仁、瓜蒌仁、郁李仁通便;食欲不振加生山楂、生谷麦芽消食;淋巴结肿大加夏枯草、海藻、昆布散结;肝脾大加桃仁、红花、丹参活血;血尿加白茅根、大小蓟、蒲黄、水牛角止血。

(二)分证论治新说

除传统的病因分证论治外,亦有学者提出了其他治疗方法如下:

1. 容小翔将本病分为七型,瘟毒夹风者,治宜清透兼疏,解毒散结,予银翘散加减;瘟毒化火者,治宜清热降火,凉血解毒,予清瘟败毒饮加减;痰火郁结者,治宜清热散火,化痰散结,予普济消毒饮合消瘰丸加减;湿热发黄者,治宜清热利湿,降浊行瘀,予茵陈蒿汤合大柴胡汤加减;热窜厥阴者,治宜养阴透热,开窍息风,予青蒿鳖甲汤合羚角钩藤汤加减,神昏者可予紫雪丹冲服;余毒伤阴者,治宜滋阴养血,兼清余毒,予复脉汤加减;湿毒瘀阻者,治宜化湿解毒,通阳行瘀,予五苓散加减。

2. 安效先等认为本病属中医"瘟病""疫毒"范畴,根据其临床特点可分为五型:风湿闭肺者,治宜清热解毒,宣肺散邪,发热而咳轻者予银翘散加减,热重而喘咳者予麻杏石甘汤合泻白散加减;热毒炽盛者,治宜清气泄热,解毒利咽,予银翘白虎汤加减;痰热阻络者,治宜清热解毒,化痰散结,予普济消毒饮合消瘰丸加减;瘟毒发黄者,治宜清热利湿,疏肝利胆,予茵陈蒿汤加减;水热郁结者,治宜清热解毒,利水消肿,予五味消毒饮合四苓散加减。

3. 郭萍等将本病分为六型,风温闭肺者,治宜清泻温热,予银翘散加减;热毒炽盛者,治宜清热解毒,予清瘟败毒饮加减;痰热阻络者,治宜清热化痰,予黛蛤散合消瘰丸加减;湿热蕴滞者,治宜清热利湿,予茵陈蒿汤加味;热伤营血者,治宜清热凉血,予清营汤加减;气阴两虚者,治宜养阴清热,予竹叶石膏汤加减。

4. 董润泽等按卫气营血辨证,在不同阶段,抓住热毒、痰癖的病机,将本病分为五型:风温闭肺者,治宜宣肺散邪,清热解毒,予银翘散加减;热毒炽盛者,治宜清气泻热,解毒利咽,予清瘟败毒饮化裁;痰热阻络者,治宜清热化痰,散结通络,予解毒活血汤合消瘰丸加减;热伤营血者,治宜清营透热、凉血解毒,予清营汤加减,有皮疹者加紫草、白茅根;气阴两虚者,治宜益气养阴,清有余之热邪,予竹叶石膏汤加减。

5. 张薇等将其分为三型。气营两燔者,治宜清热凉血,解毒利咽,予白虎汤合清营汤加减;阴虚邪恋者,治宜养阴透热,益气生津,予青蒿鳖甲汤加味;痰瘀互结者,治宜软坚散结,活血化瘀,予消结化瘀汤。

6. 李云杰根据临床症状、舌苔脉象分为三期,并以清热解毒为法,以活血化瘀、消肿散结贯穿于整个治疗过程中,有表证佐以辛凉解表,有里证佐以通腑泄热。①Ⅰ期为急性热证期:症见发热、面红、咽赤、乳核红肿、大便秘、小便黄、舌质红、苔黄腻,脉浮数或滑数,或伴咳嗽,或伴颈、颌下、腋下等处淋巴结轻度肿大,治以疏风散结、清热解毒,药用:黄芩、连翘、板蓝根、牛蒡子、柴胡、薄荷、石膏。②Ⅱ期为痰热蕴结期:症见发热不退,咽赤,扁桃体肿大或表面附有渗出物,颈、颌下、腋下等处淋巴结肿大,纳差,舌质红,苔黄,脉滑或滑数,或有肝肿大、脾肿大,治以清热解毒、活血通络、软坚散结,药用板蓝根、大青叶、重楼、公英、连翘、黄芩、赤芍、僵蚕、牡蛎、山慈菇、桃仁,如并发心肌炎可加服生脉饮或丹参注射液静脉滴注。③Ⅲ期为恢复期:症见热退,倦怠、乏力,时烦躁,饮食欠佳,舌质淡红或舌红少津,肝脾淋巴结肿较前明显缩小,治以健脾益气、养阴清热,药用:党参、沙参、麦冬、砂仁、陈皮、鸡内金、赤芍、桃仁。

二、其他疗法

(一)中成药

1. 抗病毒颗粒 用于热毒炽盛,痰热流注证。

2. 双黄连口服液 用于热毒炽盛证。

3. 小儿化毒散 用于痰热流注证。

4. 安宫牛黄丸 用于热陷心肝证,高热神昏者。

5. 紫雪丹 用于热陷心肝证,抽搐频繁者。

6. 生脉口服液 用于恢复期气阴两虚证。

(二)外治疗法

1. 锡类散或冰硼散 喷喉,用于咽喉红肿溃烂。

2. 三黄二香散或金黄膏 外敷,用于淋巴结肿大。

【研究发展思路】

一、规范与标准

(一)临床路径

可参照卫办医政发〔2010〕198号临床路径标准住院流程。

(二)疗效评价标准

1. 治愈 症状、体征消失,无其他并发症。周围血常规恢复正常,血清嗜异性凝集试验正常。

2. 好转 症状、体征基本消失,无其他并发症,周围血常规中异常淋巴细胞值接近正常,血清嗜异性凝集试验接近正常。

3. 未愈 症状、体征未改善,或有并发症出现,实验室检查无明显改善。

二、临床研究

传染性单核细胞增多症的临床研究除辨证分型论治外,还包括以下几方面:

1. 专方治疗 临床中亦有诸多学者以专方加减治疗传染性单核细胞增多症,如凉膈散、五味消毒饮、加味升降散、小柴胡汤、连骨散、清营汤、普济消毒饮、清瘟败毒饮等。

如葛安霞等认为气分热盛是本病的主要病机,自拟银翘白虎汤方(金银花,连翘,生石膏,栀子,大青叶,知母,僵蚕,桔梗,天花粉,芦根,甘草),随证加减治疗传染性单核细胞增多症92例,临床治疗总有效率达到96.74%。毛玉香从温病毒热内蕴,气滞血瘀的角度出发,自拟具有清热解毒,活血化瘀功用的清化汤(当归、桃仁、莪术、丹参、丹皮、青黛、重楼、紫草、黄芪、甘草)治疗12例,治愈率100%。张黎云等认为热、毒、痰、瘀为本病主要病理特点,自拟具有清热解毒,化痰散结,活血化瘀功用的传单合剂(板蓝根、连翘、柴胡、僵蚕、丹皮、赤芍、蒲公英、穿山甲、黄芩、浙贝母、甘草),治疗传染性单核细胞增多症48例,总有效率为100%。刘力戈等自拟热毒净方(黄芪12g,青黛、紫草、丹皮、黄芩各9g,莪术、当归各10g,桃仁6g),治疗传染性单核细胞增多症46例,结果全部患儿于入院后2~12天体温均降至正常,平均4天。其他临床表现及实验室检查均随体温恢复正常而减轻或消失。李开等应用武汉市儿童医院中西医结合科组建的清温合剂(黄芩10g,栀子10g,金银花10g,连翘10g,夏枯草10g,丹皮10g,僵蚕10g,桔梗6g,柴胡6g,黄芪15g,淡竹叶10g,焦三仙各6g,甘草6g),治疗热毒炽盛型传染性单核细胞增多症患儿36例,治疗组总有效率91.6%,且临床症状改善、肝功能恢复、外周血异型淋巴细胞改善情况、患儿免疫力恢复方面显著高于对照组。舒兰等根据传染性单核细胞增多症热、毒、痰、瘀这四个病理特征,用清解化瘀汤(银花、连翘、牛蒡子、黄芩、板蓝根、玄参、僵蚕、夏枯草、桃仁、红花、甘草),治疗该病28例,高热持续、大便秘结者,加生石膏、大黄;肝脾、淋巴结肿大者,加蒲公英、浙贝母;肝功能异常或肝区叩痛者,加茵陈、栀子。临床治疗总有效率达96.43%。王宗强等根据自己对传染性单核细胞增多症的独特见解,用具有滋阴清热,解毒化瘀功用的自拟方(黄芪10g,白花蛇舌草20g,夏枯草10g,黄芩10g,玄参15g,桔梗10g,白薇10g,白茅根30g,赤芍10g,甘草6g)治疗传染性单核细胞增多症46例。中医辨证分为实热型、紫癜型、毒热型、阴虚型、气血两虚型。根据分型在自拟方基础上加减,总有效率达95.7%。

2.专药治疗

(1)连翘:性苦寒,归肺、心、胆经。具有清热解毒,消痈散结,疏散风热之功效。临床上被广泛应用于温热、丹毒、斑疹、痈疡肿毒、瘰疬、小便淋闭等症,现代药理研究证明连翘具有抗菌、抗炎、解热、抗肝损、镇痛、抗病毒等作用。适用于传染性单核细胞增多症的各个证型。

(2)黄芩:性苦寒,归肺、胃、胆、大肠经。具有清热燥湿,泻火解毒,止血,安胎之功效。临床上被广泛应用于湿温、暑温、湿热、痞满、高热烦渴等症,现代药理研究证明黄芩除有抗细菌、抗病毒、镇静解热的功用外,并可选择性的增强细胞免疫作用。适用于传染性单核细胞增多症的热毒犯肺、热毒炽盛证型。

(3)白花蛇舌草:性苦甘寒,归胃、大肠、小肠经。具有清热解毒消痈,利湿通淋之功效。临床上被广泛应用于恶性肿瘤、泌尿系感染、扁桃体炎、肺炎等病症,外用治疗痈肿疮疖。现代药理研究证明白花蛇舌草能显著增强机体免疫力,增强其吞噬病毒的功能,并对溶血性链球菌、金黄色葡萄球菌及多种杆菌有显著的抑制作用。

(4)夏枯草:性辛苦寒,归肝、胆经。具有清肝明目,消肿散结之功效。临床上被广泛用于甲状腺肿大、淋巴结核、乳腺增生、急性黄疸型传染性肝炎等病症,现代药理研究证明夏枯草能降压、抗菌、抗病毒、抗炎和抗肿瘤,可促进单核细胞系统吞噬功能增强,从而减轻病毒对多脏器的损害。尤其适于痰热流注型传染性单核细胞增多症。

(5)浙贝母:性苦寒,归肺、心经。具有清热散结,化痰止咳之功效。临床上被广泛用于风热犯肺、痰火咳嗽、肺痈、乳痈、瘰疬和疮毒等病症,现代药理研究证明浙贝母能镇咳、祛痰、松弛平滑肌、镇痛抗炎。与清热解毒中药合用可增强清热解毒类药非特异性抗炎作用,并能有效清除病毒及免疫病理产物。

三、基础研究

(一)模型研究

1.体外模型　主要从药物抑制EB病毒抗原的表达方面进行研究。

细胞株:①Raji细胞是携带EB病毒基因组的人Burkittps淋巴瘤细胞株,只表达EB病毒核抗原(EBNA)。用正丁酸钠4mmol·L^{-1}和巴豆油500mg·ml^{-1}激发Raji细胞可产生EB病毒早期抗原EA,实验组试管加入治疗传染性单核细胞增多症药物,对照组试管不加任何试剂,每管细胞涂片,在显微镜下计数500个细胞中EA阳性的细胞数,计算试验药物对Raji细胞产生的EB病毒早期抗原EA的抑制率。②B95-8细胞是EB病毒转化的绒猴淋巴母细胞株,恒定表达约5%壳抗原(VCA)。用正丁酸钠4mmol/L激发,可增加VCA的表达。B95-8细胞按常规培养,在显微镜下计数500个细胞中VCA阳性的细胞数,计算抑制率。常用于探究药物在体外对EB病毒抗原表达是否有抑制作用。

2.动物模型研制 国内外现有的EBV动物模型包括灵长类、严重联合免疫缺失(SCID)小鼠、转基因动物,以及兔子和豚鼠4大类,以B淋巴细胞组织增生及淋巴瘤产生提示造模成功。上述模型在研究EBV感染、致病机制及预防治疗等方面有重要作用,但也有些弊端。

最接近人类的EBV动物模型采用的是新世界猴,部分棉顶狨猴通过静脉结合腹腔及皮下的方式被诱导出淋巴瘤,但是并非通过正常的口咽接种感染EBV,或即使感染后也未能在体内病毒的持续存在下诱导出淋巴瘤,加之濒临灭绝,限制了继续使用。SCID小鼠动物模型在研究EBV对机体免疫系统的影响方面有着重要的意义,但不适合免疫系统正常个体EBV的感染及致病机制的研究。转基因动物模型的优点为能够靶向研究单个易感基因,但不能模拟人的整体感染环境,不适用于由多种基因相互作用而致病的人类疾病。通过静脉接种EBV的方式感染兔子,通过鼻腔结合口腔的方式对大白兔接种病毒悬液,有部分兔子在外周血单个核细胞中检测到EBV拷贝数升高及相关基因mRNA的表达,还检测出相关抗体水平的升高。国内有人通过鼻腔结合口腔接种EBV悬液的方式感染豚鼠建立动物模型,出现抗EBV相关抗体VCA-IgG及EBNA-IgG水平的升高;鼻腔滴鼻结合口腔接种的豚鼠检测到EBV相关基因的表达,解剖后腮腺、肺、脾脏、肝脏等器官组织进行病理切片分析结果发生不同程度的病变,包括肺间质水肿、炎性细胞浸润等。

(二)中药作用机制研究

1.中药对免疫系统的调节作用 研究表明,传染性单核细胞增多症(IM)的患儿存在细胞免疫和体液免疫失调。①在IM急性期,CD_4^+细胞、CD_{19}^+细胞显著下降,CD_3^+细胞、CD_8^+细胞显著上升。②IM患儿外周血急性期和恢复期血清IgG、IgA水平均明显增高。③IM患儿血T淋巴细胞大量凋亡引起细胞免疫功能下降,循环B淋巴细胞是原发性EBV感染的最初靶细胞,也是病毒终身潜伏之处。中药黄芩、败酱草、连翘、白花蛇舌草、黄连可选择性的增强细胞免疫,提高机体非特异免疫功能。莪术、夏枯草、生牡蛎、浙贝等能有效地清除病毒及免疫病理产物。

2.中药对EB病毒感染的干预作用 EBV是传染性单核细胞增多症的病原体。①IM病程中出现EBV抗体,可终身持续存在。②IM患者周围血淋巴细胞培养含EBV颗粒。③IM仅发生于EBV抗体阴性者。④EB病毒接种鼠猴和长臂猿,前者产生特有的嗜异性抗体,后者则出现渗出性扁桃体炎。现代药理研究表明,青黛、黄芩等在体外对EB病毒抗原具有杀伤作用。

四、发展思路

1.注重中医药疗效评定标准和临床路径的研究 目前西医儿科已有传染性单核细胞增多症临床路径(2010年版),但中医药治疗本病尚无统一的疗效评定标准、专家共识以及诊疗指南,影响了临床证据的收集和疗效评判。

鉴于临床上中医药诊疗本病具有一定的优势和特色,应在临床方面进行相关内容的研究,使得中医药治疗更为规范。

2.相关症状和体征的治疗研究 本病在治疗中需要解决的主要问题是缩短热程、缩小肝脾和淋巴结肿大,防治变证发生。目前经过西药抗病毒治疗,仍有一部分患者发热缠绵,或者热退之后淋巴结肿大难以回缩。因此,在西药治疗的基础上发挥中医药治疗优势极为重要。清热解毒、活血化瘀、化痰散结和益气养阴等药物的使用,有助于减少西药的使用和用量,缩短病程,调控患儿免疫功能,促进疾病向愈。

参 考 文 献

[1] 虞坚尔,卓跃红,潘新. 清瘟败毒饮加减治疗小儿传染性单核细胞增多症. 上海中医药杂志,2000,(6):24-25.

[2] 陈爱明,张爱琼. 加味升降散治疗小儿传染性单核细胞增多症30例. 新中医,2006,38(10):74-75.

[3] 高洁明. 解毒化瘀清肺汤治疗小儿传染性单核细胞增多症(肺炎型)的临床观察. 时珍国医国药,2005,16(3):271-272.

[4] 唐莉珍. 清热活血散结法治疗小儿传染性单核细胞增多症98例. 中国中医药信息杂志,2001,(S1):74-75.

[5] 张霆. 传染性单核细胞增多症辨治心得. 吉林中医药,2003,23(1):8-9.

[6] 容小翔. 传染性单核细胞增多症的中医治疗. 中国医药报,2002-1-17(11).

[7] 安效先,刘长虹. 小儿传染性单核细胞增多症87例分析. 中国医药学报,1994,9(1):25-26.

[8] 郭萍,王丽. 中医辨证分型为主治疗小儿传染性单核细胞增多症21例. 安徽中医临床杂志,2000,12(2):143-144.

[9] 董润泽,安桂香,袁冰华. 中西医结合辨证施护传染性单核细胞增多症19例. 现代中西医结合杂志,2004,13(7):939-940.

[10] 张薇. 辨证治疗小儿传染性单核细胞增多症36例. 山西中医,1999,5:12-13+55.

[11] 李云杰. 中药治疗小儿传染性单核细胞增多症20例. 中国民间疗法,2000,8(9):42-43.

[12] 葛安霞,冀晓华,郭薇. 银翘白虎汤为主治疗传染性单核细胞增多症疗效观察. 中国中医急症,2003,(1):19+96.

[13] 毛玉香. 自拟清化汤治疗传染性单核细胞增多症. 浙江中医杂志,1994,3:129.

[14] 刘力戈,阎田玉. 热毒净治疗传染性单核细胞增多症46例. 中医杂志,1993,(11):669-670.

[15] 李开. 清温合剂治疗小儿传染性单核细胞增多症(热毒炽盛型)68例临床观察. 武汉:湖北中医药大学,2013.

[16] 舒兰,王孟清,莫非钧. 清解化瘀汤治疗传染性单核细胞增多症28例小结. 中医药导报,2005,11(2):36-37+43.

[17] 王宗强,薛莉强. 中医辨证治疗传染性单核细胞增多症46例. 山东中医药大学学报,2004,28(4):286-287.

[18] 张兴茂,张敬苹. 重用白花蛇舌草治疗传染性单核细胞增多症. 中医杂志,2007,48(2):154.

[19] 《传染性单核细胞增多症临床路径》. 卫生部办公厅关于印发小儿内科19个病种临床路径的通知》卫办医政发〔2010〕198号.

[20] 王芝,祁承林,李恒,等. EB病毒动物模型的研究进展. 重庆医学,2016,45(19):2709-2712.

[21] 刘国超,张晶,孙晓梅,等. 豚鼠对EB病毒的易感性分析. 中国生物制品学杂志,2012,25(11):1439-1443.

(孙丽平)

第六节　荨　麻　疹

荨麻疹为多种原因所致,以突发突消的风团伴瘙痒为主要临床特征的一种血管反应性皮肤病,亦为多种疾病的症状之一。荨麻疹是由于皮肤、黏膜小血管扩张及渗透性增加出现的一种局限性水肿反应。

据研究,有15%~25%的人在一生中患过荨麻疹。流行病学调查显示,德国的患病率约为9%,挪威约为9%,西班牙约为8.72%,荨麻疹的发病情况与各国的地理位置和国情相关。2008年北京儿童医院统计儿童荨麻疹患病率为7.2%,2011年南京市2~6岁儿童患病率为10.69%,发病有升高趋势。研究发现,荨麻疹病因常不明,与多种因素相关。通过免疫和非免疫机制活化肥大细胞,活化后脱颗粒,产生细胞因子及趋化因子,扩张血管,增加通透性,真皮水肿,引发风团样损害。各事件既独立存在,又相互关联影响,共同导致慢性荨麻疹发生、进展和预后。目前西医治疗主要是运用抗组胺类药物和免疫抑制剂,缓解症状迅速,但复发率高,易有依赖性。中医药通过调整体内阴阳平衡,改善机体状态,从根本上治疗荨麻疹,疗效确切,复发率低,无依赖性,具有一定的优势。

【历代文献述要】

荨麻疹,中医学称"瘾疹",最早见于《素问·四时刺逆从论》:"少阴有余,病皮痹瘾疹。"《金匮要略·中风历节病脉证并治》中说:"邪气中经则身痒而隐疹",指出了瘾疹"身痒"的证候特点。隋·巢元方根据天行寒热将瘾疹的皮损分为赤轸、白轸。《诸病源候论·风气诸候下》云:"人皮肤虚,为风邪所折,则起隐轸,热多色赤,风多色白……赤轸者,得天热则剧,得冷则灭也。白轸者,得天阴雨冷则剧,出风中亦剧,得晴暖则灭,著衣身暖亦瘥也。"因风寒之邪引起或遇阴风冷雨加重的白轸,属西医学所说的"寒冷性荨麻疹"。至唐代,瘾疹又有"风屎""风尸"的称谓,《备急千金要方·卷二十二》云:"风疹瘙痒……俗呼为风屎,亦名为风尸。"元·危亦林称其为"气奔",《世医得效方·卷十》:"遍身忽皮底滚滚如波浪声,痒不可忍,抓之血出不能解,谓之气奔。"此皮疹瘙痒难耐、此起彼伏,符合荨麻疹的特点。本病另有"鬼饭疙瘩"之称。《医宗金鉴·外科心法要诀》云:"此证俗名鬼饭疙瘩……初起皮肤作痒,次发扁疙瘩,形如豆瓣,堆累成片。"此外还有"赤白游风""游风"等名称。这些病名主要是根据其症状及发病原因等确定的,现代中医学统一归属于"瘾疹"范畴。

荨麻疹的病因病机,历代文献多认为是由风邪引起,并与寒、热、湿及体虚有关。《金匮要略·水气病脉证并治》云:"风气相搏,风强则为瘾疹,身体为痒"。《诸病源候论·小儿杂病诸候·风瘙隐胗候》说:"小儿因汗,解脱衣裳,风入腠理,与血气相搏,结聚起相连成隐胗,风气止在腠理浮浅,其势微,故不肿不痛,但成隐胗瘙痒耳。"明确指出了瘾疹发病的外因为风邪。《诸病源候论·风气诸候下》云:"邪气客于皮肤,复逢风寒相折,则起风瘙瘾轸。若赤轸者,由凉湿折于肌中之热,热结成赤轸也……白轸者,由风气折于肌中热,热与风相搏所为。"说明风热相搏或风寒闭塞腠理,均可引起风瘙瘾轸。《诸病源候论·风气诸候下》又云:"夫人阳气外虚则多汗,汗出当风,风气搏于肌肉,与热气并,则生痞癗,状如麻豆,甚者渐大,搔之成疮。"素体阳虚、气虚,卫外失固,风邪乘虚而入则发瘾疹,强调了先天禀赋、体质因素在本病发病中的重要作用。《医学入门·卷四·杂病分类》云:"红沥隐隐皮肤表分,欲出不出,但作搔痒,全无肿痛,名曰瘾疹……似赤似白微黄,隐于肌肉之间,四肢肿着,此风热挟湿也,多因浴后感风与汗出解衣而得。"说明风热夹湿亦可引起瘾疹。

荨麻疹的治疗,在"阳气虚、风邪外袭"理论指导下,以祛风散邪为主,兼顾清热、散寒、除湿和益气温阳,明清时期医家又逐渐发展了养血活血法在本病中的应用。如《备急千金要方·卷五·痈疽瘰疬第八》以"枳实丸""五香枳实汤"治疗小儿"体当风,风热相搏"所得之"痞瘟","如麻豆粒,年年喜发"者。《外科枢要·论赤白游风》从风热、血热、内热外寒、胃气虚弱、血虚等详细论述了本病的治疗,分别以小柴胡汤、四物汤、加味羌活散、补中益气汤、加味逍遥散等进行治疗。《医宗金鉴·外科心法要诀》以当归饮子治疗本病之夜痒尤重者,体现了"治风先治血,血行风自灭"的理论。

【病因病机研究】

一、病因病机概述

荨麻疹虽发于皮肤、部位在肌表营卫,但其发病原因与脏腑功能失调有密切关系,其发病原因多为:禀赋不耐,腠理失密,外感风热、风寒、风湿之邪或饮食失节,过食辛辣、膏粱厚味之品,致脾胃失调,湿热困脾,化热动风或卫外不固,汗出受风或外邪久郁化热伤及阴液或平素体弱,气血不足,加之风邪外袭,郁于皮毛肌腠之间,以致内不得疏泄外不得透达,正邪相搏而发疹,或者精神紧张而肝郁不舒,气血失和,风邪内伏而发病。总之,荨麻疹虽然病因复杂,但追本求源,终归于"风",以风为百病之长,善行而数变,而风邪致病最易兼夹其他病邪,如热、寒、湿等。当风邪突出时,则发病急骤,当本虚突出时,则反复发作,病势缠绵。急性荨麻疹经数日至数周消退,原因较易追查。去除病因后,迅速消退。风邪是其最主要的外因,常兼夹寒、热、湿邪;亦有因饮食不当致肠胃湿热者。临床辨证以实证、热证为主。慢性荨麻疹反复发作,常年不愈,病因复杂,难以查明。其病因多与肺脾肝肾功能失调,复又外感邪气有关。

二、病因病机新论

近年来对于荨麻疹的病因病机又有了新的理论。①先天禀赋论:崔飞婵认为血气禀素偏盛者,因服某药物或食物致热盛生风,毒热燔及营血常为主要机转,血热外壅郁于皮肤而生瘾疹,《儒门事亲·小儿疮疱丹熛瘾疹旧蔽》说:"丹胎生血气之属,皆有蕴蓄浊恶热毒之气。有一、二岁而发者,有三、五岁至七、八岁而作者,有年老而发丹熛瘾疹者。"表明禀赋不耐,一旦受到致病因素的刺激,则为发生本病重要原因之一。②情志致病论:张晓杰认为精神紧张、焦虑抑郁均可使气机不畅,脏腑功能失调,气血失和,火热内生,壅滞于肌肤脉络而发为本病。叶氏在《临证指南医案卷六》中说:"情感内伤,即为阴虚致病……心藏神,神耗如惯,诸窍失司……"说明精神波动长期持久导致疾病的发生。③素体虚弱致病论:由于平素体弱或久病体虚,以致气血不足。气不足则卫外失固,风邪乘虚而入;血不足则虚热生风,肌肤失养而皮肤发疹瘙痒。《诸病源候论》说:"夫人阳气外虚则多汗,汗出当风,风气搏于肌肉,与热气并则生风疹块。状如麻豆,甚则渐大,搔之成疮。"认为本病为阳气外虚,外风入于腠理,与气血相搏。此外,还有异味、花粉、蚊虫叮咬等所致者。④病理产物致病论:在荨麻疹的发病原因中,作为病理产物的病因主要有痰饮和瘀血。孙广裕认为瘀血痰饮为患,内则影响脏腑功能,气血津液化生受限,三焦气化升降失司,水液代谢紊乱。外则阻塞血络,使肌肤失养,腠理疏松,卫外不固,易感外邪,使本病时发而缠绵难愈。瘀血痰饮阻络,血不循常道而渗溢脉外,皮肤之血流灌注不足,血虚生风,则风团时作,瘙痒异常,风性善行而数变,故其病位不定,时隐时现。

【临证思维】

一、诊断

1.病史及体检 应详尽搜集病史和全面查体,包括可能的诱发因素及缓解因素,病程,发作频次,皮损持续时间,昼夜发作规律,风团大小、数目、风团形状及分布,是否合并血管性水肿,伴随瘙痒或疼痛程度,消退后是否有色素沉着,既往个人或家族中的过敏史、感染病史、内脏疾病史、外伤史、手术史、用药史、心理和精神状况,月经史,生活习惯,工作及生活环境以及既往治疗反应等。

2.实验室检查 通常荨麻疹不需要做过多的检查。急性患者可检查血常规,了解发病是否与感染或过敏相关。慢性患者若病情严重、病程较长或对常规剂量的抗组胺药治疗反应差时,可考虑行相关的检查,如血常规、便虫卵、肝肾功能、免疫球蛋白、红细胞沉降率、C反应蛋白、补体和各种自身抗体等。必要时可以开展变应原筛查、食物日记、自体血清皮肤试验(ASST)和幽门螺杆菌感染鉴定,以排除和确定有关因素在发病中的作用。IgE介导的食物变应原在荨麻疹发病中的作用是有限的,对变应原检测结果应当正确分析。有条件的单位可酌情开展双盲、安慰剂对照的食物激发试验。

3.分类诊断 结合病史和体检,把荨麻疹分为自发性和诱导性。前者依据病程是否≥6周分为急性与慢性,后者依据发病是否与物理因素相关,分为物理性和非物理性荨麻疹(如表14-1)。可以有两种或两种以上类型的荨麻疹在同一患者中存在,如慢性自发性荨麻疹合并人工荨麻疹。

表14-1 荨麻疹的分类及其定义

类别	类型	定义
自发性	急性自发性荨麻疹	自发性风团和(或)血管性水肿发作<6周
	慢性自发性荨麻疹	自发性风团和(或)血管性水肿发作≥6周
诱导性 1.物理性	人工荨麻疹(皮肤划痕症)	机械性切力后1~5分钟内局部形成条状风团
	冷接触性荨麻疹	遇到冷的物体、风、液体、空气等在接触部位形成风团
	延迟压力性荨麻疹	垂直受压30分钟~24小时局部形成红斑样深在性水肿,可持续数天
2.非物理性	热接触性荨麻疹	皮肤局部受热后形成风团
	日光性荨麻疹	暴露于紫外线或可见光后诱发风团
	振动性荨麻疹或血管性水肿	皮肤被震动刺激数分钟后出现局部红斑和水肿
	胆碱能性荨麻疹	皮肤受产热刺激如运动、进食辛辣食物、情绪激动时诱发的直径2~3mm风团,周边有红晕
	水源性荨麻疹	接触水后诱发风团
	接触性荨麻疹	皮肤接触一定物质后诱发瘙痒、红斑或风团
	运动诱导性荨麻疹	运动后数分钟进食或4小时内暴食,发生血管性水肿、风团,常伴有其他过敏症状,与某些特异食物有关

二、鉴别诊断

根据荨麻疹病史、典型临床表现: 发病突然, 皮损可发生于身体的任何部位, 先有皮肤瘙痒, 随即出现风团, 呈鲜红、苍白或正常肤色, 少数患者也可仅有水肿性红斑。风团的大小形态不一, 可因搔抓刺激而扩大、增多, 风团逐渐蔓延, 可互相融合成片, 风团一般迅速消退, 不留痕迹, 以后又不断成批发生, 时隐时现。但是临床表现受治疗和人为因素的影响, 常需要同一些皮肤病相鉴别。

1. 丘疹性荨麻疹 常因跳蚤、螨虫等昆虫叮咬或者食物过敏、消化功能有碍等情况引起, 在皮损处呈现黄豆样或花生米大小的纺锤形红色风团样丘疹、丘疱疹, 中间略凸, 可有水疱, 边界不清, 多集中分布, 好发于四肢、躯干, 皮疹常持续3~7天消退, 退后留有色素沉着。

2. 荨麻疹型药疹 多因服用青霉素、血清制品、痢特灵、水杨酸盐、磺胺及普鲁卡因等引发Ⅰ型及Ⅲ型变态反应(偶由Ⅱ型)所引起, 临床具有和急性荨麻疹类似的表现, 亦能高热, 关节痛, 淋巴结肿大, 血管性水肿, 蛋白尿等血清病样综合征样症状, 并可累及内脏, 甚至引发过敏性休克。

3. 荨麻疹性血管炎 通常风团持续24小时以上, 皮损恢复后留有色素沉着, 病理提示有血管炎性改变。

三、辨证思路与方法

荨麻疹为常见皮肤科疾病, 发作时表现多样, 加之小儿缺乏表述的能力, 给辨证带来了一定的困难。历来临床多以病因辨证为主, 近年来又有学者提出了体质辨证、脏象辨证、气血辨证等新的思路与方法。

(一)病因辨证

1. 风热相搏证 风团为红色, 焮热作痒, 因热则发作或加剧, 风吹凉爽则减或消失。或伴有恶风发热, 口渴心烦, 舌红, 苔薄或黄, 脉浮数。本证以风团为红色, 灼热作痒因热而发或加剧为要点。一般急性荨麻疹多见此种证型。

2. 风寒外袭证 风团色泽淡红, 或中央白色周围红晕, 伴有瘙痒。风吹、着凉或浸涉冷水后发作或加剧, 得暖则减轻或消失。或恶寒畏风, 口不渴, 苔薄白, 脉浮缓。本证以风团色淡或白, 遇冷加重为要点。急、慢性荨麻疹, 冷性荨麻疹多见。

3. 风湿热淫证 风团多为丘疹样疹块, 瘙痒剧, 若摩擦或搔破可出水甚至溃烂, 或伴有纳差、大便不调等, 舌质红, 苔腻, 脉滑。本证以瘙痒剧, 搔破可出水甚至溃烂、舌红黄腻为要点, 儿童多见。

4. 虫积蕴发证 风团或红或白, 时消时发, 奇痒难忍, 伴时有脐周腹痛, 嗜食异物, 睡中龀齿, 形体偏瘦, 大便不畅等虫证症状。苔多腻, 脉滑。本证以虫证症状为要, 多在大便不畅通时发作或加剧。因"湿热生虫", 故苔多腻, 脉滑。

5. 气血两虚证 风团色淡或与皮肤颜色相同, 反复发作, 经年不愈。若患儿素体多汗易感, 则往往在汗出冒风时出现风团, 且风团可为点状伴瘙痒; 若久病或病后气耗血伤则可伴头昏眩晕、心烦失眠、食欲不振等。舌淡, 苔薄, 脉细。本证以病情反复, 迁延难愈为要点。表虚腠理不密, 汗出风着而致者, 伴见多汗易感等卫外不固见症; 由病久或病后气耗血伤而发作者, 则为血虚, 故伴见气血亏虚、心神失养的其他症状。临床慢性荨麻疹、胆碱能性荨麻疹等多见此证型。

（二）病程辨证

急性荨麻疹最主要外因是风邪，常兼夹寒、热、湿邪；亦有因饮食不当致肠胃湿热者。临床辨证以实证、热证为主，主要表现为：发病较急，先感皮肤瘙痒，很快在瘙痒处出现水肿性红斑、风团，鲜红色、皮色、瓷白色。慢性荨麻疹为急性荨麻疹迁延6周后转为慢性荨麻疹。病因复杂，难以查明。其病因多与肺脾肝肾功能失调，复又外感邪气有关。主要表现为：风团反复发作，时轻时重，常在睡前或晨起较重，部位不定，迁延数月至数年之久。除瘙痒外，全身症状较轻。

（三）脏腑辨证

1. 从肝论治　对于慢性荨麻疹，王玉玺认为："风气通于肝"，肝主疏泄，喜条达而恶抑郁，肝郁日久，化热生风，发为风团或肝阴虚不能制阳，水不涵木，肝阳上亢，则风气内动；肝藏血，肝血亏虚，血虚风燥，则发荨麻疹。临床上常见肝郁化热型、阴虚阳亢型。肝郁化热型临床以风团色淡红或偏红，精神紧张、心情抑郁、经前多发，伴有两胁胀痛、烦躁易怒、头痛目眩、女性多有月经不调、舌红苔薄黄、脉弦为主症。阴虚阳亢型临床以风团色红、反复发作、夜间痒剧，伴有头目眩晕、脑部胀痛、心中烦热、脉弦为主症。李志文认识到"气血失和"是慢性荨麻疹发病的核心病机，肝与气血的关系是从肝论治慢性荨麻疹的生理病理基础。

2. 从肺脾论治　荨麻疹"肺主皮毛"，马丽俐研究发现荨麻疹患者发病时小气道已处于高反应状态，气道黏膜也和皮肤一样充血、水肿，治愈后则气道阻力降低，表明荨麻疹患者肺功能随着皮肤风团的发展而变化，肺功能改变与皮疹一样是可逆的。陈宏认为荨麻疹的病机为：风邪外袭，则营卫不和，而脾胃恰为营卫气血生化之源，其与肺主卫外的功能联系密切；脾胃功能紊乱，运化失常，发物入体内蕴湿动风郁腠理而发为隐疹风团。任旭等从肺脾来论治荨麻疹，认为气虚夹湿是导致慢性荨麻疹的主要原因。且肺与脾在病理上的相互影响主要表现在气的生成不足和水液代谢失常。气虚夹湿主要表现：食少，腹胀，便溏，身体困重，或有微肿，舌淡胖，苔白润或腻，脉濡缓。

3. 从肾论治　禤国维等认为荨麻疹发病与肾虚有关，因此对补肾法治疗荨麻疹进行了研究。结果发现：多数慢性顽固性荨麻疹的患者伴有免疫功能低下。现代药理学研究证实，益肾药在调节免疫功能方面有重要作用，能提高机体免疫力，可调节下丘脑—垂体—肾上腺皮质轴的功能水平。展照双等基于"冬不藏精，春必病温"理论，提出"肾精不足"为荨麻疹的内在发病基础，"风热外袭，卫营同病"为其直接病机。张晓杰通过分析得出本病辨证不可忽视体质因素，尤其是阳虚者，多以脾肾阳虚为主，常与气虚、血瘀、阴寒体质相兼。本证临床多表现为病程日久，风团色淡，多于晚间出现，平素形寒喜暖，四肢清冷，面色晦而无华，精神不振，冬天易生冻疮，小便清长，大便时稀；舌淡胖，苔白润，脉沉弱或沉迟无力。

（四）气血辨证

1. 卫外不固证　辨证以"虚"为主，尤其是气虚。临床症见风团色淡不鲜，晨起或遇风加重，四肢困倦，面色无华，舌淡、边有齿痕，苔薄白，脉细弱。"久病入络为血瘀"，"气为血之帅，气能生血，亦能行血"。

2. 气滞血瘀证　患者临床症见皮损色泽黯红或呈紫红，入夜多加重，部位相对固定，好发于远心部位和受压处，多伴有面色晦黯、头晕、烦闷、口干不欲饮、肢麻、舌黯淡或夹有瘀点、瘀斑，苔白或少，脉弦或涩。

3. 气血亏虚证 王热闹等认为本病之所以缠绵难愈,气血虚弱是关键:①气虚,卫外不固,风邪乘虚而入,所以常在劳累或汗出后风团加重,伴乏力多汗等症;②血虚,营卫失和,营阴不得内守,卫气外泄,腠理失密,风邪乘虚外袭,所以多在午后或夜间起疹,可伴双目干涩、手足心热、肌肤干燥等症。临床上气虚与血虚互为影响,常常并存。症见患者平素体弱多病,失眠多梦,疲倦,乏力,面色苍白,疹块形小色淡,舌胖、质淡、有齿痕,脉细弱。

【治疗研究】

荨麻疹的治疗,内外同施,标本兼顾。本病病程短者一般以实证居多,治宜祛风止痒、解表散寒、调和营卫、通腑泄热,对于病程长者应注意补气养血,以标本兼治,扶正祛邪,另需注意其发病与脏腑经络的关系,辨证施治。对于瘙痒较甚或单纯中药效果欠佳者可配合外治、针灸、西药等方法综合治疗。

一、分证论治

(一)分证论治概述

1. 风热型 治宜疏风清热,方用消风清热饮加减。常用药:荆芥、防风、牛蒡子、白蒺藜、金银花、黄芩、蝉蜕、连翘、丹皮、赤芍等。伴有风热表证,咽红或喉核赤肿者加射干、桔梗、蒲公英清热利咽;发热者加生石膏、知母清热。

2. 风寒型 治宜疏风散寒,方用麻黄汤合桂枝汤加味,常用药:麻黄、桂枝、白芍、黄芪、防风、荆芥、白鲜皮、甘草、大枣、生姜。瘙痒明显者可加柴胡疏风散寒止痒。

3. 风湿热型 治宜疏风清热,除湿解毒。方用五味消毒饮加味。常用药:蒲公英、金银花、野菊花、土茯苓、赤芍、防风、白鲜皮、薏苡仁、苦参、黄柏等。若小便短赤加滑石、通草清热利尿。

4. 虫积蕴发型 治宜驱虫祛风,方用使君子散加减。常用药:乌梅、使君子、胡黄连、槟榔、土茯苓、防风、柴胡、五味子等。大便干结或大便不畅者加生大黄通便以排虫。

5. 气血虚弱型 卫外不固者治以益气固表祛风,予玉屏风散加味。常用药:黄芪、白术、防风、五味子、柴胡、甘草等;气血两虚者治以益气养血,祛风安神,予归脾汤加减。常用药:用黄芪、当归、党参、白术、茯神、龙眼肉、酸枣仁、防风、五味子、柴胡、甘草、大枣、生姜等。

(二)分证论治新说

1. 从体质论治 阴虚燥热质治宜滋养肝肾祛风止痒,方用知柏地黄丸加减;阳虚迟冷质治宜温肾助阳、祛风除湿,方用苁蓉独活汤(自拟方):肉苁蓉、独活、附子、秦艽、丹参、白蒺藜;气血两虚倦怠质治宜益气养血,方用八珍汤加减(或黄芪桂枝五物汤);肺热阳盛质治宜清热消疹润肠,重用女贞子、白花蛇舌草、地龙等药以调节免疫,改善体质;痰湿质治宜燥湿化痰祛风止痒,方用五苓散加减;血瘀体质治宜活血祛风,化瘀止痒,方取桃红四物汤加减。发于上肢者加桑枝、桂枝,发于下肢者加川牛膝。

2. 从五脏论治 从心论治宜补气养血,祛风止痒,方用八珍汤加减;从肝论治宜疏泄肝火、祛邪止痒,方用龙胆泻肝汤加减;从脾论治宜健脾燥湿、祛风止痒,方用二陈汤合平胃散加减;从肺论治宜补肺益气、祛风止痒,方用补中益气汤合玉屏风散加减;从肾论治宜补肾益阳、祛邪通络,方用金匮肾气丸加减;从胃肠论治宜调理胃肠,用保和丸加减;从胃肠湿热论治宜活血祛风、健脾燥湿,方用燥湿消疹汤加减。

3.从气血论治 气血运行不畅,久则易致气机阻滞,导致瘀血、痰饮产生,气血瘀滞治宜活血祛瘀、调血祛风,方用血府逐瘀汤加减。痰饮阻络治宜健脾燥湿、清利湿热,方用五苓散加减。久病必瘀,故见患者皮疹紫红,舌紫黯,在治疗过程中可加丹参活血祛瘀,同时兼有清心除烦之功效。

4.从经络论治 张学林根据《伤寒论》六经辨证要义将慢性荨麻疹辨证为以下六型:太阳表实而致疹、阳明燥热而致疹、少阳枢机不利而致疹、太阴湿困而致疹、少阴虚火火旺而致疹、厥阴寒热错杂而致疹,并分别给予新加桂枝汤、白虎加人参汤、小柴胡汤合丹栀逍遥散、茵陈术附汤、黄连阿胶汤、乌梅汤等加减治疗而获效卓著。

二、其他疗法

(一)中成药

1.防风通圣丸 用于风热型。

2.荆防败毒散 用于风寒型。

3.湿毒清颗粒 用于风湿热型。

4.使君子散 用于虫积蕴发型。

5.玉屏风散 用于气血虚证。

(二)外治法

使用中药外洗,对于急性荨麻疹使用消炎止痒剂外洗;对于慢性荨麻疹则使用荆芥30g,防风30g,川芎20g,蛇床子30g,紫苏叶20g,黄精30g,水煎后,洗患处;婴幼儿荨麻疹,使用晚蚕沙30~100g,紫草15g,煎汤趁热擦洗;风寒证的荨麻疹用防风、荆芥、艾叶等草药浓煎取汁,擦洗皮肤;若有渗液合并感染有脓痂用10%黄柏溶液湿敷。

(三)针刺

以疏风和营为治则,选取手足阳明经穴为主。主穴一般为膈俞、曲池、合谷、血海、委中。风邪侵袭加外关、风池;肠胃积热加内庭、天枢;湿邪较重加阴陵泉、三阴交;血虚风燥加足三里、三阴交,面部皮损加合谷;腰部皮损加肺俞、肾俞;下肢皮损加伏兔、风市、委中、足三里。操作时患者取坐位或者仰卧位,一般选用40mm左右的毫针,一般采用平补平泻,留针15分钟左右。另可配合耳针(一般选取肺区、神门、荨麻疹区或耳后小静脉出血,留针1小时)、拔罐,刺络放血等疗法。

(四)神阙火罐加艾灸

先行火罐施治,再行灸法:患者仰卧位,选用小型拔罐器,用75%乙醇把罐口进行常规消毒,把95%酒精棉球点燃,立即扔进罐内,随即取出,乘势将罐器吸附在神阙穴,1次/日,10分钟/次,10次为1个疗程;完成上述施治后,把艾灸条点燃后插进艾灸盒内并固定在神阙穴上,重复上下挪动点燃的艾条,待患者感到热感深透腹腔并且以施治位置皮肤潮红为度,1次/日,10分钟/次,10次为1疗程。

(五)穴位埋线

中医认为本病的发生多为外感风邪侵袭,其病多在体表,根据病因病机,治则应以祛除风邪为主,选用"三风"穴即:风门、风市、风市前穴位埋线治疗,达到"深纳而久留之,以治顽疾"。另外穴位埋籽法治疗慢性荨麻疹也有较好的疗效,还有穴位埋针、头针、梅花针叩刺、放血等疗法,均取得满意的疗效。

（六）推拿

揉天枢50次,揉足三里50次,捏脊3~5遍;胎火湿热型加推六腑100次,脾虚湿蕴型加推三关100次,每日治疗1次。10天为1个疗程,治疗2个疗程。

【研究发展思路】

一、规范与标准

（一）中医诊疗指南

2012年,中华中医药学会发布了《中医皮肤科常见病诊疗指南》（以下简称《指南》),该指南在系统文献检索的基础上,进一步采用Delphi法对瘾疹的诊断、辨证、治法、方药、预防护理等方面进行了2~3轮专家问卷调查,并通过多次专家讨论会形成了专家共识,制订了瘾疹的中医诊疗指南,提出了瘾疹的诊断、辨证、治疗建议。诊断应根据临床表现,结合既往史及家族史、诱因、实验室及特殊检查等手段综合考虑,将其辨证分为风热犯表、风寒束表、胃肠湿热、卫表不固、气血两虚5个证型;中医治疗当分清表里寒热、卫气营血、标本缓急、正虚邪实,治法主要有祛风止痒、调和营卫、清解表里、通腹利湿、益气养血等。

（二）中医临床路径

鉴于荨麻疹的普遍易感性和高复发率,中华医学会制定了《中国荨麻疹诊疗指南》（2014年）。指南对荨麻疹的诊断流程和规范治疗做出了明确的规定,从多方面介绍了荨麻疹的分期、特殊类型荨麻疹的诊断、鉴别,教育荨麻疹患者,控制症状、药物选择应遵循安全、有效和规则使用的原则,以提高患者的生活质量为目的。推荐根据患者的病情和对治疗的反应制订并调整治疗方案,分一线治疗、二线治疗和三线治疗。非镇静作用的抗组胺药同样是儿童荨麻疹治疗的一线选择,对儿童荨麻疹的治疗给予指导性的意见。

（三）疗效评价标准

临床疗效是中医药学生存和发展的基础。随着现代医学的发展,过去所沿用的传统医法、医方对现代疾病的诊断以及治疗都或多或少存在一定的问题,所以如何在现代的时代背景下寻求科学、客观、真实、系统且体现中医药优势的疗效评定标准势在必行。

1. 评分标准　观察并记录患者治疗前后的瘙痒程度、风团数目、风团大小、发作持续时间。症状评分标准参考欧洲MILOR的研究,按0~3级标准对慢性荨麻疹患者临床主、客观症状评分（如表14-2）。

表14-2　评分标准（欧洲MILOR 0~3级标准）

项目	0	1	2	3
风团数目	无	1~10个	11~20个	≥20个
风团大小	无	风团直径<1cm	风团直径1~2cm	>2.5cm
瘙痒程度	无	轻度,不影响睡眠	中度每晚因瘙痒觉醒次数<2次,影响睡眠,但不影响正常工作和生活	重度,每晚因瘙痒觉醒次数>3次或无法入睡,影响睡眠正常生活和工作
风团发生次数（日）	无	1次	2~3次	>3次
风团持续时间	无	<4小时	4~12小时	>12小时

注: 表中4项评分相加为总积分。

2. 疗效判定标准 根据每个患者治疗前和治疗后的症状总积分,按下列公式计算症状积分下降指数(SSRI)。症状积分下降指数(SSRI)=(治疗前症状积分-治疗后症状积分)/治疗前症状积分。根据SSRI评价总体疗效判定标准为: 无效为SSRI<0.20;进步为SSRI 0.20~0.60;显效为SSRI0.60~0.90;治愈为SSRI>0.90。

3. 生活质量指标的评价 目前国内外尚无荨麻疹患者生活质量专用量表。因其量表对荨麻疹的针对性不强,国外的量表带有明显的文化烙印,有些方面不适合中国的国情,所以,我们很有必要编制适合我国国情的量表。从患儿的角度出发,患儿自身的感觉和功能状态,一般包括生理功能、心理功能、社会功能和物质生活条件四方面内容。可将其大致分为心理方面和社会活动方面,通过对此的评估来反映荨麻疹对生活质量的影响。

二、临床研究

1. 专方治疗 经临床资料显示,专方治疗荨麻疹疗效明显优于常规口服西药,尤其是其远期疗效好、复发率低,且不良反应发生率低。马建国采用消风散加减(当归、生地、防风、蝉蜕、知母、苦参、胡麻仁、荆芥、苍术、牛蒡子及石膏各6g,甘草及木通各3g)治疗慢性荨麻疹患者36例,消风散具有除湿、清热、养血的功效,其在除湿热及和血脉的过程中可达到有效缓解痒感的目的,同时,患者的血清总IgE、LTB4、LTE4及HA水平降低程度也更大,治疗后15天的总有效率91.67%,30天的总有效率97.22%。郭静等采用当归饮子加减方(当归20g、川芎15g、白芍15g、生地黄15g、荆芥12g、防风15g、生黄芪20g、鸡血藤15g、刺蒺藜9g、制何首乌10g、炙甘草6g、僵蚕9g、蝉蜕9g)具有养血和血,祛风止痒之效,该方可改善皮肤的敏感状况,并耐受过敏,对防治慢性荨麻疹的复发以及复发后的症状减轻有一定疗效,共治疗慢性荨麻疹患者60例,总有效率78.33%,复发率31.58%。楼芳等采用过敏煎(柴胡10g、防风10g、乌梅10g、五味子10g、蝉衣10g、赤芍15g、丹参10g、徐长卿15g、穿山龙15g、甘草5g)祛风止痒、养血活血治疗慢性荨麻疹32例,愈显率为87.5%,复发率28.6%。孔丹旸采用加味玉屏风散(黄芪30g、荆芥10g、当归6g、白术30g、防风15g、陈皮9g、茯苓10g、桂枝9g、大腹皮10g、桑白皮10g、甘草9g)治疗慢性荨麻疹患者64例,本方能益气固表、祛风除湿、消疹止痒,有效率为93.75%,且可明显抑制血清中TNF-α与IL-8的表达。周新着重温阳养血活血,"血行风自灭",用益气补脾煎剂(当归10g、黄芪20g、党参15g、桑椹20g、大枣20g、荆芥15g、附子5g、肉桂10g、干姜15g、桂枝10g、陈皮15g、甘草15g、艾叶2g、白鲜皮10g)治疗寒冷性荨麻疹100例,治疗12周后总有效率91.0%。

2. 专药治疗

(1)防风: 辛甘微温,归膀胱、肝、脾经。具有祛风解表、胜湿止痛的功能,主治外感表证、风疹瘙痒等证。"风为百病之长",防风是治疗风病之主药,宜与荆芥、苦参等祛风燥湿药等配伍,治疗风邪所致之瘾疹瘙痒。治疗各种原因引起的瘙痒症,防风为首选药。防风对药物所致小鼠皮肤瘙痒、组胺所致豚鼠局部瘙痒、组胺引起的毛细血管通透性增加及二甲基亚砜所致豚鼠耳肿胀均有抑制作用,可降低炎症反应。

(2)荆芥: 辛微温,归肺、肝经。药性平和,质轻透散,祛风止痒,宣散疹毒,治疹出不畅、风疹瘙痒。荆防四物汤也是中药名方,此方养血活血,荆芥、防风除风以祛来乘之邪,常用于治疗荨麻疹,湿疹,玫瑰糠疹等。现代研究表明荆芥具有祛风止痒功效,对多种细菌及病毒有一定的抑制作用。荆芥挥发油可剂量依赖性地抑制大鼠胸腔白细胞5-脂氧酶的活性,减少致炎物质白三烯（LTB4）的生成。荆芥酯类成分对小鼠耳郭肿胀度和腹腔毛细血管通透性的增加有明显的抑制作用。

（3）蝉蜕：甘寒，归肺、肝经。具有疏散风热，透疹止痒的功效。与荆芥、防风、苦参等同用，如消风散治疗麻疹不透，风疹瘙痒。蝉蜕具有免疫抑制及抗过敏作用，研究表明蝉蜕提取物能抑制非特异性免疫，对Ⅳ型变态反应及机体细胞免疫功能也有明显抑制作用。研究显示，小鼠灌服蝉蜕的水煎液，对皮肤过敏反应有明显抑制作用，可减轻胸腺和脾的重量，降低腹腔Mφ的吞噬功能及炭粒廓清速率。

（4）苦参：味苦性寒，具有清热燥湿、杀虫、利尿之功效，用于阴肿阴痒，湿疹，湿疮，皮肤瘙痒，疥癣麻风等病证。临床上可用于治疗荨麻疹、湿疹、急性肾炎、鼻炎及皮炎。苦参对瘙痒性皮肤病及细菌、真菌（如毛癣菌、黄癣菌、红色表皮癣菌、糠秕孢子菌）、昆虫、原虫（如贾第虫病）所致的皮肤病疗效显著。苦参碱及氧化苦参碱均可调节小鼠及大鼠腹腔肥大细胞组胺释放，两者可有效抑制IgE及其特异性抗原引起的肥大细胞释放组胺、白三烯等介质，而对一些非特异性激活剂，如PHA等诱导的组胺释放无影响。苦参碱及氧化苦参碱可表现出一定的免疫调节作用。不宜与藜芦同用，脾胃虚寒者慎用。

（5）白鲜皮：苦寒，归脾、胃、膀胱经。功擅清热燥湿，祛风止痒，长于治疗皮肤湿疹、湿疮，为中医皮肤科使用率极高的中药之一，与其抗炎、抗变态反应和抗菌等药理作用密切相关。治湿疹、风疹瘙痒多与地肤子、黄柏、防风等药配伍。其乙醇的提取物，能显著抑制二甲苯致小鼠耳肿胀厚度，以及角叉菜胶致小鼠足跖肿胀厚度；也可抑制乙酸提高小鼠腹腔毛细血管通透性；可降低炎症组织（卵清蛋白致大鼠足趾炎症）中组胺和5-羟色胺含量。白鲜皮对Ⅳ型超敏反应的诱导相即效应T-细胞的形成无影响，主要是抑制效应相即致敏T-淋巴细胞释放细胞因子及以后的炎症过程。脾胃虚寒者慎用。

三、基础研究

（一）动物模型研制

1. 动物瘙痒模型

（1）组胺所致豚鼠局部皮肤瘙痒模型：实验前一日将豚鼠左后足背剪毛，脱毛剂脱毛，面积约$1cm^2$，实验当日再将脱毛处皮肤用细砂纸轻轻擦伤，使之发红，以不出血为度。末次给药1小时后，在创伤处滴0.1%的磷酸组胺0.1ml/只，3分钟内豚鼠如不出现瘙痒反应，（如回头舔左后足创伤部位的动作）再滴磷酸组胺，如此重复操作，直至出现为止。

（2）对组胺所致小鼠皮肤荨麻疹的影响：在小鼠尾静脉注射0.5%伊文思蓝生理盐水溶液0.05mg/10g，立即在小鼠腹部事先脱毛处皮内注射0.1%磷酸组胺0.1ml/只，形成一皮丘。30分钟后测量注射部位形成蓝斑的长宽最大直径。以椭圆面积公式（$5=\pi ab$）计算蓝斑的面积。

（3）大鼠PCA（被动皮肤过敏反应）模型 在大鼠背中线两侧选取致敏点，取卵蛋白IgE抗血清生理盐水溶液（1:1），于皮内注射0.1ml/点。末次给药后1小时进行抗原攻击：即尾静脉注射0.5%伊文思蓝溶液1ml（内含卵清蛋白30mg）30分钟后将动物处死，分离背部皮肤。

2. 急性荨麻疹动物模型（Ⅰ型变态反应豚鼠模型） 用5%新鲜鸡蛋清生理盐水腹腔内注射，剂量0.5ml/100g，致豚鼠被动过敏。注射后14天，用5%新鲜鸡蛋清生理盐水在豚鼠后足掌外侧做静脉注射，剂量0.1ml/100g，建立Ⅰ型变态反应动物模型。观察各组豚鼠出现的反应,记录豚鼠出现惊厥倒下的时间和休克死亡情况。该动物模型可用来证明某研究是否具有抗组胺、抑制Ⅰ型变态反应的作用。

3. 慢性荨麻疹模型 实验动物于给药当天开始,每天于腹侧皮下注射0.3ml/kg利血平生理盐水溶液,1次/天,造模7天(致气虚),与此同时,自给药第1、4、7天皮下注射2%乙酰苯肼6mg/只(致血虚)。除空白组外,其余各组末次给药30分钟后,按10ml/kg尾静脉注射0.0125%低分子右旋糖酐溶液,注意应根据尾静脉注射给予低分子右旋糖酐溶液的速度及观察人员的数量来确定两只动物的造模时间间隔。

(二)中药作用机制研究

1. 抗过敏作用 多数荨麻疹属Ⅰ型变态反应,抗原进入机体后引发复杂的生理变化,最终导致肥大细胞脱颗粒,释放出组胺、LTs等,使毛细血管扩张,渗透性增加,产生风团、瘙痒等症状。非免疫机制有两种:由肥大细胞直接释放引起,此类物质不通过抗原抗体反应,而是直接作用于肥大细胞,使其脱颗粒并释放一系列化学介质;由花生酸代谢产物引起,如阿司匹林及非类固醇抗炎制剂、苯甲酸盐等均可直接作用于肥大细胞而引起荨麻疹。研究发现荆防蒺藜汤可明显抑制蛋清致大鼠足跖肿胀;麻黄提取物有抑制嗜碱性粒细胞及肥大细胞释放组胺等过敏介质的作用,还可抑制花生四烯酸的释放和代谢;甘草甜素能抑制肥大细胞脱颗粒,可抑制致敏大鼠前列腺素的产生及花生四烯酸的释放。

2. 调节免疫作用 Th2细胞不仅能促进B淋巴细胞产生IgE,还可以产生IL-4、IL-5、IL-13等Th2型细胞因子,这些细胞因子能直接或间接地引起变态反应。研究发现慢性特发性荨麻疹(CIU)患者皮损处的IL-4、IL-5和细胞黏附分子(CAM)表达增强。IL-4、IL-5为Th2型细胞因子,IFN-γ为Th1型细胞因子,即CIU体内以Th2细胞因子分泌增高,Th1细胞因子分泌减少,并提出CIU患者体内存在Th1/Th2细胞失衡学说。药理研究显示,当归多糖有促进吞噬细胞的吞噬功能、促进淋巴细胞转化的作用,对非特异性免疫功能有显著的刺激作用,能明显促进机体的体液免疫反应,干扰素对IL-2有诱生作用;白术能提高淋巴细胞转化率和玫瑰花环形成率,促进细胞免疫功能;而且能增加IgG的含量,纠正T细胞亚群分布紊乱状态,可使低下IL-2水平提高,并有升高白细胞的作用。

3. 抗炎作用 炎症性反应是荨麻疹发病的主要机制。抗原引发变态反应,产生和释放多种炎症因子,包括组胺、5-羟色胺、前列腺素、白三烯、白介素等。而作为荨麻疹主要机制的Ⅰ型变态反应,根据反应发生的时间,分为速发相和迟发相,迟发相主要与白三烯等炎症介质有关。实验研究显示,清热利湿饮可明显抑制AA所致大鼠足跖肿胀,抑制AA通过5-脂氧合酶途径产生LTs;柴胡的提取物对许多炎症过程都有影响,能抑制内源性AA生成血栓素,诱导脂皮质素合成,抑制PLA2活性,从而抑制AA生成TXA2和LTs等,又能抑制组胺和5-羟色胺引起的血管通透性增加。

4. 抗病原微生物作用 感染因素是荨麻疹的重要病因,在儿童患者是最常见的病因。细菌、病毒侵入细胞内外,释放内毒素,或激活补体,刺激或损伤细胞——包括各种组织细胞、白细胞、血小板、巨噬细胞、肥大细胞等,生成或释放各种炎症介质,产生风团、发热,局部红、肿、热、痛等。临床上也可得到验证:临证时加入一些具有抗菌、抗病毒作用的中药,常有助于疾病康复。诸如金银花、土茯苓、黄芩等抗菌谱广,对肺炎双球菌、脑膜炎双球菌、葡萄球菌、链球菌、绿脓杆菌、大肠杆菌及某些皮肤真菌有抑制作用,对钩端螺旋体、流感病毒及疱疹病毒亦有抑制作用。

5. 利尿作用　荨麻疹的基本病理变化为真皮水肿,而中医学利水渗湿药除通利水道外,还有抗炎作用,其适应证远比西药利尿药广泛。有实验证实,清热利湿的车前子、泽泻等,能显著增加尿量,有利于代谢产物随尿液排出,麻黄成分D-伪麻黄碱犬、兔静脉注射,可使尿量成倍增加,清理机体内环境,维持内环境的稳定;白蒺藜果实的生物碱部分有中等利尿作用。清理机体内环境,对于过敏性皮肤病,或许可减少机体内源性致敏因素,维持内环境的稳定。

6. 止痒作用　中医学认为,瘙痒与风、湿、热、虫等有关;而西医学认为,瘙痒是因外来刺激使皮肤神经末梢释放神经肽,导致肥大细胞释放组胺、5-羟色胺等致敏物质,引起毛细血管扩张,通透性增高,使局部出现瘙痒的感觉。现代研究证实,黄芩水提物能抑制抗原与IgE结合,抑制肥大细胞释放组胺,达到止痒的目的。能明显抑制5-脂氧合酶活性,从而抑制白三烯的生成,达到止痒的目的。金银花、柴胡、甘草、车前子、土茯苓都有明显降低毛细血管通透性、抑制炎症渗出,起到明显的抗炎、抗过敏、止痒作用,其作用机制与抑制炎症细胞游走、抑制炎症介质的合成有关。

四、发展思路

1. 开展皮疹辨证的研究　目前荨麻疹中医临床研究大多停留在临床观察阶段,基础研究较少,缺乏大样本,多中心随机研究,整体研究水平不高,亟需提高临床研究水平。中医辨证规范化和标准化研究与建立是一个巨大的系统工程,荨麻疹中有关皮疹辨证和四诊辨证尚没有相关符合性的客观证据及量化指标。在疾病皮疹表现、症状评分、动态观察的基础上,配合客观化的中医四诊,可以使疾病中医辨证分型诊断更加确切,有利于临床科学地辨证施治。用荨麻疹症状和体征如风团数目、风团大小、瘙痒程度、风团发生次数、风团持续时间等得出皮疹状况评分,并与中医四诊各个证候要素的评分相关联,进行统计分析。同时,荨麻疹中医辨证微观化研究是未来中医临床研究的一种趋势。要求临床辨证不仅要依靠皮疹、体征和病史资料,还要结合许多物理、化学、组织病理和免疫学检查等来帮助辨证。

2. 注重荨麻疹治疗途径研究　荨麻疹的治疗目前较常见的方式依然是中药内服、外部涂擦药的形式,这是比较方便且易于患者接受的方式,临床治疗方面可以考虑多方面多途径的治疗,例如针刺、艾灸、推拿、穴位贴敷、穴位注射、梅花针叩刺放血等形式,内外合治,在治疗本病中凸显出独特效果,可以达到标本兼治的目的。但这些方式临床上还没有得到广泛的应用,对其治疗效果及弊端等方面的了解也不够深入,在今后的发展过程中需要不断地完善。

3. 预防荨麻疹复发研究　开展多中心大样本的中药复方治疗荨麻疹临床研究,验证中药复方疗效,跟踪随访,调查复发率情况。尽量避开过敏源,避免不良刺激,做好自我护理,畅情志,中医中药大有可为。本病易复发,建议患儿家属注意观察病情变化,定期复诊。平素应注意调节饮食和生活作息等,避免荨麻疹反复发作。建立可操作性强的、完善的日常生活护理方案,将是临床治疗方案的有效补充手段和研究方向之一。开展有关中医药预防荨麻疹复发的临床及实验研究,逐步建立一套现在针对荨麻疹致病因素的预防宣教体系,将有关荨麻疹的致病因素及宣教内容概念化、常识化,这对荨麻疹复发的预防意义深远。

参 考 文 献

[1] Zuberbier T, Balke M, Worm M, Edenharter G, Maurer M. Epidemiology of urticaria: a representative cross-sectional population survey. Clin Exp Dermatol, 2010, 35(8): 869-873.

[2] 盛楠, 余美文, 许昌春, 等. 南京市2~6岁儿童荨麻疹现况调查. 中华皮肤科杂志, 2015, 48(2): 125-127.

[3] 崔飞婵. 荨麻疹病因病机探讨. 中国中医急症, 2005, (5): 485-486.

[4] 张晓杰. 荨麻疹辨证要素分析. 山东中医杂志, 2004, 23(7): 388-390.

[5] 胡德华, 张华. 慢性荨麻疹从瘀论治. 辽宁中医杂志, 2008, 35(9): 1369-1370.

[6] 李日庆. 中医外科学. 新世纪第二版. 北京: 中国中医药出版社, 2007: 166-169.

[7] 中华中医药学会. 中医皮肤科常见病诊疗指南. 北京: 中国中医药出版社, 2012.

[8] 汪受传. 中医儿科学. 北京: 人民卫生出版社, 1998.

[9] 付蓉, 张丰川. 从肝脾论治慢性荨麻疹. 四川中医, 2013, 31(6): 27-28.

[10] 马丽俐, 余士根, 王亦仁, 等. 荨麻疹患者肺功能变化与中医"肺主皮毛"的关系. 浙江中医学院学报, 2000, 24(4): 8.

[11] 展照双, 王加锋. 从"冬不藏精, 春必病温"探讨荨麻疹发病机制. 山东中医杂志, 2014, 33(11): 879+899.

[12] 王热闹, 钱爱云. 慢性荨麻疹的辨治体会. 四川中医, 2003, 9(21): 80.

[13] 范瑞强, 谢长才. 禤国维教授治疗慢性荨麻疹的经验. 中医药研究, 1999, 15(5): 27-28.

[14] 张学林. 六经论治慢性荨麻疹验案6则. 安徽中医临床杂志, 2000, 12(3): 221.

[15] 王宏刚, 于霞. 针刺疗法治疗急性荨麻疹. 中国民间疗法2015, 7(23): 13-14.

[16] 刘玲玲, 朱学骏, 姜薇, 等. 咪唑斯汀治疗慢性荨麻疹的随机双盲研究. 中华皮肤科杂志, 2003, 36(6): 306-309.

[17] 马建国. 消风散加减治疗慢性荨麻疹的综合疗效观察. 中国当代医药, 2013, 20(1): 115-116.

[18] 郭静, 杜艾嫒, 余倩颖, 等. 当归饮子加减方治疗慢性荨麻疹的临床观察. 广州中医药大学学报, 2015, 32(2): 216-219+225.

[19] 楼芳, 邓茜, 冯小清. 中西医结合治疗慢性荨麻疹临床分析. 实用中西医结合临床, 2014, 14(8): 33-34+85.

[20] 孔丹旸. 加味玉屏风散治疗慢性荨麻疹64例. 河南中医, 2015, 35(2): 359-361.

[21] 周新. 益气补脾煎剂治疗原发性获得性冷荨麻疹100例. 中国中西医结合皮肤性病学杂志, 2006, 5(1): 54.

[22] 邹雄, 张利宁, 孙汉生, 等. 分子免疫学与临床. 济南: 山东科学技术出版社, 2003: 236-238.

[23] 赵辨, 张振楷, 倪容之, 等. 临床皮肤病学. 第3版. 南京: 江苏科学技术出版社, 2001: 613-618.

(吴振起)

第七节 湿 疹

湿疹是由多种内外因素引起的一种具有明显渗出倾向的急性或慢性皮肤炎性反应。临床上以皮损多样性、慢性期皮损局限浸润肥厚、自觉瘙痒剧烈、易反复发作等为其特点。具有四个特点, 即多形性(具有红斑、丘疹、水疱、糜烂、渗出、结痂、肥厚、脱屑、皲裂等多种皮损）、对称性、反复性、渗出倾向性。临床分为3期，分别是急性期、亚急性期和慢性期。其中急性期以丘疱疹、渗出为主；亚急性期以丘疹、结痂、鳞屑为主；慢性期以苔藓样变为主。属中医"湿疡"范畴，古代中医文献中的"疮、癣、风"即包括各种类及各部位的湿疮。因临床特点各异，又有不同的名称。如浸淫遍体，滋水较多者，称"浸淫疮"；以丘疹为主的称"血风疮"或"粟疮"；发于耳部的称"旋耳疮"；阴囊的称"肾囊风"；四肢弯曲的称"四弯风"等。

湿疹是儿科及皮肤科的常见病。沈阳市调查发现0~5岁儿童发生过湿疹的比例为57.9%，女童明显高于男童；天津市调查显示，0~12月儿童湿疹患病率为75.7%；国外调查显示，0~42月儿童湿疹的检出率为54.4%。同时研究发现年龄越小，湿疹的发病率越高，而随着年龄增加，湿疹的症状逐渐缓解或消失。西医治疗本病主要是内服和外用抗组胺药物、皮质类固醇激素、抗生素等药物，近年来有采用免疫抑制剂和激光疗法的报道。在小儿湿疹急性期及亚急性期能够快速缓解患儿病情，短期疗效肯定，但长期使用可出现皮肤萎缩、色素沉着和皮肤毛细血管扩张以及易产生依赖性，一旦停用会出现反跳现象，复发率高。针对患儿个体进行辨证论治，中医药在湿疹治疗方面取得良好效果。

【历代文献述要】

中医对湿疹的认识在历代医籍中有诸多论述，根据湿疹不同的发病部位、病因病机、临床特征，湿疹有不同的命名称谓。根据发病部位命名，如"臁疮""肾囊风""绣球风""乳头风""四弯风""风疳""奶癣""落脐疮"等；根据病因病机命名，如"血风疮""湿毒疮"等；根据临床特征命名，如"浸淫疮""粟疮""脓窠疮"等。

肾囊风或绣球风，阴囊湿疹，首见于《外科正宗·卷之四·杂疮毒门·肾囊风第七十二》"肾囊风，乃肝经风湿而成，其患作痒，喜浴热汤"，《医宗金鉴·外科心法要诀》云："肾囊风，一名绣球风。"四弯风，病发于肘、膝窝者，《医宗金鉴·外科心法要诀》云："四弯风生腿脚弯，每月一发最缠绵，形如风癣风邪袭，搔破成疮痒难堪。"风疳，肛周湿疹，首见于《医宗金鉴·外科心法要诀》"风疳者，乃风湿客于谷道，形如风癣作痒，破流黄水浸淫，遍体微痛……"奶癣或胎敛疮，发于婴幼儿头面延及躯干四肢者，《外科正宗·卷之四·杂疮毒门·奶癣第一百五》中论："奶癣，儿在胎中……生后头面遍身发为奶癣，流滋成片，睡卧不安，瘙痒不绝。"浸淫疮，浸淫全身滋水较多，《备急千金要方·卷二十二·痈肿毒方·疔肿第一》有"浸淫疮者，浅搔之蔓延不止，搔痒者，初如疥，搔之转生汁……"的论述。粟疮，以丘疹为主者，《医宗金鉴·外科心法要诀》对此有云："血风疮证生遍身，粟形搔痒脂水淫。"脓窠疮，以脓疱、脓痂及脓性溃疡为主，自觉灼热疼痛，《疡科心得集卷下·辨脓窠疮黄水疮论》云："脓窠疮者，大如黄豆，黄脓起疱，痛甚。起时先从水疱作痒，后变脓疱。"

中医对湿疹的病因病机论述较多，《素问·至真要大论》云"诸痛痒疮，皆属于心""诸湿肿满，皆属于脾""地之湿气，感则害人皮肉筋脉""寒湿之中人也，皮肤不收，肌肉坚紧，荣血泣，卫气去，故曰虚"，提示疮疡虽发于表，但病根在里，皮损发病与脏腑病变存在密切关系。《诸病源候论·卷之三十五·疮病诸候·癣候》曰"癣病……此由风湿邪气，客于腠理，复值寒湿，与血气相搏，则血气否涩，发此疾。"又曰"诸久疮者，内热外虚，为风湿所乘，则头面身体生疮。其脏内热实气盛，热结肌内，其热留滞不歇，故疮经久不瘥。"指出本病是从内因、外因两方面引起，指出腠理虚，脏内热，又因风湿邪气乘机侵犯肌肤，致使邪毒结聚，气血经络凝滞，发生湿疹。同时提出风气与湿气多少的区别，"若风气少湿气多，其疮痛痒搔之汁出，常濡湿者"。至明清时代,对于湿疹病因病机的论述日臻完备,在强调外因致病的同时,更为注重人体内在脏腑的病理变化。血风疮之名及病因病机首见于明代窦汉卿的《疮疡经验全书·腿膝足部及诸瘤毒》,陈实功在《外科正宗卷之四·杂疮毒门·血风疮第七十五》中说道:"血风疮,乃风热、湿热、血热三者交感而生。""奶癣,儿在胎中,母食五辛,父餐炙煿,遗热与儿,生后头面遍身发为奶癣,流脂成片,睡卧不安,瘙痒不绝",《医宗金鉴·外科心法要诀》提到"痒起白屑,形如癣疥,由胎中血热,落草受风缠绵。母怀孕时食五辛,遗热于小儿或因生后喂乳失当,饮食不节,致使小儿脾失健运,湿热内生,而成此疾"。提示当时已重视遗传、饮食在湿疹发病中的作用。清《医宗金鉴·外科心法要诀》中有"肾囊风乃肝经风湿所成",认为阴囊湿疮是肝经湿热而成;同时认为四弯风"属风邪袭于腠理而成"。《疡科心得集·卷下·辨湿毒疮肾脏风疮论》云:"湿毒疮……此因脾胃亏损,湿热下注,以致肌肉不仁而成;又或因暴风疾雨,寒湿暑热侵入肌肤所致。在外属足阳明、足少阳经,在内属足厥阴、足太阴经",提示湿疹与湿热、寒湿有关。《外科真诠·掌心风》云:"无故掌心燥痒起皮,甚则枯裂微痛者,名掌心风,由脾胃有热,血燥生风,不能荣养肌肤而成",提示手部湿疹为脾胃二经有热,血虚风燥所致。

　　关于湿疹的治法,历代医家积累了丰富的经验。《金匮要略·疮痈肠痈浸淫病脉证并治》即有湿疮的症状和治法的描述,如"浸淫疮,从口流向四肢者,可治;从四肢流来入口者,不可治。""浸淫疮黄连粉主之"。《疡科心得集·卷下·辨诸疮总论》中曰:"故疮在皮肤,则当因其轻而扬之,汗之浴;外以杀虫润燥,皆解凝结涎沫之药敷之。疮之在肌肉,则当因其重而减之,泻经络之热,清凉气血;外以化脓生肌膏贴之。疮在头巅,则当射而取之,需酒制寒凉剂,更以风药生而上之;外以杀虫解热药敷之。"湿疡的治疗分为内治法和外治法,且根据病发的不同部位而施以不同的治疗方法。《外科大成·卷二·分治部上(痈疽)》提出:"肾囊风,阴囊作痒,甚者疙瘩顽麻,破流脂水。宜龙胆泻肝汤、柴胡胜湿汤、蒜豉丸服之。"均以清泻肝经湿热或解心肾二经湿毒为主。《疡科心得集·辨臁疮血风疮论》中云:"臁疮者……若脾虚湿热下注,则用补中益气,或八珍汤加萆薢、银花之属。"辨肾脏风中有"肾脏风者,若脾胃虚弱者,用补中益气汤为主,佐以六味丸、四生散为善。"《外科正宗·卷之四·杂疮毒门·血风疮第七十五》云:"血风疮,乃风热、湿热、血热三者交感而生……甚者内服消风散加牛膝、黄柏。"根据皮疹及全身症状或以清热为主,或以利湿为主,或以祛风为主。《外科正宗·卷之四·杂疮毒门·奶癣第一百五》云:"奶癣……以文蛤散治之,或解毒雄黄散,甚者翠云散妙。"《外科大成卷四·不分部位瘕疵·风疳》记载用如圣膏治疗风疳。《疡科心得集·卷下·辨疮血风疮论》外擦解毒雄黄散或如意金黄散疗血风疮。《外科正宗》提到贴黄蜡膏治疗肾脏风;外擦制柏散或金黄散治疗湿毒疮。除用药物进行治疗外,《疡科心得集·辨臁疮血风疮论》中提出用针灸治疗"血风疮……如年久紫黑坚硬,气血不行者,用磁锋砭去恶血,以解郁毒,然后敷药。"可见针药并用已见初效。上述医家所论治法及方剂对当今中医药治疗小儿湿疹仍有指导意义。

【病因病机研究】

一、病因病机概述

　　中医认为小儿湿疹发病的主要原因是先天禀赋不耐,饮食失节,过食辛辣燥火荤腥动风之品,使脾胃失健,湿邪内生,复又外感风热之邪,内外之邪相互搏结,风湿热邪蕴阻肌肤所生。病久致阴伤血耗,则致血虚风燥,肌肤失养,而致全身皮肤干燥。"本源于湿,再源于热及风,风湿热互结,化燥伤阴"。小儿肺脾肾三脏常有不足,心肝有余。肺为娇脏,主皮毛,小儿卫表不固,抗邪能力较弱,易为邪气所伤;脾常不足,脾为后天之本,气血生化之源,主运化,喜燥恶湿,饮食失节,过食辛辣燥火荤腥动风之品,使脾失健运,水湿内停,为湿邪所伤;心主血脉,五行属火,小儿体属纯阳,生理上心火心阳相对有余,病理上心火易炽;肝为刚脏,主疏泄藏血,气行则血行,肝失疏泄,气滞血阻,肝血不足,肌肤失养,则见皮肤干燥、肥厚。本病的发生与心、肺、肝、脾有密切关系。急性者以湿热为主;亚急性者多与脾虚湿恋有关;慢性者则多病久耗伤阴血,血虚生风生燥,乃致肌肤甲错。

二、病因病机新论

近年来对于湿疹的病因病机又有了新的理论。①分期致病论:秦亮甫认为湿疹初起因风湿热三邪相搏,湿热浸淫肌肤,久之湿蒸化热,热伤阴血,血不养肤,故见皮肤粗糙、增厚、苔藓样变,秦认为该病无论病程长短,其发病均离不开"湿"邪。瞿幸从湿疹的急性期和慢性期分别阐述其发生的病因,认为湿疹急性发作多责之于心,小儿生理特点"心常有余",心火易亢,火热之邪凝聚,致使发为湿疹;亚急性和慢性多责之于脾、肝,小儿"肝有余""脾常虚"这一生理功能日久易生湿热,发为慢性湿疹。②血瘀致病论:禤国维教授认为,慢性湿疹迁延日久,风邪化燥伤阴,瘀阻经络,血不濡肤,或脾虚湿困,阴虚血瘀。慢性湿疹病久入络者,多有局部皮肤肥厚、苔藓样变等,为血瘀之象。③燥邪致病论:"燥胜则干",若感受燥邪,便表现出燥性干涩,易伤津液的特点;燥易伤血生风,导致肌肤失养。而慢性湿疹以皮肤粗糙,苔藓样变为其特点。王淑娟等认为慢性湿疹与燥邪致病有关。同时脾失健运或营血不足,湿热稽留,以致血虚风燥,风燥湿热郁结、肌肤失养,故而发为湿疹。④先天禀赋论:毕艳武认为,湿疹发生的根本原因在于先天禀赋,先天禀赋不足,机体敏感,自身属过敏体质,易为外界花粉、尘螨等因素所中,加之外界因素的刺激,故而容易发为湿疹。

【临证思维】

一、诊断

1. 症状体征　皮疹一般对称分布、呈多形性,自觉症状为瘙痒甚至剧痒,且易复发。根据湿疹的临床表现可以分为急性期、亚急性期及慢性期。

(1)急性期:急性发病,可发生于体表任何部位,但常见于头面、耳后、手足、阴囊、女阴、肛门等处,多对称分布。病变常为片状或弥漫性,无明显边界。皮损为多数密集的粟粒大小的丘疹、丘疱疹,基底潮红,由于搔抓,丘疹、丘疱疹或水疱顶端搔破后流滋、糜烂及结痂,皮损中心较重,外周有散在丘疹、红斑、丘疱疹,故边界不清。

(2)亚急性期:表现为红肿和渗出减轻,糜烂面结痂、脱屑。

(3)慢性期:皮损多局限于某一部位,如小腿、手足、肘窝、膝窝、外阴、肛门等处。表现为皮肤肥厚粗糙,触之较硬,色黯红或紫褐色,皮纹显著或呈苔藓样变。皮损表面常附有鳞屑伴抓痕、血痂、色素沉着,部分皮损可出现新的丘疹或水疱,抓破后有少量流滋。病程较长,时轻时重,可延至数月至数年,常反复呈急性或亚急性发作。

湿疹虽有上述共同的表现,但由于某些特定的环境或某些特殊的致病条件,临床表现可有一定特异性。以下阐述几种特殊类型的湿疹：

（1）钱币状湿疹：常于冬季与皮肤干燥同时发生。好发于手足背、四肢伸侧、肩、臀、乳房等处。临床表现为密集丘疹和丘疱疹融合而成的圆形或类圆形斑块，直径为1~3cm，界清，伴明显渗出及黄色结痂。慢性期皮损肥厚，表面覆有鳞屑。皮损的周围散发丘疹、水疱，常呈"卫星状"。自觉瘙痒剧烈。

（2）手湿疹：由于手部接触外界刺激较多，故多较顽固，病程常慢性。多发生于手指背及指端掌面、掌侧、手背及手腕，表现为边界不清的干燥性红斑，慢性期为肥厚性斑块，伴皲裂。

（3）耳湿疹：多发生于耳后褶皱处，表现为红斑、渗液，有皲裂及结痂。有时带有脂溢性。常两侧对称。外耳道湿疹可由污染的真菌刺激引起，或由于中耳炎引起的继发性传染性湿疹。

（4）外阴、阴囊及肛周湿疹：皮损较局限，局部瘙痒剧烈。过度搔抓、过度清洗、烫洗都可成为皮损持续加重的原因。皮损表现为局部红斑、渗出、糜烂，长期反复发作可因慢性化而呈苔藓样变。

需要特别强调的是，以上特殊类型的湿疹也可以是特应性皮炎在不同时期、不同部位的表现之一。

2. 实验室检查　血常规可有嗜酸性粒细胞增多、血清嗜酸性阳离子蛋白（ECP）增高，部分患者有血清IgE增高，变应原检查（如点刺试验、斑贴试验）有助于寻找可能的致敏原。

3. 病理检查　急性期病理可见表皮海绵水肿及表皮细胞内水肿，真皮乳头水肿，真皮生，表皮灶状角化不全。慢性期表皮呈银屑病样增生，角化过度与角化不全，真皮乳头胶原增粗、红染，真皮浅层血管周围淋巴细胞为主浸润。

二、鉴别诊断

根据病史、典型的临床表现：湿疹的多形性、对称性和弥漫性，急性期伴有渗出、慢性期皮肤粗糙、浸润肥厚，呈苔藓样改变，同时还有湿疹易反复发作的特点，临床一般诊断不难；但是由于临床表现受治疗因素和人为因素的影响，常需要同一些皮肤病相鉴别。

1. 急性湿疹与接触性皮炎相鉴别　后者一般有着明确的接触史、病变局限于接触部位、境界清楚，皮疹形态多单一，病程短，去除病因后，治疗效果明显。

2. 慢性湿疹与神经性皮炎相鉴别　神经性皮炎多有典型的发病部位，如颈、肘、骶尾部，为典型的苔藓样皮疹，无渗出和多形性皮疹，同时情绪对其发病影响较为明显。

3. 手足湿疹与手足癣相鉴别　手足癣的皮疹一般境界清楚，上覆鳞屑，鳞屑真菌镜检为阳性，故发生在手足部位，真菌镜检可协助鉴别。

4. 角化性湿疹与银屑病相鉴别　银屑病多发于颈、肘、骶部，常不对称，有典型苔藓样变，皮疹境界清楚、无多形性皮损、无渗出（除脓疱型银屑病），上覆典型的银白色鳞屑，刮之可见出血点。

三、辨证思路与方法

湿疹为常见皮肤科疾病，发作时表现多样，加之小儿缺乏表述的能力，给辨证带来了一定的困难。历来临床多以病因辨证为主，近年来又有学者提出了体质辨证、脏象辨证、阴阳

辨证等新的思路与方法

1. 病因辨证

（1）胎火湿热证：发病于婴儿期，皮肤潮红，红斑水疱，抓痒流滋，甚则黄水淋漓、糜烂，结黄色痂皮，大便干，小便黄赤。苔黄腻。

（2）风热蕴肤证：发病迅速，见于疾病早期。以红色丘疹为主，可见鳞屑，结痂，渗出不明显，泛发全身，剧烈瘙痒。舌红，苔薄黄，脉浮数或弦数。

（3）湿热浸淫证：发病迅速、病程短，易复发。症见皮损潮红，肿胀，瘙痒剧烈，渗出显著，糜烂结痂，浸淫遍体，同时可伴口苦咽干，心烦易怒，大便秘结，小便短赤，舌红、苔黄厚腻，脉滑数。

（4）脾虚湿蕴证：多由湿热型迁延而致，病程较长，反复发作，缠绵不已。症见红肿渐退，滋水渐少，糜烂渐敛，丘疱疹，脱屑尚存。常伴有腹胀纳呆，面色萎黄，腿脚浮肿，大便溏薄。舌淡水滑，苔白且腻，脉滑或缓。

（5）血虚风燥证：病程长，反复发作。经常搔抓或由于刺激，皮损色黯肥厚，苔藓样变，或脱屑，或脓痂不敛，或者少许溢液伴痂皮覆盖，或皲裂，或播散性色素沉着，甚或愈抓愈痒，愈痒愈抓，形成恶性循环。神情萎靡，腰酸肢软，舌质偏红、苔白，脉沉细，多见于慢性湿疹。

2. 病程辨证　艾儒棣等认为本病急性期以湿热为主，主要表现为发病快、病程短，皮损潮红，有丘疱疹，瘙痒剧烈，搔抓后脂水浸淫成片，伴心烦口渴，大便干，小便黄赤等症；亚急性期多与脾虚湿恋为主，主要表现为发病较缓，皮损潮红，有丘疹，瘙痒，抓后糜烂渗出，伴纳少、腹胀、神疲、大便稀溏等症；慢性期则主要以湿郁日久，伤阴化燥为主，主要表现为病程长，反复发作，皮损色黯或粗糙肥厚呈苔藓样变，瘙痒剧烈等症；若与风邪兼夹则游走不定，瘙痒明显，皮损泛发。

3. 体质辨证　湿疹的发生与小儿的体质也有一定的关系。小儿湿疹以特禀质为多见，特禀质指由先天而来的受之于父母的体质，多由父母的体质和受孕时的环境状况等因素所决定。西医学认为过敏体质是变态反应性疾病发生的内在因素。体质的不均衡是导致疾病发生的重要因素。特禀质、痰湿质易迁延为慢性，痰湿质易患湿疹证型为湿热并重证。小儿因为营养物质的丰富，饮食热量很高，运动量不足等因素，易形成痰湿体质，湿性缠绵，久郁而化热，致湿热内蕴，故痰湿质的小儿易患为湿热并重型湿疹。

4. 脏腑辨证

（1）从肺心肝论治：马绍尧擅从脏腑辨证论治湿疹。风热袭肺证，证属风热袭肺，多见于幼儿出生后；脾经湿热证，证属脾失健运，湿浊内生，由外来风热聚结，蕴积肌肤所致，多见于肥胖儿，发病较缓，皮损潮红，有丘疹，瘙痒，抓后糜烂渗出，可见鳞屑；伴纳少，腹胀便溏，易疲乏，舌淡胖，苔白腻，脉濡缓；心肝火旺证，证属心火亢盛，肝经湿热蕴阻肌肤，多见于小儿出生后不久。

（2）从肺论治：姚菁华将湿疹辨证分型为：风热袭表，毒郁肺卫；湿热犯表，邪郁肺卫；燥热伤肺，毒郁肺气；肺经风热，波及营血。通过宣肺、泻肺、润肺、补肺，改善皮肤微循环，增强皮肤免疫力，从而恢复皮肤的正常生理功能和活力。

（3）从脾胃论治：将湿疹分为湿热困脾型和脾肾不足型两型。湿热困脾型相当于急性湿疹和亚急性湿疹，临床皮疹成多形性，常见红斑、丘疹、丘疱疹、水疱，甚至糜烂、渗出，皮疹分布基本对称,伴有剧烈瘙痒,容易继发染毒而出现发热、纳呆、吵闹、全身瘰核肿大。脾肾不足型相当于西医学所讲的小儿干性湿疹、慢性湿疹和特应性皮炎缓解期。多见于形体消瘦、脾胃功能较差的婴幼儿,皮肤损害以潮红、干燥、脱屑为主,散在丘疹,或片状浸润,少有糜烂,伴瘙痒剧烈,患儿头面部常在枕上或其衣领上摩擦,或用手搔抓,情绪烦躁,睡眠不安,病情时轻时重,常在发热、腹泻时症状突然消失,热退、腹泻停止时皮疹又复出现。部分患儿及其父母、兄妹有鼻炎、哮喘等病史。

5. 卫气营血辨证 马融教授将卫气营血辨证体系运用到小儿湿疹的辨治中,既可以说明病位浅深、病情轻重,又能表明其传变规律,以便给予正确治疗,预防其进一步发展。同时认为卫分证为小儿湿疹初期,较短暂,患儿就诊时多以感冒症状为主;气分实热证时疹色多鲜红,且高出皮肤,分布较卫分证时密集或成片,甚者可出现水疱,瘙痒夜甚,易泛发全身;营血分证多为慢性湿疹,失治误治或病程日久伤及营血,皮损干燥肥厚粗糙,舌质黯淡,苔少,脉细或缓。

6. 皮损和瘙痒辨证 李林教授从皮损和瘙痒两个方面着手进行辨证,据皮损大小、多少、色泽深浅来分辨其湿热证,是属热重于湿,或湿重于热;根据皮损部位,如在头面及上半身多属风热、风湿或风湿热,而在手足及下半身多由湿热下注所致。辨痒有心痒、风痒、湿痒、热痒和燥痒之别。

【治疗研究】

湿疹的治疗,内外同施,标本共治。本病病程短者以湿热证居多,治当清热利湿为主,配以活血、祛风、养阴之品,以助疗效;病程长者以湿热化燥,伤阴为主要方面,治当养血、疏风、化湿。注意皮损部位与经络脏腑的关系,辨证施治。对顽固性慢性湿疹单纯中药效果欠佳者,可配合外治、针灸、西药等方法综合治疗。

一、分证论治

(一)分证论治概述

1. 胎火湿热证 治宜凉血利湿清火,予消风导赤汤加减。常用药:地黄、黄连、金银花、茯苓、白鲜皮、薄荷、通草、灯心草、牛蒡子、甘草。脂溢性者,加地骨皮、生山楂、白花蛇舌草清热;湿胜者,加车前子、茯苓皮、苍术、黄柏清利湿热;干性者,加太子参、麦冬、黄精养阴润燥。

2. 风热蕴肤证 治宜疏风清热、凉血化湿,予以消风散加减。常用药:荆芥、防风、苦参、蝉蜕、胡麻仁、牛蒡子、地黄、牡丹皮、赤芍、丹参、甘草等。瘙痒甚者,酌加蒺藜、白鲜皮、地肤子祛风止痒;热重者,酌加黄芩、生栀子、金银花清热解毒。

3. 湿热浸淫证 治宜清肝泻火、利湿清热、祛风止痒,予龙胆泻肝汤合萆薢渗湿汤加减。常用药:龙胆草、车前子、泽泻、蝉蜕、防风、刺蒺藜、炒栀子、生地黄、地肤子、甘草。皮疹鲜红者加丹皮、赤芍,以凉血养血活血;壮热口渴者加生石膏、知母以清热泻火,生津止渴;瘙痒剧烈者加白鲜皮,祛风除湿止痒;渗液多者,加滑石、茵陈蒿以渗湿。

4. 脾虚湿蕴证 治宜健脾利湿,予除湿胃苓汤或参苓白术散加减。常用药:蛇床子、苦参、党参、茯苓、防风、蝉蜕、扁豆、莲子肉、山药、薏苡仁、砂仁、甘草。乏力倦怠者加黄芪以益气;头重如裹者加鲜藿香、佩兰以芳香化湿;皮肤肿胀者加冬瓜皮、玉米须以利水消肿;纳差腹胀加苏梗,焦三仙以健脾消导;若渗水不止,加生地榆、黄柏、马齿苋煎水冷敷患处。此证治疗要注意固护脾胃,兼以除湿。除湿即为健脾,脾健湿自能除。

5. 血虚风燥证　治宜滋阴养血息风、除湿止痒,予当归饮子或四物消风饮加减。常用药:首乌藤、鸡血藤、熟地、赤芍、当归、蝉蜕、防风、知母、胡麻仁、玄参、茯苓、泽泻、白蒺藜、地肤子、甘草。夜间痒甚,失眠多梦者加夜交藤、生龙骨、牡蛎平肝潜阳;皮肤粗糙肥厚者,加丹参、益母草活血;皮损干燥脱屑者加麦冬、玉竹、石斛养阴。慢性湿疹虽表现为血虚风燥、肌肤失养之候,但湿毒蕴结仍是不可忽视的环节。因此,此型辨治疗效不佳时,应该注意健脾、祛湿药物如茯苓、泽泻、炒白术、藿香、滑石、佩兰的运用。

（二）分证论治新说

除传统的病因分证论治外,亦有学者提出了其他分型治疗方法。

1. 从皮损特征论治　皮损以红斑丘疹为主,治以疏风清热、凉血止痒,常用药:桑白皮、地骨皮、僵蚕、蝉蜕、白蒺藜、紫荆皮、丹皮、白茅根、白鲜皮、地肤子、牛蒡子;皮损潮红、灼热,轻度肿胀为主,治以清热解毒,利湿止痒,常用药:黄连、黄柏、土茯苓、黄芩、栀子、丹皮、苦参、白鲜皮、野菊花、紫花地丁、蒲公英、地肤子、马齿苋、白薇、甘草;皮损以局部有丘疹或丘疱疹以及小水疱,治以健脾除湿,止痒,常用药:苍术、白术、厚朴、茯苓、砂仁、炒薏苡仁、黄柏、白鲜皮、车前子、地肤子;皮损以红斑丘疹鳞屑为主,治以健脾除湿、祛风止痒,常用药:苍术、白术、茯苓、陈皮、厚朴、泽泻、猪苓、当归、刺蒺藜、谷芽、麦芽、鸡内金;皮损肥厚粗糙,干燥脱屑皲裂,或见淡红色斑丘疹,皮损色黯浸润肥厚,苔藓样改变色素沉着,瘙痒颇严重,有抓痕血痂,治以养血润燥,息风止痒,常用药:当归、黄芪、熟地、生地、防风、白芍、川芎、制首乌、僵蚕、蜈蚣、鸡血藤。夜间痒甚,失眠多梦加夜交藤、珍珠母;小腿皮肤呈紫色或紫黑色,肿胀瘙痒,上覆痂屑为主症,治以清热除湿,化瘀通络,止痒,常用药:萆薢、漏芦根、忍冬藤、当归、甘草、黄柏、土茯苓、牛膝、赤芍、玄参、马齿苋、白薇、野菊花、蜈蚣。

2. 从五脏论治　病发于脾,治以健脾理湿为主,方用除湿胃苓汤、参苓白术散加减;病发于心,治以凉血消风、除湿清热,用皮癣汤加减;病发在肝,治以滋阴除湿、清热利湿,方用滋阴除湿汤、龙胆泻肝汤加减;病发脾肺,治以清热解毒、祛风除湿,方用黄连消风散加减;病发脾肾,治以温肾健脾利湿,补气充卫透表,以真武汤、五苓散、黄芪桂枝五物汤合用。

3. 从发病部位论治　发于面部的湿疹多与胃火亢盛、大肠燥热有关,治疗多加用白虎汤或沙参、麦冬等品;发于耳周、乳房周围者多与肝胆湿热有关,常用龙胆泻肝汤化裁;脾主四肢,发于肘窝、膝窝者多从脾胃论治,最常用化湿汤;阴囊部位是肝肾经循行,治疗多加用黄柏、知母以清相火;下肢为下焦所属,下肢部位皮损多加用二妙丸。李林提出从皮损和瘙痒两个方面着手,据皮损大小、多少、色泽深浅来分辨其湿热证,是属热重于湿,或湿重于热;另据皮损部位,如在头面及上半身多属风热、风湿或风湿热,而在手足及下半身多由湿热下注所致;辨痒有心痒、风痒、湿痒、热痒和燥痒之别。

4. 从病程论治　病程长,皮损肥厚,属慢性湿疹,只要颜色较正常肤色红,表面有痂屑,仍当辨为湿热,结合经脉循行,以清肝利湿止痒法治疗为宜。高体三认为顽固性湿疹性质属于寒湿,为卫气内陷而营血寒湿不能外透为病,治以温肾健脾利湿,补气充卫透表,以真武汤、五苓散、黄芪桂枝五物汤合用。

二、其他疗法

（一）中成药

1. 茵栀黄颗粒　用于胎火湿热证。
2. 银翘解毒丸　用于风热蕴肤证。
3. 二妙散　用于湿热浸淫证。
4. 参苓白术散　用于脾虚湿蕴证。
5. 当归饮子　用于血虚风燥证。

（二）中药外洗

1. 急性湿疹　初期仅有皮肤潮红、丘疹，或少数水疱而无渗液时，外治宜清热安抚，避免刺激，可选用清热止痒的中药苦参片、黄柏、地肤子、荆芥等煎汤温洗，或10%黄柏溶液、炉甘石洗剂外搽；若水疱糜烂，渗出明显时，外治宜收敛、消炎，促进表皮恢复，可选用黄柏、生地榆、马齿苋、野菊花等煎汤，或10%黄柏溶液、三黄洗剂等外洗并湿敷，或2%~3%硼酸水、0.5%醋酸铅外洗。再用青黛散麻油调搽，急性湿疮后期滋水减少时，外治宜保护皮损，避免刺激，促进角质新生，清除残余炎症，可选黄连软膏、青黛膏外搽。

2. 亚急性湿疹　外治原则为消炎、止痒、干燥、收敛，选用三黄洗剂、氧化锌油剂、3%黑豆馏油、10%生地榆氧化锌油、2%冰片、5%黑豆馏油泥膏外搽。

3. 慢性湿疹　外治原则以止痒、抑制表皮细胞增生、促进真皮炎症浸润吸收为主，可选用各种软膏剂、乳剂，根据瘙痒及皮肤肥厚程度加入不同浓度的止痒剂，角质促成和溶解剂，一般可外搽青黛膏、5%硫黄软膏、5%~10%复方松馏油软膏、2%冰片、10%~20%黑豆馏油软膏、皮质类固醇激素软膏。

（三）针灸疗法

1. 湿热型　取曲池、合谷、血海、阳陵泉、太冲、足三里；若外邪侵袭、恶寒、发热、头痛者加风池、委中；身热较重加外关。施泻法，针尖逆经络方向，吸气时进针，得气后捻转角度大，频率快，操作时间长，患者呼气时出针，摇大针孔而不立即揉按针孔。

2. 脾湿型　取血海、膈俞、脾俞、阴陵泉、三阴交；若脘闷纳呆加中脘，予平补平泻法，得气后均匀提插捻转。

3. 血燥型　取血海、三阴交、足三里；若局部皮肤粗糙肥厚，用皮肤针叩刺，以皮肤微红或有小血珠为度，予补法，针尖顺经络方向，呼气时进针，捻转角度小，用力轻，频率慢，时间短，吸气时出针，并迅速揉按针孔。

【研究发展思路】

一、规范与标准

（一）中医诊疗指南

2012年，中华中医药学会发布了《中医皮肤科常见病诊疗指南》（以下简称《指南》），该指南在系统文献检索的基础上，进一步采用Delphi法对湿疮的诊断、辨证、治法、方药、预防护理等方面进行了2~3轮专家问卷调查，并通过多次专家讨论会形成了专家共识，制订了湿疮的中医诊疗指南，提出了湿疮的诊断、辨证、治疗建议。诊断应根据临床表现，结合既往史及家族史、诱因、实验室及特殊检查等手段综合考虑,将其辨证分为风热蕴肤、湿热浸淫、脾虚湿蕴、血虚风燥4个证型论治,并介绍了急性湿疮、亚急性湿疮、慢性湿疮的发病特点及中药外治疗法。

(二)中医临床路径

鉴于湿疹的普遍易感性和高复发率,中华医学会免疫学会组历时3年时间制定了《中国湿疹诊疗指南》(2011年)(以下简称指南,全文见《中华皮肤科学杂志》),指南对湿疹的诊断流程和规范治疗做出了明确的规定,从多方面介绍了湿疹的分期、特殊类型湿疹的诊断、鉴别,指导患者寻找和避免环境中常见的变应原及刺激原,避免搔抓及过度清洗,对环境、饮食、使用防护用品、皮肤清洁方法等也提出相应建议,指出其他物理疗法,如紫外线疗法包括UVA1(340~400nm)照射、UVA/UVB照射及窄谱UVB(310~315nm)照射,对慢性顽固性湿疹具有较好疗效。对现代医疗手段的推广应用给予了指导性的意见。

(三)疗效评价标准

临床疗效是中医药学生存和发展的基础。随着现代医学的发展,过去所沿用的传统医法、医方对现代疾病的诊断以及治疗都或多或少存在一定的问题,所以如何在现代的时代背景下寻求科学、客观、真实、系统且体现中医药优势的疗效评定标准势在必行。杨志波主编的《湿疹中西医诊疗指南》中对湿疹的判定标准通过中医证候、瘙痒疗效,以及皮损疗效评价等方面做出了详细的解释,使之既能反映中医中药的治疗效果,又能被国内外医学界所接受认可。

1. 总疗效评定标准

临床治愈:皮损完全消退,症状消失,积分值减少≥95%。

显效:皮损大部分消失,症状明显减轻,95%>积分值减少≥70%。

有效:皮损部分消退,症状有所改善,70%>积分值减少≥30%。

无效:皮疹消退不明显,症状未减轻或反而恶化,积分值减少不足30%。

2. 中医证候的疗效判定标准

痊愈:症状总积分较治疗前减少率≥95%。

显效:95%>症状总积分较治疗前减少率≥70%。

有效:70%>症状总积分较早前减少率≥30%。

无效:达不到有效标准者。

3. 瘙痒的疗效判定标准

临床痊愈:完全不痒。

显效:100%>瘙痒积分减少≥70%。

有效:70%>瘙痒积分减少≥30%。

无效:瘙痒积分减少<30%,或反见增多。

4. 皮损疗效评价

痊愈:皮损完全消退,症状消失,积分值减少≤95%。

显效:皮损大部分消退,症状明显减轻,95%>积分值减少≥70%。

有效:皮损部分消退,症状有所改善,70%>积分值减少≥30%。

无效:皮损消退不明显,症状未减轻或反而加重,积分值减少不足30%。

5. 生活质量指标的评价　目前国内外尚无湿疹患者生活质量专用量表。因其量表对湿疹的针对性不强,国外的量表带有明显的文化烙印,有些方面不适合中国的国情,所以,我们很有必要编制适合我国国情的量表。从患儿的角度出发,患儿自身的感觉和功能状态,一般包括生理功能、心理功能、社会功能和物质生活条件四方面内容。可将其大致分为心理方面和社会活动方面,通过对此的评估来反映湿疹对生活质量的影响。

二、临床研究

小儿湿疹的临床研究除辨证分型论治外,还包括以下几方面:

1. 专方治疗 近年来临床中有诸多学者潜心研究,以专方加减治疗湿疹。杨年华等采用通络祛风、养血活血、安神止痒之丹龙止痒专方配方颗粒(牡丹皮、地龙、当归、生地黄、白芍、川芎、龟板、炮穿山甲、刺蒺藜、蝉蜕、白鲜皮、夜交藤、合欢皮、甘草),治疗慢性湿疹患者60例,总有效率为93.0%,近期及远期疗效均优于西药抗组胺药对照组,尤适宜血虚风燥型湿疹。段祖述采用清热利湿,解毒凉血之龙胆泻肝汤(龙胆草、黄芩、山栀、泽泻、白鲜皮、车前子、当归、生地、柴胡、甘草)治疗湿热型急性湿疹,治疗患儿30例,总有效率达到93.00%,显著高于西替利嗪对照组。王远红等方用祛风饮(生地黄20g、川芎10g、白芍15g、当归15g、防风15g、制荆芥穗15g、黄芪30g、制首乌15g、白蒺藜15g、龙骨20g、牡蛎20g、蝉蜕10g、苦参10g等)治疗血虚风燥型湿疹,治疗总有效率96%,痊愈病例随访2个月未见复发。张翊萍采用口服健脾化湿汤(苍术10g、陈皮10g、藿香10g、猪苓10g、泽泻10g、滑石10g、甘草10g、蛇床子10g、白鲜皮10g、山药10g)治疗脾虚湿蕴型湿疹,同时有渗出、丘疹、红斑、鳞屑患者配合常规外用药治疗,总有效率达76.7%;治疗3个月后,治疗组的总有效率达83.7%。针对小儿难治性湿热浸淫型湿疹,李君君应用四黄软膏(黄柏、地榆、苦参、虎杖、土茯苓、茶油、凡士林、蜂蜡)以祛风清热化湿之法治疗,药予茶油浸泡,可增强祛风清热化湿之效,主要适用婴幼儿,治疗60例患儿,总有效率93.33%。甘金林用麻油调青蛤散(青黛30g、黄柏30g、煅蛤粉20g、枯矾10g、苦参15g、荆芥15g、甘草15g)治疗婴儿湿疹,上药混匀研粉,麻油调成糊状外涂皮损处,总有效率87.50%,疗效显著。

2. 专药治疗

(1)紫草:味甘咸寒,归心、肝经。具有凉血活血、解毒透疹的功效,用于血热毒盛、麻疹不透、疮疡、湿疹、水火烫伤等。紫草的水提物及醇提物均有一定的抗炎作用,可降低二甲苯所致小鼠耳肿胀,其抗炎作用在一定浓度范围内与给药浓度呈正相关,且紫草醇提物的抗炎效果好于水提物。紫草提取物对特异性过敏反应具有抑制作用,可抑制大鼠腹腔肥大细胞组胺的释放,并具有剂量依赖性;对DNP诱导的被动皮内过敏反应具有抑制作用。

(2)甘草:甘平,归心、肺、脾、胃经。具有补脾益气,润肺止咳,缓急止痛,缓和药性的功效。其成分甘草酸苷具有抗炎、抗过敏、保护细胞膜、免疫调节和类固醇样作用。有糖皮质激素样作用,而无糖皮质激素样的不良反应。还可清除鳞屑、软化痂皮。同时甘草油在皮肤表面形成的表浅油膜,作用缓和,可有效地阻止皮肤水分丢失,改善患者的皮肤屏障功能,防止肌肤干燥,可明显缓解患者皮肤瘙痒干燥等症状。

(3)地肤子:其性寒、味甘苦,具有清热利湿、祛风止痒等功效,为皮科之常用药,用于风疹、湿疹、皮肤瘙痒等症。其水提物可降低小鼠单核巨噬系统的吞噬功能,醇提物可抑制炎症和Ⅰ、Ⅲ、Ⅳ型变态反应,并对小鼠搔抓反应有明显的抑制作用。地肤子所含皂苷为止痒、抗炎及抑制Ⅰ型变态反应的有效成分。其甲醇提取物可显著抑制脂多糖(LPS)诱导的

TNF-α、PGE2、NO等炎性递质的释放。

（4）滑石：性甘淡寒，归膀胱、肺、胃经。功效清热解毒，收湿敛疮，是治疗湿疹的常用药。滑石有吸附和收敛作用，外用可保护创面、吸收分泌物、促进结痂，现常用于湿疹、皮炎等的外用。

（5）苦参：苦寒，归心、肝、胃、大肠、膀胱经。可清热燥湿、杀虫利尿。治疗湿疹湿疮，皮肤瘙痒，疥癣等。是治疗皮炎湿疹的一味主药。其煎剂对结核杆菌、痢疾杆菌、金黄色葡萄杆菌、大肠杆菌、真菌均有抑制作用。苦参素中苦参碱具有阻止肥大细胞脱颗粒释放组胺的作用，对巨噬细胞吞噬功能有一定的抑制作用，能明显地抑制Ⅰ~Ⅳ型变态反应。苦参素则通过抑制异常的免疫反应抑制炎症因子表达及致敏淋巴细胞活化，从而发挥其抗炎、抗变态反应的作用。

（6）马齿苋：味酸性寒，归大肠、肝经。有清热解毒，散血消肿的功效。其水提取物对多种细菌有抑制作用，对二甲苯及巴豆油所致小鼠耳郭肿胀有显著的缓解作用，减少超抗原的产生。能增强白细胞的吞噬能力，增强机体的防御功能，有减少局部渗出，降低毛细血管通透性，减轻炎症水肿，稳定细胞的溶酶体膜，促进组织修复和创面愈合等作用，可维护皮肤屏障功能，减轻湿疹局部的瘙痒、水肿症状。

三、基础研究

（一）动物模型研制

1. 变态反应性接触性皮炎及慢性皮炎湿疹模型

（1）变态反应性接触性皮炎模型：变态反应性接触性皮炎（ACD）是最常见的皮肤病之一，往往难于预防。用二硝基氟苯（DNFB）建立小鼠ACD模型，该皮炎模型用耳郭作为皮炎的靶部位，根据炎症耳郭的厚度及单位面积炎细胞数来判断抗皮炎药物的疗效。DNFB诱导方法：实验当日（d0）和d1涂0.5%DNFB各1次致敏；d5再涂0.25%DNFB诱发皮炎。模型建立成功，皮肤病理可见表皮角化过度、角化不全，表皮增厚，表皮突延长，棘细胞水肿，真皮有淋巴细胞及少量嗜酸性粒细胞浸润。用DNFB建立的小鼠ACD已成为免疫学上研究Ⅳ型变态反应的经典模型。

（2）慢性皮炎湿疹模型：临床上皮炎湿疹常反复发作，发展为慢性皮炎湿疹，疾病发生过程并无明显强抗原接触史。Boyora建立了豚鼠慢性接触过敏反应模型，其方法为7%DNCB丙酮溶液致敏2周之后，以0.1%DNCB（1周1次，持续4周）用于豚鼠耳部致敏，每次激发的48小时后有局部肿胀反应。完成激发48小时之后可观察到结痂，72小时后皮肤病理可见过度增生、乳头瘤样变、角化过度及单核细胞浸润，该模型皮损的病理改变更接近于人类湿疹。

2. 光变态反应性皮炎模型　光变态反应性接触性皮炎（PACD）是一种暴露在阳光或者人工光源之后引起的皮肤疾病，是细胞介导的对化学物质的免疫反应，引起PACD的化学物质需要紫外线（UV）的活化才能诱导和激发这个反应。王晓彦报道以6-甲基香豆素（6-MC）为光敏剂分别制作豚鼠和小鼠的PACD模型。豚鼠6-MC PACD造模方法：诱导，于脱毛区注射FCA（福氏完全佐剂）后涂10%6-MC，照光（UVA14 J·cm²）隔日重复1次，上述步骤重复5次。14天后进行激发，从头侧向尾侧分别涂10%6-MC、1%6-MC、溶媒，再照光。从模型制作及临床观察时间上看，豚鼠需时多于小鼠。但豚鼠背部面积大，可以分出多个部位进行照光及取材，方便观察。两种动物制作PACD模型各有优缺点，需要根据实际情况有所选择。

3. 特应性皮炎模型　特应性皮炎(AD)是一种慢性复发性皮肤炎症性疾病,临床表现为剧烈瘙痒,常有剥脱性斑块及丘疹,病程长易反复。Leung认为其原因是皮肤对外界因素的一种超敏反应,并不发生于正常的非特应性个体。但目前关于IgE与过敏性疾病有关这一观点尚有争论,动物实验证明变态反应也可发生于IgE缺陷小鼠。事实上,斑贴试验阳性的一部分AD患者体内IgE缺乏对相关变应原的反应。Matsuda报道动物模型——NCPNga鼠,该模型是第一个经报道的能够自发出现AD样皮肤损害的动物模型,该模型与人类AD的各个方面都极其相似,包括严重的瘙痒、长期反复的皮损,发病与基因及环境因素有关,小鼠皮肤干燥并有皮肤屏障功能障碍,IgE总体水平升高,皮损病理表现为棘层水肿,表皮肥大细胞增多、炎性细胞浸润,且表达Th2细胞因子以及血清IL-18水平升高,NCPNga小鼠是目前最理想的AD动物模型。

(二)中药作用机制研究

1. 对炎症介质的作用　嗜酸性粒细胞活化后释放的强碱性颗粒蛋白(ECP、MBP、EPX、EPO)均有细胞毒性作用,能刺激效应细胞(如肥大细胞、气道上皮细胞等)释放介质和细胞因子,加剧炎症过程,与变态反应性皮肤病密切相关。郭毅斌等从白鲜皮中分离出的DPR-2化合物可与内毒素(即脂多糖)发生中和作用,阻断其与RAw264.7细胞膜受体结合,从而抑制内毒素诱导巨噬细胞释放TNF-α和IL-6,因此抑制炎性细胞因子释放也是白鲜皮的抗炎机制之一。国外曾报道白鲜皮提取物可抑制炎症介质生物合成从而产生抗炎作用。

2. 对毛细血管通透性的作用　杨骥等通过动物实验证明了白鲜皮可以下调急性微效循环障碍大鼠模型血清ET-1,上调NO,调节ET-1/NO的平衡,舒张血管;下调P-selection的表达,减少炎症介质对内皮细胞的黏附;下调血管通透性因子VEGF的表达。表明白鲜皮有保护血管内皮细胞,改善局部血液循环,缓解局部渗出,促进炎症消散,加速组织修复的作用。

3. 对免疫功能的作用　湿疹患者的细胞免疫功能失调,当细胞与相应抗原再次接触时,CD_4^+T细胞活化释放出一系列淋巴因子,而CD_8^+T细胞则能直接杀伤携带有该抗原的靶细胞。体液免疫也有明显异常,可能与 I 型速发型和IV型迟发型变态反应有关。李春光等通过对用化湿汤结合润肤止痒膏的小鼠动物模型外周血中的CD_4^+和CD_8^+的水平进行检测,发现化湿汤结合润肤止痒膏可能是通过提高CD_4^+T百分比,降低CD_8^+T淋巴细胞百分比以及提高CD_4^+/CD_8^+,纠正了CD_4^+T淋巴细胞百分比相对减少,CD_8^+T淋巴细胞百分比相对增多,恢复了湿疹小鼠的细胞免疫功能,纠正了免疫失调。

4. 对皮肤的屏障作用　皮肤屏障的结构基础主要是角质层及表皮脂质、天然保湿因子等。表皮脂质包括神经酰胺、游离胆固醇和游离脂肪酸,这些脂质在基底层细胞向角质层分化过程中,含量逐渐增高,到达角质层时被排出至细胞间隙,形成防止水分丢失的屏障。表皮中天然保湿因子减少,经表皮水分丢失增加,皮肤干燥、脱屑、多种致敏物质易于穿透皮肤防线,导致湿疹的发生。罗光云通过用润肤止痒散的慢性湿疹患者,检测治疗前后慢性湿疹皮损处经表皮失水(TEWL)值的变化,观察到润肤止痒散对慢性湿疹皮损处的TEWL有明显的改善作用。

四、发展思路

1. 深入机制研究和改善瘙痒症状　湿疹的病因病机十分复杂,涉及遗传学、环境学、免疫学、微循环、生理、病理等多学科内容,一直是当今医学所要攻克的难题。从现代研究进展看,遗传性湿疹患者的细胞因子的基因密码畸变,多种因素导致的IgE抗体的过量产生可能是研究湿疹病因病机的切入点。湿疹的一大临床症状便是瘙痒,始终困扰着临床医生和患者。由于其相关因素复杂,诸多内容在短期内难以深入理解,机制还未完全明了。止痒方面,临床上常用的单味中草药(如马齿苋、甘草、黄柏等)或外洗方煎煮取汁冷湿敷渗入较多的患处,效果极佳,是否可以考虑将这些中草药汁做成喷剂、敷贴等剂型,来代替具有较强依赖性的激素类制剂,以避免药物不良性反应的发生值得研究。选择止痒效果较好的单味中药,对其成分进行药理研究,通过药理研究结果再反过来研究瘙痒的机制或许能得到新的收获或成果。

2. 重视湿疹中药外治研究 湿疹在临床上具有发病率高,多样性,易复发等特点,是由多种内外因素引起的过敏性炎症性皮肤病。中药外治在治疗湿疹的治疗中发挥着极其重要的作用,根据皮损的性质、发病部位和季节等因素,合理选择适当的剂型和药物,分别或者综合运用清洗、涂擦、湿敷、熏洗以及浸泡的方法进行治疗。应注意的是,小儿湿疹局部用药物应随时观察局部皮肤刺激症状。同时,由于小儿皮肤薄嫩,体表面积相对较大,故药物经皮吸收量较成人为多,使用时间过长或面积过大时,应该更注意评估可能的风险。因此中药外治法的使用更应考虑儿童自身的生理病理特点。

3. 预防湿疹复发的研究 中药治疗湿疹等过敏性疾病具有针对病因病机标本兼治的优点,一方面能抗过敏反应,且作用于过敏反应的多个环节。如提高细胞内AMP水平,稳定细胞膜,抑制或减少生物活性物质的释放,中和抗原,抑制IgE的形成等;另一方面对免疫系统能起到调节作用,同时对多种生物活性物质都起作用。其疗效好,副作用少而轻微,病人易于接受,而且还克服了抗组胺类西药的不足。诸多优点使我们可以预见,未来抗过敏药物的研究,将会在中药领域取得突破。另外,开展大样本的中药复方治疗湿疹临床研究,验证中药复方疗效,跟踪随访,调查复发率情况;开展有关中医药预防湿疹复发的临床及实验研究,逐步建立一套现在针对湿疹致病因素的预防宣教体系,将有关湿疹的致病因素及宣教内容概念化、常识化,这对湿疹复发的预防意义深远。

参 考 文 献

[1] 郭鑫,张玲,张洪远,等. 沈阳市某幼儿园0~5岁儿童湿疹及相关因素的回顾性调查. 中国妇幼保健,2013,28(35):5863-5865.

[2] 刘捷,叶涛,李义民,等. 婴儿湿疹发病因素流行病学调查. 中国妇幼保健,2008,23(21):3025-3026.

[3] 王小萍,秦亮甫. 秦亮甫教授治疗湿疹150例. 上海中医药杂志,2001,(7):31.

[4] 瞿幸. 中医辨证治疗湿疹85例. 中医杂志,1995,36(10):615-616.

[5] 王欣. 禤国维教授治疗慢性湿疹经验介绍. 新中医,2005,37(2):9.

[6] 王淑娟,罗小军. 从燥论治湿疹的研究概况. 现代中西医结合杂志,2015,24(33):3760-3762.

[7] 毕艳武. 湿疹的病机及防治探析. 辽宁中医杂志,2003,30(2):129.

[8] 李日庆. 中医外科学. 第2版. 北京: 中国中医药出版社,2007:166-169.

[9] 中华中医药学会. 中医皮肤科常见病诊疗指南. 北京: 中国中医药出版社,2012.

[10] 汪受传. 中医儿科学. 北京: 人民卫生出版社,1998.

[11] 马绍尧. 实用中医皮肤病学. 上海: 上海中医药大学出版社,1995:231-235.

[12] 姚菁华. 从肺论治小儿湿疹. 中国中医基础医学杂志,2010,16(11):1077-1078.

[13] 王伟,马融.马融治疗小儿湿疹经验.中国中医基础医学杂志,2012,18.（12）:1358-1376.

[14] 李可.李林教授谈湿疹的辨病与辨证.北京中医,1999,（3）:14.

[15] 杨年华,匡琳,米兰.丹龙止痒颗粒治疗血虚风燥型慢性湿疹的临床研究.湖南中医药大学学报,2015,35（9）:52-54.

[16] 段祖述.龙胆泻肝汤治疗湿热型急性湿疹30例.中国中医药现代远程教育,2011,9（6）:19-20.

[17] 王远红,焦彦民,孙慧敏,等.祛风饮内服外用治疗血虚风燥型湿疹50例.中国中医药科技,2011,18（1）:30.

[18] 张翊萍.自制健脾化湿汤治疗脾虚湿蕴型湿疹.中医中药,2010,17（29）:82-83.

[19] 甘金林,龚丽萍.青蛤散治疗婴幼儿急性湿疹32例.中医外治杂志,2011,21（2）:59.

[20] 李君君,刘小鼎,黄平,等.四黄软膏治疗婴幼儿湿疹60例.中医外治杂志,2011,20（6）:15.

[21] 常章富.中药学专业知识.第7版.北京:中国医药科技出版社,2015:20-27.

[22] 许宗严,吴铁,吴志华.鼠皮炎湿疹模型建立的研究进展.中国临床药理学与治疗学,2005,10（7）:730-733.

[23] 杨骥,张毅,杨雪.白鲜皮对急性微循环障碍大鼠血管内皮分泌的细胞因子和黏附分子表达的影响.中国中西医结合皮肤性病学杂志,2006,5（2）:80-82.

[24] 李春光,王月飞,赵红晔,等.化湿汤结合润肤止痒膏对湿疹小鼠细胞免疫功能的影响.中国药物警戒,2015,12（3）:137-139.

[25] 罗光云.润肤止痒散对慢性湿疹皮肤屏障功能的影响及临床观察.云南中医中药杂志,2015,36（5）:57-58.